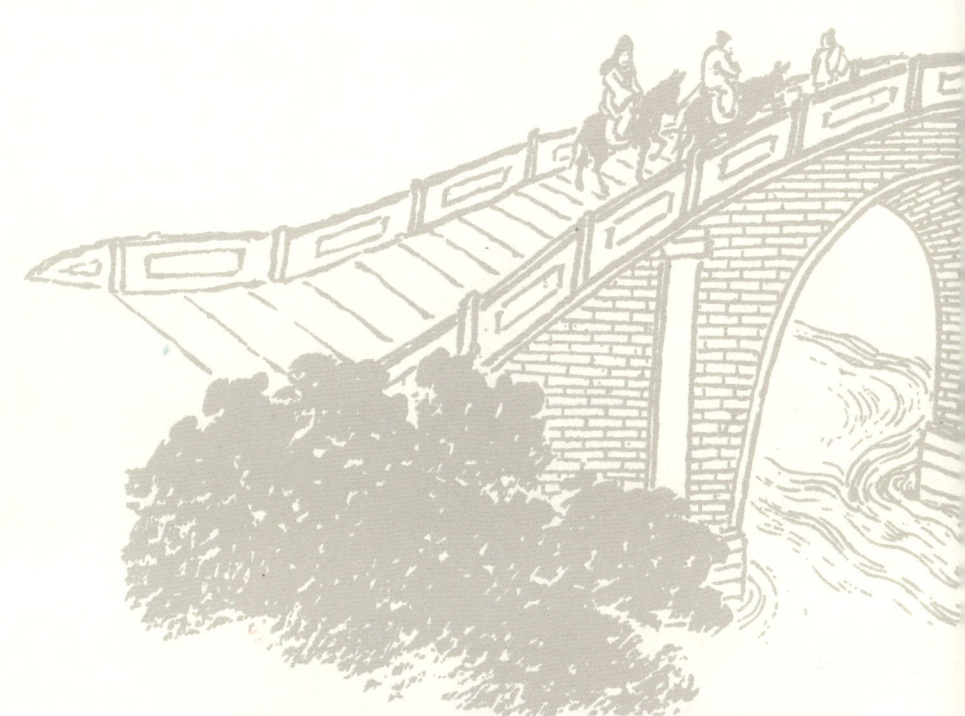

"十三五"国家重点图书出版规划项目 中医流派传承丛书

龙砂医派

LONGSHA YIPAI ZHONGYI LIUPAI
CHUANCHENG CONGSHU

名誉总主编————颜正华 周仲瑛
总 主 编————陈仁寿 王 琦 分册主编——陆 曙 陶国水

Longsha Yipai
Zhongyi Liupai Chuancheng Congshu

湖南科学技术出版社·长沙
国家一级出版社 全国百佳图书出版单位

中医流派传承丛书

龙砂医派

编 委 会 名 单

分册顾问：顾植山 黄 煌

分册主编：陆 曙 陶国水

分册副主编：周亚红 花海兵 吕建洪

分册编委：陈冰俊 彭 健 刘柏生 唐志安 陆睿沁 许丽娜
　　　　　过 祯 孔令晶 李 莎 张晓芳 孔令豪

分册编写秘书：过 祯

总　序

　　《说文》释"流"曰："水行也。从林㐬。㐬，突忽也。"段玉裁谓㐬之本义乃"不顺忽出也"。派者，"别水也"，故左太冲有"百川派别"之谓。则流派者，即百业之突忽别流可知。历史上的中医流派众多，灿若繁星，以其划分方式不同，而有学说、世家、地域之分。

　　中国地大物博，地情、民情、病情复杂，故中医讲究"因地制宜"。各地先贤常因各地风物人文不同，而各有所长，诊疗手法各具特色。经过长期的进取开拓、发展传承，孕育出了一大批地域流派，吴门、孟河、新安、海派、浙派、龙砂、川蜀、湖湘、岭南……不胜枚举，如同星宿分野九州。这些地域流派将中医原有的理论实践基础结合当地的具体情况，若水之别流，突忽分出，有所发展，有所延伸。又如支流汇聚，百川入海，从而丰富了原有的内容，扩展了原有的实践，维护着各地人民群众的健康，同时推动着中医不断向前发展。因此，对于流派的研究挖掘，既是传承的一环，又是发展的一环。

　　中医流派的形成，与人、地、传、文化等因素密切相关，每个人对经典理论与医疗技术的认识不同，不同的地域能造就不同的人-病-药-效之间的关系，不同的历史、地理环境与人脉形成不同的流派，文化程度与文化特色能造就不同的中医流派，所以研究中医流派是一件十分有意思、有价值的事情。通过流派的研究，可以挖掘中医学中的不同学术思想、临床经验、用药特色、传承模式等，特别对于当今发展中医，做到"传承精华，守正创新"具有深远的现实意义。

今湖南科学技术出版社策划的国家"十三五"图书出版项目，邀请南京中医药大学陈仁寿教授担任总主编，上海中医药大学、浙江中医药大学、山东中医药大学、湖南中医药大学、首都医科大学、苏州市中医医院等单位在中医流派研究方面有建树的专家学者共同编纂这套"中医流派传承丛书"，可以全面展示不同地域中医流派的历史脉络、医人医著、学术思想、临证经验、发展现状，对于多视野、多维度地了解我国各地中医药的发展历史具有文献价值和实用价值。

这套丛书目前包括了十个有代表性的地域流派，各册主编都是在全国中医文献与流派学科领域具有相当影响力的著名专家。每个分册的内容安排，既有历史回望，又有当代现状与未来展望；既有浅显易懂的历史文化科普，又有专业学术的医论医理探讨，我认为可称得上是古今贯通、深浅得宜。通过这套丛书，不论是中医爱好者，还是从事临床研究工作的同志，相信都能有所收获。

近年来，党和政府越来越重视中医药事业的发展，中医文献与流派研究得到了广泛的支持和重视，并取得了可喜的成就。这套丛书的问世，可以说是承天时、地利、人和于一身，本身既是对近年来中医流派研究成果的一个汇总和展示，又将会对中医流派的继续研究有所帮助，对中医事业的传承有所贡献。

中医流派的内涵十分丰富，本丛书第一辑仅出版十个中医地域流派，希望后续有更多的地域流派分册著作不断问世，更希望还能有中医学术流派等方面的系列著作涌现，从而掀起学习和研究中医流派的高潮，将中医各个具有特色的流派展示给世人，以供人们学习、借鉴和研究。

故乐为之序！

颜正华

2020 年 12 月

总前言

　　唐代诗人张文琮的《咏水》有曰："标名资上善，流派表灵长。"

　　所谓流派，是指在学术与学问的传承过程中，形成的不同派别，如水之流动必有支出，山川溪水各有风格。中医也不例外。

　　中医流派是中医学术思想和临床经验代代传承的主要载体之一。在绵延数千年的祖国医学历史长河中，中医流派络绎纷呈，许多流派对中医的传承和发展做出了巨大贡献。我们把中医流派主要概括为 3 种类型：地域流派、学术流派、世医流派。其内涵与外延各有不同，但有交叉。地域流派是指一个地区众多医家长期行医而形成的极有影响的中医流派，以地方命名为主，如吴门医派、孟河医派、海派中医、新安医派等；学术流派是由于学说观点不同而形成的中医流派，以中医学说理论或医家命名为主，如伤寒学派、河间学派、易水学派、温病学派等；世医流派是指某种学术观点和诊疗方法代代相传而形成的中医流派，以中医世家及其医疗技术命名为主，如苏州葛氏伤科、南京丁氏痔科、无锡黄氏喉科等。通过对中医流派的研究，可以挖掘中医药学术思想精华，梳理中医药传承脉络，提炼中医药创新思路，指导中医药临床应用，为此有必要进行系统总结，以供中医药临床、教学、科研及中医药文化传播参考。

　　中医流派研究是一个系统工程，所涉及内容广泛而丰富。本丛书主要选择部分地域流派进行研究和编纂，以揭示地域流派中的历史与人文、人物与著作、学术与临证、传承与创新等内容。

地域流派的形成，与当地的历史、地理、文化及习俗等地域因素密切相关，包含着人文与科学的双层内涵。地域流派强调其医家同处于某一地区，虽医家之间可能学术观念不完全一致，也不一定均有相同的传承关系，但由于同受当地文化熏陶培育，必然可以在文化上找出共性特征，从而基本符合地域流派的条件。在以地域冠名其医学流派之时，其必然强调自身对地方文化的认同，有利于加强当地中医界的凝聚力，并且可以促进更全面深入地挖掘和传承地方名医经验。同时，有利于获得地方政府和社会各界对当地中医更多的关注与更大的支持。

目前，中医学界对地域流派研究主要涉及吴门医派、孟河医派、新安医派、海派中医、岭南医派、龙砂医派、钱塘医派、八桂医派、山阳医派、川派中医、燕京医派、湖湘医派、永嘉医派、盱江医派、齐鲁医派、长安医派等。

本丛书第一辑选取了具有代表性的 10 个地域流派进行编写，分别是吴门医派（苏州）、孟河医派（常州）、新安医派（安徽）、海派中医（上海）、龙砂医派（无锡）、浙派中医（浙江）、川派中医（四川）、岭南医派（广东）、齐鲁医派（山东）、湖湘医派（湖南），每一个流派作为一册，共计 10册。每册分别从地域历史、人文基础、代表医家及著作、历史遗存、学术思想及其影响、传承和研究情况等方面将每个地域流派的内涵与风貌进行介绍。各册分别由苏州市中医医院欧阳八四主任医师、南京中医药大学陈仁寿研究员、安徽中医药大学陆翔教授、上海中医药大学梁尚华教授、首都医科大学张净秋教授、浙江中医药大学郑洪教授、四川省中医药学会杨殿兴会长、山东中医药大学李玉清教授、湖南中医药大学周德生教授、无锡市中医医院陆曙教授等担任主编。

在编写过程中，主编们带领各自的团队，在丛书总体策划与编写原则要求下，积极与地方中医药教育、科研、医疗以及民间机构、学者取得联系，就其当地的地域流派研究现状、传承情况等方面进行咨询；与目前地域流派中的代表医家进行交流，就其学术思想、传承建议等方面展开探讨；通过实地走访采风，对流派现存的历史遗迹、医药文献等进行拍摄、录像。力求使本丛书集目前地域流派研究之大成，具有里程碑的意义，对今后地域流派的研究具有重要的参考价值。特别是其中的名家学术思想与临证经验，对临床医生具有指导意义。

为了使体例基本一致，但又能保持各自特色，编写过程中多次召开编写讨论与交流会，大家各抒己见，相互学习，相互借鉴。因此各册既符合丛书的总体要求，又各有千秋，体现了中医流派本身所蕴含的异同、特性与交融。

希望通过本丛书的出版，引起中医学界对中医流派的重视，同时提高广大中医同行对中医流派的认知，并从中吸取精华，服务于当代中医教学与临床，推动当今中医的传承与创新。

希望读者们对本丛书的编撰提出宝贵意见，指出其中存在的错误，并对我们今后的中医流派研究工作提出建设性建议。

陈仁寿

2020 年 12 月于南京

前　言

　　在中医药漫长的历史长河中，由于地域、文化等多种因素的影响，产生了许多学术流派，它们极大地丰富了中医药学的内涵，构建了百家争鸣、百花齐放的学术生态，对于提升中医临床疗效、促进中医人才培养等都具有重要价值。

　　无锡，古称梁溪、金匮，简称锡；江阴，古称暨阳、澄江。自宋代凿通锡澄运河后，两地交通便捷，商贾交往频繁，故多锡澄联称。发源于锡澄地区的龙砂医派，肇起于宋元，隆盛于清末民初，再兴于当代，2013 年被国家中医药管理局确立为全国首批中医学术流派。

　　龙砂之名，久已有之，因江阴华士（旧称华墅）有白龙山、砂山两座山，故华士又古称龙砂。根据文献载述，最晚到唐代已有龙砂之名。历代有以龙砂为题名的方志宗谱、著作、诗词，如《龙砂志略》《龙砂姜氏宗谱》《龙砂贡氏宗谱》《龙砂诗存》《龙砂道中》等。有关医学文献以龙砂命名者有《龙砂医案》《龙砂姜氏医案》《龙砂八家医案》等。针灸巨擘承淡安在他的日记有"我龙砂之光"之誉。

　　龙砂医派肇起宋元。许叔微（1079—1154 年），宋代杰出医学家，晚年定居无锡太湖之滨马迹山"梅梁小隐"，潜心学术，著书行医，为集《黄帝内经》五运六气学说与《伤寒论》经方大成之医家，对龙砂医学的形成影响深远，为龙砂医学学术特质之肇源。历代龙砂医家深受许叔微学术思想与临床经验的熏陶，久居龙砂地区、有"东南宗师"之誉的陆文圭就是其中之一。陆氏曾有诗赞曰："江左知名许叔微，公来示之衡气机。天下呻吟尚未息，公持肘后将安归。"陆文圭（1252—1336 年），博通经史百家，兼及天文、地理、律历、医药、算术之学，《元史》评论"文圭为文，融会经传，纵横变化，莫测其涯际，东南学者，皆宗师之"。陆文圭在华士致力于包括中医学在内的文化教育事业达 50 余年，培养了大批文化及医学人才，成为龙砂文化区和龙砂医学流派形成与发展的基石。太极河洛思想和五运六气学说为宋代两大显学，张仲景的伤寒学也于北宋时期成为医家经典。宋代的这些学术思想经过许叔微、陆文圭的传承阐扬，深刻影响了龙砂文化区的医家，形成龙砂医学流派学术思想的核心。

明清以来，这一地区形成了以华士为中心和源头，并不断向周边扩大乃至影响全国的龙砂名医群体。在这里诞生了第一部经方医案《伤寒九十论》；孕育了明代女医谈允贤的专科医案专著《女医杂言》；清代《疡科心得集》独树一帜，开列中医外科心得派；缪问撰注《三因司天方》，论病悉本诸《黄帝内经》，议药尽归之《神农本草经》，论广司天运气方药的临证方法。清代孔广居在《天叙姜公传》中对此盛况进行描述，"华墅在邑东五十里，龙、砂两山屏障于后，泰清一水襟带于前，其山川之秀，代产良医，迄今大江南北延医者，都于华墅"。

中医学术流派的研究，其核心灵魂是学术思想，其孕育涵养是地域文化，其传承意义是古为今用。地域因素在中医学术流派形成过程中有着重要作用，但地域不能与行政区划等同，行政区划常有变迁，而文化地域相对稳态。近年来我们探寻龙砂医派学术思想产生的时代、地域、经济、文化等背景，梳理其脉络，总结其学术特色与传承规律，初步构划了"龙砂文化区"概念。

从地理条件来看，龙砂文化区形成于长江、太湖、京杭大运河、锡澄运河及泰伯奔吴的梅里之间，广袤于环太湖区域，优越的地理位置促进了区域的经济发展、文化繁荣、信息交流以及人才孕育，使得龙砂文化区具有"开放包容，敢为人先；崇文重教，精益求精；尚德务实，义利并举"的江南文化核心内涵特质。这种文化反映到传统中医药学上面，锻造了龙砂医派"重视经典研究与应用，重视办学教学与传承，重视结社交流与互鉴，重视刊物编辑与传播；既有独创新见的精诚，又有经世致用的务实；既有尚德为民的情怀，又有中医复兴的担当；既有开放包容的融动，又有承古纳今的学风"等一系列文化、学术特质。

从流派属性而论，龙砂医派兼有地域性流派、学术性流派、世家流派的三重属性特点。三者之间是相互交融的，不是孤立的。譬如，龙砂医派中有经典外科三大流派之一的"外科心得派"，以及龙砂医家承淡安创立的"澄江针灸学派"等学术性流派。"吕氏世医""姜氏世医""朱氏伤寒""黄氏喉科""尤氏喉科""曹氏儿科"等中医世家流派，他们形成家族链，代有传承，享誉一方。"黄氏喉科""尤氏喉科""曹氏儿科"等具有专科专病特色技艺的世家流派，又符合中医学术流派界定的"三要素"，故而又属于学术性流派范畴。

在流派界定医家归属时，有籍贯与寓外问题，我们秉承流派研究的基本原则，即医家原籍不在本地域，但长期在此进行医事活动，并受本地域文化、医学特色等影响者纳入；本地域医学世家，但在外地行医，寓外者纳入；本地域医家，受家族祖传或本流派影响，又吸纳其他流派学验者，无论是否在本地行医，亦纳入。如余听鸿、邓星伯，孟河、龙砂两个流派都可纳入研究，这并不矛盾，也提示我们今后在注重本流派纵向研究的基础上，应加强流派之间横向研究。同时要注重世家流派、学术流派交叉性研究，并加强分类研究与专题研究结合。

经过挖掘整理，我们提炼出了龙砂医派作为学术流派的三大主要学术特色：一、重视研究《黄帝内经》五运六气学说，形成擅用司天方药的龙砂医派五运六气特色。当代以代表性传承人顾植山为引领的顾植山五运六气是龙砂运气的奇葩。二、重视研究《伤寒论》经方，形成擅用方-病-人相应、三阴三阳开阖枢理论指导经方临床应用的龙砂医派经方特色。当代以代表性传承人黄煌为引领的黄煌经方是龙砂经方的明珠。三、重视七损八益调阴阳及肾命理论，擅用膏滋方奉生调体治未病，创新膏方制作工艺，形成龙砂医派膏方及养生"治未病"特色。

除三大主要学术特色外，龙砂医家王旭高治肝学术思想、沈金鳌气血思想等别具特色，饮誉学界。从专科专病论，如龙砂女科，自明代就有专著《女医杂言》问世，清代有《妇科玉尺》《保产要旨》《妇科百辨》等，现代有国医大师夏桂成"夏氏中医妇科调周理论体系"以及入选江苏省省级非物质文化遗产名录的"周氏妇科疗法"等。较早从学术流派角度提出"龙砂医派"的是陈仁寿研究员，他认为"崇经典方剂，用药平和；立治疗方法，独辟蹊径；治危急重病，出奇制胜"是龙砂医派的共性。

一方山水养育一方人，一方水土造就一方医。江南地区优越的地理环境、丰富的自然资源、发达的经济水平、繁荣的学术氛围、深厚的文化底蕴，乃至包孕吴越的太湖文化、海纳百川的长江与运河文化、泰伯奔吴的吴文化等相互交融的江南人文基因，涵养了龙砂文化区的形成，也孕育了儒风独茂、名医辈出、名著众多、医术纷呈、特色鲜明的龙砂医派。

龙砂文化区素有"衣冠文物之邦，东南文人之薮""文献之邦"诸誉，文教昌明，书院林立，除官学外，明清两代，无锡私学繁荣，家塾、义学、书院遍布，科举迭中，人才辈出，有"六科三解元""一榜九进士""辰未联科双鼎甲，高玄接武十翰林""一门九侯""一邑三魁"的佳话。

龙砂文化区自古文脉根深叶茂，历代学人注重著述藏书。早在宋代，藏书万卷以上的藏书家就有无锡的尤袤、钱安道、钱绅，宜兴的慕容彦逢等人；至明代，私家藏书更为发达，无锡秦金、安国、周子仪，江阴李诩、徐尚德、李如一，宜兴吴正志、卢象昇，都是万卷藏书家。此外，龙砂文化区刻书发达，无锡的华、安两家铜活字印书，是我国古代印刷事业向前发展的重要象征。历代书家、医家都重视医书的刊印，如江阴朱氏校勘有《素问玄机原病式》等医著，无锡薛福辰校刊《重广补注黄帝内经素问》，沈金鳌沈氏师俭堂撰刻《沈氏尊生书》，包括《杂病源流犀烛》《伤寒论纲目》《幼科释谜》《妇科玉尺》《要药分剂》等，沈氏是家刻医书的典范。在家族所刻丛书中也有医学著作，如荣氏家族"锡山荣氏绳武楼丛刊"，刊刻有荣汝棻《医学一得》。还有在刊刻宗谱时收录医书的，如江阴庄履严系明代万历年间名医，《江阴县志》载其著有《医理发微》一部，因久未现世，书目大都载其亡佚，近年江阴庄氏后人重修宗谱，于旧族谱中发现《医理发微》三卷，使得是书得以重见天日。

便捷的交通，发达的经济，丰富的药材资源，也是龙砂医派产生的重要因素。锡澄运河，南接京杭大运河，北经黄田港入长江，为南通苏浙、北达淮扬的水运枢纽。"自大江以南，西浙之郡，号富庶者必称姑苏，次则无锡，盖其田畴丰腴，民物丛聚，巨室大家棋布星列，非他州比焉。"在中国历史上几次大的人口南迁中，无锡成为很多中原望族避免战乱的重要选择地，望族的迁入，输入了大批人才，还有资金、文化和技术，也逐渐形成了崇文重教的优良民风，诗礼传家更是望族世家的文化传统。很多久负盛名的医学世家亦随之南迁无锡、江阴，如御医金瓶许氏世医等，为龙砂文化区医学发展注入了活力。

江苏药材资源丰富，有茅苍术、苏薄荷、苏芡实、宜兴百合等多种道地药材。无锡属太湖平原"四小"药材区，宜兴属宁镇扬低山丘陵道地药材区，构成了本区具有野生和家种中药材生长的良好条件，仅宜兴就有中药资源约970种，其中药用植物类有844种。

医官制度为龙砂世医的延续提供了可能。明初实行"配户当差"的户役制度，太医院官多由医户充任。医户大多世代行医，父子相袭、兄弟相授的传统，有利于医学世家的延续，也有利于医术的传承与发展。如明代龙砂名医吕夔与其孙吕应钟、吕应阳"一门三御医"等。

世代为医官家族，如明代无锡人魏思敬，世业医，其祖魏叔泉，为元代常州路医学学录，其孙魏宗美又官医学训科。潘仁仲，其祖潘傅之，在元代为常州路医学学录，其父潘进德为本州医学提举，潘仁仲则为本州医学教授。这些世为医官的家族为医学世家的产生与延续提供了保障。

此外，龙砂文化区形成了庞大的儒医群体，他们或医而好儒，或儒而兼医，或亦儒亦医。"名医进士"许叔微曾为翰林学士，后弃官归医，隐居太湖之滨"梅梁小隐"。陆文圭（字子方），宋末元初人，他既是一位博通经史百家的大儒，更是一名医者。大量儒医的加入，一定程度上丰富了龙砂文化区中医的整体文化素养与知识结构，他们秉持读书人修齐治平，立德、立功、立言"三不朽"的精神追求，在以仁术博济施众的同时，阐释医经医理，创立新说，留下众多著作。

从地域影响来看，龙砂医派地处吴中，明清以来，这一地区隶属于南直隶或江南省。医家在医事活动、师承授受等方面与吴门医派、孟河医派相互渗透、交织。如清代大量龙砂医家在苏州行医,乃至吴门医家收集医案编辑有《龙砂八家医案》一书传世,承淡安也曾在苏州行医、办学,抗战后与其妻子、龙砂姜氏后人姜怀琳,开设"怀安诊疗院"。常州一些医家如丁甘仁、马培之、奚伯初等曾在无锡行医。马培之曾孙马泽人源于孟河而长期行医于江阴,后至南京。

在师承私淑上,如无锡邓星伯在家学基础上,复师传于马培之。常熟金兰升师承于江阴柳宝诒,常熟缪柳村师承无锡高秉钧弟子刘晓山,为高氏再传弟子。王旭高晚年常居于常熟,在常熟形成了一支王氏传承链。客籍苏州的叶天士,私淑许叔微之学,视许叔微《普济本事方》为"枕中秘",并对该书加以注释阐发。龙砂姜体乾与苏州叶天士有交往,一度"专治叶天士不治之病",叶天士曾专赴龙砂与之交流。宜兴吴正学曾执赞叶天士门下,无锡医家华云岫编辑《临证指南医案》,对传扬叶天士学术思想发挥了重要作用。

此外,尚有从新安地区迁徙者,如江阴朱氏,无锡汪致和、汪艺香,他们祖上在徽州都是世医,后来都加入龙砂医派传承队伍。

龙砂地区医家之间交流频繁,有较早的会诊制度,医家通过会诊交流,促进了学术思想的传承与延续。互鉴互学、承古纳今、交流融动的学风,促进了龙砂医派的兴盛。

秉承经世致用理念,龙砂文化区学者不断追求科学精神,传播科学思想,并付诸实践,接受新学,他山之石,为我所用,汇通中西,生生不息。丁福保办医院、疗养院,设医书局刊行医书,编译日文西医书,介绍西医知识。承淡安汇通中西,东渡日本借鉴现代办学思路,重光绝学,培养了大批中医人才。赵承嘏毕生致力于中草药化学研究,运用近代化学方法对古老的中草药进行系统的研究。开放包容、与时俱进的学风,使得龙砂医派在西学东渐的背景下,不被时代所淘汰,焕发出勃勃生机,赓续不断,代有传承。

在龙砂医派发展过程中,产生了很多医学世家,他们或父子相授、兄弟相传,或宗族相袭,形成相对稳固的家族链,并能一脉相承,代有医名。龙砂吕氏世医，一门三御医；御医"金瓶许氏"，身没声名在；锡山尤氏喉科，因书得赓续；黄氏喉科密钥，"响声"海内外；无锡盛巷曹氏儿科，自明末以来，薪火传承，代有名医；龙砂姜氏世医，诊疗多奇艺；龙砂叶氏世医，绵延四百年；龙砂承氏世医，开宗自成派。随着时代发展，龙砂医家逐渐摒弃这种相对保守的传承方式，他们突破宗族传承，吸纳姻亲子弟，乃至开门授业，广纳门徒，开枝散叶，或刻书著述，广传其学。

龙砂医派医家除有主要的三大学术共性外，共性中衍生个性，各自专科专病特色鲜明，在内科、外科、女科、儿科、骨伤科、针灸推拿科、喉科、痔科以及痘疹、伤寒、温病等诊治方面，心得自有。如王旭高治肝三十法、沈金鳌"脾统四脏"、张聿青"流湿润燥"等，为学界推崇，又如"许之婴儿，尤之治喉，朱之接骨"，及至黄氏喉科、刘氏骨伤等民众口碑，广为流传。他们"各美其美、美人之美、美美与共"，极大地丰富了龙砂医派的学术体系与诊疗技艺。

在龙砂医派发展中，出现了很多儒医，他们以儒通医，亦儒亦医，博史通经，格物致知，惠世济民，著书立说。在医德修养方面，践行儒家"仁""孝"，尊生孝亲，仁者爱人，扶危济困，普渡慈航。他们践行大医精诚，淡泊名利，不畏风险，一心救治，德术俱彰。时至今日，龙砂医家的医德医风具有重要时代价值，激励着当代龙砂医者。

历代龙砂医家不仅医术高明，技艺精湛，更有厚德怀仁、贫病不计、乐善好施的医德品行。叶灵萃（字爱山），日拥担药椟，走村串巷，徒步四乡治疾，遇贫者赠以药。顾儒诊病不问贫富贵贱，虽寒暑风雨，随叩随赴，于贫者免收药费，且助柴米，里人私谥为"慈惠先生"。姜礼立功过格，"日记得失，终身不怠"，每遇贫者施诊，"出囊中药治之，不取值"。明正德、嘉靖年间，吴中瘟疫流行，吕夔不顾个人安危，深入疫区，"裹药囊日治百家，全活无算"，名震吴中。1864年无锡荡口大疫，民多患霍乱，张聿青随父诊治，不辞辛苦，张父不幸染疫去世，张聿青来不及悲伤，继承父亲遗志，毅然代父出诊，时人皆折服。

历代龙砂医家对中药本草、方剂研究，注重实用，稽古以鉴今，又融汇新知，固本开新。他们基于临床创制效方，编写方书，或以类方为专，或创司天方新说，构建司天方药体系，裁成歌诀，以广其传。他们参编官修"药典"，开展专题研究，图说本草，翻译外邦文献，研究方法上，革新药物分类，或以气化说理，或专于"药证"，采用新术，化"草"成"药"。

历代龙砂医家注重中医人才培养，充分运用家传、师承授徒或院校教育三条途径，薪火相传。在正规学校教育前，他们积极发挥师承教育优势，并打破传内不传外的桎梏，广授贤达。晚清民国时期，他们挽救中医于危亡，或成立学术组织，交流互进；或编辑期刊，传播学术，争鸣互鉴；或探索函授教学模式；或创办规模化学校，引进近现代教育体系，汇通中西，拟定教学大纲，编写教材，创立兼有医疗、实习、教学性质的医院，形成医教研一体化发展格局。凡此种种，彰显了龙砂医家的责任担当与初心使命。他们广收门徒授业，赓续医脉；结学社办刊物，复兴国医；襄办新式学校，广育人才；创建针灸学社，重光绝学；创办针灸杂志，传道弘学；设立研究分社，名扬海内；抗战出力献策，针灸救国；筹建高等院校，桃李满园。

晚清民国乃至近代龙砂医家，东进沪上，西出金陵，北上津沽，南下川渝，使得龙砂医派多点延伸。曹颖甫、薛文元、郭柏良、章巨膺等东进上海，参建中国医学院、新中国医学院、上海中医专门学校，培养了大批龙砂学子。

承淡安20世纪30年代开始在苏州、无锡创立中国针灸学研究社，培养了大批针灸人才。50年代又西出金陵，筹建江苏中医进修学校。承淡安所创立的"澄江针灸学派"以中国针灸学研究社的成立为标志，以临床疗效为起点，以学术提高为导向，历经艰辛，承古纳新，构建了现代针灸学术体系和现代针灸高等教育体系，开枝散叶，学派传人遍布海内外。南京中医药大学这所"中国高等教育的摇篮"，汇聚有邹云翔、许履和、夏桂成、徐福松、黄煌等大批龙砂地区医家。

为进一步推动龙砂医派学术传承，无锡市政府于2013年正式批准成立无锡市龙砂医学流派研究所，2019年又升格为无锡市龙砂医学流派研究院，与无锡市中医医院实行一个机构两块牌子管理。

目前龙砂医派的研究传承推广，以国家中医药管理局龙砂医学流派传承工作室、龙砂医学诊疗技艺非遗项目，无锡市龙砂医学流派研究院，两个项目一个实体展开。

近年来，在顾植山、黄煌两位现代代表性传承人的带领下，龙砂医派蓬勃发展，现代龙砂医派活态传承成效显著，相关学术观点业已成为学界热点，在全国掀起了学习龙砂医学诊疗技艺的热潮。目前有龙砂医派传承弟子千余人，分布在全国各地以及美国、德国、法国、澳大利亚、加拿大、马来西亚、新加坡、瑞士等国。北京、山东、辽宁、湖南、广东、青海等地共建有 34 个龙砂医学流派传承推广工作站。近 10 年来在全国各地举办龙砂医学特色技艺相关国家级继续教育培训班 40 余场次，受训人员达 10 万余人次。与此同时，围绕龙砂医派学术特色开展了五运六气、经方、膏方的现代传承研究，申报成立世界中医药学会联合会五运六气专委会、中华中医药学会五运六气研究专家协作组等学术组织，黄煌经方国际论坛独树一帜。开展龙砂医派防疫治疫特色研究与实践，承担各级龙砂医学科研项目多项，发表了系列研究成果，编辑出版了《龙砂医学丛书》等古籍文献。通过龙砂医派的研究，提升了中医药临床服务能力，提升了无锡乃至江苏中医在国内外的影响力。

国医大师朱良春曾盛赞龙砂医派，"中华医药，博大精深，流派纷呈，各具优势，锡澄毗邻，钟灵毓秀，龙砂医派，杏苑崛起，经方膏方，五运六气，岐黄万代，懿欤盛哉"。

促进龙砂医派发展已被写入《江苏省中医药发展条例》以及江苏省、无锡市促进中医药传承创新发展的实施意见与若干措施。

未来，我们将深度挖掘龙砂医派学术特色、文化内涵，把握活态传承特征，充分激发龙砂医学流派在中医药品牌构建、学科引领、特色医疗、慢病管理、疫病防治、公卫服务、健康养生、人才培养、协同创新、科研孵化、文化传承、国际交流等方面的优势与活力，发挥服务地方经济社会建设、融入产业驱动、提升城市文化品位、增强文化软实力和城市竞争力等方面的协同作用。

龙砂医派是古老的，因为它绵延 800 年，薪火传承，生生不息；龙砂医派又是年轻的，因为系统发掘、研究的序幕，相对其他流派有滞后，还有大量工作需要去做，去完善。我们要研究并记住这段历史，赓续历代龙砂医家胸怀天下的社会责任感，治病救人坚持初心的仁爱精神，敢于创新的科学精神，传承精华，守正创新，使前人的遗产成为今天开创中医新辉煌的动力。

本书汇集了近年来对龙砂医派发掘整理研究的最新成果，由于学术水平有限，难免挂一漏万，书中不妥之处，企望读者方家不吝赐教，以期再版时修订完善。

陆　曙　陶国水

2022 年 12 月 26 日

目录

第一章

历史回声

无锡古称梁溪、金匮，简称锡，北倚长江，南滨太湖，自泰伯奔吴，定居梅里，有文字记载的历史可追溯到商朝末年，为江南文明的发源地之一，有"太湖明珠"之誉；江阴古称暨阳、澄江，简称澄。无锡、江阴均是苏南古城，一处太湖之北，一据长江之南，自古文风昌盛，历代名医辈出。自宋代凿通锡澄运河后，两地交通便捷，商贾交往频繁，故多锡澄联称。发源于锡澄地区的龙砂医派，肇起于宋元，隆盛于清乾嘉时期，再兴于清末民国至今，为中医学的一个重要流派，2013 年被国家中医药管理局确立为全国首批中医学术流派。

一、龙砂之名，由来已久

江阴华士，古称花市，又称华墅、华市、龙砂，相传为吴王夫差种花之处，也传因盛产棉花而得名，有"日出万匹，衣被天下"之誉，素为江南名镇。

因华士有白龙山、砂山两座山，故华士又称龙砂。南宋王象之所纂《舆地纪胜》载，白龙山"在县南四十里。上有白龙洞"。《清一统志》记载，白龙山"在江阴县东南五十里。形如龟，俗呼龟山。上有白龙洞"。顾祖禹《方舆纪要》载，"砂山在县东四十七里。相传初本平地，晋宋间，江水泛涨，涌沙石成山"。

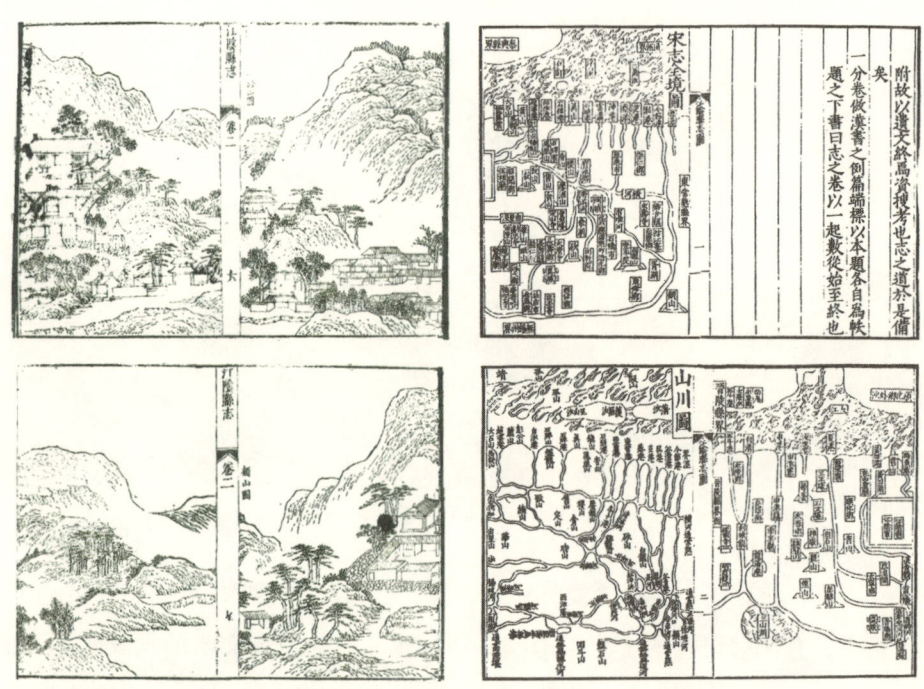

乾隆年间《江阴县志》中的砂山　　　　　乾隆年间《江阴县志》中的山川图

　　白龙山、砂山东西横亘，绵延十里，故称"十里龙砂"。境内河流交错，水塘棋布，穿山河、泰清河纵横交汇，有"赵墓乔松""倪迂曲水"等"龙砂八景"与"十桥香雪""护龙晚钟"等"龙砂续八景"。孙权之母吴国太在砂山南麓建太清观，即今之华士泰清寺。北宋大文学家苏轼结庐白龙山东南麓，名为"东坡田舍"。南宋抗金名将韩世忠兵驻砂山"藏军洞"。元代大画家倪瓒（字云林）避乱外出，明洪武七年（1374 年）隐居砂山南麓"停云轩"。著名的地理学家和旅行家徐霞客（字振之，号霞客，1587—1641 年）在砂山文昌阁读书时曾手植古桧二株，沙曾达诗言"文昌高阁在砂山，霞客攻书任往还"。

　　永昌元年前后，杜甫的祖父杜审言，坐事贬至江阴任县丞、县尉，其所作《重九日宴江阴》诗中已言及龙沙（即龙砂），"蟋蟀期归晚，茱萸节候新。降霜青女月，送酒白衣人。高兴要长寿，卑栖隔近臣。龙沙即此地，旧俗坐为邻"。这说明，最晚到唐代已有龙砂之名。

此后历代诗词、著作皆有以龙砂为名。王润生（字慰三）在《述先训示儿》写道，"卜宅龙砂五世馀，云仍庇荫此权舆。百年生聚椒繁衍，一室经营草莱除"。王家枚（字吉臣）曾任华墅乡董多年，著有《龙砂志略》《龙砂诗存》等。曹颖甫有《龙砂道中》诗，"岁暮天涯一棹归，川途十里漾晴晖。天光照水水照舰，无数鸳鸯绕岸飞"。

此外，很多宗谱皆以龙砂冠名，清代姜蔚蒸、民国姜继宗，纂修姜氏宗谱，皆以"龙砂姜氏"名之《龙砂姜氏宗谱》，此外尚有《龙砂贡氏宗谱》等。针灸巨擘承淡安曾在他的日记中记载："亚非国家会议，下月将开幕。我国代表团已组成，钱悳亦为团员之一，我龙砂之光。"钱悳为我国著名传染病学家，与承淡安先生同为华士人，故言之。

可见龙砂之名，久已有之，源远流长。

二、龙砂医派，源远流长

1. 宋元开派，许陆两家

许叔微（1079—1154 年），字知可，真州白沙人（今江苏仪征人），宋代杰出医学家，曾任徽州、杭州府学教授，集贤院学士，晚年定居无锡太湖之滨马迹山"梅梁小隐"，潜心学术，著书行医，1144 年著《普济本事方》，1149 年著《伤寒九十论》，为集《黄帝内经》五运六气学说与《伤寒论》经方大成之医家，对龙砂医学的形成影响深远，为龙砂医学学术特质之肇源。

清代徐彬评价说，"古来伤寒之圣，唯张仲景，其能推尊仲景而发明者，唯许叔微为最"；清代俞震《古今医案按》赞曰："仲景《伤寒论》……自晋迄今，善用其书者，惟许学士叔微一人而已，所存医案数十条，皆有发明，可为后学楷模。"许氏提出，"伤寒治法，先要明表里虚实。能明此四字，则仲景三百九十七法，可坐而定也"。所著《伤寒百证歌》以歌诀体裁将仲景方论编成 100 证，遇有"有证无方"者，则以《千金要方》等所载方补上，有议论不足者，取《巢氏病源》等后世著作加以发挥。许叔微与抗金名将韩世忠过从甚密，韩世忠移居苏州后，常渡太湖来访，共抒忧国情怀，并亲书

"名医进士"匾额相赠。清代名医叶天士奉《普济本事方》为至宝，视同"枕中秘"，曾赞许氏："盖士而精于医者也。观其用药制方，穷源悉委，深得古人三昧。苟非三折肱，良不易辨。盖其心存普济，于以阐发前人之秘，以嘉惠后人者，厥功伟矣。"

许叔微的学术思想与临床经验影响了一代代龙砂医家，久居龙砂地区有"东南宗师"之誉的陆文圭就是其中之一。陆氏曾有诗赞曰："江左知名许叔微，公来示之衡气机。天下呻吟尚未息，公持肘后将安归。"

陆文圭（1252—1336年），字子方，号墙东，博通经史百家，兼及天文、地理、律历、医药、算术之学。《元史》评论"文圭为文融会经传，纵横变化，莫测其涯际，东南学者，皆宗师之"。陆文圭在华士致力于包括中医学在内的文化教育事业达50余年，培养了大批文化及医学人才，成为龙砂文化区和龙砂医学流派形成与发展的基石。

太极河洛思想和五运六气学说为宋代两大显学，张仲景的伤寒学也于北宋时期成为医家经典。宋代的这些学术思想经过许叔微、陆文圭的传承阐扬，深刻影响了龙砂文化区的医家，形成龙砂医学流派学术思想的核心。

2. 名医名术，精彩纷呈

许叔微、陆文圭之后，龙砂文化区名医辈出，如元代晚期出了名医吕逸人；明代中国四大女医之一、无锡女医谈允贤；"龙砂姜氏世医"明末至今，传承十余代；明代嘉靖年间有名医吕夔与其孙吕应钟、吕应阳"一门三御医"等；盛巷"曹氏儿科"世代相袭，皆鸣于时；滥觞于清乾隆年间的"黄氏喉科"所创"黄氏响声丸"蜚声海内。

至清代，形成了以华士为中心和源头，并不断向周边扩大乃至影响全国的龙砂医派名医群体，他们除有一定学术共性外，或由家族沿传，或因师承授受，在某一专病、专技方面具有独到的理论、技艺方法，个性鲜明，优势特色明显，精彩纷呈，极大丰富了龙砂医派的内涵。

清乾隆年间龙砂名医姜大镛有《龙砂医案》《龙砂姜氏医案》传世。光绪年间苏州医家姜成之收集戚云门、王钟岳、贡一帆、孙御千、戚金泉、叶德培、姜学山、姜恒斋以及姜宇瞻等龙砂医家的医案，编为一帙，署名《龙砂八家医案》。足证龙砂医派之名，有据可考。

龙砂医家群体中，姜氏世医传承有序，声名远扬。从二世姜礼、三世姜学山、四世姜健到五世姜大镛，百余年间，"名噪大江南北，数百里间求治者踵相接"。

清代中晚期至民国时期，这块名医辈出的土地孕育了吴士瑛、吴达、薛福辰、柳宝诒、王旭高、张洵佳、张聿青、高思敬、曹颖甫、朱少鸿、承淡安等医学大家。

嘉庆元年，孔广居在《天叙姜公传》中描述道，"华墅在邑东五十里，龙、砂两山屏障于后，泰清一水襟带于前，其山川之秀，代产良医，迄今大江南北延医者，都于华墅"，形象勾勒出龙砂医派当时的盛况。

3. 龙砂医著，内涵丰富

历代龙砂医家在行医济世的同时，勤于著述，编纂有五运六气、经方、本草、炮制专题以及内经、伤寒、温病、临床专科专病著作多部。缪问著《三因司天方》，柳宝诒著《素问说意》《温热逢源》等，薛福辰点校《重广补注黄帝内经素问》、编著《素问运气图说》，时逸人著有《时氏内经学》《新内经》等，高思敬著《运气指掌》，王旭高著《运气证治歌诀》，沈金鳌著《伤寒论纲目》，姚球著《伤寒经解》，曹颖甫著《伤寒发微》《金匮发微》，承淡安著《伤寒论新注》，丁福保著《新伤寒论》，朱莘农著《夹阴伤寒》，章巨膺著《温热辨惑》《伤寒疗养论》，黄煌著有《张仲景五十味药证》《中医十大类方》《黄煌经方使用手册》等；本草方药方面，有邵纶锦《医学本草摘要注释》、高梅《尝药本草》、杨履恒《本草赘余》、高承炳《本草简明图说》、姚球《本草经解要》、姜天叙《本草搜根》、许叔微《普济本事方》、王旭高《医方证治汇编歌诀》《增订医方歌诀》《医方歌括》等；中药加工炮制方面，有柳宝诒《柳致和堂丸散膏丹释义》；杂病方面，有姜天叙《风劳臌膈四大证治》、沈金鳌《杂病源流犀烛》等；外科疮疡著作，有窦梦麟《疮疡经验全书》、过铸《治疗汇要》、高秉钧《疡科心得集》等；女科方面，有谈允贤《女医杂言》、庄履严《妇科百辨》、周莘农《临产须知》、许廷哲《保产要旨》、沈金鳌《妇科玉尺》、夏桂成《夏桂成实用中医妇科学》《夏桂成中医妇科诊治手册》等；儿科方面，有沈金鳌《幼科释谜》等；传统师承授徒教案，有《医学心传》《医学课儿策》等；传染病方面，有吴士瑛《痢疾明辨》、时逸人《温病全书》《中医伤寒与温病》《中国时令病学》《中国传染病学》、丁福保《肺痨病预防法》《霍乱新论疟疾新论合编》、顾植山《疫病钩沉》等。

《女医杂言》《倚云轩医案医话医论》《黄氏纪效新书》等被收入"中医孤本大全"。此外，还有很多未刊本、抄本等尚待发掘。这些著作发微古奥，阐发新意，为后人留下一笔宝贵的财富。

4. 龙砂医案，广为流传

龙砂医家十分重视中医教育与学术传承，在传承教学中，注重医案的撰写和整理，并以此作为教学载体，传抄老师及名人医案也是学习的基本功课。许叔微的《伤寒九十论》就是最早的经方医案，谈允贤的《女医杂言》是最早的专科医案。《龙砂八家医案》《龙砂姜氏医案》《柳宝诒医案》《过氏医案（近诊医案）》《王旭高医案》《沈芊绿医案》《高氏医案》《曹颖甫医案》《张聿青医案》《医学求是》（《吴东旸医案》）《柳选四家医案》《汪艺香医案》《周小农医案》《医验随笔》《冬青医案》等，都是龙砂医学的精品，很多医案专著或类书都收录了龙砂医家的大量医案。

许多医家因诊务繁忙无暇著述，因而没有专门著作，但都有个人医案传世，后人可以通过医案挖掘整理医家的学术思想、临床经验、用药特色。

除了编著自己的个人医案外，龙砂医家还注重医案的研究，如龙砂名医柳宝诒编著的《柳选四家医案》影响甚大，流传甚广。章巨膺有《怎样写医案》，专门论述医案的写作方法与注意事项。黄煌编写的《医案助读》是一本医案阅读研究的专著，对现代高等中医教育开展传统医案教学做了有益探索，传承了龙砂医派的传统文化。近年来，顾植山在《中国中医药报》通过经典运气验案介绍，传播龙砂运气学，以案带教，反响较好。

三、龙砂医派的流派属性

1. 中医流派的界定

近年来，随着国家对中医学术流派研究的重视，有关中医学术流派的形成和发展情况如何、流派如何判定，已成为流派传承研究的关键学术问题。为进一步做好流派工作，有必要厘清相关概念，概念界定不清，则会出现混乱。

学术，是指探索和发现新知识的方法和过程，亦指系统专门的学问。如梁启超在《清代学术概论》中指出，"学者术之体，术者体之用"。严复认为："盖学与术异。学者考自然之理，立必然之例。术者据既知之理，求可成之功。学主知，术主行。"

学说，是指学术上自成体系的理论与见解，如中医学中有各家学说。就同一学说而言，由于观点不同，又可形成不同派别，如伤寒文献整理有维护旧论派、错简重订派。

学派，主要针对某一学科而言，指有着一致的立场、观点和方法，一致的主题、方向和兴趣的学术群体。《汉语大词典》对学派的解释是："一门学问中由于学说师承不同而形成的派别。"学派是否存在有其验证的标准：一是有无代表性学说或理论；二是有无代表性学术研究方法；三是有无代表性学术精神和价值取向；四是有无代表性人物和著述。无论何种学科，只要符合上述条件，都可成学派。

关于中医学派，任应秋先生认为："凡一学派之成立，必有其内在的联系，否则，便无学派之可言。所谓内在联系，不外两端：一者师门授受，或亲炙，或私淑，各承其说而光大之；一者学术见解之不一致，各张其立说，影响于人。"孟庆云研究员则认为："在中医学理论体系中，由于学术主旨不同，学说、观点之异，其学术队伍中一批有较大影响的医学家开展承传的群体称为学派。"

关于流派，《说文解字》说："流，水行也。派，别水也，水别流为派。"《汉语大辞典》解释为"指学术思想或文艺创作方面的派别"。在中国传统文化发展过程中，任何一门成熟的学术都会形成流派。如京剧有梅派、程派、荀派、尚派，戏曲不同流派主要是指演员的表演艺术风格和艺术特点，并且这种风格特点得到师承和传播。

中医流派即中医学术流派的简称，有广义、狭义之分。广义者涵盖中医学派、中医医派及狭义中医流派。

就中医流派而言，囊括地域性流派、学术性流派和世医流派三大类，它们之间又有相互交叉。

中医地域性流派是以某一地域或特定文化氛围为基础，形成的具有地域性特色的中医学术群体。主要指地域性医家群体概念，与所处地域的地理、文化等因素相关。《素问·异法方宜论》"大者大异，小者小异"，就是对地域医学流派形成原因的一个概括。

中医学术流派是指中医学同一个学科内，因不同的师承而形成的以独特的研究旨趣、技艺、方法为基础的不同学术派别。形成的具有独特学术思想或学术主张及独到临床诊疗技艺，有清晰的学术传承脉络和一定历史影响与公认度，中医学术流派具有学术性、独特性、传承性、活态性等基本特点。对于所论学科而言，有传统的如内经、伤寒、温病学科流派，亦有内科、外科、妇科、儿科、针灸等专科范畴的流派，如妇科流派、儿科流派、针灸流派等；还有一些二级学科性质的专科、专病，如五官科中的喉科流派等。学术性流派主要指特色鲜明的学术性共识概念。中医学术流派的界定，也有其标准，即代表人物、代表性学术思想、完备的传承体系。

中医世家流派，指具有鲜明学术观点、独到诊疗技艺、传承有序的医学世家。

在中医流派中，地域性流派往往包含一些学术性流派与世家流派，一些学术性流派往往也有世家流派特点。由此，在很多情况下，这种中医流派又可定格为广义的中医医派，具有双重或三重属性，只是其内在侧重点与外在解读角度不同。

2. 龙砂医派的三重属性

龙砂医派兼有地域性流派、学术性流派、世家流派三重属性特点。譬如，龙砂医派中有经典外科三大流派之一的"外科心得派"，以及龙砂医家承淡安创立的"澄江针灸学派"等学术性流派。又有"吕氏世医""姜氏世医""朱氏伤寒""黄氏喉科""尤氏喉科""曹氏儿科"等中医世家流派，他们形成家族链，代有传承，在某一领域，或专科、或专病在诊疗上独具特色，享誉一方。龙砂医派中"黄氏喉科"等具有专科专病特色的中医世家流派，又符合学术性流派的界定。

我们在研究中，参考有关学者基于历史地理学和文献计量学等分析方法，从历史传承性指标、地理区域性指标、文献计量学属性，对其历史渊源、文化内涵、地理环境、道地药材、典籍著作、临床价值、学术影响、特色技术等特征性指标进行了梳理，佐证了龙砂医派符合地域性流派属性的相关支撑。

从地域性流派论，龙砂医派又有狭义与广义之分。狭义是指历史上的华士地区医家群体，广义上则包括无锡、江阴、宜兴等龙砂文化区医家群体。无论是狭义，抑或是广义，龙砂医派的医家群体多蕴含着龙砂医派学术、技艺及其文化特质。

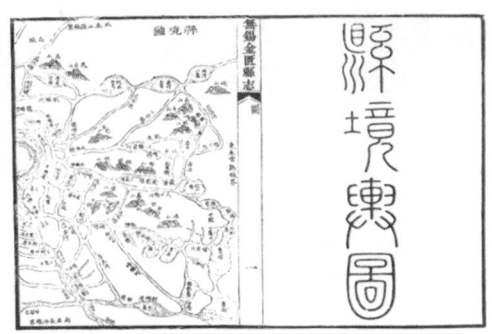

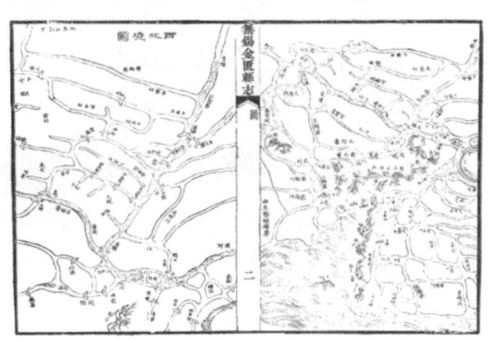

嘉庆年间《无锡金匮县志》中的舆图

近年来我们探寻龙砂学术思想产生的文化背景，梳理传承脉络和影响，总结中医流派传承的规律，初步构划了"龙砂文化区"医家群体概貌。如宋代名医许叔微，原籍真州，晚年隐居无锡太湖之滨的"梅梁小隐"长达数十年，在锡澄医界颇有名望。陆文圭曾有诗云："江左知名许叔微，公来示之衡气机。天下呻吟尚未息，公持肘后将安归。"可见陆氏对许氏的推崇。许氏是经方派创始人之一，对伤寒经方的推广应用贡献巨大，对《黄帝内经》运气学说匠心独运。由此而论，许叔微对龙砂医学学术思想的形成具有重要而深远的影响，所以从地域性流派概念以及龙砂医学学术内涵的角度，将许叔微纳入龙砂医派研究范畴。

把龙砂医派定位有地域医学概念，是由龙砂是历史地理名称所决定的。但作为地域医学，尽管有其前后相袭的源流历史，它还必须有特别突出之处，有异于其他地域，才具有专门研究的价值，否则就是一般通史中的医学部分，以此立名毫无意义。若众相仿效则必致地域医学之称泛滥成灾，也就失去其存在意义。因此，所谓医派，尤其是广义的医派，还须有学术流派的共性内涵与特质。

从学术性流派论，龙砂医派延绵数百年，医家众多，虽学术风格不尽一致，但重视和善于运用《黄帝内经》的运气学说，重视《伤寒论》经方，依据《黄帝内经》《伤寒论》去研究和阐发温病的病机治则，是该医学流派多数医家的共同特色。

较早从学术流派角度提出"龙砂医派"的是陈仁寿研究员，他认为在清代乾隆至嘉庆年间，江阴龙砂地区出现了一批有名望的医家，如戚云门、王钟岳、叶德培、姜学山、姜恒斋等，因治病救人疗效显著而远近闻名，虽诊病用药各有个性，但具有江南常见疾病和江南医家诊治之共性，并自成一派，谓之"龙砂医派"，并认为他们有"崇经典方剂，用药平和；立治疗方法，独辟蹊径；治危急重病，出奇制胜"的共性。

我们整理流派源流，不是搞简单的文献综述，也不拘泥于只看直接师承关系，更不是只看同一地域的医家就硬凑为一个流派，而是着重从学术思想和文化背景找相互关系，寻找和总结中医流派传承的脉络和规律。有些流派的代表性医家之间可能没有直接师承关系，但是从他们的学术思想中却可看到明确的相互影响和共同的文化源头。一个流派可以有几个方面的不同特色，但不同特色间必有共同理论或文化基础，并与其诊疗技艺特点相关联。

我们在整理龙砂医学流派的学术思想时，就看到龙砂医家强调用《伤寒论》六经理论辨治温病和重视伏邪的特色与其重视五运六气的特色息息相关；朱少鸿父子兄弟"一门三杰"都以"伤寒"名家，朱凤嘉的"伏邪伤寒"论和朱莘农的"夹阴伤寒"论，均与柳宝诒等的伏邪思想一脉相承，这里也反映了一些流派传承的规律。

近年来，经过挖掘整理提炼出龙砂医派作为学术流派的三大主要学术特色：

一、重视研究《黄帝内经》五运六气学说，形成擅用司天方药的龙砂医派五运六气特色。当代以代表性传承人顾植山为引领的顾植山五运六气是龙砂运气的奇葩。二、重视研究《伤寒论》经方，形成擅用方-病-人相应、三阴三阳开阖枢理论指导经方临床应用的龙砂医派经方特色。当代以代表性传承人黄煌为引领的黄煌经方是龙砂经方的明珠。三、重视七损八益调阴阳及肾命理论，擅用膏滋方奉生调体治未病，创新膏方制作工艺，形成龙砂医派膏方及养生"治未病"特色。

除三大主要学术特色外，王旭高治肝学术思想、沈金鳌气血思想等别具特色，饮誉学界。此外，从专科专病论，《疡科心得集》独树一帜，成为中医外科三大流派之一。又如龙砂女科，自明代就有最早的女医专科个人医案专著《女医杂言》，清代有《妇科玉尺》《保产要旨》《妇科百辨》，近代有《中国妇科病学》，现代有国医大师夏桂成"夏氏中医妇科调周理论体系"，以及周慕丹世医入选省级非遗名录的"周氏妇科疗法"等。随着研究的深入，我们会更系统地梳理相关学术特色并呈现出来。

四、龙砂医派传承特色

就龙砂医学流派而言，通过研究，认为其具有"地域流派""世家流派""学术流派"三个特性。三者之间是相互交融的，不是孤立的。从文化、地域、医学这三者的时空关系来看，要处理好"文化龙砂""地域龙砂"与"医学龙砂"之关系。

从地域流派的角度看，龙砂医派具有如下四方面的传承特色。

1. 重视经典研究与应用

《黄帝内经》五运六气方面，如宋代许叔微，明代徐吾元、吕夔，清代吴达、薛福辰、高思敬对于运气的论述，清代戴思谦、缪问、黄堂对运气思维的应用和发挥，均有特色。《伤寒论》方面，许叔微的《伤寒百证歌》《伤寒发微论》《伤寒九十论》，奠定了其在伤寒学术领域的地位，被后世尊为经方派的代表。沈金鳌的《伤寒论纲目》阐发精当中肯，为锡澄地区医家所推崇。柳宝诒将《伤寒论》六经用于温病临床上，提出"伏邪温病说"，强调伤寒温病为病不同，而六经之见证相同，用药不同，而六经之立法相同。龙砂姜氏、王旭高、曹颖甫、朱少鸿、朱莘农的经方应用，对后世影响深远。尤其以曹颖甫为代表，他在上海期间，"用经方取效者十常八九"（《经方实验录·自序》），他倡导经方，谓"仲师之法，今古咸宜"。宜兴人法文淦对伤寒研究颇深，《光宣宜荆县志》载其治病如神，著有《伤寒详解》，弟子门人得其绪余，时称"法派"。同是宜兴人的余景和得柯韵伯《伤寒论翼》抄本，加注而成《余注伤寒论翼》，书中着重注释六经病解及六经方解，通俗易懂，颇有流传。

2. 重视中医教学与传承

陆文圭是历史上著名的教育家，影响所及，形成龙砂医家注重传承教学的传统。如江阴柳宝诒从北京回江阴后，广收门徒，弟子逾百，其中金兰升、邓养初、薛文元等均为近世名家；无锡汪艺香门生甚多，锡地中医界有"汪党"之称；无锡张聿青门人也达百人，周小农、邵正蒙、吴文涵等名医均出其门下；江阴朱少鸿、朱莘农兄弟两人培养了许履和、顾履庄、仰汉初、邢鹏江、夏奕钧、曹永康、汪朋梅等一批名医。

从民国到新中国成立初期，龙砂医家在中医教育方面的贡献尤为突出。民国时期，曹颖甫、薛文元、郭柏良、章巨膺分别担任上海最主要的三大中医学校——上海中医专门学校、上海中国医学院、上海新中国医学院的教务长和院长，执掌三校的教务工作。承淡安 1928 年开始在苏州、无锡等地开办针灸教育研究机构，抗战期间到四川仍坚持办学，20 年间培养学生逾万，遍布海内外。

20 世纪 50 年代，龙砂地区一大批名医参与现代中医高校的创建。承淡安 1954 年出任江苏省中医进修学校（南京中医药大学前身）校长，该校师资班为全国各中医院校输送了大批优秀师资，被誉为中医界的"黄埔军校"；邹云翔、马泽人、许履和、夏桂成、邹燕勤、徐福松等参与了南京中医学院及江苏省中医院的创建。这些龙砂医家的努力，为复兴和发扬中医学做出了积极的贡献。

3. 临床多有独创与新见

如姜氏著《风劳臌膈四大证治》，集四大证治之精粹，开始了治疗重大杂病的探索；柳宝诒以六经辨伏气温病，创"助阴托邪"法；张聿青于湿温善用流气化湿法，妙用温胆汤；沈金鳌发挥"肾间动气"说，开腹诊之先；高秉钧所著《疡科心得集》，用温病学说解释指导疡科治疗，被尊为中医外科三大派之一"心得派"的开派人物；朱莘农于"夹阴伤寒"心得独到，善用桂枝汤及其加味方，其"脐腹诊"则受沈金鳌启发而又有创新；起源于清乾隆年间的黄氏喉科，善用"吹药"，传承至今已逾十代，2013 年被国家中医药管理局确立为首批 64 家中医学术流派之一，家传秘方"黄氏响声丸"蜚声海内，流派特色见诸《黄氏喉科真传》一书；无锡杜氏金针、章氏外科、盛巷曹氏儿科，宜兴汤氏肝科，江阴吴氏喉科，都以临床疗效赢得民众的好评和爱戴。与现代医学的融合，是近现代龙砂医家临床的特点。曹颖甫在《经方实验录》一书中已经引进西医的生理学说。药物学家赵承嘏（1885—1966年），为我国中草药化学研究的先驱，他建立的植物化学研究体系，为系统整理和研究中药奠定了坚实的基础。当代名医叶秉仁主张"学术无国界、治病在疗效"，对流行性乙型脑炎等危急重症的临床诊治积极开展中西医结合的探索。这些都是龙砂医学流派中值得传承和推广的宝贵财富。

4. 办学结社与编辑刊物

近代以来，为弘扬中医学术，复兴中医药学，龙砂医派热衷办刊办学、结社创会。承淡安创办中国最早的针灸学研究社，并扩建为中国针灸讲习所，又创办中国历史上最早的针灸刊物——《针灸杂志》。他开创的针灸函授，先后培养学员3000多人，分校遍及南方各省和东南亚地区，是现代复兴针灸的第一人。无锡沈奉江1922年组织无锡中医友谊会，翌年创办《医钟》杂志；张聿青弟子吴玉纯编辑《常熟医药会月刊》；时逸人主编《复兴中医》；朱殿、邹云翔主编《光华医药杂志》；章巨膺主编《铁樵医学月刊》等。此外，丁福保、周小农等还编辑出版了大量中医古籍。曹颖甫、薛文元、郭柏

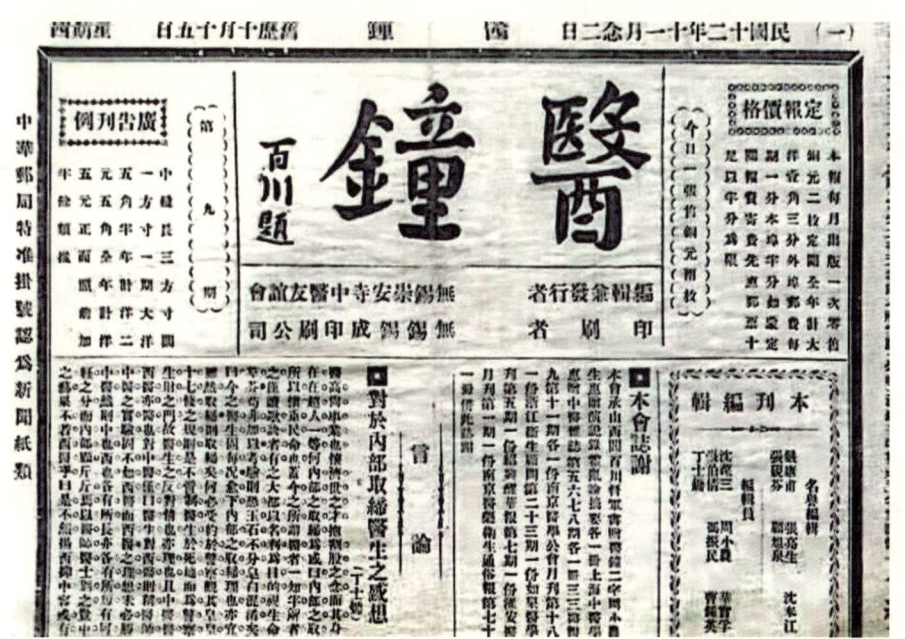

无锡中医友谊会创办《医钟》杂志

良、章巨膺、承淡安、时逸人等医家参与了上海中医专门学校、上海中国医学院、上海新中国医学院、中国针灸医学专门学校、复兴中医专科学校的创建及教学工作，开始了近代中医学校教育的探索。20世纪50年代，锡澄地区一大批名医参与现代中医高校的创建，如承淡安、邹云翔、马泽人、许履和、夏桂成、邹燕勤、徐福松等参与了南京中医学院及江苏省中医院的创建。为反对国民政府取缔中医，锡澄中医界团结抗争，周小农、马泽人等被推举为上访请愿代表。这些龙砂地区医家的不懈努力，为复兴和发扬中医学做出了积极的贡献。这既是龙砂医派的重要学术特色，也是龙砂医派的文化自信，更是值得我们传承的优良传统与精神力量。

五、龙砂医派传承路径

近年来，我们探寻龙砂医派学术思想产生的文化背景，梳理龙砂医派的传承脉络和影响，总结中医流派传承的规律，初步构划了"龙砂文化区"医家群体概貌。龙砂医学流派的传承，除常见的家族口授心传、师承私淑传承以及早期院校教育外，还有一个重要的特色，即文化和学术思想的渗透传承。

1. 师承私淑与教育传承

龙砂医家重视传承教育，在学校教育之前，柳宝诒、张聿青、高思敬、朱少鸿等都广收门徒，仅柳宝诒、张聿青等弟子就逾百。新中国成立前上海最大的三家中医学校，主持教务的主要是龙砂医家（上海中医专门学校教务长曹颖甫，中国医学院院长薛文元、郭柏良，新中国医学院教务长章巨膺等）；新中国成立后承淡安创办的江苏中医进修学校，更是为全国中医院校培养和输送了大批师资人才，首批30位国医大师中，有11位与龙砂医家有直接师承关系。

此外，从《龙砂八家医案》可以看出，龙砂医家之间的交往甚密，切磋技艺，商讨病情（会诊），形成了一个学术昌明、包容开放的医学群体。如戚云门先生治疗"姜宇瞻令郎"案；《孙御千先生方案》中记载了"丁亥六月，侄儿痢极重"，邀请姜体乾、戚向书会诊多次；"王仲良阳虚症"案中，有王履安、姜体乾、戚向书等人会诊。

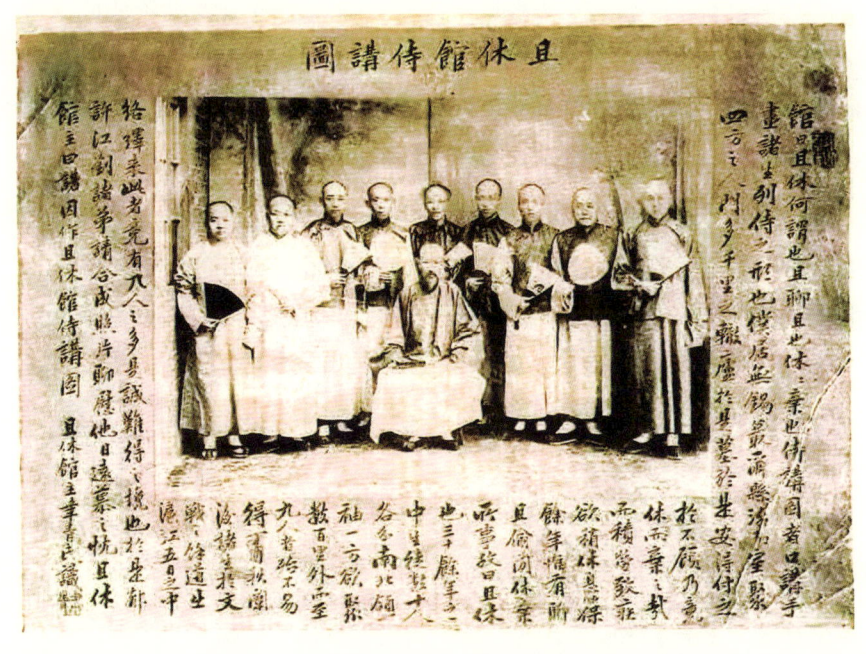

张聿青与其门徒合影《且休馆侍讲图》

龙砂医家在师承、私淑的过程中传承着学术主张。据《江苏历代医人志》载，吴文涵从学张聿青，张聿青临床重视运气理论，吴文涵编辑有《张聿青医案》，并著"运气稿"数篇，刊于《绍兴医学报》。方仁渊，江阴顾山镇人，早岁肆业无锡名医王旭高之门，著《倚云轩医话》《倚云轩医案》《倚云轩医论》各 2 卷，编刊《王旭高医案》4 卷，并附识按语。王旭高重视运气学说，有《运气证治歌诀》存世，作为王旭高的学生，方仁渊在学术上也重视运气学说。

龙砂医学流派代表性传承人黄煌对经方的重视与研究，与其师承私淑历代龙砂医家经方思维有着一定关系，其在《中国中医药报》所刊《龙砂医派的经方家》一文中回忆，"我非常庆幸生活在名医辈出的苏南，特别是踏入医门的那几年，得到了家乡前辈的悉心指导，还有那龙砂医学的传统"。除许叔微、姜大镛、王旭高、柳宝诒、曹颖甫等龙砂医家外，着重谈到了他所师承的两位现代龙砂经方家，一位是重视体质的夏奕钧先生，外号"夏川连"，重脉舌腹诊及喉诊，晚年喜读《通俗伤寒论》《退思集类方歌注》。夏奕钧先生看病，常常或凝神直视，或按压腹部，或察看咽喉，临床思忖良久，而说"此人要吃桂枝！""此人要吃黄连！""此人是桂甘龙牡汤证！"这种以药-人相应、方-人相应的思路，在识别方证上对黄煌的影响较大。另外一位是叶秉仁先生，曾随曹颖甫先生学习，叶秉仁先生重视现代医学诊断以及古方治今病的思想对黄煌影响很大。

2. 文化和学术渗透传承

梳理学术流派源流，前期大多看直接师承关系。但随着研究的深入，我们逐步认识到一个大的学术流派的传承，往往不局限于家传和直接师承，许多是通过文化和学术思想的渗透来实现的，故我们后阶段的整理更多地从学术思想和文化背景来找医家间的相互关系，寻找和总结中医流派传承的脉络和规律。

太极河洛思想和五运六气为宋代两大显学，张仲景的伤寒学也于北宋时期成为医家经典。宋代的这些学术特色经过作为"东南宗师"的陆文圭的传承阐扬，深刻影响了龙砂地区的医家，成为龙砂医学流派学术思想的核心。

流派的有些代表性医家之间可能没有直接师承关系，但是从他们的学术思想中却可看到明确的相互影响和共同的文化源头。如历代龙砂医家都重视对五运六气学说的研究和应用，多数医家有运气方面的论著，我们未发现曹颖甫和承淡安与著有运气论著的龙砂医家间有直接师承关系，自身也没有运气方面的专门论著，但曹颖甫在晚年所作《经方实验录》"序言"中专门讲述了他16岁时亲见龙砂名医赵云泉用运气理论治愈其父严重腹泻几死的经历，又看其注释《伤寒论》时专取精于运气学说的名家张志聪和黄元御之说；承淡安写了《子午流注针法》（子午流注是基于《黄帝内经》天人相应理论，尤其是五运六气学说而形成的一种针灸学说与方法），又让其女承为奋翻译了日本名医冈本为竹用日本语所作的《运气论奥谚解》，说明流派学术思想的传承可以不是通过直接师承而是在同一文化背景的学术氛围中进行。

顾植山对运气学说的醉心，除受家学影响外（其母亲曹鸣为龙砂名医柳宝诒的再传弟子），更是受到龙砂文化区传承的宋代理学的太极河洛思想以及历代龙砂医家的学术思想影响。他在《名老中医之路》中《坚守龙砂特色，弘扬五运六气》一文回忆道，"我从小在父母身边，对龙砂医家的许多故事耳濡目染，暗暗立下继承发扬龙砂医学的心愿"，"龙砂姜氏世医临床善用'三因司天方'治疗内伤外感的各种疾病，更成为独家绝技……类似这样的医闻轶事，我在幼时也常会听到父母和先辈们谈论，因而从小就知道中医的五运六气是个好东西"，早年学医时对龙砂名医缪问所著《三因司天方》多有涉猎，专门对历代龙砂医家有关五运六气研究内容下过功夫，并结合实践，对龙砂医家有关五运六气研究进行了传承创新。

六、龙砂医派学术特色

为进一步推动龙砂医学流派学术传承，无锡市人民政府机构编制委员会办公室于2013年正式批准成立无锡市龙砂医学流派研究所，国医大师朱良春与国医大师颜德馨共同出任终身名誉所长。朱良春为研究所题词："中华医药，博大精深，流派纷呈，各具优势，锡澄毗邻，钟灵毓秀，龙砂医派，杏苑崛起，经方膏方，五运六气，岐黄万代，懿欤盛哉。"短短48字，凝练了龙砂医学的地域属性、产生的文化土壤以及主要学术特点，阐明了龙砂医派的活态传承现状和美好发展前景。具体说来，龙砂医派具有以下鲜明的学术共性。

1. 重视运气，卓然自立

《黄帝内经》中处处都是五运六气，五运六气思想还渗透到中医学理论的各个方面。从现有研究成果可知，龙砂医家重视五运六气理论的研究与临床应用是其鲜明特色，且著述颇多。宋代许叔微在《伤寒九十论》中引用《素问·阴阳离合论》之言，以开阖枢作为六经顺序的重要依据，并用五运六气理论阐述伤寒暴死证之原委："是岁（己未岁）得此疾，三日四日死者甚多，人窃怪之。予叹之曰：是运使然也，己为土运，土运之岁，上见太阴，盖太乙天符为贵人。中执法者，其病速而危；中行令者，其病徐而持；中贵人者，其病暴而死，谓之异也。"明代《无锡金匮县志》载徐吾元"论运气颇精博"；戴思谦寓居无锡，得人授以五运六气，十二经络之秘，后栖居小五湖之石塘山，为人治病，沉疴立起；道光《江阴县志》载明代江阴人吕夔著有《运气发挥》。清代缪问注姜健所传《三因司天方》；吴达《医学求是》有"运气应病说"专论；薛福辰著《素问运气图说》；高思敬在《高憩云外科全书十种》中著有《运气指掌》等。《龙砂八家医案》虽然收录医案有限，涉及医家有限，但亦可从侧面佐证龙砂医学流派重视《黄帝内经》五运六气理论与临床运用这一学术特色。王旭高著有《运气证治歌诀》，并提出"执司天以求治，而其失在隘。舍司天以求治，而其失在浮"等运气临证规范，在临床上"明岁气天时"，"相机从事"，抓"时机"，灵活化裁"运气方"。方仁渊对运气理论匠心独运，《倚云轩医案医话医论》记载了很多关于运气预测、临床的效案，曾编辑其师《王旭高临证医案》4卷，并附有涉及运气等许多精辟按语。

有些医家虽无运气专著，但在其他论著中也常可看到运气思想的身影。如清代宜兴人吴正学，曾执贽叶天士门下，《荆溪县志》谓：叶天士授以"气运经界，天和岁气"八字，归而隐居邑之大华山中，熟诵《灵枢》《素问》诸经，尽通其学，诊视诸疾悉能究其受病之原与其客于何经，后当盛剧，自始生迄衰老，了如指掌。

据与姜健同时稍晚的名医缪问（1737—1803 年）记载："吾邑姜体乾先生治病神效，读其方必多至二十余品，心窃非之。然人所不能措手者，投剂辄效，殊难窥其底蕴也。后登堂造请，乃出宋版陈无择《三因司天方》以示，余始知先生之用药，无问内外气血，每于司天方中或采取数味，或竟用全方，然后杂以六经补泻之品。故其方似庞杂而治病实有奇功。"

缪问从姜健处获《三因司天方》后详加注释，晚年移居苏州，所注《三因司天方》被苏州名医陆九芝全文收入《世补斋医书》，并给予了很高评价。"龙砂医派"在苏州有盛名，才可能有苏州医家集编《龙砂八家医案》之举，与姜、缪两氏有很大关系。

咸同年间无锡名医王旭高则将姜健所传《三因司天方》编成《运气证治歌诀》传世。在《龙砂八家医案》中，留下了多位医家应用三因司天方的宝贵医案。

柳宝诒据运气原理阐发伏邪理论；章巨膺1960年发表《宋以来医学流派和五运六气之关系》一文，用五运六气观点解释了各家学说的产生；曹钟英、龚锡春在无锡《医钟》连载运气学说等；邹云翔先生强调"不讲五运六气学说，就是不了解祖国医学"。

龙砂医家重视五运六气的流派特色，在当代医家中尤为突出。国医大师夏桂成为现代龙砂医家的杰出代表，注重五运六气理论在妇科临床的运用，认为"作为中医师中的一员，应遵从古训，学习和掌握运气学说，推导病变，预测疾病，论治未病"。

龙砂医学流派传承工作室代表性传承人顾植山为龙砂医家柳宝诒四传弟子，对运气学说多有默运，深入阐发了运气学说中三阴三阳和"三年化疫"等重要理论，在国家科技重大专项疫病预测预警课题方面的研究成绩卓著，引起了学界对中医运气学说的重视，成为全国五运六气研究及临床推广应用方面的领军人物。

2. 倡用经方，一源多流

重视经方的传承和运用是龙砂医学流派又一重要的学术特色。就经方而言，龙砂医派医家多专注于《伤寒论》《金匮要略》的学习与研究，经方应用成为其临床不可或缺的部分。不过，由于学术上的个体差异，龙砂医派的这些经方家，有的偏于理论研究，有的偏于诊疗方法；有的偏重《伤寒论》，有的论广温病；有的纯粹，有的折中；有的传承经典，有的独创新见，抑或衷中参西，可谓伤寒经典为体，既一脉相承，又百花齐放，各有千秋。宋代许叔微著有《伤寒百证歌》《伤寒发微论》《伤寒九十论》，奠定了其在伤寒学术领域的地位，被后世尊为经方派的代表之一，徐彬曾有"古来伤寒之圣，唯张仲景，其能推尊仲景而发明者，唯许叔微为最"之语。沈金鳌《伤寒六经主症》一书论述六经病提纲的主证主脉，以"标本中气"论述犯禁后的变证及治疗，特色鲜明，后辑入《伤寒论纲目》。另外，沈氏所论"肾间动气，即下丹田，为脏腑经络之根本，呼吸之门户，三焦之源头，名曰气海，贮其精血"，开腹诊之先，江阴朱氏伤寒所创"脐腹诊"受沈氏启发不少。王旭高提倡经方类方研究，王氏是程门雪先生生前最为推崇的医家，程氏所著《伤寒论歌诀》一书多处引用王氏观点。柳宝诒主张"寒温统一""六经辨证"，《温热逢源》提出"伤寒温热，为病不同，而六经之见证则同；用药不同，而六经之立法相同"。张聿青既承袭经方之方与法，紧扣病机，巧用经方，异病同治，又取经方之法而不泥其方，病症互参，扩大经方的运用范围。曹颖甫认为《伤寒杂病论》中的内容，均要通过临床实例加以验证，不能随意阐释，"治病不经实地考验，往往失之悬断"，这些观点在他的《经方实验录》《伤寒发微》《金匮发微》中均有体现。朱莘农以"夹阴伤寒"名于一时，并创立伤寒脐腹诊、咽喉诊、脉舌诊。

另据《江苏历代医人志》及无锡地方史志记载，明代吕大韶著《伤寒辨证》，清代钱维镛著《伤寒秘笈续集》，高日震著《伤寒要旨》，华文灿著《伤寒五法辨论》，吴廷桂著《伤寒析义》，王殿标著《伤寒拟论》《金匮管窥》，张孝培撰《伤寒论类疏》，这些书都具有较大价值。如清代吴门医派汪琥评价张孝培《伤寒论类疏》，"其注仲景书能独出己见，而不蹈袭诸家之说"，惜乎很多散佚或未刊。

龙砂医家许叔微、柳宝诒、章巨膺等强调用伤寒六经理论辨治各种外感病，他们据《黄帝内经》释《伤寒论》，用《伤寒论》六经看温病，与叶天士、吴鞠通等创立的以卫气营血和三焦辨证理论为主要特色的温病学说实为一源多流。

现代传承人黄煌秉承龙砂前辈多用经方和重视辨体的特色，善于通过辨体质与辨证相结合，构建"方-病-人"诊疗体系，从而形成别具特色的"黄煌经方"。

现代传承人顾植山运用三阴三阳"开阖枢"及"六经欲解时"理论指导六经辨证和经方运用，扩大了经方应用范围，别开生面。

3. 龙砂膏滋，民俗原创

重视七损八益调阴阳及肾命理论，擅用膏滋方奉生调体治未病，创新膏方制作工艺，形成龙砂医派膏方特色。

运用膏滋调体养生是龙砂文化区民俗。《龙砂八家医案》中即有运用膏滋方的脉案，《张聿青医案》中撰有"膏方"1卷，柳宝诒撰有《柳致和堂丸散膏丹释义》一书，目前柳氏致和堂的"膏滋药制作技艺"已入选第三批国家级非物质文化遗产扩展项目名录。

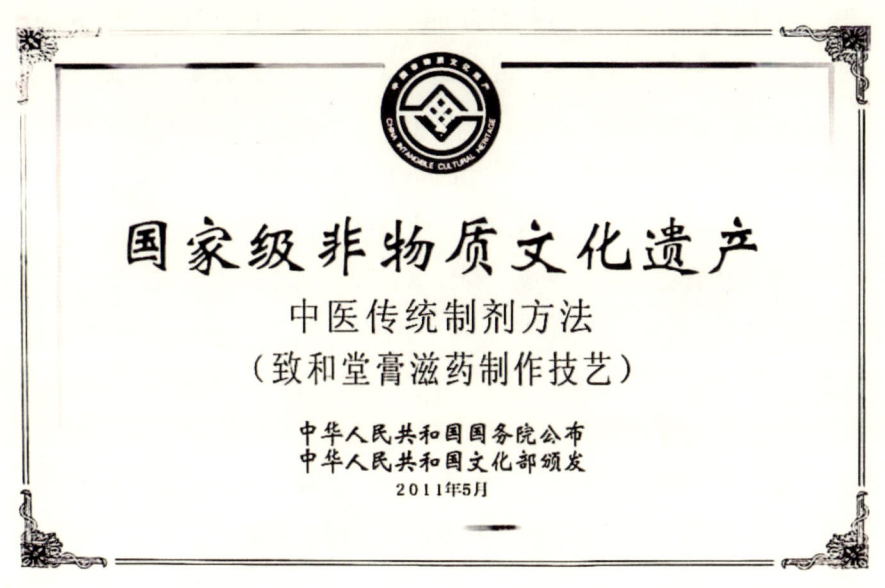

"国家级非物质文化遗产项目——致和堂膏滋药制作技艺"牌匾

龙砂医派膏方生动诠释了膏滋的民俗文化内涵，龙砂名医柳宝诒、张聿青等是江浙膏滋方的杰出代表。致和堂"膏滋药制作技艺"有独特的理论内涵，其在制作流程、所用器具、特殊药物加工、火候以及辅料的选择等方面有独特理论依据，制作技艺采用严格的工艺流程，在保持传统工艺的同时优化质量，延续了传统制膏技艺。龙砂医派学术特色与致和堂"膏滋药制作技艺"相结合，形成了独特的龙砂膏方。

从学术层面论，龙砂医派膏滋方汲取《黄帝内经》五运六气理论、冬藏精理论、资化源理论，宋明理学的太极河洛思想，以及明清命门学说。龙砂膏方有其特定的文化底蕴、理论基础，组方用药阵法森严，温润灵动，阴阳相合，升降有序。

龙砂膏方具有"民俗原创，固本培元，养生治未病""培补命门元阳，顺应'冬至一阳生'""注重阴阳互根，阴中求阳""结合五运六气，必先岁气抓先机""注重熬膏技艺，工艺精良"等五大优势特色。

国医大师颜德馨为龙砂膏方题词，"固本清源，一人一方，适时进补，勿违天和"。国医大师朱良春为龙砂膏滋药制作技艺题词，"传承膏方技艺，弘扬岐黄精义，擅治未病防衰，保障人民康健"。

一些人把膏滋、膏方、膏剂混为一谈。对膏方的概念、组方原则、组方思路、制作工艺等不清楚，出现混淆膏方概念、不明膏方组方思路与组方原则、堆方砌药、凑方制膏、简化膏方制作工艺等弊病，将具有特定民俗文化内涵概念的膏滋，等同一般剂型概念的膏剂。如果将膏方仅仅定义为中医传统丸、散、膏、丹、酒、露、汤、锭8种剂型之一的膏剂，为何自明清以来在江南一带服用膏滋冬补，已成一种民俗，而在北方地区没有？北方医家对膏方为何陌生呢？

现在有些人口头上讲的吃膏方，实际上是吃膏滋，严格说来医生开具的制作膏滋药的处方才叫膏方，至今在龙砂文化区，大家仍习惯称吃膏滋或膏滋药，这种说法应该是膏方本义的语言表述，这样一来，膏方与膏剂的区别就显而易见了。中华中医药学会《中医养生保健技术操作规范·膏方》将膏方定义为以养生保健为主要目的所服用的中药膏剂，又称"膏滋"，是恰适的。

用作冬令进补的膏滋，表达的不仅仅是一种制剂形态，也不仅仅是滋补而已。膏滋或膏方，在龙砂文化区是一个已约定俗成的有特定概念的名词，具有医学上的特殊含义。

七、龙砂技艺活态传承

文化部对传统医药类国家级非物质文化遗产代表性项目评审标准为：具有百年以上的传承历史，传承脉络清晰，在当代以活态形式存在；采用传统的医疗、养生或炮制方法，体现精湛的技艺；具有鲜明的民族、地域特色，具有独特的历史、文化、科学价值。

中医学术流派的内涵外延决定了它具有非物质文化遗产属性，即具有活态属性、文化属性。目前与龙砂医派相关的国家级、省市级非遗名录有《致和堂膏滋药制作技艺》《龙砂医学诊疗方法》《中医肝病疗法（汤氏肝病疗法）》《朱氏诊法（咽喉诊、脐腹诊）》《黄氏喉科疗法》《骨伤疗法（刘氏骨伤疗法）》《丁氏痔科医术（无锡丁氏痔科疗法）》《杜氏金针手法》《梨膏糖制作技艺》《诸氏中医外科医术》等。

龙砂医学的"非遗"属性有一个鲜明的特点，就是形成了突破地域的富有临床与学术生命力的活态传承。目前龙砂医学流派有顾植山与黄煌两位代表性传承人，他们承前启后，继往开来，在海内外广受关注，广为流传。

顾植山对运气学说多有默运，深入阐发了运气学说中三阴三阳开阖枢、"三年化疫""伏燥论""七损八益"及《伤寒论》中的"六经欲解时"等重要理论，发掘推广了"三因司天方"的临床应用，在国家科技重大专项疫病预测预警课题方面的研究成绩卓著，引起了学界对中医运气学说的重视，并牵头成立了中华中医药学会五运六气研究专家协作组和世界中医药学会联合会五运六气专业委员会，成为当前全国五运六气研究方面的领军人物。

黄煌以经方的方证与药证为研究重点，用现代医学的语言对经方的传统方证进行破译，并结合自己的临床实践与研究，开创性地提出了以"方-病-人"为中心的"方证相应"学说和"方人""药人"（经方体质学说）学说，并在方证的规范化、客观化上作出了初步的尝试，致力于经方的教学普及推广与国际传播，在南京中医药大学成立了国际经方学院并担任院长，主持全球最大的公益性经方学术网站"经方医学论坛"，享誉海内外。

龙砂医派产生的主要成因

一方山水养育一方人，一方水土造就一方医。江南地区优越的地理环境、丰富的自然资源、发达的经济水平、繁荣的学术氛围、深厚的文化底蕴，乃至包孕吴越的太湖文化、海纳百川的长江与运河文化、泰伯奔吴的吴文化等相互交融的江南人文基因，涵养了龙砂文化区的形成，也孕育了儒风独茂、名医辈出、名著众多、医术纷呈、特色鲜明的龙砂医派。

一、龙砂医派产生的时空背景

地域性中医学术流派与时空背景有着十分密切的关系。历史发展到宋代，提倡"仁政"，尊儒崇医，重教兴学，学风开明，文风鼎盛，学术繁荣，各种学说纷呈，格物致知，理学逐渐形成并且盛行，出现经学理学化；科学技术高度发达，活字印刷术的发明，加速了书籍出版与传播。在医学方面，宋政府极为重视医学，成立太医局、惠民和剂局、校正医书局，校注出版了大量医学著作，涌现出大量儒医与名医，促进了学术发展，形成百家争鸣百花齐放的学术生态，为各具特色的中医学术流派产生与发展奠定了基础。所以《四库全书总目提要》说："儒之门户分于宋，医之门户分于金元。"

由于江南地区历史上有着良好的经济基础，拥有优越的自然环境，相对稳定的社会环境，一些中原书香世家、缙绅望族、士大夫为躲避战乱南徙，相续择居于此。宋元以来，尤其是明清两代，江南地区的开发进入了鼎盛时期，农业、手工业、商业高度发达，经济领先。与此同时，医药文化的中心也由北方逐渐向南方转移。尤其是宋室南迁后，随着政治中心的南移，经济文化中心也转移到了以江苏、浙江为中心的长江以南地区，医学中心亦由北转南。肇起于宋元的龙砂医派，其形成、发展与大的时代背景变化是同频的。

从学术上论，太极河洛思想和五运六气为宋代两大显学。宋徽宗领衔主编的《圣济总录》开篇就是五运六气内容，政府每年根据五运六气变化发布运气历，提示易发疾病、防御措施以及司岁备药，在医师资格考试中，五运六气是重要内容。张仲景的伤寒学也于北宋时期成为医家经典。宋代的这些学术特色经过许叔微、陆文圭的传承阐扬，深刻影响了龙砂地区的医家，形成龙砂医派学术思想的核心之一。

二、龙砂医派产生的地域文化因素

从学术角度论，研究行政区域文化的意义可能远不如地理区域文化意义大，至少我们研究地域医学流派就不应过于立足于"行政文化区"，否则，有多少行政区就会有多少地域医学，容易导致学术研究泛化的弊端。此外，行政区划不断变化对于中医学术流派的界定研究存在一些客观或者主观的干扰因素，而地理区域相对稳态，具有延续性。譬如，江阴西晋太康二年（281年）置暨阳县，属毗陵郡，南梁绍泰元年（555年）废县置郡，因地处长江之南，遂称江阴郡。此后江阴分别为郡、国、军、路、州治，元至正二十七年（1367年），恢复县建置。中华人民共和国成立后，又先后属于苏南行署常州专区、苏州地区，实行市管县体制后，又改属无锡市。实际上自宋代凿通锡澄运河后，两地交通便捷，商贾交往频繁，故多"锡澄"联称。

地域文化又称为文化区域、文化区或文化圈，是指具有相似或相同文化特质的地理区域，在特定区域源远流长、独具特色，传承至今仍发挥作用的文化传统。不同社会结构和发展水平的地域自然地理环境（地形、河流、气候等）、资源、人文环境（建制沿革、人口迁徙、人文意识等）、民俗风情习惯、政治经济、社会文化特征等，孕育了不同特质、各具特色的地域文化。

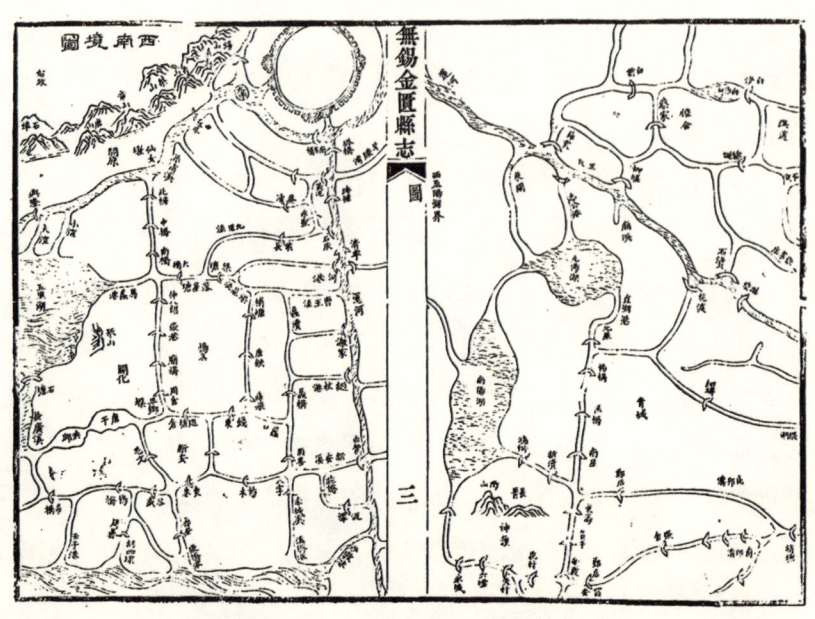

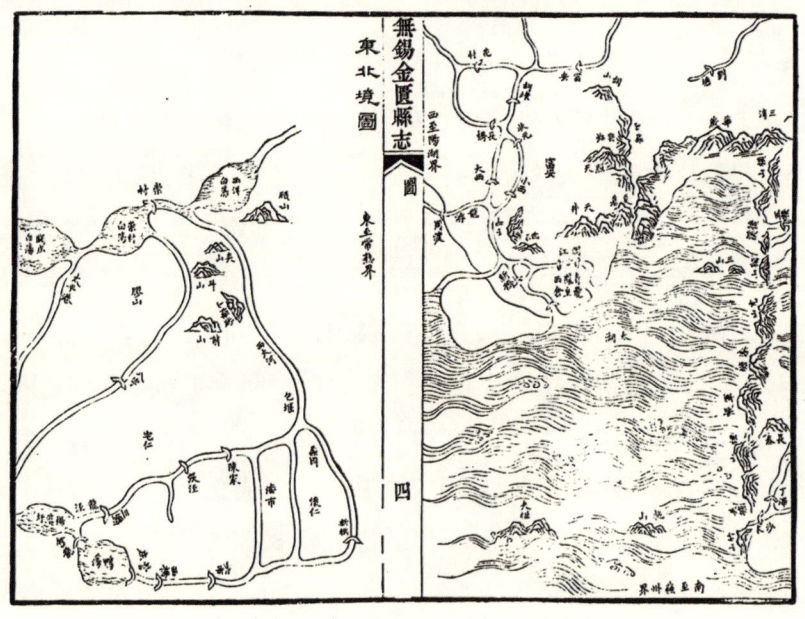

嘉庆年间《无锡金匮县志》无锡境内图

　　一般将文化区分为形式文化区和机能文化区两类。形式文化区主要根据文化形态特征的异同来划分的，如语言文化区、民俗文化区等。每一个文化区都有其独特的文化要素，各个文化要素的特征具有不同的文化特质。

　　吴文化是吴地"水乡泽国"且临江近海的自然环境所孕育成长的，并在

"天人合一"的思想氛围中与中原文化、越文化、楚文化等区域文化经历长期的整合演变而形成的，具有开放性、开拓性、独立性、实用性等特征。

由于战争和居民的大规模迁徙，吴地在历史上曾经发生过不止一次重大的文化转型。目前学界主要以宋元以后吴地的区域文化特色来论。有学者主张，江苏境内除吴文化、维扬文化、金陵文化和楚汉文化这 4 个主文化区外，还应划分若干个亚文化区。文化区域的划分要综合考虑到行政区划、地理环境、经济发展、历史影响、方言戏曲、民俗、风情等多方面的因素，问题是它们所占的权重各有多少。

宋元以来，形成了以江阴华士为源头，向苏南地区辐射的龙砂文化区。关于龙砂文化区的提出，是基于具有某种共同文化属性的人群所占据的地区，在政治、社会或经济方面具有独特的统一体功能的空间单位。当然随着地区交流的紧密与融通，经济基础、社会生活、文化风貌变化，各文化区仍在动态的消长和重组之中。

1. 龙砂文化区的内涵界定

江阴自古民性刚烈，素有"忠义之邦"之誉，明代正德主事黄昭、御史贡安甫和史良佐，或以挽死谏，或以奏章忤，史称"殿前三虎"，"江阴一时三忠"，"直声动天下"。有列入"东林后七君子"的缪昌期、李应升。明末抵制剃发令，抗清守城战，史称"江阴八十一日"，后世传纪"有明之季，士林无羞恶之心，居高官享重名者，以蒙面乞降为得意，而封疆大帅，无不反戈内向，独阎、陈二典史，乃于一城见义。向使守京口如是，则江南不至拱手献人矣"。明《崇祯江阴县志》评价江阴"不独为礼让之邑，实称忠献之邦，长江砥柱，允足表峙东南也"。南宋至元，砂山北陆文圭隐居不仕，集编秦汉以来道德文章为《师宣堂文》，被东南诸省学子尊为"一代宗师"，他又精研医道，被尊为江阴中医鼻祖。明代经学家顾文熊经 20 年苦心，纂定《礼记集解》，成为后人读《礼记》之范本。于右任为华士文社亦园书厅题联："山明水秀人才辈出，毓秀钟灵科第联绵。"

十里龙砂的华士，历史悠久，地理位置优越，水陆交通便捷，经济社会繁荣，人文昌盛，开东南学风，有"小小华士赛苏州"的美誉。

无锡属典型的吴文化，而且是吴文化的源头之一，自泰伯奔吴、定居梅里，开启江南文明。商朝末年，吴泰伯在无锡梅里建立勾吴国后，为了灌溉、排洪，开挖了江南地区的第一条人工运河伯渎河（原名泰伯渎），也是中国历史上开凿的第一条人工河流，吴王阖闾攻楚，夫差北上伐齐，都曾通过伯渎河。元代翰林大学士、大书画家赵孟頫《夜泊伯渎》云："秋满梁溪伯渎川，尽人游处独悠然。平墟境里寻吴事，梅里河边载酒船。"元代大书画家、太湖画派嚆矢倪瓒（号云林）就是梅里人，《小桃红·秋江》云，"吴歌荡桨，一声哀怨，惊起白鸥眠"。重笔墨，尚意趣，画中结合书法诗文。

京杭大运河开掘于春秋时期，完成于隋朝，繁荣于唐宋，取直于元代，疏通于明清，沟通了钱塘江、长江、淮河、黄河、海河 5 大水系，对中国南北经济、文化交流起了重大作用，共同融合出独特的江河文化，并紧密与中原文化相承。

宋代民族英雄文天祥在《过无锡》一诗中曾写道，"金山冉冉波涛雨，锡水泯泯草木春"，也客观反映了无锡江河湖交汇的发达水系。京杭大运河穿城而过，因而无锡古运河也被誉为"江南水弄堂"。太湖，是我国五大淡水湖之一，介于江浙两省之间，有"包孕吴越"之称。无锡南滨太湖，沿湖居民"一面朝天，三面朝水"，清末无锡知县廖伦在鼋头渚临湖峭壁上曾题书"包孕吴越"和"横云"两处摩崖石刻。

龙砂文化区的形成离不开太湖文化、吴文化、江河文化的涵养。以锡澄运河、梅里、伯渎河为纽带，将太湖文化、吴文化融为龙砂文化，形成龙砂文化区，奠定了龙砂医派的文化基础。

无锡地区方言属于太湖片吴语，饮食以浓油赤酱、口味偏甜、"饭稻羹鱼"以及作为淮扬菜系分支的锡帮菜为主。民歌婉约轻扬，梅村为"二胡之乡"。戏剧有锡剧，俗称滩簧，起源于太湖流域的民间小调。民间建筑以江南水乡建筑类型为主，移民文化以宋以来中原名门望族的南迁为主要特征。景观载体有园林、古镇、太湖。价值取向为聪颖灵慧、商农并重、崇教尚文、开放兼容。

所有这些自然、社会等文化内涵与特色，都为龙砂文化区的构成提供了支撑。近现代以来，这里走出了刘天华、华彦钧、顾毓琇、钱锺书、冯其庸、徐悲鸿、吴冠中、钱绍武、沈鹏等文化名人。

2. 龙砂文化区对医学的影响

从地理条件来看，龙砂文化区形成于长江、太湖、京杭大运河、锡澄运河及泰伯奔吴的梅里之间，广袤于环太湖区域，优越的地理位置促进了区域的经济发展、文化繁荣、信息交流以及人才孕育，使得龙砂文化区具有"开放包容，敢为人先；崇文重教，精益求精；尚德务实，义利并举"的江南文化核心内涵特质。这种文化反映到传统中医药学上面，锻造了龙砂医派"重视经典研究与应用，重视办学教学与传承，重视结社交流与互鉴，重视刊物编辑与传播；既有独创新见的勇气，又有学以致用的务实；既有尚德为民的情怀，又有中医复兴的担当；既有开放包容的融动，又有承古纳今的学风"等一系列文化、学术特质。

（1）文教昌明，书院林立

宋元以降，尤其是明清时期，被誉为"人文渊薮地，富贵鱼米乡"的江南，经济得到充分发展的同时，文教昌明，家学鼎盛，科举取士者夥，尤其是程朱理学在龙砂文化区得到广泛传播，处于龙砂文化区的江阴又有"衣冠文物之邦，东南文人之薮"的赞誉。

除官学外，明清两代，无锡私学繁荣，家塾、义学、书院遍布，有崇正书院、学海书院、秦氏学塾、锡山书院、华氏书塾、华氏义塾、怀仁社学、芙蓉山社学、勖悌义塾等800余所。从适应科举的传统旧学到近代经世致用的新式学堂，蔚为大观。

北宋嘉祐三年（1058年），无锡知县张诜始建无锡县学，一名学宫，亦称儒学、庙学，元代称州学，清雍正四年（1726年）改称无锡金匮县学。唐相蒋伸、宋相蒋蒂的后人南宋蒋重珍（字良贵）中状元后，无锡在学前街学宫东南建状元坊，后来凡元魁、鼎甲都列名在上。无锡学宫有《无锡县学新建九先生祠堂记》碑，碑文记载无锡陆九渊、尤袤、喻樗、蒋重珍等9人的事迹。北宋抗金名相李纲和尤袤，都是从这所学府中走出的佼佼者。

书院是中国古代特有的教育组织形式，是相对独立于官学之外的民间性学术研究和教育机构。书院萌芽于唐朝，但作为一种教育制度形成兴盛于宋朝。无锡东有东林书院，西有安阳书院，南有蒋子书院，北有二泉书院。

东林书院又名龟山书院，创建于北宋政和元年（1111年），北宋理学家程颢、程颐嫡传高弟，著名学者杨时（号龟山）来锡讲学，讲学处在无锡城东弓河之旁，"发明性理之根源"，名曰"东林精舍"。元时废为僧庵。明万历三十二年（1604年），由东林学者顾宪成等人修复，并在此聚众讲学，引起全国学者普遍响应，成为江南地区人文荟萃之区，一时声名大振，东林书院"风声雨声读书声声声入耳，家事国事天下事事事关心"楹联蜚声学界，江南士绅弟子及各地学人一致仰慕东林学风，有"天下言书院者，首东林"之誉。

明代名臣邵宝（字国贤），官至南京礼部尚书，正德十一年（1516年）为纪念同乡北宋名相李纲，在二泉旁建"二泉书院"，邵宝辞官归里后长期在此讲学。

江阴之有书院，自元代始，因古称暨阳，亦作澄江，故名澄江书院。乾隆年间江苏学政李因培《兴建书院记》云："暨阳有书院，自元始，州人蔡以忠创之，修西山之学，闻于朝，赐名澄江书院，许北郭恕为山长，益用实学厉多士，士风以振。"澄江书院当时"修西山之学"，说的是研习程朱理学，江阴自明至清数百年的学术渊源也即此。

自明以来，江阴一直作为江苏学政驻节地，江苏学政衙署于明万历四十二年（1614年）建立于江阴，其建筑规模宏大，号称"江南官署之冠"。江苏学政衙署历时292年，有124任学政（含连二任者1人，三任者1人）。昔八府三州（江宁、淮安、扬州、徐州、苏州、松江、常州、镇江八府和通州、海州、太仓三州）考秀才皆在此。据明代孙慎行《新建督学察院记》和清代童华《重建江苏学政节署记》分析，选择江阴作为江苏学政驻节地的理由为其"地僻且道里均"，即首先江阴地处偏僻，便于为士子应试提供较为宁静的环境，其次江阴地理位置适宜，与江苏学政的督学区域，尤其是苏南地区的苏、松、常、镇四府路程大致均等，自苏北地区的淮、扬二府及徐州渡江也极为便利。

江阴不少地名仍能反映当年科举赶考的情景，如进贤街，相传曾是科举时代考生赴考时的借住处，一称考棚街；三元坊巷，乡试、会试、殿试的第一名分别称解元、会元、状元，合称"三元"，相传此地曾有人"连中三元"，故名。

光绪八年（1882年），江苏学政黄体芳拟建南菁书院，书院名称取自朱熹名言"南方之学，得其菁华"，是晚清时期江苏省的最高学府和教育中心，以经史词章教授学生。兵部尚书、两江总督左宗棠奏拨长江水师京口、游击协镇两署故址及白银贰万两协办书院。"七十子六艺兼通，文学溯薪传，北方未先于吴会；九百里群英毕萃，礼仪表茅莼，东林以后有君山。"江阴申港缪家村人缪荃孙（字炎之）中进士后，授翰林院编修，清史馆总纂，为著名藏书家、校勘家、版本目录学家，1888 年任南菁书院山长，该年时任江苏学政的王先谦（字益吾）完成了《皇清经解续编》（又名《南菁书院经解》或《续清经解》）的纂辑出版。为弘扬南菁书院"经学致用"办学理念，使"海内人士，咸知崇厉实学，以空腹高谈为耻"，缪荃孙与王先谦合作编辑出版了《南菁丛书》，丛书辑录了黄宗羲、姚鼐、俞樾等清代以来著名学者文章，并收录了南菁书院学生撰写的优秀论文。

东坡书院（又名蜀山书院），坐落在宜兴丁蜀东北隅的蜀山山麓，为苏东坡讲学之处。清任道镕（字筱沅）撰联："玉女铜宜，溪山无恙，七百年毓秀钟灵，尽是东坡桃李；鹅湖鹿洞，文字有缘，六千里寻幽选胜，依然西蜀峨眉。"

1920 年无锡国学专修馆成立，唐文治任校长，先后延聘章太炎、吕思勉等名师任教，培养出不少国学大师，在海内外享有盛誉，为民国以来龙砂医派的持续繁荣，培养了一批人才。

（2）科举迭中，人才辈出

龙砂文化区学人在科举中成绩斐然。作为龙砂医派开派人物之一的许叔微，其子名许必胜，绍兴十五年（1145 年）进士，官至显谟阁待制。许必胜有 4 个儿子，许莹、许琦、许玮、许琮，其中许琮和三哥许玮的儿子许景时，同登宋孝宗乾道二年（1166 年）进士榜，一时传为美谈，许氏家族四世进士，荣耀非凡。

历代科举考试无锡县（自清雍正二年后包括金匮县）学子在京试中，文科共考中进士 540 名，经殿试，中状元 6 名，更有"六科三解元""一榜九进士"以及嵇氏门第中曾有"一门五进士，三世三进士，一门三总督，一朝三阁老"的盛事，雍正皇帝为嵇氏宗祠赐额"忠节流芳"，乾隆皇帝又赐额"人伦坊表"。

在乡试中，无锡共考中举人 1234 人，此后有解元 11 名，南元 5 名。无锡武科共考中武进士 8 名，武举人共 90 名。锡山秦氏盛于明清，史上出过 33 位进士，有"辰未联科双鼎甲，高玄接武十翰林"的盛况。

自宋至清，江阴先后出 341 名进士，举人 526 名，还有探花 4 名，传胪 1 名，会元 1 名以及解元 7 名。仅华士一镇，就有进士 50 人，举人 62 人。宋绍兴年间，宋太宗赵光义第六世孙赵士鹏定居砂山北石桥后，赵氏科第连绵，并建鼎魁坊。明弘治年间，有贡斌、贡安甫父子同科中举，传为美谈。清代教育家、南菁书院《皇清经解续编》总校复校章际治，中进士后出任翰林院编修兼京师大学堂教习。宜兴走出了 10 位宰相，385 名进士，4 名状元，更有"一门九侯""一邑三魁"的佳话。

（3）藏书富庶，文献之邦

无锡自古文脉根深叶茂，历代学人注重著述，嗜书如命，素有"文献之邦"之誉，《无锡文库》洋洋 100 本。古代历史上凡社会经济发达地区，也是私人藏书发达的地区，无锡的私人藏书历史悠久，藏书家代不乏人。早在宋代，藏书万卷以上的藏书家就有无锡的尤袤、钱安道、钱绅，宜兴的慕容彦逢等人。至明代，私家藏书更为盛行，无锡秦金、安国、周子仪，江阴李诩、徐尚德、李如一，宜兴吴正志、卢象鼎，都是万卷藏书家。

无锡人尤袤（字延之）祖父尤申，父尤时享，治史擅诗，绍兴十八年（1148 年），登进士第。尤袤初为泰兴令，宋孝宗时，为大宗正丞，累迁至太常少卿，权充礼部侍郎兼修国史，又曾权中书舍人兼直学士。宋光宗朝，为焕章阁侍制、给事中，后授礼部尚书兼侍读。尤袤还是南宋著名诗人，与杨万里、范成大、陆游并称为"南宋四大诗人"。尤袤致仕回锡后，曾在惠山建遂初书院和锡麓书堂。尤袤是著名藏书家，其在无锡"万卷楼"藏书 3 万余卷，多善本、珍本、孤本，据所藏图书编成《遂初堂书目》，为版本目录学巨著。

顾祖禹（字瑞五）久居无锡城东宛溪，博览群书，尤好地理之学。崇祯十七年（1644 年），清兵入关，随父避居常熟虞山。顾祖禹所撰《读史方舆纪要》是以军事地理为主，集自然与人文地理于一身的巨型历史地理著作，为后世所称道，被誉为"千古绝作""海内奇书"。李纲（字伯纪）号梁溪先生，其在无锡的故居名之"梁溪居"，他与赵鼎、李光、胡铨合称"南宋四名臣"，有《梁溪集》《梁溪词》传世。金武祥（字湘生）乃著名学者、藏书家、文献学家，名句"桂林山水甲天下"就出自他的笔下。金武祥注重乡邦文献收集整理，致力于著述和刻书，他校刊出版了《江阴丛书》《粟香室丛书》。清乾隆年间无锡进士孙洙（别号蘅塘退士）编选的《唐诗三百首》，至今传为经典。

丁福保除医学家外，还是近代著名藏书家、目录版本学家，喜藏书，早年仰慕南菁书院藏书，曾手抄书院目录 1 册，以备购藏。建"诂林精舍"藏书总数达 15 万余卷，其中有购自常熟"铁琴铜剑楼"宋元古本多种。

（4）刻书发达，便于传学

在中国的刻书史上，无锡的华、安两家铜活字印书是不得不谈的，它是我国古代印刷事业向前发展的重要象征。虽然宋、元时代都有过活字印书，但未见实物流传。比较普遍应用铜活字印书还是在明代，而明代铜活字印书，以无锡华、安两家最有名。

明代藏书家、刻书家，无锡荡口人华燧，首创铜版活字印刷，他认为自己对活字铜版"会而通矣"，故将其印书馆题名为"会通馆"，史上首部铜活字印刷编撰校正版本《尚书》正由其完成。安国（字民泰）本姓黄，祖籍苏州，洪武年间其祖辈入赘于无锡胶山安氏，遂从其姓，以布衣起家，囤积诸贷，富甲江南，好刻书，曾用铜活字印书多种，因其号桂坡，故名其书坊"桂坡馆"。

此后，华燧之侄华坚的"兰雪堂"，也用铜版活字技术印刷书籍。无锡华氏、安氏采用铜版活字印书是现存最早且具代表性的金属活字印本。

无锡藏书家辑刻丛书，为促进学术活动和藏书事业做出了重要的贡献。丛书大量出现，便于治学。对收藏和保存文献而言，丛书作用更大。周子义（字以方），明代无锡人，嘉靖四十四年（1565 年）进士，选翰林院庶吉士，授编修，分校会试，与修世宗实录，历吏部左侍郎，掌詹事府事。曾先后校刊《史记》《梁书》《新五代史》，其辑刻的丛书《子汇》收录先秦汉唐诸子著作 24 家 34 卷。丁福保除编辑出版医书之外，刊印有《汉魏六朝名家集初刻》《全汉三国晋南北朝诗》《历代诗语续编》《清诗话》等数部丛书。

乾隆元年,江阴杨名时利用政府力量刊刻书籍,开乾隆朝武英殿刻书之风气。此外,无锡地区刻书业发达,坊刻有江阴世德堂、江阴学古山房、江阴宝文堂书庄、无锡日升山房、宜兴道生堂等。此外,明清个人刻书亦成风气,如江阴柳宝诒惜余小舍、朱文震、庄氏、江阴吴达,金匮邓元钰、华希闳,无锡沈金鳌师俭堂、孙德堂、黄钟校、薛福辰,宜兴史氏等。

宋代医家史崧《灵枢经·叙》言,"夫为医者在读医书耳,读而不能为医者有矣,未有不读而能为医者"。医学与文化的关系极其密切,文化水平制约着医学的发展,作为知识载体的书籍的作用显而易见,所谓"秀才学医,笼中捉鸡"。

龙砂地区医家重视医书的刊印,如江阴朱氏校勘有《素问玄机原病式》;方仁渊光绪戊戌年倚云轩吟馆刊刻了《王旭高先生临证医案》;薛福辰是清末御医,光绪皇帝曾赞赏曰"卿非特能医病,实为国才也",同治九年庚午(1870年)薛福辰校刊《重广补注黄帝内经素问》。

沈金鳌是家刻医书的典范,清乾隆四十九年(1784年)沈氏师俭堂撰刻《沈氏尊生书》,包括《杂病源流犀烛》《伤寒论纲目》《幼科释谜》《妇科玉尺》《要药分剂》,扉页有"乾隆甲申年刊""皖藩使者鉴定""板藏无锡县西水关内师俭堂沈宅"与"吴德泉书坊发兑"等字样,《沈氏尊生书》也因刻印得以广泛流传。另有荣汝棻"锡山荣氏绳武楼丛刊"《医学一得》。

还有在宗谱刊印时收入医书的,足见其家族对家传医书的重视程度。如江阴庄履严系明代万历年间名医,《江阴县志》记载庄氏著作有《医理发微》一部,然久未现世,故普遍认为该书已经亡佚。近年,江阴庄氏后人重修宗谱,于民国十七年(1928年)旧族谱中发现《医理发微》3卷,使是书得以重见天日。

3. 龙砂医派产生的地域经济要素

(1)交通便捷,经济发达

江阴为"春申旧封",楚考烈王十六年(公元前247年),春申君黄歇改封于吴地,江阴属其封域,他组织开挖的黄田港,北引长江,南通江南古运河,连接太湖水系。北宋皇祐年间,江阴知军葛闳在江南古运河以及周围重要漕运河流基础上,建成锡澄运河,南接京杭大运河,北经黄田港入长江。

南通苏浙、北达淮扬的水运枢纽，促进了商贾兴盛，"帆樯如林"，时称"江下市"。王安石《予求守江阴未得酬昌叔忆阴见及之作》云："黄田港北水如天，万里风樯看贾船。海外珠犀常入市，人间鱼蟹不论钱。"可窥当时龙砂地区水路交通贸易、商业、经济繁荣盛况。江南的药材、棉布、纸品、竹木器，北方的盐、煤炭、家畜、皮货和农副产品，以及闽浙沿海的海鲜等，甚至海外的珠宝香料，通过航运，汇聚于此。

江南经济文化的繁荣，从东汉末年开始，到三国时期吴国孙权开发东南夷，中间经过五胡乱华、东西两晋南北朝、隋唐、五代十国，到南宋完成。因"永嘉之乱"而"衣冠南渡"、因"安史之乱""四海南奔似永嘉"、因"靖康之难""天下大计，仰于东南"，北方的3次战乱，直接引发了3次人口南迁的高潮。至此，南方经济和人口超过北方，大量北方民族迁入，逐渐开发土地，加之耕地肥沃，雨水充沛、河网发达，气候宜人，两宋以来，江苏和浙江一带的长三角地区，民间流传"江浙熟，天下足"。《宋史·食货志》说："高宗南渡虽失旧物之半，犹席东南地产之饶，足以裕国。"

（2）望族南迁，助推繁荣

在农耕经济为主要经济模式的时代，江南必然成为家族繁衍生息的理想之选。在中原望族南迁中，无锡无疑成为一个重要的选择，诚如明洪武时无锡州判王中立在《华氏传芳集·序》中所言："自大江以南，西浙之郡，号富庶者必称姑苏，次则无锡，盖其田畴丰腴，民物从聚，巨室大家棋布星列，非他州比焉。"

无锡望族开始于两宋，繁荣于明清。"安史之乱""靖康之乱"又两度促进大批中原士族南迁，如李纲一族、尤袤一族，均为北宋时从福建来锡，钱氏、杨氏则从临安迁来，赵氏是南宋时到江阴、无锡，丁氏、过氏也是在宋高宗南渡后而成为大族的。华氏虽然祖居无锡，但其勃兴，也是在宋高宗南渡以后的事。著姓世族的迁入，不仅为江南输入大批人才，还有资金、文化和技术，也逐渐形成了崇文重教的优良民风，诗礼传家更是望族世家的文化传统。

此外，很多中原久负盛名的医学世家亦随之南迁无锡、江阴，如御医金瓶许氏世医等，为龙砂文化区医学发展注入了活力。

元代开始，无锡成为江南地区的漕运中心，一直延续到清代。早在明代就有制砖、冶坊、陶瓷、缫丝、织布等手工业。米码头、布码头繁荣昌盛，明朝万历年间，莲蓉桥附近已有米市，是著名的"四大米市"之一。清末，在无锡开始出现民族资本工业，以丝绸和食品工业为主。民国时期，无锡的产业工人数量仅次于上海，为近代民族工业的主要发祥地之一，被称为"中国民族资本工商业的摇篮"。

（3）药材丰富，方便取用

江苏药材资源丰富，有茅苍术、苏薄荷、苏芡实、宜兴百合等多种道地药材。无锡属太湖平原"四小"药材区，本区以平原为主，湖荡众多，土地质量较好，沿太湖丘陵中药资源丰富，适宜亚热带中药资源生长；低洼湖荡平原具有水生、湿生中药资源生长的良好环境。主要中药资源有苏薄荷、灯心草、莲子、荷叶、芡实、荆芥、半枝莲、蒲黄、泽泻、芦根、车前草、地锦草、马齿苋、垂盆草、茵陈、白残花、金钱草、地丁草、白花蛇舌草、梅花、玫瑰花、凌霄花、苏枳壳、女贞子、珍珠、寒水石、紫石英、白石英、代赭石、水蛭、龟、鳖、土鳖虫、地龙。

宜兴属宁镇扬低山丘陵道地药材区，宜溧山脉地形、地貌类型复杂多变，土壤类型多，跨中亚热带和北亚热带两个气候带，光照、温度、水资源充裕，具有多个类型小气候，区域植被类型丰富，构成了本区具有野生和家种中药材生长的良好生长条件。有中药资源约 970 种，其中药用植物类有 844 种。野生中药材主要有茅苍术、明党参、百部、百合、威灵仙、桔梗、京三棱、太子参、猫爪草、草乌、夏枯草、南沙参等百余种。

4. 医官制度为龙砂世医延续提供了可能

宋代虽沿袭唐、五代时的医官制度，但作了较大的改革，创立翰林医官院负责医官人事管理，创立医官名号和阶衔以及地方医官等级制度。医科取士，效法太学三舍考选法，考核通过者，直接赐医学出身，授予官阶与官职。医官的主要职责包括诊疗病患、编校医书、传授医学、防控疫情等。江阴在唐初置暨州时即设医学博士，宋设医目，元设医学教授，负责掌管医之政令。

明初实行"配户当差"的户役制度，太医院官多由医户充任。《明史·方伎传》说："医与天文皆世业专官，亦本《周官》遗意。攻其术者，要必博极于古人之书，而会通其理，沈思独诣，参以考验，不为私智自用，乃足以名当世而为后学宗。"医户由太医院和各级府州县主管。地方医术高超者，可受举荐入太医院。医户大多世代行医，有父子相袭、兄弟相授的传统，有利于医学世家的延续，也有利于医术的传承与发展。如明代龙砂名医吕夔与其孙吕应钟、吕应阳"一门三御医"等。

龙砂地区有很多世代为医官的家族，与太医情况相同，呈现出元明时世为医官的特点，即祖上有元代为官者，至明代子孙仍为医官。如明代无锡人魏思敬，世业医，其祖魏叔泉，为元代常州医学学录，其孙魏宗美又官医学训科。潘仁仲，其祖潘傅之，在元代为常州医学学录，其父潘进德为本州医学提举，潘仁仲则为本州医学教授。这些世为医官的家族为龙砂医派医学世家的产生与延续提供了可能。

5. 儒医群体丰富了龙砂医家知识结构

受北宋名相范仲淹"不为良相，便为良医"的影响，加之医官在元朝享有特殊的地位，升迁较快，很多儒士都弃文从医，医官从政的事件屡有发生，儒医一体也成为典型的时代特征。龙砂文化区形成了庞大的儒医群体，他们或医而好儒，或儒而兼医，或亦儒亦医。

"名医进士"许叔微曾为翰林学士，后弃官归医，隐居太湖之滨"梅梁小隐"。陆文圭，宋末元初人，他既是一位博通经史百家的大儒，更是一名医者。曹建（字心起），博学鸿儒，鼎革后业医。顾儒（字成宪），少业儒，因侍父疾久，遂通医。姜大镛（字鸿儒），工诗善医，亦儒亦医。清代宜兴人杨宗洛，由儒而医。鲍锡珍（字朋山），弃儒就医。叶应辰（字茂拱），弃儒习医，屡起危疾。施教（字子承），研精儒学，后转医学。凡此等等，不一一列举，具体见后文专篇阐述。

大量儒医的加入，一定程度上丰富了龙砂文化区中医的整体文化素养与知识结构，他们秉持读书人修齐治平，立德、立功、立言"三不朽"的精神追求，在以仁术博济施众的同时，阐释医经医理，创立新说，留下众多著作。

6. 交流开放促进了龙砂医派的兴盛

（1）医风赓续，学脉绵延

龙砂地区医家之间交流频繁，有较早的会诊记录，医家通过师承授徒，会诊交流，促进了学术思想的传承与延续，使得学派三要素（学术思想、著名医家、传承群体）渐趋完备，促进了世医流派的形成和学术流派的产生，如朱氏夹阴伤寒、柳宝诒寒温统一论、伏气温病学等。

《龙砂八家医案》孙御千先生方案中，王仲良的肾阳虚衰案，患者始由宋朝宗治，转请戚向书治，均无效，且日见危重。戚便与姜体乾共商，仍不见转机，于是再邀孙御千、王履安，四人会诊，共立一法，终于药到病除。孙御千说得好："是证也，赖有向书之先识，体乾之主持，二人之功居多，而予与履安商酌赞襄，他人不能生别议，方可起一生于九死，为无功之功也。"足见其君子之风。吴士瑛常邀当地名老姜体乾、孙御千等会诊，并记入《痢疾明辨》中。张聿青时常请教于汪艺香，缪问就教于姜体乾，姜体乾善于五运六气理论，常人不懂，缪问加以注释，使之流传。

龙砂医家在师承、私淑的过程中传承着学术主张。据《江苏历代医人志》载，吴文涵从学张聿青，张聿青临床重视运气理论，吴文涵编辑有《张聿青医案》，并著"运气稿"数篇，刊于《绍兴医学报》。方仁渊早岁肆业无锡名医王旭高之门，编刊《王旭高医案》4卷，并附识按语。王旭高重视运气学说，有《运气证治歌诀》存世，作为王旭高的学生，方仁渊在学术上也重视运气学说。

（2）汇通中西，生生不息

秉承经世致用影响，龙砂文化区学者不断追求科学精神，传播科学思想并付诸实践，接受新学，他山之石，为我所用。

无锡钱桥人徐寿、徐建寅参与创办江南制造局。1868年江南制造局翻译馆成立，负责翻译和引进西方的科技类书籍，徐寿、华蘅芳、徐建寅等无锡人为骨干力量。徐寿（1818—1884年，字生元），登载于《格致汇编》的《考证律吕说》，因纠正了著名的伯努利定律，经《格致汇编》主编傅兰雅译为英文，刊发于 Nature，在国际上引起了巨大轰动，徐寿也是我国本土学者首次刊文于 Nature。

丁福保肄业于江阴南菁书院，1909年参加两江总督举办之医科考试，获优等内科医士证书，被派往日本考察，回国后在上海办医院、疗养院，并设医书局刊行医书，致力于编译日文西医书，向我国医界介绍西医知识。丁福保译述和编著的医书籍达 160 余种，涉及临床各科和基础理论各方面，其《丁氏医学丛书》中自撰医书近 20 种。

承淡安汇通中西，东渡日本借鉴现代办学思路，重光绝学，培养了大批中医人才。

赵承嘏毕生致力于中草药化学研究，运用近代化学方法对古老的中草药进行系统的研究。

开放包容、与时俱进的学风，使得龙砂医派在西学东渐的背景下，不被时代所淘汰，焕发出勃勃生机，赓续不断，代有传承。

第二章

千秋前贤

"学非探其花，要自拔其根。"根据文献研究发现，在龙砂医派发展过程中，产生了很多医学世家，他们或父子相授、兄弟相传，或宗族相袭，形成相对稳固的家族链，虽能一脉相承，代有医名，终难免出现后继乏人之弊。

随着时代发展，龙砂医家逐渐摒弃这种相对保守的传承方式，他们突破宗族传承，吸纳姻亲子弟，乃至开门授业，广纳门徒，开枝散叶，或刻书著述，广传其学。

一、龙砂吕氏世医，一门三御医

龙砂地区较早的医学世家可以追溯到元代吕氏世医。吕逸人，元代江阴人，善医，且常施药济人，曾治愈同时代诗人王逢门人张叙顽疾，王逢赠诗，"贫士愿留赊药卷，故人思读卫生经"。

逮至明代，吕氏"一门三御医"，医名愈盛。吕夔（字大章），本姓承，后依舅父改姓吕，易儒习医，精研博访，操术颇神。明正德、嘉靖年间，吴中瘟疫流行，吕夔"裹药囊日治百家，全活无算"，时人皆称"吕仙"，后隶籍太医院，著有《运气发挥》《经络详据》《脉理明辨》《治法捷要》等书。沙曾达有诗赞曰："仓扁遗书考旧编，研精医理迈前贤。阴阳气化凭推阐，名满吴中号吕仙。"

吕夔有两个儿子，一子名讲（字明学），一子名读（字明经），医名俱如其父。吕读亦有两子，一子吕应钟（字元声），一子吕应阳（字元复），皆有医名。吕应钟曾任太医院吏目，文献载其"善传禁方而变通之，能望气色决人死生，每于谈笑间疗人痼疾"，著有《葆元行览》《世效单方》《长春堂稿》等。吕应钟子吕梦征（字孟盛），传其父业。

二、御医"金瓶许氏"，渊源声名在

与吕氏世医同一时期，龙砂地区还传承一支"金瓶许氏"医学世家，他们是宋代御医许堂的后人。北宋末年，世居汴梁的名医许堂，护驾南渡，因医术高超，深得高宗信赖，授予承仕郎，掌太医院事，被赐金瓶贮药，人称"金瓶许氏"。

元至顺初，许堂第八世孙许恕，迁徙龙砂，耕耘杏林，代有医名。许恕（字如心），人称许北郭，亦儒亦医，其族弟许穆（字士深），既能诗，又精通岐黄之术。许堂第十三世孙许泰和，秉承家学，医名远播。许泰和长子名椋（字友常，一作有常）、次子名恂（字友伦），皆随父习医。此外，许泰和姻亲王逢的两个儿子王摄、王拊亦随许氏习医。由于种种原因，"金瓶许氏"医脉传承不旺，在龙砂地区几近湮没。

三、锡山尤氏喉科，因书得赓续

明代以来，锡山尤氏喉科蜚声医界，自尤仲仁"尝得喉科外用秘方十七张，遂本此业喉科"，医名日盛，并于嘉靖年间补太医院吏目。清康乾年间，尤氏一脉，传至尤存隐，其承家学，行医有年，经验丰富，并将祖传医术汇成《尤氏喉科》书稿。惜因尤存隐膝下无子，赘婿无意医事，绵延250余年的尤氏喉科，面临传承断档。后其赘婿将此书稿重价出售他人，其中有当时龙砂名医沈金鳌和常熟医家陈石泉。沈金鳌在他的《沈氏尊生书》中转载了《尤氏喉科》。陈石泉传其子陈耕道，陈耕道在所著《疫痧草》中亦有记载。尤氏喉科虽没有在宗族延续传承，但由于沈、陈二者的刊印，使得尤氏喉科"秘传"，转为广传。

四、黄氏喉科密钥，"响声"海内外

同为龙砂医学世家的黄氏喉科，起源于清乾隆年间，以外用吹药著称。第八代传人黄冕群，时任无锡县中医师协会理事长，参与筹建无锡市第一联合中医院（无锡市中医医院前身），并创立喉科。1958 年黄冕群奉调江苏省中医院筹建喉科并任主任，1959 年起执教南京中医学院，培养了众多喉科人才。绵延 300 余年、传承 10 余代的黄氏喉科，传承形式从单一的家传，转为家传与师传并重，使得它如同"黄氏响声丸"一样，享誉医林。当然，黄氏喉科除具有世家流派性质，还属于学术流派范畴，因为它符合中医学术流派界定的三项标准——有开派人物，有独到的学术思想、诊疗技艺、方法，有一批传承人。

五、盛巷曹氏儿科，薪火代有承

无锡盛巷曹氏儿科，自明末以来，薪火传承，代有名医。曹氏十九世孙曹仲容，幼秉庭训习医，深研祖上遗著，旁及历代著述与儿科经典，擅治时令热病，对小儿痧痘尤精，时民间流传"若要小儿病安康，曹家门前坐、等、看"。曹仲容传子曹钟英、曹钟钰，曹钟英传女曹颂昭，曹颂昭后入江苏省中医院儿科，培养了一批弟子。此外张锡君等龙砂医家，均师承曹仲容门下，日后均成享誉一方的名医，门徒众多。突破家族藩篱的传承，使得曹氏儿科赓续不断，历久弥新。

六、龙砂姜氏世医，诊疗多奇艺

清代初期，龙砂医学世家以姜、叶两家为盛。龙砂姜氏乃明末始迁居江阴华士，"以医起家，以医名世"，是龙砂医学流派中世家流派的典型代表。一世姜斌（字玉田），由儒治医，对本草尤为究心，开龙砂姜氏世家医学之端。

二世姜礼（字天叙），"好读书，善医术"，著有《风劳臌膈四大证治》《仁寿镜》《本草搜根》《春晖堂医案》《证治汇理》。瞿简庄曾评论："天叙先生之医学弘博，有非时下所能望其项背者。"所著《风劳臌膈四大证治》

曾入选全国中医院校四版教材《中医各家学说》。姜氏"日记得失，终身不怠"，厚德怀仁，普济慈航，"每遇贫者施诊"，"出囊中药治之，不取值"。

三世姜宗岳与姜宗鲁，继承家学，均以医名世。宗岳笃信仲景学说，曾著《论诊治验》，宗鲁曾著《龙砂医案》。

四世姜健（字体乾，号恒斋、行一），"精医理，直造仲景之室，按症施方，恒治人所不能治"。《龙砂姜氏宗谱》说他"性高洁，落落寡合，大人先生踵门就诊者，或以银锭为公寿，亦置之不顾，一如诊贫病者"。

五世姜大镛（一作鸿如，一字梦桥，号冶夫），乾隆三十九年（1774年）举人，赐耆士，例赠修职郎太学生，承季父体乾之学，凡"有求医者，投剂立愈，名遂噪大江南北"，江苏按察使琅玕曾赠"江上阳春"匾额。姜大镛有子三，乃姜氏六世。长子姜学海，次子姜起渭，幼子姜星源，为诸生，并以医事其业。

七世姜树芳（讳之檀），因仕途不利而志于祖业，"十数年间医名鹊起，当道延致无虚日，求诊者户外履恒满"。

八世姜蔼堂（讳煦），"性好施，能急人之急，为人治病，辄着手成春，贫者兼赠以成药，数十年如一日"。

九世姜泳仙，亦以医名蜚声乡里。

龙砂姜氏传至姜继昌（字慎之），虽未继承家学行医，以私塾先生为业，然姜继昌之女姜怀琳与同乡承淡安结为伉俪，继承家学的同时广采他学，襄助中国针灸学研究社工作，1954年入江苏省中医院肛肠科，传扬龙砂医学及其姜氏世医。

七、龙砂叶氏世医，绵延四百年

据《叶氏宗谱》等史料记载，龙砂叶氏世医，自一世叶慎南，明万历三十年（1602年）定居华士行医，叶氏后人秉承"悬壶济世，德技双馨"家训，精攻医术，历经十三世，至今400余年。十一世叶慎之，传子叶秉仁（1908—1994年），叶秉仁少时熟读祖先医著《袖中金》《叶氏珍藏秘方》，先后入上海中国医学院、南京中央国医馆特别研究班深造，中西医两法娴熟，长期在龙砂地区行医传学。叶秉仁传于女儿叶鉴芬、女婿陈祥生以及黄煌等众多弟子。

八、龙砂承氏世医，开宗自成派

华士承氏世医中，承凤岗专治小儿病及麻痘，承凤岗子承乃盈以外科、幼科、种痘、针灸行其业。承乃盈子承淡安，继承家学，并向同乡龙砂名医瞿简庄学习，后又东渡日本研习，兼容家学、中西汇通，创立"澄江针灸学派"，办学授业，撰文著述，弟子众多，形成一个庞大传承链，享誉海内。

九、朱氏夹阴伤寒，一门有三杰

江阴峭岐凤戈庄朱氏世医，深耕家学，尤勤伤寒。朱鸿九传子朱少鸿、朱莘农，朱少鸿又传子朱凤嘉，皆以擅治伤寒大症而享盛名。朱莘农与其兄朱少鸿、侄朱凤嘉有"一门三杰"美誉。朱莘农曾于江阴、无锡、上海三地应诊，学术传于邢鹂江、夏奕钧、曹永康、徐克潜、王志卿、谢启舜、夏渭英、余渭南等众多弟子，使得"朱氏伤寒"代有才人出。

"古人往矣不行见，山高水深闻古踪"，历史上很多传承多代的医学世家，他们术有专攻、专技，由于封闭式、保守传承，很多医学世家最终成为历史记忆。回顾龙砂医学世家，他们在传承中逐步认识到这种弊端，摒弃旧俗，广纳弟子，师承授业，并著书立说，广传其学，为学术发展注入源头活水。当然，龙砂医学世家不止于这些，有待后续深入研究。

第二节　龙砂医派专科专病

龙砂医派及其医家，除有三大主要学术共性外，共性中衍生个性，各自专科专病特色鲜明，在内科、外科、妇科、儿科、骨伤科、针灸科、推拿科、喉科、痔科以及痘疹、伤寒、温病等诊治方面，自有心得。

如王旭高治肝三十法、沈金鳌"脾统四脏"、张聿青"流湿润燥"等，为学界推崇，又如"许之婴儿，尤之治喉，朱之接骨"，及至黄氏喉科、刘氏骨伤等民众口碑，广为流传。他们"各美其美，美人之美，美美与共"，极大地丰富了龙砂医派学术体系与诊疗技艺。

一、内科证治，创新理法

龙砂医家在内科病症诊疗中重视五运六气，善用三阴三阳六经辨证，倡用经方，如张聿青治湿证，以气化学说立论，善用五行生克理论，柳宝诒倡寒温统一，结合六经辨证，创"托邪法"等，同时又博采众长，融会贯通，创新理法。如许叔微既活用经方与运气理论，又重视脾肾先后天，其重肾在于维护精气真元，重脾在于安谷生精，分别采取益火生土、培土生金、脾肾兼顾之法。如《普济本事方》论"肾气怯弱，真元衰劣，自是不能消化饮食，譬如鼎釜之中，置诸米谷，下无火力，虽终日米不熟，其何能化？"并主张补脾"常须暖补肾气"。

沈金鳌突出脾统四脏以滋化源，认为"脾统四脏，脾有病，必波及之，四脏有病，亦必有待养脾，故脾气充四脏皆赖煦育，脾气绝四脏安能不病……凡治四脏者，安可不养脾哉"。

吴达重视运气学说，认为"证之变化，随岁时而转旋"，主张"因病以测岁气，非执岁气以求病"，同时注重脾肾关系，指出"水火之上下交济者，升则赖脾气之左旋；降则胃土之右旋，故中气旺，则脾升而胃降，四象得以轮旋；中气败，则脾郁而胃道逆，四象失其运行矣!"华岫云凝练叶天士临证特色，提出"脾为阴土，升则健；胃为阳土，降则和"，为后世圭臬。

姜礼虽以善用司天方为著，但其《风劳臌膈四大证治》论中风，力持"非风致病论"，其论治水肿臌胀，以脾肾为纲；治疗噎塞之症，先用辛甘升发脾胃之气，为滋生之本，继以滋肾丸泻阴中之火。

王旭高倡导"舍司天以求治，而其失在浮"的同时，注重脾胃，认为"胃为气血之乡，土为万物之母"，举凡久病虚劳，营卫俱虚之症，从调治脾胃入手，多使难症转易。王旭高有培土泄木法、扶土生金法、崇土利水法、温脾润肠法、培土宁风法、健脾化痰法、健脾化湿法、温脾通下法、暖土御风法、补脾升阳法、培土舒郁法、醒脾化浊法等治脾十二法。凡此诸说，以待后论。

二、杂病诊治，探源析流

沈金鳌对杂病诊治用功尤深，撰有《杂病源流犀烛》，采取从源到流的研究方法，力求博采诸家之长，不拘于一派一系，认为"遍悉仲景以下诸各家，或论伤寒，或言杂病，或明脉法，或详药性，分门别户，各有师承；正如诸子百家流派不一，而汇于是，未尝北辙南辕"。每病首设"源流"一篇，以究其原委，按脏腑经络、风寒暑湿燥、内伤外感、面部身形各门统括诸种杂病，参合病情之变幻，病势之缓急，病本之轻重，系统阐发。用方灵活，因人制宜，分经论治，注重脾胃，培补后天，寒热平调，升降结合。

此外，沈金鳌杂病诊治重视脉法，认为"盖欲知病必先知脉，既知脉方可识病也"，著有《脉象统类》《诸脉主病诗》。

三、治肝之法，崇为经典

龙砂治肝之法，以王旭高为集大成者。王氏从舅父外科大家高秉钧学医多年，尽得其传。初事外科，后来专力于内科杂病。王氏在《西溪书屋夜话录》中结合五行生克等理论，创有疏肝理气、疏肝通络、培土泄木、泄肝和胃、培土宁风、柔肝、缓肝、熄肝、凉肝、养肝、清肝、泻肝、化肝、温肝、补肝、镇肝、敛肝、平肝、散肝、补肝阴、补肝阳、补肝血、补肝气等治肝三十法，实治肝之经典，入编全国高等医药院校教材《中医各家学说》，为学界推崇。

程门雪先生十分推崇王氏之学，认为《西溪书屋夜话录》"详论治肝病各法，极其精粹，惜只此一段耳，想非全璧，其余不可问矣"，遂"兹撰为歌括以备采用"，所编《西溪书屋夜话录》歌诀，朗朗上口，便于习用，如"补肝气药效堪夸，白术天麻与菊花，细辛生姜辛以补，羊肝杜仲用相和，归芎膝断补肝血，苁蓉椒桂补肝阳，肝阴地黄芍乌梅，四法精研详细审"。

张乃修治肝经验，承袭王氏治肝法度，而以疏肝理气、养肝血、养肝阴、息风、潜镇、泻火诸法运用尤广，加减变化亦多。

柳宝诒治肝气病，采用扶土抑木、泄肝、抑肝等法，虽不出王氏治肝范畴，但亦有发挥，重视舌脉两诊是其佐诊肝风的重要手段。如左脉弦硬而数，为肝火之象；细弦不畅，为痰阻气塞之象；舌苔带浊，提示中焦痰壅等。

此外，柳氏善于"痰病治肝"。柳氏认为，"肝木郁结，侮陷中土……中土为木气所触，则痰浊上泛"，或"中土不畅，肝木侮之，致气机结拷，痰浊中阻"，治予疏肝调中化痰法；肝郁化火或木失水涵，阳升风动，复为痰浊所遏，则予清肝息风化痰法。

四、龙砂外科，"心得"开派

龙砂外科，源远流长，为画坛"元四家"之一倪瓒治病的名医夏颧便是其中代表。夏颧（字叔度），江阴习礼墅人，长于针灸和外科。夏颧墓曾出土使用过的一套外科医疗器具，共15件，分外科手术用具和医用器具两类，足见当时龙砂外科手术已达一定水平。

1974 年 4 月，江阴华士华明大队发现一明代浇浆合葬墓，在男尸的骨盆之下、两大腿骨之间，发现一个银丝平罩，罩为圆锥形，罩口朝向骨盆，尚有残余的丝绸及丝棉痕迹。罩高 11.5 厘米，罩口直径 11.5 厘米，编制银丝相当于标准线 20 号，净重 51.4 克。耿鉴庭等专家认为，此当是一件疝气罩。查银丝质较柔软，而又坚固，隔以丝绸及丝棉，以带系于腰间，罩而托之，可使患者舒适。再次证实龙砂地区外科水平的发达。

顾儒初师浙东异人，继问业梁溪高士，外科技术高超，著有《简明医要》。无锡人徐某，"尤精金创，虽垂绝者，治之无不应手愈"。无锡窦氏家族，世业疡医，窦楠为金元时著名针灸学家窦汉卿裔孙，授太医院医士，窦楠子窦梦麟，医术益工，著《窦氏秘方》《疮疡经验全书》。周济广擅治痈疽，名满吴中，"按指即知受病浅深，投之以剂，计日而施针砭，刻期而愈"。

清代无锡人过铸（字玉书），专事外科数十年，治疗尤专，著有《治疗汇要》《外科一得录》。弟子王海涛，治疗对口、发背等痈疽大症，百无一失。此外，有张景颜著《外科集腋》、秦灏著《外科秘要全书》等。

最著名者当属中医外科三大派之"心得派"开派人物高秉钧（字锦庭），其疡科治疗主张内外统一，善用温病理论，著有《疡科心得集》，名震于时。其子高鼎汾辑有《谦益斋外科医案》。高秉钧除传其子高鼎汾、外甥王旭高外，在龙砂地区以及其他流派中亦得到传承。如清代孟河医派"大港沙派"沙石安，以外科名世，推崇高秉钧学术思想，强调温病与外疡在发病上的一致性，发挥《疡科心得集》，著有《疡科补苴》。

无锡梅村章治康（字曾三），随名医范晴皋学医，悬壶梅村、清名桥，以外科为主。章氏受高秉钧《疡科心得集》影响颇深，重阴阳证辨别。著《青囊秘授》《临症医案》，授徒近百人，遍锡、沪、苏，如朱仁康等著名皮外科专家。其子章志方每逢农历三、六、九日至苏州齐门外应诊，人称"三六九先生"。

高思敬（号憩云），从师表伯龙砂运气大家赵云泉，后随疡医李遇良学习，专攻外科。初设诊江阴城东仓廪桥，1887 年携眷寓天津，对脑疽、流注、疔毒、走黄等症多有奇效，有"津门华佗"之誉。其评价高秉钧

《疡科心得集》"清机流利一片神行，最为当世所推重"。强调内外统一整体观念，"盖明乎内不谙乎外，尚无关系，但辨夫外，不知内理，犹盲人骑瞎马"。撰有《外科医镜》《外科问答》《外科三字经》《运气指掌》《外科六气感证》等。

江阴钱时用、钱鼎铱、钱洼，祖孙三代，世以刀圭著称，"危险外症，治无不愈"。包昭兹治外疡疾病常以内治为主，擅用草药验方，弟子张宿辉彰其术，辨外证之阴阳、施手术尤精。

邓福溶（字星伯），无锡邓巷人，出身世医，早年随伯父邓羹和习医（邓羹和为汪艺香弟子），21岁与堂弟邓季芳在无锡南长街创"南阳医室"，后复师从孟河马培之学习。邓氏融汇孟河、龙砂两派精髓，尤擅外科，对高秉钧《疡科心得集》多有会心。近代儒学大师唐文治赞其"利泽及人，滂沛四塞，口碑载道，遐迩无间"。

许锦昌善治痈、疽、疔、疮、流注等症，于辨脓、刀针手法及外用药有独到之处。其子许履和秉家学，师侍龙砂伤寒大家朱少鸿，私淑柳宝诒、王旭高学验，增评《柳选四家医案》，整理王旭高《外科证治秘要》，治外科疑难杂症，灵活内服外用，有《简明中医外科学》《许履和外科医案医话集》等传世。

清代无锡名医诸孝昇（1792—1861年）及其子诸星槎（1837—1875年），在锡山东亭开设"五美堂"医馆，开诸氏中医外科一派。诸蓉初（1859—1902年）、诸昭千（1889—1952年）、诸竹生（1904—1976年）等秉承"外治必早、重在通消、内外共奏、不失正本"家验，精通痈疽、疔、疮、丹毒、脓疡、水火烫伤等疮疡病治疗，名闻锡城。

五、龙砂女科，百花齐放

龙砂女科特色鲜明，医家众多，并有早期女医加入与专科著作传世，他们既恪守龙砂底蕴，又汇聚百家，返本开新，渐成专科。

元代以来，无锡魏氏家族精于妇科，魏叔皋为本州医学学录，业妇人科。逮至明代，其后人魏思敬及子魏公哲、孙魏宗美，皆事祖业。

明代无锡徐孟容医士之妻徐陆氏，善医，名闻朝中，永乐年间奉诏入宫，成为宫廷女医，及老赏赐归无锡家中。无锡小娄巷的江南名医谈允贤，专事妇人病，临床上善用灸法，内外并治，著《女医杂言》，为古代四大女医之一。庄履严（字若旸）著《妇科百辨》，明确提出月经与十二经脉的关系，探析女性不孕病因，对早产有明确认识，论述交骨不开等各种难产处理方式。周铉（字月窗），工医，兼精疡、疹、妇人诸科，"三吴抱疾求治者填塞街巷"。

清代无锡周莘农，博览前贤著述，结合临床经验著《临产须知》，阐发《达生篇》临产"六字真言"，对受胎摄生、临产宜忌、难产治要及产后调摄论述颇详。其子周镇（字小农），秉承家学，先后师事邓羹和、张聿青，对妇人病多有心得，善用"内病外治"法，《周小农医案》载有妇科专篇。

宜兴许廷哲《保产要旨》对难产病因剖析详尽，记载保胎、催生、产后调摄、保婴要则，并载验效方。周清南尤长妇人科，年70余，手卷不辍。

沈金鳌著《妇科玉尺》，治妇科以四制香附丸为基灵活化裁，强调生育关系到男女双方，重视基础疾病诊疗。沈氏治经带病重视脾胃，认为气血依赖于脾胃的运化，如论带下病，一因气虚，脾精不能上升而下陷也，一因胃中湿热及痰流注于带脉，溢于膀胱，故下浊液也，明确提出带下病"总要健脾燥湿、升提胃气"。沈氏论月经病认为："然亦有因脾胃伤损者，不可尽作血凝经闭治也，只宜调养脾胃，脾气旺则能生血而经自通。亦有因饮食停滞致伤脾胃者，宜消食健脾。"

黄堂《黄氏纪效新书》卷三十至卷三十四为"女科"调经、带下、崩漏、胎前、产后诸案。《张聿青医案》卷十七，详载张氏调经、带下、崩漏、胎前、产后、乳症治验，善用血肉有情之品，并灵活运用丸、散、膏、丹剂。

柳宝诒治带下，善调脾气以升清，不以一味苦寒燥湿，而在养阴健脾中以行束带之法；经带同病，当以调气为先，"舒肝和气，为治血之本"；临证施药对，贵和协通调，泻热化瘀大黄配红花，温经化瘀牛膝配桂枝，理气化瘀旋覆花配红花，养血化瘀阿胶配蒲黄。

薛文元认为，"女子之病，虽以血为主，但气为血帅，血随气行，故调气尤为重要""无论经带胎产，尤须以培土为基础，标本兼顾"。产后理虚，常嘱江阴土产米制黑酒食疗，颇具地域特色。

周吉人著《吉人集验方》，收录汪朴斋《产科心法》，增入周氏经验方百余。丁福保翻译出版《生殖谭》《胎生学》等著作，促进现代生殖医学传播。时逸人编著《中国妇科病学》。章巨膺整理出版恽铁樵《妇科大略》，结合中西医论述妇女生理、病理，详于临床运用。承淡安运用针灸治疗经、带、胎、产疾病。

顾膺陀编写了《妇科集》，该书设调经、经闭、虚劳、血崩、带下、淋病、积聚、杂病、阴户、种子、胎前、临产、产后及乳病14类。以中医理论为主，兼取西医之说，详述妇产科常见病证及其治法方药。

江阴朱莘农、朱少鸿兄弟，治伤寒外，于妇科皆有心得。江苏省非遗项目"周氏妇科"，倡导"湿热致病说"，在"气火"致病说上，亦多新义。国医大师夏桂成率先提出了"经间期学说"，结合《周易》、太极图、五运六气学说，阐发女性生殖节律，"夏氏调周法"卓然成派。

六、龙砂针灸，饮誉海内

龙砂地区针灸发展，百花齐放，术有专攻，体系相对完备，并逐步与推拿、灸法、内科、外科融合，针药并用，针灸同施。近现代以来，亦有结合五运六气、开阖枢理论阐发子午流注，创新运气针法。

明代无锡人孙贞（字恒心），曾遇异人授针诀，收效神奇。潘克诚，永乐中召为太医院医士，其子潘韫辉，尤妙针灸，官医学训科。明代江阴人钱时用，"善度金针，残废立起"。

"金针拨障术"最早见于唐代王焘《外台秘要》，历代文人多有传咏，白居易诗言"人间方药应无益，争得金篦试刮看"，杜甫言"金篦空刮眼，镜象未离铨"。最晚至清代，龙砂医家已熟练运用"金针拨障术"，治疗相当于现代医学之白内障手术。《江苏历代医人志》载清代无锡人许叶熊（字太古），能以金针开瞖；宜兴杨巷人陈父，善医目疾，有金篦刮膜之技。

此外，龙砂医家逐步将针灸与推拿相结合。胡最良（字大祥）世居无锡北门外长安桥，以针灸为业，后有鉴于小儿多畏惧针刺、艾灼，有碍操技，又结合推拿，以指代针，施之于儿科诸病，声名远播。其子伯涛、孙云谷，门人沈养卿、吴耀明、马效良等皆传其术。

张再梁早年得鲍雨香传授，掌握针灸秘传，取穴、手法均有独特之处。其在锡、沪两地行医 50 年，习用金针，有"神针"之誉。弟子有无锡"金针王家"创始人王荫堂等，杜晓山"杜氏金针"一脉，均为其再传。

龙砂医家还注重兼收并蓄。无锡黄鸿舫（字伊莘）师从吴中针灸名家虞觉海，后悬壶沪上，并执教于包识生创立的神州医药专门学校针灸科，治学多宗经旨，化裁前贤诸家经验，善用切、卧、循、压、徐疾、提插等法。

针灸学科方面，龙砂医派著名医家承淡安，秉承家学，融汇精华，创立"澄江针灸学派"，在苏州、无锡创办中国针灸学研究社、中国针灸医学专门学校、针灸疗养院，编著《中国针灸治疗学》《中国针灸学讲义》《子午流注针法》，编辑出版《针灸杂志》等。在针灸被逐出清太医院百余年后，承淡安将针灸只是存于民间的一种手艺，再次发展成一门重要学科。"伤寒针方"，是承淡安在西迁中创立的，1941 年完成《伤寒针方浅解》。凡《伤寒论》条文有法有方者，承淡安皆补入针灸治疗方法，以助药剂之不及。共补入针灸方 192 则，其中包括太阳病篇 114 条、阳明病篇 38 条、少阳病篇 1 条、太阴病篇 2 条、少阴病篇 19 条、厥阴病篇 18 条。"伤寒针方"基于针药互用理论，以针灸理论为视角，诠释了《伤寒论》的内涵，拓展了《伤寒论》的理论与临床实践。承淡安先生在临证中不断探索针灸对传染性疾病的治疗，认为机体接触病原菌后发病与否、病情轻重，取决于抵抗力的强弱，采用中西结合，扶正与祛邪并举，针与灸配合，缓急与量效同察。灸法理论方面，衷中参西，重视营卫气血、脏腑经络学说的指导作用，援引现代解剖学、生理学等阐释灸法原理，制定艾灸相关标准与规范，依艾炷大小、硬度、壮数不同，分强、中、弱三个层次量化艾灸刺激，以直接灸、诱导灸、反射灸归纳施灸部位等，"伤寒针方"中伤寒阴证、虚证多采用灸法。

作为同乡弟子，赵尔康 1932 年起在无锡随承淡安学习，并参与相关办学活动，任中国针灸学研究社代理总务，临床主张针灸并重，编著有《中华针灸学》《金针治验录》等。从业弟子有魏稼、谢永光等。

"龙砂医学诊疗方法"代表性传承人顾植山临证针药并举，结合五运六气、开阖枢理论创新龙砂五运六气针法，药简效宏，海内弟子广为传播。如在临床广泛使用的"龙砂开阖六气针法"，是龙砂医学流派运用五运六气开阖枢理论研创的一种针刺新疗法，在人体以任意一点为中心作同心圆，以太极三阴三阳开阖枢的理论指导进行施针治疗，在头顶部施针尤为简便实用。

七、小儿推拿，独辟蹊径

龙砂小儿推拿由女医马君淑创立。马君淑（字玉书），锡山人，自号耕心斋主人，父母早亡，12 岁被同族长辈、时任苏州太守马颐之夫妇收养，马颐之先世均精于医道。14 岁随马颐之迁官北上，患病四载，多医不效，后经青溪名医张静莲推拿获愈，遂拜其为师，学习推拿。后在上海法租界开设马氏儿科诊疗所，主攻小儿推拿，声誉渐隆。

马君淑在多年临床实践中发现，幼儿为药石所误，或被庸医推拿所伤的情况时有发生，因此准备编写一本儿科推拿治疗方法指南，并希望将小儿推拿普及到家庭，于是以家藏明版周于蕃《推拿全书》为蓝本，参之以诸先哲成案，证之以 20 余年临证心得，汇编《推拿捷径》一书。

《推拿捷径》又称《儿病治法实验指南》，言简意赅，以图明示，歌赋易记，为"家庭宝筏，育儿必备，按图自疗，功胜药石"，对推广普及小儿推拿厥功甚伟。诚如孙勉圻在《推拿捷径》序言中所说："吾锡自金陵龙盘虎踞之势蜿蜒而来，南蹲太湖，北枕长江，龙山、锡山，崇峰峻岭……此人杰所以应运而生欤。有女医士者吾锡产，与余同壤，马其姓，玉书其名……泽流于千古，功垂于万世。"

八、龙砂骨伤，以武入医

龙砂地区早期从事跌打损伤、金疮外科者，多为兼职，很多人都是武行出身或兼以习武操业，发展为专职医生后，他们逐渐吸取内科经验，在精研手法的同时，注重整体调治。如清代宜兴官村人闵瑞林，业儒，性豪侠，有手技，善治金疮折损，筋断骨绝皆愈。顾九皋（字松崖），善技击，精伤科，所制接骨丹，至为神妙。

楚廷玉（1810—1893 年），字韫山，又字筼山，无锡前洲西塘人，世人俗称楚二胡子，自幼习武，轻功技绝一时。早年当保镖，镖号"锡山楚"，后返乡行医，祛病治伤，以骨伤科闻名，晚年在苏州张祥丰蜜饯行当保镖。养女之子秀峰，并承其业。楚秀峰（1872—1947 年），自幼得外祖父楚廷玉武功及医术传授，长期在苏州张祥丰蜜饯行坐账，后在大木梳巷开业，创立了铁板功和三指按摩法，积累了一整套治伤整骨的临床经验，享誉江浙沪。抗战前夕诊所迁移上海，名为"锡山楚秀峰诊所"，定期回无锡行医。子纫佩、女莲芬均承父业，分别在苏州、上海行医。楚氏伤科已为上海市黄浦区非遗项目。

清末民初无锡玉祁人刘济川，吸取"楚氏骨伤"楚秀峰经验，先后在苏州、无锡"高济春"药号行医，在习武行医中，逐渐形成以熟练手法为主，以内服外敷为助的"刘氏骨伤疗法"。第二代传承人刘秉夫参与筹建无锡市中医医院，开始家族授受与师承带教并传，有《伤科指要》等传世。"刘氏骨伤疗法"薪火相承百余年，代有创新。

清代无锡前洲石家宕人石蓝田（字兰亭），习武出身，在无锡经营"石记镖局"，名震一方。因时局变化，1880 年解散镖局，以家传独门秘方与整骨之术，悬壶上海，开创石氏骨伤学派。石氏家族，代有传承创新，熔传统武术整骨手法与中医内治调理方法于一炉，并吸取同邑医家沈金鳌"跌扑闪挫，卒然身受，由外及内，气血俱伤病也……其治之法，亦必于经络脏腑中间求之，而为之行气，为之行血"经验，倡导"十三科一理贯之"整体观念，强调气血兼顾，内外结合，蜚声沪上，有"江南伤科第一家"之誉。从龙砂地区走出的"石氏伤科疗法"，已入选第四批国家级非物质文化遗产代表性项目。

江阴璜土人朱普生（1888—1971 年），16 岁始随西石桥龙砂医家赵和明学习伤科，寒暑移易十六载，并钻研针灸砭刺之术，融汇西学，开创"朱氏伤科"。1930 年，朱普生举家迁至常州北大街府东巷挂牌行医，后参与筹建常州市中医医院，培养了一批骨伤科人才。

九、龙砂男科，自有独见

早期男科多为大方脉兼治，如王旭高、沈金鳌等龙砂医家，虽未成专科，但自有独见。如《王旭高医案》"遗精淋浊"篇，包含遗精、淋、浊三病。临床重视脾肾与奇经八脉，认为"肝肾大虚，八脉无以固摄""北门之篇得守，则阳气固；坤土之阳得运，则湿浊化。湿浊化则精旺，阳气固则精守"。北门之篇，肾也；坤土之阳，脾也，王旭高主张"脾肾双补，固摄下焦"。其次辨虚实，重君相之火。王氏认为，男科疾病的邪实病机多为湿热及相火，并将湿热与相火共论，如"病起膏淋，变为石淋，今又成血淋矣。盖肾虚精不藏聚，湿热相火蒸灼""水窍开则湿热常泄，相火常宁"。此外，王氏还重视情志调养，"尤宜自知爱惜为上"。

沈金鳌《杂病源流犀烛》记载男科疾病的病症源流、治疗原则、组方用药、内治外治、变证兼证等。男性摄生调护，强调培补精元。倡导男科疾病分门别类论治，首次论述男子"淋""浊"异治；重经络与男科疾病联系，认为男科疾病与厥阴肝、任督二脉等经络密切相关，"惟为三脉所过，故夫前阴之病皆系于三经，而以三经为主焉"；提倡证治结合，谨察气机升降及虚实，参以引经药物直达病所。此外，在男科疾病治疗上，多结合按摩、导引之法。

徐福松先后随父徐惠之、舅父许履和习医，融龙砂、孟河两派精髓。徐氏首次提出男科"腺、性、精、育"四大类主病（症）概念，并认为腺是基础，性是外象，精是物质，育是结果，四者存之与共，缺一不可；提出内肾外肾新学说；创建了全国首个男性专科门诊、病房；临床强调宏观与微观结合，全身与局部结合，中医技术与现代科技结合；创制了荜茇汤、聚精汤、二地鳖甲煎、精泰来等大量男科效验方，开现代中医男科学之先河。

十、诊治疹痘，立起沉疴

龙砂地区儿科世家颇多，如清代无锡人许德基（字承垣），他的祖父许重熙，父亲许世煜，均为明代天启间太医。许德基尤擅婴儿科，且心和厚，"远近神其术"，他的儿子许鹏、许鹂，均继承祖业，精于儿科。

痘、疹在儿科中颇为棘手，处置不当，易成凶险。历代龙砂医家，对此多有用功。清代陈复我，少攻医，精痘症，寿高 102 岁。秦伯龙（字春山），雍正二年（1724 年）进士，著《痘疹辨疑大全》。盛巷曹氏儿科曹勋、曹仲容父子，"痧痘症尤能立起沉疴"。顾鸿逵（字仪卿），著《痧症指微》。王文焕（字亦唐），精幼科，"治痘罕有其匹"。陆应陶（字勋远）擅痘疹，"治险症无不痊愈"。

叶大椿（字子容），精痘科，人以"神医"目之，著《痘学真传》，末附《疹论痧赋》。叶氏认为，痘病的发生，内发于脏腑，外应于运气，天动人随而发。天干与地支配合，有运气相生相克，而痘随运气，发于五音（宫，商，角，徵，羽），五音对应相应地域。如甲为太宫，己为少宫，其痘在中宫豫州，乙为少商，其痘在东南方徐州等；以地支而言，则子为齐，丑为吴越等。叶氏认为运气所主之方位，可遍相传染。主张结合脉象来预示痘病的吉凶，痘病有初期、中期和后期，脉象亦然。

宜兴人朱希镐（字松坪），著《究心编痘科》。江阴司马鸿瑰（字云从），世业医，尤精幼科，其子司马廷标（字传一），承家学，于古书能通变用之，遇痘科之险者，辄能起死回生。

十一、"锡"引融合，美美与共

龙砂地区开放包容的学术生态，吸引其他流派来此开业，实现本土化传承。如武进戴溪桥奚氏儿科，传至奚咏裳已历三世，奚咏裳之子奚伯初（1904—1979 年），字绍祖，20 岁即在无锡含秀桥福田巷挂牌行医，并带徒授业，弟子甚多，后任无锡国医公会主席。1937 年奚伯初迁居沪上，早期处方名以"无锡戴溪桥奚伯初内幼科方笺"，深深打下了"第二故乡"的烙印。

发源于江都嘶马镇的"丁氏痔科"，历经 300 多年传承。第八代丁福华自幼随其父丁恒懋、祖父丁山祝学习痔科，抗战前丁福华在镇江开设痔管科诊所。抗战胜利后，丁福华率次子丁义德迁至无锡，先后在南仓门和盛巷开设"福华诊所"，运用"丁氏痔科"祖传技术诊治痔科疾患。后参与筹建无锡市中医医院，使得"丁氏痔科"在无锡开枝散叶，"无锡丁氏痔科疗法"已被收录进江苏省非物质文化遗产名录。

关于龙砂医派专科专病方面，还有许多内容值得进一步挖掘，仅龙砂喉科，除尤氏喉科、黄氏喉科外，尚有明代初年江阴叶时隆（字茂之），祖辈皆以喉科为业，治喉科危症能立效，年八十执医不惮劳，子孙世传喉科为业。华北恒（字子方）著有《经验喉症治准绳》，曹普（字年华）著《喉家宝筏》，王殿标（字佩坤）著《喉症辨似》等。此外，江阴施彩庭创"施氏喉科"，同邑吴省三师从施氏，开"吴氏喉科"医脉。诸如此类，有待进一步梳理、提炼。

龙砂医派方药体系贡献

龙砂文化区医家对中药本草、方剂研究，注重实用，稽古以鉴今，又融汇新知，固本开新。他们基于临床创制效方，编写方书，或以类方为专，或创司天方新说，裁成歌诀，以广其传。他们参编官修"药典"，开展专题研究，图说本草，翻译外邦文献。他们拓展研究方法，革新药物分类，或以气化说理，或专于"药证"，采用新术，化"草"成"药"。

一、构建司天方药体系

缪问注解宋陈无择《三因极一病证方论》，论病悉本诸《黄帝内经》，议药尽归之《神农本草经》，撰《三因司天方》，构建司天运气方药体系。

王旭高撰《运气证治歌诀》，根据自己临床经验进行运气方组方比较，增损化裁，多有见地，附有"五瘟丹""姜桂汤""司天运气图歌""司天在泉六淫治例"等运气相关歌诀12篇，并提出"执司天以求治，而其失在隘；舍司天以求治，而其失在浮"的著名观点。

龙砂医派现代代表性医家顾植山，以五运六气学说、三阴三阳开阖枢理论，进一步完善构建司天方药诊治体系，解构古方，活用古方。

二、经方类方药证研究

龙砂医派经方研究肇始于许叔微，王旭高在徐灵胎《伤寒类方》基础上，继承以类相附、归为一系的研究方法，编著《退思集类方歌诀》，并以《金匮要略》方、后人方附录之，分为 24 类。周小农评价，"余尤佩其虽一以仲圣方为宗，而能集仲圣以下医方之长，绝不拘泥一家言"。

龙砂医派现代代表性医家黄煌，以药类方，以方名证，编著《中医十大类方》，构建十大类 104 首中医方剂的方证、临床应用范围，畅销书市。

龙砂药证研究，许叔微首辨芍药药证。王旭高强调，"有是证则用是方，为千古心法"。黄煌吸收历代龙砂医家经验，认为药证是中医用药的重要指征和证据，醉心药证研究，通过对《伤寒论》《金匮要略》条文比较分析，结合临床经验，编著《张仲景 50 味药证》，每药设原文考证、仲景方根、药证发挥、常用配方、文献摘录等项，以便于临床借鉴。

三、编撰本草方药专著

龙砂文化区医家对方剂的研究，最早可追溯到南朝（齐）无锡令徐装，他作为一个兼职医生，著有《徐装要方》。宋代许叔微撰集其生平历验有效之方著成《普济本事方》，因证分类，收录 373 方，涉及内科、外科、妇科、幼科、五官科等各科。光绪年间无锡人周憬编有《周氏集验方》，其子周小农编有《周氏集验方续编》。王旭高将方剂编成歌诀，朗朗上口，便于记忆、流传，有《医方证治汇编歌诀》《增订医方歌诀》《医方歌括》传世。

对本草药物研究，可溯至唐代，宜兴人蒋孝璋任供奉上医尚药奉御，参与了唐政府颁布的我国最早的药典性著作《唐本草》（又名《新修本草》）的编撰。清代龙砂姜氏世医之姜健，撰有《本草搜根》。另有文献载，邵纶锦（字晴江）著《医学本草摘要注释》，高梅（字云白）著《尝药本草》，高秉钧曾孙高砚五著《本草简明图说》，杨履恒（字孚敬）著《本草赘余》等。

四、创新本草药物分类

姜健《本草搜根》改变传统本草文献分类方法，采用药物性味分类，有甘平门 92 种、甘微温门 12 种、甘温门 52 种，辛平门、辛微寒门、辛寒门等 80 余门，每药首叙性味，采集历代之论，主治，功效，部分条目列有单方。

沈金鳌《要药分剂》根据宣、通、补、泻、轻、重、滑、涩、燥、湿 10 剂予以分类，共选药 420 种，分别对各药的性味、七情、主治、归经及禁忌等方面予以详细论述。以"鳌按"形式阐发独见，首将"走经、行经、入经"等提法改为"归经"，为后世沿用。

《要药分剂》将常用中药按 10 剂分类阐述，替代当时流行的按自然属性分类的方法，为近代中药按功效分类打下了基础。

五、运气气化阐释药性

龙砂医家一秉重视五运六气研究的传统，通过辨本草生时、形态以及色味，以格物之法推判药物禀气，以原药性，丰富了本草学研究体系。

姚球著《本草经解要》载药 174 味，包括《神农本草经》中 117 种和其他本草书中 57 种。《本草经解要》以药物所禀天地之气出发，阐述了药物的归经、功效特色以及制方配伍之法。姚球将药物之性味与归经脏腑之功能、气味升降之阴阳、用药制方之建议紧密地融合在了一起，在中医临证遣方之时提供更为传统而有效的思路，对于药物气化理论研究、"司岁备物"理论研究、临床用药参考、药物性味研究都有重要的参考价值。

六、创立大量有效验方

蒋孝璋医术高超，《旧唐书》《资治通鉴》载其事迹，《玄奘法师年谱》载其曾受唐高宗命为玄奘治病。蒋孝璋创立很多名方，被唐代王焘所编《外台秘要》收录，如延年白术丸、贝母煎、杏仁煎、紫菀饮、人参饮、酸枣饮、茯神饮等，堪为经典。许叔微所创槐花散、竹茹汤等名方，至今广为使用。高秉钧所创萆薢渗湿汤、牛蒡解肌汤等方，为临床所推崇。

姜天叙《风劳臌膈四大证治》创有茯苓菟丝丸、精气丸等验方。沈金鳌《沈氏尊生书》载录了很多自创效方，如沈氏葳蕤汤、沈氏固胞汤、沈氏葛朴汤、沈氏头风丸、沈氏荷叶汤、沈氏止衄丹、沈氏犀角汤、沈氏止涎汤、沈氏血癥丸等，流传甚广。

柳宝诒"致和堂"保赤金丹、柳氏秘制带下丸、柳氏圣济大活络丹等蜚声药肆，所制五加皮酒、玫瑰酒，曾获 1915 年"巴拿马万国博览会"银奖。丁福保所制半夏消痰丸、精制补血丸曾在南洋劝业会上获奖。

七、守正创新药物炮制

许叔微《普济本事方》卷十，专列治药制度，记载了药物修事炮制事宜。诸如菟丝子，酒浸曝焙干，用纸条子同碾；半夏，沸汤浸至温，洗去滑，换汤洗七遍，薄切焙等。

柳宝诒重视药材炮制，擅以不同炮制方法，如九制香附丸柳氏改用陈皮制之，石斛"饭上蒸软"，墨旱莲"米汤拌蒸"，麦冬炒黑缓其凉性。他还独具匠心，以药制药，根据临床需求，一药多制，如阿胶或"蒲黄粉拌炒"，或"蛤粉炒"，或"青黛拌炒"，或"地榆炭研末炒"，或"牡蛎粉炒"等。柳氏善于两药互制，相辅相成，如淡干姜与"川连炒"，淡干姜与"五味子同打，蜜汁炒黑"。

柳氏还注重引药归经，如鲜生地与"豆豉打"治伏邪郁而化热。或借助药力，导邪外出，如鲜生地以"薄荷六分同打""苏叶同打"，生地以"制附子煎汁拌炒""生姜炭煎汁拌炒""桂枝煎汁炒"等。凡此种种，别出心裁。

柳氏将医理与药理紧密结合，药物炮制既严遵古法，又推陈出新，为后世临床用药开阔了思路。

八、汇通中西化草成药

在"中医科学化"思潮的影响下，龙砂医家求新、求实，他们不满足传统药效研究，试图采用西医药理或化学分析等确认药效。

丁福保《中药浅说》按药物功效，以西医药理论，分为强壮健胃消化药、解热药、利尿药等 10 类，各药列原植物、形态、成分、应用。此外，丁氏还积极翻译日本汉药研究书籍《化学实验新本草》《汉药实验谈》以互鉴。

顾子静参照丁氏之论，按形态、成分、效能、用法、用量、附录体例，编著《新本草教本》，作为无锡中医讲习所讲义使用。顾膺陀任教华北国医学院，编写了《实用药物学》。

赵承嘏出身江阴药铺家庭，中秀才，后弃文从理，为我国药用植物化学研究先驱，先后当选为第一届、第二届和第三届全国人民代表大会代表。他矢志中草药化学研究，运用近代化学方法对古老的中草药进行系统的研究，为发掘和提高中国医药学做出了卓越的贡献，为中国医药界培养了一大批学科带头人和骨干。他系统研究了雷公藤、细辛、三七、贝母、常山、防己、延胡索等 30 多种中草药化学成分，毕生心血"化"本草。1955 年，他与同乡另一位龙砂医家承淡安同时入选中国科学院学部委员。1982 年 7 月，赵承嘏领衔的"中草药活性成分的研究——十二种新有效成分的发现"获国家自然科学奖二等奖。

儒风独茂仁术普济的龙砂医派群体

在龙砂医派发展中，出现了很多儒医，他们以儒通医，亦儒亦医，博史通经，格物致知，惠世济民，著书立说。在医德修养上，践行儒家"仁""孝"，尊生孝亲，仁者爱人，扶危济困，普渡慈航。他们践行大医精诚，淡泊名利，不畏风险，一心救治，德术俱彰。时至今日，龙砂医家的医德医风具有重要时代价值，激励着当代龙砂医者。

一、医文兼修，援儒入医

徐春甫《古今医统大全》"儒医"言："吾闻儒识礼义，医知损益。礼义之不修，昧孔孟之教；损益之不分，害生民之命。儒与医岂可轻哉！儒与医岂可分哉！"龙砂文化区融合包孕吴越的太湖文化、海纳百川的江河文化，尚德崇文，学脉巍巍，儒风独茂，形成了庞大的儒医群体，他们或医而好儒，或儒而兼医，或亦儒亦医。

"古之圣人，不居朝廷，必在卜医之中。"北宋名相范仲淹更有"不为良相，便为良医"之名言。龙砂医派开派肇始者"名医进士"许叔微，曾为宋代翰林学士，后弃官归医，隐居太湖之滨"梅梁小隐"，践行仁术济世，谓"予既以救物为心，予而不求其报""顾始终不索酬谢"，一生免费行医，被百姓奉为"神医"。

龙砂医派开派奠基者"东南宗师"陆文圭，宋末元初人，他既是一位博通经史百家的大儒，更是一名医者，现有文献虽尚未见其医著与医案，但许恕《北郭集》云："子方先生医者流，楚楚玉树森清秋。苏耽种橘井不竭，董氏卖杏谷初收。"诗文中将陆氏与苏耽、董奉相喻，足窥其医术医德之高。

明代江阴人顾儒，少业儒，贯穿经史，能诗能琴，因侍父疾久，遂通医，遍购方书读之，得其意而参以慧解，神明机变，投剂无不立起，甚之病家鬼物作声曰"顾翁来用药亟去"，勿为祟病者亦往往梦其祖先，告以"疾非顾翁弗瘳"，以是远近争延致，欲烝民同跻寿域乎。著有《简明医要》，"疾痛假乎庸医无能治疗，欲存管见自备检阅，又虑夫先贤立论著方之浩繁，搜索不便，故选择已经效验平常方药，手录成帙，分门论病，分病定方，一阅可寻，其难制之方不录，怪异之药不取，岂不简且明哉，名曰简明医要"。其子顾言，字尚实，明万历二十年（1592年）进士，官至参政。顾儒亦因子顾言，封慈溪知县、南京刑部郎中、奉政大夫。

姜大镛，工诗善医，亦儒亦医，清王家枚《龙砂志略》载其"以业医余绪兼及于诗者……先生之诗，天机清逸，有长庆之层折而不流于浅"。除辑《龙砂姜氏医案》外，著有《鸣秋集》《典山庄诗抄》。金武祥《江阴艺文志》记载，姜大镛与蒋清怡等合撰有《幽谷莺声集》。

清代宜兴人杨宗洛，由儒而医，常与无锡王济时切磋，术益精，著有《旷直医案》。鲍锡珍（字朋山），读医书，通其术，遂弃儒就医，治病奏效如神。

清代无锡人叶应辰，弃儒习医，屡起危疾。施教研精儒学，后转医学，诊切若有神遇，投药无不立效。沈金鳌早年习儒，博闻强记，经史诗文，医卜星算，皆有涉猎，著有《尚书随笔》等，其"博古明经，一生笃学，大约四十以前，专志儒书；四十以后，专攻医学"。嵇永仁（字匡侯），出身儒门，工诗古文，旁及词曲，儒而通医，有《抱犊山人集》行世，《清史稿》载"永仁知医，著有《东田医补》"。荣汝荣（字椿年），为锡山名诸生，学养深醇，博通经史，尤邃于医学，著有《医学一得》。

无锡人华秉麾，光绪十九年（1893年）举人，先后出仕福建船政局文案、以知县指分广东，后任迪化省警察厅长、中俄学堂提调等职。华氏儒而兼医，后寓沪上，弟子门人甚多，著有《医学心传全书》。

曹颖甫早年攻举子业，就读南菁书院，拜师晚清经学大师黄以周门下，有《古乐府评注》《气听斋诗集》《梅花诗集》《诸子精华录》等文学著作，尝于治经之余，以考据训诂之法移治医经，对《伤寒论》研究造诣颇深。清政府罢科举后，曹氏弃文从医，1919年正式改行到上海悬壶应诊。

大量儒医的加入，一定程度上丰富了龙砂文化区中医的整体文化素养与知识结构，他们秉持读书人修齐治平，立德、立功、立言"三不朽"的精神追求，在以仁术博济施众的同时，阐释医经医理，创立新说，留下众多著作。

在著作命名上，龙砂医家也彰显"天之所生，地之所养，无人为大""身体发肤，受之父母，不敢毁伤"的儒家尊生思想。如明代无锡人堵胤昌，取通达生命之意，将其著作名之《达生录》，沈金鳌将其著作取名《沈氏尊生书》，姜体乾有《仁寿镜》等。

二、医官众多，御医频出

儒医群体为龙砂文化区孕育了大量医官与御医。许胤宗历尚药奉御，唐武德元年授散骑侍郎，精通脉诊，用药灵活变通，不拘一法，曾用熏蒸疗法治南陈柳太后中风，授义兴（宜兴古称）太守。《旧唐书》《新唐书》皆谓其"医术如神"，《名医类案》《古今医案按》皆有载录其医案。蒋少卿，义兴（今宜兴）阳羡人，唐高宗时任殿中侍御医。明代宜兴人卜惠、王承学、杨忞、单信、王玉、周卫、徐汝翼等，皆隶太医院。王玉因用药奇效，深受弘治皇帝宠赉，累官通政使，著有《璞庵医案》。周卫有"卢扁再世"之誉。

明代无锡人钱凝禧（字公锡），万历时礼部儒士，兼修医学，著有《集验良方》。茹海（字德宽），明代无锡人，选隶御药局 30 年，起人济困无算，乐善好施，私谥为"端简先生"。

施仲漠，世业幼科，其子施中立，为太医院医士，其孙施泽民、施润民、施济民，兼通医学。施济民，官县医学训科。施存善（字昌宗），永乐初诏征，为韩王府良医副，宣宗召拜御医，赐诗宴文华殿。昌宗之子施安，累进奉政大夫，其孙施元济，历官太医院使。

薛福辰博览经史，医儒兼修，官至都察院左副都御史，著有《青萍阁文集》《素问运气图说》《医学发微》《临证一得》《风劳臌膈试验良方》等书。薛氏还全文批阅了《重广补注黄帝内经素问》。光绪六年（1880 年）慈禧太后患重病，薛福辰由李鸿章等保荐入宫为慈禧治病，光绪八年（1882 年）慈禧病体痊愈，薛因治病有功，慈禧亲书"福"字和"职业修明"匾额，并赐紫蟒袍、玉钩带一副，又赐宴体元殿、长春宫听戏。光绪十五年（1889 年）因病告乡，慈禧赐"寿"字匾额和诗句"敬谨身修葵向日，光明心事月当天；人游雾月光风表，家在廉泉让水间"。

张润佳（字少泉），龙砂华士人，同治癸酉优贡，授奉政大夫、同知衔，历署河南上蔡、宁陵陈留县知事，升用直隶州知州。张氏学养深醇，著有《爱吾庐诗钞》，兼长医术，徐世昌等保荐其为慈禧太后治病，徐世昌曾题赠"江藩宗师"牌匾。

柳宝诒，博览群书，经子史集、历代医书多有涉及，同治四年（1865 年）考中第一名秀才（时称"泮元"），以优贡推荐入京廷试后，试用正红旗官学教习，兼行医京师。后见清廷腐败，遂归里精研医道，"致力于医，饮之太和"，开设"柳致和堂药店"。柳宝诒奉行古人"三余"读书之说（《三国志·魏志·王肃传》裴松之注引《魏略》："冬者岁之余，夜者日之余，阴雨者时之余。"劝勉学者利用"三余"之时刻苦勤学），珍惜每一寸光阴，白天为人诊病，晚上研读医书，并把书室题名为"惜余小舍"，以鞭策、勉励自己，后终成一代龙砂温病大家。

邓星伯出身无锡江溪桥邓巷医学世家，融汇家学、龙砂、孟河学验，名震八方。苏、浙、闽、粤、皖、鄂、鲁、豫，求诊者络绎不绝，邓氏"揆阴阳，辨五色，施方术，一锤定音，着手成春"。邓氏医德高尚，常对后辈、弟子言，"为医者应仁慈为怀。贫者已苦，患病则更苦，对此必尽力拯救，不能以无利而拒之门外，更不能乘人之危，索取钱财，败坏医德医风，吾最痛恨之"。摄政王载沣患湿温伤寒，由宫保彭玉麟推荐并亲自到无锡传旨，诏邓星伯去京诊病，一时间轰动无锡城。邓抵京后，诊治旬余即愈，为太医折服，闻名内宫，传为妙手。江苏按察使和布政使朱之榛聘其为医药顾问，后慈禧太后患病，朱之榛荐举邓氏入京，邓因挂碍百姓诊务，无意于此，转而推荐苏州名医曹沧州，成就了一位吴门御医。

三、大医精诚，仁心仁术

宋人《省心录》"论医"中指出："无恒德者，不可以作医。"历代龙砂医家，不仅医术高明，技艺精湛，更有厚德怀仁、贫病不计、乐善好施的品行与医德医风。

明代江阴人叶灵萃（字爱山），日拥担药楼，走村串巷，徒步四乡治疾，遇贫者赠以药。顾儒诊病不问贫富贵贱，虽寒暑风雨，随叩随赴，于贫者，免收药费，且助柴米，寿八十六，里人私谥为"慈惠先生"。清人苏廷荫（字南棠），精内外科，遇贫者施以药，"虽参芪勿吝"。姜礼立功过格，"日记得失，终身不怠"，每遇贫者施诊，"出囊中药治之，不取值"。

明代无锡历史上第二位状元孙继皋的父亲孙雪窗（字国英），善治小儿痧痘，投剂沉疴立起，人称"神医"。他白天出诊，富人收费，穷者不仅不取诊费，还倒贴药费，在锡城有"孙善人"之美誉。

清代无锡人杜有功（字升侯），秉承家学，虽奇疾险症，应手辄愈，不计较回报，深得贫苦大众爱戴，称他"医仙"。施教行医，有求治者，不问贵贱贫富，皆济之，好施予，乐于周人急。王旭高告诫学生，"医，仁术也，其心仁，其术智。爱人好生为之仁，聪明权变为之智。仁有余而智不足，尚不失为诚厚之士；若智有余而仁不足，则流为欺世虚妄之徒"。

重医德，乐善好施，是无锡盛巷曹氏儿科自明末以来世代相传的家风，县志载，"遇贫者每赠以药饵，资不望报"。曹清华常言，"医者应有割股之心，痛人之痛，急人之急""病者处贫病，病重心急，能助应助之，是为人之道，行医之德"。

龙砂章氏外科创始人章治康，经常骑驴下乡，送医送药上门，守信诺，重德怀仁，贫病不计，深得病家赞誉，历40年不衰。

曹颖甫举人出身，以厚道出名，自称"曹憨"，诗文书画俱彰，后专攻医学，醉心经方。早年刚到上海时，声名未达，虽清贫，仍不忘初心，遇贫穷患者，赠医施药。当年曹颖甫行医所得不足以贴补生计，于是行医之余，兼卖诗赈画。金石大家吴昌硕闻之感动，乃手书"曹颖甫卖诗行医"以赠之。曹颖甫还有儒士的高洁风骨，如同傲雪之梅。1937年淞沪战事爆发，曹颖甫避居故乡，不久江阴沦陷，日军诱逼他出任维持会会长，被他严词拒绝，后因呵斥日兵欺辱妇女，暴虐淫行，不幸蒙难。

柳宝诒对患者，无论贫富贵贱，一视同仁，诊病从不开价，只在医馆门口放置一小木桶，患者随意将诊金投入木桶即可。如有患者因故无法亲自来看病，可通过书信详述病情，柳宝诒根据病情认真研究后，再拟定处方回函。柳氏谢绝学政大人重谢、开设文社、创办东南乡试馆的种种高品善举，在龙砂地区传颂至今。常熟人金兰升（字清桂），拜师柳宝诒门下，得柳氏悉心教诲，医名甚著，卓然成家。金兰升宅心仁厚，且秉性亢爽而任侠，凡贫苦者就诊，非但免去诊金，且助其药资，遇远来求医者，则留饭，给盘缠。金兰升晚年一次外出行医，突然昏倒路旁，醒来继续前往，旁人劝他休息，他说："无妨，病者在，不可使其久待。"

以擅治伤寒大症名于时的龙砂医家朱莘农，在江阴、无锡行医20余年。每至夏季，江阴协济、普济、同济等医局均施医赠药，延请各地名医，免费为贫苦大众治病，朱莘农逢期必到，每日往往从清晨到深夜，应诊一二百号。

汪艺香医名赫赫，求诊患者众多，但汪氏从不推辞，且乐善好施。除平日门诊外，常出诊至深夜方归，当时锡城流传"病家要请汪艺香，开了大门等天亮"。诊余之暇，汪艺香常去无锡崇安寺听松茶室品茗，多有贫困者向其借贷，往往倾囊相助，毫无吝色，自己却因此欠了茶资，甚有贫困者还会跟着他回家，其也都设法多方周济。

丁福保医德高尚，医术高明，在上海行医期间，应诊者络绎不绝。他的诊费标准因"人"而异。对于穷苦人家，诊费一律优惠打折，如果患者说明家境困苦，医药费全部予以免除。

四、不避险巇，责任担当

医学为用，仁心为体，在疫病流行时，龙砂医家不畏风险，勇担社会责任，甚至付出宝贵生命。

明正德、嘉靖年间，吴中瘟疫流行，吕夔不顾个人安危，深入疫区，"裹药囊日治百家，全活无算"，名震吴中。缪坤（字子厚），明代江阴人，家传七世行医，嘉靖间军中疫病流行，帅府延至军前疗疫，全活甚多。仁德者寿，缪氏寿高九十，著有《方脉统宗》。清代江阴人祝道行（字明侯），好学精医，康熙二十八年（1689年）大疫，他进入疫区一线救治，文献记载其"奉文施药，加意问切，投剂多活"。

沈文渊（字绎明），少多病，习医以自治，遂行医。疫病发生时，他不避凶险，服从征调，文献载"邑大疫，当事征之，所投即起"。他秉性慈祥，体恤百姓，凡鳏寡及婢仆乳媪延之立往，并说"此辈求医最难，不可缓也"。

1864年无锡荡口大疫，民多患霍乱，张聿青随父诊治，不辞辛苦。张父不幸染疫去世，张聿青来不及悲伤，继承父亲遗志，毅然代父出诊，时人皆折服。

邹云翔，无锡东绛人，早年师从经学大师唐文治，因母染暑疫而逝，遂弃教从医，拜孟河名医费伯雄高足刘莲荪为师，并就教于龙砂名医张嘉炳。1929年无锡暑疫再次流行，邹云翔毅然返锡，深入疫区，义诊乡里，跑遍5个村近百户农户，所治皆愈，群众赠匾"仲景功臣"。

龙砂医家厚德怀仁的医风医貌，增进了医患情谊。南宋词人辛弃疾任"江阴军签判"时，与龙砂名医建立良好友谊，辛弃疾离开江阴时，与张姓医生道别并作词"万金不换囊中术，上医元自能医国……"

唐代医家孙思邈《大医精诚》所倡导的"凡大医治病，必当安神定志，无欲无求，先发大慈恻隐之心，誓愿普救含灵之苦""不得问其贵贱贫富……普同一等""亦不得瞻前顾后，自虑吉凶，护惜身命""勿避险巇、昼夜寒暑、饥渴疲劳，一心赴救"的高尚医德，在龙砂医家的实践中，体现得淋漓尽致。

龙砂医家厚德怀仁、勇担使命、乐于奉献、贫病不计的高尚医德，仁心仁术、大德至善的医者情怀，万古流芳。

一、龙砂医家主要著述

1. 许叔微

（1）《伤寒百证歌》

该书共有五卷，以歌诀体裁将仲景方论编成 100 证，卷一、卷二为伤寒辨证总纲歌诀，卷三至卷五为伤寒各种证候歌诀。

现存版本有光绪七年（1881 年）吴兴陆氏十万卷楼丛书本，另有清咸丰二年（1852 年）藏修书屋刻本、1956 年商务印书馆出版的《许叔微伤寒论著三种》、1993 年人民卫生出版社出版的《许叔微伤寒论著三种》。

（2）《伤寒发微论》

又名《张仲景注解伤寒发微论》。全书分上、下 2 卷，共 22 论。第一论论述伤寒七十二证候，加以简明阐释；第二论至第二十二论多为零散的札记小品。

本书有元刻本（题《新编张仲景注解发微论》）、明万历三十九年（1611年）乔山堂刘龙田刻本、清光绪刻本、瞿氏铁琴铜剑楼影元抄本。1956 年商务印书馆据北京图书馆藏元刻本校刊，重印《许叔微伤寒论著三种》，其中目录及"论温疟证"残缺，据别本抄补。

（3）《伤寒九十论》

该书记载许氏临床治疗 90 则病案。其中经方医案 61 则，涉及经方 36 首。每案首记病例和治疗经过，然后依据《黄帝内经》《难经》《伤寒论》等典籍，结合个人见解，阐发其机理和处方用药心得，是我国现存最早的医案专著。

现存版本有清咸丰三年（1853 年）木活字排印琳琅秘室丛书本，另有 1936 年上海大东书局铅印《中国医学大成》本、1956 年商务印书馆出版的《许叔微伤寒论著三种》、1993 年人民卫生出版社出版的《许叔微伤寒论著三种》。

（4）《普济本事方》

又名《类证普济本事方》，共计 10 卷，按病分为 23 门，收载 370 余方，包括古代文献中的方剂、自拟方、当代名医方、民间单验方等。本书以杂病证治为主，记载了许氏治疗伤寒、时疫、中风、虚劳、眩晕等用方及案例，并涉及外科、妇科的治疗。书后"治药制度总例"记录了 88 种药物的炮制方法。

现存版本有清乾隆四十二年（1777 年）云间王陈梁校刻本，另有清嘉庆十九年（1814 年）姑苏扫叶山房刻本，文渊阁《四库全书》本，1959 年上海科技出版社新一版《普济本事方》，系据日本享保廿年（1735 年）向井八三郎刻本排印。无锡市中医医院图书馆藏民国刻本一册。

2. 堵胤昌《达生录》

成书于 1604 年，分上、下 2 卷，上卷载有 20 节，下卷载有 7 节。本书宗陶弘景、孙思邈等古代养生家的各类养生思想，并辑录诸位名家的卫生歌、记、铭、诀、训、法等，从饮食、起居、嗜好等诸多方面详加论述宜忌事项，是一部养生类著作。

该书目前有 3 个版本：一是明万历三十二年（1604 年）定志斋刻本，现藏于上海图书馆；二是据明万历定志斋刻本所抄的抄本，现藏于南京中医药大学图书馆；三是日本庆安二年（1651 年）刻本，现藏于日本内阁文库。

3. 窦梦麟《疮疡经验全书》

又名《窦氏外科全书》《窦太师外科全书》，系窦梦麟以家传善本及父亲窦楠的试效方为基础，在其友人华复阳的协助下，托名窦汉卿，校勘、增补而成。该书明代隆庆三年（1569年）三衢大酉堂刻本共分为12卷。现行13卷本、6卷本中"霉疮秘录"，乃清代康熙五十六年（1717年）浩然楼刻本翻刻增辑。现存明刻本和10余种清刻本。

4. 谈允贤《女医杂言》

本书是中国古代早期的个人医案著作，也是古代经典的女医专科著作。成书于明武宗正德五年（1510年），采用追忆的方式记录了谈氏31则医案，涉及内科、外科、妇科、儿科各科病证，医案中所治患者全部为女子。

现存明万历十三年乙酉（1585年）锡山纯敬堂刻本。

5. 庄履严

（1）《医理发微》

本书明万历二十三年（1595年）于长春轩著，共分为5部。第一部是脉诀、脉经诊家诸书；第二部是五运六气相关内涵；第三部是伤寒诸症；第四部是妇人诸症，后有庄憩樵抄本，藏于上海中医药大学图书馆的《妇科百辨》一书，大部分内容都与此部重叠；第五部是小儿幼科诸症。

（2）《妇科百辨》

全书共6卷，成书年代不详。前三卷论及杂证、调经、种子，后三卷续论胎前、临产、产后诸症的证治方药。本书采用提问的形式，针对主证介绍相应的辨证治则和方药，治法简明实用。现存庄憩樵抄本，藏于上海中医药大学图书馆。

6. 姜天叙

（1）《风劳臌膈四大证治》

本书重点论述中风、虚劳、水肿、臌胀、呕吐嗳气及噎膈反胃诸病症，并对霍乱、关格等杂病作了简略的介绍。刊于1796年，现存1957年江苏人民出版社铅印本。

（2）《本草搜根》

本书属于本草类文献。不分卷。最早约抄录于清嘉庆五年（1800年），现存清抄本，藏于国家图书馆。

7. 尤乘《尤氏喉科秘书》

简称《尤氏喉科》，又名《无锡尤氏秘传喉科真本》《喉科尤氏书》《喉科秘本》《喉科秘传》。共 1 卷。该书记述尤氏家传经验，亦取前人验方。本书首设总论，概述喉症的主要病因及治则，并对喉症中危重症作较为详细的论述；次分咽喉门、口牙舌颈面腮门、喉症治法，分别论述咽喉口齿科各症的辨证与治法要领；继述咽喉口齿病症的外用、内服方药的制备和用药法则。书末载喉科验方 16 首。

成书并刊于清康熙十四年（1657 年），现有清嘉庆刻本、清道光九年（1829 年）小绿天刻本、1957 年上海卫生出版社铅印本。

8. 尤存隐《尤氏喉科》

该书由总论、辨证、治法、吹药、煎剂、制药秘法、良方、增补《内经》拾遗 8 个部分组成，是以尤仲仁为始而至尤存隐为止的尤氏一门 250 年中在临床上积累的经验总结。

现有清抄本，1957 年出版《尤氏喉科》，1983 年出版《干校尤氏喉科》纠正"尤存隐"误作"尤乘"之误。

9. 姚球

（1）《本草经解要》

又名《本草经解》《本草经解注》，约成书于康熙年间，系从《神农本草经》《名医别录》《唐本草》等书辑录而成。刊于 1724 年。全书分为 4 卷，收药 174 种，分为草、木、竹、果、金石、谷菜、禽兽、虫鱼、人 9 部。各药正文系择各药原出诸书条文，简介性味、良毒、功效主治等；注文阐释药性、归经、药理；各药并附列配伍用药法。

今存清雍正二年（1724 年）稻古山房刊本、清光绪十四年（1888 年）重刊本等。民国间有石印本、铅印本。1957 年上海卫生出版社有铅印本。

（2）《伤寒经解要》

又名《颐真外书》，约成书于 1690 年，全书分为 8 卷。卷一为太阳经，卷二为太阳经坏证，卷三为阳明经及二阳合病并病，卷四为少阳经及三阳合病并病，卷五为太阴经，卷六为少阴经，卷七为厥阴经及瘥复证，卷八为王叔和序例及脉论。并载"五十八难""热病论"。

现存抄本，藏于南京中医药大学图书馆，安徽省图书馆亦有藏本。

10. 沈金鳌

《沈氏尊生书》现存清乾隆三十九年（1774 年）无锡沈氏师俭堂刻本、清同治十三年（1874 年）湖北崇文书局刻本。1949 年后有铅印本出版。

（1）《杂病源流犀烛》

共 30 卷，分脏腑、奇经八脉、六淫、内伤外感、面部、身形 6 门，论述了肺病、咳嗽、哮喘、痧子、大肠病等计 92 种病证的源流。每一病证源流中又分某一具体病证，涉及内科、外科、妇科、儿科、针灸科、养生科各科。

（2）《伤寒论纲目》

共 18 卷，卷首冠以总论，分为脉证、六经主证、阴阳、表里、传变、愈解等篇；自卷一至卷十五，编列张仲景《伤寒论》原文为纲，选辑后世医家注解为目。无锡市中医医院图书馆藏清乾隆三十九年（1774 年）沈氏自刻本。

（3）《幼科释谜》

共 6 卷。前 4 卷，首先有总论，叙述了儿科诊断大法，后即列举儿科 24 门证候，各注四言韵语一首，每证均有前人议论。末 2 卷，则收集应用诸方。无锡市中医医院图书馆藏清乾隆三十九年（1774 年）刻本。

（4）《妇科玉尺》

共 6 卷，共分求嗣、月经、胎前、小产、临产、产后、带下、崩漏、妇女杂病 9 篇。每篇先作综合，叙述凡属各该门的证候概要；次列脉法；再就该门举出主要病证，录述前人理论和治法。后汇录方剂。

（5）《要药分剂》

共 10 卷，选用常用药物 400 余种，按照 10 剂分编为 10 卷，每药首列主治功用，次区别药性归经，后录前人精切议论，再列使用禁忌，最后为炮制方法。

（6）《脉象统类》

共 1 卷，论 27 脉。将 27 脉统于浮、沉、迟、数、滑、涩 6 脉，对每一脉象又论其所主之候，又分左、右两手，寸、关、尺三部，分别论其所主病证，配以兼脉，说明其所主之证。

（7）《诸脉主病诗》

共 1 卷，作二十七脉主病诗，使脉病相合，便于记诵。

（8）《沈芊绿医案》

成书于清乾隆四十一年（1776 年）。全书不分卷，共 3 册，分载沈氏治疗内科、外科、妇科验案计 554 案。现存润德堂抄本，藏于镇江市图书馆。

11. 缪问《三因司天方》

共 2 卷，图说 1 卷。成书于清嘉庆二年（1797 年）。全书载方 16 首，方后有组成、用量、方解等内容。图说记载五运主运图、六气主气图、天干论 10 首、地支论 6 首等。

现有安徽中医药大学等所藏清嘉庆二年（1797 年）问芝堂刻本，南京图书馆所藏清刻本，国家图书馆北海分馆藏有清人朱墨笔抄本，成都中医药大学、长春中医药大学等所藏旧抄本。

12. 《龙砂八家医案》

（1）姜成之《龙砂八家医案》

共 1 卷。本书辑录清乾隆、嘉庆年间戚云门、王钟岳、贡一帆、孙御千、戚金泉、叶德培、姜学山、姜恒斋八家医案（书中并附姜宇瞻医案二则，实为九家）而成。书中以杂病及时症医案为主。现存清光绪二十二年（1896 年）抄本，收录于《珍本医书集成》中。

（2）姜大镛《龙砂医案》

共 1 卷。成书年代不详。全书有内科临床医案 102 则。首叙症状、舌脉表现，后论病机变化，再立治疗大法、处方用药，部分药物的炮制用法亦有所叙述。附王旭高医案，共分 7 门，载录病例 38 则。现存抄本，藏于苏州大学图书馆，无锡市中医医院图书馆亦有收藏本。

13. 高秉钧

（1）《疡科心得集》

共 3 卷，附方 3 卷。又名《疡科临证心得集》《伤科心得集》。成书于清嘉庆十年（1805 年）。卷一、卷二计 86 篇，除疡证总论、疡科调治心法、外疡实从内出论 3 篇外，其余各篇分述病症之病因、辨证、治法；卷三述杨梅疮、疥疮等 15 篇。书末附"方汇"3 卷，载内外治疗方计 260 方。此书阐明"外疡实从内出"之学术思想，开中医外科鉴别诊断学之先河，首创温病学

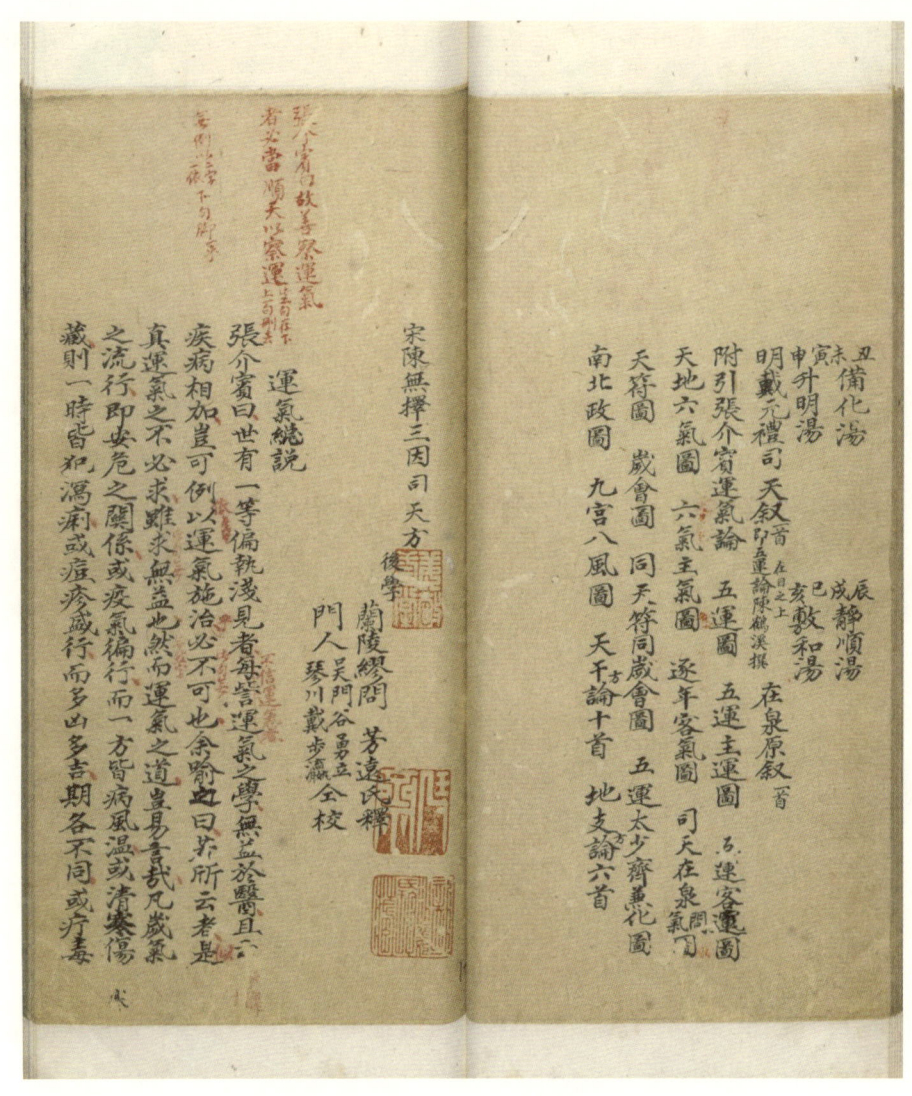

缪问注释陈无择《三因司天方》（国家图书馆文渊阁藏）

与外科学相结合的理论与临床实践。

现有清嘉庆十四年（1809 年）尽心斋木刻本、清光绪二十七年（1901年）无锡日昇山房刻本、光绪三十二年（1906 年）上海文瑞楼石印本，1983年江苏科学技术出版社以尽心斋本标点校注刊行。

（2）《高氏医案》

高秉钧撰，刘晓山、缪柳村辑。共 1 卷。本书将外科病症分为面部和中部两大部分，面部有 42 种病症之证治，中部有 68 种病症之证治，末附《内症诸方》，并载医案 20 余例。成书于清嘉庆十年（1805 年），现存清光绪间抄本。

（3）《谦益斋外科医案》

由其子高上池辑录，并由江阴杨道南校勘，书约成于清嘉庆年间。全书分为上、下编，治案按人体部位及病种分类，上编分 14 类 67 证，下编计 7 类 30 证，后附疡科日用丸散膏丹论略。

首次于民国十九年（1930 年）上海中医书局刊行，后于 1931 年、1948 年两次刊行。

（4）《景岳新方歌》

高秉钧、吴辰灿、姚志仁合辑，成书于清嘉庆十年（1805 年）。全书不分卷，对张景岳所制八法先论证治、组成方药、加减变化，后作方歌记述方名、组成、主治等，将《景岳全书·新方八阵》以歌诀重新编辑成册，全书载方 168 首。

现有清嘉庆十四年（1809 年）尽心斋木刻本、清光绪二十七年（1901年）无锡日昇山房刻本、清光绪二十八年（1902 年）益元书局刻本、光绪三十二年（1906 年）上海文瑞楼石印本，无锡市中医医院图书馆藏民国刻本。

14. 黄堂

（1）《黄氏纪效新书》

分上、下 2 册，共计 42 卷，共载 50 类病证诊治医案。卷一为内科杂证、中风、肝风、虚劳、咳嗽等；卷二载外科五官科疾病等验案 300 余首。现存最早版本为清末名医黄寿南手抄本，中医古籍出版社分别于 1981 年及 2014年发行过《黄氏纪效新书》黄寿南抄本的影印本。

（2）《三余纪效》

书中以黄堂医案为主，临证具有运气思维。《吴中珍本医籍四种》中《缪松心医案》附录《三余纪效》，根据《黄氏纪效新书》"自序"以及比对有关医案，《三余纪效》当为黄氏医案。

15. 王旭高

（1）《王旭高医案》

全书分 4 卷 26 门，医案后由方仁渊加按语，每门后又加小结。最早于

1898 年由龙砂名医方仁渊据刘氏（王旭高侄婿）所赠藏本，在无锡以活字板选印，1936 年又由裘吉生辑入《珍本医书集成》之医案类，由世界书局印行。新中国成立后，再由上海科学技术出版社重印。无锡市中医医院图书馆藏民国二十三年（1934 年）刻本 2 册。

（2）《环溪草堂医案》

本书共有 3 卷 35 门，王旭高撰写，柳宝诒辑。清光绪二十六年（1900 年），由龙砂医家柳宝诒据其抄录所得之七种王氏医案，再参考方氏刊本，选其精粹，定名《环溪草堂医案》，刻入《柳选四家医案》中。

现有清光绪二十六年（1900 年）江阴《柳氏医学丛书》本、清末时中书局石印本、1943 年成都市中医师公会医友谊出版社铅印本。无锡市中医医院图书馆藏清光绪二十六年（1900 年）石印本 1 册。

（3）《王旭高医书六种》

包括《退思集类方歌注》《医方证治汇编歌诀》《增订医方歌诀》《医方歌括》《薛氏湿热论歌诀》《西溪书屋夜话录》（仅存肝病证治 1 篇）。前四种共载方百余首，以歌诀形式介绍《伤寒论》《金匮要略》和其他常用方；《薛氏湿热论歌诀》系薛生白原作改编；《西溪书屋夜话录》概述肝病证治及用药大法，经周小农校对，并请吴县陆晋笙先生整理订正，于 1922 年同前抄之五种并交上海千顷堂书局石印。此六种除《薛氏湿热论歌诀》完整外，其他五种都有残缺。

（4）《运气证治歌诀》

本书阐扬运气临证思维，包含三因司天运气方及图歌、主运歌、客运歌、主气歌、客气歌、天符歌、岁会歌及六淫治法歌等。现有无锡徐湘亭所藏抄本。

16. 高上池《医学问对》

又名《医学课儿策》。由高上池执笔，王旭高评论。全书采用问答体裁，用于课儿学医教材。每一问答论一病症，共 15 问，论述临床常见的温热、湿温、燥病、痢疾、中风、虚劳、妇科等 13 种病证。

本书著于 1843 年。民国初，周小农将此书整理易名《医学课儿策》并作序，于 1924 年收载于裘吉生《三三医书》中，由杭州三三医社正式出版发行。1959 年上海科学技术出版社有铅印本。

17. 吴士瑛《痢疾明辨》

又名《折肱心悟痢疾明辨》。该书为治痢专书，辨六经，列四纲，从痢疾初证到痢疾坏证，以及老人虚痢、休息痢、产后痢、胎前痢、噤口痢，详论古今治痢诸法之得失，间附吴士瑛本人及喻昌、舒进贤、陆养愚、孙一奎、缪仲淳等医案共 40 则，其中还有吴氏应用经方加减者 8 则。

成书于清咸丰七年（1857 年），本书有民国抄本、甘济群抄本，现存版本见于《三三医书》。

18. 吴达《医学求是》

成书于清光绪五年（1879 年）。全书 31 篇，初集 10 篇，二集 21 篇，后录前贤医案，附入作者验案。本书辑录内科、儿科等病证论治 30 余篇，对伏暑、血证、咳嗽等杂病和时症等论述较详。书中反复论述滋阴补药误治杀人的危害，并指出了拘泥于运气学说以推算属何病、用何药之弊病。现有清光绪六年（1880 年）至光绪十一年（1885 年）江阴吴氏家刻本、1919 年江阴宝文堂书庄刻本、1921 年上海大成书局石印本、1933 年虹桥宝记书庄刻本。无锡市中医医院图书馆藏清末刻本和民国石印本。

19. 薛福辰

（1）《素问运气图说》

成书于清同治六年（1867 年），不分卷。全书绘运气图 20 幅，每图均有文字注明，拟通过运气图谱查找何运、何气，应见何病，治以何法。现存同治六年（1867 年）抄本，藏于浙江大学图书馆。

（2）《重广补注黄帝内经素问》

清同治九年庚午（1870 年）点校批注，全书分为 81 篇，共 24 卷，揭示了《黄帝内经》深奥的内部机理。每册首页有"天历之宝"的内府大印和薛福辰印章。

20. 汪艺香《汪艺香医案》

由黄卓人、黄绍宗、黄蕴华等人搜罗所得手抄而成。书共 4 卷，记录了艺香先生所诊医案，论病以时症温病、疟痢之疾为主，兼及妇科、儿科，每定一方载明经典著述，且常于汤方中合用丸散为引导。

成书于民国十三年（1924 年）至民国二十三年（1934 年）间，现有南京中医药大学馆藏、无锡市中医医院图书馆藏。

21. 过铸《过氏医案》

全书共 1 卷。又名《近诊医案》，记述过氏医案 56 则，以内服、外治方法治喉证、水珠疮等疾患。

刊于清光绪二十二年（1896 年）。现存清光绪二十二年《治疗汇要》附遗刻本、光绪二十七年（1901 年）过氏家刻本、无锡市中医医院图书馆藏。

22. 高砚五《本草简明图说》

本书在其先世高锦龙所著《本草图证》（因战乱仅存草部）的基础上补订而成。全书分为 4 册，收药 931 种，附药 187 种，分为水、火、土、金、石、草、果、瓜、木、虫、鳞鱼、介蛤、禽、兽、人、服器等部。除水、火、土、人、服器部外，其余各部均附以药图，图上阐述药性、主治和功用。凡图阙或图绘所不能尽者，必于其说加详。

成书于清光绪十三年（1887 年）。现存清光绪十八年（1892 年）上海古香阁石印本及光绪年间影印稿本。

23. 柳宝诒

（1）《温热逢源》

全书分上、中、下 3 卷。上卷引录《黄帝内经》《难经》及《伤寒论》中伏气温病、暴感暑热、兼感湿温各条，引用各家学说对其进行注解后再抒发己见；中卷辨证《温热暑疫全书》《伏邪篇》《伤寒绪论》《温疫论》中有关温热病的一些条文；下卷重点论述柳氏对温热病的病因、病证、病机和治疗的个人见解。

此书原系未刊稿，有 1939 年张士一抄本；1941 年抄本；王慎轩抄本，后收编于《三三医书》中。新中国成立后有排印本，收于《中国医学大成》。

（2）《柳致和堂丸散膏丹释义》

本书由晚清著名文学家俞樾题签，成书于光绪二十五年（1899 年）孟春。全书 7 卷，分补益门、内因门、外感门、妇女门、小儿门、诸窍门、外疡折伤门，共载方 176 首，每方以释义形式引经据典，逐一分析药物配伍意义，明确方剂功效主治。

现存清光绪二十五年（1899 年）致和堂刻本、举善医局刻本，上海中医药大学图书馆藏刻本。

（3）《柳选四家医案》

此书由"及门诸子参校"，翁同龢作序，门人金兰升、王吉臣、柳颂徐三人共同出资出版。全书分 4 个部分共 8 卷，包括尤在泾《静香楼医案》2 卷，曹仁伯《继志堂医案》2 卷，王旭高《环溪草堂医案》3 卷，张仲华《爱庐医案》1 卷。本书按病分为 40 个总目，以内伤杂病为主，将前人病案的病因、病机、治法或方药结合自身经验，提出颇多改进之法。

成书于清光绪二十六年（1900 年）。现有清光绪三十年（1904 年）惜余小舍刻本，清宣统二年（1910 年）时中书局石印本，1941 年上海千顷堂书局铅印本、上海春江书局铅印本，1957 年上海卫生出版社铅印本，无锡市中医医院图书馆藏。

（4）《惜余医案》

该书共收录柳氏临证医案 150 余则，脉案记叙详细，大多先叙病机，后列症状、治法、方药，叙证分析，发明颇多。现存玩月轩主人抄本，藏于苏州医学院图书馆。

24. 张聿青《张聿青医案》

张聿青著，门人吴玉纯整理编撰而成，又名《医论治案》。全书 20 卷，医案 1100 例，按外感、内伤、杂病编排，于每一证后附以医案。

现存有 1918 年、1923 年江阴吴氏铅印本，1929 年、1935 年上海萃英书局石印本，2006 年人民卫生出版社排印本。

25. 方仁渊《倚云轩医案医话医论》

书中《医案》3 卷、《医话》3 卷、《医论》2 卷，共计 8 卷合编。其中《医案》包括 18 个门类的 220 个医案；《医话》记述当世医学流变、评论各家学说、临证和读书心得、讨论医理药用和治验者等；《医论》所论都源出自家在临证中的感悟和引验。

本书于清光绪二十五年（1899 年）撰写，现存稿本藏于中国中医研究院图书馆。

26. 余景和

（1）《余注伤寒论翼》

清代柯韵伯撰，余景和注。此书将《伤寒论翼》的抄本予以补缀加注而成。全书共4卷，卷一依原书为全论大法、六经正义、合并启微、风寒辨惑、温暑指归、痉湿异同、平脉准绳，卷二为太阳、阳明、少阳病解；卷三为太阴、少阴、厥阴病解；卷四为制方大法、六经方余论、柯氏书例、历代伤寒书籍考等。

成书于清光绪十六年（1890年），现存抄本藏于辽宁中医药大学图书馆。

（2）《外证医案汇编》

又名《外科临证指南医案》。该书为外科医案专著，分4卷、13部、73门。书中共涉及医家6位，选录医案达772首，涉及病症73种，并对医案注余氏案语评论。

始撰于1891年，现存主要版本有清光绪二十年（1894年）新刻本、来青阁云记刻本、绿荫堂刻本，清光绪三十一年（1905年）集古山房刻本，民国上海文瑞楼石印本、无锡中医医院图书馆藏等。

（3）《诊余集》

本书由余景和之婿丁仲英、后学恽铁樵及子振基、振元校订。此书属追忆式医案医话，记载了余氏用经方治疗危急重症及疑难杂病的经过和体会，以及辑录的前贤验案及民间验方，包含内科、妇科和外科等89种病症，病例共计130余例。

始撰于1897年，刊于1918年，1934年更名为《余听鸿医案》，1935年又印第三版。1963年上海科学技术出版社重新整理出版，沿用《余听鸿医案》之名。中国书店于1987年10月影印出版。

27. 周憬

（1）《惜分阴轩主人述略》

本书是周憬70岁时撰写，以记生平，收撰于裘庆元编写的《医药丛书十一种》。

（2）《周氏集验方易简方合刻》

共有2卷，卷一《卫生易简方》和卷二《周氏集验方》，共收方348首，汇订8门，即内症、急救、伤科、眼目、喉症、妇科、幼科、疮毒诸门，附戒烟、少饮、节欲、延年益寿卫生诸法，间附评注。现存1916年绍兴医药学报社铅印本，收编于《医药丛书十一种》。

（3）《周氏集验方续编》

全书载方226首，收录《肘后备急方》《千金要方》《外台秘要》各家验方，以及亲朋捐赠秘方、简方，中西杂陈，治法颇备。全书亦分为8门。

现存清宣统二年（1910年）上海宏大善书局石印本，1921年绍兴医药学报社铅印本，收编于《医药丛书十一种》。

（4）《临产须知》

书中记有种子刍言、胎前即养、保产机要、受胎保护、临产六字真言、十产论、临产宜忌、临产方药、产后调护方法9篇，书末附保婴诸方、保身立命要诀、育胎避忌、种痘须知4篇，共辑13篇。并列有临产、产后、保婴用方78首。

现存清光绪三十二年（1906年）石印本，1918年惜分阴轩石印本，1920年无锡周氏石印本，1921年、1923年无锡锡成印刷公司石印本，1923年云南铅印本。

28. 高思敬

撰《高憩云外科全书十种》，包括《外科医镜》12卷、《逆证汇录》1卷、《外科三字经》1卷、《六气感证》1卷、《外科问答》1卷、《运气指掌》1卷、《五脏六腑图说》1卷、《经络起止歌》1卷、《井荥输经合歌》1卷、《五脏补泻温凉药性歌》1卷、《三百六十穴歌》1卷。现存1917年天津华新印刷书局铅印本。

（1）《外科医镜》

该书分为子、丑、寅、卯、辰、巳、午、未、申、酉、戌、亥12部。子部为序论，对于外科疾病辨证及刀针使用做了详细介绍，丑部分为选方上、下卷和附方上、下卷，分别论述了各种内服外用方剂及详细使用，并逐一附方药歌诀以便读者记诵，寅部至亥部分别论述治验，共383例医案，治愈331例，死亡49例，失访3例。

（2）《外科三字经》

高思敬受陈修园《医学三字经》启发，为其四子建藩习外科而编纂之启蒙读本。书中对于发背搭手、脑疽、疔疮、流注、痰疸等外科常见疾患以三字经形式逐一列出并自行注解，同时增补方药歌诀，以利于初学外科者熟记背诵。

（3）《六气感证》

以歌诀方式逐一列出风、寒、暑、湿、燥、火六气中二气相感、三气相交与疾病之关系，何气致何病，致病原因以及应用何种方药。其对六气所致尤其是外科疾病论述尤为详细，方药亦多用歌诀，便于熟记。

（4）《外科问答》

以问答形式将外科证治通则及中西治法之异汇为一集，共计 164 问；以疾病为纲，从中西医学角度针对疾病诊治提出不同见解，并论述中西医之短长。

（5）《逆证汇录》

将临床中误诊误治导致患者死亡的 24 例病案集中汇编，将其遇见的"逆症"患者的诊治经过详加记载，开辟了近代中医外科误诊学之先河。

（6）《运气指掌》

书中推导五运六气与天干地支的关系，以图表形式将六十纪年之主客运气、胜复主病进行阐述，力图通过运气变化了解外科疾病发生规律。

（7）《五脏六腑图说》

针对当时西学东渐的社会背景及医家对于脏腑解剖的不同认识，将《黄帝内经》、西医以及王清任三者对于脏腑的理解逐一画图示之，并加以详细说明。

《高憩云外科全书十种》中还有五脏补泻温凉药性歌、三百六十穴歌及附图、经络起止歌、井荥输经合歌等，以供后世医者参照。

29. 邓星伯《邓星伯医案》

本书记载邓氏门诊医案，病种有内科伤寒，温病，风、劳、臌、膈，外科以及不少急危重顽和疑难杂症等。用药平稳老练，以清理为先，与时推移，而皆有规矩。剂量 1～30 剂，常获显效。

所作《临症医案》4 册，惜已遗失。新中国成立后，油印《邓星伯或问之医话》1 册。1985 年整理成《邓星伯医案八百例》1 册。2002 年上海科学技术文献出版社出版《邓星伯临证医集》。

30. 沈奉江《医验随笔》

本书由沈氏口述，门人周源（字逢儒）辑。此书 1 卷，辑录医案近百则，包括内科、外科、妇科、儿科，审证精确，用药平稳。

成书于清光绪三十四年（1908 年），1926 年辑入《三三医书》。

31. 曹颖甫

（1）《伤寒发微》

全书分为 4 卷。卷一，为太阳上篇；卷二，为太阳下篇；卷三，为阳明篇；卷四，为少阳篇、太阴篇、少阴篇、厥阴篇、霍乱篇、阴阳易瘥后劳复篇、痉湿暍篇等。注文以《黄帝内经》为理论基础，参考前代名家张隐庵、高士宗等人见解，综合曹氏数十年临床经验，以实际病案为佐证，并结合西方医学理论进行阐释。

刊于 1931 年。后人将此书与《金匮发微》合刊，于 1956 年由上海千顷堂书局出版，名为《曹氏伤寒金匮发微合刊》。

（2）《金匮发微》

曹氏注解《金匮要略》22 篇原文，结合临床心得，部分校订了原文，纠正前人错误或不当的注解。

现存 1936 年上海医学书局铅印本。本书与《伤寒发微》于 1956 年由上海千顷堂书局出版合刊本，名为《曹氏伤寒金匮发微合刊》。

（3）《经方实验录》

由门人姜佐景整理，间附有姜氏经方验案。全书分上、中、下 3 卷，共计 92 例病案，上、中卷以证论治，下卷以病论治。书中有 16 案系附列门人治验，皆为应用经方案例。

现存姜氏医庐 1937 年刊本及千顷堂重印本、1937 年上海大东书局铅印本，1979 年上海科学技术出版社出版排印本。

32. 华秉庵《医学心传》

全书共 5 册。第一册前段为新编本草分类，将各药分为 40 门，论述本草、新编本草药性、治病总则等；第二册为各论，共有 77 条，述内科、妇科、儿科、外感、伤寒、温病证治；第三册为治病；第四册为临诊经验良方；第五册是"改正张仲景伤寒方叙"，载录改正仲景伤寒方论40例，对前人某些臆断误解处提出了华氏的见解。现有1932年无锡锡成印刷公司铅印本等。

33. 朱少鸿《朱少鸿医案》

本书根据医案抄本《分门方书》《朱少鸿临证医案》整理出版，主要收集了朱少鸿处理的医案，以内科为主体，旁及妇科、儿科、外科，包含疑难杂症、急症热病。2009年由陈正平、龚伟、花海兵搜集整理，由上海中医药大学出版社出版。

34. 丁福保

（1）《伤寒论通论》

全书不分卷。首载《伤寒论》序，逐句诠释；次列平脉、辨脉、序例、痉湿暍、汗吐下可与不可、瘥后劳复等篇，详加考证论述。末附《读〈外台秘要〉书后》《伤寒笺释》等。现存清宣统元年（1909年）上海文明书局初刊本。

（2）《内经通论难经通论》

本书第一部分为《内经通论》，汇集王应麟《汉书艺文志考证》、丹波元简《素问题解》等40余家有关《内经》成书、流传、版本、编次、文字及主要内容等论述，末附《素问诸家注解书目》和全元起《素问训解》卷目；第二部分为《难经通论》，汇集滑寿《难经汇考》、苏东坡《楞伽经跋》等10余家对《难经》成书、作者、流传、文字等问题的论述。现存清宣统元年（1909年）上海文明书局石印本，1914年、1926年上海医学书局《丁氏医学丛书》铅印本。

35. 周小农《惜分阴轩医案》

全书共4卷，收集验案286则，以内科杂病为主，兼收妇科、五官科、伤科等病症。1958年上海科学技术出版社刊行时，改名为《周小农医案》，并增加3卷未刊手稿，以病证归纳，分为6卷、39门。现存1916年绍兴医药学报社刻本，无锡市中医医院图书馆藏。

36. 马君淑《推拿捷径》

又称《儿病治法实验指南》，是一本儿科推拿治疗方法指南。马君淑在

1930 年以明版周于蕃《推拿全书》为蓝本，参之诸先哲成案，加以马氏补充的全身各部位名称、脏腑功用、经络穴道及推拿代药骈言、推拿解义、色诊、推法、惊风、杂症等，或用歌括，或附图考，共分为 10 节，将各种推拿手法均讲解透彻。现存 1930 年铅印本。

37. 薛文元《一瓢砚斋近案》

1934 年至 1935 年间，在《光华医药杂志》连载《一瓢砚斋近案》，分享了脑充血验案、浮肿验案、"霍乱后之变化"案、噎症验案、痞胀验案、热逼心包证验案及子宫瘤验案等病案，文中详述患者病因病程、用药经过，记录多次随诊改方具体情况，最后附有诊治心得。部分医案被收入《上海名医医案选粹》。

38. 郭柏良《哮喘除根新说》

本书是一部哮喘病防治专著，成书于 1946 年。上卷论述哮喘病因、治法及祖传"哮喘膏"的组成、配制方法，并附临证医案以证疗效，同时还详细探讨哮喘患者的调摄等问题；下卷汇集历代名医 69 首哮喘方及 10 则单方。现存 1946 年、1947 年上海郭氏医药室铅印本，1948 年上海千顷堂书局铅印本和中国印书馆铅印本。

39. 朱莘农

（1）《夹阴伤寒证治》

曹永康整理编著，在朱莘农"夹阴证治"理论指导下，记载了夹阴伤寒的病因病机、诊法与治疗的临床经验。1958 年江苏人民出版社出版铅印本。

（2）《朱莘农医案》

本书内容涉及中医多科与多种症状学的辨识与诊治，包括多种验方、病例记录以及"咽喉诊""脐腹诊"等已申请非物质文化遗产的内科杂病诊疗经验，书中插有多幅相关中药的图片。2010 年本书由江阴市中医院陈正平、龚伟、花海兵搜集整理，第二军医大学出版社出版。

40. 时逸人

（1）《时氏内经学》

本书为《黄帝内经》类中医著作，属近代中医学校早期《黄帝内经》教材之一。全书分上、下篇。上篇导论，下篇分述《黄帝内经》主要学术内容，列为摄生、阴阳、生理、色诊、脉诊等 11 种，而缺经络与运气之说。在注释中多能联系临床实际，或附以西医观点阐释。现存 1941 年上海复兴中医社铅印本及上海千顷堂书局铅印本。

（2）《中国时令病学》

本书是一部温病类中医著作，分上、下 2 篇。上篇对时令病之源流、命名、病因、病理、诊断和治法作了介绍；下篇对多种时令病病症，从病因、病理、诊断和治法方药进行分析。

成书于 1931 年。现有 1931 年编者铅印本，1935 年、1937 年山西中医改进研究会铅印本，1940 年上海复兴中医社铅印本。

（3）《中医伤寒与温病》

全书分上、中、下 3 篇。上篇总论介绍温病发展史，伤寒与温病之争的缘由及焦点，温病与伤寒的病因病理、症状、诊断及治法等；中篇各论叙述伤寒的病理演变过程及其症状治疗等；下篇为温病附录，分别介绍风温、春温、暑温、湿温、伏暑、秋燥、冬温等的病因病机及证治。1956 年由上海卫生出版社出版。

41. 邹云翔

（1）《邹云翔医案选》

本书由黄新吾等整理，系《江苏中医集存》之一。全书分 4 部分，"肾病治验""杂病治验""温病治验"和"妇科治验"，共 173 例，附录《中医肾病疗法》是邹老遗著。本书病证名以中医为主体，适当结合西医病名。1981 年由江苏科学技术出版社出版。

（2）《中医验方交流集》

由邹云翔、范宝书编著。书中搜集江苏省中医界和民间验方，共载内科、外科、五官科、伤科等科验方 125 首。每方按组成、服法或用法、方剂使用说明等项叙述。1955 年由江苏人民出版社出版。

（3）《中医验方交流集续编》

由邹云翔、范宝书编著。全书辑录有内科、外科、妇科、儿科、喉科、伤科等验方，共计 80 余首。1956 年由江苏人民出版社出版。

（4）《邹云翔实用中医肾脏病学》

全书分为 21 章。第一章至第六章为上篇总论，主要介绍了邹云翔对中医肾的认识、中医肾病病因病机新论、中医肾病的四诊合参及辨证要点、中医肾病的治疗原则和治法、饮食疗法、防护要点等。第七章至第十章为中篇，详叙了 28 种临床常见症状的辨证论治。第十一章至第二十一章为下篇，详叙了 104 种临床常见病的辨证论治。2013 年由中国中医药出版社出版。

（5）《邹云翔学术思想研究选集》

由邹燕勤编著的邹氏临证思想，包括治肾学术思想等。1997 年由南京大学出版社出版。

42. 承淡安

承氏通内科、外科、儿科各科，尤以针灸见长，并重视子午流注，与龙砂医家重视五运六气的传统一以贯之。著作颇丰，据《全国中医图书联合目录》记载共有 12 部：《中国针灸治疗学》《针灸治疗实验集》《经穴摘要歌诀　百症赋笺合编》《铜人经穴图考》《经穴学》《新内经》《针灸薪传集》《针灸学讲义三种》《中国针灸学讲义》《历代名医诊断录要》《人体经穴图》《针灸歌括汇编》。其他未载著作尚有 15 部，其中译著 5 部。

（1）《伤寒论新注》

全书 6 篇，为太阳、阳明、少阳、太阴、少阴、厥阴病证治。承氏对仲景原文，按提纲、直译、疏释进行阐述，并选录先贤之论加以印证，对六经病证补充针灸疗法。各篇末有小结，书末有全书总结。作者试用中西汇通的理论注释经义，但书中的注解和方论杂有附会和不够恰当的观点。

现存 1930 年上海宏大善书局石印本、上海中医书局铅印本。1956 年由江苏人民出版社出版排印本。

（2）《子午流注针法》

全书共分 8 章，阐释子午流注学说在针法上的应用，并列举相关病案，着重介绍十二经气血运行、十二经流注配治穴位、配合干支的演变，以及子午流注逐日按时开穴、针法操作、临床应用等内容，是现代较系统的子午流注针法专书。

成书于 1956 年，1957 年由江苏人民出版社出版。2019 年由陈居伟校注，收录于《龙砂医学丛书》。

（3）《伤寒针方浅解》

刊于 1941 年。承氏据《伤寒论》六经病篇原文，以浅显之词参以西医理论注释。凡错简疑难处，则按前人之说加以校正，并补入有关病证的脉象舌苔与针刺方法。注文较多参以日人之说，书末有日人以伤寒方治病之验案。现有 1941 年德阳正兴石印社石印本。

43. 章巨膺

（1）《温热辨惑》

全书分上、中、下 3 篇。上篇病理总论，对温病十种歧说择要言其梗概；中篇诊断概要，对各类温病症状进行释解，并列树形表图解；下篇方剂汇说，列温病治法，综其要辑为 8 类。成书于 1933 年。现有 1934 年上海著者铅印本及 1934 年上海中医书局铅印本。

（2）《伤寒疗养论》

不分卷，成书年代不详。内分伤寒症症状的大概、伤寒症治疗的大概、西医的伤寒治疗观等 7 章。后附治验医案与失治案记。现存 1949 年上海章氏铅印本。

44. 孙砚孚《诊余杂集》

本书中除临床经验的描写，还批评某些中医从脉不从证等错误思想行为。1982 年由无锡县张泾人民医院出版。

45. 许履和《许履和外科医案医话集》

徐福松整理编著，全书共 9 部分。包括头面、颈项、胸、腹、背腰、前后阴、四肢、不定位、其他等部的医案医话。本书在诊断、治疗方面体现中西医结合的特点。1980 年由江苏科学技术出版社出版。

46. 刘秉夫《伤科指要》

书中介绍了骨折整复固定、脱臼复位手法，以及治疗软组织损伤的三指按摩法等极具独创性的医术，并附百余幅插图。2007 年由上海中医药大学出版社出版。

47. 巫君玉

（1）《瓣杏医谈》

本书包括巫君玉医案和巫君玉医话两部分内容。第一部分系对巫君玉临证验案的挖掘、整理，第二部分系巫君玉诊疗医话的记录。1996年由北京科学技术出版社出版，2016年再版。

（2）《名老中医带教录》

本书分3部分。第一部分为综合部分；第二部分为《伤寒论》研究部分；第三部分为查房病案选，精选了24例巫君玉经治的疑难病或难治证的医案。1998年由人民卫生出版社出版。

48. 叶秉仁《叶秉仁医论医案》

黄煌、陈祥生收集整理了叶秉仁的医疗经验，2018年中国医药科技出版社出版。

49. 夏桂成

（1）《实用妇科方剂学》

本书体现了夏桂成数十年对妇科方剂药物应用的体会；选用临床广泛应用的方剂；吸取中西医结合研究的成果，补充了对新病种治疗的有效方剂，如免疫性不孕、排卵功能不良等，书中分别收入经验方补肾促排卵和滋阴抑亢汤等；补充了方剂的现代实验药理有关研究。1997年由人民卫生出版社出版。

（2）《月经病中医诊治》

全书分总论、各论2部分。总论设绪论、生理、病理、诊断、治疗、防护6章；各论设11章，其中10章以独特的"归类法"介绍论治诸般月经病证，1章为常用调理月经周期方药心得，实为夏桂成50余年妇科临床心法。2001年由人民卫生出版社出版。

（3）《妇科方药临证心得十五讲》

全书计15讲。第一讲谈用药的原则性和灵活性；第二讲谈如何用子午流注学说指导制定服药时间；第三讲谈七期调周法；第四讲谈用药的变与巧；第五讲至第十四讲分别介绍经、带、胎、产、杂病处方用药；第十五讲介绍妇科常用中药现代药理研究。2006年由人民卫生出版社出版。

（4）《中医临床妇科学》

本书包括女性生殖器官解剖、女性生殖生理、妇科疾病的病因病机、妇科疾病的治疗、月经病、带下病、妊娠病等内容。2007年由人民卫生出版社出版。

二、龙砂医家医著选录

医家	著述
徐 装	《徐装要方》
许叔微	《伤寒百证歌》《伤寒发微论》《伤寒九十论》《普济本事方》《普济本事方后集》《治法八十一篇》《辨类》《仲景脉法三十六图》
陆文圭	《墙东类稿》
窦 默	《窦太师流注指要赋》《针经指南》
张用谦	《医方摘元》
过 龙	《十四经发挥》《针灸要览》
顾懋章	《养生节要》《延寿节要》
王 玉	《璞庵医案》
高 宾	《便产须知》
高叔宗	《资集珍方》《丹溪治法心要》
缪 坤	《方脉统宗》
吕 夔	《运气发挥》《经络详据》《脉理明辨》《治法捷要》
施 教	《心菊吟稿》
窦梦麟	《窦氏秘方》《疮疡经验全书》
徐鲁源	《医录原旨》
顾 儒	《简明医要》
徐吾元	《医经原言》
堵胤昌	《达生录》
谈允贤	《女医杂言》
吕应钟	《葆元行览》《世效单方》
顾文熊	《脉学指归》《本草诠要》
吕大韶	《伤寒辨正》《医家要览》
俞兆熊	《活人医案》
缪钟理	《化机渊微》

医家	著述
庄履严	《医理发微》《妇科百辨》《复苏草》
钱凝禧	《集验良方》
周荣起	《本草图谱》
吴邦铨	《鲁斋医案》
韩昌允	《医宗孤白集》
钱鸿升	《伤寒秘笈方》
华石云	《医林名鉴》
沈 绶	《山林相业》
黄五辰	《医宗正旨》
嵇永仁	《东田医补》
戚 赞	《伤寒心法》
谢 汉	《（宝树堂）舟车经验良方》
吴光熙	《诸家要旨》
傅恩仰	《医学折衷》
姜 礼	《风劳臌膈四大证治》《仁寿镜》《本草搜根》《证治汇理》
杨履恒	《本草赘余》《隙明碎语》
华文灿	《伤寒五法辨论》《治病方论》
钱维镛	《伤寒秘笈方续集》
贡一帆	《贡一帆先生医案》
王 相	《王钟岳先生方案》
孙御千	《孙御千先生方案》
秦 望	《医源》《扁鹊仓公传注》《医简》《九宫数》《思通集》
唐持志	《医学心源》
姚 球	《本草经解要》《伤寒经解要》《痘科指掌》
余 远	《伤寒直指》
秦伯龙	《痘疹辨疑大全》《五经类纂》
高日震	《伤寒要旨》
赵 方	《药鉴要书》
叶大椿	《痘学真传》《痘疹指南医案》

医家	著述
周　钦	《推拿书》
华礼贤	《叶天士医方集解》
华岫云	《临证指南医案》《种福堂公选良方》《续选临证指南》
夏敬渠	《医学发蒙》
华北恒	《经验喉症治准绳》《养正斋良方》
王文濂	《医理汇绎》《治痢论》《加年集诗钞》
钱座书	《伤寒伐洗》
尤存隐	《喉科浅秘》《尤氏喉科》
尤　乘	《尤氏喉科秘书》
吴承楷	《诊余续览》
夏子谦	《实验临证医案》
陶观光	《本草补注》
沈金鳌	《沈氏尊生书》《脉象统类》《诸脉主病诗》《杂病源流犀烛》《伤寒论纲目》《妇科玉尺》《幼科释谜》《要药分剂》《痧症燃犀照》《沈芊绿医案》
华宗洛	《脏腑经络图说》
姜　健	《恒斋公方案》《本草搜根》
姜宇瞻	《宇瞻公方案》
叶德培	《叶德培先生方案》
华世基	《选择金针》
李　炯	《医方集解》
朱世扬	《诚求集》
柯怀祖	《理虚元鉴》
姜宗岳	《学山公案》《论诊治验》
姜宗鲁	《龙砂医案》
缪　问	《自娱草》《三因司天方》
潘恩印	《医药折衷》
姜大镛	《鸣秋集》《调鹤山庄医案》
张景颜	《外科集腋》

医家	著述
高秉钧	《疡科心得集》《谦益斋外科医案》《高氏医案》
邵纶锦	《编选良方》《临证医案》《传家秘方》《医学本草摘要注释》
黄　堂	《黄氏纪效新书》《药确联珠》
朱　超	《临症管窥》《四书药性》《脉证心法》《医学指掌图》
吴　簪	《医方摘要》
秦　灏	《外科秘要全书》《经验急救良方》
黄　钟	《解围元薮》《外科辨凝》《乐亭医案》《疡科圭臬》
叶　熊	《袖中金》《叶氏珍藏秘方》
许廷哲	《保产要旨》《保产节要》
虞铨业	《本草纲目揭要》
王殿标	《镜证编》《伤寒拟论》《金匮管窥》《喉症辨似》《外科余论》
陶　汾	《草经》《经验良方》
汪士燮	《三疟得心集》
钱富邦	《医林阐要》
顾鸿逵	《传家宝》《痧症指微》《风雷集》《良方集腋》《济荒要略》《医中一得》
华文械	《华佗师喉科灰余集》
高　梅	《尝药本草》
张星灿	《宝筏集》《济时集》
倪　梁	《玄窍神方》
吴廷桂	《伤寒析义》《灰余集》
高鼎汾	《医学课儿策》《医学问见录》《继志堂医案注》《温热条辨歌括》
章　熊	《医理指南》
华文桂	《喉科秘书补要续录》
王泰林	《王旭高医书六种》《退思集类方歌注》《医方证治汇编歌诀》《增订医方歌诀》《医方歌括》《薛氏湿热论歌诀》《西溪书屋夜话录》《王旭高临证医案》《环溪草堂医案》《医门要诀》《王旭高外科医案》《伤寒一百十三方歌诀》《西溪夜话录补缺》
徐祝封	《医学汇纂》
杨宗洛	《旷直医案》

医家	著述
张孝培	《伤寒论类疏》
秦金鉴	《紫霞轩初学金针八法》
林士纶	《眼科验方》
朱希镐	《究心编痘科》
李树培	《八阵图说》
吴士瑛	《痢疾明辨》《折肱心悟明辨》《吴甫恬先生自存医案》
楚廷玉	《金枪药方》
倪　灿	《杏林杂志》
吴　达	《医学求是》
周慰曾	《医案》
薛福辰	《素问运气图说》《风劳臌膈试验良方》《医学发微》《临症一得》
蒋汝倜	《医学指南》《辨症要义》
汪艺香	《汪艺香先生医案》
过　铸	《治疗汇要》《过氏医案》《喉痧至论》《外科一得录》
高研五	《本草简明图说》
柳宝诒	《温热逢源》《柳选四家医案》《素问说意》《柳冠群方案》《临证治验案》《惜余医案》《惜余医话》《仁术志》《惜余小舍医案》
孙树桂	《经畬堂医案》
张聿青	《张聿青医案》《医论后案》
方仁渊	《倚云轩医案医话医论》《新编医方汤头歌诀》《舌苔歌诀》《医方概要》
钱鸿鼎	《五行分类医旨》
余景和	《余注伤寒论翼》《外症医案汇编》《诊余集》《伤寒六经病解》
余宗海	《医术辨症》
周　憺	《惜分阴轩主人述略》《卫生易简方》《临产须知》《周氏集验方》《周氏集验方续编》
章锡恭	《咽喉经验秘传》
俞彬蔚	《摄生汇编》《医家浅说》
高思敬	《高憩云外科全书十种》《外科医镜》《外科三字经》《外科六气感证》《外科问答》《逆证汇录》《运气指掌》《五脏六腑图说》
荣汝棻	《医学一得》

医家	著述
任 侃	《伤寒条辨》《验方集成》
法文淦	《伤寒详解》《诊余丛谈》
许锦轩	《痧症指微》
石荣宗	《正骨疗法》
邓星伯	《邓星伯医案》《邓星伯或问》
沈奉江	《医通》《医验随笔》《本草诗略》
倪 尧	《四言药性》
吴文涵	《行素书室医草》
钱荣国	《知医捷径》《伤寒论汇解》《新增医方汤头歌诀经络歌诀》
章治康	《青囊秘授》《临证医案》
曹颖甫	《伤寒发微》《金匮发微》《经方实验录》《曹颖甫医案》
华秉麾	《华氏临证经验良方》《华秉麾医学心传》
钱国祥	《身体解》《药性要略》《外科便方》《外科肿疡主治类方》
顾培玺	《顾氏医药》《寄游庐时时医录》《铃医秘笈》《惜墨轩医膪》《风痧实验要诀》
戚云门	《戚云门先生方案》
朱少鸿	《朱少鸿医案》
王洵刍	《医门辑要》《释龟刍言》
屠用仪	《三疟得心集》
丁福保	《丁氏医学丛书》《内经通论》《难经通论》《伤寒论通论》《古方通今》《化学实验新本草》《历代医学书目提要》《医话丛存》《中西医方会通》《实物新本草》《静坐法精义》《中药浅说》《不花钱最正确之长寿法》《四部总录医药编》
曹 普	《喉家宝筏》
周小农	《惜分阴轩医案》《也是山人医案》《周小农医案》《医论汇选》
戚金泉	《戚金泉先生方案》
邓季芳	《南阳医案集》
马淑君	《推拿捷径》
黄鸿舫	《针灸知要十讲》
薛文元	《一瓢砚斋近案》

医家	著述
秦同培	《精神卫生论》
谢香浦	《医学通论》《内经释义》《温病讲义》《儿科讲义》《中国医学史讲义》
郭柏良	《三一七复兴医方》《新十四经钩玄》《消渴专辑》《儿科浅说》《哮喘除根新说》
周吉人	《吉人集验方》《产科心法》
冯育才	《外科医案》
张再梁	《诊验录》
朱莘农	《夹阴伤寒证治》《朱莘农医案》
时逸人	《时氏内经学》《生理学讲义》《金匮讲义》《时氏诊断学》《临症简诀》《药物学讲义》《中国处方学讲义》《中国时令病学》《温病全书》《中国急性传染病学》《霍乱》《中国妇科病学》《时氏麻痘病学》《中国内科病学》《中国传染病学》《中国药物学》《时氏病理学》《中医伤寒与温病》《外感热病证治要义》《时氏处方学》《中国儿科病学》《实用中医内科诊治手册》《实用经验中医验方》《中国传染病预防法》《选评验方精华》《选评医案精华》《审查征集验方》《时逸人医案》《中国内科疾病诊断学》《医宗用药律例》
邹云翔	《中医验方交流集》《中医验方交流续集》《邹云翔医案选》《中国百年百名中医临床家丛书·邹云翔》《中国现代医学家丛书·邹云翔》《邹云翔实用中医肾脏病学》
承淡安	《中国针灸学》《伤寒论新注》《经穴图考》《针灸精华》《简易灸治单方治集》
曹钟英	《麻疹诊治专集》
章巨膺	《章巨膺论伤寒》《温热辨惑》《应用药物词典》《中医学自修习题解》《儿病常识》《脉学新论》《痧子新论》《医林尚友录》《伤寒疗养论》《世补斋医书按评》
赵柏生	《赵柏生医案》《心得笔记》
孙砚孚	《诊余杂集》
许履和	《简明中医内科学》《简明中医外科学》《方剂学讲义》《中医学概论》《金匮讲义》《内经讲义》《常见病中医临床手册》《诸病源候论校释》《实用中医外科学》《医用写作》
刘秉夫	《伤科指要》
巫君玉	《瓣杏医谈》《中医带教录》
夏桂成	《实用妇科方剂学》《月经病中医诊治》《妇科方药临证心得十五讲》《中医临床妇科学》《简明中医妇科学》《简明中医妇科手册》

注：根据《江苏历代医人志》、《江苏艺文志》（无锡卷）、《无锡文库》、《中国中医古籍总目》等书目选编。

龙
砂
医
派
医
家
往
事
佳
话

一、许胤宗，创熏蒸法，不书留芳

1. 巧治太后

许胤宗（536—626 年），一作引宗，常州义兴（今江苏宜兴）人，隋唐间医家。曾事南朝陈，初为新蔡王外兵参军、义兴太守等职，陈亡后入仕隋，历尚药奉御，唐武德元年（618 年）授散骑侍郎。

许胤宗以医术著名，精通脉诊，主张病药相当，不宜杂药乱投，唯须单用一味，直攻病所，曾批评时医"不能识脉，莫识病原，以情臆意，多安药味"之弊。早年在南朝陈国为官，曾用药物熏蒸法为陈国柳太后治病，这也是目前发现最早运用熏蒸法的记录。

当时柳太后突患中风病，感风不能言，脉沉而口噤，又因口噤不能服药，遍请陈国名医，治疗均没有效果，病情一天比一天加重，众医却束手无策，新蔡王更是心急如焚。这时，许胤宗站了出来，提出可用热汤气熏蒸法为柳太后治病。于是将黄芪、防风两味药煮汤数十斛，置于太后床下，顷刻间药汁弥漫，烟雾缭绕，药气如烟雾般，慢慢润泽着患者的肌肤，黄芪、防风的药效逐渐发挥，起到调畅气血之效。被汤药熏蒸数小时后，当晚太后即能言语，再经过一段时间的调理，便康复得同以前一样了。许胤宗也因成功治愈太后而被任命为义兴太守。

许氏还善于治疗骨蒸病（类似结核病）。唐武德年间，关中一带骨蒸病流行，患者大批死亡，诸医束手无策，然经许氏诊治者多获痊愈。

2. 不书留芳

许胤宗医术颇为时人称赞，曾有人问许胤宗："您的医术高明得就如同神仙下凡，为什么不写书留方呢？"许氏回答说："医者，意也，往往只可意会，不可言传，非文字所可表达。尤其是脉候这门学问，幽深精微，常人很难具体将各种脉象区别开，并且还能充分表达出每种脉象的不同含义。"

许胤宗接着又解释道："对于一些疾病的用药，如果诊断直接明了，其实运用一味药就可以直中病所，只要药力纯厚，疾病就会立马痊愈。而现在的很多医家分不清楚各类脉象，也搞不明白很多疾病的根源在何处，就以情臆度，一下子用了很多种药味。这就好比打猎的时候，明明不知道兔子在哪里，只徒然多派了一些人马过去在空地上围着寻找猎物，或许运气好偶然能碰到一两只，但大部分时候还是无用功。像这样诊疗疾病，岂不是开玩笑！就算一味药正好对症，但和其他药味配伍融合后，君臣相制，也会减弱它治病的药性，病就更难痊愈了。"

许胤宗长叹一口气："所以我多番思虑后，深觉脉学的精深实在说不明白，如果单单只留下一些我的方子，和后来的症候是否能够匹配呢？这就是我始终不愿意著书留给后人的原因！"不写书留方，可见治学严谨，可谓"不书留芳"。

二、许叔微，名医进士，隐居梅梁

许叔微天资聪颖，少时家境尚可，父亲对他的读书学习要求也十分严格，后经乡试成为秀才。等到能去京城参加殿试，此时许叔微已寒窗苦读了20余年，在举人中是有名的才子，在医术上也很有名气。

可惜殿试未及，正欲返乡时，有人邀请其去诊病。许叔微去了之后才知道，原来是宰相蔡京患了病，但请了多位医生都未治好。恰巧听说许叔微医术高明，蔡京就请他诊治。

许叔微察色按脉，问病施药，只开了一服，蔡京服后第二天便痊愈了，大喜过望，便问许叔微要什么赏赐，许叔微当场拒绝。蔡京后又得知许叔微殿试未中，便要给其加官。许叔微虽殿试落第，但对于自己因看好了宰相的病就能被封官，认为这样很不妥当，于是断然谢绝，飘然离京。此举震惊朝野，人们对他越发敬重。

后出任集贤院学士时，因看到皇帝的昏庸和秦桧的奸诈，对高宗苟安江南、秦桧陷害忠良等行为极为不满，却又无能为力，不得已辞官退隐，从此不问政事。

于是，在太湖北岸潭溪（今无锡马山）寻得一处依山环水、风景秀美的僻静之地，遂建一庐名梅梁小隐，取"大隐隐于朝，小隐隐于野"之意，开始专心行医济人，著书立说。

许叔微素与抗金名将韩世忠过从甚密。岳飞被害后，韩世忠自请解职，移居苏州，常渡太湖访许叔微，二人品茗饮酒，共抒忧国情怀。许叔微也时常为韩世忠诊病配方，韩世忠亲身体会到许氏医术的高明，亲赠"名医进士"匾额。

三、陆文圭，东南宗师，开坛授业

陆文圭在宋亡之后隐居江阴城东，不时有生员秀才前来求学，让他指点一二。陆文圭则每天洒扫庭院，敞开大门欢迎同道中人。学子们折服其策论时评和经史杂学，都尊称其为"墙东先生"，此称引典自西汉末年，北海隐士王君公避王莽之乱，躲在乡间当牛侩，史称"避世墙东王君公"。1291年，陆文圭曾在吴县县学执教。1325年，74岁的陆文圭又应聘设教于容山，其余时间都在江阴设塾授徒，培育人才。陆文圭著有《墙东类稿》20卷，今存永乐大典本，收有文300余篇，诗词600余首，共计20卷。《元史》评论，"文圭为文融会经传，纵横变化，莫测其涯际，东南学者，皆宗师之"。

"东南宗师"陆文圭也是著名的医家及医学教育家。陆文圭在其著述《三皇殿讲堂记》中详细记述了江阴较早、较完整地恢复并加强医药署，构建三皇殿讲堂，广泛传播医学知识，培育医学人才的重要史料。1286年在赵德新、徐谷阳两位医官主持下，在江阴城西南隅度材竣工，建成江阴三皇殿。此后又建成讲堂及三皇祠。自此江阴中医界就有了正规的医学学校，想习医者都能有老师教授。同时通过定额招收医学生，并让他们在规定期限内完成医学课程，为江阴中医界培养了一大批优秀的人才。

元代诗人许恕既是江阴金瓶许氏的后裔，也是陆文圭的同乡后辈，曾在《北郭集》卷三《题子方修三皇庙卷》诗中写道："子方先生医者流，楚楚玉树森清秋。苏耽种橘井不竭，董氏卖杏谷初收。"这里的子方先生指的就是陆文圭，而苏耽与董奉都是中国古代史上或传说中的名医，一生救人无数。许恕将陆文圭比拟为苏耽与董奉，可见陆文圭医术之高超。

四、夏颧，功擅外科，忘年"云林"

夏颧，元末明初江阴名医，以针灸和外科见长。倪瓒（号云林子），著名画家，与黄公望、王蒙、吴镇合称"元四家"。夏颧医术高超，倪云林书画称绝，两人留下了一段中医与艺术的佳话。

当时年老体衰的倪云林经常生病，而夏颧正好是他邻居，便常去求医。倪云林性情古怪，朋友亲人甚少，而夏颧对名利非常淡漠，却喜欢结交一些文人墨客，两人由此志趣相投，交往甚密。时日甚久，竟结下忘年之交。

夏颧十分仰慕倪云林，为了能更方便地照顾体弱多病的倪云林，让他安享晚年，特意把倪云林接到自己家里住，并专门为他盖了三间屋。一间名为"澄怀堂"，意是怀念妻子蒋氏；一间取名"停云轩"，意为我倪云林就在这里住下来了；还有一间起名"三近斋"，意指靠近夏颧的书房。

平日里倪云林治病休养、鼓琴弈棋，又时常与夏颧一起赋诗作画，两人相见恨晚。后来倪云林在夏颧家去世，夏颧极其悲痛，亲自为他操办了后事，并将他安葬在自家祖坟地。

五、徐陆氏，随夫学医，名闻"中宫"

徐陆氏，全名不详，为明代医师徐孟容之妻，江苏无锡人。其天性聪颖，在随丈夫出诊的过程中，逐渐对医学产生了浓厚的兴趣，于是便随夫学医，一边研读医家著作，一边学习丈夫的病案处方。

徐孟容也发现妻子在医学方面很有天赋，便鼓励她可以学以致用，尝试为人治病。当时社会女性地位很低，同时受男女授受不亲的思想所限，很多女子得病后都不能得到有效的救治。徐陆氏作为女性，在给女性治病方面，拥有天然的优势。在目睹女性的困境，并得到丈夫的鼓励后，便开始尝试给自己的女性亲朋治病，一边治病，一边总结，同时不断与丈夫探讨学习，逐渐形成了一套自己的独特治疗方法与思路。先是普通民众找她看病，后来达官贵人也请她去治病。因其治愈了许多疑难杂症，在江苏、浙江一带逐渐享有盛名，声名甚至超过了她的丈夫，被人传入朝中，视作美谈。

明永乐年间，朱棣徐皇后也听说了她的医名，于是派内侍到无锡来宣召，将其召入宫为后宫嫔妃治病。因徐陆氏医术出色，一直到年纪很大了，才被准许她告老回乡，并赏赐了大量的财物。

以当时女子的地位之低，其能够被记入《无锡金匮县志》："陆氏，医士徐孟容妻，善医，名闻于朝。永乐间，中宫遣内侍至锡，召入宫，既老遣归，赐赉甚厚，仍复其家。"可见其医术之高、医名之盛。

六、吕夒，吴中大疫，获称"吕仙"

吕夒初业儒，后弃而学医，精心钻研医学，博览群书，遍访众医，医术日精，其术称神，名著吴中。近代沙曾达著有《吕夒善医》，称赞吕氏："仓扁遗书考旧编，研精医理迈前贤。阴阳气化凭推阐，名满吴中号吕仙。"

正德、嘉靖年间，吴中瘟疫盛行，据《江阴县志》记载，"吴中大疫，裹药囊行"。面对灾害侵扰，吕夒不辞辛苦地诊治患者，甚至为穷苦人家诊疗疾病的同时，施予钱财或药物。最后凭借高超的医术，日治百家，活人无数，人以"吕仙"呼之，名声大噪，并为此受到地方官员的表彰，上官抚按奖给冠服袍带，不受。

吕夒以治病救人为己任，不追求功名利禄，为后人所敬仰。

七、尤氏喉科，御史赠方，经世传奇

据传嘉靖年间，御史周清曾为一蒙冤之人昭雪。此人出于感激之情，赠予周清十七张喉科外用要方，并告知此乃其先祖世代相传之秘宝，治疗急慢性喉疾无不效验。周清死后，此秘方由其外甥无锡尤氏先人得之。

尤氏本就以医为业，得此秘方试用于临床，疗效颇佳，故不断研究并加以补充完善，世代相传，至尤仲仁时，已历三世，在无锡当地小有名气。

有史料记载，明朝史部尚书严文靖乃常熟县人，年逾七十告老还乡，因家资颇丰且保养良好，房事一直未断且日服温补之品，以人参煎粥，苁蓉作羹，乃致胃热，满口糜烂，牙齿动摇，口气臭秽，遍请名医均不见效。后听闻无锡有一名医尤仲仁善治口齿喉舌诸疾，遂下重金来请。

尤仲仁至常熟细细查看严公病情后，从药箱中取出一小药葫芦和一竹筷长短的空心铜管。此铜管一端为斜面，尤氏用此斜面从小药葫芦中挖出少许灰色药粉，再将管口置于严公口齿边缘，让严公闭气，对准铜管的另一侧轻轻吹气，使少量药粉吹附于严公口腔之内，再令严公轻轻哈气数次。如此每隔 1 个时辰吹药治疗 1 次。3 次后严公已觉疼痛减轻，咽部清爽，能少量进食，当晚已可安然入睡。再如此治疗 3 日后，喉疾便痊愈了，严公大声称奇，欲以重金酬谢，尤仲仁婉言谢绝。

此后不久，尤仲仁又先后治愈了屏麓县的祭酒官范某和封翁孙雪窗的喉疾，三人非常赏识尤仲仁的医术，遂联合出资补录尤仲仁为太医吏，使尤氏医术名声更甚。

尤仲仁后将秘方传给尤存隐，尤存隐将祖传医术汇成《尤氏喉科》一书。可惜尤存隐并无子嗣，《尤氏喉科》一书只能传其赘婿。其婿沉溺赌博，嗜好烟酒，荒于医学，不久家资耗尽，为谋求生计，遂重金兜售《尤氏喉科》一书。因《尤氏喉科》享誉江南，久播遐迩，故抢购者甚众，龙砂医家沈金鳌、陈石泉、逯南轩等名家均购得此书。

沈金鳌颇赞《尤氏喉科》一书，遂收录于其编著的《沈氏尊生书》一书中，幸未失传。

八、嵇永仁，忠节流芳，狱中著书

嵇永仁，字留山，又字匡侯，号抱犊山农，对天文、象纬、医药等都很有研究，尤其工诗文，善音律，然屡试不第。

因嵇父与清初汉人第一宠臣范文程有旧谊，嵇永仁 1672 年被范文程的次子范承谟聘去当幕僚。然就在那年冬天，盘踞福建的靖南王耿精忠策应吴三桂叛清。嵇永仁虽早已察觉耿精忠图谋不轨，也曾多次劝范承谟做好防备，但耿精忠在福建的势力很大，范承谟政令不畅，已无法控制局面。

一日，耿精忠借口海寇侵入，要范承谟去商量对策，遂将范扣押，逼他投降，但范承谟坚决不从。消息传到嵇永仁那里，还来不及行动，就也被叛党抓了起来，关进土牢。同时被囚禁的还有范承谟的从弟范承谱、幕僚王龙光等。不过耿精忠没有马上杀嵇永仁等人，而是多次以授官、写安民告示等为诱饵，胁迫他们投降。但众人皆不为所动，矢志不渝。

在狱中，他们作诗唱和，相互鼓励，表现出大义凛然的气节。由于狱中没有纸和笔，就用木炭把这些诗词写在墙壁上。嵇永仁在被囚禁的三年时间里，写下了大量作品，如《吉吉吟》《和泪谱》等。此外，嵇永仁还完成了医学著作《东田医补》。

1676年9月，耿精忠大势已去，想投降清朝以免一死，但又害怕范承谟揭露他的罪行。于是半夜派人到狱中，逼范承谟及嵇永仁等53人自缢。

当时有个叫林可栋的人，买通了狱卒，时常到狱中探望嵇永仁等人。每次去时便把墙上的诗文默默地背诵下来，回家后再记录到纸上。多年以后，嵇永仁的儿子嵇曾筠到福建找到了林可栋的外甥，将遗稿带回，并与嵇永仁原来的作品汇成《抱犊文集》，此集后被辑入《四库全书》。

如今，无锡市内有关嵇永仁的几处遗迹依然保存尚好。其中，建于雍正年间的"嵇留山先生祠"地处无锡惠山，内有雍正皇帝御赐"忠节流芳"匾额。

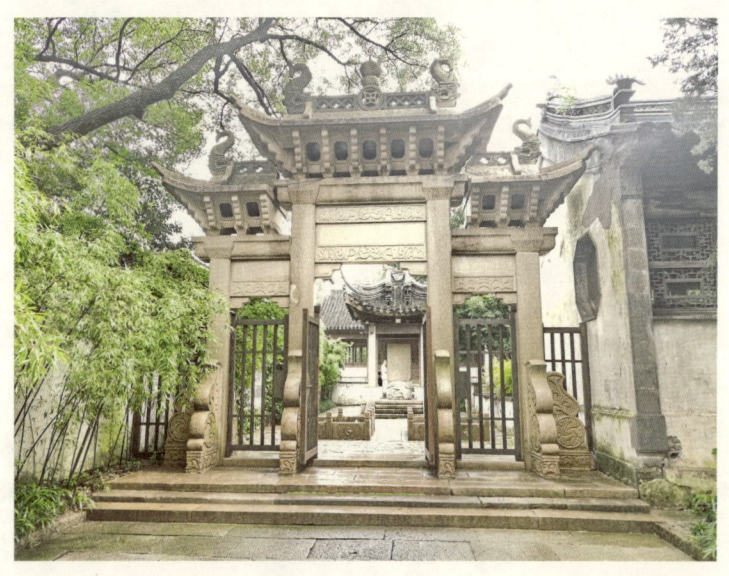

无锡惠山古镇稽留山先生祠

九、姜天叙，日记功过，终身不息

姜天叙好读书，善医术，每日都用日记来记录自己的功过得失，终身不息。姜天叙日记目前留存有百余页，里面详细记录了姜氏诊治疾患的过程及其个人之心得。

姜天叙在日记中写道："医者临证，当以治病而立功过，以记得失。"对于医学学习，姜天叙为自己立下读书规矩，"每日看《素问》五页，读大家十页，夜看医案"，可见姜氏对于中医学习之心得在于经典、名家以及医案。而对于医德方面，姜天叙认为医生之职本为从善而治，不可贪图钱财。

姜氏在其日记中还谴责了妄图通过拜神求佛来治愈疾病之陋习，其友病重去城隍庙烧香求签被姜氏制止，言"求问一签，以卜病生死，神明以来，意不诚之"。姜氏认为烧香求佛本意诚心求福尚且劝人行善，若一味以钱财求签了却病痛，此"不诚之事"。

十、"龙砂八家"，合诊危症，共克疑难

《龙砂八家医案》中记载了很多会诊医案，"龙砂八家"（实为九家）重视相互协作，遇疑难杂症而相互探讨，取长补短，相互合作，屡克难关。

孙御千在医案中记载，丁亥年冬至前，王仲良患伤寒，宋朝宗用羌活冲和汤二剂，不效。戚向书初诊此病因"生意操劳过甚，又多外宠，胃中有寒湿宿病蛰藏与乾健之阳，素已衰微不振"，此为少阴证，选方麻黄附子细辛汤，无效，使得王仲良病情进展以致"脉中神情来往不续"，再诊速服大剂量人参，导致"神思涣散，口中白沫勃勃上泛"，三诊又进吴茱萸汤，亦无效，四诊再拟方，以致病情危急，"脉象或断或续"。因病情危笃，孙御千、王履安、姜体乾、戚向书4人会诊共商，"黑锡丹碾化，参汤调服"，疾病有向安之兆。其间患者又请陈杏三医治，处以六君子汤一剂，危症复见，再改用前法。"脉续，涎沫可咽"，此后症屡增屡退，改用八味以从阴敛阳，膏滋平调上下，"立春前始能起身，犹腹痛胀闷，进真武汤泄泻胀宽，再以参剂调补平安"，最后获效。

十一、沈金鳌，力排众议，获号"再平"

沈金鳌自幼好学，博览群书，后弃儒学医，师从名医孙庆曾。孙庆曾医术高明，精通临床各科，沈金鳌尽得其传。

据传名士周文俊患了肝病，时医都按湿证进行治疗，用了大量燥湿药。但周文俊服药后不但未见好转，还出现口干舌燥、牙齿和上下腭发黑、无法入睡等症状。多方尝试都未见好转，这时有人推荐无锡有一名医沈金鳌，医术高明，能着手成春。周文俊赶紧托人去请，沈金鳌也不推辞，很快就上门去诊治。

经过细致察体问诊，沈金鳌力排众议，坚定地认为周文俊此证为肝火旺盛，遂投以平肝清火之剂。周文俊服药后很快便痊愈了。诸医都称赞沈金鳌仿佛名医张方平再世，故赠号"再平"。

十二、姜健，覆杯而愈，折服叶桂

姜健医术精湛，常覆杯而愈，令人称赞。姜健游学苏州时，恰好与名医叶天士作邻居，有叶天士弃而不治的患者，姜氏却能用独特的"三因司天方"将患者治好。

有一天，姜健碰见一位患者在街边哭泣，忙问其原因，患者告知姜氏自己病情危重，叶天士称其寿命恐等不到冬天。姜健立马为其诊察脉象，诊察完告诉患者病情虽然严重，但还可以一治，便立刻为患者疏方以治，并且资助其诊费以及药费。

病患10剂药喝完之后，病情大为好转，待后来再次求医于叶天士时，叶天士大为惊叹，忙问患者是何人所治，患者一一告知。叶天士这才知道龙砂名医姜健医术之神，为之折服，想要请姜氏前往苏州指点一二，谦曰："昔日有眼不识泰山，今特来请出山。"

姜健婉言谢绝，"余处穷乡，贫病者多，不能出"，又盛情款待了叶天士，才让他离开。

十三、赵云泉，运气方药，著手成春

赵廷赓，字云泉，清江阴人，平生究心医理，于古人聚讼处豁然贯通。娄县县令汪坤厚曾赠其"著手成春"匾额。

据曹颖甫《经方实验录》自序中记载，曹颖甫 16 岁时，父亲因寒中而洞泄不止，遍请名医，均予黄芩、黄连等品，服用 10 余剂，非但不见好转，反而日渐加重。曹父当时已是汗出如膏，肤冷若石，呼吸微弱，脉微欲绝，一夕数惊，与死者别无二致。

就在这危急关头，有人请来了赵云泉给曹父诊治。赵云泉看后，果断投予大剂的附子理中汤加吴茱萸、丁香。甫进一剂，曹父便不再出汗，体温也上来了，洞泄停止，神宁气定，再进了数剂，如此重症就痊愈了。

曹颖甫当时颇为不解，便问赵云泉如何一剂能救命。赵云泉回答："今年太岁在辰，为湿土司天，现又是长夏之令，连日阴雨绵绵，天人交困，病证多为寒湿证候。可惜如今的医生都不了解五运六气，亦不读《伤寒论·太阴篇》，怎么能把人治好呢？"此话深深刻在曹颖甫脑中，他立志要学好仲景方，认为这样才能救人。

十四、张洵佳，知县御医，江藩宗师

张洵佳，字少泉，又字瑞生，华士镇人。历署河南上蔡、宁陵、陈留知县，勤于任事，重视学道，关爱治下百姓，政绩出色，后升用直隶州知州。

张洵佳为人老实，寡言，谨慎认真，博学精医。慈禧突然重病时，由徐世昌举荐，被急召回京城为慈禧治病，成功治愈。后以医名称著京师，因曾任多地知县被称为"知县御医"。其祖父张麟绂、父张葆鉴、伯父张勉剑，皆因其功被加封奉政大夫。

1895 年张洵佳退归故里，常与二三知己饮酒赋诗，当时之人对他评价较高，因曾为徐世昌塾师，掌教梁丰书院，徐世昌、朱古薇等官员对其尤为推崇。1907 年张洵佳病逝，徐世昌赠以"江藩宗师"匾额。

十五、汪艺香，经方一帖，起死回生

1888 年 11 月，钱锺书的父亲钱基博忽患天花恶疾，因表热壅实，痘疮始终未出，请了数名医师来诊无一起效。数日后已无法起床，脉微欲绝，一派濒死之象。这时有人提出可以找当时锡城医名赫赫的汪艺香，如果连汪艺香都治不好，那就是真的没救了。钱家人闻言，急忙将钱基博平躺着搬至门板上，让家仆抬着去找汪艺香。

来到诊所，汪艺香一看钱基博浑身高热，据说已有数日不退，刚开始还会哭，从昨天开始已经是半昏迷的状态了，什么药都喂不进去。听罢发病的情况，汪艺香随即让仆从去取一面镜子来，将镜子放在钱基博口边，发现钱基博口唇里面仍然有湿润感，心里有底了，对钱家管事的人说："放心，还不算晚，生气还有的，我能治好这个病。"

汪艺香旋即嘱咐人赶紧去抓一服桂枝汤来，又亲自监督煎药。因钱基博已无法直接喂药，汪艺香思考片刻后，先将煮好后的桂枝汤的热气用来湿润钱基博的鼻腔，再利用竹笔管对着口边慢慢一点点给他灌服汤药。如此服药不多时，天花疮口忽然大透，面部、手臂等处也出现了斑丘疹，人随之也苏醒过来。数天后，钱基博的病在汪艺香精心调理下逐渐痊愈了。

十六、李遇良，身怀绝技，施医"天王"

1831 年，李遇良出生在甘肃陇西。因家乡多灾，还经常被山匪袭扰，生活困顿，于是与父亲及族人一起去江南谋生。李遇良身怀治病救人的绝技，沿途不断救治生命垂危的患者。不久李家一行人来到了江宁府，然此时的江宁已被太平天国领袖洪秀全攻下，便来到府上觐见天王。洪秀全问他们一伙人都有哪些本事。李遇良说，自己会治病救人，若天王不信可以找个人，亲自来证实下。于是洪秀全派人带了个患有重病的老人来试验。治疗后当天老者就摆脱往日的颓靡，到了第 3 天病就基本痊愈了。洪秀全立即让李遇良留下来，并提拔他做自己的贴身医官。

跟随洪秀全后，李遇良对照顾天王的身体状况尽心尽责。洪秀全整天忙着处理身边的种种琐事，布局战事，常常疲劳过度，幸而有李遇良的精心照料，才得以保证健康。天王府中如有官员身体欠佳也常让李遇良进行治疗，弟弟李正华也向其学习医术。

太平天国灭亡后，李遇良跟父亲一起前往江阴寻求出路。其靠着妙手回春的本领在江阴树立起了威信，找他求诊的百姓越来越多，其渐渐在当地安家落户。

十七、糜子谟，妙用稻柴，巧治牛毒

糜子谟，与张聿青、汪艺香等龙砂医家同时闻名于锡邑，当时锡城多有传诵"若要出床铺，要请糜子谟"，可见其医术高超。周小农也曾多次称颂糜子谟医术精湛，在同行中甚有威望。

据传某年初夏，四五位乡间老农抬来一位少年求糜子谟诊治。那男孩年约十八，全身浮肿，眼目难张，恶寒发热，无法言语，无法行动，呈半昏迷状态。据说曾在多处求治，皆辞不能。

糜子谟反复询问少年得病过程、平日做何工作、是否受过外伤、饮食起居、个性脾气等，再周身上下审视，但见患者阴茎萎缩，阴束肿大如球。糜子谟沉思片刻，给出治法，请老农们先去找干燥白净的稻柴2斤，全都切成1～2寸长，用铁锅加水煮沸半小时余，然后取出稻柴汤数碗，以汤代水，让病孩喝。然后再加入水，将病孩放入稻柴汤中洗浴，如此这般，连续饮、浴数天。

1周后老农带着少年前来道谢："回去后按糜先生教的方法喝稻柴汤后，小便就增多了。用稻柴汤沐浴后，出汗也增多了。四五天后全身浮肿就消退殆尽，饮食睡觉都正常了。这种治疗方法简单方便，且不费分文，真的很感谢您。但这到底是什么病呀？"

糜子谟回答："这小孩平日里所放的牛是雌性，和牛相处时间长了之后，竟然和牛交媾取乐。牛体不干净，所以性交后牛毒就进入病孩体内，引起病孩周身浮肿发热。稻柴性甘温，有宽中益气、消食利肠、通利经络之效，用稻柴汤饮、浴后，使牛毒有所出路，也就是中医中开鬼门、洁净腑之法。以后小孩生活要谨慎，不然毒深了就难治了。"病孩听罢，面有愧色，俯首称谢。

十八、薛福辰，慈禧御赐，"职业修明"

薛福辰为清末外交官薛福成之长兄，为官之余，醉心医术，诊治疾病，疗效显著。

1880 年慈禧太后患重病，下诏遍征名医，薛福辰由李鸿章等人保荐进京。当时各省保荐人员，经由内务府及太医院考核，再由东、西太后面试，直接为慈禧太后诊病治疗的医生有 8 位之多，加上原太医院院使、院判等人，最多时分成 4 个小组轮流请脉，然后会议，拟立处方。经过这些方式持续考察了几个月时间，最终留下了薛福辰、曲阳知县汪守正和孟河名医马文植 3 人，其他医生则奉旨均回原省。

此后很长一段时间，这三人和太医院医生逐日轮流给慈禧太后请脉、拟方。薛福辰生性耿直，对一些御医怕担责任、喜开"太平方"的做法很反感，每制定一个方子，都要苦思良久，并不惜与诸医争辩，"必得当乃已"。有时因辩论之声太大，连慈禧太后都听到了他们的争执，还曾对身边人笑称薛福辰过于憨直，但也因此对薛福辰更为看重。

薛氏认为慈禧太后的病虽然虚实互见，十分复杂，但总以疏通补养为主，其所拟处方常被采用，收效显著，在诸医中"担荷独巨"，为汪守正、马文植所服膺。据《清宫医案》记载，薛氏诊脉次数为外来征医之最，很受太后赏识，屡次受赏。

1881 年慈禧太后病情基本缓解，粗报大安，由于薛福辰功劳最大，慈禧太后下令赐御宝云龙福寿字和"职业修明"匾额，同时赐貂裘、蟒玉、珠串等。

1882 年慈禧病体痊愈，报万安，遂下诏，加赏薛福辰头品顶戴，又调补直隶永通道。是年除夕，慈禧特赏赐紫蟒袍、玉带钩，又赐福寿字及黄辫荷包，并赐宴体元殿，长春宫听戏，西厂子观灯，还单独召见薛福辰，称其"薛先生"，将其移官直隶，也是为了便于随时宣召。

从《清宫医案》中可以发现，1883 年、1887 年都有薛福辰为慈禧太后治病的记载，作为"不以医业"为生的官员，能以"御医"身份长期行走宫中，可见其医术之精。

十九、过铸，断指辑书，攻克疔症

过铸自幼习内科，稍年长因遭兵乱，避难江北，在泰州行医多年，复归乡里。因其右手食指早年曾患疔症，向数名外科名医求治，用药无数，针刺药灸，贴膏熏蒸，均未见好转，苦不堪言，终致右手食指残废。然数年后右手中指又患疔症，过铸惧指再废，认为靠他人确实无法治疗此难症险症，决心亲自治疗，观古人医籍之余，还到处搜求各类治疗秘方，即使走方郎中之说也收录，并在自己手指上亲自试验。功夫不负有心人，终自治痊愈。又经过数十年的刻苦钻研，成为一代治疗大家，治愈者数千，名重锡地，很多外地患者也慕名前来。

过氏深感疔症实乃难治之险症，且自古以来未有专书论述，故选取平日经验用方，详述辨证用药、外敷内治诸法，撰写《治疗汇要》2 册，以求为后人治疗疔症提供参考。

二十、柳宝诒，弃仕从医，创致和堂

柳宝诒 1865 年在江阴院试中考中秀才第一名。1885 年以"优贡"被选入京，后又通过殿试，试用为正红旗官学教习，钦加五品衔。教习之余，柳宝诒潜心研究医学，访求名医，精研医书，由儒入医，儒以医显，尤在温热病治疗方面颇有心得。士大夫有病求治，往往妙手成春，常收神效，在京城名噪一时。后由于目睹清政府的腐败无能，柳宝诒决定弃仕回乡，回到家乡江阴周庄镇，一心钻研医道技术，热心于治病救人。

柳宝诒总觉得在江阴小镇购买道地药物很不方便，加上药店炮制草率，即便有良方，也难以配到好药，十分影响疗效，往往会贻误医治的最佳时机，1890 年便在周庄镇开设"柳致和堂药店"。"致和"是致力于医，饮之太和的意思，亲撰《致和堂跋》时写道："万物所籍，以生养者，太和元气也，天时人事或失其和，则病矣。医药者，将以调其不和者，俾得致其和也。导其和惟药之功，违者和即药之过，然则选药之精，制药之宜，所以呈致和之功能者，致和借以自勖，并以勉诸同志云。"

柳宝诒存心济世，普救病患，根据多年的诊治经验，制成一些丸散膏丹，让患者按症服用，疗效显著。以秘方制成的柳氏圣济大活络丹、参茸卫生丸、保赤金丹、柳氏半夏等尤有功效，这些丸丹声名远播，有的不顾路途遥远，前来求医问药。4 年后，柳宝诒又在江阴城中大街开设"柳致和堂分店"，并将各方中药的炮制、配伍、治病之理逐方解释，汇编成《柳致和堂丸散膏丹释义》一书，以木刻版印行。当时，在中医药界流传"北有同仁堂，南有胡庆余堂，中有致和堂"的说法。

二十一、张聿青，"师竹"学医，荡口治疫

1. 未及弱冠，随父出诊

1862 年，张聿青父亲张甫崖举家迁居无锡，因张父医名素重，就诊者闻名踵至，络绎不绝。张聿青也侍侧诊疾，跬步不离。

1863 年 2 月的某天清晨，张家门前突然来了很多人马，要求见张甫崖。有军士指着马背上头戴黄巾的人说道："这是太平军监军花大人，奉守城主将济天义老大人之命，要张副爷进城，有公文在此。"

张甫崖告别家眷正欲乘船前去，张聿青也坚决要随父一同前往。张父不许，张聿青便紧追船尾不舍，不得已，张父只得让其上船。

进了主将居住之所后，整个屋子修葺得和王宫一般，还有侍卫数百人，环立门外。只见那主将裹绣黄巾，披大红小袖棉袍，绣团龙袍，足登大红盘龙鞋，底厚两三寸。主将说道："张副爷，你是好官，不要害怕，我要保举你一下，这个是你儿子么？"张父点头。主将又说："好，好，好！这儿子很孝顺。倘我叫你来是要杀你，这个儿子也性命难保，他这么坚定要跟着你走，是一个不怕死的孝子。你好大福气。你看我的脉，我有何病？"

张甫崖静视良久道："心脉洪大，肝脉弦，肾脉涩，就脉论证，当是不寐。"主将又说："咦！脉气内真看得出病么？只要你开方救度了我，我至天王前保你做义安之职。"

随后，张父为其疏方以治，过了 5 日，主将的病就痊愈了，又急忙召见张甫崖，让他给其他十几名将士看病，均是几服药下去就能见好。张甫崖每次给将士看病，张聿青均侍奉其左右，或为转方，或为试诊，年龄虽未及弱冠，但始终毫无惧色。

2. 因瘫学医，荡口治疫

张聿青从小继承家学，并读书应考。同治年间，赴江阴考试，却因号舍低湿而得两足瘫痪，后便放弃科举，锐志攻医，题其书斋名"师竹"。自此闭门读书 1 年多，以《伤寒论》《金匮要略》为宗，又取刘、李、朱、薛诸家的书来参考。因此论病处方变化多端，不株守一家之言。

1864 年，张聿青正居无锡荡口镇，春夏之间，疫病流行，人民多患霍乱，尸骸枕野。张甫崖诊治不遑，每日披星戴月，却也不幸染病，卧床不起，只得让张聿青代替出诊。10 余天后，张甫崖病重离世，张聿青来不及悲伤，继续坚持每天为患者治疗。因医术高明，不逊其父，虽尚年幼，但人皆折服。此次荡口大疫，因张聿青之功，活人无算。

张聿青后居无锡数年，医声渐传，因治病必探其本，故常常奏效。对贫穷患者不要一钱报酬，数百里间，造访求医者接踵而至。

二十二、方仁渊，自撰挽联，再世为医

方仁渊 1906 年完成了《倚云轩医话》3 卷，当时已是 63 岁花甲之龄，自感精神衰老，但古今医籍尚未尽观，临证诊疗对某些疾患仍不能拿稳，医业不能再进一步，只愿来世仍能再为医士。

> "可怜身入红尘，苦辛历尽，志未成，学医未济世，安贫行我素，不学仙，不倭佛，惟望将来再为医生。从此魂归碧落，色相皆空，登山可御见，玩水可乘云，壮志尽消磨，生无怨，死无恨，尚留空愿负于后人。"

数日后方仁渊对此联又作修改，尾于引言之后："读书不为世用，学医未尽济人，碌碌人寰，不学仙，不倭佛，惟愿来生再为医士。遇事不敢骄矜，立身惟求愈恭，茫茫无壤，生无怨，死无憾，要留耕地付于后人。"

此前后可为独立的两首挽联，是方仁渊的明志，亦是他著述的缘起。

二十三、严康甫，创办学社，嘉惠后学

严恩锡，字康甫，其书斋名曰蔗厂。自幼好学能问，稍长习医，不知其

师名。其岳丈黄某精于医，富藏书，严康甫故能博览群籍，时蒙教诲，实受其岳丈之助益良多。后悬壶于锡城，常坐肩舆出诊，因善用大黄攻积滞，所用剂量少则 15 克、多则 30 克不等，故有"严大黄"之称。

1922 年秋，严康甫与沈奉江、华世孚、邓季芳等人组织成立无锡中医友谊会。1923 年该会创办《医钟》月刊，严康甫、张亮生、沈奉江、张砚芬、顾旭泉 5 人为名誉编辑，后又与沈葆三、华实孚任编辑主任。《医钟》前后共发行 36 期，每期都有严康甫讲解材料，内容涵盖阴阳、气血、暑、疫等诸多方面，共有 15000 余言。

1927 年 2 月，在原无锡中医友谊会的基础上成立了无锡中医讲习所。严康甫与沈葆三、华实孚 3 人任讲习所所长，严氏兼任《难经》《金匮要略》两书讲师。此时严氏已 75 岁高龄，但仍为无锡中医事业尽自己最后一份力，不辞辛苦，嘉惠后学，鞠躬尽瘁，实为难得。

二十四、邓星伯，治愈督军，拒收婢女

邓星伯行医 50 余年，为人诚恳正直，重名节，摒虚荣，十分注重医德。1920 年前后，山东督军田中玉因官场应酬繁忙，用心过度，平素又喜烟酒，酒湿生痰，突发中风，左手足屈伸不利，后又动内风，陡然舌强难语，一度神识昏糊，甚则小便不禁。邓星伯被邀请为其治病，见其形体魁梧，肥胖有加，左脉象滑大，右部带数，两尺不耐重按，诊为中风无疑，病情危笃。

为防有汗脱之变，急拟平肝息风、宣痹化痰之法，用白蒺藜、明天麻、钩藤、天竺黄、陈胆星、郁金、茯苓、茯神、九节菖蒲、石决明、黑山栀、制半夏、竹二青，煎汤汁进服。另用猪牙皂、蝎尾、真玳瑁、青礞石、白明矾、九节菖蒲，研末，用竹沥调和，每日服四分，开水过下。药后不日，神识稍稍转清。后又原方加海浮石、蛤壳、滁菊、全瓜蒌、风化硝、通草，再服。神识已清，并可以对答言语。第三次复诊，见其肝火尚旺，中焦气闷未舒，舌苔后根带灰，咳痰黏腻，小便依然不能控制，便再拟平肝息风、清化痰火法，更方继用。如是三旬即愈，田中玉大喜，赞邓星伯是救命菩萨。

田督军十分感谢他，临行前硬要赐一年轻貌美婢女给邓星伯作侍妾，且传话不得抗命，否则就是瞧不起他。邓星伯恐其纠缠，难以脱身，无奈之下，

只好勉强点头应允，收作义女，留在身边当侍奉。

归途中，邓星伯通过询问，得知此女原籍淮阴，是因家贫才被卖到山东为婢女。邓氏十分可怜此女不幸遭遇，随即取道江北，将婢女送还给其父母，并赠予银两接济，嘱咐她可另择伴侣。此等义举也成为一时美谈，流传于世。

二十五、金兰升，投诗拜艺，"柳"下听莺

金兰升，名清桂，晚年号冬青老人。家族世代攻读诗文，其为人仗义豪爽，能诗文，擅书画、金石。天生聪颖，所作诗文颇有奇气，初时研习科举，但不愿受八股文限制，连续几年考试都名落孙山。二十三岁那年，金兰升向父母表述了学医救人的决心，父亲见儿子决心已定，表示同意。当时金兰升一心想拜名医为师，托人到龙砂名医柳宝诒门上说情，可柳宝诒老先生不想收徒，以年老体弱推辞，但金兰升一意坚持。

于是他摸清了柳宝诒的嗜好——喜欢到江阴城外一个茶馆里喝茶，便作了一首诗，偷偷放在柳宝诒常坐的茶桌上。柳宝诒来到茶馆，刚一坐下，见桌上有写给自己的一封信，拆开一看，是一首五言律诗："郭外闲游眺，春风乐送迎。得时花作态，在野草无名。旧事空惆怅，新诗写性情。欲消尘俗虑，柳下独听莺。"柳先生阅罢，不禁轻拍桌子，道："真奇才也！"于是，马上回了一封信，表示愿意收金兰升为徒。

学徒期间，金兰升在柳宝诒悉心传授下，一面研究《黄帝内经》《难经》《金匮要略》等经典，一面学习后世诸家之精华，医技医德都有了长足进步。数年后出师，在金家村为乡亲治病，声名益盛。

后来金兰升还将自己记录的柳宝诒临证医案 150 余则，汇集成《惜余医案》一书。

二十六、章治康，疡科圣手，折服"西"医

1. 名震沪上

在无锡行医多年后，章治康决定要闯荡上海。初到上海，章治康首先选择从北苏州河老闸桥开始发展。当时沿着北苏州河两岸都是铁行，且老板都姓荣，是无锡当时"棉纱大王""面粉大王"荣德生的本族。在老闸桥旁边

有一家玉茗楼茶馆，一天到晚聚集着很多当时在上海谋生的无锡人。

当时，玉茗楼主要有三个方面的功能：一是无锡人的同乡会，二是锡邑航运联络站，三是通向黄浦江大型拖驳船的发运处。章治康初到上海，人生地不熟，希望通过接触同乡会，能在上海站稳脚跟。同时此处还能托运药材，当时上海中药材品种齐全，价格适宜，而这里的航运托运站，能将在上海采购的药材运往无锡，加工为成药后再运回上海。很快，在上海的无锡人都知道有位医术高明且专治外科疮疡的医师，即时人称之能治愈"骨癌症"等难治病的中医外科大夫章治康。

章治康成功治愈青帮大佬黄金荣，使他在上海名声更盛。据传，黄金荣脑后风池穴处长了一个有头疽，当时很多人得了这种病，后果是烂穿颈椎骨，导致人头落地，所以又称落头疽。从当时西医的角度来说，必须动手术切除，一般在手上就锯手，在腿上就锯腿，在脑后的则无法可救。这对于当时有钱有势的黄金荣来说自然是不可接受的，所以就让手下的小弟到处打听，有没有名医可以治疗这种恶疾。

不多时就有小弟在玉茗楼茶馆打听到了消息，"从无锡来的有一个大名鼎鼎的章治康，此人医术高明，可以不用手术不锯头，就能治好黄金荣的病"。黄金荣赶紧派人去请。果然章治康三法并进，内外同治，不出 3 个月，就完全治愈了黄金荣的有头疽。从此章治康在上海滩更是美名远扬，为章氏外科后续在上海开枝散叶奠定了坚实的基础。

2. 排脓保肢

1906 年受美国圣公会派遣，美国人李克乐以医药传教士身份携妻来华。次年抵达无锡欲筹建医院。先在百岁坊巷租房行医，因治法新颖、疗效明显，名闻一时。1908 年普仁诊所于二下塘正式成立，后改称"圣安德烈医院"，又称"普仁医院"。李克乐任院长。1913 年普仁医院建立手术室，李克乐为外科负责人，是无锡地区最早开展西医外科手术的医师之一。

1912 年一名患腿部坏疽的患者，求诊于普仁医院院长李克乐。李克乐经过仔细研究，认为该病需做截肢手术，患者不愿，果断拒绝。3 个月后，等到李克乐再次见到患者时，患者腿疾已经愈合，这让他万分惊讶，急忙追问患者治疗经过。这才知道原来是患者出院后去找了无锡外科名医章治康，章氏用排脓法对患处进行治疗，不到一个月就取得显效。

李克乐听此经历，震惊于章治康高明的医术，决定按照中国人的传统，请人做了一块横匾，并亲自带着乐队，一路吹打，送到章治康诊所，以表敬意。两人遂成莫逆之交，后来还经常切磋医术。

二十七、曹颖甫，傲骨如梅，实验经方

1. 因病立志

1892 年，25 岁的曹颖甫跟随表哥陈尚白夫妇坐船前往南京赶考。赶考途中，正值酷暑，骄阳似火，船到镇江上岸后，曹颖甫就病倒了，高烧不退。请当地医师看诊后，虽服药数日，病情却越来越重，整日恶寒高热，大汗不止。

为了能顺利赶考，表哥照顾着曹颖甫，坚持乘船前往南京。但到南京后曹颖甫就彻底卧床不起了，此时离进场考试只有 3 天，日益加重的病情，更添尿血一症，曹颖甫不觉心灰意冷。

就在此时，曹颖甫的姻丈陈葆厚也来南京赴试，其颇通医术。在给曹颖甫详细看诊之后，外出购回 3 大瓶荷叶露和几个梨子。陈葆厚让曹颖甫先喝荷叶露，又吃了几个梨。随后亲自煎药，又喂曹颖甫喝了一大碗。曹颖甫服药后直觉轻松许多，一觉好睡，醒来时头已经不痛了。陈葆厚又喂曹颖甫喝了一大碗药，遂倦然入睡，醒后全身都开始出汗，甚至身上的衣服、被褥全都湿透。

曹颖甫自觉病情明显好转，腹中有饥饿感，一口气喝了数碗小米粥，然后又一觉睡到天亮，再次醒来时感觉身体已经完全好了。于是抖擞精神，步入考场，连续考试数日，身体也未出现不适。

考完后曹颖甫才知道，陈葆厚是将《金匮要略》中所载的"白虎加桂枝汤"进行加减，处方仅用了桂枝、石膏两味药，就治愈了曹颖甫的重症。

这段亲身经历使得曹颖甫对于经方的神奇疗效深信不疑，也因此下定决心要学好经方，治病救人。

2. 卖诗行医

曹颖甫出身于书香世家，幼时过继给伯父曹秉生。曹秉生精通中医，家

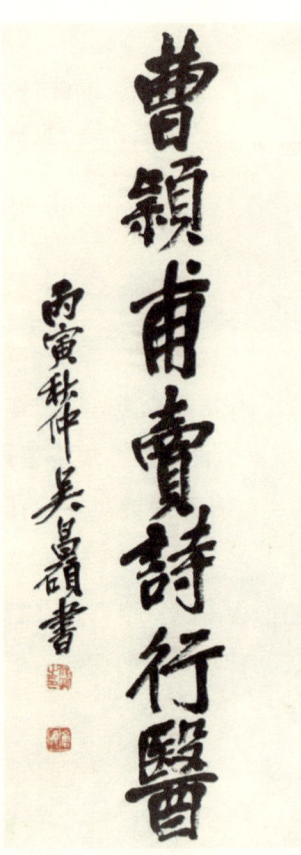

吴昌硕书法作品《曹颖甫
卖诗行医》

人患疾，均自行处方医治，故曹颖甫自幼耳濡目染，喜读医书。学成之后，因其临床善用经方，疗效显著，治病常常一剂知、二剂愈，故被时人赞誉为"曹一帖"。

曹颖甫为人治病不计报酬，遇富人不一定出诊，遇贫寒患者则免费施药，甚至将患者接至家中护理救治，但也因此常常入不敷出。

耗尽家财后，因其字画功底出众，颇受当地人喜爱，故在诊余经常靠卖字画以资家用。为此，书画家吴昌硕特意写了一幅字《曹颖甫卖诗行医》来赞扬曹颖甫的高尚医德，并赠予曹颖甫一首五言诗："诗逋文字瘥，愁抱孝廉心。雨雪寒如此，乾坤喘不任。谭瀛杯变海，颂寿发胜簪。三乐侪荣启，摊书当抚琴。"

3. 怒斥日寇

"八一三事变"后，上海沦陷，曹颖甫离沪返江阴故居避难。不久后，江阴也沦陷，日军肆虐城中。日军为维护地方治安，要找一位有名望的人，来担任维持会会长。当时曹颖甫的家族，认为这能给自家谋得私利，毕竟"朝里有官好办事"，也可以少受一点鬼子的欺凌，所以就推荐了曹颖甫担任维持会会长。然而铮铮铁骨的曹颖甫却立即一口拒绝，并且愤怒地说："我曹颖甫坚决不做汉奸！"

12月的一天，曹颖甫隔壁杨家的女佣被几个日本军人追赶，从后门跑进了曹颖甫家后院。已是古稀之年的曹颖甫正穿着老式棉袄坐在办公桌前看书，虽面庞消瘦，须眉皆白，见此情形，当即上前阻挡，并大骂日寇为"衣冠禽兽，无耻之徒"。邻居闻声赶来，力劝曹颖甫"莫吃眼前亏"，让他们走开就算啦。但曹颖甫怒不可遏，还是边骂边唱"浪花三尺学磨剑，奸虏老翁莫偷安"，意气昂扬，毫无惧色。惨遭日寇刀戳杀戮，2天后气绝身亡，时年70

岁。忠义，气节，在曹颖甫身上体现得淋漓尽致。

二十八、朱少鸿，以"鬼"喻"邪"，巧释病因

朱少鸿医术高明，很多垂危患者经其诊治后往往霍然向愈，甚有"捉鬼"一说。

据传，江阴璜塘乡下有一人突然高热昏迷，家属十分迷信，认为患者昏迷不醒是因为有鬼附身，于是请来道士为其作法驱鬼。但病情始终未见好转，反而越来越重，家属已经开始为其准备后事了。这时有人请来了朱少鸿，当朱少鸿傍晚赶到病家时，里里外外很多人在围观。家属一听朱少鸿是远近闻名的神医，就半信半疑让他来诊治。

只见那患者神色惨白，呼吸微弱，脉搏低沉，已奄奄一息。家属问朱少鸿："还能治好吗？"朱少鸿笑着回答："他身上有五个'鬼'，我将他们都捉出来就会好的。"当即开了一剂中药给患者服下。当天半夜之后，患者就排出了五枚坚硬的粪块，高热随即退去，神志也清醒了。朱少鸿指了指说："这就是他身上的五个鬼。"附近的群众都对朱少鸿的医术敬佩不已，朱少鸿"捉鬼"的故事，至今也是一段美谈佳话。

二十九、朱云亭，留灯示医，胸存太和

1. "兴半夜"夜间出诊

朱云亭，讳号正元，小字兴宝，乡里人称"兴先生"。幼年即向八士桥过翰溪学医，与吴葆仁之女结亲后，结识了叔丈人吴葆三老医师。从此向叔丈人继续学医深造，朝夕诵读各类中医典籍，包括《内经知要》《本草便读》《温疫论》《伤寒来苏集》等，勤读4年余，于1897年正式在乡间开业行医，专为乡村农民治病。

朱氏在乡间行医30余年，贫病不计，乐善好施，出诊夜以继日，每到半夜方归，常年如此，故又有"兴半夜"之称。他夜晚出诊全仗步行，乡间民房分散，不易查询，就关照病家："过十点钟以后，不要等我，可去睡觉。只需在房间点上一盏灯，我凭此为标记，就不会摸错门了。"

朱氏处处为患者着想，每年锡邑三皇街举办施诊，必往义诊，遇贫病者

经常给予资助。热心公益，助人为乐，常为乡里排难解纷，为地方造福，深受乡民爱戴。

2. 胸有太和

朱云亭因由儒而医，故人称"儒医"，行医50余载，名扬锡邑，熟谙内经、难经，精通伤寒、金匮，对湿温、痢疾、痹疟、血证都很专长，又擅妇科。

朱云亭早年即与严康甫、邓星伯、赵仲平、龚锡春、陆仲威等时常切磋医学，相互交流，取长补短，交谊深厚，因而博采众长，融会贯通。平素最喜阅览古今诸家医案，尤其是张聿青医案、叶天士医案、王旭高医案和汪艺香医案，令他爱不释手。晚年则常研究丁甘仁、施今墨医案，精益求精，好学不倦，经常教导门人说："一勤天下无难事，百忍胸中有太和。凡读书要有恒心，方能有成，否则一曝十寒，终归泡影，尔等当勤学勿懈。"

3. "以猪报鸡"

朱云亭"以猪报鸡"的故事亦多为人称道。据传乡人马某，新婚半月，突发壮热，头痛无汗，渴喜热饮，请朱氏来诊。详询病史后，诊断为房帏不慎，致寒入少阴，属"夹阴伤寒"，内服麻黄附子细辛汤，外用白鸽热敷脐部，马某半天即汗出身和，通体舒适。马家人十分感谢，送朱氏一只母鸡，朱氏推辞不掉，只好收下。但总觉不安，回家后特派家人送上小猪一只，以作回报。

三十、丁福保，嗜书如命，手抄书目

丁福保7岁入家塾读书，13岁始听长兄丁宝书讲解经史诗赋，逐渐对历史典籍产生兴趣。1894年应聘至无锡著名藏书家廉泉家当家庭教师，廉家藏书数量之大给丁福保留下了深刻的印象，从此立志藏书事业，但当时因家境贫寒，只能购买一些通行本和石印本，都珍藏在无锡连元街宅中。

1年后丁福保有幸进入江阴南菁书院进修。书院中藏书量十分庞大，据《畴隐居士自订年谱》中载，"如入二酉之岩，适五都之市，可以荡目邀魂，披发吾十年聋瞽，狂喜无已"，于是丁福保决定手抄书院所有藏书的名目，并暗暗发誓"如果哪一天我能富裕起来，一定要按照这册书目将它们一本本全部买下来收藏"。

后来丁福保入苏州东吴大学攻读化学，又随赵元益习医，广泛阅读各科书籍。1909 年被派往日本考察医学，在日本找到了国内早已亡佚的唐代典籍，陆续将 70 余本日本翻译的西方医疗图书逐一翻译成中文，最后统称为《丁氏医学丛书》。

丁福保一生都与书结缘，收藏、刊刻、出版，常年手不释卷。移居上海后，逐渐富裕一点，能从估客那里买到一些旧本，每每得到一本书，都十分欣喜，读到深夜都不忍释手。随着家境逐渐好转，丁福保开始收藏一些原版书，甚至是原版书中的初印本，初印本也讲究要买品相好的。买到一本好书，"每于甲夜迭取精刻墨本，置诸几案，时时开卷读之，寻绎其趣，如嚼谏果，待回甘而味益隽永"。而在南菁书院手抄的那本藏书名目，最后也真的如其所愿，全部买回来珍藏，终成一代藏书大家。

三十一、薛文元，出身寒门，桃李天下

薛文元因家贫，入药肆为学徒。在药店繁忙的工作之余，对药物形态之鉴别，药性寒温之差异，炮制及配伍规律，无不潜心研习。有来配药者，必询问患者之病源，根据处方，查阅方书，探讨医家用药之旨。如有不明，则求教于坐堂医师，日积月累，研习既多，对医药初通。

当时龙砂名医柳宝诒擅长治温病，医名大噪。薛氏久闻其名，并在药店中反复研究病家送来的柳氏处方。只因家贫力薄，不敢登门拜师。柳宝诒知道此事后，甚为嘉许，遂收薛为学生。薛氏认真攻读《素问》《灵枢》《难经》《伤寒论》《金匮要略》诸经典，旁及《巢氏病源》《千金要方》《外台秘要》，并金元明清诸家学说。在众弟子中，唯薛氏学绩最佳，柳宝诒常在诊余为其剖析经义，推阐各家辨证论治之秘，并复示运用医门八纲及汗吐下八法之旨，薛氏从师数年，进益日深。

薛文元学成后至沪上，先为人做账房为生，余暇则为人治病，每获良效。后受聘为虹口三新纱厂厂医，南市果育堂、新闸广仁堂等也先后礼聘他主持医务。等到名声打响后，薛氏开始自己创办医馆，来诊者纷纭。

1929 年，反动政府提议废止中医，薛氏针锋相对，集合同道，竭力抗

争，事后深感欲振兴中医事业，莫过于优先育人。特别是近代西学东渐，在一些人中，民族虚无主义盛行。为了继承和弘扬中医学术，必须一改中医世代师徒承授的传统传业方式，而代之以正规的学院教育。由于薛氏的学识和在医界的声望，他被推选为中国医学院院长，整饬院务，严定章程，修编教材，教育质量不断提高。其历届毕业生中，人才辈出，全国各地及南洋一带，皆有院中同学执业其间，其门人有盛心如、朱良春、颜德馨、梁乃津、何志雄、陆芝青、董漱六等名医。薛氏的卓越活动，使他成为近代中医教育界的先驱人物之一。

三十二、张再梁，"神针张仙"，针到病除

张再梁针术高超，且善于变化，每遇宿疾沉疴，几经针治，重者减轻，轻症即愈，故有"神针张仙"美称。

据现存史料记载，沪上曾有一女子身体素亏，天癸净后数日突发崩漏，血流不止，其父延请中、西名医多人调治竟无一效。因崩漏日久，女子只可蜷卧在床，气息奄奄。这时有人介绍无锡有一"神针张仙"正在上海出诊，有针到病除之术，毫无药石之苦。其父赶忙派人去请。张再梁随到随针，果然病症也是随针随除，不一会血就止住了。在张再梁的调理下，女子身体逐渐康复，其父为感谢张氏金针之术，多次在报纸上刊登鸣谢。

另有一华侨突患肾绞痛，来诊时面色苍白，四肢厥逆，冷汗如注。自诉腰肋少腹剧痛，小便不爽，既往有尿道结石病史。张再梁宗《灵枢·九针十二原》中"五脏有疾也，应出十二原"的思想，先泻肾之原穴太溪，继补肾经穴复溜，取止汗而利水道之义。因腰肋、少腹为肝脉所循之处，辨证为实证，故泻肝经荥穴行间，针后患者当下诸症缓解，隔日遣人告知张氏，尿中已排出小石子及砂粒状物，病情明显好转。

此针刺治疗肾绞痛案后传至西欧各国，诸医都震惊不已。后来因其在针灸界的国际声望，国际金针学术年会在巴黎举办时，还特意给张再梁寄来了年会请柬和刊物，邀其参加，惜未成行。

三十三、陈邦贤，拜师丁门，医史奠基

陈邦贤，字冶愚、也愚，晚年自号红杏老人，江苏镇江人。1909 年丁福保受派至日本考察医学，收获颇丰，回国后译述出版了《西洋医学史》一书。在书中反复强调了医学史的重要性："盖吾人现有之知识，绝非尽得诸自身之经验，其大部分得诸过去几千年之古人……故医学之医史的知识，实为必需之学问。"此思想影响了陈邦贤的一生。

1910 年丁福保在上海成立中西医研究会，以研究和交流中西医学、振兴中国医学为宗旨，并创办《中西医学报》。同年 10 月，陈邦贤便在《中西医学报》上发表了第一篇自己关于医史研究的文章《刘完素》。1911 年陈邦贤经过多番考量，决心投书拜师，遂考入上海中日医学校，深得校长丁福保的器重。

结业后，陈邦贤留校工作，协助丁师编写医学书籍。在丁福保的影响下，陈邦贤接触了很多西医著作，继而萌生了专攻医史之志。1912 年开始着手撰写《中国医学史》一书，1919 年完成。此书为中国第一部医学编年体史专著。

1945 年，陈邦贤首次提出了"医史学"这一概念，并将医史学和医学史的异同作出了清晰的说明。1955 年任卫生部中医研究院医史研究室副主任，为国家培养了一大批医学史的研究人员。

在丁福保的影响下，陈邦贤不仅开拓了中国医学通史的研究，并且提出了发展中国医学史的努力方向，成为中国医学史的奠基人与开拓者。

三十四、朱莘农，巧治阿炳，送三味丸

1949 年春，著名的民间二胡演奏家阿炳突患伤风重病，咳嗽频频，高热不退，已无法再替人代修乐器以维持生活，甚至到了吃尽当光的地步。在此几乎山穷水尽的时候，呆头朱茂村来了，阿炳妻子董彩娣就把阿炳的病情一一告诉了朱茂村，朱茂村听罢，即说道："阿炳师父的病，有人会医，而且这个医生就住在附近，我现在就去请他，他一定会来。"阿炳叹了口气："请他出诊，不是要诊费吗？我的病是不会医好的了，不要去请医生了。"朱茂村

摇了摇头说："诊费我有，买药的钱我也有。这位医师一定会看好你的病的。"

阿炳不禁问道："这位医生叫什么名字?"呆头答道："他叫朱莘农，人人都叫他'乌鹊转世'。"阿炳虽病重，听了乌鹊两字，不觉笑了起来，说道："是'扁鹊转世'。朱莘农先生，我知道，他是江阴县的世代名医，人人称他朱仙人。而且好医德，还施药哩，你去请吧。他住在大桥下江阴巷，江阴人住在江阴巷也是巧事。"

呆头朱茂村听了，转身奔出门去了。不多时，果然将朱莘农请来了。只见朱莘农此时已年逾古稀，但仍精神矍铄，银须鹤发，真有点仙风道骨，后面还跟着两个学生。

朱莘农来到阿炳的病榻前，董彩娣掇了一张角牌凳给他坐。朱莘农说道："我久闻名华师父拉得一手好二胡，自己编的《二泉映月》曲子，你在工运桥拉，我在江阴巷也听得到。"阿炳疑道："哪会送得这样远?"朱莘农说道："火车不叫，行人不多，你在晚上十点钟左右拉，我是听得很清楚的，听得我陶醉。"凭这几句话，阿炳就觉得自己的病情好多了。

朱莘农旋即看了看阿炳气色，又细细观察阿炳吐出的痰，问了几个病情的问题，阿炳都一一告知朱莘农，朱莘农不断点头，转而耐心切了阿炳的脉，凝思一番问道："别的医生来看过了没有?"董彩娣摇了摇头，"没有，我们哪有钱请医生，只能硬挺。"朱莘农笑了笑，回答："华师父，你尽可放宽心，按时服药，一定会痊愈的。但是这病，来似箭，去如线，不要心急，得慢慢来。"然后吩咐自己背药包的学生将背着的青囊解开，拿出一百颗三味丸。该生遵命，从青囊里取出了后，包得稳稳当当递给了朱莘农。

朱莘农转头对阿炳和董彩娣说道："这里有一百颗三味丸，一天吃二十颗，分两次服下，五天以后，我再来转方。这三味丸的主药是姜半夏、杏仁、川贝母，里面还有蛇胆。你们自己再到大吉春药材店去买五钱化橘红，分十次泡茶喝，可以泡三次，口渴就喝几口，病是会痊愈的。但要忌口，千万碰不得鱼、肉荤腥。"呆头朱茂村插口道："我去王兴记买碗馄饨给阿炳师父吃，总没关系吧。"朱莘农摇了摇头："王兴记馄饨里的馅芯，有鲜肉，有虾仁，碰也碰不得。你这个呆头快到五十岁了，还是这样呆。"

呆头点了点头，转头又问："朱先生需收多少诊金？"朱莘农回答："一分诊金也不要，一百颗三味丸就奉送给华师父了。"朱茂村不禁感叹道："您真是菩萨转世的大善人呢！"听从朱莘农的建议，又服了三味丸，阿炳果然病情减轻，不日就痊愈了。

三十五、黄氏喉科，响声秘丸，献方救厂

无锡黄氏喉科始于清康熙年间，而"黄氏响声丸"脱胎于黄氏家传秘方"响声方"。一开始"响声丸"只是由无锡市中医医院制剂室依据黄莘农的药方和炮制方法，制成药品提供给来院就诊的患者服用，每每能收到满意的疗效。20 世纪 80 年代初，由于市场发生了很大变化，无锡市中药厂作为一家国有企业，缺乏自制的拳头产品，渐渐陷入困境，便几次三番找到黄莘农请他帮忙，希望能拿到"响声丸"的秘方。

黄莘农沉思了数个月，最后终于决定无偿把"响声丸"的药方献出来，甚至为了让药品顺利通过鉴定，还做了大量的具体工作，包括联系医院、整理医案等。

不久，无锡市中药厂根据黄莘农提供的方子，生产出了合格的药品，并命名为"黄氏响声丸"。"黄氏响声丸"自 1985 年投放市场后，以其疗效独特、显效快、质量好的优点，畅销各地，获得了良好的反响，工厂的经济效益也显著提升。也正是因为这样，有人说是"一张方子救活了一爿厂"。

三十六、巫君玉，冯老其庸，伯牙子期

巫君玉与红学大家冯其庸是无锡同乡，两人相识于 1955 年。据冯其庸回忆，与巫君玉相识时，他已是名医，还常常被中医同道称赞其脉案好，常听人说只要巫君玉一搭上脉，就能对患者病情了如指掌。后来自己也经常找他看病，往往是手到病除，三服药吃两服就见效。熟络之后，冯其庸就经常向巫君玉请教《红楼梦》中有关医药方面的问题。

1966 年巫君玉因故回到无锡，冯其庸心里就一直挂念他，后来听说巫君玉可能遭遇了不幸，还始终盼望着奇迹的出现。1971 年冯其庸路过无锡，当时已经买好了回北京的车票，午饭后正要上车的时候，忽然听到了疑似巫君

玉的消息，立刻让亲戚去退火车票，驱车前往东绛。经过不少周折，这对5年未见的老友终于相见，两人激动地抱在了一起。冯其庸为此还写了一首诗赠予巫君玉："蓟门风雨与君同，湖海十年西复东。谣诼曾挥旧交泪，短笺每忆故人风。堂堂应向天涯在，落落何妨一壶中。细雨布帆彭泽路，五湖烟水恰相逢。"

1995年当巫君玉的著作《瓣杏医谈》即将出版时，冯其庸亲自为其作序，并赠诗一首："已是杏林第一俦，吟诗又见月当头。平生风味陶彭泽，雨暴风狂立乱流。"

巫君玉临终前，冯其庸来看望他，巫君玉只对自己的这位挚友说了两句话，先是嘱咐冯其庸"不要感冒"，然后又说"中医问题看来是个哲学问题"。两位大家几十年的真挚友情也着实令人动容。

第三节 龙砂医派历史遗迹

龙砂医派历史遗迹主要包括龙砂医家故居、墓址、遗物等。经大量文史资料整理搜寻及实地走访，目前收集到了部分具有代表性的龙砂医派历史遗迹，条陈于下。

一、故居

1. 许叔微故居梅梁小隐

许叔微故居梅梁小隐位于无锡市滨湖区马迹山檀溪村东麓。原有建筑 30 余间，由于年代久远，现仅存一进二院，1982 年由无锡市政府进行了修缮，1983 年 11 月由无锡市人民政府列为市级文物保护单位。梅梁小隐在树丛茂密的坡上，上坡有新旧 2 处台阶，其中旧台阶没有栏杆，已基本湮没在杂树之中，而新台阶有 20 级，旁边石栏杆云纹雕饰，走上台阶后，面前有 3 块石碑分别为：其一"无锡市文物保护单位 许叔微故居 无锡市人民政府 一九八三年十一月二十一日公布 无锡市文物管理委员会立"；其二"无锡市文物保护单位 三檀老屋——许叔微故居旧址 无锡市人民政府 一九八三年十一月二十一日公布 无锡市文物管理委员会立"；其三"三檀老屋 许叔微故居旧址"。三檀老屋之名，源自梅梁小隐门口曾有三棵许叔微亲手所植的古檀树，此树亦名扭，俗称牛筋朴，即糙叶树，属榆树科，20 世纪 90 年代仍有两株，盘根错节，骨兀筋突，雄峙门前，惜现已不存。

梅梁小隐的匾额，由 1983 年时任全国政协副主席、中顾委常委的陆定一来马山视察，参观了许叔微故居后亲笔题写。后无锡市滨湖区马山办事处和马山公社出资对许叔微故居进行抢修，使幸存古迹恢复原貌，并将陆定一题书制作成黑底金字匾，与南宋抗金名将韩世忠亲书赠予好友许叔微的"名医进士"黑底金字匾同挂于梅梁小隐的堂屋之中。

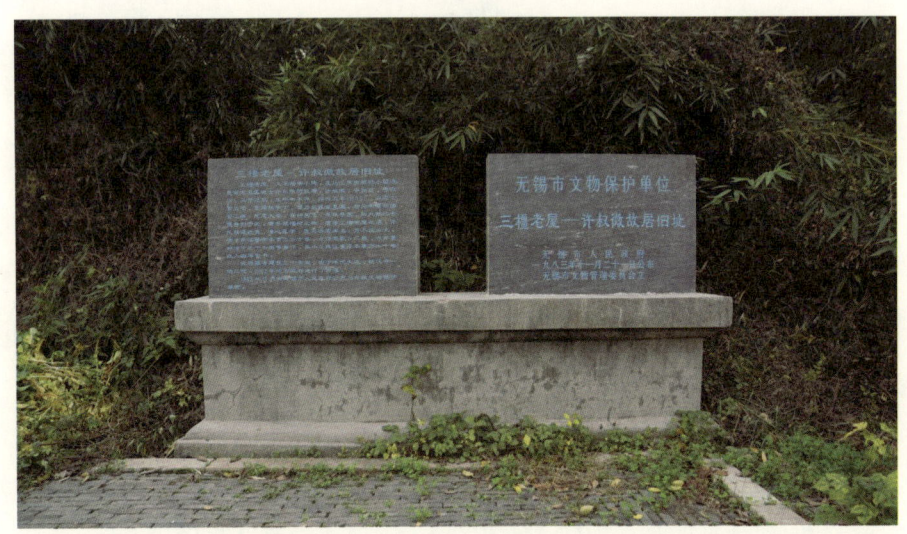

马迹山现存许叔微故居"梅梁小隐"

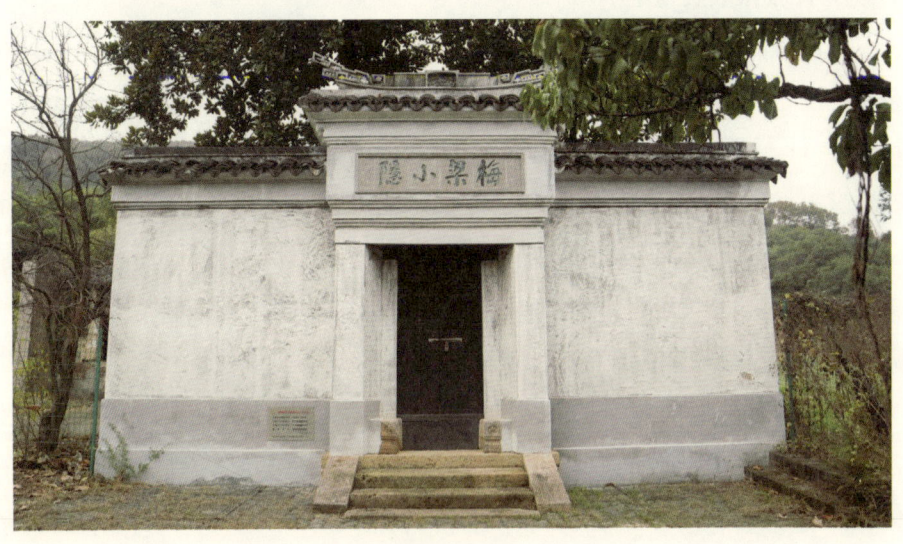

马迹山现存许叔微故居外景图

2. 薛福辰故居与薛中丞祠

薛福辰故居本位于无锡市原学前街 12 – 16 号，坐北朝南共 7 进，中有备弄分隔东、西两个部分。据无锡市房管局旧档显示："薛福辰民宅建成于1874 年，总面积 1033 平方米"，门厅设置在备弄西，六扇屏门，檐下悬挂"观察第"，束带河边有八字照墙。门厅后有院墙，门头砖雕"和气致祥"；二进为轿厅；三进为大厅，厅内悬挂白底黑字"宝善堂"匾额；四进为中厅；五进为后厅，均为内室；六、七进为附房。备弄东三进为花厅，前有池塘、假山。老宅因 1992 年学前街地区旧城改造而拆除，花厅原建筑构件经市文管会编号整理、摄影备份，整体移建于东林书院，于 1994 年仿建成清代"晚翠山房"。

薛中丞祠又称寰翰楼，位于无锡城西五里惠山古镇上河塘，建筑坐北朝南，面对京杭大运河支流惠山浜，祀清都察院左副都御史薛福辰。该祠堂占地面积 861.336 平方米，建筑面积 472.69 平方米，共有楼房 6 间，平房 10 间，披屋 1 间，整体呈砖木结构。

薛中丞祠建于清代末年，祠堂共有 3 间半，共 3 进，一进堂内太师壁上悬"职业修明"匾额，匾下为一幅"溪山乐居"图，两侧有联："人游雾月光风表，家在廉泉让水间。"可惜的是，御赐的匾额、对联真迹已散

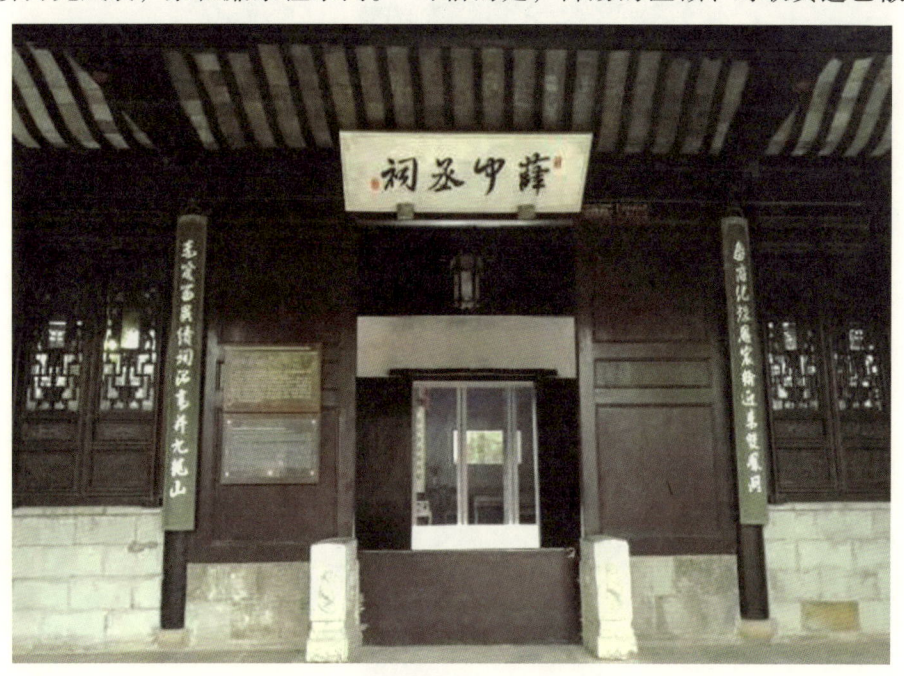

无锡市惠山古镇薛中丞祠外景图

轶，如今的匾额和对联均为今人重书。后堂目前被布置成药房的模样，上有牌匾"妙手济世"。另西半间为陪弄，门间为楼式门头，硬山顶观音兜，下双步檐、木门栅，上为楼廊、木栏，是典型的晚清风格。其间院狭小，二、三进享堂，后堂三间中轴位置工字廊连接，陪弄有前后通道和散热通风功能。

2008 年，相关管理部门对祠堂进行了全面的整修，并于 2010 年作祠堂布展。目前，祠堂以中医药特色的图文、实物等形式陈列布展，展出了薛福辰用过的诊疗器具、制药工具、医术等，全年面向游客免费开放。2011 年，薛中丞祠被公布为省级文物保护单位。

3. 柳宝诒故居与致和堂

柳宝诒故居位于江阴周庄镇周庄东街 5 号，为两层砖木结构楼房，有厅曰"敦伦堂"，厅前左首侧屋 3 间，为柳宝诒平素行医、著书之地，名曰"惜余小舍"。

当年柳宝诒弃仕回乡，将周庄东街这座明末清初三间四进的旧宅买下，

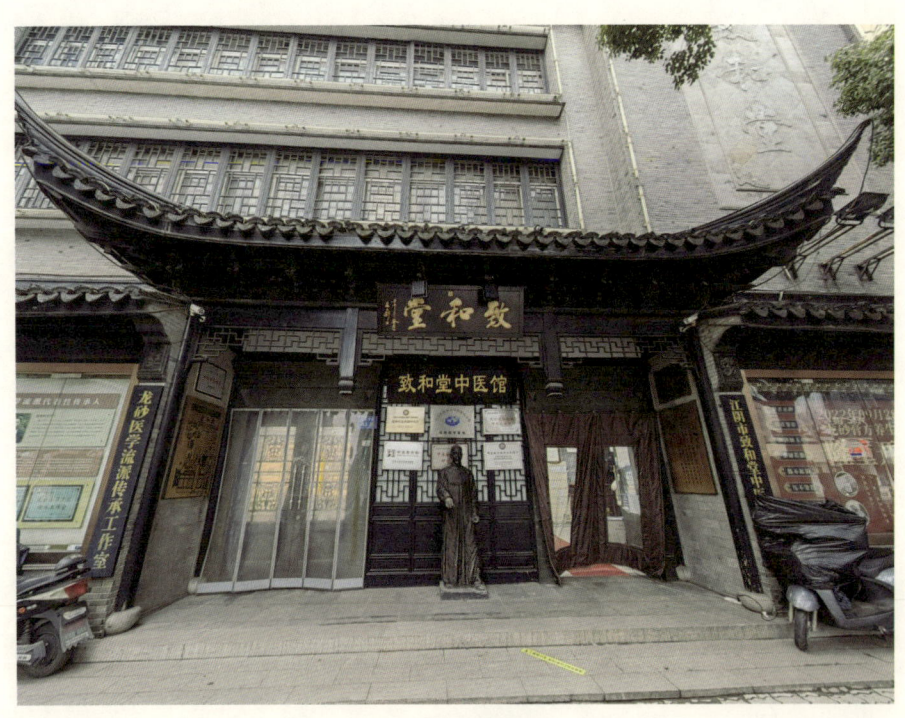

江阴致和堂外观照片

平日在东侧厢房"斗室",号脉诊疾,批注医案,著书立说,并广收门徒,讲授医术。后为方便街坊求得道地药材,便在1890年临街设下"柳致和堂药店",一时间问药者络绎不绝,名声大振,并与同仁堂、胡庆余堂齐名。1894年又在江阴城中大街开设"柳致和堂分店",即现今"致和堂药店"。

历经300余年的洗礼,柳氏当年生活的"矮脚楼房"仅存后院两进屋。然而,重檐翘脊、风火花墙、方格长窗,明代建筑特色挥之不去。柳氏故居,没有华丽的装饰、气派的排场,有的只是简约、质朴与深邃。

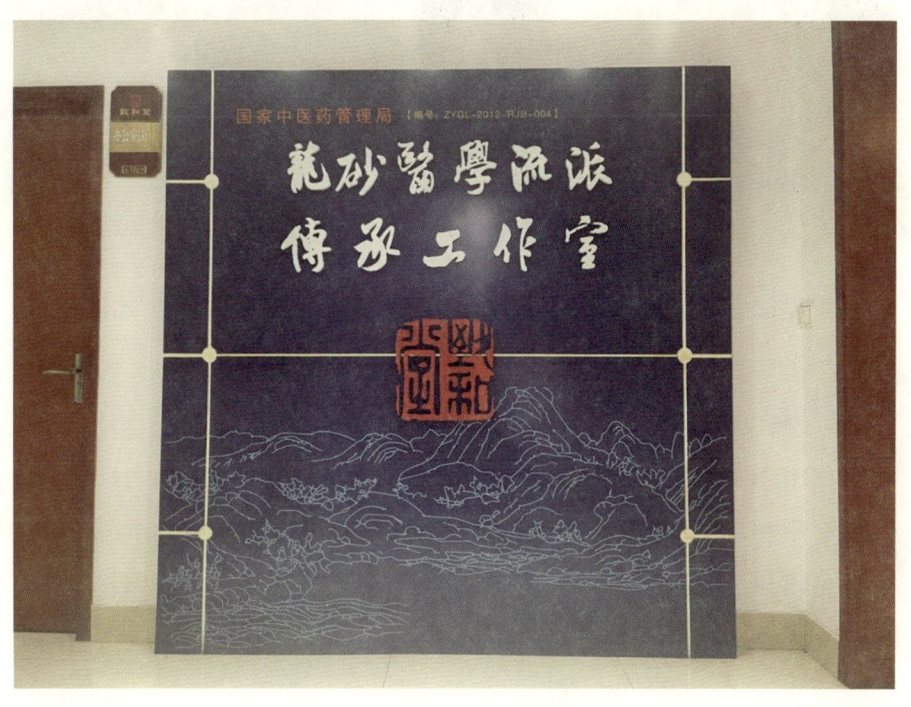

江阴致和堂龙砂医学流派传承工作室

4. 曹颖甫故居

曹颖甫故居位于江阴市司马街20号。该故居为清初仿明建筑,原为五进,1990年移建,存中厅及两侧厢。中厅面阔三间,进深七架,前为船篷式,后有轩;两侧厢各面阔一间,进深三架。后再经无锡市文广旅游局改造提升,目前粉墙黛瓦、砖刻门楼、青石地面、雕花窗棂,故居正门有"经方派大师曹颖甫"的半身塑像,门楣上有"文昭世德"4个金色大字,左边是"江阴市文物保护单位 曹颖甫故居",右边是"江阴市中医史陈列馆"。

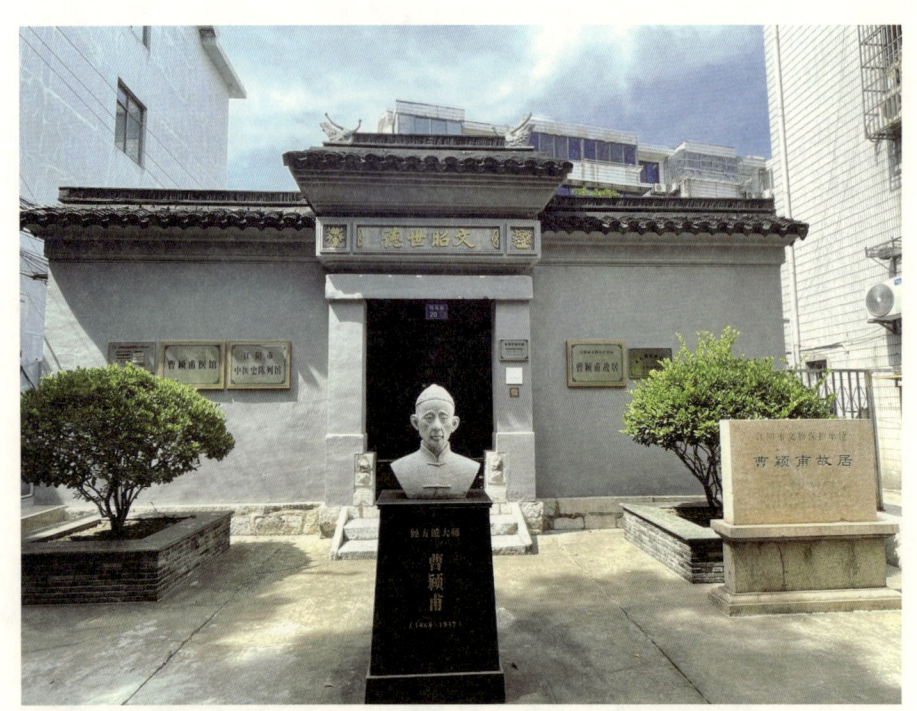

江阴市曹颖甫故居

5. 丁福保陈列馆

丁福保陈列馆位于无锡灵山景区祥符禅寺内，建于2007年4月，建筑面积1676.73平方米。陈列馆的设计是按照无锡灵山祥符禅寺无相法师记忆，参照原来位于公园路12号的三圣阁的整体形制来建设的。该院落以米黄色和红色为主色调，体现民国时期的建筑风格，门楣上刻着"畴隐居士小居"，而左侧则挂着"丁福保陈列馆"字样的匾额。走入院中，映入眼帘的是一座二层小楼，楼的两端种满了绿竹。走入一楼大堂，里面颇为空旷，影壁墙是一幅精致的水乡图案，两边的侧墙上挂着一些展板，以此介绍着丁福保的生平，左手边为诂林精舍，右手边是畴隐书斋。继续往里走有二进院，为回字形的二层楼房，正对着的是主展厅，不但有丁福保详细的生平介绍，还陈列有大量的丁福保照片和实物，包括著名书法家朱复戡所书"丁福保遗嘱"，两江总督端方等名人原赠丁福保的对联等。左右两边为图书室，左边名为南塘余脉，右边名为西苑缥缃。在里间纪念室的一间侧房悬挂着诂林精舍的匾额，内有一些旧家具与丁福保的半身塑像。

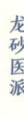

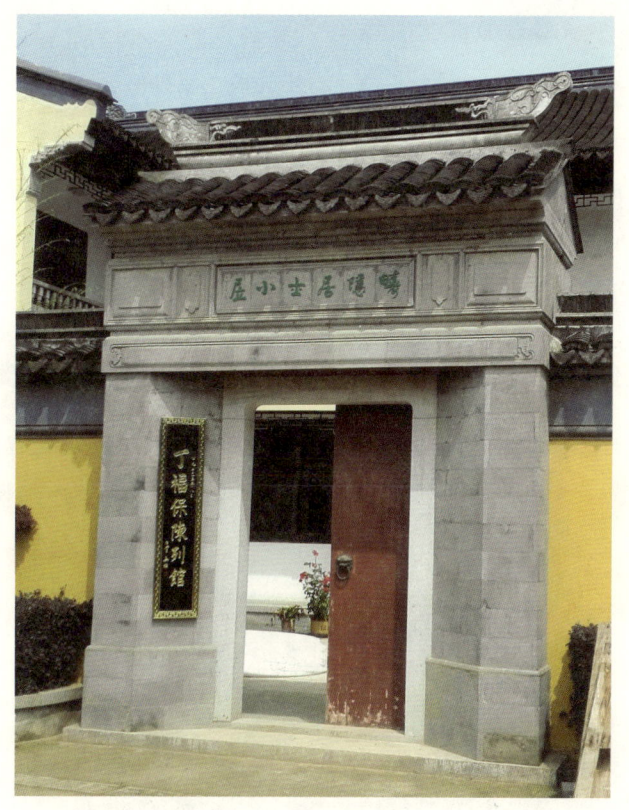

无锡市祥符禅寺丁福保陈列馆外景

二、墓址

许叔微墓

许叔微墓原在无锡市滨湖区马山檀溪湾胜子岭下栖云禅院之西，民国三十年（1941 年）永思堂修谱时，马山许氏后人曾在原址重立墓碑，可惜于"十年动乱"期间遭到破坏，墓碑被人移走。2009 年在马山小墅村再次找到了墓碑，2010 年清明举行仪式，将此墓碑请至梅梁小隐内存放，又于 2011 年 3 月 20 日立于马山华侨公墓名人区。

此墓背靠冠嶂山，面朝太湖，两边"青龙白虎"，地势极佳，民国时期的麻石碑竖立在草坪上，碑曰："亥龙入首壬山丙向宋故始祖名医进士叔微许公配周夫人之墓　民国三十年　本宗后裔重立"。碑前地面上，有黑色花岗岩石碑，碑曰：

夫椒许氏始祖叔微公记

叔微公（1080—1154 年），宋医学家，字知可，号白沙，又号近泉。随宋高宗南渡，居真州，曾侨寓徽州歙县，后徙居夫椒檀溪。登绍兴二年壬子年张九成榜进士，为官翰林学士，后辞官归隐，潜心医学。治病不问贫富贵贱，救人无数且不求其报。抗金名将韩世忠亲书"名医进士"额相赠。晚年，公集平生经验医案心得之大成，著《类证普济本事方》十卷，被收入《四库全书》。还有《翼伤寒论》二卷、《伤寒歌》三卷、《辨类》五卷、《治法》八十一篇、《仲景脉法三十六图》等著作行世，卒葬于马山檀溪胜子岭东麓。2010 年，后裔将公墓迁至大墅湾。

马山（夫椒）许氏族人敬立

二〇一一年清明

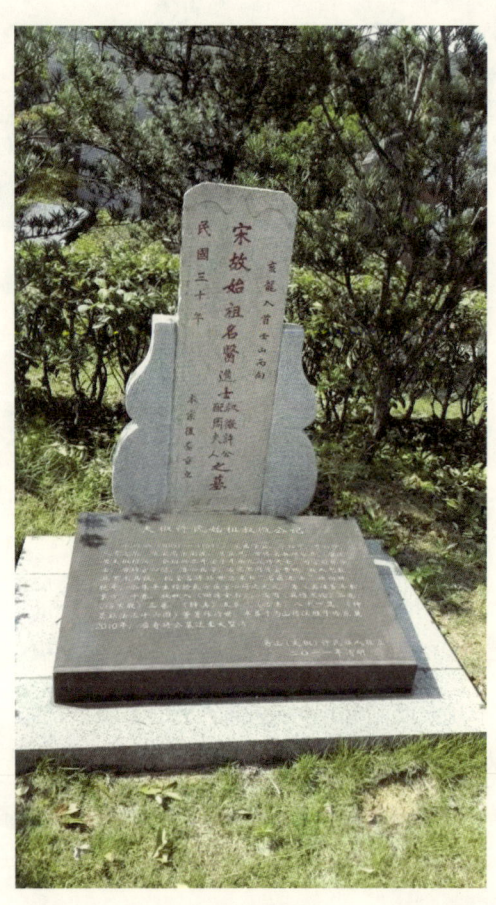

许叔微墓

三、工具用品

1. 明代江阴外科手术相关用具

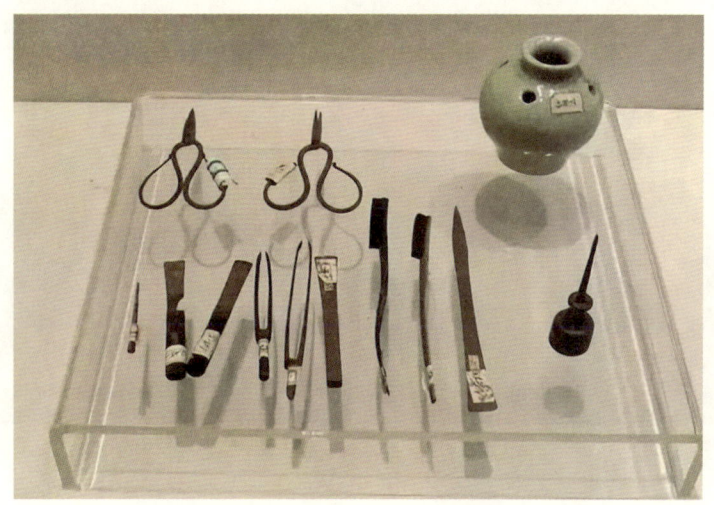

明代江阴外科手术相关用具

2. 承淡安"万病一针"

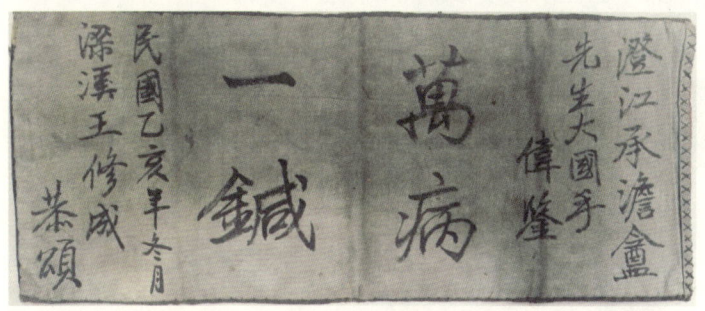

承淡安"万病一针"针包外侧面图

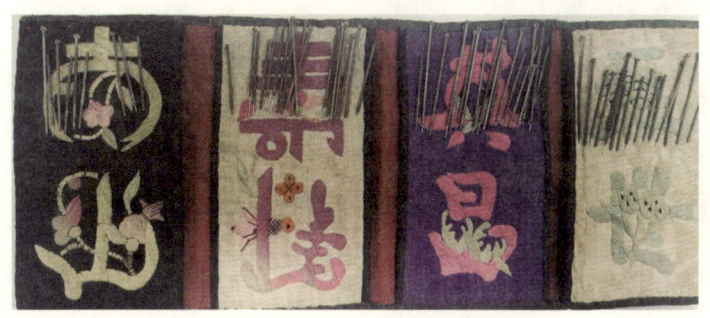

承淡安"万病一针"针包内侧面图

3. 黄氏喉科相关用具

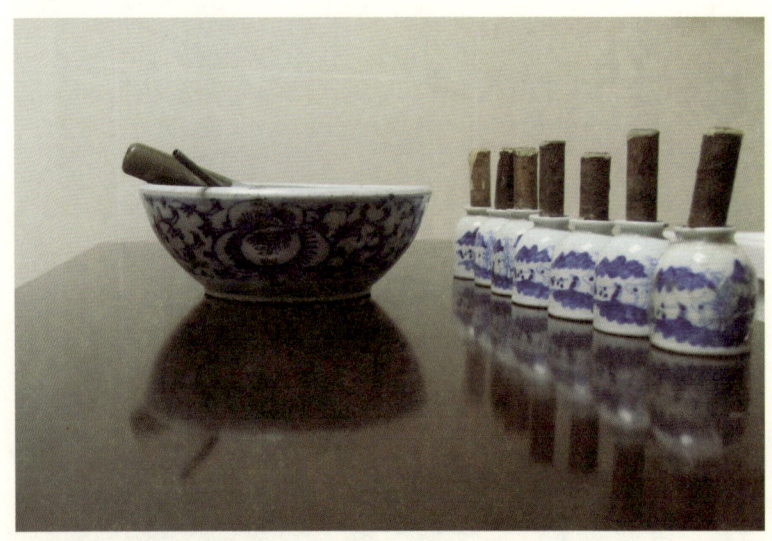

黄氏喉科用具

四、藏书手稿

1. 无锡市中医医院图书馆藏龙砂医著、手稿

（1）过铸《治疗汇要》

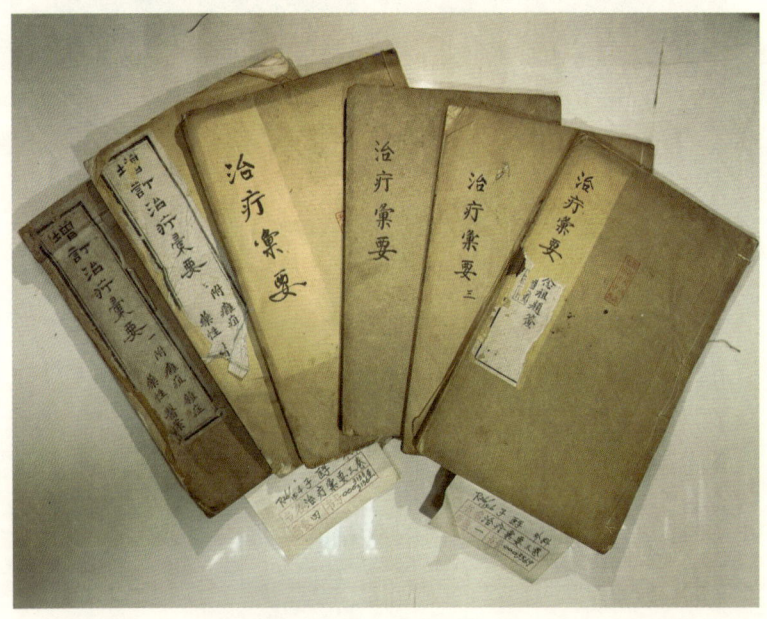

无锡市中医医院图书馆藏过铸《治疗汇要》

（2）沈金鳌《沈氏尊生书》

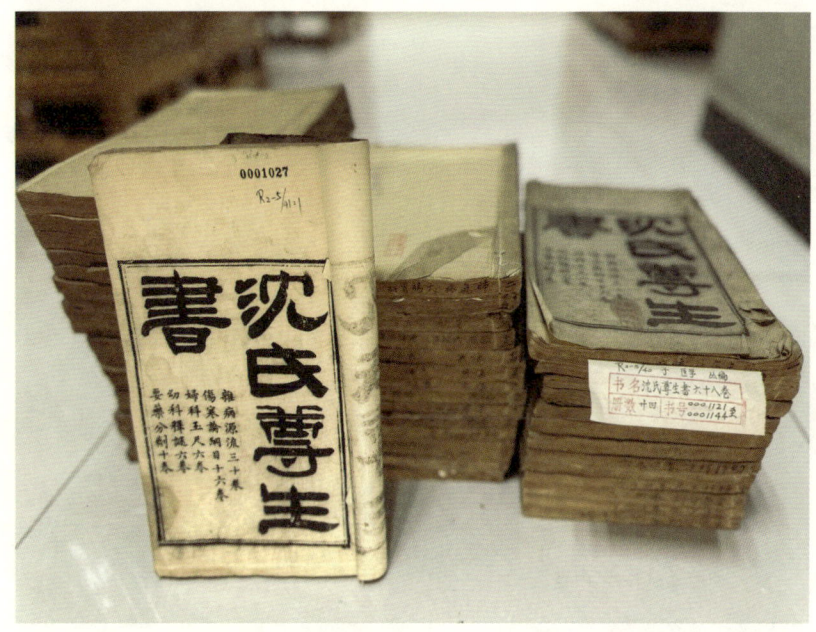

（3）柳宝诒《柳选四家医案》

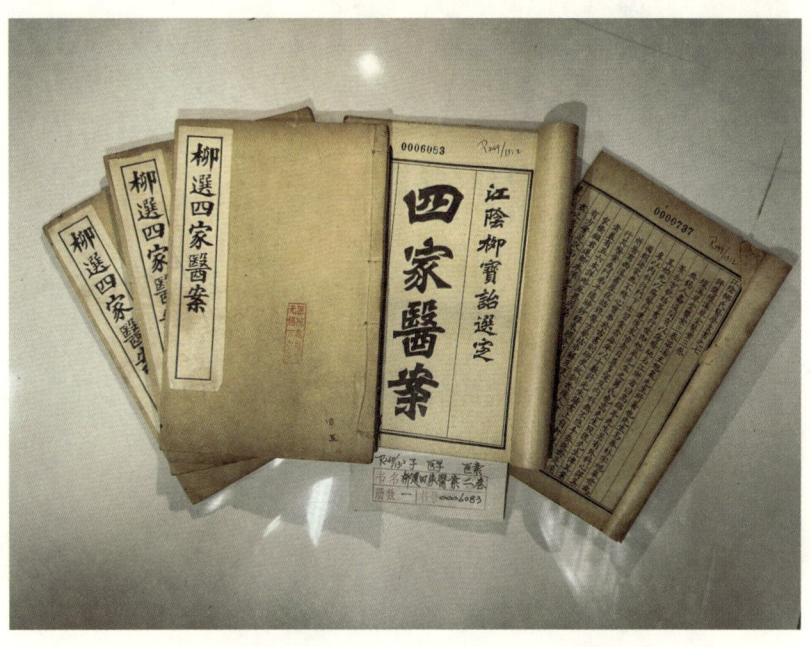

2. 名家处方

（1）朱莘农处方

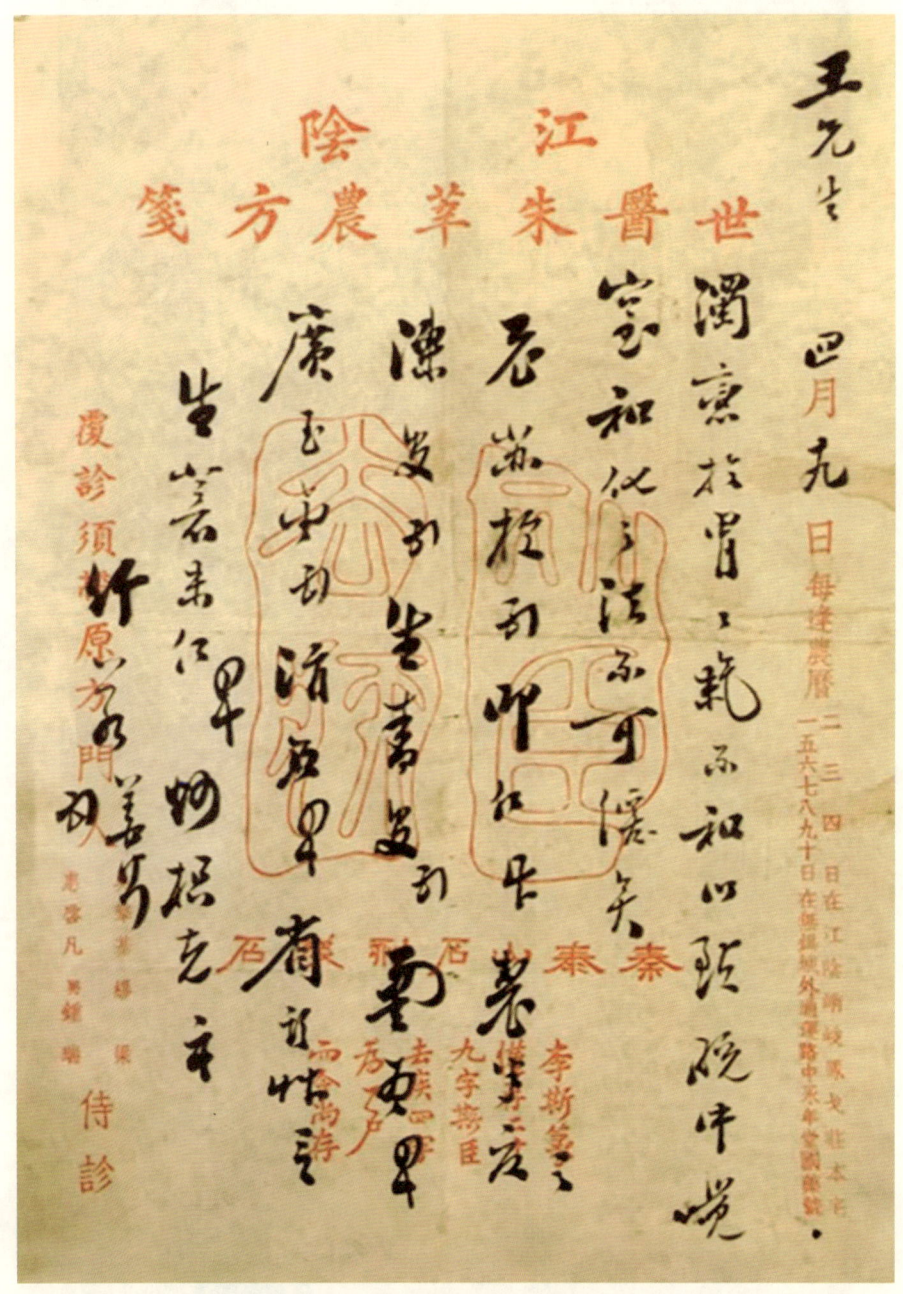

朱莘农处方

（2）柳宝诒处方

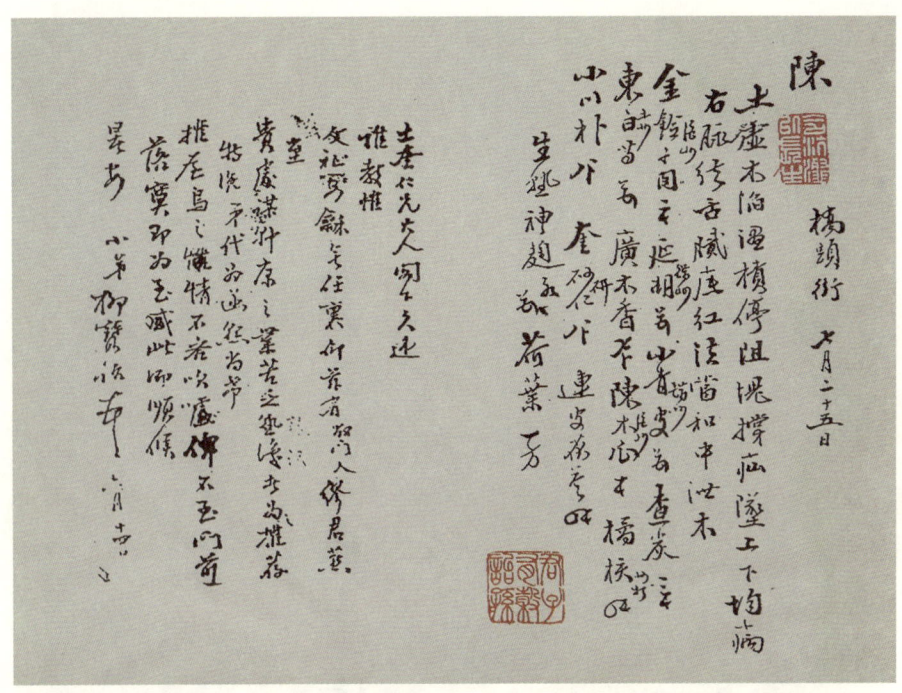

柳宝诒处方

（3）龙砂膏方

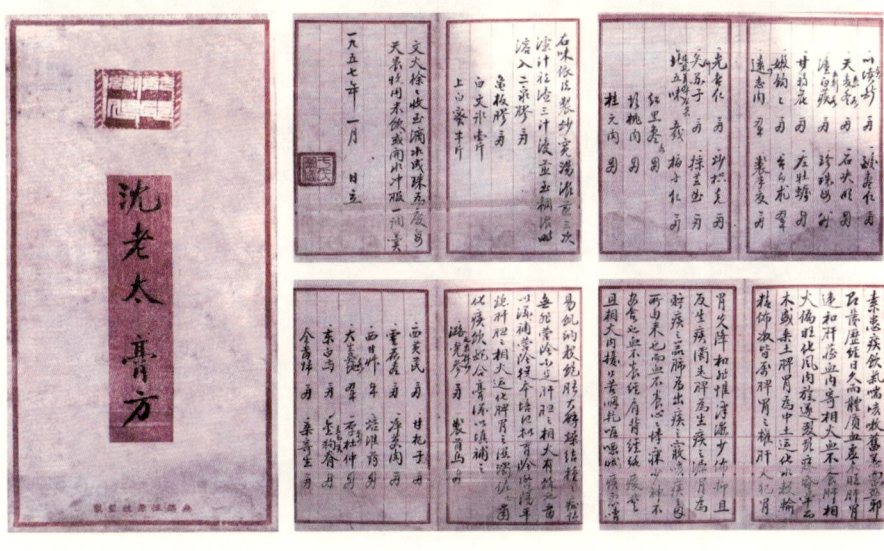

龙砂膏方处方

（4）无锡中医学会施诊局处方

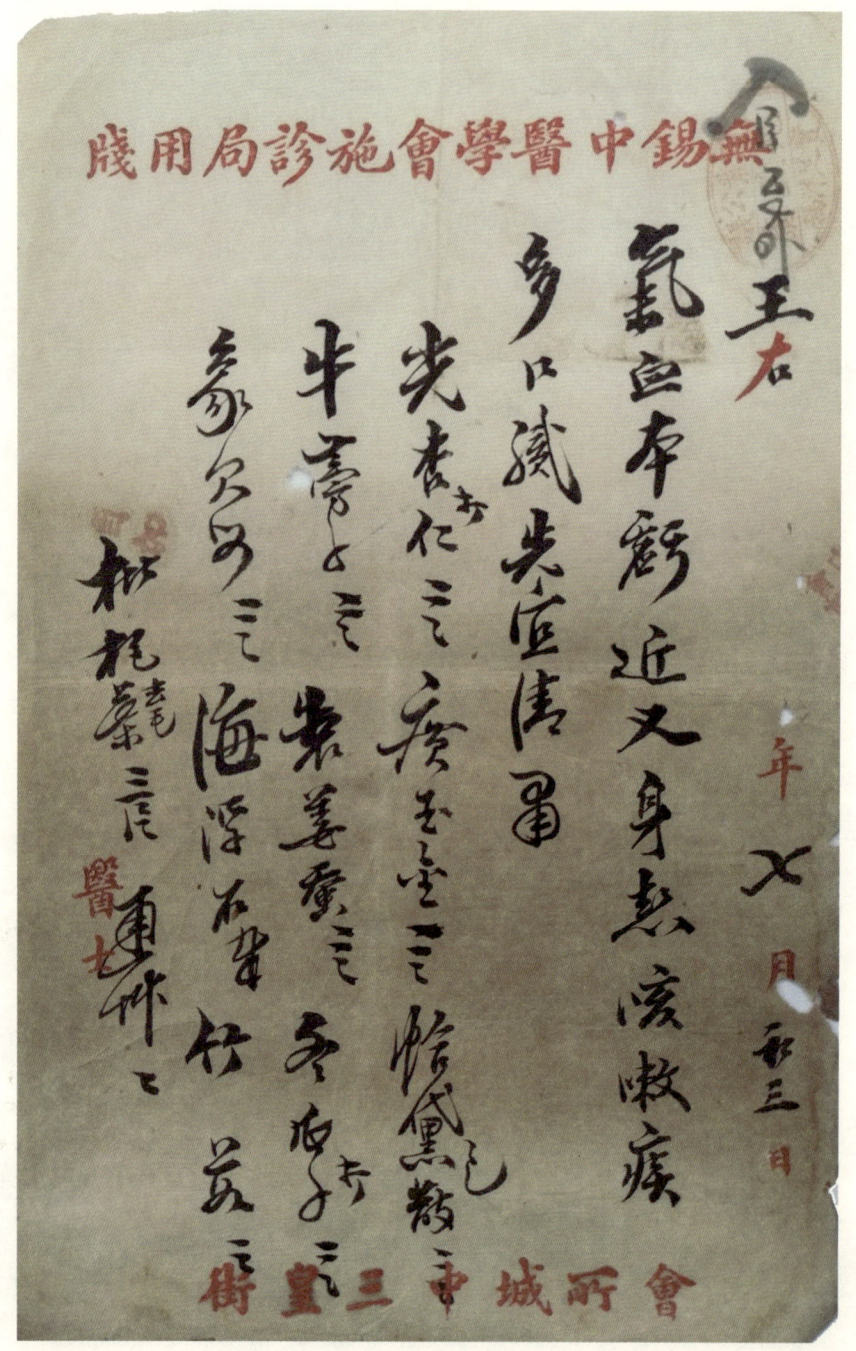

无锡中医学会施诊局用笺

五、现代展览馆

1. 无锡市中医医院四楼龙砂医学流派展示馆

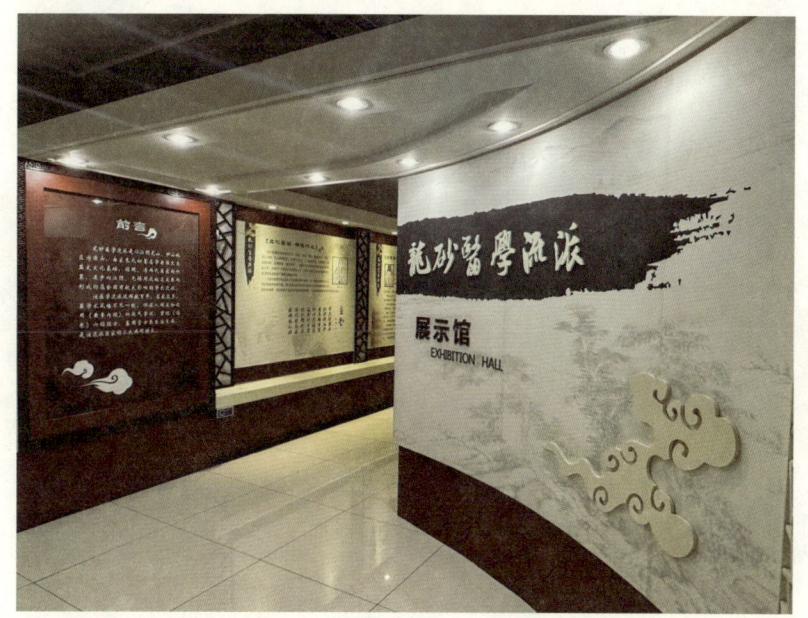

无锡市中医医院四楼龙砂医学流派展示馆外景

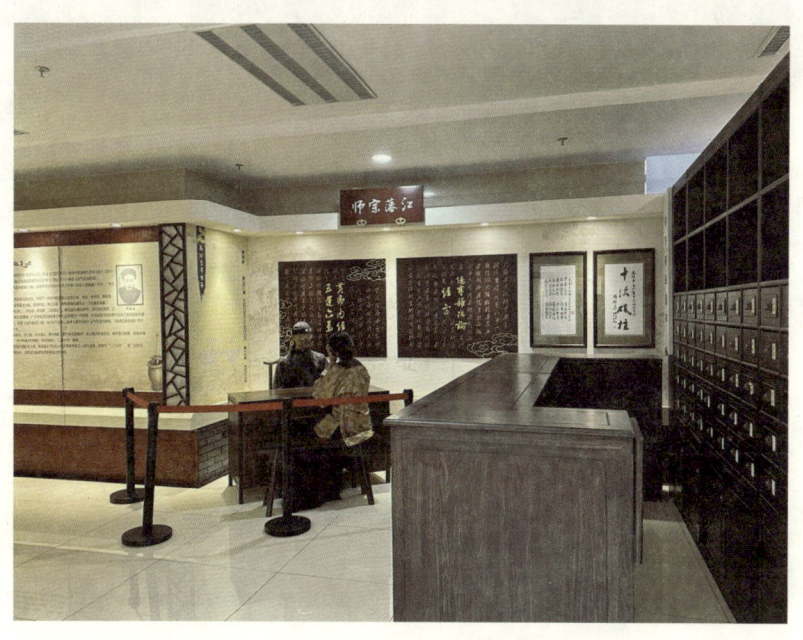

无锡市中医医院四楼龙砂医学流派展示馆内景

2. 无锡市中医医院图书馆古籍室

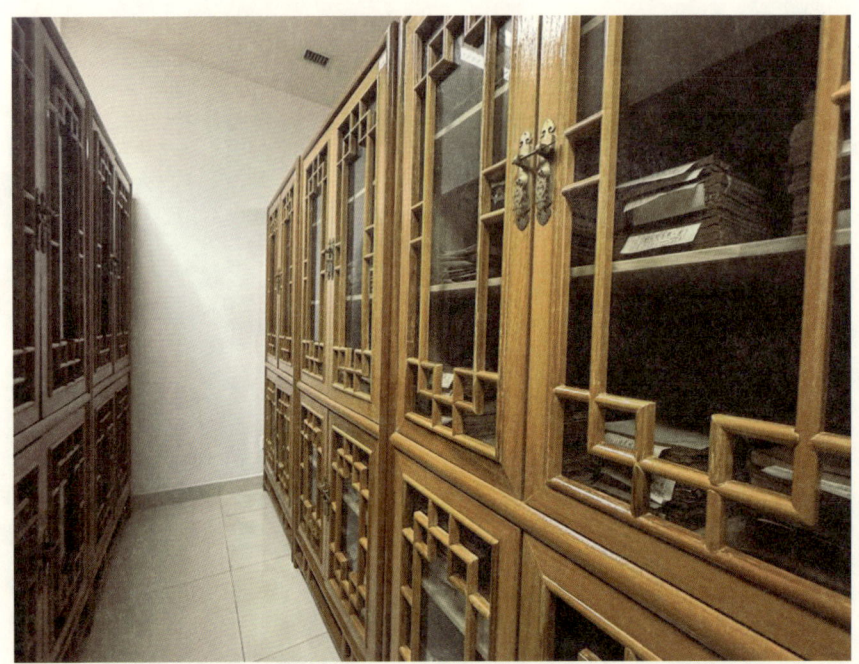

无锡市中医医院图书馆古籍室

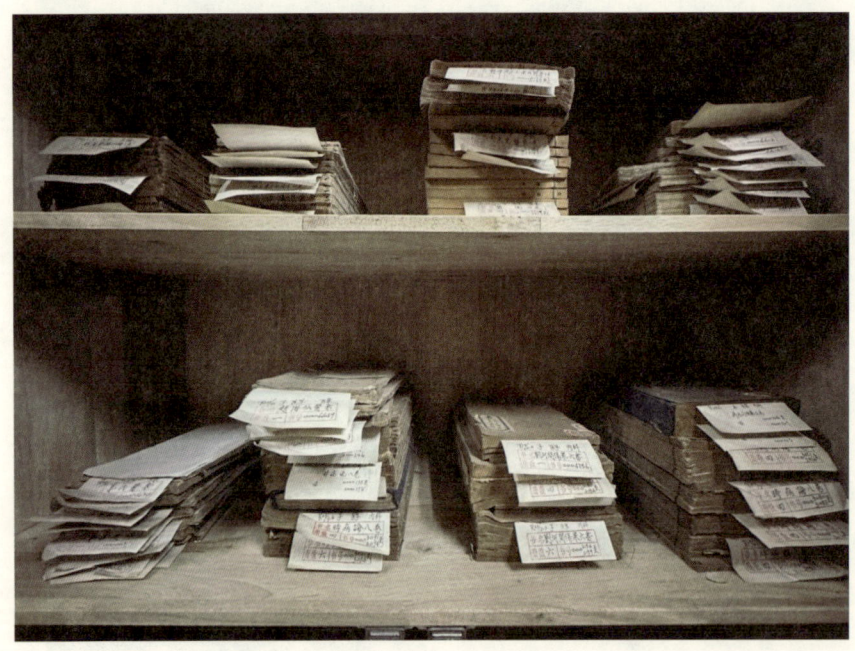

无锡市中医医院图书馆古籍室藏书

第四章

学思流芳

龙砂医派五运六气特色

重视《黄帝内经》五运六气学说的研究与临床应用，是龙砂医派鲜明的特色之一。早在许叔微《伤寒九十论》《伤寒百证歌》等著作中，便可窥见开阖枢、司天在泉、太乙天符等运气专有名词以及运气指导临证的病案，此后历代龙砂医家在五运六气理论阐发、临证使用、疫病防治等方面多有发挥，形成了别具特色的龙砂医派运气学，为学界所关注。

一、龙砂运气，学术卓然

1. 开阖枢理论

开阖枢理论起源于《黄帝内经》。《素问·阴阳离合论》中云："是故三阳之离合也，太阳为开，阳明为阖，少阳为枢……三阴之离合也，太阴为开，厥阴为阖，少阴为枢。"《灵枢·根结》有相同论述。五运六气理论中的六气是阴阳离合的六种状态，将阴阳分别为三个阶段，即太阳、少阳、阳明、厥阴、少阴、太阴六气的开阖枢。

龙砂医家许叔微以开阖枢理论阐发《伤寒论》六经之次序，认为《伤寒论》六经"太阳为开，阳明为阖，少阳为枢，太阴为开，厥阴为阖，少阴为枢，六经不得相失，故其序有授"，并分析六经自然之序当为厥阴一之气，少阴二之气，少阳三之气，太阴四之气，阳明五之气，太阳六之气，而伤寒中病之后，"在气逆而非顺，自太阳而终厥阴也"。

沈金鳌在《杂病源流犀烛·冲脉病源流》中云："足少阴肾与冲脉合而盛大，故曰太冲"，又言："其气实起于少阴，发于厥阴，若三阴之开合失职，则本原之真水真火两虚"，以开阖枢理论阐述冲脉之气起于少阴而发于厥阴，并强调"开、阖、枢"之开阖功能失调，是为病之源流。

黄堂则将《素问·阴阳离合论》与《灵枢·根结》相结合，《黄氏纪效新书》中治痿证一案，黄氏从"合折则气无所止息而痿疾起矣"出发，将阳明阖的作用与痿病诊治相联系，以枳实薤白桂枝汤治疗痿病。

张聿青则常以开阖枢理论与气之升降相结合阐述疾病之病机，如《张聿青医案卷七·气郁》载"阳明遂失其通降之常，太阴亦失其清肃之令"；《张聿青医案卷九·胸胁痛》阙左"升降开合之机皆为之阻"等。

除此之外，张氏还将开阖枢理论与脏腑别通相联系，丰富治则治法。如"伤寒"乃"伤于太阳膀胱寒水之经"，肺与膀胱通，肺病宜清利膀胱太阳寒水，治疗"拟开太阳之表"。在《张聿青医案卷十七·胎前》一案中，张氏认为"太阴肺经司胎，肺气不能下输膀胱，下病却宜上取"，针对小溲时淋时止，采用膀胱病宜清肺气为主，予紫菀、杏仁、黄芩等收功。

余景和也同样主张将开阖枢理论与六经、脏腑相结合，并提出自己观点，如"心主太阳"等。余景和在《余注伤寒论翼》中，从《素问·阴阳离合论》中广明与太阳的关系、太阳与膀胱的关系、心肺与营卫的关系、太阳多心病等方面，解释心主太阳，并用较大篇幅反复论述这一观点。在阐述太阴与厥阴误下后寒热症状不同之原因时，余氏便认为其区别就在开阖之异。

巫君玉承黄堂之法，认为《素问·阴阳离合论》当与《灵枢·根结》结合讨论，但在黄堂基础上有所发挥。巫氏认为《灵枢·根结》之开阖枢中，复系以病症，是合"经脉"。同时，巫氏还特别重视枢转的作用，强调"无枢则开阖不得"。

夏桂成将五运六气开阖枢与月经周期相结合，提出独特的夏氏调周理论应用于妇科临床，成为当代五运六气专科应用的一颗明珠。

顾植山认为，三阴三阳的开阖枢是人体阴阳之气升降出入的主要依据，也是理解中医六经辨证的重要途径与方法。顾植山基于《素问·阴阳离合论》，将阴阳气化规律凝炼为"顾氏三阴三阳开阖枢图"，并提出动态开阖枢理论，在动态开阖枢的基础上阐述了从河图、先天八卦，变成洛书、后天八卦的内涵，并以此为依据阐述六经欲解时、标本中气、七损八益等中医基础理论。

2. 标本中气理论

标本中气理论是五运六气理论的重要内容之一。《素问·六微旨大论》曰："少阳之上，火气治之，中见厥阴；阳明之上，燥气治之，中见太阴；太阳之上，寒气治之，中见少阴；厥阴之上，风气治之，中见少阳；少阴之上，热气治之，中见太阳；太阴之上，湿气治之，中见阳明。"《素问·至真要大论》明确指出了标本中气的从化规律："气有从本者，有从标者，有不从标本者也。少阳、太阴从本，少阴、太阳从本从标，阳明、厥阴不从标本，从乎中也。"

沈金鳌《伤寒六经主症》一书论述六经病提纲的主证主脉，以"标本中气"论述犯禁后的变证及治疗，特色鲜明，后辑入《伤寒论纲目》。沈氏于《伤寒论纲目·六经主症》中云："三阳合病，谓之正阳阳明，不从标本，从乎中也。"沈氏亦认为标本中气与表里之义互通，如"脾与胃表里，固为输运之专司，但终在胃外斡旋，其燥金之气则流行胃中，而主消化之权者，何容有负而致败乎？学者于六经标本，由此推详得解"。

黄堂则将标本中气运用于临床，曾有医案载："阴虚之体，值风木在泉，上有少阳火亢，食入易吐，目横之征，然曾见红，辛燥难进，取酸先入肝，而宜于胃者。"黄堂根据"厥阴风木与少阳相火之间互为中见"分析患者之象应当先"取酸入肝"而治。

吴士瑛以标本中气及其从化规律论述《伤寒论》六经传变规律，如《痢疾明辨·六经表里阴阳虚实寒热乃治痢要诀》篇以少阴从本从标分析，"少阴经有寒证，有热证，热则'黄连阿胶汤''猪肤汤'，寒则'桃花汤''真武汤''四逆'辈"。

张聿青以标本中气理论阐述太阴湿土与阳明燥金之间的关系，指出前者为阴之开，后者为阳之阖，两者共同完成气的下降功能，与《素问·六微旨大论》中"阳明之上，燥气治之，中见太阴"不谋而合。同时结合标本中气及五行生克理论认识脏腑，创造性地提出"燥是其标，湿是其本"的论断，并逐渐形成独特的"以燥治燥、流湿润燥"的思想，认为湿与燥兼论，惟从标本中气及其从化论，方得正解。张氏主张"湿与痰皆不可力制"，治疗湿证不是把痰湿作为病理性代谢产物病邪来对待，而是从人体自我功能修复出发，调整气的升降出入运动，使津液的代谢过程恢复正常。

顾植山以动态开阖枢理论阐述标本中气，在三阴三阳开阖枢图中，太阳与少阴同居北方，均含一水寒气；阳明与太阴同居西方，均含四金燥气；少阳与厥阴同居东方，均含三木风气。同时，六经表里虚实相配：实则太阳，虚则少阴；实则阳明，虚则太阴；实则少阳，虚则厥阴。与沈金鳌之论不谋而合。

3. 六经欲解时理论

六经欲解时首见于张仲景《伤寒论》，"六律六吕"是自然界万古不变的基本"律"，《伤寒论》"六经"之所以能"钤百病"，实因其遵循了时间周期的基本"律"，"六经"实即"六律"之意，"六经"之"经"是"经纬"之"经"。有关六经病"欲解时"的临床运用，实际上是基于运气病机理论的实践与深化，是基于对"开阖枢"时相、时机的把握。

许叔微在《伤寒九十论》中便提道："医者亦需顾其表里虚实，待其时日。若不循次第，虽暂时得安，亏损五脏，以促寿限，何足尚哉？"强调时序的重要性。

沈金鳌《杂病源流犀烛》在多个疾病的源流分析中均提到了时序的重要性，暗合了六经欲解时理论。如根据其火热发作时间之不同判断其所属之脏有不同，"肝之热，寅卯时甚……心之热，日中尤甚……脾之热，夜尤甚……肾之热，亥子时尤甚……肺之热，日西尤甚……"沈金鳌认为这些归属关系是由于脏腑经气用事不同导致。沈氏在《幼科释谜》中引钱乙之论指出，潮热而发搐所在时间不同与脏腑用事密切相关。如寅卯辰时为脾之用事，巳午未时为心用事，申酉戌时为肺用事，亥子丑时为肾之用事。

柳宝诒在多个医案中均以"欲解时"作为重要的辨证思路。在《惜余医案·痉病》案中，患者"痉病重则如痫，每发甚于寅卯"，柳宝诒辨其证为

"痰浊扰其厥阴之脏"，立法以"养阴泄肝以治本，清火化痰以治其标"。厥阴欲解时是为"从丑至卯上"，正合其法。

顾植山直言六经"欲解时"就是"相关时"，实质是和三阴三阳相关的时间节点问题。顾植山认为，六经"欲解时"是依据《黄帝内经》"开阖枢"理论对三阴三阳的时空定位来确定的，参照"欲解时"判定证候的六经属性，并据此遣方用药可获得很好的效果。如乌梅丸为厥阴病主方；厥阴居东向南，为两阴交尽，阴尽阳生之时，为阴之"阖"；厥阴不利，则阴阳气不相顺接，阴阳失调，可现寒热错杂的病象；丑至卯时为阴气将尽，阳气初生之时，与厥阴相契合，厥阴病在这个时间段可"得天气之助"，邪退正复而病愈。

4. 运气禀赋体质

体质差异是先天因素与后天因素共同作用的结果，其中先天因素既包括父母禀赋，又包括胎孕时的天地自然五运六气的状态，因此胎育之年的五运六气盛衰会影响胎儿脏腑的气化倾向。如《素问·宝命全形论》云："人以天地之其生，四时之法成。"《素问·五常政大论》云："胎孕不育，治之不全，何气使然？岐伯曰：六气五类，有相胜制也，同者胜之，异者衰之，此天地之道，生化之常也。"五运六气以"同者盛之，异者衰之"的方式影响着体质的形成，而人体五脏气化倾向与疾病倾向均与五运六气相关。

方仁渊认为，天时之运气不同与人体禀赋之异有着密切的关系，并进一步导致疾病产生的倾向有不同。方氏曾言，"天时之不同与人秉之有异欤"，"忆童时冬令多严寒坚冰，每年见大雪一二次，今则冬令如春者多，间有冰薄而不坚，少大雪而夏令之热较胜于昔，内经谓温则春气常在地气不藏，即温毒之气不敛，致痧子之病多者故一也"。

窦梦麟诊治时察其气运兴衰，并以时令结合患者年岁之运气禀赋而加减。窦氏曾在治疗痈疽时亦提出，"禀受之厚薄，形志之苦乐，随年岁时令而加减，则病易疗"。

顾植山认为，不同运气年出生的人，由于胎孕、出生年运气特点等不同，体质也有偏颇，临床中需要合参。譬如，火年出生的人，体质偏阳，逢火年更易出现热病，或容易出现烦热、口腔溃疡等上火症状，所以需酌情兼顾患者运气体质。但是，需要特别注意的是，影响体质的因素很多，运气只是因素之一。顾植山指出，出生时与体质联系多，发病时与病机关系大。运气有常有变，分析出生年的运气不能仅凭干支推算，故临床应用时要避免机械推演，胶柱鼓瑟，需灵活变通。

5. 亢害承制理论

亢害承制理论源于《黄帝内经》。该理论是在论述六气主时的位置以及相生互制关系时提出的，总结了自然界自然气化的自稳机制，是五运六气理论的重要内容之一。《素问·六微旨大论》有言："亢则害，承乃制，制则生化，外列盛衰，害则败乱，生化大病。"而六经之间的关系在于："相火之下，水气承之；水位之下，土气承之；土位之下，风气承之；风位之下，金气承之；金位之下，火气承之；君火之下，阴精承之"，明确指出运气之间的承制关系。

"亢害承制"理论中蕴涵着五行胜复、生克制化的道理。"亢则害，承乃制"中"亢"是指过极，过极则会损害自然的动态平衡，即为"亢则害"。五行是相生相克的，于人体也是如此。然克我者并不只是贼邪，此所谓无克亦无生，制则生化是自然之道。亢害承制理论的阐释与运用也成为龙砂医家五运六气的特色之一。

沈金鳌在《杂病源流犀烛·怔忡源流》中以此描述怔忡之因，"盖心为君火，包络为相火，火阳主动，君火之下，阴精承之，相火之下，水气承之，则为生气而动得其正。若乏所承，则烦热而为心动"。沈金鳌认为怔忡的发生与心中空虚有关，而其治法更当"补不足而安神气，求其属以衰之"。

华岫云在《临证指南医案·风阳扰胃》中则言："风木过动，必犯中宫"是为木亢乘土，"肝为风木之脏，因有相火内寄，体阴用阳，其性刚，主动主升，全赖肾水以涵之"亦是"相火之下，水气乘之"之意。

张聿青将亢害承制理论与脏腑理论相结合提出肝气挟痰说，揭示了肝主升发、津液失运与全身气机阻滞的必然联系。从脏腑生克而言，肝属东方之木，脾为中央之土，肝脾之间存在木克土的关系，肝气过亢可侵害脾胃，造成木亢克土的情况，而脾运化不利则生痰湿导致气郁，这就形成了"肝气挟痰"这一病机。二则肝木之火，多逆犯肺金，消灼津液。三则气火不平，挟痰上逆，肺为华盖之府，适当其冲。且肺为肾之母，正所谓虚则补其母，治疗肝阳、肝火之时亦可在益水之源的同时参以清泄气火。

邓星伯也常以此为法，如治脾胃疾病，常参木土之间关系，或用补土泻木之法，或用理气化湿之法；治疗风水，多从肺脾出发，以开鬼门、洁净腑为法。其治咳血，亦多从肝肺金木关系出发，多以理气养阴为主；如治消渴，多从肝肾水木关系以水亏木旺为主病机择方而用。

顾植山在临证过程中亦常常使用亢害承制理论立法遣方，如 2020 年，庚子年，少阴君火司天，阳明燥金在泉，针对金运太过，肝木受戕，临床见木虚乏力者多，可选用《汤液经法》《辅行诀》之大小补肝汤进行治疗。顾植山分析，大补肝汤本身即是在小补肝汤的基础上加降阳明之品，因此是为调节阳明燥金与厥阴风木关系的重要处方。

6. 伏邪理论

伏邪，又称伏气，指潜藏于人体内的、伺机而发的不正之气。伏邪理论为中医学重要理论之一，具有初感不发病、伏气于里过后方发的特点。其中的五郁和三年化疫理论均为五运六气学说中的重要组成部分。在五运六气理论中，五郁并不立即发病，而是待时而作，与伏邪感邪后不立即发病、在一定条件下发病显露的特点相符。

龙砂医家在《黄帝内经》《伤寒论》等经典研究中，尤其重视伏邪理论，并在长期传承过程中形成龙砂医派的重要特色。

沈金鳌在《伤寒论纲目》小青龙条文中云："天行暴寒，其热喜伏于内"，指出运气之"寒"是为热邪伏内的原因。《杂病源流犀烛》中亦多次以伏邪阐述疾病产生，如春温篇中分析"冬伤于寒，春必病温"与"冬不藏精，春必病温"在于"冬时寒水主令，少阴气旺，寒虽伤之，未便发泄，至春少阳司令，木旺水亏，不足供其滋溉，所郁之邪，向之乘虚而入者，今则乘虚而发，木燥火炎，乘太阳之气，蒸蒸而热"，"此正气又虚，伏邪更重也（无外症宜黄芩汤为主，兼外症必加柴胡，或本经药以轻解），切不可汗"等。

吴士瑛《痢疾明辨·痢不独湿热》载："经云：春伤于风，夏生飧泄，此因风之伏气至夏始发也，又饮食不节，起居不时者阴受之，阴受之则入五脏……入五脏则满闭塞，下为飧泄，久为肠澼。"可见吴士瑛对伏邪理论的运用与《素问·刺法论》意合。

吴达认为伏暑多因中气素馁或劳倦伤中，感受暑湿在先，至秋金气司权，凉风外袭，其性收敛而燥，湿邪欲泄无门，外燥既敛，内湿愈郁，郁极生火，即"外燥、内湿、火郁"三者互结而成，并提出"隆冬亦有伏暑"。在治疗上，吴氏强调"故必先用辛温，开泄湿邪，使湿邪内化而外解，郁火得以上升；旋用辛凉轻剂以清之，其效甚速"。

汪艺香指出伏邪的特性乃是具有起伏之势，"惟伏邪能起伏者，须从伏字着意，盖伏即进，起即出，而进者能出"，认为邪伏乃病进，邪起则病出，强调邪气起伏的关键在于"气能开合"的气机运动。

柳宝诒关于"伏气温病"学术思想的具体论述，大多集中在《温热逢源》一书中。以《黄帝内经》《难经》《伤寒论》为基础，旁征博引各家之注，结合多年临证经验，《温热逢源》中对"伏气温病"进行了详细、系统且较为深刻的阐发。

柳宝诒强调邪伏的外因为冬寒，邪伏的内因为肾虚，而久伏化温为邪伏之关键。而伏温之本在于"寒"与"虚"。柳氏提出，"诚思如果不藏精，别无受寒之事，则其病为纯虚，故邪乃凑之而伏于少阴"，强调邪伏于少阴，肾虚为先决条件，而寒邪郁久化热则是温病发生之根蒂。外因方面，正如柳氏在《温热逢源》中所述，"有随时感受之温邪，如叶香岩、吴鞠通所论是也。有伏气内发之温邪，即《内经》所论者是也"，其强调"冬伤于寒，正春月病温之由；而冬不藏精，又冬时受寒之由也"。对于内因，柳氏结合《黄帝内经》中"冬伤于寒，春必病温"的观点，指出邪气内伏发温的产生在于冬不藏精，故易受寒，继而病温。

柳宝诒认为"伏气温病"的发生与否，主要取决于机体肾气的强弱，若正值春夏阳气生发之时，随经而发者，根据机体肾气的虚损程度而表现不同。对于"伏气温病"之治，柳氏在辨证上重点强调分清六经形证及阴阳顺逆。

周小农指出，伏暑俗名瘅疟，是因夏月感受暑邪，潜伏体内，至秋季为时令之邪所引发的一类温病，症状特征以发热口渴、恶心呕吐、腹部灼热疼痛、霍乱吐利为主。因其过时而发，正虚邪恋，邪伏日久，故病位深，病情重，需数旬才可消退。更有甚者，伏暑夹湿长期留积在肠胃，至里气不通，热格于上，直窜神经，而致昏厥。

时逸人 1930 年著《中国时令病学》，1956 年改编为《中医伤寒与温病》，主张把伤寒与温病统一起来，于矛盾中求统一，又将伤寒与温病的症状、治法不同之点分别说明，于统一中存差异。这样可以息伤寒、温病之争，亦可消古方、今方门户之见。

朱莘农在论述夹阴伤寒时提到伏邪之论，指出阳虚邪伏之类型。朱氏认为阳虚邪伏乃外邪从表入里，伏于少阴，真阳无力鼓动邪机外达，以麻附细辛汤加减。

顾植山在柳宝诒"伏气温病"的基础上再作创新，以五运六气理论阐释了近几年的疫病产生的原因，进一步以"三年化疫""伏邪理论"为基础指导疫病证治，如 SARS 患者的证候寒热错杂，燥湿相间，传变不按一般温病的卫气营血或三焦规律，但从运气的角度分析，庚辰年（2000 年）刚柔失守产生的燥和热是伏气，癸未年（2003 年）二之气的寒雨数至造成的寒和湿则是时气，由疫毒时气引动伏气，燥热郁于内，寒湿淫于外，导致了 SARS 内燥外湿、内热外寒的病机证候特征。

7. 子午流注理论

子午流注理论源于《黄帝内经》《难经》，发展成熟于金元时期。它将 1 天（即 24 小时）划分为十二时辰，对应着十二地支，结合人体经络气血循行流注规律，有一定的时间节律和时相特性。子午流注针法是一种运用五运六气干支纪时原理在十二经五腧穴上按时开穴的针法，五运六气理论对子午流注针法的临床有重要的指导作用。

承淡安十分重视子午流注针法，认为子午流注针法与其他中医学内容一样，是以阴阳五行学说作为理论基础，实质是根据《黄帝内经》已有的成就，以时间的条件为主，着重于阴阳刚柔分配气血的盛衰，用天干地支代表经络的表里，再用五行的彼此联系说明脏腑相互间的关系，这一针法具有悠久的历史，也有特殊的疗效。

承氏撰写了《子午流注针法》一书，从子午流注的起源、意义，气血在十二经中的运行，十二经流注的配治穴位，十二经配合干支的演变，子午流注逐日按时开穴的规律，操作子午流注的几个关键，八脉八法开穴的法则及其应用，实验子午流注法的临床观察等几个方面，将错综复杂的子午流注、八脉八法及十二经分配十二时取穴治病的古典针术，从理论的分析到实践的运用操作，都作了全面的说明。

窦梦麟强调临证时应将"十二经配合十二时"，针灸时应注意十天干、十二地支针灸宜忌，如"甲不治头，乙不治喉"等。

张再梁在针灸使用的过程中也常用子午流注之法。张氏针刺处方取穴，是继承发扬子午流注针法及灵龟八法，强调时间性；对于一些不以获取针感的穴位或所取主穴，会在开穴时针刺。对于经气旺盛、感应强烈的患者，只需略用手法，待针感上下通达或四围扩散就可取针；而对于经气较虚、反复刺激后方能激发的患者，手法宜重；针刺得气需辨明属于何种感应，方可决定手法的轻重以及留针时间的长短，切忌千篇一律。

夏桂成以子午流注指导周期服用药物时间顺应子午流注的时相规律，对应月经周期的节律，摸索出调周药物的最佳服用时间。如按子午为经、卯酉为纬的观点，子者，半夜也，是重阴转阳的时间，相当于经间排卵期，因而排卵以夜间为多，故此服用补肾促排卵汤，亦应选择前半夜间，这样因势利导可以收到事半功倍的功效。

顾植山认为子午流注的本质是五运六气开阖枢理论在经络表里的共同显现。顾植山指出，太阴为开，所以首先从太阴始，太阴与阳明相表里，故传注顺序是为手太阴至手阳明，至足阳明和足太阴。而少阴为枢，所以次传少阴，又因少阴与太阳相表里，故传当从手少阴、手太阳传至足太阳、足少阴。厥阴为阖，故终末之序当从手厥阴、手少阳传至足少阳、足厥阴为整个子午流注周期，实为动态开阖枢按表里关系顺序传经。

8. 运气学说的科学性与规范性

运气理论由于其与众不同的学术特点，很多医家在研究和使用五运六气理论之时常会存在偏见或者误区，如何正确、规范地使用运气理论，龙砂医家在其论著或医案中多有阐述。

黄堂临床不拘泥运气理论之司天之气通主上半年，在泉之气通主下半年。如《黄氏纪效新书·疟》周案记载："大疟根深道远，寅申巳亥为厥阴。"黄堂统论"寅申巳亥为厥阴",而未明确区分司天、在泉,可见黄堂从临床实际运用运气理论之一斑。

王旭高认为运气学说具有重要价值,但较难掌握,气运变化有异,应灵活运用。王旭高尝言:"五运相推,六气相荡,运气错杂,而变各不同。"观点鲜明地提出,"是故执司天以求治,而其失在隘。舍司天以求治,而其失在浮",强调"时有常位而气无必也",临证主张因变以求气。此外,王旭高针对"司天运气方"指出:"上凡一十六方,不过示人以规矩耳。病有万变,药亦万变,圆机之士,不须余赘矣。"朴实而形象地阐述了注重实际运气情况,顺天察运,随机达变,因变以求气的运气临证思维。

吴达熟谙运气学说,并能灵活运用于临床实践,分析病因病机,制定治则治法,指导临床用药,可对疫病进行准确预测,这些都有确切的医案记载为凭,具有较大临床借鉴价值。吴达提出"五行之升降,以气不以质也""因病以测岁气,非执岁气以求病""证之变化,随岁时而转旋""治法又当通变""用法既当因时制宜,又必细察症象"等论述,还特别指出了拘泥于运气术数以推算属何病、用何药之弊病,见地独到,足堪效法。

方仁渊认为运气有常,也有变,应用运气学说的前提,应对常位推演烂熟于心。此外,还应遵《素问·五运行大论》所言,"不以数推,以象之谓也",注重观察气候、物候、病候等,五象合参。如民国十年辛酉(1921年)"水运阳明燥金司天,少阴君火在泉,初春已暖,十三惊蛰,至二十日奇暖,去尽皮衣,有着夹衣者,二十三四,北风大冷,下大雪,月底渐温,二月初又大冷,初六最冷,下雪,春温病不多,不燥渴,不咳嗽,大抵夹温而不夹风也,一春阴多晴少……端节尚穿绵(棉)衣,秧不长……七月下旬至中秋晴无几日,往往大雨二三昼夜……棉花全坏,霜降后晴燥至小雪,仅小雨,两次,不及寸"。落实到病象上,夏秋湿温颇多,痢疾少,皆湿甚于热。究其原因"以夏秋雨水太多也","立冬后病少矣"。方氏对该年实际呈现出的气象、物象、病象,描述尤为仔细、详尽,进而得出"与本年运气颇合"结论。

巫君玉认为运气学说主要为自然气候与疾病的关系,运气可用推算弄清其规律,但主气之至有先后,至而有太过、不及,客气可以加临,且有胜复之气而可出现反常之时，所以不能执着运气而认为必然，只能掌握其常规。学习运气后要运用辨证法去对待，就当时的实际气候而定，更不应用作预测。

二、著书立说，论广运气

许叔微在《伤寒百证歌》中便有以运气阐述《伤寒论》证候之先，同时在《伤寒九十论》中开以运气指导临证之先河。

庄履严在《医理发微》序言中，反复强调五运六气在诊治疾病中的重要性："若于五运六气、司天在泉、主客克胜、太过不及、南北司政，不尽发明阐析，虽有经书，终是胶柱鼓瑟，按图索骥耳。"在后续行文中也单独将五运六气、司天在泉、南政北政、阴阳克胜等理作为一辑单列讲解，摘录了部分《素问·六元正纪大论》《素问·至真要大论》原文，甚至自画五运图、六气图，以便读者更好理解。

姚球著《本草经解要》系从《神农本草经》《名医别录》《唐本草》等书辑录而成，以气化理论阐释药性、归经、药理。沈金鳌《杂病源流犀烛》一书中，多有运气理论阐述疾病成因，并遵运气之法立方论治。

缪问所著《三因司天方》，论病悉本《黄帝内经》，议药皆宗《神农本草经》，节录姜健《三因司天方》原文，附注己见，列天干地支诸年所用十六方，另有戴原礼、张介宾等人之运气论说，门人吴勇立、戴步瀛为之校正。《三因司天方》中方剂虽来源于陈无择《三因极一病证方论》卷专论之"五运论"及"六气论"，实际上是经过姜体乾等龙砂医家临床实践并增损化裁成方。缪问所注《三因司天方》即是指在天、人、邪"三因"中，尤其注重司天之五运六气，这为龙砂医学五运六气诊疗体系形成提供了重要的理论基础。

王旭高对"三因司天方"研究亦深，编撰《运气证治歌诀》，阐释方义，并附"司天运气图歌""司天在泉六淫治例"等运气歌诀，为运气理论推广做出了极大的贡献。

薛福辰得到宋本《重广补注黄帝内经素问》一书后，如获至宝，批校句读，获益良多，其将各家注解了然于胸，由此对《黄帝内经》有了更深的理解。薛福辰重视运气思想，在批注中尤对运气相关内容多有著述，并曾在其所著《素问运气图说》自序中说"《素问》之论运气，犹《灵枢》之论经络也"。《素问运气图说》为其唯一留存著述。此书将运气学中天符岁会、脏腑经络、南北政等主要的知识，以图文形式列出，便于读者学习领会。薛氏尤其重视亢害承制之说，其以五行生克制化开篇，言"假如木亢害土，土之子金，承而制焉，则木畏土子，不敢罔行，此所以相生不害，相制而不克也，余可类推"。虽其中一些概念尚存争议，当为薛氏一家之说，但也反映了其对运气的认识与理解，是为推广五运六气的关键。

《运气指掌》一书作为高思敬在五运六气领域的代表性著作，参照运气七篇大论的序次，以指掌图配合歌诀的形式撰写，其中六十甲子运气演化占据大半的篇幅。高思敬依据自身临证实践得出的体会，对运气理论中顺化、天刑、小逆、不和、天符、岁会以及太乙天符均提出个人见解，并认为"以上皆《内经》论运气最为精要切于证治者也"。至于南北政问题，高氏认为其"不关于证治"。同时还强调医者应掌握每年运气之间的关系对疾病的影响，对五运六气学说以实践为落脚点，凸显了高氏理论联系实践、强调将理论应用于实践、实践必须以理论为指导的中医临床家的思维。

顾植山更是著书立说，为推广五运六气做出了卓越的贡献。其著作《五运六气临床应用》《运气大医顾植山》《疫病钩沉》等均成为当代龙砂医家学习和使用的重要书籍。

三、运气临证，守正创新

1. 以《三因司天方》构建运气方药体系

（1）临证遣方，重视运气

以五运六气理论指导临证遣方是龙砂医家的重要特色。如许叔微在《伤寒九十论·刚痉证第二十一》一案中便根据患者所处之年为戊戌年，当太阳寒水司天遇火运太过，结合《素问·五常政大论》中"赫曦之纪，上羽与正徵同，其收齐，其病痉"，分析认为戊戌之年，太阳寒水司天，火运太过为运，此时"天气且刚，故其收齐，而人病痉者，过气然耳"，辨属阳明刚痉，以承气汤下之而愈。

缪问在重著《三因司天方》的过程中重新厘清"三因"之含义，将陈无择《三因极一病证方论》中方剂与姜体乾等龙砂医家临床实践中所用之方融合化裁，构建了初步的运气方药体系。龙砂姜氏诸医则将"三因司天方"灵活运用于临床，在《龙砂八家医案》《龙砂姜氏医案》中均有明确记载，或直言原方使用如："瘀血不下"案，用"司天升明汤"；"张某肿胀症，用司天升明汤"。

又或者参三因司天方之意进行加减，如《龙砂八家医案》中，孙御千在案后按照运气理论提出戊子年少阴君火主气之疾病易发的可能并加以诊治，戚金泉也有案："今正值四气风木湿土令退，五气君火燥金加临，遇悲哀抑郁之境，用甘麦大枣、清燥救肺、枇杷叶散、静顺四汤意。"

王旭高则将《三因司天方》结合自己临证经验，将司天运气 16 首方剂均做成歌诀并加以注解。在《运气证治歌诀》总论中王旭高云："运气证治方，载于《三因书》，系陈无择编辑，未知创自何人。揆其大旨，不出《内经》六淫治例，与夫五脏苦欲补泻之义。假令风木之年，而得燥金之年之病，即从燥金之年方法求治。发生之纪，而得委和之病，即从委和之纪方法求治，此其道也。"明确指出运气临证之方法在于审查患者之征象，正如"病若不是当年气，看与何年运气同"之说。

在临证时亦多以运气理论为指导，如治江阴陈某"今交秋季，而贵地（江阴）盛行此证，证虽同于温热，而义则有分"，而"贵地僻处江隅，今岁夏秋久晴少雨，热逼水上之中，郁极则发，湿上甚为热。交秋燥金司令，热胜金燥，邪干肺胃"，针对前医"初用升、葛等之升发，继用芩、连之苦寒"，指出"虽亦有辛凉解散，甘寒清化者，仍用升提苦燥夹杂其中，要未明岁气天时，与病成而变之旨，徒守老成之见，譬犹苦拒剑阁，而寇兵已早渡阴平，同一局也"，认为"刻下序届秋分，虽当燥金用事，而消残日暑，尚余湿热蒸淫"，乃由"湿邪火炽、邪不外达"，应予"轻清宣化之法"。

张聿青在临证中多以运气理论为指导，从张氏医案可见其据司天在泉理论对运气病机的关注。如《张聿青医案卷七·痰湿痰气》左"相火行令之时，虚火时降时升，升则炼液成痰"，《张聿青医案卷八·痉厥》林右"营血久亏，肝木失养"，责其因"兹当风木司令，阳气弛张，叠次痉厥"，某"复当君火行令之时，心火肝阳，为之鼓动，致火风热尽行内闭，神昏口噤不语，甚则搐搦发痉"。

吴士瑛在临证时则以运气理论指导经方使用，其著中尝言："庚子年，少阴君火司天，阳明燥金在泉，中见太商金运，岁金太过，根据运气理论有燥、火。"并附有医案引证："道光庚子七月，治章嘉鳌令正，怀胎七月，患痢七日即产，产后痢仍不止，舌绛无津，口渴唇燥，里急后重，脉弦数大，烦躁不安，暑邪化燥，加以新产后营血大伤，邪火反炽，进黄连阿胶汤化裁获愈。"

吴达在《医学求是·吐血证解》记载沈幼田"己卯六月，忽患热病，而发为痧疹"。吴氏分析，"己卯乃燥金君火司天在泉之年，夏令酷热异常，平时自恃体强，不慎冷饮则暑湿内蕴，不避风露则感受外邪……是以郁于阳经而发痧疹也"。在出血性疾病病因中，吴达也分析，"君相之令，风扇其火，火不能藏，则血因而上溢"等。

有关运气变化对疾病发病的影响，吴士瑛在书中专列《论秋燥亦因岁气盛衰》篇，引证龙砂医家孙御千医案中之按语。吴士瑛于"秋燥痢医案"中载治尹山令弟秋燥下痢，案末特写明"时道光庚子秋也"。道光庚子，即1840年，少阴君火司天，阳明燥金在泉，中见太商金运，岁金太过，与戊子年司天在泉相同，故吴士瑛用黄连阿胶汤能收效，乃直接着眼"宜调少阴之客"。

当代龙砂医家顾植山以运气开阖枢为重要参考，以六经辨证为基本辨证思路，对于运气指导经方、"三因司天方"的理论体系作了进一步完善，针对天、人、邪三个方面，提出"三虚致病"的运气诊疗体系。顾植山秉承龙砂医家特质，将《黄帝内经》五运六气的源流和深奥理论进行由博返约、深入浅出的阐明，尤其是致力于现代临床的推广应用，使曲高和寡的运气学说在国内外得以发扬光大。

在龙砂医家学术传承的过程中，逐渐形成以"三因司天方"为代表的狭义司天运气方药体系，以及经方、时方皆可以司天运气理论指导临证处方的广义龙砂运气方药内涵。

（2）用药之法，运气相参

除在遣方之时遵从五运六气之外，在临证之时也常以运气理论指导用药之法。沈金鳌在《杂病源流犀烛·疹子源流》中提到疹的治则总属"疏散透肌"，但仍旧需要"明乎岁气所属，辨乎时气所宜，而后用之君臣佐使"。

沈氏将岁气与五运相合，根据其岁气所主者所用君药不同，"人中黄属土，甲己年为君；黄芩属金，乙庚年为君；黄柏属水，丙辛年为君；黄连属火，戊癸年为君；栀子黄属木，丁壬年为君"。

不仅五运岁气如此，六气的司天在泉也同样需要参合其中。沈金鳌在《杂病源流犀烛·小便癃闭源流》中论述小便黄赤用药时指出，"少阴司天，热淫胜，病溺色变宜黄柏、山栀；少阳之胜，溺赤，善惊，宜山栀、黄芩；阳明司天，燥气下临，暴热至，阳气郁发，小便变宜黄芩、石膏"。如《杂病源流犀烛·中风源流》中论述中风用药时提到，"望春大寒之后，则加人参、半夏、柴胡、木通，迎而夺少阳之气；望夏谷雨之后，则加石膏、黄芩、知母，迎而夺阳明之气；季夏湿土之令，则加防己、白术、茯苓，胜脾土之湿；望秋大暑之后，则加厚朴、藿香、官桂，迎而夺太阴之气；望冬霜降之后，则加桂、附、当归，胜少阴之寒"。在春之后用药夺少阳之火、夏之后迎阳明燥金等。

针对医家拘于产后患痢，忌苦寒，他医惧苦寒不肯用黄芩、白芍，病者烦躁不安，扬手掷足而毙者，深为惨伤，吴士瑛指出："余自庚子年至今常用黄连阿胶汤、黄芩汤、泻心汤，皆应手取效，是知湿火下陷，万不可用温燥也。"

及至姚球更注《本草经解要》，从药物所禀天地之气阐述姚氏自己对经文的理解，如人参条提到"人参气微寒，禀天秋令少阴之气，入手太阴肺经；味甘无毒，禀地中正之土味，入足太阴脾经……肺为五脏之长，百脉之宗，司清浊之运化，为一身之橐籥，主生气。气寒清肺，肺清则气旺，而五脏俱补矣"。最后列出制方之法与加减建议，如人参条提到"人参同五味子、麦冬，名生脉散，补阴生津液"。所列篇章逻辑清楚，文注明晰，进一步丰富了运气方药体系。

2. 以五运六气方药诊治疫病

（1）疫病的发生当属非时之气

五运六气理论认为，疫病的发生需要特殊的运气条件才能形成。龙砂医家许叔微《伤寒百证歌》中提道："若乃时行自不同，盖是不时之气失……少长一般病相似，此是时行号温疫。欲知正气与天行，要在潜心占斗历。"指出"不时之气"是疫病产生的重要原因。

沈金鳌则认为，疫病之察，当先从运气开始。其在《杂病源流犀烛》中指出："疫痢者，一方一家之内，上下大小传染相似，当察运气之相胜以治。"

吴达《医学求是·外感寒温辨》说："至论疫证……人感疫疠不正之气，是以乡里传染焉"，并认为疫情当综合前一年的运气条件去判断，如《医学求是·救弊琐言》记载："今岁少阳厥阴司天在泉，木火司权，而木火不得发泄，应有温疫之症。"针对出现疫情的预测依据，进一步分析"其故因去冬绝少严寒，天地之气冬失其藏，失其收藏则春气匮乏，无以发泄，故自春至于初夏，天气寒冷而少温和，且一热必雨，雨后仍寒，寒则晴霁。东南风，春夏之正气也，急则必雨；西北风，春夏之贼风也，见则反晴。验天地之气，春行秋令，可以知人身有阴阳不和之病"。

方仁渊认为岁时不和，温凉失节，纵是常气也会变成邪气，甚至乖戾之气，导致疫病发生。《倚云轩医话》提到"本年固寒湿用事，土在上水在下，已相克、加以阴木主运，木又克土，层层相克，胜极必复，故变生疫病，运气亦有应也"。

顾植山认为疫病的发生，虽然不能单纯用运气因素来解释，但疫病的出现与运气周期有着一定的联系，并且不同的疫病往往具有不同的运气特性，而相同运气的不同疫病，在证候病机上又具有一定的相似性，并以《黄帝内经》"三虚致疫"理论作为疫情产生的重要理论参考。顾植山认为，对于疫病的病因，需要具备另外两个条件："天虚"和"人虚"。天虚——自然变化节律的失常，人虚——人群抗病能力的不足，邪虚——直接致病原的侵犯。"三虚"致疫说，较为完整地指出了产生疫病的三大因素。而人体的五脏六腑、十二经络等，都是与自然界的五运六气对应而产生的理论，"天虚"主要指五运六气的失常。

（2）疫病的病机当以运气为辨

不同的疫病往往具有不同的运气特性，相同运气的不同疫病在证候病机上又具有一定的相似性。

沈金鳌在《杂病源流犀烛》中提到"或云疹子之发，为时行疠气传染"，他认为疹发原因在于"其非常之气，郁于脏腑，留于经络，故当春夏发泄之期，感此一时风热之疠气，发为疹也"。同时在其他发作类疾病诸如痧胀、目赤肿痛、口疮等疾病中，也都提到"时行之气""天行时气"。

高上池在论治燥病一节中也指出了燥病的变证最终可能会演变为霍乱、瘟疫、寒疫等疫病，并且由于运气因素不同，产生疫情的性质也不同。"中燥之极重者，如霍乱寒疫，盖风火暑为阳邪，与秽浊相参，则为瘟疫；温燥寒为阴邪，与秽浊相参，则为寒疫。"

吴达对疫病寒热之性的判断，从运气角度有自己独到体会，认为"然而凡病不过阴阳，故有温疫、寒疫之别。温疫每发于木火不得升泄之年，寒疫多盛于金水不得敛藏之岁也"。

顾植山在分析疫情时多以"三年化疫"分析。如在分析 2003 年 SARS 疫情时，顾植山引《素问·刺法论》说："假令庚辰刚柔失守，三年变大疫"，SARS 当为"金疫"；2019 年新冠则从"丁酉失守其位"出发，其性当为"木疫"。

（3）疫病的治疗当从运气着手

许叔微在疫病医案中多次以五运六气理论指导经方使用，《伤寒九十论》中有案，患者"戊申春病伤寒，先寒后热，项筋强急，脚蜷缩不得伸。医者欲以麻黄辈除其颈强，又欲桂枝加附除其足缩"，效果欠佳，而许氏则投以柴胡地黄汤。戊申年为火运太过之年，少阳相火司天，厥阴风木在泉，许氏根据少阳相火司天判定"悉由气运郁结，变成乖戾之气"，将投少阳之柴胡类方；又如"己酉虏骑破淮俱疫疠大作"，许氏以酉年少阴君火在泉、己年土运不及，风乃大行，取少阴、厥阴而治。

吴达在疫病治疗上提出"五行之升降，以气不以质也""因病以测岁气，非执岁气以求病""证之变化，随岁时而转旋""治法又当通变""用法既当因时制宜，又必细察症象"等论述，见地独到，足堪效法。

张聿青在疫情临证时亦常以运气理论作为指导。光绪二十八年（1902

年）上海大疫，张氏据运气立论，治效捷验，"岁在壬寅，沪上疫症大作，吾师谓少阳司天、运值风木，风火交煽，合用辛凉镇重之剂，以三石汤为主方，治效大著。当时门下按法用之，皆奇验"。

方仁渊熟谙运气理论，在临床实践中做了许多关于可能出现的疫病乃至病性、病位的观察、分析、预测工作。诸如"丁未司天在泉阴木运疫病说""己未年太阴湿土太阳寒水占病验""庚申年少阳司天厥阴在泉燥金占验""辛酉年阳明燥金少阴君火占时病"等。

顾植山在疫病诊治上将"三年化疫""三虚致疫"相结合，以染疫患者之病象结合运气条件提出证治之法。如 2019 年发生的新冠疫情，顾植山分析"伏燥"和"木疠"之气是贯穿始终的病机之本，随时变化的火、湿、寒等是病机之标，并推荐了吴师机的"辟瘟囊"以及防疫方。

3. 以三阴三阳开阖枢理论指导临床

开阖枢理论是运气理论的重要组成部分，龙砂医家在运气开阖枢的使用过程中常以动态开阖枢思维指导临证。

自许叔微始，便以运气开阖枢理论阐释《伤寒论》六经的次序问题，认为伤寒六经传入之次第与运气开阖枢有着密切的关系，并以麻黄汤以开太阳。

沈金鳌在医著中也常用运气开阖枢理论指导临床诊治。如《杂病源流犀烛·诸痫源流》中即指出："盖阴维从少阳至厥阴，动苦颠痫僵仆，……此虽不拘少阴，而厥阴之方阖，亦少阴之失枢也"，强调癫痫之因与少阴、少阳双枢均有联系。

黄堂在《纪效新书》中"前从运气司天立方，胀泄均减……少阳为枢，又为游行之部，经训昭然"，"诸恙稍减，惟右耳尚鸣，胃知纳，仍通太阳之开，兼调阳明之阖，斯尽善矣"，将开阖枢与疾病从化及治疗方法相结合。更有"通太阳之开，兼调阳明之阖"之说。

吴士瑛基于开阖枢角度加以阐释，引证清代王子接《绛雪园古方选注》语："仲景治下焦利，重用固涩者，是殆以阳明不阖，太阴独开，下焦关闸尽撤耳。"在《痢疾明辨·痢疾发斑疹》针对时疫，吴士瑛指出："若转疟疾，从少阳之枢而出，均属生机。"

王旭高在医案中就有"当利少阴之枢，温厥阴之气，运太阴之滞"之言，指出三阴之开阖枢可相互作用，共同证治。王氏还提出"发少阴之寒从太阳而散"之说，旨在强调开阖枢之动态而解。

张聿青在开阖枢中，尤其重视阳明阖。《张聿青医案·气郁》载"阳明遂失其通降之常，太阴亦失其清肃之令"，指出太阴与阳明共同完成阖降功能。除此之外，在阳明与少阴的关系中，提出"盖少阴伏邪，达于少阳，必须归于阳明，从肌肉而出"之言，足见张聿青开阖枢思想临证之一斑。

柳宝诒在临证过程中，常借动态开阖枢寻找邪之所出。如《柳宝诒医案》中伏温之案，以"疏达阴分之邪，渐达于阳明""内而厥阴之脏，外而少阳之路""少阴无出路，太阳其出路也""开太阳以升少阳"之论，可见柳氏常以三阳作为邪之所出。

及至当代龙砂传承人顾植山，更是进一步提出并阐述动态开阖枢之含义。顾教授认为三阴三阳的开、阖、枢是个非常重要的概念，是人体阴阳之气升降出入的主要依据。从理论方面而言，古代文化的符号如河图、先天八卦，逐渐演变成洛书、后天八卦，其本质也是动态开阖枢的演变过程。在临证之时，顾植山认为三阴三阳动态开阖枢的时空象位是临床上六经辨证的重要抓手，需要用五运六气在不同时空方位阴阳气的状态来理解三阴三阳，并结合患者之"象"调整"天-人-邪"三者的关系，从而达到"见病不治病，而病自愈"的效果。

4. 以运气理论指导针灸治疗

在五运六气指导下运用针灸治疗亦是龙砂医派的重要特色。其中以龙砂医家承淡安为代表，以运气理论为借鉴，创子午流注针法。及至当代龙砂传承人顾植山，以五运六气开阖枢理论为指导，进一步推广阐发"龙砂开阖六气针法"，在国内外有着重要的影响。

顾植山依据《黄帝内经》中阴阳离合理论，创造性地绘出了"顾氏三阴三阳太极时相图"和"顾氏三阴三阳开阖枢图"，清晰地展现出人体三阴三阳六气盛衰的运行节律，为"龙砂开阖六气针法"的形成打下了坚实的理论指导基础。目前，该针法已经广泛应用于临床各科，疗效显著，操作简单，可推广性强。

5. 小结

龙砂医学流派的医家群体以《黄帝内经》五运六气理论为指导，在理论阐述、著书立说、论广运气以及临证遣方用药等多个方面形成了独特的学术特色。在龙砂医家的数代传承中，逐步形成了"龙砂医派五运六气"在学术上的独特见解与临床上的诊疗特色。

重视经方的传承和运用是龙砂医派重要的学术特色之一。龙砂医家自许叔微始，一直以重视《伤寒论》经方作为重要的学术特色，经过数代龙砂医家的传承创新发展，逐渐形成独特的龙砂医派经方特色。

一、重视方证运用

方证是证候的一种特殊形式，以方名证，故名方证。《伤寒论》317 条云："病皆与方相应者，乃服之"，这就是方与证相应的最早论述。方证相应是研究《伤寒论》的重要方法，也是龙砂医学经方的重要特色之一。

龙砂医派对于类方方证的研究起自宋代许叔微，在《伤寒论》的研究中尤其重视"证"与"方"的研究，其专著《伤寒百证歌》便以类证为法，概括归纳了《伤寒论》中的一百证候，其中包括各类证候，如厥、结胸、痞、吐血等。《伤寒发微论》中更是强调"要治对证用药，斯过半矣"，足见其方证思路。《伤寒九十论》中则将"方证相应"应用于临证医案之中，如"发热，恶风，自汗，脉浮而弱"之桂枝汤证；"背强，汗出，恶风"之桂枝加葛根汤证；"若头疼发热，恶风无汗，则麻黄证也。烦躁，则青龙汤证也"等。

沈金鳌在《伤寒论纲目》中言："仲景立论，每经各举其主脉主症，为一经之提纲，虽病有变迁，而苟未离此经，即不离主脉主症，其大较也。"在《伤寒论纲目·烦躁》篇中，沈金鳌言："浮数本麻黄脉，仲景却与桂枝者，因发汗解，麻黄症已罢，脉浮数者，因内烦而然，不得仍拘为麻黄脉，况麻黄纯阳，不可治烦，桂枝有芍药，能安营分，正以治烦也。"以麻黄汤与桂枝汤治疗烦躁一条阐述其观点，足见沈氏认识到精准方证的重要性。

王旭高更是集类方方证学术之大成，所著《退思集类方歌诀》以仲景经方为主，按麻黄汤类、桂枝汤类、葛根汤类等分为24类方剂，另在后附历代医家相关临床功效卓著的名方验方。以麻黄汤为例，不仅包括麻黄汤、麻黄加术汤等方，还包括大小青龙汤、越婢汤等伤寒、金匮中经方，同时引大小续命汤、九味羌活汤、再造散等以麻黄为主治风寒兼证之方，由此将龙砂医学经方方证理论体系逐渐完善。

张聿青在《张聿青医案》中多次用《伤寒论》《金匮要略》诸方，如青龙汤、真武汤、五苓散、半夏厚朴汤、猪肤汤等，并多次强调依仲景某方之法而活用经方。如《张聿青医案·咽痛》中，患者虚阳上逆之咽痛，宗《金匮要略》猪肤汤之法，以猪肤、白蜜、生甘草等药治之。张聿青熟识方证并活用经方可见一斑。

余景和在其著中云"见此症，便与此方，是仲景之活法"，并在《诊余集》虚胀案中明确指出"治病以识症为第一"，认为仲景之方，一方可治疗多病，仲景制方，不拘病之命名。季鸣九则认为方证以六经提纲证为主并以汤名证。

曹颖甫是经方实践的大家，其著《经方实验录》中列举多个曹氏妙用经方的病案。曹氏强调"惟能识证者方能治病"，如"恶寒、发热、汗出"，乃桂枝汤之见证，便用桂枝汤获效。曹氏还讲求经方在方证的基础上灵活使用，如其论麻黄汤，在麻黄证的基础上可用于很多疾病，《经方实验录》中云"治冷风哮与风寒湿三气合成痹证，用麻黄汤辄效，非伤寒证可拘也"，足见其对仲景方证领悟之深邃。

朱莘农对于方证的认识在六经之上，如阳明之证认为阳明证辨证上必验之于舌，或黄或浊，再诊其脘腹部之烦、痞、痛等不同程度之症状表现而随证治之。若虚烦懊憹则取栀子豉汤，若脘痞呕恶则取泻心汤组，若痞而兼烦则取温胆汤，若痞痛便结则取小陷胸汤等。

叶秉仁坚持有是证、用是方的原则，常能不拘常规，别开生面。运用经方治疗心血管疾病，依据《伤寒论》"心中懊憹""烦热胸中窒"，针对气郁化火征象的胸痛选用栀子豉汤，瓜蒌薤白半夏汤治疗冠心病、肺心病；经方治疗杂病，阳和汤治坐骨神经痛，当归四逆汤治血虚厥寒头痛等。

及至当代龙砂医学流派代表性传承人黄煌，进一步阐述和发扬经方方证研究的内涵。黄煌认为，方证研究是中医辨证论治、执简驭繁的重要要素。黄煌临证尤其重视方证的运用，并根据临证经验以及经方相应条文总结经方的方证，如桂枝汤的"自汗，恶风，发热或自觉热感；上冲感，动悸，肌肉痉挛聚集；脉浮，或弱、或缓、或数、或大而无力；舌质淡红或暗淡，苔薄白"。也有简单几个字概括方证，如半夏泻心汤"呕、痞、利、烦"等。

二、重视药证运用

药证是中药在临床使用的指征和证据，具有实用性和精准性，龙砂医家一直重视药证的使用。许叔微在《伤寒发微论》中就有关于赤芍与白芍的药证论述，并指出"仲景以桂枝发其邪，以芍药助其弱，故知用白芍药也。荣既弱而不受病，乃以赤芍药泻之，决非仲景意。至于小建中，为尺迟血弱而设也，举此皆用白芍药，而仲景亦止称芍药，可以类推矣"。

许叔微认为在处方中，常有一味或多味药物起到最关键作用，因此药证的精准性不容忽视。如许叔微论大柴胡汤，直言大黄为大柴胡汤之主药，更是引王叔和之言"若不加大黄，恐不名大柴胡"，以佐其说。

沈金鳌在《伤寒论纲目·渴》中言："背强恶寒，尚属太阳，寒湿本当汗解，不汗而下，必致阳气扰上焦而满，伤中焦而哕，伤下焦而小便不利，既三焦受病矣。口燥烦而舌上苔，由丹田之有热，不能饮水，是湿犹在中，当从五苓散去桂枝易肉桂。"足见沈氏药证之精准。

曹颖甫在《经方实验录》中云："治病用药，当观其通，苟得其空灵妙悟，则牛溲马勃败鼓之皮，何尝非活人之圣药。"曹氏十分注重经方用药的剂量精准，在《经方实验录·小青龙汤证其一》中便云："药量有轻重之分，其身热重、头痛恶寒甚者，当重用麻桂；其身微热、微恶寒者，当减轻麻桂，甚可以豆豉代麻黄、苏叶代桂枝"。

朱少鸿在临证过程常以药之性味决定加减之法，如以川连之苦寒，清热泻火燥湿，伍川朴之辛苦微温，行气导滞，通降胃腑等；并参考药证加减，如苦辛之品常加黄芩、半夏、橘红，仿半夏泻心汤之意。

夏奕钧对于药证的认识与朱少鸿颇有相通之处。夏氏先以药性定法，再择药用之。如苦寒药一般首选黄连，其次则胡黄连、黄芩、黄柏等；辛温药常取厚朴、干姜、吴茱萸等。再根据病情需要，可将其分别配伍不同用量比例，或苦多辛少，或辛多苦少，以用药之精准而论。

黄煌融通龙砂各家之论，以仲景原文为依据，主要采用比较归纳的方法，通过同中求异，异中求同，互文参照，并结合最大量原则、最简方原则、量证变化原则、味证变化原则、频率原则等方法来分析考证仲景用药的具体指征。在前人研究的基础上，颇多创新，并将其药证研究成果著成《张仲景50味药证》一书，详细阐明了仲景常用药物的临床指征，对中医临证有着重要的指导意义。

三、重视经方体质

重视患者的体质特征，是古典中医学的基本思想。龙砂医家在经方的临证过程中一直擅于对体质的把握。在许叔微《伤寒九十论·麻黄汤第四》一案中，患者虽有麻黄证，但脉象与体质不符，故先与建中汤加当归黄芪，待尺脉与体质相合，以麻黄汤发汗而解。

姜礼在论述中风时倡"中风非风"说，强调风之中人有别，全因"或气、或痰、或火为之标，以风邪中人，以阳虚邪害空窍为本"。华岫云亦在临证时认识到体质因素的重要性，在《临证指南医案·湿郁》中指出"治法总宜辨其体质阴阳"，旨在说明体质之阴阳对疾病的发展变化、预后都有一定影响。

沈金鳌在《杂病源流犀烛》中亦常以体质确定治法，如《杂病源流犀烛·心病源流》中言"壮盛人宜下"。柳宝诒也尤其重视体质的重要性，在其临证过程中常参酌体质用药。《温热逢源》中更云："后来张石顽、蒋问斋等治温热病，每每引用。惟方药粗悍，宜于壮实之体，而不宜于膏粱虚弱之人耳。"

季鸣九则认为《伤寒论》六经之证当于提纲证类似，是为主证，但是每个人表现出不同征象是因为人体质不同导致。如太阳病篇，其主证当以"头项强痛而恶寒"，但麻黄汤证、桂枝汤证、大青龙汤证同样具有太阳病的主证，却可随人体质的虚实，病邪的深浅表现出同中有异的证候，就须作出区别的治法。

黄煌认为体质的确定，是有效且安全使用中药的基础，并提出"方人""药人"的概念。强调所谓"药人"，就是适合长期服用某种药物及类方的体质类型，如桂枝体质、柴胡体质等；所谓"方人"，就是对本方有效且适合长期服用此方的体质类型，如桂枝汤体质、大柴胡汤体质等。黄教授在方证、药证、体质的基础上构建了"方-病-人"的重要学术体系，成为龙砂医派一颗明珠。

四、重视经方诊法

1. 咽喉诊

咽喉诊是中医望诊的一部分，亦称之为"咽喉望诊"。咽喉望诊可以认为是舌诊的延伸，但是又与舌诊有不同之处。《伤寒论》中无咽喉诊一说，但书中多次有"咽喉不利"的描述，其中包括咽痛、咽干、咽燥等，并且多次以咽喉之证作为临证遣方的重要依据。

许叔微虽未将咽喉诊独立提出，但仍承仲景之法将咽喉之证亦作为辨证遣方的手段之一。许叔微在《伤寒百证歌》中就有"咽痛歌""口燥咽干歌"，《伤寒发微论》中亦将咽喉干痛、咽干声嘎作为少阴证、阴阳毒的鉴别诊断要点之一。同时指出咽喉症状当与脉证共同参合以辨六经。

许叔微在《伤寒百证歌·咽痛歌》中言："咽痛阴阳各异宜，要须脉证两参之，脉浮而数吐脓血，此是阳毒之所为。脉沉兼细手足冷，或加吐利少阴兮。又有伏气之为病，非常寒冷着人肌，咽喉先痛次下利，作肾伤寒方可医。"

高锦庭在《疡科心得集》中便强调"咽喉为一身之总要，百节关头，呼吸出入之门户"。高氏在外科疾病中提出辨咽喉之"色、燥、脓"断疾病寒热之法，对龙砂后世颇有启发。高上池亦将咽喉之诊作为温病诊察的重要手段，后与无锡地区喉科的发展密不可分。

朱莘农将咽喉诊进行规范并完善其理论体系，朱氏认为观察咽喉有无明显充血，初步测知其为火热性质的证候，继而与各种病种、病程以及全身脉证等相参，加以综合分析，探索其机理，属何脏腑所主，以分辨其是热郁，还是火盛或是阴虚等不同证候。

黄煌在"方-病-人"体系中亦重视咽喉诊，经方体质、方证、药证中均有咽喉部的重要体征，如麦门冬汤之咽喉干燥、桔梗汤之咽喉干痛等。

2. 脐腹诊

在《伤寒论》中尚无明确的腹诊概念，但存在腹部痞、满、鞕、痛、悸等征象，同时提出"腹部动气"一说，在临证时借助这些征象以判断疾病的病位、病性，从而确立治则、治法，并判断预后。

许叔微将"腹间动气"作为临证治法选择的重要参考。如《伤寒百证歌·表证歌》中以"腹间动气"作为如何使用汗法的重要依据，提到"风温湿温如何发，坏病虚烦且慎之，腹间动气宜区别"；《伤寒百证歌·可汗不可汗歌》中强调"四动汗之还窒碍"，指出腹部动气不可发汗；在《伤寒百证歌·可下不可下歌》中也有"左右上下有动气，更在调和仔细医"，指出动气若在上下左右使用下法之后的后果；许叔微引仲景《伤寒论》云："动气在右，下之则津液内竭，咽燥鼻干，头眩心悸，动气在左，下之则腹满气急，动气在上，下之则掌握热烦，动气在下，下之则腹满，卒起头眩。"《伤寒九十论·结胸可灸证第三十九》中以患者"心腹软"作为病情变化的重要指征。

沈金鳌在《杂病源流犀烛》中多次引《难经》之言，强调内症之"动气"，如"内症脐左有动气，按之牢若痛，其症四肢满闭，脉涩，便难，转筋""内症右有动气，按之牢若痛，其病喘咳，洒淅而寒热也"等。同时沈金鳌还指出"夫两肾动气，是脏腑之根，呼吸之门，生气之本也""肾间动气者，真原一气，分为三路，人之生命也，十二经之根本也"。

柳宝诒在临证之时也常用腹诊作为辨六经的重要方法。《惜余医案·瘕癖》以及《柳宝诒医案·瘕癖》均有"左少腹之块在厥阴部位，病与疝气相似"的分析，两案均以疏肝和络之法治之。

周小农重腹诊，认为腹诊可补足四诊的不足之处，如判断热病是否已经退净、判断疾病是否夹有积滞，往往就会配合腹诊，在其诸多病案均有记载，运用广泛。如治疗陆源盛之女积聚案中就有详细记述其"小腹有形如弦，聚气行至脐旁，鸣如春雷"，再比如治疗朱龙新伏暑中表述为"按其腹如烘炉，当脐有形震跃"。周氏按腹测热，主用手背，使结果更加客观准确。

朱莘农极为重视腹诊，对腹诊的手法及原理做了详细的阐述，认为当脐属肾，脐下3寸为丹田，是元气归藏之根。冲脉起于胞中，挟脐上行，至胸中而散，为十二经脉之海，根于肾，隶于阳明。诊时应令患者仰卧，手足平伸，敞露脘腹，医者以手掌心平按患者当脐，作轻、重、浅、深的切按，注意辨析脐跃动态的大小、缓急、深藏、浮现等，按切时应上、下、左、右移动，上及于脘，下及脐下3寸。若见当脐筑筑、喘动应手，病本多为肾虚失纳、冲脉动逆；脐腹柔软者，主因在虚；脐腹窒硬、少腹弦急者，则阳虚寒盛；脐跃浮露甚而躁急者，为下虚较甚，多见阴伤；脐跃粗大、表浅，直至于脘者，则下元空虚已甚，中气而不能镇护。此际如见少气、汗出、咽塞、呃逆、躁扰等任何一症者，其根元衰竭，阴阳有离别之变。尤以见于大病之后，或久泻久痢者，乃亡阴之候，病多难治。

当代黄煌亦将腹诊内容纳入其"方-病-人"经方诊疗体系中去，并在方证、药证中多次以腹诊作为使用的重要参考指征。

3. 仲景脉

脉诊历来为中医诊法之特色，也是诊法中的重要参考准则之一。在辨证过程中，脉诊对于治则、治法的判定有着举足轻重的作用。《伤寒论》中关于仲景脉法描述详尽，仲景脉法以寸口脉为主，同时讲求脉分阴、阳，并将脉证相合作为临证的特色。

许叔微临证过程中尤重脉诊，并直言以仲景脉法为要，《伤寒九十论·少阴脉紧证第五十二》中提道："欲知表里脏腑，先以浮沉迟数为定，然后兼余脉而定阳阴也，若于脉诀而言，则疏矣，故予尝谓伤寒脉者，当以仲景脉为准法。"

《伤寒九十论》中一直将脉诊作为重要的鉴别诊断以及判断预后的手段。《伤寒百证歌》便以"伤寒脉证总论歌"作为开篇，归纳出伤寒论中"大浮数动滑"为阳，"沉涩弦微弱"为阴。《伤寒九十论·麻黄汤证第四》中患者虽"发热头疼烦渴"，证若"麻黄证"，但因脉"尺中迟，营气不足"，许叔微认为不可发汗，以黄芪建中汤调理至"尺脉方应"后投麻黄汤而愈。《伤寒九十论·少阴证第三十二》中，许叔微指出"其脉三部俱紧，安得谓之伏气？伏气脉必浮弱……近虽有寒冷不时，然当以脉证为主"等。

庄履严极其强调脉诊，认为四诊中脉诊尤其重要，在《医理发微》第一部中极尽详实地论述了各类脉诊。庄履严视"诊脉"为"视脉"，认为初以轻轻浮取之后，渐渐重按之，逐部消息探取玄，浮沉、迟数、表里、虚实都应该如亲眼见到一般，这才是所谓的"视脉"。左手寸脉属心、小肠、膻中，关脉属肝、胆，尺脉属肾、膀胱；右手寸脉属肺、大肠，关脉属脾、胃，尺脉属命门、胞络、三焦。此外，庄履严在《医理发微》中对于三部九候诊法、七诊九候诸法、表里虚实辨、气口人迎神门命门、奇经八脉、六绝脉、七怪脉、促结代脉主病等都进行了十分详实的叙述，而在诸多脉辨中，庄氏反复强调了四时脉候，足见龙砂医家对仲景脉法的传扬。

沈金鳌著有《脉象统类》《诸脉主病诗》各1卷，在其他论著中也体现了脉法的重要性。沈金鳌尤其重视对《伤寒论》脉诊思想的继承，引用张仲景《伤寒论》中"辨脉法""平脉法"两篇并进行进一步注解。首先遵循《素问·阴阳应象大论》中"察色按脉，先别阴阳"原则，认为脉有阴阳，阴阳之分在于过与不及之间。在《诸脉主病诗·阴维》中直言"按仲景法，太阴症用理中汤，少阴症用四逆汤……酌其剂以治阴维之病"，言明仲景脉证相合之法。《杂病源流犀烛》中，每篇病后第一条先录脉法，并将脉证结合，认为"盖欲知病必先知脉，既知脉方可识病也"。

余景和重视脉诊的作用，认为"伤寒表症脉，一浮字最要关键，一切变症兼症，俱从浮中体察"，不论是分辨中风、伤寒、温病、风温、湿痹，还是治疗时确定当汗、当下、救表、救里、表里虚实无不见之于脉，提出"太阳为六经首领，先将脉象标出首篇，后人慧心明辨，索隐用药，正治、权变、救逆、斡旋等法。预有把握，不致一朝变症蜂起，莫可救治"。

姚球注解《难经·五十八难》时云："《伤寒论》中的脉之阴阳当以尺寸分，寸为阳，尺为阴。伤寒之邪不同，所治亦不同。"如"中风为阳邪，故脉阳分浮而滑；病风由于血虚，故阴分脉濡小而弱；湿温之病，胃肠不鼓，故阳分脉濡而弱；湿邪凝结于下，故阴分脉小而急；伤寒寒邪凝结于内外，故尺寸俱甚而紧涩，涩乃阳滞，紧乃寒象也。病名原由燥火暑，燥则故脉阴阳俱浮，而沉分散涩，涩乃阴枯也。火暑故脉迫疾，浮分而滑。温病则邪在何经，乃现何经之脉。故因经施治，不可拘一也"。

黄煌临证过程中也尤为重视脉象。由此可见，龙砂医家在经方临证中尤其重视脉诊，并以脉诊作为辨证、鉴别诊断、遣方用药的重要依据。

五、重视六经开阖

在临证使用经方时，常以六经辨证作为重要的辨证方法，并参合开阖枢指导为用。许叔微《伤寒九十论·太阳阳明合病证》以太阳之开定患者治疗之法；《伤寒九十论·青筋牵引证》中因"气运郁结，变乖戾之气"投柴胡地黄汤以治伤寒青筋牵引之证。许氏又将运气作为六经辨证的重要方式，如《伤寒九十论·太阴证第二十三》中所说："世医论伤寒，但称阴证阳证。盖仲景有三阴三阳，就一证中，又有偏胜多寡，须是分明辨质，在何经络，方与证候相应，用药有准。"

许叔微辨六经之方式亦包括脉证、经络循行、运气胜复等。如以"舌卷而囊缩"定厥阴之经，"腹满而吐，食不下，自利益甚，时腹自痛"定太阴之经，"脉紧反汗出，亡阳"定少阴之经等，足见许叔微开龙砂医家六经辨证与开阖枢指导经方使用之先河。

沈金鳌在《伤寒论纲目》以六经循三阳三阴之六经，析六经所发之症，引仲景之论为纲，采辑前人诸家方论，俱系专集，择其至精至当者前后相附，提纲挈目，以论为纲，以症为目，辨析伤寒。在临证过程中也多以六经为统领，《沈芊绿医案》中便多次提及六经辨证之思路与方法，如"暑湿在中焦，郁而为疟，目黄舌白，脉不弦，阳明为病"等。

柳宝诒以六经之说统一寒温，主张"寒温统一""六经辨证"，《温热逢源》提出"伤寒温热，为病不同，而六经之见证则同；用药不同，而六经之立法相同"。在柳宝诒临证过程中也常活用六经与开阖枢理论，如《柳宝诒医案》中便有"内蕴之邪热，欲达不达，而内溃于厥阴之界……当疏达阴分之邪，得渐达于阳明，勿内溃于阴分"，强调三阴之邪热可由阳明而解；亦有"少阴无出路，太阳其出路也"等，足见其六经开阖枢之圆机活用。

吴达活用六经辨证，善用经方，其言："春温、夏暑、秋燥、冬寒之证，无不病涉于经。"在《外感寒温辨》中指出伤寒必传六经，六经传变次序为"凡病犯太阳，太阳主皮毛，为六经之纲领；其次传阳明，阳明主肌肉，为气血之海、经脉之长；其次传少阳，少阳乃三焦之经，内护脏腑，脏腑气盛，能拒外邪，其病仍在躯壳。故传于太阴则经络病，传于少阴则血脉病，传于厥阴则筋节病"。病气传经，经尽不解而入腑入脏，入腑则为燥证，入脏则为湿证。阳盛入阳明时，承气汤之法，除外必见"营发而卫解"；阴盛入太阴，入脏生寒时用四逆汤、真武汤。

高上池擅用六经辨证，在治疗疟疾时尤为突出，认为疟之因在"阴阳上下交争，虚实更作。阳并于阴，则阴实而阳虚"，当据六经之变而分经论治。

汪艺香宗仲景法，临床能活用六经辨证。以辨证伏邪为例，汪氏认为伏邪所居，必在募原，募原即膈膜，是少阳、阳明之间，若伏邪归入少阳，则发寒热交作之正疟轻症；若伏邪从募原走少阳而转入阳明，则为不寒但热之瘅疟重症。伏邪若初起微寒不栗，热退不清，中途又转为连热，这是因伏邪挟带积邪，阳明里热与积滞合并之故。

《张聿青医案》中亦多有六经辨证及开阖枢指导用药之法，如"开太阳，逐痰水，原属痰饮必效之方""辛温以开太阳"等论述。

黄堂在《黄氏纪效新书》中便有"通太阳之开，兼调阳明之阖""少腹为厥阴之地，痛胀虽减，而舌心焦黄，欲矢气则适，仍泄厥阴和阳明"等动态开阖枢之法活用经方。

章巨膺将伤寒与温病统一于六经之中，并承恽铁樵之观点，认为《伤寒论》之书名是广义伤寒，除外感伤寒、中风之外，尚包含温病、春温、暑温、湿温、伤暑、湿热6种温热病；又引入近代科学理论，阐述发热的原因，以及6种温热病之病理。在此基础上还梳理归纳了温热病之"主病证候""兼见证候""特殊证候""脉舌证候"等应用于临床。

六、重视经方针法

承淡安将《伤寒论》经方方证与针灸相结合，认为"针灸与汤药，法虽不同，而理实一贯"，针灸之法，能通经脉，调气血，从而达到治疗之目的。承淡安开创方证针灸一学，如辨治桂枝汤证穴取风池、风府、外关、合谷、头维，旨在疏散表邪；桂枝汤类证，如桂枝加葛根汤证，去头维、风府加风门、身柱、申脉以疏通项背气血；桂枝加厚朴杏子汤证，去头维加太渊、列缺、足三里以扶正平喘等，极大地丰富了龙砂医学经方方证，值得后世学习研究。

七、小结

龙砂经方，一源多流，特色鲜明。龙砂医家，尊仲景法，用仲景方。方证相应，三阴三阳，六经辨证。辨体用方，针灸方证，咽喉腹诊。经方惠民，疗效为先，代有创新。传承推广，龙砂之光，泽被八荒。

龙砂医家群体在数代传承过程中以《伤寒论》经方为源流，在诊疗思维、独特诊法、用方用药等多个方面形成了龙砂医学经方之特色。观龙砂数百年来的医家团体，或一点或多点均在此基础上传承创新，在经方的理论探讨、临床使用、思路创新等方面值得后世继续学习研究。

第三节
龙砂医派膏方特色

龙砂医派医家运用命门学说和"冬至一阳生"的思想，以及"七损八益"理论，丰富和发展了《黄帝内经》的"冬藏精"理论，在江南地区倡议和推动了膏滋方民俗。擅用膏滋方养生"治未病"是龙砂医派的重要特色之一。

一、龙砂膏滋正统膏方之源

现在有的学者论述膏方源流，最早可追溯到《黄帝内经》和《五十二病方》。《五十二病方》有"肪膏""脂膏""蚤膏"等，这类膏剂大多为外用膏。《黄帝内经》有"豕膏""马膏"记载，为后世以膏治病分内服、外用之滥觞。但这些实际说的都是治病的膏剂，而不是用作调补"治未病"的膏方。目前有些所谓的膏方，是一种剂型概念上的膏剂。多将平时服用的汤剂换算 10 倍或 20 倍扩增，加适当辅料，浓缩做成膏剂，缺乏传统膏方特有的文化内涵与理论支撑。

龙砂医派，绵延 800 年，影响深远，以《黄帝内经》的"冬藏精"理论和肾命学说为理论基础，擅用膏方"治未病"是该学术流派的重要特色之一。龙砂膏滋为中医膏方之正宗源头，最能体现膏滋的民俗文化内涵。所谓的民俗，又称民间文化，是指一个民族或一个社会群体在长期的生产实践和社会生活中逐渐形成并世代相传、较为稳定的文化事项，可以简单概括为民间流行的风尚、习俗。既然膏滋来源于民俗，那么膏滋的民俗文化内涵是什么呢？膏滋的民俗文化内涵，即为"冬令进补"。膏滋的兴起原本不以治病为主要目的，而是作为养生防病的措施，正如谚语有"冬令进补，来春打虎"。在龙砂文化区，民间至今流传着自己制作"膏滋"的传统。

冬补为何选择"膏滋"？《说文·肉部》："膏，肥也"，常借指物之精华。"玄玉之膏"，又有滋润之意。《广雅·释言》："膏，泽也"，《集韵·号韵》："膏，润也"，从剂型上讲，膏剂黏稠，在体内吸收慢，停留时间长，比其他剂型能更好地发挥滋养作用。《灵枢·五癃津液别》曰："五谷之津液，和合而为膏者，内渗入于骨空，补益脑髓"，说明冬令进补以填补命门元精为主，膏剂就比较适合。此外，膏剂具有药物浓度高、生物利用度好、药力缓和、稳定持久、体积小、不用煎煮、服用方便、口感好、易于贮存、方便携带等剂型优势。

龙砂膏滋方强调顺应"冬至一阳生"的气化特点，遣方用药讲从冬至开始服用，体现了膏滋方的原创思维。依据肾命理论，结合冬藏精思想，运用膏滋方养生调理治未病，并在膏滋药的制作方面保持了传统制法的精良技艺，诸如龙砂名医柳宝诒、张聿青等均是江浙膏滋方的杰出代表。而传承柳宝诒的"致和堂膏滋药制作技艺"被列入国家第三批非物质文化遗产名录。

二、龙砂膏滋具有五大特色

龙砂膏滋方特色鲜明，《江苏中医膏方临床应用专家共识》（T/JSACM 001—2021）中对龙砂膏方特色作了介绍：民俗原创，固本培元，养生治未病；顺应"冬至一阳生"，注重抓时机；讲究阴阳互根，阴中求阳；结合五运六气，必先岁气；注重熬膏技艺，工艺精良是其五大特色。制作中药材道地，炮制得法，用药精准，工艺精湛。成膏后"馨香沁脾，锃亮鉴影；油润如玉，柔韧若脂；摇不起涟，压不染指；入口似饴，呷之透体"。

龙砂膏滋方提倡冬至开始服用，实际是顺应阳生化气之势能。冬至一阳生，冬至是阴极而阳生之时，唐杜甫《小至》："天时人事日相催，冬至阳生春又来"，宋朱淑真《冬至》："黄钟应律好风催，阴伏阳升淑气回"。依据顾氏三阴三阳开阖枢图，可以充分理解"冬至一阳生"的概念。

冬服"膏滋"就是遵循道法自然、天人合一，顺应自然规律，在阴极阳生之时服用一些滋补肾命的药物，将有利于肾藏精的功能，加强命门元精的储备，提升来年春季新的一轮化气生发机能，与龙砂医派重视五运六气气化理论是一以贯之的。

三、龙砂医家丰富膏滋内涵

通过对历史上服用"膏滋"冬补民俗区域的调查，发现巧合的是，这一区域正是龙砂医学流派医家医事活动的主要区域。为了满足人们开具"膏滋方"冬补的习俗，这一区域的医家也将使用"膏滋"冬补的民俗吸纳到自己的临床实践中，并结合中医理论与本地区学术特色加以丰富。

在陆文圭传承的两宋河洛思想的影响下，龙砂地区医家十分重视《黄帝内经》中的运气学说与临床运用，故而对《黄帝内经》的理解也别有会心。此外，这一时期也正是肾命学说的完善时期，而这一学术的代表性医家如薛己、孙一奎、赵献可、张介宾、李中梓等的医事活动也主要在江浙一带，肾命理论在一定程度上影响着龙砂医家的临床思路。龙砂医家们依据《黄帝内经》的"冬藏精"理论和肾命学说，阐发了"膏滋"冬补的理论基础，给予龙砂膏滋方独特的学术支撑；同时，以致和堂柳宝诒为代表的龙砂医家，总结了一套制作膏滋的心法口诀，使得龙砂膏滋药的制作工艺渐趋完善，便于推广操作。这样一来，使得龙砂膏滋能够"道""术"并行，内涵丰富。

四、龙砂医家扩大膏滋外延

膏滋的本源是用来冬补的，龙砂文化区一些医家在运用膏滋调补过程中，发现一些慢性病患者服用膏滋后，对原有基础病有所缓解，甚至收到意外疗效，故而一些医家在膏滋处方思路上加用一些针对病症治疗性的药物，扩大了膏滋的适证范畴。龙砂医家张聿青的《张聿青医案》所载膏方 1 卷，既有调补养生类膏方，又有治疗类膏方。

清末民初龙砂医家东进沪上，在行医济世的同时，参与中医办学，对当时沪上医界乃至一些世家学子都产生了一定影响，如秦伯未、颜德馨等，分别受业于曹颖甫、薛文元，后对膏方运用都独具匠心，秦伯未撰有《膏方大全》，指出"膏方非单纯补剂，乃包含救偏却病之义"；颜德馨明确指出膏方不仅是滋补强壮的药品，更是治疗慢性疾患的最佳剂型，其编撰《颜德馨膏方真迹》除具有其学术价值，还具有极高的艺术价值。

五、龙砂膏滋组方原则策略

龙砂医家在拟定膏滋方时，一般都有一个或几个成方构成的基础方（也称"打底方"），再根据阴阳互根等原则，配合相应药物群以及相关细料组方，兼顾脾肾，动静结合，通盘运筹，具体特点如下：

1. 精气互化，藏精少阴化气成形

《景岳全书·新方八阵》说："善补阳者，必于阴中求阳，则阳得阴助而生化无穷；善补阴者，必于阳中求阴，则阴得阳升而泉源不竭。"张氏又提出："善治精者，能使精中升气；善治气者，能使气中升精。"阴阳互根，精气互生理论为龙砂膏滋方组方重要原则。精化气，气成形，冬季形气以精的形式藏于少阴坎位，待来年精化气。龙砂膏滋方中常以六味、八味、左归、右归等为龙砂膏滋之打底方，以阴阳互求，藏精化气，助力新一轮"生、长、化、收、藏"气化运动。

2. 结合运气，必先岁气无伐天和

重视《黄帝内经》五运六气学说是龙砂医学流派另一重要学术特点。运气的变化影响着疾病的发生和发展。因此，对疾病的诊治要考虑到运气因素的影响，做到"必先岁气，无伐天和"。

《张聿青医案》载有 1 则运气膏方医案。蒋（右）形体苍瘦，阴虚多火之质。春升之令，忽然发厥，当时神情迷惯，顷之乃醒。前诊脉弦微滑。良以相火风木司年，又当仲春升泄之时，阴虚之人，不耐升发，遂致肝脏之阳气，一时上冒，故卒然而厥也。调理之计，惟益其阴气，使之涵养肝木，参鳞介之属，以潜伏阳气。炙熟地（三两）、西党参（四两）、小黑豆（三两）、煅龙骨（三两）、炒牛膝（二两）、炙生地（三两）、煅牡蛎（三两）、生鳖甲（六两）、煅决明（四两）、泽泻（一两五钱）、龟甲心（刮去白炙八两）、白归身（二两炒）、杭白芍（酒炒一两五钱）、粉丹皮（一两五钱）、女

贞子（三两酒炒）、炒於术（一两五钱）。上药如法共煎浓汁，滤出，渣入水再煎，去枯渣，独取浓汁，炭火收膏，藏瓷器内，每晨服一匙，开水冲调。

作为龙砂医学流派代表性传承人，顾植山多年来一直从事五运六气研究，在临床实践中甚为重视运用运气理论，善用"运气方"，在拟定膏滋方时也注重结合患者运气体质及当年和来年运气特点组方。

3. 重视肾命，注重培补命门元阳

《景岳全书·大宝论》中说："夫阴阳之体，曰乾与坤；阴阳之用，曰水与火；阴阳之化，曰形与气。……若其生化之机，则阳先阴后，阳施阴受。……凡万物之生由乎阳，万物之死亦由乎阳。非阳能死物也，阳来则生，阳去则死矣。阳气者若天与日，失其所则折寿而不彰，故天运当以日光明。可见人之大宝，只此一息真阳。"龙砂膏滋理论植根于肾命学说，其特色之一，就是重视肾命，注重培补命门元阳。此外，江南冬季气候湿冷，容易消耗人体阳气，加强扶阳，可避免"冬伤于寒者，春必病温"，膏滋方中，常用右归之意。

4. 醒脾助运，避免呆补滋腻碍胃

膏滋药中含有胶类物质，易滋腻碍胃，一味堆方呆补易造成腹胀便溏等不良反应。"胃以喜为补"，口服膏方后，胃中舒服，能消化吸收，方可言补。临床开具膏方，需兼顾脾胃，可选择一些健运脾胃、助消受纳之品；在服用膏滋前也可服用一些开路药。此外，膏滋中多补益之"静药"，酌情配伍少量辛香行气活血之"动药"，则能补而不滞，所谓"通补相兼，动静结合"。龙砂医家拟定膏滋方时多用砂仁拌炒熟地，以收行气和中、醒脾助运、灵动活泼之效。

5. 以升为动，重视阳气升发气化

龙砂膏滋的主要攻效是藏精化气，藏是一种状态，自然界和人体的气化离合是一种动态的过程，不顺应气化运行，呆补则失去化精为动、升阳化气之用；龙砂膏滋重视培补命门元阳，常酌加温阳之品，温阳目的是促进精化气，也是一种动。此外，"阳动阴静"，根据开阖枢"冬至一阳生"思想，加用佐助太阳"开"的药物，以升助动，是一种更高层次的"动"。阳旦汤可助阳气出阴入阳，助力"冬至一阳生"，膏滋方中，加用桂枝汤、建中汤，

或选用黄芪、桂枝、饴糖取"阳旦"之意（《汤液经法》中桂枝汤加饴糖叫"正阳旦汤"，建中汤加参、芪为"大阳旦汤"），以助力阳气出少阴入太阳，从而加强气化升发作用。

6. 经方制膏，燮理阴阳改善体质

黄煌根据其创立的经方体质论，结合膏剂的剂型优势，时予经方膏以作调理之用。譬如温经膏，取吴茱萸 50 克、党参 120 克、麦冬 60 克、制半夏 60 克、炙甘草 60 克、肉桂 60 克、当归 120 克、白芍 120 克、川芎 120 克、丹皮 120 克、阿胶 250 克、生地 120 克、干姜 60 克、红枣 250 克、核桃肉 250 克、黑芝麻 250 克、冰糖 250 克，制膏备用（也可做成切片膏剂）。本膏适用体质人群为体瘦，皮肤松弛，腹壁薄而无力，唇干不润，皮肤缺乏光泽或有黄褐斑，毛发干枯易折。此类体质的女性以此美容为佳，也适用于调理更年期女性的失眠、腹泻、老年性阴道炎等。形体肥满壮实，营养状态好，面色红润者不宜用本方。

又如薯蓣膏，取山药 600 克、生晒参 100 克、白术 150 克、茯苓 150 克、炙甘草 100 克、当归 150 克、白芍 150 克、熟地 200 克、川芎 150 克、肉桂 100 克、丹皮 250 克、大豆卷 150 克、麦冬 200 克、杏仁 100 克、柴胡 100 克、桔梗 100 克、阿胶 250 克、干姜 100 克、防风 100 克、红枣 600 克、核桃肉 250 克、黑芝麻 250 克、桂圆肉 250 克、冰糖 250 克，制膏备用（也可做成切片膏剂）。该膏适用体质人群为形体消瘦，贫血状，疲惫乏力，头晕眼花，多伴有低热、心悸气短，食欲不振，骨节酸痛，大便不易成形者，也适用于恶性肿瘤者的常规体质调理，或者出现上述症状的结核病、血液病、慢性胃病、慢性肝病及心血管疾病。

还有炙甘草膏，取生晒参 100 克、麦冬 500 克、生地 250 克、阿胶 500 克、肉桂 50 克、桂枝 100 克、枸杞 250 克、干姜 100 克、红枣 500 克、核桃肉 250 克、黑芝麻 250 克、桂圆肉 250 克、冰糖 250 克，制膏备用（也可做成切片膏剂）。该膏适用于虚弱体质的调理，症见形体羸瘦，面色憔悴，皮肤干枯，贫血，大便干结难解者，也适用于具有上述症状的肿瘤、血液病及心血管疾病患者。服用期间，可以配合食疗，如红烧猪蹄等富含胶质食物。如出现腹胀，酌情减量。

第四节 龙砂医派临证特色

一、许叔微

1. 生平简介

许叔微（1079—1154 年），字知可，号白沙，又号近泉，真州白沙（今江苏省仪征市）人，宋代杰出的医学家，曾任徽州、杭州府学教授，集贤院学士，人称许学士。许氏晚年弃官归医，定居无锡太湖之滨马迹山"梅梁小隐"，潜心学术，著书行医，通晓《黄帝内经》，精于《伤寒论》，为集《黄帝内经》五运六气学说与《伤寒论》经方大成之医家，对龙砂医学的形成影响深远，为龙砂医派开派学术之肇源。著有《伤寒百证歌》《伤寒发微论》《伤寒九十论》《普济本事方》《普济本事方后集》传世，另著《治法八十一篇》《辨类》《仲景脉法三十六图》等书，现已散佚。

许氏擅长研究和活用《伤寒论》，其《伤寒百证歌》《伤寒发微论》《伤寒九十论》等著作奠定了其在伤寒学术领域的地位，被后世尊为经方大家，为经方派创始人之一。陆心源《重雕元刻伤寒百证歌发微论叙》称："宋时为其学者有成无己之注、李桱之要旨、王宝之证治、韩祗和之微旨、庞安常之总病论、朱翼中之活人书、钱文礼之百问歌，虽皆各有所长，而知可之书，为最能得其意"，又称："发微论探微索赜，妙悟神通，于以叹知可之学之深且邃，非薄技偏长执一是之见者所能及也"。徐彬曾有"古来伤寒之圣，唯张仲景，其能推尊仲景而发明者，唯许叔微为最"之语。俞震在《古今医案

第四章 学思流芳

191

按》赞曰："仲景《伤寒论》，犹儒书之《大学》《中庸》也，文辞古奥，理法精深，自晋迄今，善用其书者，惟许学士叔微一人而已，所存医案数十条，皆有发明，可为后学楷模。"

清代名医叶天士奉《普济本事方》为至宝，视同"枕中秘"，晚清张锡纯则誉之为"海上仙方"。叶天士在《临证指南医案》中引述许氏论述、化裁许氏之方每每可见。叶氏治疗杂病的经验、对脾胃学说的阐发、对奇经八脉用药的探讨和久病入络说的提出等卓越成就，大都是汲取许氏的思想和观点发展而成的。叶天士曾赞许氏："盖士而精于医者也。观其用药制方，穷源悉委，深得古人三昧。苟非三折肱，良不易辨。盖其心存普济，于以阐发前人之秘，以嘉惠后人者，厥功伟矣。"龙砂医派开派奠基人"东南宗师"陆文圭曾有诗赞许叔微："江左知名许叔微，公来示之衡气机。天下呻吟尚未息，公持肘后将安归。"韩世忠赞许氏医术高明，亲赠"名医进士"匾额。

2. 学术思想

（1）伤寒证治，六经辨证

1）以八纲分六经

许叔微推崇仲景学说，对于伤寒证治的阐发是其学术思想的精髓。许叔微云："伤寒治法，先要明表里虚实，能明此四字，则仲景三百九十七法可坐而定也。"许叔微认为仲景之论，有表实、表虚、里实、里虚、表里俱实、表里俱虚等，其在《伤寒百证歌》有详细讲述，麻黄汤为表实所设，桂枝汤为表虚所设，里实则用承气，里虚则用四逆、理中之类也。

表里俱实，所谓阳盛阴虚，可用下法；表里俱虚，所谓阳虚阴盛，可用汗法。如在《伤寒九十论·伤寒表实证第十八》"治羽流伤寒"一案中，辨证为伤寒表实证，方选麻黄辈，指出治疗伤寒，先辨别其表里、寒热、虚实。许叔微分辨六经时尤重视脉诊合参，在《伤寒九十论·白虎汤第十六》中，一军人呕吐，内外发热，有医者用吐法，而导致脉虚大，许叔微考虑为热结在里，脉数，大汗出，可以用白虎加人参汤。

许叔微还指出，表里虚实也要与患者病程时日结合而论，需待时而治。如《伤寒九十论·麻黄汤证第四》中所云："仲景虽云不避晨夜，即宜便治，医者亦需顾其表里虚实，待其时日。若不循次第，虽暂时得安，亏损五脏，以促寿限，何足尚哉？"案中患者以火烧强汗，患者虽当下得愈，但五脏俱损，后二年便去世。因此临证时还当以脉证作为重要的鉴别要点，对患者病程、体质做整体把握。

2）以类证辨六经之义

许叔微曾云："盖仲景有三阴三阳，就一证中，又有偏盛多寡，须是分明辨质，在何经络，方与证候相应，用药有准，且如太阴、少阴，就阴证中自有补泻，岂可止谓之阴证也哉。"在其医著中，也将六经病证简明扼要提出。

许叔微治疗太阳证，认为桂枝、麻黄、大青龙治疗太阳病法，并对桂枝、青龙、麻黄发汗进行区分鉴别，桂枝主要用于表虚汗出恶风，麻黄适用于表实无汗恶寒，而青龙主要治疗表实无汗而烦。对于虚人患伤寒，许叔微认为虚病当先扶正祛邪，故书中常先用小建中汤等辈补中益气后，使得一身气血足方可使用发汗剂发汗解表。

而治疗阳明证，常用白虎汤、承气汤辈等。医案选摘《伤寒九十论·阳明可下证第六》：一武弁李姓，脉洪大而长，大便不通，身热无汗，许叔微考虑此为阳明里实证，须下法。而患者家属担忧患者年近七十，下后致虚。许氏认为热邪毒气积蓄于阳明，况且阳明经络气血壮，不论老少皆可下，遂用承气汤后，诸症皆愈。

治疗少阳证，常用仲景柴胡方或柴胡汤化裁。医案选摘《伤寒九十论·汗后噫逆证第四十》：张保义汗出后曰结噫逆，其他医者认为是胃虚则哕，就给与干姜橘皮和胃降逆之类。无效后请许叔微前来就诊，脉诊提示脉躁考虑为余邪未清，病在少阳，投小柴胡汤后愈。小柴胡为少阳病和解剂，脉躁为余毒未解，虽经误治，还可由少阳透邪外出，故小柴胡汤二啜而愈，足见许氏临床功夫。

治疗太阴证，常用理中丸、五积散等治疗。医案选摘《伤寒九十论·太阴证第二十三》：曹生初病伤寒，六日，腹满而吐等。医者谓之阳多，认为热蓄于胃中而发吐，有的医者认为是吐利为霍乱。许叔微认为是太阴证也。予理中丸，昼夜投五六枚，继五积散，数日愈。患者太阳伤寒日久，病邪传至太阴，见"腹满而吐，食不下，身温，手足热，自利，腹中痛，呕，恶心"，符合《伤寒论》中《辨太阴病脉证并治》见"身温，手足热"误为阳盛则热，恐热聚于胃而呕吐；见吐、下利为霍乱。许氏见其脉细而沉，辨为阳虚里寒证，根据第二七条辨为太阴证，先予理中丸，补脾温阳，温中散寒，再予五积散解表温中，除湿解热，则病愈。

对少阴证，不概使用四逆辈、金液丹、来复丹、破阴丹等治疗。医案选摘《伤寒九十论·阴病阳脉证第五十一》：刘中道，四肢逆冷，巧中痛，身疼如被杖，考虑为阴证。许叔微急投金液、来复之类。金液丹、来复丹、破阴丹之类主要为固真气、暖肾壮阳驱阴邪之品，患者现邪入少阴，以此来回阳救逆。

许叔微治疗厥阴证仍常用乌梅丸，亦有不可治之厥阴病。医案选摘《伤寒九十论·舌卷囊缩证第二十七》：句容县豪子李姓，初得伤寒，手足冷，气上冲心，饥不欲食，脉紧而弦。予诊曰："厥阴悉具，脉有刑克、最忌舌卷囊缩。"翌日，卷舌而死。论曰：《内经》云：厥阴者肝也，肝者筋合之，筋者聚于阴器，络于舌本，厥阴之气，故舌卷而囊缩也。此病为厥阴病阳衰阴盛不可治之死证，本厥阴证主要为厥阴中上热下寒，胃肠虚寒，运化失司则不欲食，有厥阴寒热错杂的特征。手足逆冷，为阳虚阴盛，此人先发热后手足冷，阴阳离决，预后差。脉紧而弦提示阴寒盛极，故不可治也。厥阴者，肝脉也。肝者筋之脉，筋者，聚于阴器而络于舌本厥阴气竭，所以舌卷阴囊缩小。

3）以运气开阖枢阐释六经

汉末张仲景根据《黄帝内经》和其他医经、医方古典著作的医学思想，总结了当时的医学知识和自己的医疗经验，写出了理、法、方、药全备的《伤寒杂病论》一书。《伤寒论》三阴三阳六经体系是医经与医方有机融合的最高境界，《金匮要略》则是集医方家之方证精华。许叔微通晓《黄帝内经》运气学说，对于伤寒论六经及其次序的排列有着独特的见解。许叔微认为伤寒六经传入之次第与运气开阖枢有着密切的关系。许叔微在《伤寒九十论·太阳阳明合病证第八十四》的按语中引《素问·阴阳离合论》中的原文指出："太阳为开，阳明为阖，少阳为枢，太阴为开，厥阴为阖，少阴为枢，六经不得相失，故其序有授"，并分析六经自然之排序当为厥阴一之气，少阴二之气，少阳三之气，太阴四之气，阳明五之气，太阳六之气，而伤寒中病之后,"在气逆而非顺,自太阳而终厥阴也"。

(2)经方方证,灵活运用

许叔微在六经辨证的基础上灵活使用经方。作为《伤寒论》研究集大成者,许叔微《伤寒九十论》中详细记录了其应用经方的90个病案,有的方证可作为遣方用药的重要参考。如《伤寒九十论·大青龙汤证第五》中,许叔微以"脉浮涩而紧,头疼发热,恶风无汗,烦躁"认定为青龙汤证,投以大青龙汤,三投汗解;在《伤寒九十论·葛根汤证第二十》以"无汗、恶风、项虽屈而强"认为"项强几几"为葛根汤之方证,三投而解;《伤寒九十论·脾约证第八十二》则以"大便不通,脐腹膨胀",同时"小便频数,趺阳脉浮而涩"辨为脾约证,以麻仁丸治之。

还有以六经提纲证作为用方依据,如在《伤寒九十论·太阴证第二十三》中,以患者"腹满而吐,食不下,身温,手足热,自利,腹中痛,呕,恶心"与太阴证提纲"腹满而吐,食不下,自利益甚,时腹自痛"相吻合,予理中丸数日而愈。许叔微在使用六经提纲证时,亦不拘泥于完全相同,同时结合当下病机加以变化。如《伤寒九十论·厥阴证第二十二》中,患者"渴甚,饮水不止,胸中疼热,气冲心下"与厥阴证提纲"消渴,气上撞心"相似,但患者脉沉而缓,考虑患者饮水过多,先予苓桂术甘汤去其水之后,又以厥阴证中乌梅丸收功。由此可见,六经提纲证作为许叔微辨经用方的重要环节,但仍需要结合其病机缓急而加以变化,并非拘泥于此,同时临证亦参合运气、八纲之法。

(3)临证治病,五运六气

许叔微在临证过程中也常参合运气而辨,如《伤寒九十论·刚痓证第二十一》中,患者"病伤寒,身热,足寒,颈项瘛疭,医作中风治,见其口噤故也。予诊其脉实而有力,而又脚挛啮齿,大便不利,身燥无汗。予曰:此刚痓也。先以承气汤下之。次以续命汤调之,愈矣"。患者"病伤寒,身热,足寒,颈项瘛疭",他医以此辨为中风,但许叔微则根据患者所处之年为戊戌年,当太阳寒水司天遇火运太过,结合《素问·五常政大论》中"赫曦之纪,上羽与正徵同,其收齐,其病痓",许氏认为戊戌之年,太阳寒水司天,火运太过为运,此时"天气且刚,故其收齐,而人病痓者,过气然耳",辨属阳明刚痉，以承气汤下之而愈。

许叔微也参合五运六气理论判断患者的转归和预后。五运六气理论认为不同的疫病往往具有不同的运气特性，相同运气的不同疫病，在证候病机上又具有一定的相似性。在《伤寒九十论·伤寒暴死证第十一》中提道："是岁得此疾，三日四日死者甚多，人窃怪之。予叹之曰：是运使然也。己为土运，土运之岁，上见太阴，盖太乙天符为贵人。中执法者，其病速而危；中行令者，其病徐而持；中贵人者，其病暴而死，谓之异也。又曰：臣为君则逆，逆则其病危，其害速。是年少宫土运，木气大旺，邪中贵人，故多暴死，气运当然。"其中"行令""执法""太乙天符"等均是特定的运气条件。

许氏记述本案的主要目的在于提醒后人辨别运气的常变，尤其需要重视特殊运气情况对疾病的影响作用。己未年为土运不及之年，太阴湿土司天，同时未的五行属性也属于土，故己未年中运与司天、岁支的五行属性相同，故己未年是天符、岁会之年，两者相合亦属于太乙天符之年。故由于运气因素的影响，会有急性疾病的产生，同时预后也有很大影响，即所谓"暴死"之证。

许叔微常参合运气进行辨证施治。如《伤寒百证歌》第九十证大便不利歌中提道："寒则溏，热则垢，可见阴阳虚实候。岁火不及大寒行，民病鹜溏肠胃吼。""岁火不及"是五运六气理论中"五运"的专有名词，《素问·气交变大论》曰："岁火不及，寒乃大行，长政不用……病鹜溏腹满，食饮不下，寒中肠鸣，泄注腹痛，暴挛痿痹。"许氏在概括大便不利之阴阳虚实证候时，提出在辨证时需考虑岁气寒热的因素。在五运六气理论中，岁火不及之年，水气乘之则寒乃大行，但火衰水亢时，土气来复。复寒之气必有湿，故而出现腹满、溏泄等症状。

许叔微在其医案中多次以五运六气理论指导经方使用，《伤寒九十论》中有案，患者"戊申春病伤寒，先寒后热，项筋强急，脚蜷缩不得伸。医者欲以麻黄辈除其颈强，又欲桂枝加附除其足缩"，效果欠佳，而许氏则投以柴胡地黄汤。戊申年为火运太过之年，少阳相火司天，厥阴风木在泉，许氏根据少阳相火司天判定"悉由气运郁结，变成乖戾之气"，将运气思路与经方完美结合。

（4）四诊合参，尤重脉诊

许叔微对仲景脉法有精深的研究，他在《伤寒发微论》中设"仲景缓沉迟三脉""论滑脉""论弦动阴阳二脉不同"等专篇论述脉象；在《伤寒百证歌》中首先强调"故知治伤寒，当以仲景脉法为本"，又把"伤寒脉证总论歌"置于该书中的第一证，将复杂的脉象用阴阳进行概括，"大浮数动滑阳脉，阴病见阳生可得。沉涩弦微弱属阴，阳病见阴终死厄"，由此可辨病的吉凶预后。并且对脉的浮沉、有力、无力以及辨病之表里虚实、辨病之在脏在腑和脉之数迟等，分别作了归纳，读来更加明了，若是再配合脉的兼象并与证合参，更能应用自如。

同时，许氏还强调指出"仲景伤寒脉不可与杂病脉同日而语"。如伤寒脉以大、浮、动、数、滑为阳，以沉、涩、弱、弦、微为阴，《脉诀》则以弦脉为阳，动脉为阴。许叔微认为这是仲景《伤寒论》开卷的第一个疑难之处，也是讲伤寒脉和杂病脉的不同之处。但是医者大多不明白其中的真正意义，因此他专门就此作了阐述。

许叔微指出杂病的脉象是比较单一的，而伤寒脉象就比较复杂，多是以一种脉象为主而兼有其他几种脉象。他为了进一步将该问题解释清楚，还专门在书中举例缓、迟、沉三脉在伤寒为"阴病向安之脉"，而在杂病却"皆病脉也"。通过上述可以知道，现在的医者之所以在临床治病时不能通过脉证合参准确治愈患者，是因为"不知仲景伤寒脉与杂病脉异"也。

许氏也非常重视人迎、趺阳、气口、太溪部位的脉诊，他提出的"右手气口当主气，主血人迎主其位。气口紧盛伤于食，人迎紧盛风邪炽"，"趺阳胃脉定死生，太溪肾脉为根蒂"等理论，强调了仲景在脉诊时按手部脉还需要按足部脉的观点，对于辨析风寒外感和饮食内伤的不同有着不可忽视的临床意义。

许氏常以患者证象、脉象共同确定六经所属及诊疗方案。如《伤寒九十论·阳明可下证第六》中，患者"伤寒五六日矣，诊视之曰：脉洪大而长，大便不通，身热无汗，此阳明证也，须下"，许叔微分析"热邪毒气并蓄于阳明，况阳明经络多血少气，不问老壮，当下……服大承气汤后下燥粪十数枚，次溏泄一行，秽不可近，未离，已中汗矣，濈然周身，一时顷汗止身凉，诸苦遂除"。此案许叔微先辨阳明之证,后又分析其热邪毒气蓄于阳明,投以大承气汤。

在脉证相参的过程中,许叔微认为要根据病程、病因进行综合分析,须"别其证类,识其先后",同时要"详审谛当,然后行药",在遇坏病、变证之时更是如此。如《伤寒九十论·伤寒温疟证第六十五》中,始以"伤寒,身大热,头痛,自汗,恶热"辨为阳明证,但结合患者"寒热大交作",而病程又愈半月,故指出"脉之变证,方治如法",应辨证为少阳,以小柴胡汤加桂枝治愈。

《伤寒九十论·麻黄汤证第四》中患者"病伤寒,发热头疼烦渴,脉浮数无力,自尺以下不至",许叔微认为"虽麻黄证而尺迟弱",尚不能发汗,便以建中汤加黄芪、当归等调理数日后至"尺脉方应"投麻黄汤发汗而愈。以此精准脉证之法,许叔微辨证之精,用方之准,可见一斑。

(5) 杂病治疗,重视肾气

许叔微在《伤寒发微论·论伤寒以真气为主》中提出:"伤寒不问阴证阳证,阴毒阳毒,要之真气完壮者易医,真气虚损者难治。"《普济本事方·卷六》提到:"若腰肾气盛,是为真火,上蒸脾胃,变化饮食,分流水谷,从二阴出,精气入骨髓,合荣卫行血脉,营养一身。"深入阐述了肾主水、肾藏精和肾中阳气的蒸腾、气化作用以及消渴病的发病机制。

在补肾用药方面,许氏根据《黄帝内经》"肾主水,恶燥"之论,主张补肾宜用润剂,认为附子、硫黄、钟乳、炼丹之类刚燥之剂,用之虽可温助阳气,但无益于补肾。并以仲景八味丸示例,指出此方虽补阳气,但药用地黄,意在滋润,使精中生气。

因此,许氏在治疗中风偏瘫、消渴、虚劳、肾脏风及足膝腰腿脚气等杂病方面,重视益肾,但用药力戒刚燥而主温润。如治疗肝肾亏损、腰膝疼痛的"思仙续断丸"可益精凉血,坚强筋骨,益智,轻身耐老。许氏创制的温润滋养法,对后世温肾治虚用药有一定的启迪。叶天士善用血肉填下,温通任督,均得力于许叔微的影响。

在消渴病中许氏强调与腰肾虚冷有关,其在《普济本事方·卷第六·诸嗽虚汗消渴》中曰:"人食之后,滋味皆甜,流在膀胱,若腰肾气盛,是为真火，上蒸脾胃，变化饮食，分流水谷，从二阴出……腰肾既虚冷，则不能蒸于谷气，则尽下为小便，故味甘不变其色，清冷则肌肤枯槁也。"认为肾阳真火充盛，则能温煦脾胃，蒸化水谷，使其运化正常。若肾阳亏虚，失于温煦蒸化，则可致水津代谢失常，膀胱气化无权，故小便频数量多、味甘，易发消渴。

为了进一步阐述肾阳亏虚所致消渴的发病机制及其治疗原则，许氏还运用形象思维，结合否卦以及生活常识进行形象阐述。其云："又肺为五藏华盖，若下有暖气蒸，则肺润，若下冷极，则阳气不能升，故肺干则渴。《易》于否卦，乾上坤下，阳无阴而不降，阴无阳而不升，上下不交，故成否也。譬如釜中有水，以火暖之，其釜若以板覆之，则暖气上腾，故板能润也。若无火力，水气则不能上，此板则终不得润也。火力者，则是腰肾强盛也。常须暖补肾气，饮食得火力，则润上而易消，亦免干渴也。"这些论述成为许氏阐发消渴病病机的名论。治疗上许氏认为方宜用《金匮要略》八味肾气丸。

3. 治疗特色

（1）精准药证，巧用虫药

在精准用方的基础上，许叔微对于方中用药的把握也尤为重视。在《伤寒发微论》中许叔微就对桂枝汤中桂枝、肉桂及大柴胡汤中大黄的运用做出阐释。许叔微认为桂枝汤本为营弱卫强而设，故可用白芍以助其营弱，小建中之白芍亦为尺迟血弱。但《伤寒九十论·辨桂枝汤用芍药证第一》中，患者中风脉滑，则许叔微认为可用赤芍药以去其阴邪。因此赤白芍药之用不可固泥一法。许叔微在论大黄用药之时亦认为大黄为大柴胡汤之主药，更是引王叔和之言云，"若不加大黄，恐不名大柴胡"，以佐其说。

许叔微除了药证精准之外，其论治杂病创方也独具风格。《普济本事方》一书共载方 370 余首，所列方剂均标明出处，其中治疗杂病的大部分方剂出自于《千金要方》《太平惠民和剂局方》《类证活人书》等医书，另一部分方剂则来源于庞安时、孙兆等名家的经验方，民间的单验方以及家藏秘方。这些方剂的保存和引用也是许叔微继承前人有价值的经验方面，给后世治疗杂病留下了弥足珍贵的史料。

在调制杂病的处方中，丸散膏丹及引经药也是许叔微的重要特色。《普济本事方》370首方中，丸散膏丹近半，配方精准，疗效确切。在服用时，许叔微又擅长使用引经药。除酒、醋、盐汤之外，尚有生姜汤、乌梅汤等，如风寒湿痹、脉络不通以温酒调服，小便不利心经有热，则用木通汤送服等。

《普济本事方》还记载了大量的虫类药，有土鳖虫、虻虫、水蛭、蟒槽、蜣螂、露蜂房等，大大充实了虫类药的运用。如在中风肝胆筋骨诸风、心小肠脾胃病、肺肾经病、头痛头晕方、风寒湿痹白虎历节走注诸病、积聚凝滞五噎膈气、反胃呕吐霍乱、肾脏风及足膝腰腿脚气、肠风泻血痔漏脏毒、眼目头面口齿鼻舌唇耳、诸虫飞尸鬼痊、伤寒时疫、妇人诸疾、小儿病等诸多疾病中都运用了虫类药。汇总这些虫类药的运用，发现其活血化瘀和走窜息风所占比例较大，其中五灵脂频率最高。对于一些顽症难疾，如积聚、痹证等，许叔微尤爱虫蚁之品，搜剔通络。"风寒湿三气合而为痹，经年累月，外邪留著，气血俱伤，化为败瘀凝痰，混处经络，须用虫类搜剔"，因其有"俾飞者生升，走者降，血无凝著，气可宣通，搜剔络遂之瘀类"的特点。

（2）针药并用，重视灸法

许叔微在临证中常用针灸与方药相合以治疗，其针刺之法宗仲景之意，在《伤寒九十论》血结胸论、妊娠伤寒脚肿案、太阳证欲传阳明中均有使用。许叔微在《伤寒九十论·刺阳明证第五十五》中指出："大凡伤寒热病，有难取汗者，莫如针之为妙。"《伤寒发微论·可针不可针歌》《伤寒百证歌·可灸不可灸歌》中亦明确针、灸在临证中的注意事项，还强调"浅深分寸自依经，此道相传休秘密"。

许叔微继承了仲景灸法回阳的思想，认为"三阴病证"，阴病渐深可致"阴毒"之证，阴毒渐深可致"阴毒沉困"之证，这些病证临床治疗最宜用灸法温补回阳。《普济本事方》中亦有多处使用针灸之法，如"灸中风口眼㖞斜不正者，上于耳垂下麦粒大灸三壮，左引右灸，右引左灸"等。如其在《伤寒百证歌·第十四证·阴证阴毒歌》中就有"阴病渐深腹转痛，心胸膜胀郑声随，虚汗不止咽不利，指甲青黑面色黧，一息七至沉细疾，速灸关元不可迟"之说，强调三阴之病渐深，阴寒偏盛，阳气衰微，出现腹痛、心胸膜胀、郑声、虚汗不止、咽不利、指甲青黑、面色黧黑、脉沉细疾数等症状，宜艾灸关元穴以温壮元阳，补益虚损，回阳救逆。

《普济本事方·卷第九·阴毒渐深候》进一步补充了阴毒渐深的病机，为"积阴感于下，则微阳消于上"，因此渐渐表现出肢体沉重，四肢逆冷，腹痛转甚，或咽喉不利，或心下胀满、结硬躁渴、虚汗不止，或时狂言、指甲面色青黑、六脉沉细、一息七至以上等症状。对此病证，许氏指出"速宜于气海或关元二穴，灸二三百壮，以手足和暖为效"，强调此病的治疗以艾灸气海、关元为主。

《普济本事方·卷第二·肺肾经病》中记载："戊戌年八月，淮南大水，城下浸灌者连月，予忽脏腑不调，腹中如冰吼数日，调治得愈。自此腰痛不可屈折，虽颊面亦相妨，服遍药不效，如是凡三月。予后思之，此必水气阴盛，肾经感此而得，乃灸肾俞三七壮，服此药（麋茸丸）瘥。"许氏因受潮湿，而导致水气内侵肾经，腰痛不可屈折，通过灸肾俞，既散外在水湿之邪，又可温补肾阳，故腰痛可愈。在中风、脱肛等杂症治疗中，灸法也常作为重要的手段进行使用。

4. 医案萃选

（1）《伤寒九十论·麻黄汤》

乡人邱忠臣，寓毗陵荐福寺，病伤寒，予为诊视，其发热头疼烦渴，脉虽浮数无力，自尺以下不至。予曰：虽麻黄证而尺迟弱。仲景云：尺中迟者，营气不足，血气微少，未可发汗。予建中汤加当归黄芪，令饮之。翌日病者不耐，其家晓夜督发汗药，其言至不逊。予以乡人隐忍之，但以建中调理而已，及六七日，尺脉方应，遂投以麻黄汤。啜第二服，狂言烦躁且闷，须臾稍定，已中汗矣，五日愈。

（2）《伤寒九十论·结胸可灸证第三十九》

城东李氏子，年十八，病伤寒结胸，状如痓，自心至脐，手不可近，短气心烦，自关以上浮大，真结胸也。医者便欲下之，予适过其门，见其怆惶面无色。予曰：公有忧色何也？曰：以长子病伤寒作结胸证，医者将下之，而犹豫。予就为诊之，自关以上浮大，表证未罢，不可下也。曰：事急矣，予以黄连饼子，灸脐中数十壮，得气下，心腹软，继以和气解肌药，数日瘥。当时若下，定是医杀。

（3）《伤寒九十论·大柴胡汤证第十三》

羽流蒋尊病，其初心烦喜呕，往来寒热，医初以小柴胡汤与之，不除。予诊之曰：脉洪大而实，热结在里，小柴胡安能除也。仲景云：伤寒十余日，热结在里，复往来寒热者，与大柴胡，二服而病除。

论曰：大黄为将军，故荡涤湿热，在伤寒为要药，今大柴胡汤不用，诚误也。王叔和曰：若不加大黄，恐不名大柴胡，须是酒洗生用，乃有力。昔后周姚僧坦名善医，上因发热，欲服大黄。僧坦曰：大黄乃是快药，至尊年高，不宜轻用，上弗从。服之，遂不起。及至元帝有疾，诸医者为至尊至贵，不可轻服，宜用平药。僧坦曰：脉洪而实，必有宿食，不用大黄，病不能除。上从之，果下宿食而愈，此明合用与不合用之异也。

二、谈允贤

1. 生平简介

谈允贤（1461—1556 年），明代南直隶无锡人，与西汉义妁、晋代鲍姑、宋代张小娘子并称为"中国古代四大女名医"。

祖父谈复及祖母谈茹氏均为当地名医，谈复见孙女允贤天资聪慧，喜爱医学，便让其弃女红，习医业，继承家学。谈允贤 10 余岁便能通读《难经》《脉诀》等医学典籍，但拘于当时封建礼教之束缚，谈氏未曾真正进行临床实践。

出嫁杨家后，谈氏连得血气等疾，便以自身为诊病对象，体察疾病和药物。每当其子女患病时，便在祖母指导下，亲自辨证施治，开方抓药，由此初涉中医临证之路。

祖母临终前将全部验方和治药器具传授于谈氏，自此踏上行医之路。因封建社会风尚对女子的束缚，谈允贤治疗对象局限于女性和儿童，"其疗妇人病，应手如脱"。因医术精湛，屡获奇效，成为当地有名的女医，"乡党女流得疾者，以必延致为喜，晚恐其沦胥而泯"，堪称"女中卢扁"。

明正德五年（1510 年），谈允贤 50 岁，根据祖母传授的医理和亲身临证，采用追忆的方式撰录 31 则医案。因男尊女卑，命儿子杨濂抄写，于正德六年（1511 年）刊刻出版《女医杂言》一书。书中医案均为女性，涉及内科、外科、妇科、儿科诸科。医案篇幅简短，辨证精细入微，理法兼备，遣方用药、临证施治精准。惜早期的版本几近散佚，其侄孙谈修从郭寒江氏手中得到一本《女医杂言》，畏其再度遗失，将此书由锡山纯敬堂于明万历十三年（1585 年）春重刻再版。

2. 学术思想与临床经验

（1）善用运气，因时论治

谈氏顺应一日之中阳气沉浮，令患者在不同时间段服用不同方药，顺应天人相应的自然规律，充分体现运气思维。

如一则"不寐"医案记载："一富家老妇年六十九岁，患气虚痰火全夜不睡，日中神思倦怠，诸药不效，病及二年。右手寸关二部脉甚洪大，左手心脉大虚。询其病原，乃因夫急症而故，痛极哭伤，遂得此症。"谈允贤辨病为本虚标实之证，气血两虚为本，痰火扰心为标。治疗上分时段给药，因时论治，四方连用，"某早晨用人参膏，日中用煎药八物汤，加干山药、酸枣仁、辰砂、蒲黄、木通、远志、水二钟、姜三片煎服。晚用琥珀镇心丸，至三更用清气化痰丸"。谈氏选方为早晨用人参膏，"朝则人气始生，病气衰，故旦慧"，人参膏助阳气生长，升发人一身之气；日中用八物汤，"日中人气长，长则胜邪，故安"，正午人体正气最盛，服用八物汤，鼓动阴阳之气；傍晚用琥珀镇心丸，"夕则人气始衰，邪气始生，故加"，故而选用琥珀镇心丸，镇惊安神，清热凉血，开窍豁痰；三更用清气化痰丸，"夜半人气入脏，邪气独居于身，故甚也"，夜半人体正气深入脏腑，加之妇人年老体虚，痰火则上扰心神，选用清气化痰丸，清热化痰，止咳安神。治疗不足 3 月，患者其症遂愈，后甚肥壮，寿至 80 岁而终。该医案充分体现谈氏根据不同时段辨证用药的特点，多方联用、辨证施治的临证特色。

（2）病症究源，善治妇科

谈允贤医案以女性为主，其从女性视角，建立在亲密接触的平等对话上，详细问诊，了解患者的情感、生活等诸多方面情况，深究病原，从而更深入地了解病情，准确辨证施治。《女医杂言》中妇科病案涉及月经不调、不孕、崩漏、习惯性流产、癥瘕、服堕胎药失血过多、产后劳伤等疾患，先讲述病情、病史，再列治法。一位孕妇患"叠日疟痢"三月而不愈，究其病因，缘由孕期受公婆责骂，郁结成痰，发为痰疟所致。故理气化痰燥湿，理中焦而调治疟痢。"两腿火丹"案中，一妇人两腿大发火丹，因妇平素忧忿，前医均以忧愁郁结治之，皆不效。谈允贤详细问诊后认为是湿邪所致，予服一剂防己饮，火丹随即消退。后以四物汤、二陈汤加减调理，服药半月则病愈。

（3）继承先贤，重视气血

谈允贤推崇李东垣重视脾胃之法，遵循《脾胃论》的治则治法。《女医杂言》中脾胃疾病多达 10 例，谈允贤效法李东垣治脾胃之法，多从气血论治，以补益消食、升阳泻火、除湿醒脾，治疗时亦常采用灸药结合。譬如一妇人患气瘘之症，谈氏分析因劳碌虚损太过而致疾病发生，遂由脾胃入手，予人参六君子汤，服药后气瘘渐愈；血淋、闭经、耳项风选用补中益气汤升阳泻火；"产后劳伤"医案中，艾灸大椎、肺俞、膏肓、足三里等穴位，并予李东垣调中益气汤、和胃白术丸。在治疗其他妇儿疾病时也多从脾胃着手或注意顾护脾胃，用灸法温中调脾，或运用补中益气汤、和胃白术丸、调中汤、追积丸等。

3. 治疗特色

谈允贤运用灸法颇具特色，书中记载 13 则医案的治疗都以灸法为主，内科重脾胃，灸以补虚益气血；外科重散邪，灸以引温治病疮。

谈氏取艾灸温热之性以调脾胃，补中虚，益气血，治疗呕吐、泄泻、膈气、腹中结块等内科疾病。如一妇人翻胃呕吐，谈氏灸药结合，先灸上脘、中脘、下脘、左右食关五处穴位，呕吐一扁虫，其后调养脾胃，疾病即愈；一妇人腹中结块，3 年不愈，选取上脘、中脘、下脘等穴艾灸。

谈氏运用灸法治疗外科病疮，治疗原则一为"通"，艾灸温热，温通气血，气血调和则邪自去。如一女子患缠腰病，两颈连腰皆生肿块，谈氏予灸法温通气血，消肿散结，肿块渐消。治则二为"托"，妙用灸法升阳托邪外出，使脓溃而愈。如一女子两颈病疮，予灸翳风、肩井、天井、肘尖等穴，升阳透邪达表，使邪有出路，脓溃肿消。

又常灸药结合，诊治疾病。一名 8 岁富家女孩，"患白泻，医者误为泔泻，一年不愈"。谈允贤细究病源，辨病因为"爱过必为食伤"，予艾灸"用火灸五穴，上脘二穴，中脘一穴，下脘一穴，食关二穴"及保和丸而愈。又常用汤剂、丸、散、膏、丹等多种剂型药物诊治疾病，如治妇人阴虚咳嗽、痰中带血用琼玉膏，食积用保和丸等，临床收效颇佳。

4. 医案萃选

（1）吐血案

一妇人年三十二岁，其夫为牙行，夫故商人，以财为欺，妇性素躁，因与大闹，当即吐血二碗，后兼咳嗽三年不止，服药无效。某先用止血凉血，次用理气煎药，再用补虚丸药。

四生丸（出《良方》），去生荷叶，用生地黄、扁柏叶，加黄连、山栀仁、杏仁、贝母各二两，上为末，炼蜜丸如弹子大，薄荷汤，食后嚼化。

八物汤（出《拔粹方》），加砂仁、陈皮、香附、贝母各一钱。

上每服水二钟，姜三片食远服。

大补阴丸（出《丹溪方》）服之遂得痊愈。

（2）泄泻案

一富家妇年三十三岁，患泄泻服药无效。询其故，饮食太过不能克化，此为脾家久受虚湿所致。

用艾火灸五穴，其泻渐止；又服和胃白术丸（出《摘玄方》）。

上脘（一穴）、中脘（一穴）、下脘（一穴）、天枢（二穴）

至八月复灸：膏肓（二穴）、脾俞（二穴）、大杈①（一穴）、三里（二穴）遂获痊愈。

（3）耳项风

一妇人年一十五岁，患满面耳项风，痒不可当，询其故，昔日产后所得。某谓产后见风太早，气血俱虚，其风乘虚而得于皮肤之间，似蚂蚁淫痒不可当。

与补中益气汤，加生地一钱、香附二钱，煎服。

---

① 注：大杈穴，据取穴原则，疑为大椎穴。

又敷洗药，皂角、苍术各四两，上水六碗煎成膏，每朝洗面用一匙；又与莒茹散、茄子擦半月而愈。

三、窦梦麟

1. 生平简介

窦梦麟，字柏生，号仲泉，无锡锡山人，生于明正德、隆庆年间，卒年不详，曾为冠带医士。窦梦麟之父窦楠，亦为名医，曾征为太医院医士而不就。受其父影响，自小熟读《黄帝内经》《神农本草经》等百家群书，晓医理，识药性。临证之后，善察色观形，四诊合参，不拘泥于古方治今病，强调"因病立方，因方用药"的治则。认为医者应仁心仁术，曾在其著作《疮疡经验全书》中写道："视人之疾犹己之疾，不别其贵贱亲疏，推广天地好生之德，贫则施惠，富无苟取，推诚拯救。"

2. 学术思想与临床经验

（1）物物太极，钧衡气血

窦梦麟认为"夫人身一太极耳""物物皆太极，物物皆阴阳"，将气血、荣卫贯通于太极之中。同时又认为疾病之中蕴含太极之道，譬如究痘症气血形色，其有太极之道存。

"盖气血传变，阴阳交会之理，无非一太极中来也。"在气血太极图中，则表现为"中白处曰气，外黑处曰血"。气血阴阳循环运行，阳动阴静，阴动阳静，此举太极之理，从而构成气血交会图。窦梦麟所描绘的气血交会图是阴阳消长、动态变化的，"阴始交阳，初出一点，血气未至，阴虽交阳，未得会之象也……阳始会阴，气血会也，气能定位制下，谓气制血毒也，其用行也，是以阳刚于上。气居中，而制血。阴柔于下，而健顺之理得矣……阴中之阳，阴血盛，而阳气初长……阳中之阴，阳气盈，而阴气渐亏"。窦氏认为生理上气血两者"气有生血之功，血无益气之理"，病理关系为气亏则阳会不及、血盈则阴乘阳位，气愈亏而血愈盈，"天道亏盈，地道变盈，此自然之理，人之气血亦然"，由此绘制出气血盈亏图。另提出治疗时应观察气血阴阳之太极时相变化，"拟治若阴始阳交之际，阳交阴会之初，忧虞之象，未加可治，恐药性紊乱气血交会之机。若气始定位，血初归附，吉凶得失，由此生焉。苟失其正，则宜治之。不然，恐其气血亏弱，毒必内攻"；并提出气血亏盈之时，应"益气之亏，引血而入"，以达到"血入气盈，盈则能制血之有余，庶可以保合太和"。但人身气血有限，气血交会不足，则会有疾病的深入发展，如痘症中陷，则因元气不足；血痘则因气不及血载毒入内攻。

荣卫亦体现太极之道，"夫人身元气，得太极之理而命以荣卫，行运造化之功。"血生之谓荣，气守之谓卫。荣卫者，元气荣卫为太极阴阳之根本。《荣卫相生图》中阐释两者气出则荣血行于脉中，血入则卫气行于脉外，气顺血随，运行百脉，如环无端。与人之五脏相连，则血向心生，气从肺主。若荣卫失守，则痘毒攻之。

（2）察其气运，天人相应

窦梦麟提出："人在气交之中，未免有内伤外感，以致百病生焉"，故诊治时"必当察其气运兴衰，以钧衡之法而施治于气血，乃克有济"。气血、荣卫不足等致痘症发生，诊治时察其气运兴衰，立顺、逆、险三法，以保元汤，治痘之钧衡，补益营卫不足，顺太极之大道。此外，在治疗痈疽时亦提出"禀受之厚薄，形志之苦乐，随年岁时令而加减，则病易疗"。

临证时应将"十二经配合十二时"。针灸时应注意十天干、十二地支针灸宜忌，"甲不治头，乙不治喉，丙不治肩，丁不治心，戊不治腹，己不治脾，庚不治腰，辛不治膝，壬不治颈，癸不治足"，针灸吉日为"丁亥、丁卯、丁丑、甲辰、甲申……"等。同时男、女忌日不宜针灸，"男忌日：壬辰、甲辰、乙巳、丙午、丁未、辛未；女忌日：甲寅、乙卯、乙酉、乙巳、丁巳"等。按月份分针灸宜忌，注意逐月血忌日、四季人神；按年份分，"一岁为始，起于脐。一年行一行，周而复始"，则有九部、十二部之分。

由此可知，窦梦麟临证时具有运气思维，察气运兴衰、随年岁时令治疗疾病，区别天干地支的针灸宜忌，收效颇佳。

（3）图论结合，分经别脏

《疮疡经验全书》创新性地采用图论结合的方式剖析、阐发疾病。先绘外症图形，直观描绘病状，展示所论病症的发病部位及形态，又配合文字解说，深入分析疾病的病因、病机、症状、治法、方药。在分析病因病机的同时，重视疾病发生的脏腑经络，进而以此为基，结合脏腑经络的生理特点，分析致病机理。

临症时需细究疾病所属经络。窦氏详述十二经络的循行，注重疾病的归属经络，循经辨析疾病，分析病因、病机以及病情发展，以便更好地治疗疾病。论述疮疡类疾病的发病部位时指出，"如太阳经虚，从背出；少阳经虚，从鬓出；阳明经虚，从髭出；督脉经虚，从脑出。"在论治瘰病时，提出"此症手少阳三焦经主之，大抵二经多气少血，因惊忧思虑，故生此疾"，即以手少阳三焦经"多气少血"为基础，加之"惊忧思虑"伤及情志所致。论及肘后痈，病位受在心肾经，通于五指络，毒气流走所致。手心毒的发生，则为"此毒右手受在阴火，太阳、阳明气血流于左足厥阴经，左手毒在心火，太阳流于右足太阴、阳明，土复生流于五行，子母更相生养"。

窦氏认为医者应明当脏之病，明确五脏与志、液、体、华、窍的关系；明五脏及脏腑相入，脏与脏、脏与腑之间发生疾病传变；明脏腑成败，疾病危笃，五脏及相应的志、液、体、华、窍均有衰败之象。临证应重视疾病发生的脏腑，察色观形。并通过图论结合，论述脏腑解剖，生动形象地阐释脏腑之间的关系。在《五脏系与心相通图》中的心肝痈一病，指出发病在心，血热伤及经络是其病机所在，"心者，君主之官，神明出焉。肝者，将军之官，谋虑出焉。二官有君臣之分，一身之主宰，其可伤也？此痈受在心，心主行血气。血热伤于经络，此是恶毒之症，不可不审也"。明确心肝痈发病为心肝二脏损伤，恶毒之症，预后不佳。

3. 治疗特色

窦氏在《疮疡总论》中提及"然疮疡皆火之属，须分内外而治其本"，故而疮疡疾病的治疗需强调内外并举。

内治善用消托法，以煎药与煮散为主；外治法有外敷围、外洗、掺药、刀针、灸法等，卷一至卷七，围药使用 30 余处，掺药 50 多处。刀针较多用于治疗口齿喉科，疮疡诸症应用较少，卷一至卷七仅 4 处提及使用刀针。随病情发展不同阶段，内治法亦有不同，初期治疗时力主消散于无形，以消法为要，以求流畅气机，用药则常以辛香流动之品宣通气血，如痈疡初起，选牛蒡子、紫苏、桔梗、枳壳、连翘等解表消痈；热毒甚者，加用黄芩、黄连、山栀子等内消热毒；邪渐入里，病情迁延，正气不支而无力消散痈疡，则加入补益气血之品，如人参、黄芪托毒外出，配合消法，消托并用。书中提及项疽痈、上下肋痈、顶门痈等初期均用败毒流气饮，辛香疏散，药物有紫苏、桔梗、枳壳、柴胡、防风、薄荷、细辛等；倘病情进展致正气不足、痈疡未消，则用内托流气饮，加用补益气血，药物有黄芪、人参、木香、当归等。书中多处记载外治方法，并常与内服药物相配合，广泛应用于各类疮疡，从而消散痈疡。

"凡用药以意消息，切勿执方对症"，选方用药因病证所在部位、经络、脏腑不同而灵活变化。同一方剂，依症状及病症归经不同，分别加用相应药物，变化灵活。如治疗发背，以人参、黄芪、当归、白术、橘红为基础方，肿疡加连翘、羌活；发热，加酒炒黄芩；在少阳，加柴胡等。此外，同一方剂，治疗不同病证时，随疾病特点调整方剂组成，如败毒流气饮，以紫苏、桔梗、枳壳、甘草、芍药等为基本方，若病在上，如项疽毒、眉风毒，加用连翘、薄荷等清轻之品而走头项；病在中者，如火腰带毒、上下肋痛，加用茯苓、乌药、陈皮等理气和中；病在下者，如委中毒、腿游风，加用牛膝、木瓜、黄柏等清利湿热，强调选方用药应灵活多变，配伍得当，随症加减。

4. 医案萃选

（1）杨梅疮

隆庆二年十二月，诊视友人吴爱楼。其于十一月始，喉间忽生一块，形色如田螺，颇坚硬。一月余，烂开寸许，气甚腥臭。

分析病因，患者长儿头面皆生杨梅疮，晚上以头枕父臂，子口对父之口，其毒气熏蒸于肺，故喉之下，肺之上烂一大孔。

治疗急以鲜蚌大者，以刀抉开，取其水以绢滤净，一日五六次灌之，吐出臭涎盈斗。

冰片、孩儿茶、鸡内金、硼砂、大红绒灰、牡蛎、青锭、人中白、杏仁灰等分，末之极细，吹入患处，一日七八次。

人参、桔梗、甘草、玄参、黄芪、天花粉、鼠黏子、生地、芍药、当归、金银花、小柴胡、冷饭团、麦冬，上判，水煎服。

三月而愈。

5. 创方举隅

（1）新增一应咽喉口舌等症神效方

组成：黄芩、生黄连、生山栀仁炒黑，各碾细米，三钱；青梅干煅存性、青黛水飞，去渣，晒干，各五钱；雄黄、鸡内金各一钱；人中白五钱；白硼砂、牛胆硝各三钱；枯白矾二钱。

用法：以上各为细末，和匀，加真麝香三分，真冰片六分，再碾，和入小瓷罐内，以乌金纸塞紧罐口。每用芦管超药，吹入患上，一日夜吹十余次，徐徐流出痰涎，渐愈。

加减：如有腐臭，急用蚌水灌净，或用猪牙草、扁柏子和捣，加水去渣灌净。前药五钱，加牛黄二分，铜青、熊胆、珍珠各五分，儿茶八分。

（2）秘传十六味流气饮

主治：痈疽。

组成：人参、当归、官桂各五分，川芎、防风、白芷、桔梗、黄芪、炙草、厚朴、木香、白芍药、大腹皮、乌药、枳壳、苏叶各一钱。

加减：不退热，加茯苓、白术、地黄；不进饮食，加香附、砂仁；疼痛，加乳香、没药；水不干，加知母、贝母；疮不穿，加皂角刺；大便闭，加大黄、枳壳；咳嗽，加陈皮、半夏、杏仁、姜；小便闭，加麦门冬、车前子、木通、滑石、灯草；瘰疬，加羌活、夏枯草、连翘、青皮、柴胡、黄芩。

用法：上为末，每六钱，以酒调下。不饮酒者，木香汤代之，米饮亦可。详其所用之药，皆发散风毒，调理气血，排脓止痛，长肉生肌等药。气不和，加气药为主；血不和，加血药为主。轻重，量人气禀用之。服药后，饮酒以助药力。

四、堵胤昌

1. 生平简介

堵胤昌，字百斯，明代无锡梁溪人，生卒年不详，生平事迹未有详述，仅可从其友鲍际明为堵氏著作《达生录》所作序中窥得一二。鲍际明，字伯参，万历三十二年（1604年）进士，在为《达生录》所作序中评价堵氏"修业接生间两收……早岁擢秀，雅志鸿图，直欲措环，富于五车，撷芳莪于二酉，真视斤刻兼金，而仪部公重君家嗣，即不啻于九鼎也者"。

堵氏早年因先天禀赋不足，常觉精神不济，于是听从父亲训言，广求养生之法，在读书之余辑录古语中有益于养生的篇章而编成此书，并命名为《达生录》。后又推己及人，从自身注重养生，考虑到天下人之养生，于是将此书于万历三十二年（1604年）付印，公示天下。此后本书在国内多有抄本，还流传至日本，为学习和研究古代养生学所必备之书，充分体现了龙砂医家养生治未病思想。

2. 学术思想

堵胤昌的学术思想核心为未病先防，即人应该"葆其精，纯其气，合其神，骨节与人同，而犯害与人异，其于生也"。《达生录》崇尚庄子"达生"思想，即"达生之情者，不务生之所无以为"，而人之所以受病与未病，也"不外乎食色起居"这些因素。

本书养生内容丰富，涉及情志、饮食、起居、房中、导引、药物等多个方面，另包括了妊娠、乳母、醉后等特殊人群的养生宜忌。其中既有朗朗上口的名家歌诀，如唐代孙思邈《枕上记》的"坐卧莫当风，频于暖处浴。食饱行百步，常以手摩腹。莫食无鳞鱼，诸般禽兽肉"；宋代真德秀《孙真人卫生歌》的"春月少酸宜食甘，冬月宜苦不宜咸。夏要增辛聊减苦，秋辛可省但加酸"，"春寒莫放绵衣薄，夏月汗多须换著。秋冬衣冷渐加添，莫待病生才服药，惟有夏月难调理，内有伏阴忌冰水。瓜桃生冷宜少餐，免至秋来成疟痢"等。也有《黄帝内经》《道德经》《四季须知》《百陵学山》等著作中的养生要语，如上卷《调摄玄训》一节，摘录了明代王文禄《医先》原文："岐伯云精者身之本也，精枯则病精……故曰精不可妄用，则气不散，气不散则神不移。"还包括有诸多通俗易懂的训诫条文，如"卧不可有邪风""凡食后温水漱口令人无齿疾口臭""沐浴勿当风，腠理百窍皆开，切忌邪风易入"等。另外在《寡欲玄训》和《饮食玄训》节中，还记载了苏东坡、范仲淹、李若谷等人或节俭饮食或劝诫淫欲的小故事，十分生动醒目。

本书记载的养生方法种类多样，简便易学，具有极高的实用价值，使读者能够很快地掌握和使用，其中包括养气调神法、调畅情志法、饮食调理法、药物养护法、沐浴养生法、导引功法等，充分体现了四时调息养生的思想，具有注重内外兼修、动静结合的特点，对预防和减少疾病、延年益寿都有益处。

堵氏始终强调要保持心平气和，勿暴怒，勿思虑，甚以情志为方创快活无忧散、和气汤等。"快活无忧散一味除烦恼，一味断妄想，上二味等分为极细末，用清净汤调服，此方药味虽少，奏功极大"。"和气汤即先用忍字，后用忘字，此方专治一切客气、怒气、怨气、抑郁不平之气"，堵氏认为此汤胜于越鞠丸、平胃散。

《达生录》下卷记载了颇多饮食调理之法和如若饮食不当会致多种疾病平素应避免的情况，主要在《饮食玄训三十一条》《食物宜忌》等章节中。如"青小豆主热中，消渴止痢，去腹胀，产妇无乳汁，烂煮三五升食之即乳多""葱表汗明目，除肝邪，利五脏，喉痹不通，安胎止血，治伤寒发汗去肿，解百药毒杀、鱼肉毒，多食昏神，令人虚，忌与蜜同食。人生诸毒初起时，以葱汁和蜜涂患处数十次即散""胡椒下气温中，去寒痰，消宿食，止霍乱，心腹卒痛，冷气上冲，杀一切鱼肉鳖蕈毒，多食损肺"等。

堵氏导引功法主要体现于《导引却病要诀》《治心气法》《治肝气法》《治脾气法》《治肺气法》《治肾气法》等章节中，主要以唐代女道医胡愔"六藏导引法"为蓝本，在此基础上拓宽发展。以心气法为例，堵氏导引法为正坐，以两手作拳左右筑六度，又以两手相义，以脚踏手中各五六度，此法可去心间风邪诸疾，然后微微呵之，则烦躁口疮皆愈。

《达生录》所辑录的养生内容全面，有较多简便的养生方法，体现龙砂医家注重养生的思想。但由于历史条件有限，书中部分内容属于封建迷信不合时宜，如上卷中逐月起居宜忌中的部分内容"正月初八宜沐浴不宜远行，初十宜沐浴令人齿坚，十三日不宜问疾，是月天道南行作事出行俱向南告"、行房宜忌中"夏三月丙丁日忌夫妇容止""秋分日勿处房帏"等，需要鉴别和摒弃，取其精华，去其糟粕，使其在现代医学养生保健中发挥作用。

五、庄履严

1. 生平简介

庄履严，亦作庄履岩，字杏旸，澄江（今江苏省江阴市）人，万历天启年间在世，善作诗，尤工医术，诊治有奇验，活人不可数记，据传"能观色审声，知人脏腑癥结"。

庄履严幼时先攻儒业，后弃儒修习岐黄之术，凡是先贤所著医书，无不潜心研究。庄氏认为《素问》《灵枢》"罗天地万物之元机，开后学无穷之灵窍，为医家之宗也"；《难经》乃"决五脏六腑死生吉凶之法，始举内经之要"；淳于意、华佗使导引之术、刮骨刳腹湔肠诸法"安得而传"；张仲景《金匮玉函经》《伤寒论》，王叔和《脉经》、孙思邈《千金要方》、王冰《天元玉策》"推五运六气之变，惜乎未尽发明"；《东垣十书》《丹溪心法》亦"千古之妙典，然精微蕴粹枝绪繁冗亦不易识"。

庄履严强调习医业者，不可仅图虚名，需审脉理、察阴阳、辨经络、知五运六气司天在泉克胜之理，医者诊治患者不可存侥幸心理，偶尔一剂得效就自认为医术高妙，诊脉仅靠三指着人肌肤，顷刻间就要判人五脏六腑之病死生吉凶之机，着实是很困难的事情，况且伤寒诸证传变迅速，往往还有病与脉不相符的时候，若不细溯其源，精详其说，就会和盲人黑暗中摸索道路一般，这也正是所谓"良医不能生死人，庸医实能生死人"之理。

庄履严性格坦率，天性和乐，对于邀请他前去诊治疾病的患者从不推辞。平素寄情诗酒，傲然自得，尝卧病经年，亦不废啸歌，然终究时运不济，郁郁不得志，隐居不仕。明万历乙未年间于长春轩著成《医理发微》，据乾隆年间的《江阴县志》载，此书"习医者宝其书，咸宗尚之"。另著《复苏草》，已亡佚。

2. 学术思想与临床经验

（1）五运六气，不可或缺

在《医理发微》序言中，庄履严就反复强调五运六气在诊治疾病中的重要性，曾言："若于五运六气、司天在泉、主客克胜、太过不及、南北司政，不尽发明阐析，虽有经书终是胶柱鼓瑟，按图索骥耳。"后续也单独将五运六气、司天在泉、南政北政、阴阳克胜等理作为一辑单列讲解，摘录了《素问·六元正纪大论》《素问·至真要大论》部分原文，甚至自画五运图、六气图，以便读者更好理解。

庄履严强调五运六气在天为气，在地成形，五运有木火土金水，六气有风火暑湿燥寒，形气相合而生万物，正如《素问·阴阳应象大论》中所言："天地者，万物之上下也；阴阳者，血气之男女也；左右者，阴阳之道路也；水火者，阴阳之征兆也；阴阳者，万物之能始也。"气有多少，形有盛衰，上下相召，而损益彰矣，临床诊治需"先立其年，以明其气，金木水火土运行之数，寒暑湿燥风火临御之化"，才能顺应天时，使患者气调阴阳舒。

庄履严引用《素问·至真要大论》中论述司天在泉主病原文时，也在旁做了少许批注，指出厥阴风木司天主病时，"脾冲阳绝死不治"是因"冲阳，足阳明胃脉，胃土受木所侮故也"，"胃绝则脾亦绝矣"；少阴君火司天主病时，"肺尺泽绝死不治"是因"尺泽，手太阴肺脉，在肘内廉大纹中，动脉应手，金不胜火，故肺气竭而脉绝"；太阳寒水司天主病时，"肾太阴绝死不治"是因"太溪，足少阴肾脉在足内踝骨，上水不胜土，故肾气竭而脉绝"；少阳相火司天主病时，"肺天府绝死不治"是因"天府，手太阴肺脉，在臂臑内廉腋下三寸，金不胜火，故肺气竭而脉绝"；阳明燥金司天主病时，"肝太冲绝死不活"，是因"太冲，足厥阴肝经，在足大指本节后二寸，木不胜金，故肝气竭而脉绝"；太阴湿土司天主病时，"心神门绝死不治"是因"神门主少阴心脉也，在手掌后镜骨之端，火不胜水，则心气竭而脉绝"。这简单批注也讲明了对于每类司天主病，可关注何处穴位之脉，此穴之脉若绝，则对应治脏气已然竭尽。

治疗方面，庄履严认为《素问·至真要大论》中已全部讲述清楚，包括司天淫胜之治、邪气反胜之治、六气相胜病治、六气之复病治4类。

（2）四诊合参，最重脉诊

庄履严极其强调脉诊，认为四诊中脉诊尤其重要，在《医理发微》第一部中极尽详实地论述了各类脉诊。

庄履严的脉诊式十分清晰，其诊脉先以中指约取其人掌后高骨为关，次以指着关前位寸着，关后为尺，疏排三指，初以轻轻浮取之后，渐渐重按之，逐部探取，浮沉、迟数、表里、虚实都应该如亲眼见到一般，这才是所谓的"视脉"。左手寸脉属心、小肠、膻中，关脉属肝胆，尺脉属肾、膀胱；右手寸脉属肺、大肠，关脉属脾胃，尺脉属命门、胞络、三焦。

而对于妇人的脉象，庄氏认为妇人平脉尺脉常盛，两手一息四至，而若妇人无病，两手尺脉俱滑数不绝，则是胎脉，太阳洪大即左手是男胎，太阴洪大即右手是女胎，两手俱洪大而盛则是双胎。同时根据自身平时的经验，庄履严还总结出一些疾病的脉象可提示相应的转归预后变化规律，如对于赤白带下的患者脉宜迟滑而小，忌急大浮数；经闭的患者宜滑实忌虚浮；血崩的患者宜迟缓忌紧数；癥瘕积聚的患者脉宜弦急忌虚若。

庄履严在《医理发微》中对于三部九候诊法、七诊九候诸法、表里虚实辨、气口人迎神门命门、奇经八脉、六绝脉、七怪脉、促结代脉主病等都进行了十分详实的叙述。而在诸多脉辨中，庄氏反复强调了四时脉候，不仅有单列篇章讲解，在《脉分三部主病之法》《脉气形色顺逆辨》篇中亦有提及。庄氏遵《素问·玉机真藏论》中所言，强调"脉合四时谓之可治，脉弱以滑谓之胃气，四时之脉各应其宜谓之胜"，春脉来软滑端直而长曰弦则平，夏脉来盛去衰微洪曰钩则平，秋脉来轻虚而浮曰毛则平，冬脉来沉濡而滑曰石则平，而如春季得秋脉是金克木，秋得夏脉是火克金，此种脉象因形气相失，为难治之病。

（3）伤寒类病，祛邪为主

庄履严治疗伤寒病，宗《素问·热论》诸说，认为伤寒病是因感天地不正之六气所致，春温反热，夏热反凉，秋凉反寒，冬寒反温，这些就是天地不正之气。按理来说，人生于天地之间，五菜五谷而营其内，五运六气刚其外，天无一岁没有暑湿风寒，人无一日不饮食劳作，四时之间若善于调摄，邪气就不易侵犯，即使少感些许不平之气，病也是轻微易愈的。而伤寒病的患者大多起于劳役色欲，富贵人家反而易患，邪气侵犯可当时而发，亦有秋感而冬发或冬感至春病，正如经中所云："冬伤于寒，春必病温。"

庄氏按节气对伤寒病进行了分类，若是伤寒霜降至春分前发为正伤寒，春分后夏至前而发为晚发伤寒。对于晚发伤寒来说，患者多见身热、头疼、恶寒、怕风，有汗无汗都有，脉浮洪数，也是因冬时感寒所致，较其他伤寒来说症状稍轻，宜清解邪热。其余热证不时感发即为四时伤寒，如八月白露至秋分坐卧行走露水见感寒，寒邪客于皮肤而发，名秋伤寒，以脉涩为特征。伤寒若传染性明显，多是起于淫邪不正之人，发病极热，或狂躁不安，或眼目通身发黄，或舌苔黄腻气息臭恶，邪厉之气乱循周身，常牵连一家甚则百家，若传得满大街都是，则可称为疫症，也就是所谓的天行时病，多在饥荒年间可见，治疗之法当解毒化热，用清凉之剂。

庄履严治疗伤寒诸症，强调要分清东西南北不同地理位置。东南之地地势低平，气候湿润，患者易染风寒邪气，湿热邪气则易阻碍脾胃气机，故不宜用峻利之品；西北高原之地气候干燥，风寒之气反而不易染，病者脾胃之气亦强不衰，但一旦沾染邪气就不易痊愈，所以用药需量大味重，虽峻利却无害。

同时庄氏对于产后伤寒治法与常法不同，其认为新产气血虚，有因难产内损而发热的，有因下血过多而发热的，有因恶露停阻而发热的，不可新产妇一发热就认为是有外感之症，妄用发汗之药，正如仲景曾云，"亡血者不可汗"，倘若产后感染风寒，壮热、憎寒、头疼、身痛，也须微祛风寒，清热散邪，再用养血固元之剂，可合用五积散或前胡、当归、川芎、防风、甘草，或少加羌活、大枣、生姜之类。若是产后因瘀血或夹食而发热的，宜清血消食养元，方用五积散加山楂、红花、枳实、神曲之类。而对于胎前伤寒的妇人，庄氏认为在祛邪热的同时亦要保固其胎，并有一伤寒护胎方记载，"水井底黄泥、青黛、伏龙肝为末调匀，涂于孕妇脐中，高二寸，如干再涂"，此法可保胎孕不堕。

（4）妇科诸疾，独具风格

庄履严对妇科杂症、调经、种子、胎前、临产、产后等部分都进行了全面的剖析，涉及病种十分广泛，涵盖了妇科临床常见病、多发病，将病因病机辨证要点、治则方药都直白简明表述出来。而对于特殊病理生理情况，则不惜笔墨，甚至附上特殊病例加以佐证。整体来说，《妇科百辨》杂症篇中主要论述了阴痛、阴痒、阴户生疮及阴挺等妇科杂病；调经篇中明确提出了月经与十二经脉的关系，月经不调的病因病机及治疗原则，强调月经病中情志、饮食、起居调摄的重要性，而情志因素中又尤其重视郁怒对月经的影响；种子篇对女性不孕的病因进行了分型，涵盖了目前临床对不孕关于肾虚、肝郁、痰湿、血瘀的常见分型，并重视情志因素与不孕的相关性；胎前篇对早产有了明确的认识；临产篇对胎死腹中的处理有一定的实用性，论述了交骨不开等各种难产的处理方式。

庄氏对于妇科诸病广泛收集前人经验，行文中多次出现了朱丹溪的论述、方药及医案，治则常用养血和血、养阴清热、活血化瘀、行气解郁、祛湿化痰等法，所用方剂多为历代流传的有效验方，如逍遥散、四七汤、当归拈痛汤、凉血地黄汤、生化汤等。

以庄履严治疗妇人咳嗽为例，《妇科百辨》中，庄氏对妇人咳嗽的发病时间按四时不同、晨夕不同进行了分别论述。同时又十分重视分析咳嗽的病因、病程、症状与转归。"妇人咳嗽发于春者何？曰：此上升之火兼受风寒也，用三拗汤兼人参败毒散。妇人咳嗽发于夏者何？曰：阴火上升克肺金也，用滋阴降火汤清补之。妇人咳嗽发于秋者何？曰：湿伤肺金也，五积散治之。妇人咳嗽发于冬者何？曰：此风寒外乘，宜用十神汤并香苏散之类，久则苏子降气汤。"后又从一日各时辰再次进行分论："妇人有咳嗽发于夕者，此阴火也。察其虚实，倍生地治之；午前咳属胃火，用竹叶石膏汤，胃气虚用补中益气汤加炒山栀；午后咳属阴虚，用四物汤加黄柏、知母二味，酒炒；肾水虚用六味地黄丸；五更咳用六君子汤。妇人有咳嗽发于旦者何？曰此阳火也，审其有无风寒，倍黄芩治之。"庄氏还提出产后干咳是因产妇血少火旺，并由此论述了哺乳期喂养对于疾病的影响，"若有儿吃乳，久必无乳。若无儿吃乳，仍干咳嗽身热者，必成劳怯"。

（5）儿科疾病，提纲挈领

小儿因口不能言，对于痒痛诸疾，轻则哀，重则昏聩，或睡或醒，动静莫测，极难通过问诊获得有效信息，必须要观形色，听声音，察其所感，然后诊脉。小儿脉诊，庄履严先就小儿年龄进行区分，对于三岁以下的小孩，则看三关；对于三岁以上患儿，就可用一指按住寸、关、尺三部进行脉诊。一般来说，正常小儿脉象为一息六七至，脉更数为热，脉缓为寒，脉浮洪则有风热，脉沉迟多为虚冷，脉沉实多有食积。

庄氏经过多年临床实践得出小儿望诊的些许规律。小儿发硬通常为阳气盛，发软则为阴气盛；若伤冷着凉，双足也会冰凉；若为饮食所伤而发热，肚皮必热；鼻尖冷要发疮疹；耳朵冷多有风热之症；伤寒病多见耳冷风热之症，浑身皆热；伤热之症多见上热下冷；若患儿五指尖冷多是受到了惊吓；若中指独热多是伤寒；中指独冷，其余各指热，多是要发会传染的痘疹。

对于小儿初生杂病如胎寒、胎热、脐风、脐突，小儿常见病证如夜啼、急惊风、慢惊风、暑风、风毒、痘疹发热、疝症等症，庄履严都一一进行了论述。以风毒症为例，患儿多因暑月当风，或冬月风冷，或受惊后又食辛辣之物，风毒之气蓄于皮肤后，在腮颊耳根部聚成一赤色肿痛的顽核，重则成痈成疖，治则以化痰清热、祛风活血为主，方可用牛蒡汤加枳壳、大黄或皂角子、薄荷等品。若此顽核生于喉下，叫缠喉风，在陈无择的《三因极一病证方论》中也叫"马喉风"，可用化毒汤加减。若此核在面部色赤紫，中有白色突点，是阳症变阴，亦称"赤游风毒"，是极难治疗的疾病，但初起即用烧酒涂抹立愈。

六、姜天叙

1. 生平简介

姜礼（1654—1724 年），字天叙，龙砂姜氏世医二世祖。孔广居《天叙姜公传》谓，"迄今大江南北延医者，都于华墅，而华墅之中又独推姜氏，盖自公一人开之也"，并称姜氏"于岐黄外，旁及玄功，能预知死期"。

姜氏重医德，"常立功过格，日记得失，终身不怠""每遇贫者施诊""出囊中药治之，不取值"。晚清同里名医瞿简庄评论说："天叙先生之医学弘博，有非时下所能望其项背者。"

姜礼著有《风劳臌膈四大证治》存世，另有《仁寿镜》《本草搜根》等著作。

2. 学术思想及临床经验

（1）融通诸家，难证崇源

姜天叙临证析因从《黄帝内经》而起。《风劳臌膈四大证治》每篇初论，姜氏先引《黄帝内经》《难经》之言，后博采李东垣、朱丹溪、薛立斋、赵献可、喻嘉言等诸家之说，不拘某家某派，广撷诸精，以实己见，颇多阐发。其学术思想，因可顺而溯源。

1）中风非风，皆在体质之异

其论中风，秉承《黄帝内经》"身虚而逢天之虚，两虚相感"的思想，提出了"中风非风"学说，认为其乃体质影响所致。《风劳臌膈四大证治·中风》指出："夫八风之邪，皆名虚邪，人身营卫素盛者，无从入之。入之者，因其虚而袭之。"而风之中人之有别，全因"或气、或痰、或火为之标，以风邪中人，以阳虚邪害空窍为本"。

在讨论中风的治法时，姜氏引仲景"紧则为寒，浮则为虚……浮者血虚，络脉空虚……正气引邪，喎僻不遂"之说，又引河间、丹溪等医家所论，云："古今名家所论不一，遂令中风一证茫无着落"；论中风之治，则引缪希雍、朱丹溪之论，又宗《黄帝内经》之法，以甘寒之旨而用。

中风的治疗，一般多从中经、中腑、中脏几方面立法，而姜氏则从中风的几种临床表现入手，如卒仆，不语、不遂、口眼喎斜，四肢不举，小便不利等辨证治疗。辨卒仆，姜礼认为不可妄投苏合、牛黄等开通之品，而应首分闭、脱，重在查阳气之亏虚，如为阳虚不甚，而挟痰火诸邪，宜开关通窍，如真阳离绝而为阴中之脱证，惟宜急救回阳，以复其真元，以大剂参附煎浓汁频灌。辨不语，责在心脾肾，痰火者邪滞于心脾者，清火涤痰为先，如资寿解语汤、凉膈散等，肾中真气不能营于舌下，则宜扶真精以去浊邪，如地黄饮子。诸如此类，皆可见姜氏于中风辨治良有独到。

2）虚损之病，以脏腑阴阳为纲

虚损治法，姜天叙首言遵从《难经》，即"损其肺者，益其气，损其心者，调其营卫，损其脾者，调其饮食，适其寒温，损其肝者，缓其中，损其肾者，益其精"。然《难经》未出方治，姜氏直接给出方药，如益气者，四君子汤加黄芪、麦冬、五味子、山药；调营卫者，八味汤加枸杞、枣仁、石斛、柏子仁；补脾者，四君子汤、补中益气汤、建中汤之类；缓中者，四物汤倍白芍，加甘草、枸杞、山药；益精者，用熟地、牛膝、人参、五味、菟丝子、苁蓉之类。进一步充实和发展了《难经》治损之法。

除此之外，姜氏强调，"凡治虚劳，当先查病从何起，次则辨阳虚阴虚，更当审其病在何脏"。由此确立脏腑阴阳之大法，在诸多脏腑之中又以先天之本肾与后天之本脾为大纲。在辨证中却以脉法为先，列举方药以治。以软、缓、迟、芤、细而微、小、沉小迟者为虚劳多见之脉，更举仲景之浮大，弦大。姜氏将越人之论，融于仲景辨证之中，以脉法统辨证，立大法、处方药，且予诸多发扬。如脉大而数者，有力为胃气未伤，无力为元气已虚，前者可用滋阴清火之药，后者不可用之。豁然大而数，为阳中之阴虚，滋阴药用之不效。虚证而数，病已入深，数大有力而和，病三分，虚弱而数，病六分，细数紧数，为病重，多不治。肾为一身阴阳之本，故从尺脉之盛衰亦可察病之性质与深浅。如左尺虚弱或细数，为肾阴不足，可用六味丸；若洪而有力，为虚火，可暂用知母；两尺微弱，乃阴阳俱不足，宜用十全大补汤；两尺脉浮，为肺气先绝，左尺脉弱，右尺脉大，均为虚损，右尺脉浮而有力，是为邪脉。

3）臌胀之疾，三阴为纲，其本在胃

姜氏论水肿之疾，源《黄帝内经》之论，认为"三阴结谓之水。三阴者，手太阴肺，足太阴脾，足少阴肾"。姜氏指出，胃为水谷之海，水病无不本之于胃，在《风劳臌膈四大证治》明言，"足太阴脾足以转输水精于上，手太阴肺足以通调水道于下，海不扬波矣，惟肺脾二脏之气，结而不行，后乃胃中之水"，同时"肾，乃胃之关也，肾司开阖，肾气从阳则开"。因此膨胀水肿之疾，以肺脾肾为纲，以胃为本。

在臌胀之别上，姜氏引许叔微所云，认为脐腹四肢悉肿者为水，但腹胀四肢不肿者为臌。而因每每虚实夹杂，然究其本，无不因之阳气虚衰，此为脾肾两脏之原因。如其论胀满，姜礼认为阳主运化，饮食劳倦，损伤脾胃，阳气不能运化，精微聚而不散，故为胀满；而水肿之证，多属火衰。他认为，虚人气胀，乃脾虚不能运气，虚人水肿者，乃土虚不能制水，水虽利于脾，实则终于肾，肾本水脏，元阳所寓，命门火衰，不能自利阴水，又不能温养脾土，则阴不从阳，精化为水，而成水肿、臌胀等证。

因此，在治疗上，姜氏主张从温补脾肾入手，认同丹溪治水用诸补法，认为其"专以补为主，实王道也"。先以脾土为主，盖脾旺则能散精放肺，通调水道，下输膀胱，水精四布，五经并行。且虑其胀满，必于补药中加行气利水之品。然有肾阳虚衰者，纯以利小便及补中之剂则不效，反服之愈多，小便愈少，肿胀愈急，下元愈虚，真元愈弱，此乃"不温补下元，而徒以通利之药绝之"之故。当此之时，又宜温补肾阳或"补脾温肾兼行"。

（2）善治杂病，辨证六经

姜氏善治杂病，风劳臌膈本为四大难治之症，向为医家所重。姜氏则汇通诸家之说，探秘索源，条分缕析，抉奥发微。叙述源流，辨明定义，阐发病机，精选方药，见解颇精，每发前人所未发，都成《风劳臌膈四大证治》一书。在书中，姜氏还讨论了诸多杂病，其中包括霍乱、吐血、呃逆、嗳气等病症，多从阴阳为论。

如其论呕吐，总属于胃，但呕属阳明，吐属太阳，哕属少阳，因阳明多气多血，太阳多血少气，少阳多气少血。如其论噎膈反胃中提道："塞者，阴也，血也；噎着，阳也，气也"，其治疗则推李东垣法则，先用辛甘气味俱扬之药，升发胃中之阳气，再以滋生之本，继以滋肾丸纯阴之药，以泻阴中之火，制其冲气上逆，使表里相通，阴阳各得其正。其论霍乱强调"六经之变，治各不同，察其脉色，知犯何经，随证标本，各施其治"。

（3）真火伏火，论治虚劳

姜礼所论虚劳，虚为五脏气血之虚，劳则多因火热而起。但劳之火热多由内伤导致，且多因虚而致。姜氏云："血伤则内热起，五心常热，目中生火，耳内蛙聒蝉鸣。"姜礼认为肺中之火与他脏不同，"诸火可补火，诸热不可补火，诸脏有虚火可补，肺脏有伏火不可补"。火者为虚，是为气之动而形未见，当温润而补，重在引火归其根源。热者多实，可寒可降，可汗可下，是气动而兼形着。他医多混为一谈，其实不然，肺之伏火与他脏不同。肝肾龙雷之火可引而伏。脾胃寒格之火可补而越，心家虚火可补而定，肺金之伏火所治不同，盖肺金为清肃之脏，其本畏火，而肺居膈上，若火上冲则治节失令，若阳亢之火乘金位是为贼邪，故称之为伏火，为劳证之根，当宜清法为治。

3. 创方举隅

（1）破根散

主治：中风口噤不开。

组成：南星五分，冰片少许。

用法：以中指点末，擦牙根。

（2）调下二丹丸

主治：风邪健忘。

功效：养神定志，和血肉，安心神。

组成：丹参、熟地、天冬各一两五钱；朱砂、人参、菖蒲、远志各五钱；茯神、麦冬、甘草各一两。

用法：上方为末制蜜丸，每服五十至一百丸。

（3）壮元汤

主治：下焦虚寒，中满肿胀，小便不利。

组成：人参、白术、茯苓、补骨脂各二钱，桂心、大附子、干姜、砂仁各五分，陈皮七分。

加减：有痰加半夏一钱，喉中痰声咳嗽加桑白皮一钱，脚跗面肿加薏苡仁四钱，中气不运不知饥饿加厚朴、木香，气郁不舒加沉香、乌药；气虚患者加人参五钱、大附子至钱半；汗多者加桂枝、白芍酒炒八分，夏月喘而无力或汗多加麦冬一钱、五味子十一粒；夜梦不安者加远志一钱；两胁气硬面浮加白芥子、紫苏各五分，身重不能转动加苍术一钱，湿盛加桑白皮、赤小豆。

（4）佐金平肝健脾丸

主治：黄疸，气胀，水肿，黄胖，脾胃不健。

组成：黄连、吴萸（制）各一两、皂矾八两（上药研匀，以草纸包紧，米醋浸透，入炭火中，煅过一夜，次日拔火炭，好好取起，已化朱色，如未变色，再如前法，然后研末备用）、木香五钱、山栀（炒）一两、苍术二两、扁豆五钱、草果三钱、槟榔五钱、人参五钱、莪术一两、厚朴一两、川芎七钱、山楂一两、甘草二钱、陈皮一两、香附一两。

用法：用红枣饭上蒸熟，去皮核，加元米少许，和前药为丸，如梧桐子大，晒干。每服三四十丸，食远米汤送下。

七、姚 球

1. 生平简介

姚球（？—1735年），字颐真，清无锡人。先究心诸子百家言，尤好学《易》。后习医书，洞悉微妙。其术主扶元气，助真阳，活人甚众。其著《周易象训》《经部易类》《春秋义》《南阳经解》《痘科指掌》《本草经解要》《伤寒经解》。

姚球在《本草经解要》4卷中，自述学医始末、著书原委。门人王从龙跋，从龙叔海文序，又列参校人华元龙等18人，为六安州守杨远斋所刻。但该书和姚氏所撰的《景岳全书发挥》最终却未能以姚氏之名传世，乃"坊贾因书不售，剜补桂名，遂致吴中纸贵"。

2.《本草经解要》简介及药物气化思想

（1）《本草经解要》的架构特点

1）门类全备，文注明晰

《本草经解要》共分4卷，书中将所载中药分为草部、木部、竹部、果部、金石部、谷菜部、禽兽部、虫鱼部、人部共计9类，除了草部药味众多分为2卷之外，其余各卷均为多部相合而成。书中记载药物时，总在药名后先列其所引经文，如人参条直接引入《神农本草经》"人参，气微寒，味甘，无毒。补五脏，安精神，定魂魄，止惊悸，除邪气，明目，开心益智，久服轻身延年"。随后从药物所禀天地之气阐述姚氏自己对经文的理解，"人参气微寒，禀天秋令少阴之气，入手太阴肺经；味甘无毒，禀地中正之土味，入足太阴脾经……肺为五脏之长，百脉之宗，司清浊之运化，为一身之橐龠，主生气。气寒清肺，肺清则气旺，而五脏俱补矣"。最后列出制方之法与加减建议，"人参同五味子、麦冬，名生脉散，补阴生津液"。所列篇章逻辑清楚，文注明晰。

2）审证求因，论理充分

《本草经解要》所论药物之归经功效特点均从其所禀天地之气化生而起，随后分析疾病所成之因结合所归经之脏腑功能论述经文。如地黄条在解释其经文中"主伤中，逐血痹，填骨髓，长肌肉"时，便先从药物所禀天地之气出发，提出"地黄气寒，禀天冬寒之水气，入足少阴肾经；味甘无毒，得地中正之土味，入足太阴脾经"，再从"伤中"和"血痹"形成的原因分析"阴者中之守也，伤中者，守中真阴伤也。地黄甘寒，所以主之；痹者，血虚不运，而风寒湿凑之，所以麻木也"，强调伤中为中之阴伤，痹由血虚而起。而后根据其脏腑功能特点分析"地黄味甘益脾，脾血润则运动不滞，气寒益肾，肾气充则开合如式，血和邪解则痹瘳矣"。最后从脏腑功能出发解释其"填骨髓、长肌肉"，强调"肾主骨，气寒益肾，则水足而骨髓充。脾主肌肉，味甘润脾，则土滋而肌肉丰矣"。足以看出姚氏之书不仅在于本草性味之解，更有其关于疾病病因、病机之论，于临床颇有参考。

3）论药制方，务实临床

书中在所论药物条目下均以药物性味为基础设制方之法与配伍建议，同时部分药物还列出其单用之法，对临床医者使用大有裨益。其中包括直接列出方剂名称者，如人参中提到"同白术、炮姜、甘草名理中汤"；药物直接搭配治疗疾病者，如细辛条中便提到"细辛同石膏，治阳明火热齿痛；同甘草，治少阴咽痛"。药物处方应用有加减者，如何首乌条中"首乌同牛膝、鳖甲、陈皮、青皮，治疟在阴分；如表虚脾弱，加人参三五钱"；有单方为用者，如细辛条"专为末吹鼻，治卒倒不省人事"之法；更有以药代食物或者泡茶等养生之法，如石斛提到"专一味，夏月代茶，健足力"的石斛茶饮方。纵观姚氏所提之方80余首，均为古籍中经典方剂或常用方剂，如《伤寒杂病论》中小陷胸汤、黄芩汤，《太平惠民和剂局方》四君子汤，《内外伤辨惑论》当归补血汤等。足见其博览群书之识，临床用药之慧。

（2）《本草经解要》的学术思想

1）以天地之气生药物性味

药物生于天地之中，秉天地之气化生而成，又因天地之气的不同化生不同的性味。姚氏在论述天地之气生药物性味之时，强调天之气生药之气，地之味生药之味。《素问·六微旨大论》曰："天气下降，气流于地；地气上升，气腾于天。故高下相召，升降相因，而变作矣。"强调天地之气是产生万事万物的根本，这也是运气学说产生的理论基础之一。《黄帝内经》认为天地气化存在着多重时间节律性，如年节律、月节律、日节律，以及各运气时段节律，并且人体气化与之相应。如《灵枢·顺气一日分为四时》说："春生夏长，秋收冬藏，是气之常也，人亦应之。"春温、春生，夏热、夏长，秋凉、秋收，冬寒、冬藏。姚氏在书中所论天气包括之"春升之木气""秋降之金气""冬寒之水气""秋平之金气"或"秋收之金气"等与《黄帝内经》中四时运气之节律相合。

《医学真传·用药大略》中说，"天地有五运六气，人身亦有五运六气，而百卉草木亦莫非五运六气……百卉草木有五方之出处，五时之生成，其中更有五色、五臭、五味，而合于人之五脏六腑，天地人物，一以贯之，着为药性"，强调五运六气与药之五味的关系。而姚氏书中所论地之味包括"地中平之土味""地南方之火味""地西方之金味""地北方之火味""地东方之木味"等，这与五行所配五位及气的关系亦相吻合。

姚氏在书中强调，因为药物禀天地之气产生的不同性味是产生不同的归经及功效主治的基础。如丁香条提到"丁香气温，禀天春和之木气，入足厥阴肝经；味辛无毒，得地西方之金味，入手太阴肺经"，强调丁香之气温、味辛得益于其所禀天春之木气与地西方之金味。桑叶条提到"桑叶气寒，禀天冬寒之水气，入足太阳寒水膀胱经；味苦甘有小毒，得地中南火土之味，而有燥湿之性，入手少阴心经，足太阴脾经"，强调桑叶之气寒、味苦甘得益于其所禀冬寒之天气与地中南之火土味。

2）以药物性味论脏腑归经

在药物的脏腑归经方面，书中将其与药物性味、气化的升降运动、脏腑的经络归属紧密结合在了一起，其理论基础与五运六气学说多有吻合。《素问·六微旨大论》提道："少阳之上，火气治之，中见厥阴。阳明之上，燥气治之，中见太阴。太阳之上，寒气治之，中见少阴。厥阴之上，风气治之，中见少阳。少阴之上，热气治之，中见太阳。太阴之上，湿气治之，中见阳明。"这些经文阐明了气有六种属性，配属以天地阴阳共命名，则为厥阴风木、少阴君火、太阴湿土、少阳相火、阳明燥金、太阳寒水。姚氏则在书中脏腑归经时也谨遵《黄帝内经》要旨。如小茴香条"春升之木气，入足厥阴肝经"与六气之厥阴风木吻合，薏苡仁条中提到"秋金之燥气，入手太阴肺经"与六气中阳明燥金吻合，姜黄条中提到"天冬寒之水气，入足少阴肾经、足太阳膀胱经"与六气中太阳寒水吻合，虎骨条"禀天初夏之火气，入足少阳相火胆、手少阳相火三焦经"，直接明确提到了"少阳相火"一词，姚氏在其学术研究中受运气思想所影响可见一斑。

3）以气味升降审阴阳所属

《素问·至真要大论》中提到，"阴味出下窍，阳气出上窍。味厚者为阴，薄为阴之阳。气厚者为阳，薄为阳之阴。味厚则泄，薄则通。气薄则发泄，厚则发热。壮火之气衰，少火之气壮。壮火食气，气食少火。壮火散气，少火生气。气味，辛甘发散为阳，酸苦涌泄为阴"，便开启药物性味分阴阳的先河。

张元素在《医学启源》中则将气味阴阳进一步划分，张氏提到，"味为阴，味厚为阴中之阴，味薄为阴中之阳；气为阳，气厚为纯阳，气薄为阳中之阴"，并以此为基础提出制方之法，"凡同气之物，必有诸味，同味之物，必有诸气，互相气味，各有浓薄，性用不等，制方者，必须明其用矣。经曰：味为阴，味浓为纯阴，味薄为阴中之阳；气为阳，气浓为纯阳，气薄为阳中之阴。然，味浓则泄，薄则通；气浓则发热，气薄则发泄。又曰：辛甘发散为阳，酸苦涌泄为阴，咸味涌泄为阴，淡味渗泄为阳。凡此之味，各有所能"。

姚氏在书中则侧重以气味之升降作为药物之阴阳的区别重点。姚氏认为药物之阴阳所属与其气、味都有着密不可分的关系。在气与味两者之间的关系中，总属升者为阳，降者为阴。如"气平味升""气升味和""气味升多于降"皆属于阳；"气降味和""气味降多于升"皆属于阴。在治疗中姚氏也谨从经旨，以阳治阴，以阴治阳。如何首乌条中提到"首乌同牛膝、鳖甲、陈皮、青皮，治疟邪在阴分"，正是以药之阳治疾之阴。

4）以药物性味明功效所长

五味的功效在《素问·脏气法时论》中记载为"辛散、酸收、甘缓、苦坚、咸软"。在《药性赋》中有"辛能散能行，具有发汗解表、透疹散风、行气行血等功效；甘能缓能补，具有缓中止痛、调和药性、补气等功能；苦能燥湿降泻，具有燥湿祛邪、泻下利尿、导瘀血下行等作用；酸能收敛固脱，具有止汗、止泻、固精缩尿等作用；咸能软坚润下，具有软坚积、破癥积、消瘿瘤瘰疬等功能"。姚氏在书中论述药物的功效所长时总以其本身气味作为基础，结合其脏腑功能加以论述。如吴茱萸条中提到"寒邪客于胸腹，则真气不同而痛矣，辛温则流行和散，所以止痛也。辛温暖肺，肺气通行，则水道通调，故又除湿"，强调吴茱萸的散寒止痛和利水除湿的功效皆与其性味密切相关。

3. 《伤寒经解》简介及学术特色

（1）《伤寒经解》简介

　　姚球以成无己本为底本，对《伤寒论》全文重新进行了整理编排。全书分为太阳经、阳明经、少阳经、太阴经、少阴经、厥阴经、瘥后复症、序例、辨脉法、平脉法、伤寒论共 11 部分，将仲景原文重新分门别类，然后效仿成无己，逐一阐发医理，或综述前贤之妙论，或独出一己之高见，或驳斥叔和之陋识。作者对六经病证，用功尤勤。全书方药及煎服法与仲景原文有所差异，当为作者临证之所验。

　　《伤寒经解》除去序言、凡例等篇之外，正文共计 8 卷，其中包括太阳经 2 篇，阳明、少阳、少阴、太阴、厥阴各 1 篇，以及后篇脉法、序例等篇。姚球从《难经·五十八难》中寻得启示，认为王叔和将《伤寒论》之六邪统归于寒，将风湿归寒之类，燥、火、暑归于伏寒，其余阴阳毒、湿痉暍尽作寒证颇为不妥，贻误后世。姚氏还认为辨脉法、平脉法、可吐下及序例诸条，是为王叔和之伪。

　　姚球认为风、寒、暑、燥、火，伤于太阳，皆因为太阳为寒水之经，"伤寒"之寒，在于其经，而非其病。六淫先伤太阳，寒水经也。六经之传变，也因太阳为本，诸经为标。

（2）《伤寒经解》学术特点

1）六经为序，辨治六邪

《伤寒经解》虽以《伤寒论》中条文为序，但仍将六邪之病与证治统领于六经。在条文注解过程中穿插以《金匮要略》之条文。如太阳中风桂枝汤证后接"太阳病，关节疼痛而烦，脉沉细者，此名中湿，亦曰湿痹。湿痹之候，其人小便不利大便反快，法当利其小便"及"湿家之为病，一身尽疼，发热，身色如熏黄"两条作为湿证之总纲，再以防己黄芪汤、五苓散等条文续接其后，将太阳之湿症一并概之。由此可见姚氏对于《伤寒论》的理解全在六经与六邪，思路新奇，值得后世学习探究。

2）六经传变，秉性各异

姚球在《伤寒经解》中提到伤寒之传经，其传播时间、传播速度等均有所不同。姚氏认为："伤寒传经，惟火性急速，一日一经。其风寒湿，则不拘定期，亦不定传阳明，大约以类相传。"而不同属性之邪，传经顺序也有不同。如姚氏所说，"风症多传少阳、厥阴，湿症多传三阴"。

姚球赞同"伤寒传足不传手"这一观点，其引《黄帝内经》所云："寒、暑、燥、湿、风、火，天之阴阳也，三阴三阳上奉之。……盖三阴三阳者，足六经也。足经属地，六气属天。地受邪而成外感，动而不息，故六经传变也。"

3）脉法阴阳，盛衰而治

姚球注解《难经·五十八难》时云，《伤寒论》中的脉之阴阳当以尺寸分，寸为阳，尺为阴。伤寒之邪不同，所治亦不同，如"中风为阳邪，故脉阳分浮而滑；病风由于血虚，故阴分脉濡小而弱；湿温之病，胃肠不鼓，故阳分脉濡而弱；湿邪凝结于下，故阴分脉小而急；伤寒寒邪凝结于内外，故尺寸俱甚而紧涩，涩乃阳滞，紧乃寒象也。病名原由燥火暑，燥则故脉阴阳俱浮，而沉分散涩，涩乃阴枯也。火暑故脉迫疾，浮分而滑。温病则邪在何经，乃现何经之脉。故因经施治，不可拘一也"。

其治法也因邪之不同而有异。如治伤寒有汗下不同，治差即死。盖汗药多升，升属阳；下药多降，降属阴。阴盛阳虚，宜补阳泻阴，故汗之而愈，下之而死。阳盛阴虚，宜泻阳救阴，故下之而愈，汗之而死。汗下犹言冷热升降，风病、热病，阳盛阴虚症也；湿病、寒病，阴盛阳虚症也。

八、华岫云

1. 生平简介

华岫云（？—1753 年），字南田，清无锡人。在无锡地区颇有医名，与吴门叶桂交往颇深，亦慕叶氏之名，常言叶氏之案，"辞简理明，悟超象外。其审证则卓识绝伦，处方则简洁明净。案中评证，方中气味，于理吻合。能运古法而仍周以中规，化新奇而仍折以中矩"，遂整理搜集叶氏医案，详论分门，编撰成著。同期尚有《临证指南医案》《种福堂公选良方》《续选临证指南》留世。

2. 学术思想

（1）运气理论，亢害承制

五运六气理论一直以来都是龙砂医学重要的学术特色之一，吴门叶天士之学本与龙砂医学互有交流沟通，叶氏与龙砂医家姜体乾、吴正学、华岫云均交往密切。华岫云作为龙砂医学代表性医家，其临证之时亦参五运六气之法。在《临证指南医案·郁》中，华氏引《素问·六元正气大论》之言论郁之成因："五郁之发，乃因五运之气。有太过不及，遂有胜复之变。"华氏认为邪不解散即谓之郁，此外感六气而成者也。华氏认为气有升降开阖枢机，若气运不利，则可生郁，从而引起一系列疾病。

而亢害承制亦为五运六气理论重要组成部分，华氏在《临证指南医案·风阳扰胃》中则言，"风木过动，必犯中宫"是为木亢乘土，"肝为风木之脏，因有相火内寄，体阴用阳，其性刚，主动主升，全赖肾水以涵之"亦是"相火之下，水气乘之"之意。

（2）临证治病，尤重体质

华岫云亦在临证时认识到体质因素的重要性，在《临证指南医案·湿》中指出"治法总宜辨其体质阴阳"，旨在说明体质之阴阳对疾病的发展变化、预后都有一定影响。

华氏提道："若其人色苍赤而瘦，肌肉坚结者，其体属阳，此外感湿邪，必易于化热；若内生湿邪，多因膏粱酒醴，必患湿热、湿火之症。若其人色白而肥，肌肉柔软者，其体属阴，若外感湿邪，不易化热。若内生之湿，多因茶汤生冷太过，必患寒湿之症。"

除了简单的体质阴阳之外，更有五行之体质变化。如《临证指南医案·脾胃》中言："凡遇禀质木火之体，患燥热之症，或病后热伤肺胃津液，以致虚痞不食，舌绛咽干，烦渴不寐，肌燥热，便不通爽，此九窍不和。"《临证指南医案·脾瘅》中亦云体质对辨证遣方之不同："若贫人淡薄茹素，不因外邪，亦非冷冻饮料停滞，其本质有胃寒症者，人皆用良姜丁香荜茇吴萸干姜附子等以温之，不知辛热刚燥能散气，徒使胃中阳气，逼而外泄，故初用似效，继用则无功，莫若渐以甘肥投之，或稍佐咸温，或佐酸温，凝养胃阳，使胃脂胃气日浓，此所谓药补不如食补也。"

（3）风邪为首，统领六气

华岫云论风，有内外之风，外风当辨其是否有兼夹之气，内风则分真中、类中之别。《临证指南医案·风》云："风为百病之长，盖六气之中，惟风能全兼五气，如兼寒则风寒，兼暑则曰暑风，兼湿曰风湿，兼燥曰风燥，兼火曰风火。"

华氏还强调风之性本寒，而风之用为阳。华氏云："风之性本寒，即巽卦之初爻属阴是也。因风能流动鼓荡，其用属阳，是合乎巽之二爻三爻，皆阳爻也。"华氏还以暑热伤风中寒举例，认为暑时当无寒气，却仍有外感之寒证，实为风之寒也。由此可见风之本性，同时风与其余诸邪相兼亦各有所异。在内风之中，华岫云认为内风之形成，当首先责之内虚。如《临证指南医案·中风》按语中云："论风有真中类中，中经络血脉脏腑之分，其论治，则有攻风劫痰、养血润燥、补气培元之治。盖真中虽风从外来，亦由内虚，而邪得以乘虚而入。"

华岫云论寒，宗喻嘉言之法，认为寒有伤营伤卫之别，而其用方，亦不局限于足经之药，当可辨而用手经之方。

华岫云论湿也同样认为湿当分外感与内生，而其本质在于体质阴阳之不同。《临证指南医案·湿》按中云："如其人饮食不节，脾家有湿，脾主肌肉四肢，则外感肌躯之湿，亦渐次入于脏腑矣，亦有外不受湿，而但湿从内生者，必其人膏粱酒醴过度，或嗜饮茶汤太多，或食生冷瓜果及甜腻之物，治法总宜辨其体质阴阳。"湿为重浊有质之邪，若从外而受者，皆由地中之气升腾，从内而生者，皆由脾阳之不运。而外感湿邪伤人则全身皆可，不一定拘泥于上或者下。而外感湿气之治，当辨其相兼与部位。华氏云："着于肌躯者也，此虽未必即入于脏腑，治法原宜于表散，但不可大汗耳，更当察其兼症。若兼风者，微微散之；兼寒者佐以温药；兼热者佐以清药。"而内感之湿常与燥兼。华岫云认为："水流湿，火就燥，有同气相感之理。"

湿气之治当分三焦而辨，其脏腑在肾阳旺盛、脾土健运、肺气清肃、膀胱通调。"若湿阻上焦者，用开肺气，佐淡渗，通膀胱，是即启上闸，开支河，导水势下行之理也；若脾阳不运，湿滞中焦者，用术朴姜半之属，以温运之，以苓泽腹皮滑石等渗泄之，亦犹低洼湿处，必得烈日晒之，或以刚燥之土培之，或开沟渠以泄之耳，其用药总以苦辛寒治湿热，以苦辛温治寒湿，概以淡渗佐之，或再加风药，甘酸腻浊，在所不用。"

（4）脏腑理论，独具匠心

中医的脏象理论起源于《黄帝内经》，华岫云对于脏腑理论之见解在《临证指南医案》中散存可见，其论脏腑总以性、用、病，同时则依脏腑生克气化讨论与他脏之间的关系。

1）肝体阴而用阳

华岫云论肝之言主要集中在《临证指南医案·肝火》以及《临证指南医案·肝风》篇中。华氏云："肝为风木之脏，又为将军之官，其性急而动，故肝脏之病，较之他脏为多，而于妇女尤甚。肝病必犯土，是侮其所胜也。"《临证指南医案·肝风》中又云："肝为风木之脏，因有相火内寄，体阴用阳，其性刚，主动主升，全赖肾水以涵之，血液以濡之，肺金清肃下降之令以平之，中宫敦阜之土气以培之。则刚劲之质，得为柔和之体，遂其条达畅茂之性。"言肝之性在刚、在动，其用在于疏泄与升发，其病则将肝脏与他脏联系而论。言肝病必犯土，在于与中宫脾胃之间的关系，同时其用也因肾水、相火、肺之清肃有关。华氏论肝病之症则云："大凡其脉必弦，胁或胀或疼，偏寒偏热，先厥后热，若一犯胃则恶心干呕，脘痞不食，吐酸水涎沫。克脾则腹胀，便或溏，或不爽，肢冷肌麻。"治疗过程中当依其证判断肝胃、肝肾、肝肺关系而择方遣用。

2）肺质娇而性降

华岫云对于肺脏的理解在《临证指南医案·肺痹》可见一斑，华氏在其按中言："肺为呼吸之橐籥，位居最高，受脏腑上朝之清气，禀清肃之体，性主乎降，又为娇脏，不耐邪侵。凡六淫之气，一有所着，即能致病。其性恶寒恶热，恶燥恶湿，最畏火风，邪着则失其清肃降令，遂痹塞不通爽矣。"肺之性与肝截然不同，其性在降而娇，其用在呼吸之橐籥。又言肺脏与他脏之关系认为："肺主百脉，为病最多。就其配合之脏腑而言，肺与大肠为表里，又与膀胱通气化，故二便之通闭，肺实有关系焉。"由此一语道尽肺与膀胱、大肠之间的关系，认为二便之通与肺之虚实有密切关系。

肺之治则依叶氏之法取病因之不同而治："因于风者，则用薄荷、桑叶、牛蒡之属。兼寒则用麻黄、杏仁之类；若温热之邪，壅遏而痹者，则有羚羊、射干、连翘、山栀、兜铃、竹叶、沙参、象贝；因湿则用通草、滑石、桑皮、苡仁、威喜丸；因燥则梨皮、芦根、枇杷叶、紫菀；开气则蒌皮、香豉、苏子、桔梗、蔻仁、苇茎汤、葶苈大枣汤。"更是言明肺为娇脏，用药当轻浮，以辛开为主。华氏云："一切药品，总皆主乎轻浮，不用重浊气味。是所谓微辛以开之，微苦以降之，适有合乎轻清娇脏之治也。"

3）脾胃有别，宜降宜和

华岫云认为脾胃有别，不应混为一谈，其在《临证指南医案·脾胃》云："胃属戊土，脾属己土，戊阳己阴，阴阳之性有别也。脏宜藏，腑宜通，脏腑之体用各殊也。"脾胃虽关系密切，但其性、用均不相同。又云："纳食主胃，运化主脾，脾宜升则健，胃宜降则和。太阴湿土，得阳始运，阳明阳土，得阴自安，以脾喜刚燥，胃喜柔润也。"脾胃性之异原因在其用不同。如《临证指南医案·噎》按语中云："饮入于胃，游溢精气，上输于脾，脾气散精，上归于肺，又云脾与胃以膜相连耳，又云脾主为胃行其津液者也，由此观之，脾属阴，主乎血，胃属阳，主乎气，胃易燥，全赖脾阴以和之，脾易湿，必赖胃阳以运之。故一阴一阳，互相表里，合冲和之德，而为后天生化之源也。"由此观之，脾胃之间当脾阴而胃阳，脾胃之治，当有别而论。

华氏认为脾有阴阳而胃有润燥，亦论其治法。"若脾阳不足，胃有寒湿，一脏一腑，皆宜于温燥升运者，自当恪遵东垣之法……若脾阳不亏，胃有燥火，则当遵叶氏养胃阴之法"，"若脾阴一虚，则胃家饮食游溢之精气，全输于脾，不能稍留津液以自润，则胃过于燥而有火矣，故欲得食以自资，稍迟则杂愈甚，得食则可暂止"。更是指出其药治大法，"补脾阴，养营血，兼补胃阴，甘凉濡润，或稍佐微酸，此乃脾阴之虚而致胃家之燥也。更有一切热病之后，胃气虽渐复，津液尚未充，亦有是症，此但以饮食调之，可以自愈"。

除了脾胃之虚当资其阴液之外，更有脾胃实证，而其实证当分真伪，若"年岁壮盛，脾胃生发之气，与肾阳充旺，食易消磨，多食易饥而得食即止，此非病也，不必服药"。胃之实证当有痰火、积饮，治亦有别。华氏云："胃有痰火，以致饮食输化不清，或现恶心，吞酸，微烦，眩晕，少寐，似饥非饥，虽饱食亦不能止，此乃痰火为患。治宜清胃，稍佐降痰，苦寒及腻滞之药，不宜多用。"而积饮之证全因胃阳衰微，治宜温通，仿痰饮门而治之。

（5）中药气味，疗效基础

华岫云也在临证过程中发现中药之气味是实现临床疗效的重要基础。

其在《临证指南医案》序中提到，"方中气味，与理吻合"，指出临证之时，先辨其因，再析其理，最后以药之气味而治。如《临证指南医案·肝风》中按语云："大凡攻病驱邪，药以偏胜，如内经咸胜苦，苦胜辛之类，藉其克制……如天地间四时阴阳迭运，万物自有生长之妙，是介以潜之，酸以收之，浓味以填之，或用清上实下之法。"

在肝胃之疾病因风阳内扰之时又当析因审证而用。华氏云："若思虑烦劳，身心过动，风阳内扰，则营热心悸，惊怖不寐，胁中动跃，治以酸枣仁汤、补心丹、枕中丹加减。清营中之热，佐以敛摄神志。若因动怒郁勃，痰火风交炽，则有二陈龙荟；风木过动，必犯中宫则呕吐不食。法用泄肝安胃，或填补阳明。其他如辛甘化风，甘酸化阴，清金平木。"

《临证指南医案·阳痿》中法当以苦味坚阴、淡渗利湿之法以治下焦湿热。《临证指南医案·呕吐》以泄肝安胃为纲领，用药以苦辛为主，以酸佐之。在临证时又因病情之偏重以增减药味之不同，如华氏所云："肝犯胃而胃阳不衰有火者，泄肝则用芩连，楝之苦寒；如胃阳衰者，稍减苦寒，用苦辛酸热，此其大旨也。若肝阴胃汁皆虚，肝风扰胃呕吐者，则以柔剂滋液养胃，熄风镇逆；若胃阳虚，浊阴上逆者，用辛热通之，微佐苦降；若但中阳虚而肝木不甚亢者，专理胃阳，或稍佐椒梅；若因呕伤，寒郁化热，劫灼胃津，则用温胆汤加减；若久呕延及肝肾皆虚，冲气上逆者，用温通柔润之补，下焦主治……总之治胃之法，全在温通，虚则必用人参，药味皆属和平。至于治肝之法，药味错杂，或寒热互用，或苦辛酸咸并投，盖因厥阴有相火内寄，治法不得不然耳。"

九、尤存隐

1. 生平简介

尤存隐，清代喉科医学专家，江苏无锡人，生卒年约在清康乾年间。尤存隐世代为医，其祖父尤仲仁，字依之，为明代著名喉科医家，后补录为太医吏。传至尤存隐辈时，尤氏喉科已名扬江南，家喻户晓。而尤存隐幼承家学，行医有年，经验丰富，后将祖传医术汇成《尤氏喉科秘传》（或作《喉科浅秘》，简称《尤氏喉科》）一书，极大丰富了中医喉科的临证经验，对后世喉科发展影响深远。尤氏存济世救危之心，以著述传术显之，着实令人敬佩。

2. 学术思想与临床经验

尤氏认为喉病是以咽喉为中心，包括咽、喉、口腔、牙、舌、唇等各部位的疾病，咽喉是人身呼吸、饮食的门户，虽只有方寸之地，但发病容易酿成危症、险症。

尤氏指出，喉疾病机正如《黄帝内经》中所言"一阴一阳结谓之喉痹"，因少阴、少阳君相二火其经脉并络于咽喉，故喉症病机主要在火，其中君火势缓，热结后肿痛明显，相火势速，热结后肿甚不仁而成痹，痹甚不通，终致痰塞憋死，可以说"火者痰之本，痰者火之标"。

尤氏辨证论治喉病时，常将病机之火分为实火和虚火。实火主要是因过食煎、炒、炙、烤之物，里有蕴热，临床多见患者烦渴、二便闭塞，若合并有风痰上壅，将发喉痹，胸膈不利，脉弦而数，治疗宜先去风痰后清热解毒；而虚火主要是因饮酒太过、情绪忿怒或房劳过度导致，临床患者多见咽喉干燥，但二便如常，治疗宜以补虚降火为主。

尤氏在《尤氏喉科》中记载了多种喉病病证，每种病证都有较为详细的症状、病因病机和预后，在阐明各种疾病特点的同时，也对患病部位相同、临床表现不同的疾病进行了鉴别。如喉间无形状，红肿且痛之病为喉痈，一般因过食辛辣炙烤厚味醇酒，感热而发；喉间生红丝如哥窑纹样、秋海棠叶背红丝一般为喉癣，是因肺经火旺，虚火上炎所致；喉上腭有红点，密密如蚊虫咬斑深为喉剌，通常是患者患痨病重症许久，虚火上升，荣血枯竭导致。

对于多种喉科疾病，尤存隐均以家传秘方为基础，再佐以自己临证经验，总结了颇多疾病的具体诊疗方法。

以尤存隐治疗乳蛾病为例，尤氏先用吹口药碧丹（制硝石三分、百草霜半茶匙、灯草灰一厘、甘草末三茶匙、薄荷末三分、冰片五厘，春夏薄荷多制硝石少配成青色，秋冬制硝石多薄荷少配成白色）五分、金丹（提过枪硝一钱八分、生蒲黄四分，用罗绢筛细末，去粗褐色，加僵蚕一分、牙皂一分五厘、香白芷一分、冰片一分共研细末）一分，后用金丹二分、碧丹三分同吹。如果有痰的患者，可内服煎剂，左边的可用黄连、川芎、犀角，右边的可用赤芍、柴胡，如果两侧都有就都用；如果患者大便不通，则可以加枳壳、元明粉，等大便通畅，自可痊愈。或者也可以用芒硝一钱五分、胆矾八分、雄黄八分、明矾八分共同研成细末，吹入喉中，也是一种有效疗法。

另外治疗此病，尤氏还提出了灸少商之法，即如果生乳蛾且病情危重，可将患者左右大拇指扎住，用韭叶大小的艾圆灸大拇指内处指甲角（即少商穴处），也可以用温针灸，即针一分，灸一壮。《尤氏喉科》中还记载了一些民间简易法，如用糯米塞入青鱼胆内阴干，再将青鱼胆阴干研成细末，吹入喉间，使痰吐出即可痊愈。

3. 制药秘法

喉科中存在诸多制药秘法，很多药物因其制作方法不同，药性会产生极大的改变，尤存隐在诸病诊治间隙，都会详述各药的制药方法，以求疗效准确。

（1）制硝矾法

尤氏制硝矾时先将生矾打碎成指头大小，放入银罐内用炭火煅炀，用食筋（筷子）刺入罐内搅拌，以无块为度，再将上好的硝打成碎块投下，量约十分之三，再用白硼砂打成碎块投下，量也约是十分之三，再过一段时间将生矾逐渐投下，等都炀化后再如前法投入少许硼砂。以此法逐渐数次投完，直到铺到和罐口一样高，形状和馒头一样，就可以架起炭火烧至干枯。然后选择一片干净的瓦片，盖在罐口上。将少许牛黄研成细末，用五六匙水调和，用筋抄起，滴在丹上，将罐放入火中煅干后就拿出来放在干净的地上，就这样放七天，打开后若硝矾较轻松无纹就是上品，但如果质地坚实有竖纹则不可用。硝矾也可以留下用蜜调服，需要注意在煅火时既要缓和，又不能太缓，不然矾可能会僵化不易熔化，后面打开的时候就会坚实有竖纹。还需要注意的是，如果在矾还没有完全熔尽，就投下硝硼，也会使硝矾不能完全熔化，最后成品坚实有竖纹。罐子需要煨透，不然就会爆碎，罐子也要用银罐，不然容易有锈毒。这种丹药可以提前制备，放越久效果越好，用的时候可以和冰片一起吹之。

（2）制黄柏法

尤氏提出黄柏的制法是选厚黄柏切片，再用荆芥、甘草煎浓汁浸黄柏片，等黄柏片变软后就拿出来，放在瓦片上慢火炙烤成金黄色，如果是焦黄色就去除掉。再放入白蜜汤中漉一次，晒干后就可以用了。

（3）制梅矾法

尤氏制梅矾时首先选取又大又圆脆嫩的青梅，用竹刀将青梅圆盖切下留好，慢慢将核去掉，再将研碎的生白矾按实在青梅内，还是用之前的盖子放在上面，用竹钉插好过夜，第二天一大早再用炭火煅烧，青梅内煅过的白矾此时轻白如腻子粉，味极平酸，就可收入瓷瓶中备用。

（4）制僵蚕法

尤氏选僵蚕会选细直腹小之品，这种为雄僵蚕，粗而腹大之品是雌僵蚕，用牙刷刷去僵蚕的石灰后放在瓦上，慢火炙烤呈酱色，必要时还可将僵蚕从中间折断，中间没有丝筋连着的为佳，将僵蚕的头、足去掉，研成细末就收瓶备用。

4. 创方举隅

（1）扶脾清火汤

主治：牙宣。

组成：生地三钱、丹皮一钱、山栀一钱、荆芥八分、白芍一钱、石膏三钱、归身一钱、知母一钱、麦冬一钱五分、赤茯苓一钱。

用法：水二盏，煎八分，食后服。

加减：如大便闭加元明粉，如小便赤涩加木通，如牙龈腐烂用八味口疳长肉药吹之。

（2）八味口疳丹

主治：口疳。

组成：薄荷三钱、甘草五分、冰片三分、珍珠五分、儿茶一钱五分、白龙骨三分（煅）、细香芷二分五厘（如肿加之），共为一料，将每味各研细，如飞面密罗筛过，然后配合一处，再加制就黄柏末一分，入瓷瓶中，勿泄气。

用法：凡遇口碎各症、口疳用少许吹之。

加减：如初起肿而热甚者，多用薄荷，取其辛凉能发散也；如患处不肿，热不甚，且痛久，宜长肉为主，本方多加儿茶、珍珠、龙骨，配成紫色，凡一切喉症碎者，亦用此长肉；如口疳重症，加辰砂少许、滴乳石少许，入儿茶内，研极细用之；如走马牙疳、穿牙毒及重舌口疳，初生小儿胎毒、口疳，本方加牛黄、珍珠无不奏效；若黑而臭腐者不治，小儿黄色胎疳如柑橘里者不治；如痧痘后口疳，加牛黄、珍珠，去龙骨，大都遇极凶症难效者，或欲速愈见奇多，多加牛黄、珍珠，更多尤妙。痘后疳非此不灵，余症加之无不神验，此口疳之妙药也。

十、沈金鳌

1. 生平简介

沈金鳌（1717—1776 年），字芊绿，号汲门、再平、尊生老人，江苏无锡人。早年习儒，博闻强记，经史诗文，医卜星算，皆有涉猎。壮年时期学儒，多次考举不第，遂矢志攻医，于临证各科，均甚精通。又研习《灵枢》《素问》、仲景之学及仲景以下历代名家，互相参订。曾拜师于孙庆曾门下，遂以医名传世。后来又勤于著述，先后撰成《脉象统类》《诸脉主病诗》《杂病源流犀烛》《伤寒论纲目》《妇科玉尺》《幼科释谜》《要药分剂》，总其名曰《沈氏尊生书》，内容赅博，论述亦精辟，颇有影响。现有多种刊本行世。沈氏医德高尚，贵人重生，认为"人之生至重，必知其重而有以尊之，庶不致草菅人命"。其在诸科均颇有见解，具有较高的学术及应用价值。

2. 学术思想及临床经验

（1）司岁而治，参合运气

1）以运气理论分析病因病理

①以时行之气阐释外感发作性疾病

沈金鳌在《杂病源流犀烛·咳嗽源流》中指出，在"四时感受风寒作嗽"之外，更有一时天行之气所致，并指出"天行之气""时行之气"的产生为"时令不正"导致。沈氏认为，"时令不正"是"人多感冒"的原因。不仅如此，除了外感性疾病之外，沈金鳌在《杂病源流犀烛·疹子源流》中提到"或云疹子之发，为时行疠气传染"，他认为疹发原因在于"其非常之气，郁于脏腑，留于经络，故当春夏发泄之期，感此一时风热之疠气，发为疹也"。同时在其他发作类疾病诸如痧胀、目赤肿痛、口疮等疾病中，也都提到"时行之气""天行时气"。沈氏在疟疾、痢疾等疾病中还指出时行不正之气可致"疫疟"或者"疫痢"，其特点在于"一方长幼相似"，而治疗当"察运气之相胜以治"。《素问·五运行大论》中就有"五气更立，各有所先，非其位则邪，当其位则正"的说法，强调运气的"非时而至""非常而至"是邪气产生的重要原因。因此在外感性疾病、发作性疾病的病因分析以及确立治则治法的过程中，考虑运气的时令因素是有必要的。

②以五运六气理论阐释内伤性疾病

沈金鳌在疾病成因的分析过程中常参考运气的因素。如《杂病源流犀烛·肿胀源流》中提道："肿胀，肺脾肾三经病也。考《内经》，五脏六腑，五运六气，司天在泉，胜复淫郁，无不成肿胀之病。"运有太过不及，气有司天在泉，皆是疾病产生的因素之一。沈金鳌在《杂病源流犀烛·痰饮源流》中指出痰饮之因在于湿，而湿的原因则与太阴之土有密切的关系。沈氏引经文指出"太阴在泉，湿淫所胜，民病饮积""岁土太过，时雨流行，甚则饮发"。如在《杂病源流犀烛·霍乱源流》中引《素问·气交变大论》篇

"岁土不足，风乃大行，民病飨泻，霍乱体痛腹痛"阐述霍乱之由。在《杂病源流犀烛·诸郁源流》中更言："经云，五郁之发，乃因五运之气，有太过不及，遂有胜复之变。由是推之，六气着人，皆能郁而致病。"并提出风邪、寒邪、湿气、瘟疫者皆可成郁，强调论六气之郁，是言客气，而非主气。

③以运气开阖的周期理论阐述急性发作性疾病

周期节律是运气学说的重要特点，运气学说的内涵便在于"五气更立"以及"六气六律"的周期规律。小到某天某时的日周期，大到干支甲子的年周期，每一个周期内都会存在阴与阳的开、阖、枢三种状态。沈氏在阐述发作性疾病病因时也尤其重视运气学说的周期特点。如沈金鳌在《杂病源流犀烛·诸痫源流》中即指出，"盖阴维从少阳至厥阴，动苦颠痫僵仆……此虽不拈少阴，而厥阴之方阖，亦少阴之失枢也"，强调癫痫之因与少阴、少阳双枢均有联系。在《杂病源流犀烛·火病源流》中，沈氏指出虽有君火相火之别，但君火建极广明而照临十二官，各脏腑经络亦有其所主令。沈氏则根据其火热发作时间之不同判断其所属之脏有不同，如"肝之热，寅卯时甚……心之热，日中尤甚……脾之热，夜尤甚……肾之热，亥子时尤甚……肺之热，日西尤甚……"，认为这些归属关系是由于脏腑经气用事不同导致。正如沈氏在《幼科释谜》中引钱乙之论指出，潮热而发搐所在时间不同与脏腑用事密切相关。他指出寅卯辰时为脾之用事，巳午未时为心之用事，申酉戌时为肺之用事，亥子丑时为肾之用事。

④以亢害承制的理论阐释疾病成因

"亢害承制"属于运气学说中的五行生克机制，是六气变化过程中所表现的一种内在的调节机制。《素问·六微旨大论》有言："亢则害，承乃制，制则生化，外列盛衰，害则败乱，生化大病。""相火之下，水气承之；水位之下，土气承之；土位之下，风气承之；风位之下，金气承之；金位之下，火气承之；君火之下，阴精承之"，明确指出运气之间的承制关系。历代医家对"亢害承制"理论的应用多在解释自然气候现象、生理现象以及发病原因和治疗原则。沈金鳌也深谙此理，在《杂病源流犀烛·怔忡源流》中以此描述怔忡之因，"盖心为君火，包络为相火，火阳主动，君火之下，阴精承之，相火之下，水气承之，则为生气而动得其正。若乏所承，则烦热而为心动"。沈金鳌认为怔忡的发生与心中空虚有关，而其治法更当"补不足而安神气，求其属以衰之"。

2）用药应时参合运气

沈金鳌还在用药时参合运气，依据不同岁气确定不同君药。沈金鳌在《杂病源流犀烛·痧子源流》中指出，"凡用方剂，必要参合岁气时令"，作为使用方剂的重要原则。在遣方用药上也明确指出由于岁气时令的不同，选用的药物主次也应有所区别。正如沈金鳌在《杂病源流犀烛·痧子源流》中提到疹的治则总属"疏散透肌"，但仍旧需要"明乎岁气所属，辨乎时气所宜，而后用之君臣佐使"。岁气与五运相合，在《素问·天元纪大论》中就有详细论述："甲己之岁，土运统之；乙庚之岁，金运统之；丙辛之岁，水运统之；丁壬之岁，木运统之；戊癸之岁，火运统之。"而根据其岁气所主者所用君药不同，沈氏认为，"人中黄属土，甲己年为君；黄芩属金，乙庚年为君；黄柏属水，丙辛年为君；黄连属火，戊癸年为君；栀子黄属木，丁壬年为君"。

不仅五运岁气如此，六气的司天在泉也同样需要参合其中。沈金鳌在《杂病源流犀烛·小便癃闭源流》中论述小便黄赤用药时指出，"少阴司天，热淫胜，病溺色变宜黄柏、山栀；少阳之胜，溺赤，善惊，宜山栀、黄芩；阳明司天，燥气下临，暴热至，阳气郁发，小便变宜黄芩、石膏"。

同时依据五运时令特点加减用药是沈金鳌临证用药的特色之一。如《杂病源流犀烛·中风源流》中论述中风用药时提到，"望春大寒之后，则加人参、半夏、柴胡、木通，迎而夺少阳之气；望夏谷雨之后，则加石膏、黄芩、知母，迎而夺阳明之气；季夏湿土之令，则加防己、白术、茯苓，胜脾土之湿；望秋大暑之后，则加厚朴、藿香、官桂，迎而夺太阴之气；望冬霜降之后，则加桂、附、当归，胜少阴之寒"。在春之后用药夺少阳之火、夏之后迎阳明燥金等。

除了在不同时令加用药物以候时令之气之外，在同一处方中也可根据时令之不同增加原有药物剂量。如《杂病源流犀烛·诸血源流》中，沈氏在四物汤的使用方面提出两点参考，其一在于春加防风、夏加黄芩、秋加天冬、冬加桂枝，其二则是在四时之不同原药的基础上分别予不同的君药。四物汤中春倍川芎、夏倍白芍、秋倍地黄、冬倍当归，原因在于春加川芎以散其风，夏加白芍以胜其火，秋加地黄以胜其金，冬加当归以益其血。

（2）汇通诸科，寻本溯源

沈金鳌之学，广泛吸收自《黄帝内经》《难经》到宋、元、明各大医学家所著书之精华。沈金鳌所著《杂病源流犀烛》，在论述疾病方面，于每篇源流之下，首列《灵枢·经脉篇》的十二经脉起止循行及某经之气血多少，再以《黄帝内经》《难经》的脏腑学说以澄其源，并采后世各家论述来析其流，其引用书目多达82种。沈金鳌论述杂病，海纳百川，角度全面，不仅包括脏腑、经络、六经，更有运气相关的知识。

沈金鳌虽广征博引，但从来不拘泥古人。在《杂病源流犀烛》中泄泻源流，《黄帝内经》认为由于风、热、寒、虚，而沈金鳌认为："惟曰湿盛则飧泄，乃独由于湿耳，不知风寒热虚，虽皆能为病，苟脾强无湿，四者均不得而干之，何自成泄？是泄虽有风寒热虚之不同，要未有不原于湿者也。"提出"湿盛脾虚"是泄泻的重要因素，又根据湿邪成因之不同给出不同的治则治法。

观沈金鳌《杂病源流犀烛》一书，先论脏腑之病，再从奇经八脉、六淫、内伤外感、面部、身形等部分别论述，论及病因则多以经为本，旁征博引，参合运气以论，可供相关专科进一步研究与探索，如面部门就可以供现代医学眼科、耳鼻喉科、口腔科学习交流。

1）骨伤重温通气血

在骨伤疾病中，沈金鳌在临证时认为，伤科疾病常有虚有实，有缓有急，有轻有重，需"甚者独行，间者并行"。沈金鳌从气血出发，指出"人为刀斧所伤，或堕落险地，或扑身体，损伤筋骨皮肉，皆出血不止，或瘀血停积"。故骨伤科之病，其血或失，其血或瘀，故治当分虚实而行补泻，分轻重而明治法，轻者，顿挫闪扑，气壅血凝，不通则痛，沈氏认为"导气行血而已"；重者，筋伤骨断，非数月之功不可接续。

沈氏在伤科治疗方面认为，寒凉药一概不用。其行气行血之法与围手术期抗凝治疗有共通之妙。伤科治病，不离气血。血有瘀有虚，有存有流。其存内者必瘀，瘀血在内，必下之。于气血虚实之证，需详审脉症，切勿不问其脉其症，而概用攻伐，陷人死地。

2）儿科重察色听声

沈氏儿科专著《幼科释谜》中论述自古治小儿以惊为重，而驳斥当时医家独不为重，相反病家惧惊，而对泻利一证多有轻忽。沈氏针对这种偏见，提出自己的见解。沈氏认为："病家怕惊不怕泻，医家怕泻不怕惊。要知惊泻俱为重候。在病家不在病证，无足为怪。医家既怕泻，又安得不怕惊？若存不怕之念，恐有轻心妄治以致害者，不可不慎思之也。"

在儿科诊治过程中，沈金鳌注重察色听声，认同钱乙"脉来快疾难凭，故以察色为要。形色若不相应，然后听声切脉。如面上症，左腮为肝，右腮为肺，额上为心，鼻为脾，颏为肾。赤者热也，黄者积也，白者寒也，青黑者痛也"。

在小儿证候辨治上，沈金鳌认为与成人类似，但注意顾护脾胃并除惊风。如《幼科释谜·伤寒》中说："小儿伤寒，虽云六经治例，然毕竟有别，小儿多一切杂症，如前辈所云，固当一一分辨施治，即真属伤寒，而小儿必夹惊夹食之症为多，故即用六经分治之剂，其中必兼去惊消食之品，方可奏功。"

3）妇科重情志气血

妇科方面，沈金鳌尤其重情志与气血，沈氏专著《妇科玉尺》中指出，妇科疾病多由外伤六淫、内伤七情、饮食劳倦所生，其中尤易为七情所伤。其云："妇女之欲，每甚于丈夫，故感病亦每易于丈夫。又况嫉妒忧患，系恋爱憎，入之深，着之固，情不自抑，不知解脱。由阴凝之气，郁结专滞，一时不得离散，非若阳气之偶有所抑，毕竟易于发散，故其为病根深也。"

沈金鳌在妇科疾病中尤重气血，《妇科玉尺》开篇即讲求嗣，认为求嗣之术在于"男养精，女养血"，而"养血之法，莫先调经"。沈氏认为气血为妇女月经、生育之根本。

正如胎前篇提出："若血气不充，冲任脉虚，则经水期，岂能受孕？"沈氏认为凡有胎者，以安为要，佐以养血顺气，盖血有余则子得血而易长，故四物汤为要剂。在小产篇中又提及小产后须十倍调治，总以补血生肌养脏，生新去瘀为主。在产后篇亦有论述："产后真元大损，气血空虚，其如冰也必矣。故产后之疾，先以大补气血为主，纵有他疾，亦以末治之。"

带下杂病之治则在重视脾胃，培补后天而气血依赖于脾胃的运化，沈金鳌认为带下之因或因气虚，脾精不能上升而下陷也；或因胃中湿热及痰流注于带脉，溢于膀胱，故下浊液也；明确提出带下病"总要健脾燥湿、升提胃气"；又以色分治，分白、赤、黑三种，其因不同，其治亦有别，白者多因虚，赤者多因热。

4）男科重养精摄神

沈金鳌论男科疾病尤重男子精、气、神，强调培补精元，把男子房劳伤精列单独篇章进行论述，反映出沈金鳌对男子房劳伤精论治的深刻认识及重视程度，提出男子肾精失摄、神魂失养、正气失充，乃男子"房事伤精"之重要因素。因此，在论治男性疾病时应强调男性的摄生调护，综合运用药物、针刺、导引等手段培补精元为要。沈氏归纳概括前人论治男科疾病思想，提出男子癃闭不通与心、肝、三焦等脏腑及督脉病变密切相关。提出男性育精之法有：一曰寡欲，二曰节劳，三曰息怒，四曰戒酒，五曰慎味。

（3）治养结合，擅用导引

《杂病源流犀烛》中尤其重视养生，每篇均分析诊治之后设导引功法。沈氏认为气功导引可以祛病延年，与方药治病可互为辅助。沈金鳌认为："百病之生，皆由气之滞涩，药物之外，更加调养，则病可却而生可延。"引用刘海蟾云：医道通仙道，则修炼家导引运功之法，所以却病延年者，未始不可助方药所不逮。"于每病方论后，有导引运功之法"，详细介绍了归元、周天、艮背、行庭、通关、绦法、涤秽等运功方法，以辅助治疗。

在养生防病方面，如"动规十二则"谓："身若安和，气不必运，宜当守静定息，节饮除欲，则百病不生。"对运功方法亦有详尽描述，如"动气当由后而前，不可逆行""行后定要收归原位""退欲火法，注念气海，记数斡旋，或记运尾闾升降之法，邪火自散，大固元阳"等，内容详尽。同时，强调养生调摄，主张节欲保精。沈金鳌认为："养生之士，先宝其精，精满则气壮，气壮则神旺，神旺则身健，身健而少病，内则五脏敷华，外则肌肤润泽，容颜光彩，耳目聪明，老当益壮矣。"

（4）法通仲景，六经脉法

沈金鳌认为《伤寒论》之成就在于其方与法，"方因法立，法就方施"，"不知一百一十三方，方方皆活，三百九十七法，法法皆通"。其著《伤寒论纲目》旨在"循六经之次，析各款之繁，以仲景论为纲，历代诸家之语，足以阐明仲景者为目，庶览是书者，可寻流溯源，而晓然于仲景之旨矣"。每论以经为篇，以证为条。如太阳经证篇中分发热、恶热、恶风、振战栗等条详细论述。

每条在引诸家之言外，还简要论述其自身观点。如伤寒"热入血室"之证，成无己执"冲为血海"之说，认为血室当为可停止之处，即为冲脉，后世喻嘉言、吴又可、萧埙等都执此观点。沈金鳌在继承诸医思想的基础上，并未拘泥于此。他认为，"血室之说，成氏主冲，柯氏主肝，二说虽异，其实则同。主冲者就其源头处而言，主肝者就其藏聚处言，血必由源而出，不有源，则无根；血必有聚处而藏，不有聚，则散漫无所收。于此二处而为血之室，其旨同也"。沈氏指出肝与冲脉同为血室，并对后世治疗妇科疾病有所启迪。沈金鳌将先辈之术有机结合，不恪守一家之言，亦不标榜门户，在理论上有所发挥，素为后世所称道。

（5）十性为用，升降为要

沈金鳌论药，崇十剂之说，即宣、通、补、泻、轻、重、滑、涩、燥、湿十种。《要药分剂》序中说："凡用药者，审而详之，则靡所遗失……十剂之说，诚如尽药之用以为依据矣。"沈金鳌认为诸药性，非升即降，或可升可降，或升多降少，或升少降多，十剂之中也可以升降二字概括群药。沈氏认为用药者当识十种之性，然后才可遣方用药，否则便会出差错。如其所云："自神农著《本经》，历代药性书悉以草、木、金、石等依类相次，读者几忘十字之义，并忘药有十种之性，宜其制方用药，相反相戾，错杂以出之也。"

沈氏论药，必从其主治、归经、前论、禁忌、炮制等方面出发，同时加以自身的临证心得以概其要。如远志条目下，沈金鳌云其"感天之阳气，得地之芳烈而生。可升，可降，阳也……入心、肾二经。为水火并补之品。能通肾气，上达于心"。论述前人对于远志之用之后，沈氏云："前贤皆以远志为心家药，至今守之。独海藏以为肾经气分药，时珍亦以为入肾经，非心经药。其功专于强志益精治闪忘，以精与志皆肾经之所藏，肾经不足，则志气衰，不能上达于心，故迷惑善忘，二说是矣。然心与肾毕竟交通，离开不得，非心气足不能下交于肾，而使肾之气上通于心。故凡肾精充，肾气旺。有以上达于心者，皆心气先能充足。有以下注故也，则强志益精治善忘。虽肾之所藏，而何莫非心软。则前贤皆以远志为心药者。论其原，二家以为肾药者，据其功也。故余以为入心肾二经，一以见心为主，而肾为应，一以见心肾之不可离二也。"沈氏借远志论心肾之相交的根本原因在于肾精与心气的充足，缺一不可。沈金鳌还强调远志的炮制当去其心，否则会导致心胸烦闷。

3. 医案萃选

（1）遗精案

心肾不交，遗精多梦，真阴下虚，冲气易升，脐下至心筑筑动气。左乳之下，穴名虚里，宗气不足，其动应衣。六脉皆弦，法当温补。

> 疏方：紫河车、大熟地、枣仁、远志炭、麦冬、白芍、归身、炙甘草、牡蛎、茯神。

（2）胃脘痛案

胃脘痛之由，每在午后阴分，夏秋冬阴寒之时，其为下焦阳气不通，浊阴凝滞可知。体瘦短气，少腹微胀，得病以来不能茶饮，大约水饮为病，阴邪痞塞，清气所成。斯疾全赖肾气丸治饮正法，宜日饵之，佐以煎药可也。

> 疏方：茯苓、焦白术、川桂枝、炙甘草。

4. 创方举隅

（1）沈氏潨泉丸

> 主治：实热致遗尿。
> 组成：益智仁、白术、茯苓、黑山栀、白薇、白芍。
> 加减：挟寒，去栀子，加山萸肉、巴戟天、干姜。

（2）沈氏固脬汤

> 主治：产后气虚致遗尿。
> 组成：酒炒桑螵蛸二钱，酒黄芪五钱，沙苑子、萸肉各三钱，酒炒全当归、茯神、茺蔚子各二钱，生白芍钱半，升麻二钱，羊小肚子一个。

（3）沈氏头风丸

主治：阴虚风动之头风。

组成：煨天麻、炒黑瓜蒌仁、麸枳壳、酒白芍、於术炭各一两，姜炒半夏曲、煅蛤粉、炒焦枣仁各两半，黄连、吴萸各五钱，同炒，去萸，砂仁、甘菊、炙草各五钱，酒归身四两，沉香屑四钱，檀香屑三钱，金石斛三两，黑枣肉二十枚。

用法：煎汤代水泛丸，空心，大枣汤下二钱。

（4）沈氏荷叶汤

主治：雷头风。

功效：祛风胜湿，升发清阳，或祛风除湿，清热化痰。

组成：落帚子三钱，升麻、川芎、制茅术各一钱。

用法：先将鲜荷叶一张摺益，不得扯碎，水二碗半，煎至二碗，再入药，加生姜三片，煎七分服。

（5）沈氏止衄丹

主治：血热妄行之衄血。

组成：香附二两，川芎一两，黑山栀、黄芩各五钱，共为末，每服二钱，开水下。

（6）沈氏犀角汤

主治：风热上攻之衄血。

组成：犀角磨汁、黄连、荆芥炭、小蓟各一钱，龙骨生研八分，人参五分，黄芩钱半。

用法：水二杯，煎一杯，入侧柏汁五匙服。

（7）沈氏血癥丸

主治：气滞血瘀型癥瘕。

组成：五灵脂、大黄、甘草梢、桃仁泥各五钱，生地七钱，牛膝四钱，官桂二钱，延胡索、归身各六钱，三棱、莪术、赤芍、川芎各三钱，琥珀、乳香、没药各一钱。

用法：酒糊丸，每服一钱，壮盛人钱半，消过半即止，再随病体立方服药。

(8) 沈氏止涎汤

主治：湿邪困脾之流涎。

组成：川连四分，黄柏八分，茯苓、茯神各一钱半，白术、苍术、半夏各一钱，姜炒陈皮五分。

用法：加竹沥、姜汁各三匙，水煎服。

十一、缪　问

1. 生平简介

缪问（1737—1803 年），字问芝，号芳远，江阴澄江人。其族为江阴东兴缪氏，是当地望族，忠烈英杰，代有才名，著述繁多。缪问自少时即禀赋出众，读书一目数行，诗文援笔立就。惜后困于童子试 10 余年，屡试不第。又游京师，居长安 2 年，后因资用乏绝，未免生活无着，开始以医卜绘画之术为生。其才情横溢，惊艳众人，多有奇遇。有人建议他以此为阶梯，投达官贵人之好，立可青云之上，被缪问拒绝。

缪氏后因思念父母返乡。40 岁时，因其父病亡，开始专心学习医术，对母亲的饮食尤为注意，使其母寿逾 90，无疾而终。此后一直以行医为生，医名盖过诗名，以致时人只知名医缪问，不知诗人缪问。晚年寓居无锡梁溪里，因医术高超，就诊、延请者门庭若市，臬司秦小砚称赞其"神明古方，入手辄效"，认为其为古人所云"良医病万变，药亦万变，庶几善学者之举一反三，闻一知十者"，岳中丞、励洗马赠其"名儒名医，活国活人"美誉。其著作有《自娱草》2 卷及《三因司天方》刊行于世。

2. 学术思想

缪问的学术思想主要参之《三因司天方》，论病悉本《黄帝内经》，议药皆宗《神农本草经》，节录姜健《三因司天方》原文，附注己见，列天干地支诸年所用 16 方，另有戴原礼、张介宾等人之运气论说，门人吴勇立、戴步瀛为之校正。本早欲绘图作论以发明其意，然诊务繁忙，虽久存胸意，未克竟绪。直到1786年秋，抱病斋居，遂勉谢人事，才有时间精力，对16首司天方逐加阐述。

缪氏之注解是有其原则的，如其本人所论："因率笔书论一十六首，虽文理荒谬，见笑大方，然论病悉本诸《内经》，议药尽归之《本草》，从无杜撰一语，遗害后贤。"

（1）厘清"三因"，别有内涵

《三因司天方》中方剂虽来源于陈无择《三因极一病证方论》卷五运气证治专论之"五运论"及"六气论"，实际上是经过姜体乾等龙砂医家临床实践并增损化裁过的，可以当作另一本书看待。

关于"三因"，陈无择《三因极一病证方论》中虽有"三因"之名，但与《三因司天方》之"三因"含义不同。陈氏于《三因极一病证方论》提出"医事之要，无出三因""倘识三因，病无余蕴"，就内容而言，陈氏所指之"三因"继承了《金匮要略》"千般疢难，不越三条"的"三因"说，实指内因、外因及不内外因三种致病原因。

而缪问《三因司天方》书中所指的"三因"则有所不同，其是从运气角度论述的。现代龙砂医学代表性传承人顾植山对此有解释，认为诊断是分层次的，司天即司五运六气。因为病因包括天、人、邪三虚致病，那么病机则包括辨天、辨人、辨病证，最后落实到治则即司天、司人、司病证。临床首先辨致病邪气，其次辨人之禀赋体质，最高的境界则是辨天之时气，从而达到天人相应的境界，因此治病选方也有司病证之方、司人之方以及司天之方的不同。缪问所注《三因司天方》即是指在天、人、邪"三因"中，尤其注重司天之五运六气，这是龙砂医学鲜明的学术特色。

（2）援用典故，阐释方义

因缪问自幼时即在文辞上表现出卓越天分，后又拜名家为师，并学习家中藏书《古香脉望》，对之辄废寝馈，故其常用文以载道，在《三因司天方》中，用大量历史典故来为医学思想做注，从治军角度来解析运气方的组方用药思路，通过视角转换，加深学者对五运六气的理解，以便于更好运用。

1）撄城自守论紫菀汤

紫菀汤（组成：紫菀、白芷、人参、黄芪、杏仁、地骨皮、桑白皮、甘草各一钱，生姜三片，大枣二枚）方见《三因司天方》"六乙年紫菀汤"，为"岁金不及，炎火乃行"而设。

缪问注解此方曰："凡岁金不及之年，补肺即当泻火，以折其上炎之势。若肺金自馁，火乘其敝，民病肩背瞀重，鼽嚏，便血，注下，不救其根本可乎哉？"因此本方的选方用药是以补肺为主，而泻火则在其次。注解中还用了一个形象的比喻，"此时若为清火止泄之谋，一如姜维之守剑阁，终不免阴平之度。计惟有撄城自守，急补肺金为得耳"。姜维守剑阁是三国中的一个典故，联系到紫菀汤证，患者肺金之不足，就好比蜀国后方的空虚，此时若用泻火之法，就如同姜维之守剑阁，而急补肺金则恰如"撄城自守"，为固本之法。紫菀汤中用人参、黄芪大补脾肺之气，统摄走泄之阴也正是基于这样的道理。根本得固，再配合清肺中伏火的地骨皮，泄肺中逆气的杏仁，下气和血、寒热咸治的紫菀等药，由此则"岁金不及，炎火乃行"之运气所引起的相关病证可除，也体现"运气方"组方思路之独到。

2）围魏救赵论川连茯苓汤

川连茯苓汤（组成：川连、赤茯苓各一钱二分半，麦冬、车前子、通草、远志各七分半，半夏、黄芩、甘草各五分，生姜七片，大枣二枚）方见《三因司天方》"六丙年川连茯苓汤"。

川连茯苓汤为"岁水太过，寒气流行，邪害心火"的主方，此方没有简单地因其为寒水之害而使用补火助阳之药，正如缪问曰："按六丙之岁，太阳在上，泽无阳焰，火发待时；少阴在上，寒热凌犯，而气争于中；少阳在上，炎火乃流，阴行阳化，所谓寒甚火郁之会也。故病见身热烦躁，谵妄胻肿腹满等症，种种俱水湿郁热见端，投以辛热，正速毙耳。""故宗《内经》气寒气凉，治以寒凉立方，妙在不理心阳而专利水清热，以平其汩没之害。"通过利水清热治疗各种水湿郁热的病证。对此缪问形象地比喻为："此围魏救赵，直趋大梁之法也。"

缪问认为丙年虽为寒水之年，但寒甚则火必被郁，因此"病见身热烦躁，谵妄胻肿腹满等症，种种俱水湿郁热见端"，既是火热之病，若再以热药制其寒水，则无异于火上浇油，因此川连茯苓汤方中使用黄连，寒能胜热，以平其上下之热；黄芩逐水湿、清表热，以泻其内外之邪；茯苓、半夏通利阳明；甘草实土御水，皆不以表象为虑，而是从根本上解决其心火被寒水湮没，水湿郁热的问题。就像围魏救赵，不直接攻打围赵之军，而是引魏军自动回救都城。它的精彩之处在于，以逆向思维的方式，运用表面看来舍近求远的方法，绕开问题的表面现象，从事物的本源上去解决问题，从而取得一招制胜的神奇效果。

一场战争的胜败不在一城一地的得失，而是需要把控全局，中医治病亦如同治军理政，需要通盘运筹，把握全局。正如紫菀汤与川连茯苓汤之用药组方，从疾病之内在原因出发，抓住其主要矛盾，因而可达事半功倍之效。

（3）组方原则，详加分析

对于"运气方"，陈无择《三因极一病证方论》仅作记录，未行分析，而缪问依据个人对五运六气的理解及临床观察，在方后详加分析，可据此了解其组方原则。

1）五运方组方思想

《三因司天方》每首"五运方"方剂之下，都引用《素问·气交变大论》中对于五运太过不及所致疾病的论述，其中对于气太过的论述格式为"A太过……B受邪"，而气不足时的论述格式则为"B不及，A大行"。通过比对发现：若"A"太过导致"B"受邪，则"B"不及时必"A"大行，"A"与"B"是根据五行相克"木土水火金"的顺序依次选择。如"岁木太过，风气流行，脾土受邪"，则相应地必有"岁土不及，风乃大行"，依此类推，五运太过不及概莫能外。

若将10首"五运方"方剂两两分组进行药味比较，可见其中相同药物比例的平均数为54.06%，即每组两个方剂普遍有近半数药物相同，组间两方的相关性较高。而若不根据五行相克"木土水火金"的顺序，任意选择两方，则除姜枣外，相同药物多不超过一味，甚至六壬木太过苓术汤与六乙金不及紫菀汤两方的药物，除了姜、枣外无一相同。

故"五运方"组方符合五运太过不及所致疾病的论述，根据五行相克关系，太过运方与所胜不及运方药味存在相互为用的关系。亢害承制决定了"五运方"相互联系的顺序不可颠倒，此顺序符合音律隔八相生规律，君、臣药选择顺应运气"司岁备物"原理，各组方剂多以不足之运的药味为主，其组方当为治未病，预防因运气流转而产生的疾病而设。

2）六气方组方思想

《素问·六元正纪大论》明确调理气化的关键在"甘苦辛咸酸淡"之药物性味，《素问·至真要大论》进一步提出相应的六气治则治法，但直接在组方原则中，提出以性味为原则调节六气的方药，则属《三因司天方》中的"六气方"。

"六气方"方名取自《素问·五常政大论》中的五运平气名，处方原则基本符合《素问·至真要大论》对六气性味的论述，经缪问注解补充各药性味功用后，可发现其方药从所宜性味定治法，拟定各气正方；而阴阳之中可再分阴阳，六气年份更有六气轮转不同，在各年不同六气时段，"六气方"在正方基础上依据易发疾病不同及所宜性味加减，而不做加减处则体现了立方尊崇燥湿相兼、水火既济之道，为调和气化交争之偏，以推动气化运动和谐为目的，使气不因偏而乱。在性味治则中融入了五行生克、升降顺逆之理，可谓重性味为体，融五行为用。立方严明，自成体系，有利于理解运气方依性味制方的具体方法，更好继承《黄帝内经》性味治则，指导临床运用并为进一步根据患者情况加减药物提供参考。由于年代久远，"六气方"传抄过程中难免有版本差异，个别药物名称亦有不同，通过对组方原则的解读，还有利于对版本间有差异的药物进行筛选。

十二、高秉钧

1. 生平简介

高秉钧（1755—1827 年），字锦庭，晚号心得，锡山（今江苏无锡）人，清代外科学家，明清外科三大学派之一"心得派"的代表人物。曾师从名医范圣学、杜云门，精通内科、外科，尤以外科驰名江南，著有《疡科心得集》《谦补斋外科医案》《高氏医案》以及《景岳新方歌》传世。其中以《疡科心得集》最为著名，是外科"心得派"的开山之作和代表著作，后世广为流传。

2. 学术思想与临床经验

（1）外病内治之法，阴阳虚实为纲

高秉钧认为外疡实从内出，并据此主张治外必本于内。《疡科心得集》在治外必本于内的思想指导下，进一步确立了以阴阳虚实为本的疮疡辨治大法。在《疡科心得集》全书中，这些内科辨证论治的基本精神贯穿始终。《疡科心得集》开篇即强调，"人身一小天地也，天有日月星辰，地有山川草木，人有五脏六腑，不外乎阴阳气化而已；气化不能有全而无偏，有顺而无逆，故天有时而失常，地有时而荒芜，人有时而疾病"。强调阴阳气化的重要性，更是明确"失常"在内科、外科疾病中的重要性，此与龙砂医学运气思想中"常"与"变"不谋而合。

在致病原因方面，高秉钧认为可分为三类，分别是内因、外因、不内外因。内因以喜、怒、忧、思、悲、恐、惊七情为主，属阴；外因以风、寒、暑、湿、燥、火六气为主，属于阳。但外因六气之中也有"天行时气"，治疗时当以所胜治之，实则运气思想之体现。不内外因包括膏粱之积、狐蛊之感、房劳之变、丹石之威、误食毒物、跌压杖棒、汤火虫兽等。

在外因中，高氏十分注重外感温热邪气在外证发病中的作用。高氏认为疮疡发病的主要原因与热有关。如《疡科调治心法略义》中指出，"向使内无郁热蕴蓄于中，外无湿热侵袭于内，则肌肉流畅，气血和平，痈从何生？疽从何生？"在《申明外疡实从内出论》中更是强调疮疡之证多是感受了"风温""风热""湿热""温邪""暑热"等"时邪"。"如夏令暑蒸炎热，肌肤易疏。遇凉饮冷，逼热最易内入，……客于肌表者，则为痦、为瘰、为暑热疮、为串毒、为丹毒游火；客于肉里者，则为痈、为疡；客于络脉者，为流注、为腿痈。"又如在"辨喉蛾喉痈论"中指出，"夫风温客热，首先犯肺，化火循经，上逆入络，结聚咽喉，肿如蚕蛾，故名喉蛾"。在"辨颈痈锁喉痈论"中指出，"锁喉痈，生于结喉之外，红肿绕喉。以时邪风热，客于肺胃，循经上逆壅滞而发"。其中所表达的是注重时令变化对疮疡发病的影响。

在病症的分类上亦分阴阳，以发于脏者为阴，发于腑者为阳。在疮疡的病证分类方面，认为"发于脏者，其色白，其形平塌，脓水清晰，或致臭败，神色痿惫，阴也；发于腑者，其色红而高肿，脓水稠黏，神清气朗，阳也"。

对于疾病的预后转归，阴阳亦有不同，高秉钧强调，"发于阳者，轻而易愈，发于阴者，重而难痊""在阳经者易愈，在阴经者不易愈"。

高氏提出了治疮疡必以阴阳虚实为本的核心思想，在《疡科心得集·疡科调治心法略义》中更是指出"凡治痈肿，先辨虚实阴阳"。高氏言："经曰：治病必求其本。本者何？曰脏也，腑也，阴阳也，虚实也；表里也，寒热也。得其本，则宜凉、宜温、宜攻、宜补，用药庶无差误。倘不得其本，则失之毫厘，谬以千里，可不慎诸。"在疮疡的治疗方面，高氏认为"凡痈疽有实热者易疗，虚寒邪热者难治"，主张阳毒可以攻毒，阴毒必须补正，未溃以疏托解毒为主，已溃以托补元气为主。

（2）三阴三阳为法，参合运气而治

高秉钧临证常常以六经辨证为基本大法，并守六经的时序以辨。如治一患者症见"伤寒三候，竟日危坐，瞻视不苟，语言甚少，面青身寒，时当二月中旬，身上重裘拥护，足下炉火相继，胃脘两块高突如妇乳状，大便溏泻，小便清如泉水"，当时医生俱以通阳扶正为法，高氏认为患者邪转厥阴，厥阴旺于寅卯，衰于申酉，患者当在申酉时出现转机。高氏认为"此病初起，先从解表，邪转厥阴，幸喜正气内充，自阴出阳，有外转之机"。及至申酉时，患者突发寒战，如高氏所言。高氏认为此邪外出之象，厥阴之邪外出，当从少阳而出，故拟小柴胡汤和解少阳而治。服药后患者汗多热解，予调理而安。此案可见高氏运气思路之显见。

高氏还治一脑疽患者，其中描述："恰值小满后起病，看病在芒种时节，恰是太阴湿土主令，时雨大作，在湿饮之体，屡致脘闷不适。"芒种之后，太阴湿土主令，是为运气理论专用词汇，是为高氏运气思路的又一力证。在《谦益斋外科医案》中，有一喉痹患者"平时肝郁不舒，风邪乘之，肺金被灼，咽喉肿腐成痹，脉数带弦"，高氏认为患者"此司天之病，天符之火，与时令之火，相交而成，所以今年此病颇多"。司天、天符均为运气专有词汇，高氏认为两者对疾病均有一定影响。

高氏在外科疾病证治过程中，还尤其重视伏邪的影响。如高氏治一疫疠喉痧的患者，辨患者之病为"冬暖气泄，温邪深伏少阴，交春地气上腾，近感风上受，先犯手经为咳，肺主一身气化，咳则诸气皆逆，伏气勃然发越，鼓动其风火之威，痰潮热壅，喉胀欲闭，汤水不能下咽，痰热漫无出路，神昏蒙闭将至"，予紫雪丹豁痰宣窍。更有多例伏暑、伏热患者，均参患者诸证宣透为治。

（3）活用温病理论，治疗外科疾病

温病理论在明清时期发展至鼎盛，在当时诸多医家学术思想中均有渗透。高秉钧在外科病证中亦常融温病学理论与思想。在外科证治中，高秉钧融三焦辨证、卫气营血辨证于一体。在疮疡的病因辨证方面，高秉钧多从"上、中、下"三部结合疮疡的发病部位和发病特点进行辨证。高氏认为"疡科之证，在上部者，俱属风温风热，风性上行故也；在下部者，俱属湿火湿热，水性下趋故也；在中部者，多属气郁火郁，以气火俱发于中也"，与温病之三焦辨证相合。在疮疡痈疽之传变上，高氏则多从卫气营血而辨，如《疡科心得集·辨脑疽对口论》中"三陷变局"指出："三陷变局，谓火陷、干陷、虚陷也。火陷者，气不能引血外腐成脓，火毒反陷入营，渐致神迷，发痉发厥。干陷者，脓腐未透，营卫已伤，根盘紫滞，头顶干枯，渐致神识不爽，有内闭外脱之象。虚陷者，脓腐虽脱，新肉不生，状如镜面，光白板亮，脾气不复，恶谷日减，形神俱消，渐有腹痛便泄寒热，宛似损怯变象。"《疡科心得集·辨烂喉丹痧顺逆论》中也有"邪气在卫，麻杏甘膏，势所必投；毒火侵营，犀角地黄，亦所当取"之说，强调卫气营血的同时并列方以治疗。

3. 治疗特色

（1）临证重视经方，剂型灵活多变

高秉钧与历代众多龙砂医家一样，十分重视在治疗外科疾病过程中使用经方。在高秉钧使用经方的过程中有原方直接使用者，如橘皮竹茹汤、小柴胡汤、五苓散、麦门冬汤、温胆汤、生脉散等。亦有多方加减使用，如六味地黄丸合牡蛎消瘰丸治疗瘰疬溃久不收；大补阴丸合六味地黄丸治疗瘰疬伴咳嗽之症。

高秉钧在临证之时，常灵活运用多种剂型。常依据患者病情之缓急变化决定方药之剂型。如病情来急，多以汤剂为主，大多数疮疡疾病急性期便以汤剂为主；急性期一过则多以丸药为主，或汤丸同用，如患者"劳力伤脾，脾不运转，湿浊不化，面浮肢肿，虑成瘴腹"，高氏拟扶正运湿气为法，以五皮饮合五苓散加减，同时服用小温中丸；外疡疾病转缓之后，高氏多用丸剂。在使用膏剂的过程中，有内服之膏与外敷之膏。高秉钧在《谦益斋外科医案·疡科日用丸散膏丹论略》中分述了多种膏、丹、丸的使用，如麻黄膏治血风顽癣；肉桂膏治寒湿流注之痛等。在《疡科心得集》中，高氏还单列一卷《加用膏丹丸散方》，其中将常见之膏丹丸散之功效、组成列出供后学所用。

（2）内治凉攻温补，用药庶无差误

高氏在外病内治法中以凉、攻、温、补四法为主，强调治疗"宜凉、宜温、宜攻、宜补"，才能"用药庶无差误"。凉法包括辛凉解表法、清法，适用于痈疽初起、实热之证。高氏认为凉法是很重要的一种治法，但是对于寒凉药的使用应该严格把握尺度，以防用药不当造成失治误治。如使用寒凉药失当，会产生以下不良后果：一是药物的凉性会使腠理不通、气血凝滞、玄府闭塞，阻止火邪热毒向外疏泄，内攻脏腑产生变证甚至各种危象，如其在《辨牙漏牙宣牙疳论》中指出初治切不可用苦寒之药，内服外搽，致令心胃之火郁而又郁，反使火毒根株愈深；二是寒凉药物易损耗正气，特别是脾胃之气和肾气，如此则导致疮疡缠绵不愈，甚或生废疾之变，如书中《辨鹤膝风人面疮论》说"此证……若误用寒凉，必成废疾，或挛曲偏枯，或痿弱不起，或坚硬如石为石疽，或日久始溃，皮肉俱腐为缓疽"。

攻法包括泻热、攻毒、散结、祛瘀、疏郁等治法，多用于急证、实证。《疡科心得集》中对于攻法的应用，大致有两种情况。对于疔、疮等由于火热邪毒所致、易于发生走黄危象的疮疡诸证，因其"毒易散"，主张用攻法"急泄火毒"，祛邪以存正，并总结出苦寒直折、泄火祛毒、逐瘀散结、追蚀拔毒四种法则。而对于病情不甚急切的外疡阳症则采取先缓后急的办法，既能使药性与邪性调和，以防"格拒"之势，又能防止过度攻伐损伤正气。如论治大头瘟，"大抵治法不宜太峻，峻则邪气不服而反攻内，必致伤人，且头面空虚之分，邪既着空处，则无所不至，治当先缓后急，则邪自服。先缓者，宜退热消毒，虚人兼扶元气，胃气弱，食少者，兼助胃气，候其大便热结，方以大黄下之，拔其毒根，此先缓后急之法也"。而论治癥瘕癖块则云，"总之用攻法，宜缓宜曲，不可太峻，太峻则正气受伤"。

高氏认为疮疡之病亦有正虚邪实，阴中夹阳，因此也有用温补之法。温法指辛温解表法、温养法，适用于阴证痈疡，所谓"风冷所逼者宜温养之"。补法包括补虚、托毒，主要用于正气不足所致之虚证或虚实夹杂证。对于阴寒之症，则立意鲜明，主张用温法以温经通络，如其常以阳和汤论治腿痈即为明证。高氏还从温法本义，举一反三，倡导发挥艾灸在外科疮疡治疗中的作用，认为无论阴症阳症之疮疡，初发均宜艾灸，并说明疮疡初起，邪在腠理，艾灸可使人体得其温热之性而腠理开通，邪从表出，使疮疡消散于无形。

高氏还指出了使用温法的禁忌证，认为"但气虚胃弱之人，亦不可过与补阳之药，恐内受热剂，则虚热愈盛，盛则透伤内膜，切宜慎之"。补可托里，通攻佐之。高氏认为，"痈疽、发背、疔疮、乳痈、一切无名肿毒"，证属虚寒者，为防"毒入附延骨髓"，宜使用补益之法托里，使其达到初起易消、成脓易溃、溃后易愈的最佳治疗效果。

高氏用补法重视培补先天之本和后天之本，重在脾胃和肾元，如认为骨蝼疽系"真阴虚极，而火独亢之故"，"治当滋其化源，勿以扬汤止沸之法误之"。《疡科心得集》所述补法的精妙之处在于补中有攻，攻守兼备，而以邪正力量之对比量度攻补之主次地位，以达攻补兼施之意。盖因疮疡实乃邪毒所聚，素体本弱之人，正气既衰，邪尚存内，故此既不可一味盲攻，亦不可闭门留寇。高氏在运用补法之时，还强调"用补法，忌涩忌呆，须当疏利，疏利则积滞可去"，主张通补结合。对于补法之禁忌，高氏所见与前人无差，认为实证、痰癖、外疡溃破后均不宜用补法。如《辨耳痈耳菌虚实论》中有云，"大凡风温偶感者，此为阳实证，正旺邪实，俟脓泄邪退，营卫自和而愈。若用参芪扶正固托，则反受其累矣，此不可不知也"。针对疮疡的不同时期，高氏运用内治法有着严格的顺序。初起多用清法，热毒壅盛则以攻法泄火祛毒，中期以温法通络散毒，后期体虚则用补法托里祛毒，若各期又见兼证，则以一法为主，他法协之。

（3）外治以切为主，多种方法并用

高氏在疮疡的论治中，以疗效为第一准则，在强调"治外必本于内"的理念的同时，并不排斥外治诸法，其中以切开排脓、蚀法等为主。

高氏在外科疾病"脓成之时"，多在内治的基础上配合手术切开排脓。判断脓成与否的方法，高氏先是察疮疡之色，"如甲面透黄，即系内脓已成"；其次看是否应指，"按之应手，内有脓也"；再看疾病时间，"如过五六日后，皮色嫩红漫肿，即成脓矣"。根据切开的创口大小，对于小者，高氏有点刺法治疗，如凤眉疽、婴孩螳螂子、耳菌、耳痈、耳根痈、舌疔、木舌、悬痈、缠喉风、喉蛾、喉痹等外科疮疡疾病，也有严重者用刀切进行，但需注意切口大小，提出了"刀口勿嫌阔大，取脓易尽而已"的原则。

除了切法之外，高氏在外治法中，较常使用腐蚀法，取汞剂红升丹为蚀药。对于阳证疮疡，常在内服清热泄火之剂的同时，用腐蚀法提脓拔毒，以使毒能外泄，而外疡速愈。但是需要注意的是，若正气虚衰、气血不足，无力载毒外泄，用升丹提脓拔毒，不仅疗效不佳，还徒伤正气，得不偿失。如《辨瘰疬瘿瘤论》"中云，"若不详脉证虚实之异，而概用追蚀攻下及行气散血之药，则必犯经禁病禁，以致血气愈损，而反为败证矣"。不仅外在蚀法，也可用药线、药管进行内部提脓拔毒。《疡科心得集》在论治肛漏时指出，将升丹药条插入漏管，可蚀腐而生新，使漏口得以收敛。在运用蚀法敛漏时，高氏指出，"又或日将药线插入拔出，致疮内四傍新肉磨成硬管，愈插愈深，遂成痼疾，此皆医之过也"。告诫不能将升丹药条频繁插入拔出，否则新肉难长，漏管愈深。

除手术和腐蚀法外，《疡科心得集》还记载了其他多种疮疡外治法，包括敷贴膏丹丸散、鼻吸给药鼻搐、外洗海马崩毒、针刺排脓、引流、涂搽、艾灸隔姜、隔蒜、豆豉饼灸、吹药、鹅毛探吐、放血、滴耳法、挑水泡法、埋药法等。

4. 医案萃选

（1）外疡日久

夫外疡之生也，不越乎表里、寒热、阴阳、虚实之分。夫发于阳者，初起寒热交作，嫩红肿痛；易脓易溃者，此即表也、实也；如发于阴者，始则痛无定处，继而蔓肿无头，久久溃破，脓水淋漓；难成难敛者，此即里也、虚也。兹症将及四月，由黄疸而渐延湿热阻络，虽结痈脓溃，脉尚未和，腿胯肿形未尽，良由正虚毒滞，脓来深远，未可与阳实之症同例。

聊申数语，务望勿躁勿烦，静心调摄，可冀静则生阴，阴生而阳自旺矣。然乎否乎？尚祈谅诸。

潞党参、大熟地、云茯苓、甜冬术、川石斛、炙甘草、大有芪、粉归身、台白芍、广陈皮。

（2）走黄

疗已走黄，根坚不化，脓腐不透，火毒势甚，脉细奚数，脓未透而正已亏，防有内陷内闭，神迷昏厥变端。

用犀角地黄汤加羚羊角、金银花、地丁草、鲜石斛、制僵蚕。

5. 创方举隅

（1）牛蒡解肌汤

主治：头面风热，或颈项痰毒，风热牙痛等证。

功效：清透散邪。

组成：牛蒡子、薄荷、荆芥、连翘、山栀、丹皮、石斛、玄参、夏枯草。

（2）柴胡清肝汤

主治：肝胆三焦风热疮疡，或怒火憎寒发热，或疮毒结于两耳、两胁前后或胸乳、小腹下及股、足等处。

组成：柴胡、黄芩、山栀、川芎、人参、甘草、连翘、桔梗。

（3）萆薢渗湿汤

主治：湿热下注，臁疮、漏蹄等证。

组成：萆薢、薏苡仁、黄柏、茯苓、丹皮、泽泻、滑石、通草。

十三、黄 堂

1. 生平简介

黄堂，字升阶，号云台（一作云召），清末无锡锡山人，乾隆四十年

（1775 年）邑庠生。自幼随父学习《灵枢》《素问》《伤寒杂病论》，后为名医缪松心之门生，在吴县、无锡等地行医，有《三余纪效》《黄氏纪效新书》《黄氏医案》《药确联珠》等著作存世。

黄氏精研本地疾患，自开诊后医术日精。医案中患者多为本地过氏、华氏、又氏，地域特色明显，其医案抄本既来源于同时代名医黄寿南，也有近代医家徐湘亭、黄伯谦抄录，医术得到了医家的普遍认可，因医名被载入《江苏历代医人志》。

2. 学术思想

（1）结合运气思维诊治

五运六气思想多艰涩深奥之处，历史上多有断层，龙砂地区兼容并包的地域特色及医人勇于钻研的精神，有利于五运六气思想在此传承。黄堂临证重视运气学说，一则与龙砂医家"重视《黄帝内经》五运六气理论的临床运用"特色一脉相承，二则与师缪松心的影响不无关联，缪氏对运气学说即多有默运，《缪松心医案》中载录很多运气医案。黄堂在《黄氏纪效新书》自序中说，"恪遵师训，临证辄记，迄于今三十五六稔矣。其间亦有得心应手之处。门第来游又多勤学好问，三余之暇，摘取多方，名曰纪效"，可见深受其师影响。

1）正确解读运气司天在泉理论

运气理论中针对不同值年的岁运、司天、在泉，有其特定的运气致病特点与发病倾向性。推判岁气有一个基本的程式，如寅申之岁，少阳相火司天，厥阴风木在泉；巳亥之岁，厥阴风木司天，少阳相火在泉。很多学者根据《素问·六元正纪大论》"岁半之前，天气主之；岁半之后，地气主之"载述，认为司天通主上半年，在泉通主下半年。从临床实际看，司天、在泉与一年岁气都有关，只是影响的权重不同。

黄堂临床亦不拘泥司天之气通主上半年，在泉通之气主下半年。如《黄氏纪效新书·疟》周案记载："大疟根深道远，寅申巳亥为厥阴。"黄堂统论"寅申巳亥为厥阴"，而未明确区分司天、在泉，可窥黄堂乃从临床实际运用运气理论之一斑。

2）基于运气理论指导临床实践

①结合常位推演分析病机

《黄氏纪效新书》僧咳血案载："今年土运，燥金司天，起自失音，渐延咳呛、失血，时觉咽痛。"黄堂分析病机为"体质水亏，春升木旺，木反刑金"。《三余纪效·痰火》载周某"眩晕脘闷"，黄堂认为由于"今当春升司令，水不涵木"，故"议养阴息风"。

此外，《三余纪效·消渴》针对陈某"消渴一年，形神渐瘦，溲多腻浊"，从运气角度分析"今年火运，少阳司天""此阴精少奉，水亏阳亢，亢则害也"，提出"壮水之主，保本之道"治则，进而运用"知柏八味丸加麦冬、嘉定花粉"。

黄堂不仅内科疾病重视运气理论，外科疾患也重视运气。《黄氏纪效新书·外科·附卷》载华案："肠痈溃后，大便不通，舌燥而不黄，医药罔效。"黄堂考虑"今年火运，燥金司天"，而"大肠燥金，胃为阳土，燥者愈燥"，故"宜柔宜降是矣""宜复脉法"，给予"复脉汤减去姜、桂，加乌芝麻、玫瑰露"。

黄堂善于根据运气理论探讨病机、拟定治则，是对中医"天人相应"整体观和"三因制宜"辨治思想的实践。

②注重节气节律影响发病

黄堂临床中重视时令节气变化对疾病的影响，诸如"恐交节变剧耳"等语频频出现于脉案。如《黄氏纪效新书·虚劳》徐案"复感邪"，提出"值夏至将来之候，愈宜静养，迎其生气"。周案复诊载"前方扶中益气，胃纳颇旺，咳亦稍减，所虑痿弱，脉不符"，提出"夏至节宜慎"，施以"黄芪、麦冬、茯神、川石斛、南枣、党参、橘红、炙草、五味子"。《黄氏纪效新书·噎膈反胃》谢案载："今交大节，人身小天地亦随之而变迁。此所谓开而复阖，阖即闭之意也。扶正开痰利窍，以尽人工。"《黄氏纪效新书·泄泻》张案载："长沙脉法云，木乘土为纵，水乘脾为横，土之虚宜矣。且困呕吐伤胃，泄泻伤脾，将交土旺用事。大节凡困乏之体，最为吃紧，拟宗古法，调脾胃为第一义，扶过大节，望其好音。人参、茯苓、广皮、谷芽、益智仁、於术、半夏、木瓜、砂仁、玫瑰露。"凡此不一一列举。

③运用标本中气分析病因

《黄氏纪效新书·肝胃》周案载："前以辛酸两和有效，据云病则瘕攻作胀，气上撞心，饥不欲食，皆厥阴为病显然，正经旨风气主之，中见少阳，拟苦辛开泄为主。左金丸、金铃子、延胡索、香附、青皮、白芍、广郁金、炒山栀。"张案载："阴虚之体，值风木在泉，上有少阳火亢，食入易吐，木横之征，然曾见红，辛燥难进，取酸先入肝，而宜于胃者。木瓜、霞天曲、茯苓、神曲、橘白、乌梅、建莲、白芍、谷芽。"可见黄堂对标本中气理论运用之娴熟。

④注重阴阳开阖枢辨病情

黄氏遇病情变化时常用心体察，结合开阖枢理论细致分析，如《黄氏纪效新书》中"前从运气司天立方，胀泄均减……少阳为枢，又为游行之部，经训昭然""诸恙稍减，惟右耳尚鸣，胃知纳，仍通太阳之开，兼调阳明之阖，斯尽善矣"，将开阖枢与疾病从化及治疗方法相结合。

黄氏还从《灵枢·根结》"合折则气无所止息而痿疾起矣"出发，将气化运动开阖枢"太阳为开，阳明为阖，少阳为枢"中阳明阖的作用与痿病相联系，使"治痿独取阳明"落到实处，运用《金匮要略》治疗胸痹的枳实薤白桂枝汤治疗痿病，云："痿躄软麻，脘痞气壅，大便不爽，脉弦中阳不运，仿胸痹法，亦独取阳明之义也。"

⑤重视亢害承制相互影响

黄氏将亢害承制结合阴阳表里枢转，运用于疾病诊疗，如"肠风之症，值风木在泉之月，少阳火化，经所谓亢则害也""细绎病情，起自牙龈腐烂，继而便血，发作有时，其为郁勃之火，奚疑《经》旨亢则害也，厥阴与少阳为表里，冀其由枢转阳"，进一步将五行生克乘侮与诊疗相结合。

黄氏在《黄氏纪效新书》朱某小便艰涩案中，根据"水亏火炎，水火未得既济之功……人身则金能生水，水生则肝火制，而胃有资矣"，运用丹溪隔二之治，使金水相生，而不以通利为念，深得"亢则害承乃制"个中三昧。

⑥注重病象运气灵活合参

黄堂临床采纳病象、运气合参以推判病机，实乃能灵活用运气者。《黄氏纪效新书·肝风》杨案可窥其精：杨某因"操劳过度，肝肾内亏"，出现

"起自齿痛"，进而"入春头风唇麻，延及四末"，症见"舌光无苔，呕吐不欲纳，不大便"，乃由"水不涵木，阳升犯胃，胃为阳土，宜降宜柔，有升无降，胃气失其下行之常度，故见象若此"。黄堂分析杨某所现病象，与"今际木旺君火主气"的运气特点相符，进一步分析病机，"变端叵测，滋燥两难"，遂"姑拟《金匮》麦门冬汤为法，参以酸甘化阴"。

3）重视运气脉象变化关系

黄堂十分重视运气脉的变化，察先机以指导临床。《黄氏纪效新书·咽喉》钱案载："冬得春脉，是木火少藏，上凌肺金，咳呛失音，咽痛偏左"，针对此"理宜滋养，预培其本，不致交春变剧。人参固本丸加川贝、知母、秋石、鸡子清用川连末三分伴猪肤汤代水"。在钱案中用鸡子清、猪肤汤等药从少阴论治，根据脉象上出现"冬得春脉"判定病因，足见其经验之丰富。

4）结合运气用药与《司天方》谋

《黄氏纪效新书·产后》王案载："产后营虚，手足麻木，且恶寒，经言阳维维于阳，阴维维于阴"，适逢"春之令，木少滋涵，其咎显然"，遂处以"熟地、巴戟、牛膝、虎骨、归身、苁蓉、桂枝、桑枝"。此案用药，颇与《三因司天方》之苁蓉牛膝汤似。

苁蓉牛膝汤（苁蓉、牛膝、木瓜、白芍、熟地、当归、甘草各一钱，生姜三片，大枣三枚，乌梅一枚，鹿角一钱），乃为六丁年岁木不及所立。龙砂医家缪问注释该方曰："但肾为肝母，徒益其阴，则木无气以升，遂失春生之性；仅补其阳，则木乏水以溉，保无陨落之忧，故必水火双调，庶合虚则补母之义。苁蓉咸能润下，温不劫津，坎中之阳所必需；熟地苦以坚肾，湿以滋燥，肾中之阴尤其赖，阴阳平补，不致有偏胜之害矣。再复当归、白芍辛酸化阴，直走厥阴之脏，血燥可以无忧"。

上案王某，产后营血亏弱，肝肾不足，适厥阴风木之气当值，而又当春应生发之时，如果一味滋阴则会有碍升发，缪问对苁蓉牛膝汤的分析，正合王某病机，黄堂处方用药与苁蓉牛膝汤之意不谋而合。

（2）重视湿热阻滞气机

苏南多雨，水域密布，病湿热者多，黄氏医案中对此证的记述颇多，其根据湿热多阻滞气机的特点，用药注重清热不失顾护脾胃，配伍活血药物及本地盛产的养阴祛湿药。

1）湿热体质妙用石膏

湿热致病，清热则脾易伤而湿难去，祛湿则恐助热，《三余纪效》中"岳肺萎"等案使用糖炒过的石膏，这样既保留石膏清气分热之性，又可免寒伤脾胃影响祛湿。《本草纲目·石部卷九》石膏条曰："古法惟打碎如豆大，绢包入汤煮之，近人因其性寒，火煅过用，或糖拌炒过，则不伤脾胃。"《邢鹏江临床实验录》中将此类苦辛健脾兼具的方法称为"流气化湿之法"，认为可使热去而不留湿。

2）清热活血不可偏废

湿热日久缠绵瘀滞，如油入面，治疗常需配伍活血之药。《三余纪效》"华血淋"案中提到的虎杖散方及"李濒湖治柳桥之症"即为此例，"柳桥"案，载《本草纲目·牵牛子》中，为李氏之外甥柳桥因酒色过度，湿热之邪壅胀精道隧路，医用通利药不效之案，其处方所用药物以活血导气为主。《临证指南医案》分析"虎杖汤"病案时说："淋属肝胆，浊属心肾。据述病，溺出混浊如脓，病甚则多；或因遗泄后，浊痛皆平；或遗后痛浊转甚。想精关之间，必有有形败精凝阻其窍，故药中清湿热通腑，及固涩补阴，久饵不效，先议通瘀腐一法"，并称"考古方通淋通瘀，用虎杖汤"。黄堂"华案"秉承此意，认为若无形之湿热壅滞腑气，可取淡渗苦寒；但若有精血之伤，有形败浊阻于隧道，随溺而痛，则徒进清湿热利小便无用，需用活血通淋的虎杖散方能取效。其治疗湿热血淋，在淡渗祛湿的同时，常佐以活血行气之法。

3）因地制宜就地取材

中医讲究对立平衡、消长制约，从地域论之，为疾病与治疗药物的相制相生关系，苏南湿热的环境，也造就了此处盛产利水而不伤阴之药。如无锡地区一直有"清明螺蛳顶只鹅"的说法，认为螺蛳养阴散结，在《三余纪效》"鲁白浊"等案中有白螺蛳壳入药，其他医案少见。此药为田螺科动物方形环棱螺或其同属动物的陈旧螺壳，于破败的墙壁内及螺壳堆积处，收集年久色白者，洗净晒干而成。功能化痰散结，止痛敛疮，治热痰咳嗽、反胃、胃痛、吐酸、瘰疬、溃疡、烫伤。他如方诸（一种大蚌）等水产亦为养阴利水之要药，在黄氏医案中也多有涉及。黄氏常用的雪羹汤中主药荸荠主产区就在苏南，黄氏以其代水熬药，取其养阴化痰的作用，如"华中风""荣肝风"等案用以化厥阴风痰，"钱结气""刘中虚"化中焦伏痰，"王血淋"解痰瘀结聚等。

3. 医案萃选

（1）风温运气脉案

戴，二十岁右，肝阳郁勃变幻，挟风温外侵，入春风木司升，内火自燃，牙龈肿腐，疮疡频发，每于入夜，先呼欠而后烦躁，不得寐，渐及血分，便血溲痛，皆脏腑相连咎征，身无大热，头重耳鸣眩晕，脉形浑大，风阳不息，转厥甚易也，理宜和阳育阴法。

石决明、元参、鲜生地、黑栀、金银花露、方诸水、丹皮、草梢、茯苓、料豆衣煎代水。

二诊：前议和阳育阴法，先得汗，寒热往来，疹瘰遂解，小便通而不痛，乃属表里畅达之机，细绎病情，起自牙龈腐烂，继而便血，发作有时，其为郁勃之火奚疑，经旨亢则害也，厥阴与少阳为表里，冀其由枢转阳，脉仍弦数浑大不爽，频频噎塞呕恶，皆是风阳变幻之证，所虑者热盛生风，转厥甚易。

羚羊角、夏枯草、丹皮、茯苓、郁金、石决明、钩藤、黑栀、橘红、竹茹。

三诊：今年木运，湿土司天，化风化火，牙龈痛肿，咽喉窒塞，呵欠寒冷汗泄，午后䐜胀，晨起泪下则适，小便赤痛，经少紫色。皆木郁乘脾侮胃，彻上澈下之征，病情错杂，先理其用，后调其体。

川连、神曲、川朴、木瓜、泽泻、香附、山栀、茯苓、沉香片。

四诊：前从运气司天立方，胀泄均减，然寒热汗泄疹瘰，小溲频数不利而浊，犹是温从火化之咎征，少阳为枢，又为游行之部，经训昭然。

丹皮、川连、神曲、楂炭、车前子、黑山栀、香附、茯苓、荷秆。

十四、高上池

1. 生平简介

高上池（1794—1857年），江苏无锡人，又名履祥，字鼎汾，又字韵璁。父亲高秉钧为龙砂著名医家，高上池承父业，研究治术，内外科皆精，临证善于思辨，每遇一症常穷究其医理，求之不得，质之古人，以寻求其极致之理而心安。读书涉猎广泛，精研《易经》《黄帝内经》《伤寒杂病论》以及各时代医家著述。高上池和王旭高为表兄弟，两人自小便共同学习，又一起出师后悬壶无锡，高上池专攻温病，王旭高则专攻内科杂证，相互切磋医术。后为教授幼子习医，由高上池执笔，王旭高评论，于1843年完成医论著作《医学问对》一书作课子学医教材。

2. 学术思想

（1）重视运气，理论指导实践

1）以运气理论分析病因病机

①注重主气，弱化客气的影响

高氏说过"从来论司天者，其说不一"，强调"客气不足凭，当实求之主气，与运气之令气"，并指出"客气如先天之八卦，有定位而无用"，而"主气令气，则参互错综，随时可见"。在论述烂喉丹痧的病因病机时，就曾以写作当令举例，"如今年春令地气本温而多西北风，阴雨数旬，此太阴湿土令气加临少阳相火主气"，继而推断"病必见湿遏郁伏，烂喉丹痧所由发也"。疫疠之气，由口鼻入，后至肺胃，咽喉乃肺胃门户，湿热蕴蒸而致烂喉，热毒窜扰血络，肺主皮毛，脾主肌肉，而发丹痧，仅仅强调了主气在烂喉丹痧病因病机的重要性，未曾谈及客气。

再如论述温病发病之原时，亦单独强调了主气的重要性。他指出温病发病因素不仅有伏气与戾气，"一曰伏气，指春温兼咳，温疟春初恶寒之病而言"，《素问·阴阳应象大论》中"冬伤于寒，春必病温"一言阐明温病之原有伏气，是后世温病伏邪之说开端；"三曰戾气，凶荒兵乱之后，与非其时，而有其气，皆曰戾气"，吴又可《温疫论》中首次提出戾气区别于六淫，为温病病因新因素；更与主气相关，"二曰主气，《六元正纪大论》曰：辰戌之岁初之气，民病温疠，寅申丑未之岁以次而推，此客气也，若每年主气，春夏之交，时令大热，热气感人，岂无温病"。

高氏举辰戌之年为例，该年为太阳寒水司天，太阴湿土在泉，虽然"初之气，地气迁"，客气初之气少阳相火是由上一年在泉之气迁转而来，会造成"气乃大温，草乃早荣，民乃疠，温病乃作"，即大寒以后春分之前，气候炎热反常，导致疫疠流行，易生温病，但"寒政大举，泽无阳焰，则火发待时"，气候偏于寒冷，主气初之气厥阴风木，二之气少阴君火均为寒气所郁，火气被郁于里，郁极乃发，待时而作，"太过者暴，暴者为病甚"，亦会造成疾病流行。同时高上池再次强调并非只有辰戌之年才有温病，受主气的影响，每年春夏之交，都有大热时分，热气袭人，温病均会发作。如风温一病，就是因"初春阳气始开，厥阴令行"所致，厥阴风木之气乃各年主气为风温病因。

②注重气候因素的影响

高上池临床中极其重视气温、湿度、日照、风速、降水等多种肉眼可观察到的改变，在《医学问对》中随处可见依据节气来区分同一类疾病的不同证候。如在论述痉瘲九大纲时，就指出其中微热痉是发于夏至之前，为"六淫之火气销烁真阴"所致，而暑痉则发于夏至之后，"其时二气发泄，邪之来也如奔马，其传变也如掣电"。

高氏诊治疾病还多关注风向变化，《医学问对》中多次提及东南风和西北风对病因病机或者症状表现等所产生的影响。如在论述温病时就曾指出，"若在时节，一寒暑也，而寒暑之成，由风变也"，秋冬时节以西北风为主，这是"促发之寒风"，必伤阳气，直中足太阳膀胱经，壅遏阳气，为"头痛恶寒之伤寒"；春夏时节以东南风为主，是"解冻之温风"，必伤阴津，从手太阴肺经肌表始，由表入里，壅遏阴气，为"咳嗽自汗口渴身热之温病"。龙砂名医王旭高也在后文对此评注，"论寒暑由乎风变，及寒风伤阳，温风伤阴之故，洵是特识"。另如探讨燥湿病一节中，高氏就以治疮疡一症验证"治湿当常目在燥，治燥当常目在事"之言，也指出东南风起，疮疡患处往往滋水淋漓，顷刻间风转西北，患处忽地又干黏燥痒。

③注重胜气、复气的影响

高上池在《问〈大易〉水流湿火就燥之义》一节中通篇论治燥病，重点指出了胜气、复气亦可为燥病的致病因素，并强调不能单一关注胜气或复气，要将两者结合共同诊治。通过列举张子和"以润药养治燥，以清药治火"治疗燥病的观点，指出张子和仅仅治疗了燥之复气，而没有治疗燥之胜气；再通过举例喻嘉言为治疗秋燥咳嗽而自拟清燥救肺汤，并载此方为"甘寒润液，治诸气膹郁，诸痿喘呕之因于燥者"，却仅仅治疗了燥病之复气，而没有考虑到需治燥病之胜气。

高氏举例"五行之理，克之太过，其子必为母复仇，如冬伤于寒，其胜气是寒胜热"，是"寒淫于内，治以甘热"之理，药应用麻桂姜附；而为"治寒之胜气，寒水剋火，克之太过，则火之子为母复"，则应改用白虎汤、承气汤先治胃土，这是"治寒之复气"。同样对于燥病来说，"治燥之胜气属寒"，即"燥淫于内，治以苦温，佐以甘辛，以苦下之"，需用苦温药来治疗燥病之胜气，"治燥之复气属火"，即需用"燥司于地，热反胜之，治以平寒，佐以苦辛，以酸平之"之法，用平寒之品治疗燥病之复气。

在秋分之前，燥病一般是长夏伤湿之余气为病，而秋分以后，小雪以前，则是阳明燥气为病。阳明燥金之岁，气候整体清凉干燥，高氏引用《素问·至真要大论》原文，"内经曰阳明之胜，清发于中，左胠胁痛，溏泄，内为嗌塞，外发癞疝，大凉肃杀，华英改容，毛虫乃殃，胸中不便，嗌塞而咳。据此经文，燥令必有凉气感人，肝木受邪而为燥也"，指出阳明主岁之年，气候偏凉、偏燥，人体相应也会发生肺寒、肺燥等疾病，肺虚不能制肝，肝盛甚而乘脾，就会出现胁肋部疼痛、腹泻、吞咽困难、咽部梗阻感、阴囊肿大等不适症状，燥令所致，既是肺病，亦是肝病。

因此燥病属寒，寒淫所胜治以甘热，燥淫所胜治以苦温。而当时以喻嘉言清燥救肺汤为代表，诸多医家仅仅通过燥病使患者皮肤干燥，就单纯认为燥邪只属火，治以辛凉，高上池认为是"大相径庭也"，"可治复气之燥，而不可谓该备也，欲求其备"。从此可以看出，高上池治疗燥病，会详细考虑当时燥令之胜气、复气，方立方治疗。

2）以运气理论指导临床疾病的治疗

高氏用药博采众长，不局限于时方或经方，也未有伤寒、温病等门户之见，指导用药均是临床用之有效的方剂，并常以季节时令所致病机的改变来调整用药。"于暑病主白虎，秋金之气，所以退烦，乃治暑之正例"，高上池治疗暑病，主因秋季阳明燥金之气，可用白虎汤退烦治暑。

另如论痉、痿、痫、厥四证时，因"太阳所至为痉，少阳所至为痿"，即痉证主由太阳寒水之气所致，而痿证多由少阳相火之气而来，故"治痉宜用刚而温，治痿宜用柔而凉"。阳气发泄之时，君火主气之候的夏令或夏至之前的微热痉，轻症多用银翘散，重症多用白虎汤；夏至之后的暑痉，兼有风寒者予香薷饮以解表祛暑，健脾利湿；身重汗少者予白虎加苍术汤以清泻胃热，燥湿健脾；正秋时分凉风外罩之燥痉，伏暑兼湿者宜苦辛淡之品，燥气化寒者多用苦温佐以甘凉之药。

3）以运气理论指导疫病的诊治

五运六气学说与疫病的发生密切相关，高氏在论治燥病一节中也指出了燥病的变证最重，可能会演变为霍乱、瘟疫、寒疫等疫病。"中燥之极重者，如霍乱寒疫，盖风火暑为阳邪，与秽浊相参，则为瘟疫；温燥寒为阴邪，与秽浊相参，则为寒疫。"阳明燥金司天，气候偏凉，春行秋令，民病多见"筋骨内变，民病左胠，寒清于中，感而疟，大凉革候，咳，腹中鸣，注泄，鹜溏"，与霍乱常见症状肢麻、转筋、逆冷、吐泻相吻合，这是因寒主收引，燥金寒湿之气，先伤脾之大络，再殃及其他筋络，肺脾肾三阴受损，阴阳逆乱所致。高氏组方常以附子、肉桂、蜀椒、干姜、草果、吴茱萸、高良姜等辛温发散之品祛除体内寒邪，保护阳气，再配合乌木、降香、雄黄、薤白、丁香、茴香等芳香祛秽之药，佐以细辛、石菖蒲等以开经络之道，这样方可"一面由真脏而别络大络，外出筋经，以达皮毛，一面由脏络而腑络，以通六腑，外达九窍"，终使"秽浊阴邪，一齐立解，所谓'离照当空，群阴退避'"。

（2）精研伤寒，擅用六经辨证

高上池深入研读理解张仲景《伤寒杂病论》，《医学问对》一书中处处可见仲景之言与经方，且善于于无字处读书，如在论述湿痹一症时，就能抓住仲景之学中重点，再将其辨证论治为"留于关节者，以利小便为主，隐非五苓在于言下。其身色如熏黄者属热，隐非麻黄赤小豆汤，甚则栀子柏皮汤、茵陈蒿汤在言下。其丹田有寒，胸中有热，渴欲得水一症，有泻心汤，意在言下"。

高上池对仲景治疗虚劳之症也进行了归纳总结梳理，指出"虚劳一症，古今治法各殊，仲景七法，卓然典型"。桂枝龙骨牡蛎汤用于"失精家少腹急，阴头寒，目眩"虚劳阴阳两虚的患者；小建中汤加胶饴用于"失惊悸衄腹痛"虚劳中焦虚寒、肝脾不和的患者；黄芪建中汤用于"里急为营卫枯槁"中焦虚寒之虚劳里急的患者；八味肾气丸用于先天肾虚的虚劳患者；酸枣仁汤用于虚烦不眠的虚劳患者；蟅虫丸用于瘀血内停虚劳者；薯蓣丸则专治"表邪不解，误用凉药，伤犯肺胃，自上而下之虚劳"。

高氏擅用六经辨证在治疗疟疾时体现突出。高氏认为"疟之因由于夏暑疟之理"，正是因为"阴阳上下交争，虚实更作。阳并于阴，则阴实而阳虚"，太阳经脉过头颈，其病则"腹背头项痛"；阳明经虚则其经络所过之处"寒栗鼓颔"；三阳者，太阳、少阳、阳明俱虚，身体无阳，阴寒主令则"骨寒而痛"。寒气生于内，内外皆寒，阴气逆到极点，转而生阳，阳与阴并与外，则阴虚阳实而发热，阳气盛而外热，阴气虚而内热，故渴而饮水以消热，这都是因"夏伤于暑，热气藏于肌肤之内，肠胃之外，营气之所舍也，此令人汗孔疏"所致。后再遇秋敛之气，"遂闭汗孔，暑毒无从发泄"，与卫气并居，随卫气出入，故"间日而作"。

而对于上焦肺疟，患者"舌白渴饮，咳嗽频仍，寒从背起"，高氏强调此症"最忌柴胡"，因肺为太阴经，此时用少阳经正药柴胡反而会引邪入里，药可用杏仁、白蔻、连翘、桑叶、黄芩、滑石等以清宣肺气，勿使邪入里；对于中焦脾胃之疟，无外乎胃热、脾湿两种，胃热不论何种情况，都可用草果一味药，高氏认为"惟草果能治太阴独胜之寒，能升邪使出"；脾湿疟疾多呕，热聚心胸，若疟邪侵犯少阳寒热往来如伤寒者，亦可用小柴胡汤，"热多加花粉，寒多加干姜"。而对于下焦之疟，都是三阴痎疟，"在太阴脾者，腹胀不渴呕水，温脾汤，草果桂朴苓漆生姜。在少阴肾者，形寒嗜卧，舌淡脉微，扶阳汤，鹿茸参附归桂漆。在厥阴者，痞结气逆欲嗝，减味乌梅丸，术附参橘归"。

（3）温病学说，继承创新发展

高上池认为，"吴又可能荡涤，而短于养津，香化能治藜藿，而不能治高粱。叶天士能柔和，而短于消痰消食，能治高粱，而不能治藜藿"。高氏在前辈名家的基础上，继承并进一步发挥叶天士、吴鞠通的温病学说，首先提出"治病先必定病名，而后可按证立方"。首辨伤寒与温病，其治伤寒者，"始终以救阳气为主"，而治温病者，"始终以救阴津为主"。即使是温病，也要辨别风温、温热、温疫、温毒、暑温、湿温、秋燥、冬温、温疟9种，后方可按证立方，治法各不相同。病名不明，其证治立方必误。

高氏在温病辨证方面，尤重舌苔色质变化，如温热病的绛舌，可区分绛而中心黄、纯绛鲜红、中心干绛、尖独干绛、舌绛而干、绛而枯萎、干绛无色之不同，其治各异。高氏认为温病的舌苔变化多于伤寒病，此为温病的一大特色。

高氏在继承温病精华时，又发展温病学，同时亦指出温病学中某些不足之处，如指出吴又可《温疫论》治温病发斑用温燥之品，断不可从，王旭高亦赞许之。

（4）水湿同属，启迪化湿诸法

高氏水湿同属的学术思想脱胎于仲景"治湿不利小便，非其治也"的观点。在《医学课儿策》一书中具体分析了水湿的同属关系，并引用了《易经》中"水流湿，湿之体质，水也"一语，说明湿体质就是水多的意思。水湿本是大地间的同属物质，"在天之阳时为雨露，阴时为霜雪"，而在人体，则体现为阳旺则水湿流行不已，阴盛则水湿凝滞不行，出现外部的水湿之病。

高氏所论之湿，含有精微物质之意，湿之润养周身，以流为贵，与现代所论之痰湿型体质不尽相同。如高氏在对某些人认为湿郁为邪的批评时提出："今人竟恶湿之患者，而不知人为倮虫之长，倮者土也，亦藉湿以为生长者也，故喻氏有瘦人以湿为宝之论，非探本者不能言。"实为仲景之水能浮舟，亦能覆舟的思想体现。同时指出"水不能流湿，有火为之罨而湿乃流"，即为少火生气，气行湿流之义。如肺不能化气以通调水道，脾失运化而不能散津，肾主水不能升清降浊，皆能使湿之流行滞涩而不利，所以临床常用温阳法、开肺气法、运脾阳法等来治疗湿证，这对指导运用化湿诸法颇有价值。

同时因湿具有精微物质，亦不可过伤，喻嘉言"瘦人以湿为宝"也是此义。"火不能就燥，因水为之烁而燥乃成"，高氏据此提出"治湿常目在燥"的论点，临床治疗湿证，苦温燥湿等药的使用应适可而止，否则伤津化燥，并促变证而生，这样就会出现其他的病理转化。这些学说对于临床上如何具体掌握使用苦温香燥的药物也有其实践意义，足资后人借鉴。

（5）痉瘈痫厥，寒热虚实辨之

高上池认为《黄帝内经》所载"诸痉强直皆属于湿"中的"湿"字是"风字传写之误也"，指出"痉症现象，皆风木刚强屈拗之象，湿性下行而柔，木性上行而刚"，湿气可致痉病，但并不能代表所有痉病之象。高氏认为痉病即角弓反张，瘈病即抽掣搐搦，时作时止，数日数月复发，发则不治而自止，痫病即四肢冷如冰者，厥病即四肢热如火者，正如仲景所言，"阴阳气不相接，故曰厥"。《素问》中记载"太阳所至为痉，少阳所至为瘈。盖痉属水，而瘈属火。一则因寒，一则因热"，所以高上池指出要区分痉、瘈、痫、厥四症，最主要的就是"当以寒热虚实辨之"。

据此高氏提出了明辨痉瘈九大纲，分别为寒痉，仲景葛根汤证候，病已至阳明，若冷风咳嗽致痉，则改用杏苏散；风温痉即瘈症，病情轻者用辛凉轻剂银翘散，重者用辛凉重剂白虎汤，伤及津液则加地冬，若有神昏则用芳香开窍；微热痉，此病发于夏至之前，是因"六淫之火气销烁真阴"所致，较前二者病证要重，治法同前，药量需得加重；暑痉，此病发于夏至以后，当时时令为二气发泄，故邪来迅速，传变极快，辨其兼症或用香薷饮，或用人参白虎汤、清络饮，选方视症而定；湿痉，其症有寒有热，寒湿泻久则为痫病，方用五苓散或三仁汤；燥痉，是燥气化火，销烁津液，证与风温痉相似，但时令为"正秋时凉风外罩"，宜辛凉甘润，或有伏暑兼湿，则改苦辛淡；内伤饮食痉，也即所谓慢惊风，患者必先有吐泻，或伤及脾胃，或专伤脾阳，或专伤胃阳，更甚则伤及肾阳，参苓白术散、四君子汤、异功散等均可选；客忤痉，此多因惊吓而致者，多见于神怯气弱的小儿，能看见非常物，听见非常声，但不都应该有惊吓史，患儿多见"发热面青，时为呓语，四肢蠕动"，宜复脉去参桂姜枣，加丹皮、丹参、犀角；本藏自病痉，治以育阴柔肝为主。总结来说，高氏指出寒为痉而热为瘈，治疗原则为"治痉宜用刚而温，治瘈宜用柔而凉"，痉病、瘈病可相互兼之。

十五、王旭高

1. 生平简介

王旭高（1798—1862年），字泰林，号九龙山人，别号退思居士，无锡西门外坝桥人，其居处门前小桥临波，溪水萦回，王氏著书之题名曰"西溪书屋""环溪草堂"，皆源于此。王氏幼年即能过目成诵，博涉经史子集，后赴江阴南菁书院应考，因试卷上溅有墨迹，遂不第，于是绝意制举。12岁从舅父龙砂名医高秉钧学医，高秉钧是近代明清外科三大学派"心得派"的代表人物，对其甥要求极为严格。王旭高白天随高秉钧诊病，夜间苦读医书，凡事必求其所以然，故尽得传授，又喜博览名医方案，手不释卷，打下了扎实的基础。学医10年后，与高秉钧三子高上池一同在锡城开业行医。先以外科问世，29岁舅父殁后，渐专心致力内科，行医必沉思渺虑，慎于处方，常追访病患有效与否，久之求治者甚众。

王旭高年近不惑时，为传道解惑，广设绛帐，门下弟子年十数计。白天就带领学生随诊抄方，晚上则把学生都聚到自己的书斋"西溪书屋"中，秉烛讲授，医德教育、学习方法、临床心得治验及教训都一一教导，循循善诱，孜孜不倦，每至深夜。《医学刍言》《外科证治秘要》二书正是王旭高亲自编写的教材，为习医者内科、外科两科入门之阶梯。而后为指导门下弟子学习《伤寒论》《金匮要略》《温疫论》《瘟疫明辨》《湿热论》以及运气学说，王旭高将此类书籍的主要内容汇编成歌诀，以便弟子学习诵读。

龙砂医家方仁渊在《王旭高医案·序》中比较叶天士与王旭高医案区别时曾云："叶氏《临证指南》，海内风行。然叶案语意高深，方多平淡，学人践其迹，未必入其室。因叶负一时重名，所视者非富贵膏粱，即病深气竭，贫贱初病者寥寥焉。盖气体不同，方法即异，读其书而得其用者鲜矣！余旧得无锡王泰林旭高先生方案二卷，爱而藏之，以篇页无多，未梓。更求二十余年，不可得。客春游梁溪访老友刘君石香，石香出十卷示余，云新得于李氏者。亟假归读之，其心思之敏，见识之超，清华而不高深，灵变而有矩，视叶案易于学步。且复诊甚多，前后推究，考其得失，尤足以资助学人。"可见其常给贫苦大众诊治，且医案论治详细，见解独到，适合弟子学习。

柳宝诒在《评选环溪草堂医案序》中亦说："先生居锡城，去余家不百里，余弱冠时，犹及见之。吾乡有疑难证，无不求治于先生者，先生必沉思渺虑，疏方与之，厥后或效或否，或有无力再任者，先生必访悉之，令其再诊，以竟厥功。故其所存方案，无不光坚响切，无模糊影响之谈，盖较近贤之专以灵变取窍者，不啻上下床之别矣。先生博览群书，所用诸法，如治小儿咳嗽之药枣，从葛可久之白凤丹化出。治上热下寒之八味丸用紫雪为衣，从喻西昌廓之论悟出。若此之类，不胜枚举。是皆古法而变化出之……学者苟能即是而得读书用古之法焉，则庶乎不负先生之苦心也夫"，可见王旭高对龙砂诸医家影响颇深，富于启迪。

王旭高一生从医重视医德，学风严谨端正，常教导门下弟子"学医要兢兢业业，困苦谨慎。做一个医生，若仅持其才智而无忠诚的态度，则不能称为'良医'；对患者'轻病毋忽，重病无惧'，要戒骄戒躁，实事求是为患者着想"。

惜王氏著作大多残缺不全，特别是理论部分，存在甚少，目前可确定《退思集类方歌诀》是以徐灵胎《伤寒类方》为蓝本，《医方歌诀》也是依据徐氏《兰台轨范》通治方而作。《王旭高医案》中颇多引用《伤寒论》《金匮要略》之方；治疗肝病的方法，又很与叶天士的治肝手法相近。据此推论，王旭高对中医前辈及其名著的学术，都有深刻的研究，结合自己的临床实践，在诊病处方中灵活变通地继承，对后学者启发匪浅。

2. 学术思想与临床经验

（1）运气学说，灵活应用

王旭高对待运气学说基本观点为"执司天以求治，而其失在隘。舍司天以求治，而其失在浮"。临床"明岁气天时""相机从事"、抓"时机"，灵活化裁"运气方"，体现王旭高从临床实际出发，注重运气学说的实用性、指导性、可操作性，与龙砂医家对待运气学说观点一脉相承。

1）编辑《运气证治歌诀》，阐扬运气临证思维

宋代陈无择《三因极一病证方论》"五运论""六气论"载方16首，龙砂医家将其单独编辑，阐微释奥，名之"三因司天方"。王旭高对"三因司天方"研究亦深，编撰《运气证治歌诀》，阐释方义，并附"司天运气图歌"

"司天在泉六淫治例"等运气歌诀。从中可窥王旭高运气临证思维一斑。

①舍司天求治，其失在浮；执司天求治，其失在隘

王旭高认为运气学说具有重要价值，但较难掌握，气运变化有异，应灵活运用。王旭高尝言："先圣察生成之数，以求运气者，盖欲因数以占夫气化之盛衰，而示人以法阴阳，和术数，先岁气，合天和也。然而难言之矣，一岁之中，五运相推，六气相荡，运气错杂，而变各不同。如湿挟风而化燥，风兼燥而化凉，火燔亢而生风，湿郁蒸而为热。则阴阳之消息，固难以识其微，而形象之著明，是必有可凭之理。"观点鲜明地提出"是故执司天以求治，而其失在隘。舍司天以求治，而其失在浮"。

②时有常位而气无必也，临证主张因变以求气

五运六气有常有变，有至而未至，有太过、不及，有胜复之异，有升降失常、刚柔失守之变，运气学说难在其"变"。基于运气理论指导下的临床实践，不可机械推算，应综合气候、物候等多运气因子，动态分析，做到"不以数推，以象之谓也"。

《运气证治歌诀·总论》"旭高按"说："假令风木之年，而得燥金年之病，即从燥金年方法求治。发生之纪，而得委和之纪之病，即从委和之纪方法求治。此其道也。若谓其年必生某病，必主某方，真是痴人说梦矣。"此外，王旭高针对"司天运气方"所言："上凡一十六方，不过示人以规矩耳。病有万变，药亦万变，圆机之士，不须余赘矣。"朴实而形象地阐述了注重实际运气情况，顺天察运，随机达变，因变以求气的运气临证思维。

③结合临床横向类比，增损化裁"司天运气方"

"三因司天方"中，六庚年之"牛膝木瓜汤"与六丁年之"苁蓉牛膝汤"组方多有相似，不易区别。王旭高在苁蓉牛膝汤"方解"中说："此与前牛膝木瓜汤大段相同，但彼因燥盛伤肝，肝血虽虚不甚，故止化肝液，养肝血，便可以却燥。此以肝虚伤燥，血液大亏，故用苁蓉、熟地峻补肾阴，是虚则补母之法也。"寥寥数语，拨云见日。

此外，王旭高对部分"运气方"做了增损化裁。如黄芪茯苓汤（黄芪、茯苓、紫河车、远志姜汁炒、薏苡仁生研、人参各等份，肉桂心）为"凡遇六癸年，伏明之纪，岁火不及，寒乃盛行"所设。陈无择《三因极一病证方

论》原方名"黄芪茯神汤"，王旭高将茯神易为茯苓，并新增肉桂心一味，并说明"心阳衰少，则君火无权，故寒邪得以侵凌而来犯……取意非不善，但不无迂缓之嫌。旭高因僭加桂心一味，以宣导诸药，启发心阳，临症取裁，是所望于君子"。

2）明理必须遵古训，见机也需合"运气"

①遵守运气"天人合一"思想

"天人相应"说是运气学说的核心内容。《王旭高临证医案·咳嗽门》"姚案"载："咳嗽将及一年，阴阳之气各造其偏。阳虚则外寒，阴虚生内热"。王旭高根据"夏令湿热用事""夏暑将临"以调整用药。同在"咳嗽门""岑案"中考虑到"夏令将临，恐有失血之虞"，作未雨绸缪。"妇人门""曹案"载："经事来多去少，似崩非崩，是血虚有热也。所谓天暑地热，则经水沸溢。"考虑到暑热，"用白薇汤加阿胶主之"。寥寥数案，已彰王旭高谨守运气"天人合一"说、"因天时而调气血也"之训。

②重视运气学说节气节律周期节律

变化是运气学说的一个重要特点。有干支甲子周期，有"大司天"周期，有四时更迭、节气周期等。节气节律历来受到医家重视，有"节气病"一说，其中又以冬至、春分、夏至、秋分，二至二分较重要。

王旭高治冯某"久咳痰稠，上午发热，面色青黄"，提出"加谨调养，交夏至节无变再议""扶过夏至节，一阴来复，病无增变，庶几可延"。治邢某"先天不足之体，曾发虚痰，溃而将敛。交春阳气升发，渐觉喉痒，咳嗽，二三日来，忽然吐血"，针对"节届春分，阳气勃勃升动。血证际此，稍平复盛。良以身中之肝阳，应天时之阳气上升无制，故又忽然大吐"，提出"急当休养其阴，兼以清降。所恐火愈降而阴愈伤耳"。治陈某，针对"节届春分，木旺阳升之候。木旺则土益弱，阳升则水益亏"，提出"为今之计，崇脾上而转旋清阳，以治其中；补肾水而蛰藏真阳，以治其下。守过清明，若得病情安稳，有减无增，或者其克济乎"。无不体现王旭高重视运气节气节律致病因素。

③必先岁气，顺时气以养天和

《素问·五常政大论》曰："必先岁气，无伐天和"，烂喉丹痧"多乃湿热时邪，肺胃受病，发于春夏为多，首用辛凉散邪，继用甘寒化毒，是为大法"。王旭高认为治疗中需"明岁气天时""司令"（司天）运气，三因制宜。如治江阴陈某"今交秋季，而贵地（江阴）盛行此证，证虽同于温热，而义则有分"，而"贵地僻处江隅，今岁夏秋久晴少雨，热逼水上之中，郁极则发，湿上甚为热。交秋燥金司令，热胜金燥，邪干肺胃"，针对前医"初用升、葛等之升发，继用芩、连之苦寒"，指出"虽亦有辛凉解散，甘寒清化者，仍用升提苦燥夹杂其中，要未明岁气天时，与病成而变之旨，徒守老成之见，譬犹苦拒剑阁，而寇兵已早渡阴平，同一局也"，认为"刻下序届秋分，虽当燥金用事，而消残日暑，尚余湿热蒸淫"，乃由"湿邪火炽、邪不外达"，应予"轻清宣化之法"。

④基于运气药物气味理论施治

《素问·至真要大论》详述六气胜复病变治疗大法，以药物气味配伍为核心，创立六淫胜复，司天淫胜之治。如"风淫所胜，平以辛凉，佐以苦甘，以甘缓之，以酸泻之"。王旭高对此运用娴熟。如治钱某脉案间引《素问·藏气法时论》条文，"肝苦急，急食甘以缓之。生甘草（一斤，研末），红枣（一斤）煮烂，去皮核，与甘草打和为丸。每服三钱，开水送下。此人并无表证，又不内热，一月数十痊，服此二料即愈"。

⑤遵循运气规律相机治疗

基于运气临证的一个重要特点就是抓"时机"，注重辨时握机，过其时则非其治。王旭高尝言，"明理必须遵古训，见机也要合时宜"，"时运不可缺，譬之行船，走顺水，遇顺风，便是时运也。遇必艰难，用之无效，便是时运不到"。如治陆某时指出"然治病之道，有相机从事之权"。治产妇王某"产未百日，骨蒸发热，淹延匝月，热势渐加，迄今五十日矣"，因"诊左寸关轻取虚小，中按之数，重按数而且坚"，乃"知其热在阴中，心肝之火独亢；右寸关虚软而数，则知脾肺气虚；两尺皆虚，肾阴亏也"，根据"清明节后土气司权"，进而"趁此培土，冀其脾胃渐醒，饮食渐加，佐以清金平木，必须热退为妙"。相机从事之法，可资佐证。

（2）肝病论治，融古创新

王旭高治肝三十法对后世影响颇深，为诸多后人所遵用。其治肝思想乃脱胎于张仲景《伤寒杂病论》中的治肝思想，同时受到了叶天士《临证指南医案》中关于"肝风、肝气、肝火异名同源"思想的影响，再将自己遣方用药治疗肝病的方法融入进去，在《西溪书屋夜话录》中进行了总结归纳。王旭高先将肝病大致分为肝气、肝风、肝火3大类，另有肝寒、肝虚等证，然后分别论其诊治，并提出疏肝、柔肝、缓肝、泻肝、抑肝、息风、养肝、温肝、化肝、补母泻子、培土泄木、泄肝和胃、清金制木等30种不同疗法，下面将具体论述。

1）肝气病

王旭高肝病三纲论治，以肝气为诸病之首，是以人身自胁以下及阴器，皆属肝脉。肝以气为用，主疏泄，以条达为顺，又为多气易郁之脏。

①病因病机

肝气病主要与七情及六淫之邪有关。肝主疏泄，调畅全身气机，气以条达通畅为顺，若因情志、饮食等多种原因引起抑郁，则致气机壅滞不利，肝气郁结而为病。《灵枢·本神》曰："忧愁者，气闭塞而不行"，肝病初起，首见就是气郁之证。始为气郁本脏，当升不升，当降不降，而见胸胁胀满；肝气郁结之后，可热化，可寒化，热化者，多兼有热证，容易发展为肝火证；寒化者，多兼有寒证，容易发展为肝寒证。又由于气为血帅，气行血行，气郁则血瘀，肝病亦可由气及血，致络脉瘀阻。

肝疏通调畅全身气机，本脏气机失调则会致全身气机失衡而累及他脏病变。肝气肆横，不独本经自病，且能累及他脏，出现侮土乘胃、冲心、犯肺等多种病变。肝木克脾土，脾胃与肝同处中焦，肝气郁结首先就会影响脾胃运化功能，造成肝脾不和，肝气犯胃；肺金克肝木，肝升肺降，故肝气不利则肺气难平，形成肝气犯肺；肝气又可横逆于心，使心主血脉功能障碍，而致肝气冲心。

②辨证论治

肝气自郁本经，常为肝之疏泄不及，病在气分者，患者多见两胁胀痛、脉弦、苔薄白，女子经前期乳房胀痛，时有心悸、急躁、易怒，或见少腹胀满连及胸胁，或伴头痛、头胀。治以疏肝理气法。"疏肝理气，取辛通而不耗液者为当"，方用柴胡疏肝散或丹栀逍遥散。王旭高常用香附、郁金、苏梗、青皮、橘叶等药。兼寒，加吴茱萸；兼热，加丹皮、山栀；兼痰，加半夏、茯苓。

患者多为疏肝理气不应，痛久由经入络，营气痹闭，络脉瘀阻，肝病由气入血分者，症见乳房结块、生癖、积聚、癥瘕、痛经等，在疏肝理气的基础上，兼以通利血络。王旭高常用旋覆花、新绛、当归须、桃仁、泽兰等加减，若病情严重者，可加用软坚散结之夏枯草、炮山甲、生牡蛎等。

柔肝法适用于肝气胀甚，疏之更甚者，患者素体血虚，经行前后或经期烦躁少寐、头晕头痛、胸胁胀满、身痛络楚，舌质偏红，脉弦或弦数。王旭高常用当归、枸杞、柏子仁、牛膝等。若兼寒，则加肉苁蓉、肉桂；若兼热，则加天冬、生地黄。

缓肝法适用于肝气甚而中气虚者，肝气恃强侮脾，当缓肝以扶脾。症见小腹重坠、经水不调或妊娠胸满而腹胀、泄泻等。《素问·脏气法时论》中有云："肝欲散，急食辛以散之，用辛补之，酸泻之"，故白芍乃此法主药，正是取其味酸以泻肝。王旭高再配以炙甘草、大枣、橘饼、淮小麦等，取"肝苦急，急食甘以缓之"之义。

培土泻木法适用于中气本虚，肝之疏泄太过，横克脾土，肝气乘脾而致脘腹胀痛。王旭高多用六君子汤加吴茱萸、白芍、木香，六君子汤可健脾，脾气以升为健，木香可升提脾气，吴茱萸、白芍可泻肝，亦可佐以防风、砂仁等品加强升提脾气之效。

泻肝和胃法适用于肝之疏泄太过，横克胃土，肝气乘胃所致脘痛呕酸，与培土泻木法可资鉴别。王旭高治疗此症多选二陈汤加黄连、吴茱萸、金铃子、白蔻仁，其中吴茱萸、金铃子泻肝，黄连、白蔻仁可降胃气，肝气犯胃，胃气多上逆，故须降胃。

肝属木，心属火，母助子，可见肝气上冲于心，热厥心痛者。泻肝法适用于患者素有心痛、脘胁胀痛，适值经行肝郁气滞，气机不利，不能运血畅流，冲任失利，或妊娠胎长有碍气机，升降失常所致肝气上冲，致为热厥心痛。王旭高常选金铃子散合左金丸加减治疗。兼寒者去黄连，加川椒、肉桂；寒热俱有者，仍入川连，可再加白芍，即戊己丸法，取"泻木使不克土"。

抑肝法适用于肝气上冲肺，猝得胁痛，暴上气而喘者，即所谓"木叩金鸣"者。患者可见胁胀、胸膈、上气喘逆。王旭高指出"先胁痛而后咳者，肝伤肺也。治法不在肺而在肝"，可用吴茱萸汁炒桑皮、苏梗、杏仁、橘红等治疗，桑皮、杏仁、苏梗等均可降肺，桑皮用吴茱萸汁炒，是取吴茱萸泻肝之义。抑肝法皆性味和平之药，不同于麦冬、沙参、五味子、百合等为补肺体之品，亦区别于人参、白术、茯苓、白蔻仁补肺用，主要目的乃清肃肺气以伸治节，使肺气通调而肝气自平。

散肝法运用广泛，肝郁诸症皆可使用，如肝郁血虚脾弱者，方选逍遥散。患者可见两胁作痛，头痛目眩，口燥咽干，神疲食少，或寒热往来，或月经不调，乳房胀痛，脉弦而呈虚象。王旭高对此法总结为"木郁则达之，逍遥散是也。肝欲散，急食辛以散之，即散肝是也"。

王旭高治肝共九法，总以疏畅条达为主。对于肝气自郁于本经的病变，首用疏肝理气法，肝郁较重者，又宜散肝；病久疏肝不应者，宜疏肝通络以散瘀为主；若肝气郁久或过用辛散之品，损及阴血，转为虚证，可柔肝以养阴；对于肝气恃强而致他脏病者，论治当兼顾两脏，中气亏虚用缓肝法，乘脾者用培土泻木法，犯胃者用泻肝和胃法，冲心者用泻肝法，犯肺者用抑肝法。

2）肝风病

"肝为风木之脏"，而"风善行而数变"，故肝多"风"病。王旭高在《西溪书屋夜话录》中对于肝风一证讲为"虽多上冒巅顶，亦能旁走四肢。上冒者，阳亢居多。旁走者，血虚为多。然内风多从火出。气有余便是火，余故曰肝气、肝风、肝火，三者同出异名，但为病不同，治法亦异耳"。

①病因病机

肝风的主要病因，其标多从火化而来，其本多由阴血亏损。临床上，王旭高将肝风分为两类，一为肝肾阴虚，水不涵木，肝阳上亢，上冒巅顶；一为精血不足，不能濡养筋骨，络脉失养，风邪乘虚而旁走四肢。临床以上冒者居多，但因乙癸同源、精血互生，二者实难截然分开。肝火生风上亢者，多发生眩晕、中风、仆倒、昏迷等证；肝风旁走者，多发生偏瘫、肢体麻木、经络牵掣、颤震等证。一般来说阳热亢盛，可亢极生风，为实证；阴血亏虚也可出现生风之变，多为虚证。

②辨证论治

王旭高肝风治法，共分为息风和阳、息风潜阳、培土宁风、养肝、暖土以御寒风、平肝、搜肝七法。其中息风和阳与息风潜阳二法，均是针对阴虚阳亢、肝风内动而确立的治法，前者重在凉肝，后者重在滋肝；培土宁风、暖土以御寒风之法，均适用于虚风，前者亦即缓肝法，后者如王旭高所说"此非治肝，实补中也"；养肝法，适用于肝血虚之风动证，故重在养肝血而非养阴。

息风和阳法适用于肝风初起，头目昏眩者，多因风从火出，风阳上扰清空而致。患者多见头目昏眩，或可口苦咽干、心烦易怒、夜寐梦多，舌红，苔薄黄而干，脉弦数有力。王旭高素用羚羊角、丹皮、甘菊、钩藤、石决明、白蒺藜等药，取肝风初起，宜息风和阳，将易升腾之肝风消弭于萌动初期。方中羚羊角、钩藤、菊花可息风定痉，白蒺藜可平肝风，丹皮清热凉血，石决明为平肝要药，组方后可共奏清热息风凉血之效。

息风潜阳法适用于肝风初起，肝阴不足，肝阳上亢者。患者亦多见头目晕眩，然可伴见形瘦颧红、腰膝酸软、耳鸣咽干、舌红少苔、脉弦细有力等肝阴不足之象。王旭高组方牡蛎、生地黄、女贞子、玄参、白芍、菊花、阿胶，意在补足肾阴而使肝阳自潜。

培土宁风法适用于中焦脾胃气虚，肝失所养而生虚风。患者既有头目眩晕、耳鸣、行走飘忽等肝风症状，另有纳呆食少、倦怠乏力、大便不调等脾胃气虚之象，可用培土宁风之法。王旭高选用人参、甘草、麦冬、白芍、甘菊、玉竹组方，其中人参、麦冬、甘草、玉竹为吴鞠通之玉竹麦门冬汤，可益胃阴，配合抑肝胆余火之菊花，行营气以泻肝木之白芍，共为培土宁风之剂。

王旭高曾云："肝风走于四肢，经络牵掣或麻者。"意思就是肝阴不足，筋脉失养会致肢体麻木、筋脉牵掣等症状，还可伴见眩晕、心悸等血虚表现，就可用养肝法。王氏组方生地黄、当归身、枸杞、牛膝、天麻、制首乌、三角胡麻（即茺蔚子），都可滋养肝肾，益血填精。

若患者症见头重眩晕，不思饮食，呕吐痰涎，舌淡而白滑，脉沉弦或沉迟而弦滑，是因脾阳不足，招致寒风，王旭高用暖土以御寒风法，选用《金匮要略》中白术附子汤加减，认为此方"是暖土以御寒风之法。此非治肝，实补中也"，只因白术、附子禀阳刚之性，能迅扫浊阴以复脾肾之阳。

若患者肝阳萌动却不甚，乃肝郁化火初期，火未盛时，可用平肝法。患者虽有肝热风阳上逆但不重，症见头晕胀痛，耳鸣心悸，面红如醉，或有手足躁扰，甚则神昏，舌红而干，脉弦数，王旭高配伍金铃子、白蒺藜、钩藤、橘叶四味主治"肝风阳气弛张，上混清窍"之疾，金铃子可平肝，"为柔驯刚木之良将"；白蒺藜定风息火；钩藤轻清而凉，可治"肝焰生风，气火上燔"；橘叶清芬，乃疏达肝经专药，此四味组方共奏疏达肝气，柔驯肝木之功，气达木柔而肝自平。

若患者外风、内风并见，可用搜肝法，不泥于谁先谁后，王旭高所谓"凡人必先有内风而后外风，亦有外风引动内风者，故肝风门中，每多夹杂，则搜风之药，亦当引用也"。患者多口眼㖞斜、肢体麻木、肌肤不仁，王旭高配伍天麻、羌活、独活、薄荷、蔓荆子、防风、荆芥、僵蚕、蝉蜕、白附子诸药，其中羌活、独活、荆芥、防风、薄荷、蔓荆子六味可治外风，蝉蜕、僵蚕、天麻、白附子专治内风，搜肝法实治"内外风并"诸症。

3）肝火病

肝为刚脏，内寄相火，因此，肝病热证多于寒证，阳证多于阴证。在临床表现上，轻则为热，重则为火，热与火统属于肝火证范畴。王旭高在《西溪书屋夜话录》中说："肝火燔灼，游行于三焦，一身上下内外皆能为病，难以枚举。如目红颧赤，痉厥狂躁，淋秘疮疡，善饥烦渴，呕吐不寐，上下血溢皆是。"

①病因病机

肝火病的病因可分为虚、实两种。实证多由肝气郁结而来，肝气郁结而兼热象者，多属肝火的先兆，气郁则生热，气有余便是火，一般来说因恼怒伤肝，肝火上逆所致多为实火；虚证多由肝阴不足而引起，阴不足则其阳相对的有余，阳有余则生热甚至化火，肾水不足，肾水亏不能涵木，木少滋养，则肝阳偏盛，虚火上扰。二者虽同属肝火，而临床表现一实一虚，它们之间可以转化，如肝火实证，可以伤阴而导致发生虚证；肝火虚证，热极化火，也可类似实证。

②辨证论治

肝火治疗，王旭高分为清肝、泻肝、清金制木、泻子、补母、化肝六法。其中清肝、泻肝之法，是针对肝之实火证；清金制木、泻子之法，适用于肝火影响他脏之实火证；补母一法，适用于水亏而肝火盛，清之不应之虚火证；化肝法，侧重于治疗肝经郁火。可见，治疗肝火证，除要分清虚实之外，还应考虑肝和其他脏腑的关系，才能取得较好的效果。

清肝法适用于肝火上炎，因肝阳升发太过，而症见头目胀痛，面红目赤，急躁易怒，耳鸣耳聋者，可伴见口苦咽干，心烦易怒，夜寐梦多，脉弦数，舌红苔黄。王旭高组方羚羊角、丹皮、黑栀子、黄芩、竹叶、连翘、夏枯草等，其中羚羊角善治肝火炽盛之证；黄芩可泻肝胆有余之火；丹皮凉血为清肝妙品；夏枯草疏通厥阴气滞，可解内热，缓肝火；黑栀子凉降，可导热下行，而又因实则泻其子，肝热可清心，故选连翘、竹叶入心经之品而清心热。

泻肝法适用于肝火重症，肝火壅盛于三焦，内有湿热结滞，患者可见目赤肿痛，耳聋肿痛，面赤鼻衄，头晕头痛，心烦急躁，甚则狂躁痉厥，上下出血，脉弦滑数有力，舌红苔黄腻垢厚。王旭高常用龙胆泻肝汤、泻青丸、当归龙荟丸等清肝火方。

若肝火影响肺脏，则用清金制木法。木火刑金，肺失清肃，不能制约肝木，而致肝火上炎。症见口干咽燥，阵阵呛咳，痰黏难咯，痰中带血或咯血，伴见胸胁胀痛，五心烦热，形瘦颧红，脉弦细而数，舌红少苔或无苔。王旭高对此症治以平肝开郁，参清金化痰，方用益胃汤化裁，沙参、麦冬、石斛、枇杷叶、天冬、玉竹、石决明，以上诸药合之，可"清金制木火之亢逆"。

若患者心下痞硬，干呕，心烦不安，舌苔薄白或红，脉弦或弦数，是以心为肝之子，王旭高遵"实则泻其子"之法，以甘草、黄连配伍泻其心火，其中黄连苦寒，固泻心火，但有化燥伤阴之弊，故佐甘草之甘以缓之，故可泻火而不伤阴，此法适用于一切肝火实证。

若患者肾阴亏虚，而致肝火亢盛，症见头晕耳鸣，腰膝酸软，骨蒸潮热，盗汗遗精，五心烦热，咽干颧红，舌红少苔，脉细数，虽属"虚则补其母"，但本在肾虚，故以补肾水为主，肾水盛而肝火自息。王旭高常用六味丸或大补阴丸，药可用熟地黄、山茱萸、牡丹皮、山药、茯苓、泽泻、黄柏、龟甲、知母、猪脊等，并指出"如六味丸、大补阴丸之类，亦乙癸同源之义也"。

郁怒伤肝，气郁化火，火盛动血可用化肝法，症见胁肋胀满，甚或疼痛，心烦急躁，或见诸般出血证，脉弦，舌红苔黄。方药可用张景岳之化肝煎，王旭高指出"是清化肝经之郁火也"，药用青皮、陈皮、丹皮、山栀、芍药、泽泻、贝母等。

4）肝寒肝虚诸症

钱乙"肝为相火，有泄无补"之说，朱丹溪"肝常有余"之论，使很多后世医家认为"肝无温法""肝无补法"。但实际上，《黄帝内经》就曾提出肝气虚、肝气衰；张仲景《金匮要略·五脏风寒积聚病脉证并治》就论及肝中寒："肝中寒者，两臂不举，舌本燥，喜太息，胸中痛，不得转侧，食则吐而汗出也"；孙思邈在《备急千金要方》卷十一亦论及肝虚寒，曰："病苦胁下坚，寒热，腹满不欲饮食，腹胀，悒悒不乐，妇人月经不利，腰腹痛，名曰肝虚寒也"。王旭高则在此基础上，进一步提出了肝寒肝虚证治八法。

①病因病机

肝寒证的产生，除了外邪侵袭之外，也可因肝气郁结及寒化而来，或由肝阳不足、阳虚生寒而来，同时因肝肾同源之肾阴不足，也可导致肝阳不足而生肝寒证。

肝虚之所以发生，总的病机是"热邪伤阴，寒邪伤阳"。肝阳不足多由寒邪引起，外来寒邪，首伤肝气，继而伤阳；内生寒邪，多由邪气寒化而起，首先由肝气抑郁，继而肝阳不足；另一方面也可由肾阳不足而发生，肾为肝之母，母虚则不能生子，而子脏亦虚。肝阴不足多由热邪引起，外来热邪，如温邪深入下焦，由营入血，先伤肝血，继而阴虚风动内生之热，则由气郁生热，热甚伤阴，或肾阴不足，以致水不涵木而肝阴不足，故常有"乙癸同源""肝肾同治"诸说。

②辨证论治

温肝法适用于肝有寒，患者头巅顶痛而恶寒、干呕、吐涎沫，伴见少腹痛、寒疝痛，妇女可见闭经、痛经等症，脉沉细缓。王旭高常用肉桂、吴茱萸、蜀椒三药，吴茱萸"性厥阴散寒邪"，加以气温纯阳之蜀椒助力，肉桂辛甘大热，合之为温散肝寒凝滞之重剂。若兼有中虚胃寒，即症见心胸寒痛，呕不能食，上下攻痛，手足逆冷等，则再加人参、干姜，正是张仲景大建中汤法。

补肝法适用于肾水不能涵木而肝血不足者，肝藏血，肾藏精，精血互生。患者多有头晕眼花，耳鸣，目干畏光，急躁易怒，舌红苔薄黄，脉弦。王旭高组方制首乌、菟丝子、枸杞、枣仁、山萸肉、脂麻、沙苑、蒺藜等，益精养血，峻补肝肾之阴。

王旭高善用石决明、龙骨、牡蛎、龙齿、金箔、青铅、代赭石、磁石等矿物类、介类、金石类之药以镇肝潜阳。王旭高指出，"风火炽盛，草木诸药，不能平旋动之威。非用石药之剽悍滑疾者，不足以胜之"，主治头痛眩晕、目胀耳鸣、发痉神昏，甚至仆倒，舌红、脉细数之肝风阳亢者。

肝虚为主，肝气浮散的肝风证患者症见头晕耳鸣，两目干涩，视力减退，面部烘热或颧红，口燥咽干，五心烦热，潮热盗汗，或胁肋隐隐灼痛，或手足蠕动，舌红苔少，脉细数，可用敛肝法。王旭高组方乌梅、白芍、木瓜三味，皆为味酸收敛之品，又具补肝体之功。

肝阴不足者症见胁肋隐痛，绵绵不已，遇劳加重，口干咽燥，两目干涩，心中烦热，头晕目眩，舌红少苔，脉弦细数。王旭高择酸甘化阴、补肝阴之法，用地黄、白芍、乌梅，与敛肝法相比，以滋补肝肾之地黄替换木瓜，也即"乙癸同源，肝肾同治"之理。

肝阳不足者症见脏寒，烦闷不安，手足厥冷，腹痛，或久利不止，舌淡苔薄白，脉弦，可用补肝阳法。王旭高选用肉桂、川续椒、肉苁蓉三味性温之品，补肝阳不足。与温肝法相比，以温润潜阳之肉苁蓉替换吴茱萸，使破阴回阳之剂改为温养肝阳之品。

肝血不足者症见两目干涩，视物昏暗，眩晕耳鸣，面白无华，爪甲不荣，四肢麻痹，肌肉震颤，关节拘急不利，夜寐多梦，妇女经少或经闭，舌淡，脉弦细。王旭高选当归、川续断、牛膝、川芎为补肝血主药，其中当归、川芎为四物汤中补血要药，而续断则以通络活血见长，牛膝可引药下行，利于关节。

肝气不足者症见心情郁郁不欢，乏力，易疲劳，易郁怒，胁肋疼痛，舌红苔薄白，脉弦。王旭高选天麻、白术、菊花、生姜、细辛、杜仲、羊肝七味，其中天麻养液以息内风；白术补土而胜湿；菊花清肝泻火；细辛、生姜苦欲补泻，"肝欲散，急食辛以散之，川芎，补以细辛之辛，泻以白芍药之酸。肝虚，以陈皮、生姜之类补之"；另加杜仲滋补肝肾；羊肝补肝明目。

以上八法，颇似用药加减，王旭高对此释为，"无论肝气、肝风、肝火，相其机宜，皆可用之"，正是说明只要有与其病机相吻合者皆可随证运用。

（3）类方方证，辨证用药

打乱《伤寒论》原有以六经为纲的编次顺序，而转为以方剂为中心的分类方式，王旭高亦为龙砂"类方派"的杰出代表，曾在《退思集类方歌注》中曰："后汉张仲景夫子著《伤寒》《金匮》两书，为后世医方之祖。其方治病，虽千头万绪而条理不紊。方中之药，少者仅一二味，而又无所不包括；多者至二三十味，而又无一味不紧切，所以谓之方祖。此卷所辑，皆其方也。间附后世数方，使人从流溯源，知夫熔古化新之妙。学人能于此卷诸方，精思而熟读之，应变无穷矣。"王旭高编写方歌及注，是在对每一方深入研究的基础上进行的，既体现了王旭高的理论水平，又融合了他丰富的临证经验，所以既有源流考证、类方联系，又有对方证的病机分析、辨证用药的法度。

《退思集类方歌注》以仲景经方为主，按麻黄汤类、桂枝汤类、葛根汤类等分为24类方剂，另在后附历代医家相关临床功效卓著的名方验方。以白虎汤类为例，王旭高编辑整理了白虎汤、白虎加人参汤、白虎加桂枝汤，另附刘完素的苍术白虎汤，此方在仲景原方基础上去粳米加苍术，王旭高认为此变方为主治立夏后湿土司令，暑湿相搏，湿温为病。另外竹叶石膏汤也收入在这白虎汤类里，后附钱乙泻黄散、张介宾玉女煎。再如黄芩汤类方中，总以仲景黄芩方为主，另有龙砂名家姜体乾之东风散，刘完素的黄芩芍药汤、导滞汤等。

在集辑前人诸方的基础上，王旭高又结合自己的临床，谨慎裁制个人验方。在整本《退思集类方歌注》中共有两首标明为旭高自制，一首为麻黄汤类中的心咳汤，组方北沙参三钱、石膏三钱（同薄荷头研）、牛蒡子钱半、杏仁三钱（去皮尖）、桔梗五分、甘草五分、麦冬三钱（去心）、半夏一钱、茯神三钱、远志五分、小麦五钱，水三盏，先煮小麦减一盏，纳诸药，煎至一盏服。此方由浓朴麻黄汤意化而出，可治疗心咳。心咳一症虽属心火上逆，然根据王旭高临床多年经验，此病始于外感，故用可开泄肺经之药，并重用小麦煎汤代水，正是因小麦甘平，为心之谷，可缓心凝气。

另有一首归于桂枝汤类中，名桂枝黄芪鳖甲汤，王旭高用于治疗久疟营虚卫弱，汗多洒淅恶风。组方桂枝、白芍、生黄芪、防风、秦艽、当归各一钱，鳖甲（酥炙）、浮小麦各三钱，曾治疗病后因元气尚未恢复，复感风邪，发为疟疾一患者，因常在夜间发疟且汗出极多，王旭高认为这是邪在营分，与卫气不能和谐之缘故，故宗仲景桂枝汤，另合玉屏风散，参入秦艽则愈。后续凡是遇到久疟营卫虚微，但仍有邪留恋之人，就随证佐入补气血药一两味，少佐柴胡以提之，无不应手辄效。

（4）编著方歌，推陈出新

王旭高对方剂学的研究颇深，重视中医学的传承教学，编著了多种方剂歌诀。其著作《退思集类方歌注》《医方证治汇编歌诀》《增订医方歌诀》《医方歌括》4 书均为方剂学代表作，共计集辑历代名方 500 余首。《退思集类方歌注》以仲景方为主；《医方证治汇编歌诀》以辑录解析各家常用名方为主，如钱乙六味地黄丸、朱丹溪大补阴丸等；《增订医方歌诀》则按补益、发汗、攻下、和解为 4 大类，分别辑录要方；《医方歌括》主要记载诸多杂病方，如风引汤、钩藤汤等。王旭高将这 500 余首名方编成歌诀，再加以注释，不论方药配伍、辨证用药、类方比较，还有个人临床心得，都一一编入歌诀中，让后学者易于学习。

以"六味地黄丸"为例，王氏编纂歌诀为："六味地黄平补剂，酸苦甘辛咸淡比。地黄萸药苓泻丹，肝肾阴亏泊堪倚。腰膝酸疼仲膝添，溲数去泻加益智。崔氏八味加附桂，阳虚益火消阴翳。磁牡柴胡寄除冬，名为都气丸。"歌诀流畅易于诵记，且均有注释，如平补剂后就注解"六味不寒不热，为平补足三阴之剂"，更便于后学理解。

王氏认为方歌是轩岐家秘所在，"得诀回来好作医"，故花费大量时间将历代名家验方编成歌诀，去古化新，提纲挈领，将临证应用之经效良方汇于一统。

3. 用药特色

（1）肝病用药，轻灵慎重

王旭高在治疗肝病时，用药平常，先求无过，认为"立法但取其轻灵，用药先求其无过"，强调"用方最宜加谨，过清恐伤脾胃，早滋恐恋余邪"。有学者统计王旭高《西溪书屋夜话录》中用药共 92 味，皆寻常常用之药，而无猎奇难解之品，常一药多用，而配伍各异，使药效各不相同。如缓肝、培土泻木、泻肝、化肝、敛肝、散肝、补肝阴皆用白芍；补肝血、柔肝、养肝皆用牛膝；补肝气、息风和阳、培土宁风皆用菊花等，效果均佳。

1）疏肝理气，忌用柴胡

柴胡为疏肝常用药，而很多医家对于肝病的理解是肝郁致病居多，治从疏肝立法，最常用药物就是柴胡，方剂如柴胡疏肝饮、逍遥散等。

然王旭高受叶天士影响，却甚少用柴胡，认为"柴胡劫肝阴"。肝为刚脏，体阴而用阳，肝的疏泄功能建立在肝藏血的基础上，而肝之阴血易亏。柴胡味苦微辛，具升发之性，用柴胡就意味着肝的阴血会有所耗伤。因此，柴胡用之会劫伤肝阴，损伤肝脏。故王旭高治肝气病欲疏肝理气时，最常选用香附、郁金、苏梗、青皮、橘叶之属，以辛香调气为主，取《黄帝内经》"肝欲散，急食辛以散之"之旨。甚则在治一妇人"胸中气塞，内热夜甚，经事两月不来，脉沉而数"，分析是因"忧愁抑郁，耗损心脾之营，而肝木僭越……热伏营血之中"，拟用柴胡四物汤"和营血以舒木郁"，药用党参、白术、生地黄、当归、白芍、香附、青蒿、白薇、生熟谷芽。拟"柴胡四物汤"而不用柴胡，王旭高疏肝理气，忌用柴胡，由此可见一斑。

2）息风潜阳，少用介石

王旭高治肝三十法虽深受叶天士的影响，但在潜阳用药的选择上，却表现出与叶天士全然不同的风格。如在王旭高治疗肝阳亢盛时，多用丹皮、甘菊、钩藤、白芍、玄参、生地黄等凉肝滋肝之品，而对于具平肝潜阳作用的介石类药物用之甚少。通观王旭高医案，仅石决明及牡蛎两味运用稍多，其他如龙骨、磁石、蛤壳、赭石等用之甚少。这是因为王旭高认为肝风之来，源于阳亢，阳亢之本，源于阴亏。肝脏脏体不足，即阴亏也；体不足则用有余，有余则肝风、肝火、肝气也，故治疗之法多用滋养清火以治其本为主，而少用平肝潜阳治标之类。

3）活血通络，善用旋覆

若肝病反复迁延而出现瘀血阻滞者，治当活血化瘀，王旭高治肝三十法中，疏肝通络法正是治疗此症专法。受张仲景治络瘀肝着用旋覆花汤的影响，王旭高欲活血通络时，也常首列旋覆花一药。王旭高认为旋覆花可疏肝气，行肝血，为肝脏肝脉瘀血阻滞之要药，如治疗丁某时，患者复诊"左胁之痛已缓，夜增咳嗽，寒痰走于肺络。宜肺肝同治"，王旭高用药为旋覆花、杏仁、川楝子、荆三棱、茯苓、款冬花、半夏、新会皮、蓬莪术、新绛、青葱管，即首列旋覆花。

（2）正反两治，交迭合用

辨证论治强调审证求因，从因论治，王旭高则充分发挥正反两治的观念，交迭合用于临床实例中。如痢疾门中许某案，患者"热伏营中，久痢纯血，腰疼腹痛。舌苔薄白，底绛，兼有紫点"，王旭高认为此乃"湿热挟瘀之候"，且患者已病一载，故用咸苦通涩兼施之法，组方杜仲（盐水炒）、阿胶（川连炒）、川断（盐水炒）、黄柏（盐水炒）、地榆炭、白芍、防风根、炙升麻、当归、生熟砂仁；另如痰饮门中潘某案，患者平素嗜酒，有肛瘘之疾，阴津先损于下，因劳碌感寒，寒入肺经，却仍饮酒祛寒，王旭高先用和胃降气之法，患者后"咳呕清水"，判是"痰饮之病"，"脉细数"是有"内热，阴虚之候"，"治痰饮宜温，治阴虚宜滋"，王旭高认为"肝肾为子母，不妨补母以益子，而胃土又为肺金之母，当和胃以化痰"，故可润燥兼行，组方大熟地、冬术、阿胶、五味子、淡干姜、泽泻、茯苓、半夏、肾气丸。

王旭高对虚实夹杂诸症，立法施治，寓清于补、寓补于泄等法，都值得后辈学习。以虚劳门为例，王某"病后胃气不醒，脘腹饱胀，近增寒热恶心，痰升气逆，咳呛口干，阻塞咽嗌，大便艰难，小便短涩，左胁有块，大如覆杯，撑攻作痛"，王旭高认为这是因为"脾胃不足，肝木亢逆，清气不升，浊气不降，攻消克伐，元气愈伤，纳谷大减，津液日枯，虚火内炽，戕及肺胃"，治宜扶土为主，升清降浊，佐以泻火清金，组方党参、升麻、川黄连、怀山药、延胡索、茯苓、柴胡、白芍、杏仁、枳壳、通草、陈皮、半夏、川楝子、苏梗、蔷薇露、枇杷叶。

（3）复方多法，分而治之

王旭高不但选方抉药精细考究，对服法、剂型亦颇有巧思，常用复方法。

以温病门中张某案为例，张某"久患便血，阴气先伤于下"，而又"温邪挟积，肺胃之气阻窒"，出现"上喘下泄，发热口渴，舌绛如朱，额汗不止，遍体无汗，脉小数疾"等厥脱诸症，王旭高组方葛根一钱、黄芩钱半、石膏三钱（薄荷同研）、赤苓三钱、黄连四分、杏仁三钱、牛蒡元（米炒）三钱、生甘草四分、枇杷叶三片。上药用水两盏，煎至一盏，同时另用人参一钱、麦冬钱半、五味子五分（炒）、生地四钱、阿胶二钱（蛤粉炒），用水两盏另煎，煎至半盏，冲和前煎，徐徐服下。王旭高认为此案中"病系温邪，而阴虚欲脱"，于是选用复方法。

另如咳嗽门中张姓儿童案，"形瘦色黄，痰多食少，昼日微咳，夜寐则喉中嘶吼有声"，病程半年有余，且生性害怕服药，王旭高认为此乃"脾虚湿热蒸痰阻肺"，故用药枣法，先组方人参、炙甘草、冬术、茯苓、制川朴、苍术、宋半夏、陈皮、川贝、榧子，然后将上药研末和于一处，再用大枣一百枚，去核，将药末纳入枣中，以线扎好，每一枚枣都大约纳入药材二分。然后再用"甜葶苈一两，河水两大碗，用枣煮，候枣软熟，不可太烂，取出，晾干"，等病儿饥饿时，拿出枣一枚细嚼，一日可用五六枚，"余枣汤去葶苈，将汤煎浓至一茶杯，分三次先温服"。此药枣法心思巧妙，对后学颇具思考意义，王旭高自述是从葛可久白凤膏中化出，乃平胃散、六君子汤合方再加川贝、榧子，可治脾虚湿热蒸痰阻肺，喉中痰多者，病儿服之遂愈。

《王旭高医案》中除此案外另载"仿饮子浊药清投""人参汤送滚痰丸""生姜陈皮汤送滋肾丸""砂仁汤送备急丸"等复方服用方法；还从喻氏"外廓论"悟出，八味丸用紫雪为衣，可治上热下寒，都系平素经验之法。

4. 医案萃选

（1）湿温挟积不可下案

胡素有肝胃病，适挟湿温，七日汗解，八日复热。舌灰唇焦，齿板口渴，欲得热饮。右脉洪大数疾，左亦弦数。脘中仍痛，经事适来。静思其故，请明析之。夫肝胃乃腹中一脏一腑，木乘土则气郁而痛。若不挟邪，安得寒热？即有寒热，断无大热，以此为辨也。又询大便坚硬而黑，是肠胃有实热，所谓燥屎也。考胃气痛门，无燥屎症，惟瘀血痛门有便血，然此症无发狂妄喜之状，则断乎非蓄血，此又一辨也。渴喜热饮，疑其为寒，似矣。不知湿与热合，热处湿中，湿居热外，必饮热汤而湿乃开，胸中乃快，与阴寒假热不同，再合脉与唇，其属湿温挟积无疑。《伤寒大白》云：唇焦为食积。此言诸书不载，可云高出前古。

方予：豆豉、郁金、延胡、山栀、香附、赤苓、连翘、竹茹、蒌皮。外用葱头十四个，盐一杯，炒热，熨痛处。

又服药后大便一次，色黑如栗者数枚，兼带溏粪。脘痛大减，舌霉、唇焦俱少退，原为美事。惟脉数大者变为虚小无力，心中觉空，是邪减正虚之象，防神糊痉厥等变。今方九日，延过两候乃吉。

方予：香豉、青蒿、沙参、赤芍、川贝、郁金、黑栀、竹茹、稻叶、金橘饼。

（2）痰喘喘哮气急案

徐喘哮气急，原由寒入肺俞，痰凝胃络而起。久发不已，肺虚必及，于肾，胃虚必累于脾。脾为生痰之源，肺为贮痰之器。痰恋不化，气机圆滞，一触风寒，喘即举发。治之之法，在上治肺胃，在下治脾肾，发时治上，平时治下，此一定章程。若欲除根，必须频年累月，服药不断，倘一曝十寒，终无济于事也。此非虚语，慎勿草草。

发时服方：款冬花、桑皮、紫菀、苏子、沉香、茯苓、杏仁、橘红、半夏、淡芩。

平时服方：熟地、五味子、陈皮、苡仁、胡桃肉、紫石英（煅）、半夏、蛤壳、杜仲、茯苓。

复诊：喘哮频发，脉形细数，身常恶寒。下焦阴虚，中焦痰盛，上焦肺弱。肺弱故畏寒，阴虚故脉数；喘之频发，痰之盛也。有所感触，则病发焉。病有三层，治有三法；层层护卫，法法兼到。终年常服，庶几见效，否恐无益也。

发时服方：桂枝（生晒干）、款冬花（蜜炙）、橘红（盐水炒）、杏仁霜、莱菔子、桑皮（蜜炙）。共研末，用枇杷叶十片，去毛，煎汤，再用竹油半茶杯，姜汁一酒杯，相和一处，将上药末泛丸。发喘时，每至卧时服此丸二钱，苡仁、橘红汤送下。

平时服方：大熟地（砂仁拌）、丹皮（盐水炒）、茯苓、牛膝（盐水炒）、泽泻（盐水炒）、肉桂、山萸肉（酒炒）、怀山药（炒）、五味子（盐水炒）、磁石。上药为末，用炼白蜜捣和，拈作小丸，丸须光亮。俟半干，再用制半夏三两、陈皮二两、炙甘草一两，研极细末，泛为衣。每朝服二钱。发时亦可服。

十六、吴士瑛

1. 生平简介

吴士瑛，字甫恬，号壶芦山人，又号子虚子，江阴华墅人，为清代著名龙砂医家，著有《痢疾明辨》1卷。

吴士瑛师从清代医家舒驰远。舒师少好医方，但苦于难通其理，后获交喻嘉言弟子罗子尚，得《尚论篇》，读后大有开悟，自此治病专以《伤寒论》为宗，著有《伤寒集注》《六经定法》《痢门挈纲》等。吴氏继承舒师医术，常年研习《黄帝内经》《伤寒论》，医道日见精进。曾有一日酒醉后诊治一新产妇，却投以安胎药，第二天酒醒，正在疑虑间，昨天的病家来告知，患者又生下了一个孩子，于是十分高兴，说："吾三指固未尝醉也"，遂声名大振。

吴士瑛行医治学，力倡"通其意则灵，不通其意则滞，善用其意则巧，不善用其意则拙""读书泥古非师古，因证施方不执方"。秉承龙砂医学善用运气学说的传统，与姜体乾、孙御千等龙砂运气大家交往甚多，并时有会诊切磋，其以六经统论痢疾，并列秋燥、邪陷、时疫、滑脱四纲，遵《黄帝内经》"必先岁气，无伐天和"之明训，参合运气变化治痢，"证之变化，随岁气而转旋""论秋燥亦因岁气盛衰"，卓有见地。

2. 学术思想与临床经验

吴士瑛的学术思想集中体现于其著作《痢疾明辨》一书中。该书大旨以《伤寒论》六经为主，中分邪陷（外感六经陷下之邪）、秋燥、时毒（即疫痢）、滑脱四门，以"开阖枢"三阴三阳立论，参合《黄帝内经》五运六气学说，"实为痢证特开生面，并能阐发《伤寒论》之精义"。

（1）从六经统论痢疾

张仲景《伤寒论》六经辨证实质就是以六气为标准的辨证法则，亦可称六气辨证。《伤寒论》不是简单的辨证论治，而是通过辨证、辨脉、辨时相结合来达到辨病，确定病在三阴三阳的何经，所谓"六经钤百病"。

吴士瑛论治痢疾，本于"六经"分证，其自序言："古之医书每以脏病、内伤下痢混同论治，执死法者，滞而不圆，拘古法者，泥而不变，爰著痢疾之明辨，分六经，列四纲，箝种种见证，以及妇女胎产"；"凡例五则"言："痢疾由暑、湿、热三气，人均知之，及至治病，不分虚实，不明表里，不辨用药，乱杂无章，胸中全无把握，故首列六经辨证，以资考证明乎此则伤寒六经亦贯串矣"。《痢疾明辨·箝六经表里阴阳虚实寒热乃治痢要诀》篇指出："凡病必先辨六经，一切外感内伤，不能舍六经而为治，痢疾何独不然。"

《伤寒论》六经传变规律，应用了五运六气中的"标本中气"及其从化规律，吴士瑛《痢疾明辨·箝六经表里阴阳虚实寒热乃治痢要诀》篇遵此规律，"少阴经有寒证，有热证，热则'黄连阿胶汤''猪肤汤'，寒则'桃花汤''真武汤''四逆'辈"。

（2）从伏邪论治痢疾

伏邪学说，肇起《黄帝内经》。《痢疾明辨·痢不独湿热》篇载："经云：春伤于风，夏生飧泄，此因风之伏气至夏始发也，又饮食不节，起居不时者阴受之，阴受之则入五脏……入五脏则满闭塞，下为飧泄，久为肠澼。常恣纵口腹，肥甘浓厚，伤及肠胃，或多食瓜果，阳气被抑，反受生冷之害；须知肠胃一伤，不能转化精微，传送糟粕，壮者气行则已，弱者着而为病，蓄积停滞而为痢矣……故古法清热导滞方中，必用辛温药味为反佐，如'洁古芍药汤'之肉桂，'泻心汤'之干姜，皆先正法程也。"

吴士瑛认为，"春风伏气，至夏肠澼，亦是下陷，'活人败毒散'亦对症之妙法也"。活人败毒散一方，清代吴谦《医宗金鉴·删补名医方论》引胡天锡曰："非其时而有其气，惟气血两虚之人受之。寒客营而风客卫，不可用峻剂，故稍从其轻者，此羌活汤，败毒散所由立也"，该方扶正祛邪兼行。可见吴士瑛对伏邪理论的运用与《素问·遗篇》意合。

（3）以岁气统论痢疾

古人把天地之间的四时六气与人体内部的五脏活动联成一体，《黄帝内经》强调临床"必先岁气，无伐天和""圣人治病，必知天之阴阳，四时之经纪"，《痢疾明辨》多篇直引岁运、司天在泉对发病的影响。

1）以"主气"论秋燥痢

吴士瑛在"秋燥"纲中引喻嘉言论述，"秋燥者，火之余气也，湿之复气也。其时大火西流，燥气盛行，故痢每甚"。在"四之气""五之气"之间，主气太阴湿土、阳明燥金时段，"因湿热最伤肺气，肺气不肯受邪，传之于腑，肺火郁于大肠，其腹痛甚，所下皆赤白脓血黏稠，其症甚重，阴虚者尤多患之"。并举《金匮要略·呕吐哕下利病脉证治第十七》"下利肺痛，紫参汤主之"论之曰："'肺痛'者，非肺痛也，肺气下郁于大肠故痛也，宜用桔梗以开之，苦寒以化之，滋阴以润之，《金匮》主'紫参汤'，紫参不知何物，张璐以紫菀代之，亦是开泄之义。此症忌用'败毒散'，以风药多燥也；忌大下，阴虚者下之复伤其阴也；忌补气，气愈滞则燥愈甚也"。

吴士瑛尝用黄连阿胶汤加桔梗，多效，并感慨每见此症，夭枉者甚多，赞同喻嘉言"水出高源，肺气清则小便自行，肺与大肠为表里，大肠之热，皆因肺热所积，尤宜用辛凉之药，清化肺源，况肠胃有病，其所关全在乎肺"，认为"嘉言此论，即秋燥之根本，予所见患此者多极，医者不识，故及之"。后附"秋燥痢医案"："治尹山令弟，秋燥下痢，腹痛异常，赤冻有血，医进'败毒散'及辛温燥剂，症反增重，舌红口燥，避出无度。延予诊，脉涩数，进黄连阿胶汤加桔梗、荷叶、白粳米汤，并进两剂，痢减半，再将前方去桔梗，加'益元散'、炒银花、知母，三服而愈。"

2）论秋燥因岁气盛衰

有关运气变化对疾病发病的影响，吴士瑛在书中专列《痢疾明辨·论秋燥亦因岁气盛衰》篇，引证龙砂医家孙御千医案，"乾隆戊子，少阴君火司令，小满后夹三伏之气，正属主气，客气亦属君火加临，二阴盘旋太虚，风火自出，日日风火亢旱，自春至秋，逢风熄之日则炎热异常。立秋后上自湖广，下至江浙，皆疫痢，色赤或五色相兼杂。虚者受之，必噤口而入脏肢冷，五六日告毙矣，轻者由赤转白乃愈，疟疾绝少"，在治疗上"本年治痢，以肝为刚脏，宜制以柔，用阿胶、白芍；胃为阳土，喜通恶塞，用人参、茯苓、甘草、陈皮，通补胃阴；荷叶升清，陈皮理气，银花清少阴君火而解毒，加槟榔汁以疏通肠中之壅"。本案龙砂运气大家姜健参与会诊："同姜体乾酌定，无不应手取效"，《龙砂八家医案·孙御千先生方案》亦有载。

从运气角度分析，乾隆戊子，即1768年，该年少阴君火司天，阳明燥金在泉，中见太徵火运，岁火太过，三之气，主位太徵火，客气少阴火，中见火运，气与运符，天政布，大火行，寒气时至，寒热更作，治疗上"宜调少阴之客，以咸补之，以甘泻之，以酸收之"，所以用阿胶、白芍以及清少阴君火之品奏功。

此外，吴士瑛于"秋燥痢医案"中载治尹山令弟秋燥下痢，案末特写明"时道光庚子秋也"。道光庚子，即1840年，少阴君火司天，阳明燥金在泉，中见太商金运，岁金太过，与戊子年司天在泉相同，故吴士瑛用黄连阿胶汤能收效，乃直接着眼"宜调少阴之客"。

3）据岁运产后痢不禁黄芩、白芍

针对医家拘于产后患痢，忌苦寒，吴士瑛列《痢疾明辨·产后痢》篇阐述己意，"胎前患痢，治不得法，多致伤胎，无论小产、正产，邪未尽而延至产后者，即谓之产后痢。此极重之症也，古人谓之七日死。张路玉以'伏龙肝汤、丸'用之于湿热已消，但见稀水、薄粪而无实火者，诚然有效。若湿热之邪未清，舌红或黄，唇燥口渴，腹痛，后窘迫者，均非所宜。每见医家治此症，不肯用苦寒药，张氏三禁之论，又据丹溪产后不用白芍之说，不肯用黄芩、白芍，病者烦躁不安，扬手掷足而毙者，深为惨伤"。

吴士瑛指出："余自庚子年至今常用黄连阿胶汤、黄芩汤、泻心汤，皆应手取效，是知湿火下陷，万不可用温燥也。又有并非胎前下痢，产后复数日下痢者，亦如上法，切勿用温燥之剂；均宜明辨六经表里、寒热、阴阳、虚实八字而治之万无失。"

前已论及，庚子年，少阴君火司天，阳明燥金在泉，中见太商金运，岁金太过，根据运气理论有燥、火。芍药，气味苦平，《本草崇原》载："初之气，厥阴风木；二之气，少阴君火。芍药春生红芽，禀厥阴木气而治肝。花开三四月间，禀少阴火气而治心。炎上作苦，得少阴君火之气化，故气味苦平。风木之邪，伤其中土，致脾络不能从经脉而外行，则腹痛。芍药疏通经脉，则邪气在腹而痛者，可治也。"黄芩，龙砂医家姚球所著《本草经解要》载其气平味苦，禀天秋凉之金气，入手太阴肺经，得地南方之火味，入手少阴心经。气味俱降，诸热之主也。脾为太阴湿土，肺亦太阴，"肺与大肠为表里，大肠湿热则肠澼泄痢，黄芩清肺，肺清则通调水道，而湿热下逐，肠肺复其燥金之气，而泄痢愈矣"。在此运气条件下选用，可谓切中运气病机。

吴士瑛附有医案引证："道光庚子七月，治章嘉鳌令正，怀胎七月，患痢七日即产，产后痢仍不止，舌绛无津，口渴唇燥，里急后重，脉弦数大，烦躁不安，暑邪化燥，加以新产后营血大伤，邪火反炽，进黄连阿胶汤化裁获愈。"

4）从开阖枢论治痢疾

三阴三阳的开阖枢，决定了"六经"各自的属性和不同特点。《伤寒论》六经病乃是六经正常"开阖枢"作用障碍的结果。吴士瑛于《痢疾明辨·滑脱》说："滑脱每见于久痢之后，三气之邪已尽，五脏之气不固，所以不过微黄稀水，并无赤白冻，亦无里急后重，小便不赤，口舌不燥，脉沉细而弱，审定属虚寒者，方可用温涩之剂，仲景所谓阳明不阖，太阴独开，下焦关闸尽撤，以赤石脂禹余粮汤，必如此而后可。"

吴士瑛基于开阖枢角度加以阐释，引证清代王子接《绛雪园古方选注》语："仲景治下焦利，重用固涩者，是殆以阳明不阖，太阴独开，下焦关闸尽撤耳。若以理中与之，从甲己化土，复用开法，非理也。当用石脂酸温理气，余粮固涩胜湿，取其性皆重坠，直走下焦，从戊己化全阖法治之。故开太阳以利小便，亦非治法。惟从手阳明拦截谷道，修其关闸，斯为直接痛快之治。"

少阴为阴之"枢"，少阳为阳之"枢"，少阴少阳为全身气化运动的枢纽，若少阳失却转枢之责，气机升降失调，如《素问·六微旨大论》言，"出入废则神机化灭，升降息则气立孤危"，少阴转枢出入失责，则阴阳气不相接。转"枢"不利，气化失常，百病始生。在《痢疾明辨·痢疾发斑疹》中，针对时疫，吴士瑛指出，"若转疟疾，从少阳之枢而出，均属生机"，彰显其对开阖枢理论的娴熟运用。

3. 医案萃选

（1）三阳三阴六经之邪皆陷案

陈春元侄，患痢红白相兼，身发热而食不下。医谓受暑。用香薷、黄连，加剧，痢转纯红，不能起床。延余视之。其证恶寒、发热、头痛、项强、时有微汗者，太阳表证也。前额眼眶连两侧痛者，阳明兼少阳之表证也。胸膈不开，饮食不下，属太阴。又有少阴之目瞑、身重、少气、懒言，且见厥阴之腹痛、拘急逆上胸膈。此证陷邪，六经皆具矣。用桂枝、葛根、柴胡，以解三阳之表；黄芪、白术、半夏、砂仁，为太阴理脾开表；附子、炮姜，走少阴温经散邪；吴萸、川椒，入厥阴驱寒降逆。一剂头痛止，而寒热清，痢转白无红，其三阴诸证仍未减。于方中去三阳表药，再剂，饮食渐进，腹痛略止，痢亦稍轻。将前药再服二剂而愈。

（2）胎前痢

筑塘一妇胎前患痢，里急后重，腹痛，澼出日夜无度。医进胶艾肉果四物，又进杜仲芩术等安胎药，痢更剧，三日而胎殒；产后易女科，用生化汤加荆芥、牛膝、山楂。病者热甚，昏厥，始延予治。脉数滑，舌绛干，内外皆热，而腹痛异常，痛即痢，痢复痛，循环不已，无刻得安。此营血已耗，误投温补，助火劫阴，而暑湿热三气未经外达，内消以致如此，危险极矣。议进黄连阿胶汤，诸医皆曰不可。服后病势依然，腹痛甚即厥，法在不治。沉思良久，究因邪陷少阴，故口渴、舌绛、心烦，又见厥阴之腹痛下痢，阳明之呕恶不纳，似可与白头翁合用。将黄连阿胶汤为主，取白头翁一味以升清，而白芍、甘草、银花、地榆、夏枯草、金铃子肉、桔梗、滑石、荷叶、陈米，一剂稍安，连进三剂，又用鲜荷叶、枇杷叶、金银花、鲜稻叶、芦根、西瓜翠，蒸露频进。又频进西瓜汁。经治第七日，身发白痦而夹红疹，痢止。仍进花露荷米煎益元散。可见痢由暑湿为患，即伏暑之陷入者。方书皆以内伤泻痢混同论治，即张氏医案亦毫无足取，惟仲景法乃法王手眼。

十七、吴　达

1. 生平简介

吴达，字东旸，号澹园，暨阳（今江苏江阴）人，生卒年不详，行医主要在咸丰至光绪年间，晚年行医于上海。

吴达早年间因患伏暑而被庸医误用滋阴，花费千金，仍卧床八月有余，产业俱废，故而发愤学医。广阅诸家医书，旁搜博采，精习仲景伤寒，取诸医家理论之精华，去其糟粕，融会贯通。临证时善守古法，又不拘泥于此，取诸家理论，又结合自身经验看法，详辨病证，诊治疾病，应手辄效。

吴达与龙砂医家柳宝诒为同乡好友，《医学求是》中曾写道："吾乡柳宝诒明经、章履甫茂才，均究心医学，不随俗尚。余尝以《霍乱论》及《温热经纬》赠之。"柳宝诒则为吴达的《医学求是》写了跋语，自称世愚侄，并赞"其理正而纯，其辨明以晰。其细意披剥也，可以应变而无方；其大声疾呼也，可以振聋而发聩"。

吴氏为人刚正不阿，不随习俗，力辟时弊，曾批判当时医者"从师一二年，记方数十纸，遂以为某某高弟，克绍其传""藉祖父余荫者，平日未读父书，一旦欲传祖业，执成方数纸，便称世医"等不究病证本源的错误思想。晚年于上海行医时，吴氏发现上海医生的"夹阴""发斑"之说以及善用热药与补药，在《滋阴误治论》《平心论》《教弊琐言》《补药误病说》等论文中发表不同意见，力求矫正时弊。吴氏认为医者应追求至理，取诸家精华，又应师古不泥，融会贯通。正如其在《治伏暑赘言》所云："用一味药，必有命意，不可执用古方，定方之后，未尝不与古合，所谓用古而不泥古也。"

2. 学术思想与临床经验

（1）当察岁气，不可拘泥，强调运气变化

吴达熟谙运气学说，能灵活运用于临床实践、分析病因病机、制定治则治法、指导临床用药，并可对疫病进行准确预测，这些都有确切的医案记载为凭，具有较大临床借鉴价值。吴达提出"五行之升降，以气不以质也""因病以测岁气，非执岁气以求病""证之变化，随岁时而转旋""治法又当通变""用法既当因时制宜，又必细察症象"等论述，见地独到，足堪效法。

1）对五运六气学说的基本观点

①因病以测岁气，非执岁气以求病

吴氏著作《医学求是》除在相关篇章或医案中多处论及五运六气外，还专列"运气应病说"篇，足证吴达对运气学说之重视。吴达从临床实践观察到："阴阳之胜复无常，人病之变现不一……遇阴阳偏胜之年，所见时证，往往验之岁气有吻合者。"

此外，吴达诊治时病、疫病时主张"当察岁气"，又不可拘泥运气。"六十甲子，原不能一一符合"，"若不能应病之变，而拘于运气之说，以为宜寒宜热，固无是理"，并总结说："惟就余迩年所历时证之多者，验之运气，往往相合。特因病以测岁气，非执岁气以求病也。"

②证之变化，随岁时而转旋

吴达认为运气理论与疾病发病关系密切，运气变化常导致疾病的病性、证候也会出现相应变化。如《医学求是·治伏暑赘言》明确提出："证之变化，随岁时而转旋。"并通过大量实例，形象生动地阐释了运气与疾病发病之间的关系。丁丑年由于运气因素导致秋病多湿证："若丙子秋，所见之证大都脉数、舌光、发热、少汗、干咳、喉痒、咽疼、口渴，一派秋燥……盖丙子岁，少阴君火司天，阳明燥金在泉，夏秋多旱，人与天地同气，故所见燥证极多。"而"今岁丁丑，太阴湿土司天，太阳寒水在泉，夏秋多雨，暑令不热，秋病湿证居多"。吴达从临床实际观察谈对运气学说的体会，可谓实事求是而能活用运气理论者。

③运气应病，治法又当通变

《素问·五常政大论》强调："必先岁气，无伐天和。"吴达深谙此理，在提出"证之变化，随岁时而转旋"基础上，主张"治法又当通变"，倡导治则治法、遣方用药应随运气变化。

《医学求是·运气应病说》记载了辛巳、壬午年同为春温。吴达根据运气特点采用不同治法而皆能获效。究其原因分析道："辛巳立春即多温病，缘辛金阴金也，巳火阳火也，火必克金，加以厥阴少阳司天在泉，甲、乙两木之火司气，春温乃木火内焚，首先犯肺，宜有是证。且庚辰岁冬无严寒，收藏失政，木失水涵，交春木气生发，则枯燥而自焚"，故"治法惟有凉营泄卫，断无浪投温燥，亦无逼以苦寒之理也"。而壬午春季温病却不多见，"缘壬为阳水，午为阴火，又值少阴阳明司天在泉，阴莫盛于少阴，阳莫盛于阳明，阴阳并盛，而水火得以交济"。吴达认为该年即使见春温病，"亦只须达表散寒，无汗者泄之，有汗者清之而已"。

2）注重五运六气理论的临床运用

①根据运气理论预测疫病发生

《医学求是·外感寒温辨》说："至论疫证，乃岁气之偏。天之六气，客气也；地之六气，主气也；主客加临，自有太过不及之数，即有生克胜复之变。人感疠疫不正之气，是以乡里传染焉。"

吴达对疫病预测经验丰富，其对光绪十年甲申（1884年）可能出现的疫病做出了准确预测。《医学求是·救弊琐言》记载："今岁少阳厥阴司天在泉，木火司权，而木火不得发泄，应有温疫之症。"针对出现疫情的预测依据，进一步分析"其故因去冬绝少严寒，天地之气冬失其藏，失其收藏则春气匮乏，无以发泄，故自春至于初夏，天气寒冷而少温和，且一热必雨，雨后仍寒，寒则晴霁。东南风，春夏之正气也，急则必雨；西北风，春夏之贼风也，见则反晴。验天地之气，春行秋令，可以知人身有阴阳不和之病"。

从此段疫病预测论述可以看出，吴达运用运气预测疫病不是简单的常位推算，而是"多因子"合参，考虑到上一年失"藏"之气，所谓"冬不藏精，春必病温"，以及当年的司天在泉运气，同时结合实际气候出现"春行秋令"的"非时之气"，真正能够做到"不以数推，以象之谓也"。

此外，吴达对疫病寒热之性的判断，从运气角度有自己独到体会，认为"然而凡病不过阴阳，故有温疫、寒疫之别。温疫每发于木火不得升泄之年，寒疫多盛于金水不得敛藏之岁也"。

②运用运气理论分析病因病机

《医学求是·运气应病说》分别对"甲戌、乙亥之年，秋季伏暑盛行"的病因病机做了运气分析。吴达"因思甲戌乃寒水湿土司天在泉，而甲木为少阳之火……是以人多伏暑也"。甲戌年"太阳寒水司天，太阴湿土在泉，中见太宫土运，岁土太过，气化运行先天，太宫下加太阴，太过而加同天符，又土运临戌，是谓岁会"，虽然该年水寒土湿易见，但不可忽视甲为阳木主胆腑通少阳，相火被寒湿所郁，阳气不令，泽无阳焰，则火发待时，故易病伏暑。

乙亥年乃"厥阴少阳司天在泉，系木火发泄之年，乙为阴木，而能生火，且临亥水，水又生木……交秋又加少阳在泉，木火更无所归，气泄而反衰矣"，加之"人当夏令，必内蕴暑湿，迫火衰湿郁，火遂陷于湿中，是以亦多伏暑也"，足见吴达对运气理论之娴熟，并能结合实际气候特点分析致病因素。

《医学求是·吐血证解》记载沈幼田"己卯六月，忽患热病，而发为痧疹"。吴达分析，"己卯乃燥金君火司天在泉之年，夏令酷热异常，平时自恃体强，不慎冷饮则暑湿内蕴，不避风露则感受外邪……是以郁于阳经而发痧疹也"。论其吐血原因说"交春天行生发之气，木火冲击，络中离位之血，随痰出矣"。运气理论认为，己卯年"阳明燥金司天，少阴君火在泉，中见少宫土运，岁土不及"，"阳专其令，炎暑盛行"与吴达记载之"夏令酷热异常"相吻合，该年易"民病咳嗌塞，寒热发暴……岁半之前，天气阳明主之，燥淫所胜"，故易发痧疹和咯血症。

《医学求是·血证求原论》分析出血性疾病说："……值风木司令之时，或逢君相之令，风扇其火，火不能藏，则血因而上溢""再有便血、溺血等证，亦由木郁而风泄，庚金之燥令不行，则风泄于大肠，壬水之气化不敛，则风泄于小便"。

③运用运气理论指导临床用药

吴达临床善于根据运气特点指导辨证用药。《医学求是·运气应病说》记载了不同年份霍乱证候随运气变化而相异的特点，病性变化需要调整治则治法，用药也需做相应调整。吴达追忆咸丰己未年（1859年）霍乱症治疗情况，"湿土司天，寒水在泉……故是年秋季霍乱盛行，悉见纯阴之证，概须用理中加附、桂之剂，所投辄效"。然而有不遵循运气特点用药者终致坏证。吴达记录，"有误认为暑火，未投温燥者，一二日即成不救。饮西瓜浆者，随服随毙。此阴盛之年所患皆同"，而"后历年亦均有霍乱，则多寒热错杂，迥乎不同矣"。

《医学求是·燥湿清源论》认为，"《内经》冬伤于寒，春必病温；夏伤于暑，秋必痎疟。此两证之燥湿，最宜详辨，不可忽也。然遇子午、卯酉，少阴、阳明司天在泉之年，秋季每多肺燥之证，即湿体亦有上燥之时。湿之重者，燥土利水而兼润肺；无湿者，即以润肺为先。此即秋燥之证也，润肺宜用轻清，药味又与治春温各异"。

吴达对运气理论的运用是灵活的，认为"天时人病之不可执一也"。《医学求是》特载"宝山人伤寒证"一案以资说明："立春后五日……诊得脉紧，无汗，恶寒发热，舌有薄白满布之苔，唇燥口渴，不欲饮水，咳嗽有痰。"对此吴达分析："余见症象，实系伤寒，无奈已交春令，木气正在发泄之时，唇燥口渴之象互见。又值岁气春寒逼人，外寒束缚，而内火必郁，郁则木火更炽，断不能拘于伤寒成法，用麻桂之方。然拘于春温治法，而以养阴忌汗为治，又非所宜。"吴达认为在这种复杂的情况下，需要结合临床实际观察到之"病象"，即"今春所治温病，渴不喜饮，而发热畏寒者恒多"，进而"用法既当因时制宜，又必细察症象"，方能治恰。

吴达最后总结，大凡感症，所见寒热燥湿之象，非特四时不同，人各有异，即历年所见，亦属变现无常。惟有熟读《伤寒论》、《金匮要略》、温热诸书，深明其理，再验天时有不正之气，人事有不谨之时，点题"特书一案"之目的，实为经验之谈。

（2）六经辨证，善用经方，临证重视传变

春温、夏暑、秋燥、冬寒之证，无不病涉于经。吴达《外感寒温辨》中指出伤寒必传六经，六经传变次序为"凡病犯太阳，太阳主皮毛，为六经之纲领；其次传阳明，阳明主肌肉，为气血之海、经脉之长；其次传少阳，少阳乃三焦之经，内护脏腑，脏腑气盛，能拒外邪，其病仍在躯壳。故传于太阴则经络病，传于少阴则血脉病，传于厥阴则筋节病"。病气传经，经尽不解而入腑入脏，入腑则为燥证，入脏则为湿证。阳盛入阳明时，承气汤之法，除外必见"营发而卫解"；阴盛入太阴，入脏生寒时用四逆、真武汤。总之，"凡治外邪，必深明乎营卫，观仲景之方，营病泄卫，卫病温营"。

吴氏临证时运用六经辨治疾病，譬如医案张叔和观察太夫人中风证中指出，"风病亦有传经之义，至第六日传至厥阴……第五日，右寸脉忽大，左脉忽小……第六日右寸更大，左脉愈小……至第八日，手足牵引，呼吸渐促，无可挽回矣"。医案李寿山春温传变，"初传三阳，腑中之津已伤；传至太阴，脏中之阴告竭；再传少阴，少阴之水立涸"。六经辨治，有效分析疾病的传变规律，精确用药，提高疗效。

吴达善用经方，如在春温治案一节，曾详载某春温患者，时医多被假象所惑，误用热药，惟吴氏力辟众议，历经周折，用白虎汤、桃仁承气汤起之，并借此告诫后人治病须明仲景意旨，旁览各家，方不为临床所惑。再如《柴胡升降说》一节对柴胡的论述，也可观其对仲景学说之独到见解。时世人皆畏用柴胡，认为其性过升，然吴氏认为柴胡乃"药中至要之品"，其性可升可降，可举肝脾之陷，亦可平胆胃之逆。当外邪侵犯少阳三焦时，惟"柴胡能入足少阳之经，使两火和协下行，邪自解散"，正是所谓和解之药。在《伤寒杂病论》中，小柴胡汤能治少阳逆升，主药柴胡和黄芩泄表，使热不能胜；而大柴胡汤中又可治阳明、少阳合病，柴胡合芍药以清少阳。陈修园曾记载小柴胡汤可治虚劳，也正是因为少阳经为人身之枢纽，柴胡可司升降之职，用之可转运中宫。足厥阴肝经与足少阳胆经互为表里，表里同气，凡是因肝木下陷所致淋浊、泄痢、痔漏诸症用柴胡皆效。吴达总结柴胡"能降少阳之逆，亦升厥阴之陷"，能升能降，不该畏用。

（3）尤重脾胃，固护中气，务求四象得转

吴达认为脾胃为气机升降之枢，脾胃气机升降正常，则五脏六腑之气机易于畅通，一旦脾胃功能失常，则升降无序，人体即病。吴氏曾云，"人以中气为主，脾胃居中，水火金木赖以运行，脾升则化木火，胃降则化金水，乃四象之父母也""中气旺，则脾升而胃降，四象得以轮旋；中气败，则脾郁而胃逆，四象失其运行矣""肝木赖脾土之升，胆木赖胃土之降""中气为升降之原，脾胃为升降之枢轴，枢轴不运，则火浮而水沉，胆火飘于上而上热，肝火郁于下而下热"。

吴达在《燥湿清源论》中阐释相关脾胃失调的病理变化及治疗方法。阳虚之证，脾湿痰多，阳气衰弱，土湿，则亦成脾湿困顿，清阳下陷，胃不得降则心火上炎，火刑肺金，肺失敛降，阴浊上逆，治疗以"温燥脾土为急，脾土温燥而阳升，胃土清肃而阴降，中气运行，四象无不轮转矣"。阴虚之证，太阴湿土盛行，若兼燥、木燥生风证，则以滋阴；若"见中宫湿郁，肾水已寒，而见遗泄，肺胃不降，君相火炎，而见吐衄"，应理中气，并认为"升脾、降胃、达木、敛金、降火、温肾诸法，临证时择善而从"。在《滋阴误治续论》中解释"吐血则血去营虚，咳嗽则中宫失郁，皆中气已伤之证"，又认为《黄帝内经》中承气汤类，通胃腑而急救脾阴。瘦体无湿之妇人则应滋补于胃，土旺木荣，多产者更宜腻补。胸满湿郁者应专理脾阳等。由此可见，吴氏临证之时尤重脾胃，固中气，则四象得转。

（4）辛温开泄，辛凉清解，并用治疗伏暑

吴达认为伏暑多因中气素馁或劳倦伤中，感受暑湿在先，至秋金气司权，凉风外袭，其性收敛而燥，湿邪欲泄无门，外燥既敛，内湿愈郁，郁极生火，即"外燥、内湿、火郁"三者互结而成。并提出"隆冬亦有伏暑"，这与吴鞠通《温病条辨》中"长夏受暑，过夏而发者，名曰伏暑，霜未降而发者少轻，霜既降而发者则重，冬日发者尤重"的认识一致。

吴达辨治伏暑，颇重舌苔。认为若舌上白苔满布，湿象现于外也；苔白而舌边红甚者，郁热甚也；苔厚而舌本不红，乃湿重火微之征；若白苔不厚，舌边淡白，但有寒热，乃伏邪轻证；满布薄白腻，湿微燥甚也；舌中黄厚，边尖皆红，湿郁火升也；舌苔紧贴，平而无孔，邪未透达，邪达则苔浮矣；舌润苔少者，初起失表，湿积火郁；黄白之上而罩黑苔，乃火邪外达，为轻候，邪去正安，其苔自退，不得误用犀角、鲜地、紫雪等。

在治疗上，吴氏提出，"故必先用辛温，开泄湿邪，使湿邪内化而外解，郁火得以上升；旋用辛凉轻剂以清之，其效甚速"。同时应随证加减，初感新凉，皮毛紧闭，欲其汗解可用浮萍；对外燥内湿火郁三者并见之证，应先渗其湿，以涤秽浊；次清其火，以救肺胃，亦当佐以浮萍，开其外闭等。

此外吴达治伏暑还有三戒，一曰不可见其热甚而清火，见其无汗而发表，清火则湿愈伏，外感新凉反有依附，而内郁之火无从透达，发表则湿邪不解，徒伤津液而郁火益炽；二曰不宜早用滋阴或苦寒；三曰不可不辨燥、湿、火三者孰轻孰重，概投温散则燥火相犯，有伤营血，引发斑疹。吴达论伏暑颇具独见，值得后世医家临床推广。

（5）调理脾胃，畅达气机，血证自可向愈

对于血证的治疗，吴氏痛恶舍本求末，以病就方，但图眼前之效，终使疾病一发难收的庸医。在《医学求是》中反复强调"不可见血即骤用寒凉，立行止塞；亦不可见血即以为虚损，妄进滋补"，并通过众多的临床病例，论证了调理脾胃、畅达气机在治疗血证中的重大意义。

吴达认为血证的产生与运气密切相关，而总因乃脾土湿郁，胃气不降，并伴有肝失疏泄，肺气不敛。骤发吐血一可因劳倦伤中，或忧思郁结，脾阳受困，土郁则木郁，而木以疏泄为性，愈郁而愈欲疏泄，则一旦怒发而上冲；二可因色欲过度者，当值风木司令之时，或逢君相之令，风煽其火，火不能藏，则血因而上溢所致；久咳痰中见血，或痰后大吐者亦因脾土湿郁；衄血是由脾气不升、胃气不降、肺气之不敛；便血、溺血等证，亦由木郁而风泄，庚金之燥令不行，则风泄于大肠，壬水之气化不敛，则风泄于小便。

在治疗上，吴达以维护脾气升举、胃气降行为总的治则，组方中必重用茯苓渗其土湿，必用半夏以降胃逆，确立渗脾、燥脾、降胃、达木、敛金的治疗大法。对于吐血、衄血之症，可降其上，温其下寒；对于便血、溺血之症，可清其下热，理其中土，并提出"遇误治未深之症，每用淡以渗其脾湿，辛以降其胃浊，疏肝木以清风，逐瘀滞以通络"的组方原则；而针对一见血证，辄用寒凉止血滋阴的时弊，则应固护脾阳，吴达强调"中阳渐旺，升降顺行，自可向愈"。治疗吐血骤发，用药以半夏降胃逆，重用炙甘草以和中，配合白芍、当归、首乌、阿胶等培肝血之源而平风木等；治因色欲过度而致吐血，当归、首乌、阿胶培肝血之源，佐以砂仁、半夏、干姜；治久咳痰中见血，桂枝可宣通甘络，以白芍佐之，丹皮逐瘀，茯苓渗湿，必重用半夏以降胃逆；治疗衄血，丹皮、柏叶、五味子等敛肺疏肝之药必不可少。

（6）另辟蹊径，简便效廉，诊治小儿诸病

吴达对小儿诸病的治疗也颇具心得，对常见疾病的病因病机都有另辟蹊径独到之处，治疗方法多样，还多记载各种简便之法，对目前的临床仍具有一定的指导价值，以下举几种儿科常见病种：

小儿瘄疹病，缘由疫疠之气盛行，小儿皮毛致密，伤于春夏之风，风伤其卫，卫不易泄，卫闭而抑遏营血，营郁则内热自生，故发红点。治疗上提出"初起必用泄卫凉营之法，卫泄营开，红点透露"，并认为红现而发白瘖，先红后白为顺证，反之治不如法，必成风癫之疾。若余邪未尽，须调营解毒。

小儿急慢惊风病情凶险。急惊风的病因为外闭而郁，即小儿皮毛致密，感受外邪，卫气易闭，肺金不利，卫闭则营郁，肝疏泄不达，肝郁生风，胆郁生火，则惊搐；慢惊风因中虚而郁，即内伤中气，抑遏肝胆之火，不得流行，或由久病、误治所致。治疗上，急惊风以开泄为先，达表利窍，当其厥时，急用开关散取嚏，再用推拿之法，按穴施治，以冀安睡取汗；慢惊风宜解郁和中。

小儿痘疹，因小儿脏腑娇嫩，内脏之火运行不息，毛孔紧密，若感受疫疠之气，无内火攻触，无外卫闭束所致，痘疹发于皮肤，可用手感触，其病情缠绵，易于传染。区别疹与痘，"疹为瘟疫，温则入腑为燥，所发只见红斑；痘为寒疫，寒则入脏为湿证，疫邪胶固，不易解散，惟是郁久火生，亦有燥证"。治疗方法是种痘苗于鼻中。

3. 医案萃选

（1）风邪误成咳血证

刘佑年，辛巳孟夏。右胁胀疼，咳痰呛血，寒热未清，呼吸痛不可耐，病延旬日，脉象右涩左滑。初起时病象寒热，右耳后项肿，服川贝、麦冬、旋覆、蛤壳之类方药，效不佳，项肿平而胁胀甚，咳痰见血，咳时胁痛，刻不可忍。

此乃风邪由项后入于风府，郁于少阳之经。而咳血胁痛者，大都药误所致。

方予：薄荷、前胡、杏仁、象贝、紫菀、丹皮、茜根、牛蒡、桔梗、苏叶、柏叶等。

两进而血止嗽减，改方去茜根、柏叶，加用半夏、陈皮、苓、草之类。

三易方而病如失，调理即安。

（2）腹痛泄痢证

张葵卿，壬午正月。面白瘦弱之躯，前有痰喘之恙，今患头痛、发热、少汗、不欲饮水，且有腹痛、泄痢之症。

其人素有湿痰，咳呛气促，乃中阳不足，肺胃上逆之体。春感外邪，病邪在经，较春温之燥火内应者不同，仿仲景之法，治其经邪。

方予：桂枝汤加豆卷、杏仁、苓、泽为君，加橘、半、砂仁、姜、枣为佐。

一剂汗出热退，经邪尽解，而赤痢未除，少腹疼痛，里急后重，至圊不爽。

改方：苓、泽、苡仁、车前，重用桂枝、丹皮、焦楂、苁蓉，略佐羌、防、升麻、炙草。

两剂而诸病失，翌日亲自来寓，调理而安。

（3）温热证

俞惠斋，癸未四月。右寸关滑数，舌苔薄白满布，舌本边红尖赤，头胀畏寒，发热多汗，口燥面红。

因外感风邪，病于春末夏初之时，内有木火相应，实为温热。

方予：薄荷、青蒿、前胡、白芍、元参、连翘、麦冬、丹皮、生草、姜、枣。

十八、薛福辰

1. 生平简介

薛福辰，字振美，号抚屏，别号时斋，生于清道光十二年（1832年），祖居无锡县西漳寺头，后迁城内前西溪。幼年聪慧过人，由其父教经史子集，博览百家，熟读朱子《近思录》。道光三十年（1850年）考取秀才，咸丰五年（1855年）参加顺天乡试，中第二名举人。后在北京任工部员外郎。咸丰八年（1858年），因父病故，扶柩归里。咸丰十年（1860年），太平军攻克无锡，他与母、弟避居苏北宝应县，教授弟弟福成、福保学识制文，回到都城后，在工部浮沉六七年，闲暇时便研读医书，精通各家学说，诊治疾病，疗效显著。其一生初攻时文，中治古文辞，最后研医术，在医学上最为用功，而人生际遇，也因此不同。

后去李鸿章幕府供职，提任为候补知府，到山东补用，在任 4 年，海岱之间，民无饥馑。1880 年受人举荐，给慈禧太后治病，常在内庭行走，诊病多独特见解，多与其他御医发生争执，甚至不惜得罪其他太医，但疗效甚佳，对慈禧太后病体调治得当，颇受太后赏识，多有夸奖、赏赐。光绪十五年（1889 年）夏，薛福辰上疏申请辞官回家，临行慈禧亲笔书赐一联"人游霁月风光里，家在廉泉让水间"。同年 7 月逝世，葬于漆塘大浮山。

薛氏性喜收藏古籍和医书，家有"青萍阁"藏书室，重视经典传承和研究，曾对所藏宋本《重广补注黄帝内经素问》批阅句读，所著《青萍图文集》《医学发微》《临症一得》《风劳臌胀实验良方》等遗稿，均未写定，仅存《素问运气图说》一文。

2. 学术思想

（1）批校内经，重视运气

薛氏得到宋本《重广补注黄帝内经素问》一书后，如获至宝，批校句读，获益良多，其将各家注解了然于胸，由此对《黄帝内经》有了更深的理解。并从内经而重视运气思想，在批注中尤对运气相关内容多有著述，并曾在其所著《素问运气图说》自序中说："《素问》之论运气，犹《灵枢》之论经络也。"

《素问运气图说》为其唯一留存著述，此书将运气学中主要的知识：五行生克、主运客运、主气客气、司天在泉、正对化、节令、天符岁会、脏腑经络、南北政等，以图文形式列出，便于读者学习领会。从中可见其重视亢害承制之说，其以五行生克制化开篇，言"假如木亢害土，土之子金，承而制焉，则木畏土子，不敢罔行，此所以相生不害，相制而不克也，余可类推"。虽其中一些概念尚存争议，当为薛氏一家之说，但也反映了其对运气的认识与理解。

（2）主用甘温，以培元气

薛福辰推崇黄元御的学说，治病常以甘温培补元气为主，从其为慈禧太后治病所用方剂可见一斑，在《翁同龢日记》记载的慈禧诊病用药经过中提到，光绪六年（1880 年）八月二十四日云："薛与汪议论抵牾。薛云西圣是骨蒸，当用地骨皮等折之，再用温补。汪亦云骨蒸，但当甘平"；9 月 1 日载："看方，三方，一薛、汪，仍温补；一马，甘润；一太医，苦寒"；10月13日载："夜马培之父子来，极诋薛、汪两公执持偏见，桂枝、鹿角与中满之证不合，恐增病也"。对于同一人的病症，不同于马培之主以甘平的思路，薛福辰一直主张以温补为主，且常用干姜、川椒、桂枝、鹿角等甘温药物，为此不惜与其他医生反复争论。

十九、汪艺香

1. 生平简介

汪艺香（1836—1899年），名培荪，祖籍安徽省歙县，上世迁锡。父亲汪致和是无锡盛巷儿科世传名医曹伯谦的门生，汪氏幼年即随父学医，熟读《素问》《灵枢》诸书，甚能滔滔背诵《难经》全书。精于岐黄之术，尤其擅长治疗温病和小儿诸症，且每定一方，均载明经曰如何如何。时医声赫赫，与王旭高、张聿青齐名，后行医苏州观前街，亦门庭若市。

汪艺香乐善好施，诊余之暇，常去无锡崇安寺听松茶室品茗，曾有贫困者向其借贷，往往倾囊相助，毫无吝色，自己却因此反而欠了茶资。有贫困者还会跟着他回家，也都设法周济。向汪艺香求诊患者居多，除平日门诊外，常出诊至深夜方归，当时锡城流传一言，"病家要请汪艺香，开了大门等天亮"，常因诊病太过疲惫，合目欲睡，在方案上多有墨痕。但汪氏为人谨慎，每处方毕，必张目细视一遍，确无遗漏方罢。

汪艺香门徒甚多，大半是放弃科举考试的读书人，当时无锡中医界称他们为"汪党"。汪派以用药精炼、配伍得当著称，其处方除汤剂之外，常附有宣窍开导的末药数味，且处方上两种药味同炒、同打者较多，都是汪氏平生经验积累，值得后世探讨。同门有医名于世者数十人，以邓羹和、龚锡春、陆仲威3人最为出名。

汪艺香病案还曾被邓星伯收入马培之医案《务存精要》中，邓星伯学生杨博良曾言："是书为马、汪两先生视暑湿症之医案……视症之明了，方法之灵动，均从经验中得来，宗此立法，无不应手而奏效"；张聿青《且休馆医案》也记载温明远伏暑一案中，曾多次与汪艺香商讨才定下处方，"五诊同汪艺香合参方，案未录……六诊此方服后，脉之细涩，转为弦滑，舌之剥痕，已被浊苔满布，未始不为退象。同汪君议方……八诊寒热虽不甚盛，而仍有起伏……质之艺香先生，以为何如……九诊气湿开通，脉歇及数象皆退，大便畅行。胃气将起，惟祈谨慎。艺香先生商定"。这充分体现了当时锡澄地区医师间的医学交流非常多，为治愈患者也进行了诸多医学讨论，学术思想通过病案、著书不断传播。

汪艺香三子镛、孙伯蓉皆继承其业，惜伯蓉殁后，家传遂绝。

2. 学术思想与临床经验

（1）六经辨证，擅用经方

汪艺香宗仲景法，临床能活用六经辨证。以辨证伏邪为例，汪氏认为伏邪所居，必在募原，募原即膈膜，是少阳阳明之间，若伏邪归入少阳，则发寒热交作之正疟轻症；若伏邪从募原走少阳而转入阳明，则为不寒但热之瘅疟重症。伏邪若初起微寒不栗，热退不清，中途又转为连热，这是因伏邪挟带积邪，阳明里热与积滞合并之故。

汪艺香与众多龙砂医家相同，尤擅经方，例如在治疗疟疾时，认为疟来不一而作，无非伏邪逗留于少阳阳明之间，指出古人于疟一症，必以小柴胡汤为主方。但是汪氏指出疟虽不离少阳，若患者表明口渴舌光，热不退清，则已兼涉阳明，应用小柴胡汤合白虎汤，这正是承袭方义而不泥其方。再如遇伏邪积滞，闭极生风后期，患者脉数已和，然滑象未退，舌霉已化，然苔黄尖绛，汪氏认为此乃邪火渐息，但痰滞未清，选用半夏泻心汤合白虎汤，两经方合用，泻心汤可清在经之热，白虎汤可以通在腑之积，经腑同治，邪积悉化，病魔自退。

（2）冬日膏滋，多治虚损

汪艺香一如诸多龙砂医家，亦擅在冬日使用膏滋补药治疗损症，汪氏认为膏方"一则代汤药之繁，一则可收缓图之效"。如肺损咳嗽痨病，汪艺香指出，"大凡损症，惟肺最易者"，肺病必咳，咳则气泄火动，气泄则不固，火动则阴伤，水火日偏，阴阳失调，痨病正是阴阳俱损之症，患者必然上有咳痰带血，下有泄泻，咳嗽不已，纳食逐渐减少，正所谓"上下交损，中土已败也"。对于此类患者，汪氏常拟膏方培补三阴，使足太阴脾经有相生之权，足少阴肾经无伤阴之弊，如此土便能生金，水能涵木，厥阴自可平补。

拟方如下："大生熟地各一两，西归头二两，奎杞二两，西洋参二两，党参三两，肥知母二两，茯苓、茯神各三两，天麦冬、连须各二两，女贞子二两，制香附、粉丹皮各二两，黑豆衣三两，白芍三两，炙紫菀一两五钱，蛤黛散三两，川百合二两，石决明（煅）四两，阿胶二两，煅龙骨、牡蛎各三两，雪梨膏二两，川斛二两，白蒺藜三两，桑叶二两，龟胶二两。"此方被证明屡效。

再如治疗因肝木相火横犯脾胃，胃阴日渐不足，患者神乏形疲，纳减不寐，一派生发之气衰败，营卫之源枯槁之象，汪艺香治疗此种病症，强调"治体治用治本"，主因在肝木，治肝后脾胃自复，拟膏方如下："生熟地、西党参、茯苓神、娑罗子、杭白芍、当归身、紫石英、冬於术、新会皮、女贞子、酸枣仁、炙甘草、厚杜仲、龙眼肉、延胡索、陈香橼、奎杞子、柏子仁、细香附、陈阿胶，白蜜收膏。"此方可达平肝木、健脾胃之效，是取《黄帝内经》中治肝"辛以补之，酸以益之，甘能缓之"之法。

需要注意的是，汪艺香制膏方收膏不局限于糖类，如治疗某患咳血已止，脉尚带数，认为其宜安养以待其复，予膏方时，就用藕汁收膏。

（3）擅治温病，明辨伏邪

汪艺香认为伏邪乃"口鼻而入，内伏而发"，明确肯定了"邪有感、有伏，伏则自内而发，感则从外而入"，指出了外感与伏邪的区别；并认为伏邪多是体虚之人得之，"气来不正，即谓之邪，人处其间，壮者自可运行，怯者着而内蕴，至秋而发，皆曰伏邪"；而且指明所伏之邪多为暑湿之邪，认为"暑湿相客多伏于募原"。

此外，其还简明扼要地指出伏邪的特性乃是具有起伏之势，"惟伏邪能起伏者，须从伏字着意，盖伏即进，起即出，而进者能出"，认为邪伏乃病进，邪起则病出，强调邪气起伏的关键在于"气能开阖"的气机运动。

汪艺香治疗伏邪多从调理气机入手，用药上常选豆豉、薄荷、杏仁、桔梗、桑叶、牛蒡子之属开提肺气，槟榔、枳壳、厚朴、白豆蔻之类宣展中焦，善用开肺气、通脾阳之法托伏邪以外达，而免其逆传或内陷，"苟得大气一展，地气自旋，外邪可徐徐分析，得免内窜宫城等变"；当"气阴俱伤，蒸化乏力"，以暑为主时则以清泄为法，常用滑石、竹茹、灯心草、碧玉散等清邪撤热；若"暑居湿下，清之徒然，湿遏热上"，则常以葛根、浮萍、薄荷辛凉开表，配以杏仁、大黄、枳实微苦通里，总之以汗下双畅为解暑祛湿之大法。

汪艺香指出，除以暑湿为主要所伏之邪外，寒邪也可成伏，"寒与暑湿，阳少阴多，能伏能蕴""所以伤寒与瘅疟都有内伏而发者"。然而并非一切寒邪都可成伏，"风温发于冬令，必非伏邪，自然先伤于肺"。

（4）四诊合参，尤重舌脉

汪艺香辨治疾病重视四诊合参，但对舌诊、脉诊尤为重视，所载几乎每一病案，俱会描述其舌脉为何，且十分详实。正如其病案中所言："六气为病，望问闻切四字不可缺一。即如此症，脉象、舌象各居其半，为病确据，推之经义即是望切两字，寒热虚实轻重出入丝毫不错，复以一切见证合而论之，无微不显。"譬如其治疗呕血患者，汪氏详述其脉理，"按脉中空边实，来往不利，此名芤涩，涩则有瘀，芤则血虚，胃络震动，诸经失养，不可堵截，且用和络"；再如一风温与积滞合并患者"脉象右寸弦涩，右关数实，右尺重按似有搏指之意，左寸濡数，左关见弦，左尺嫌太露有不藏之象"，汪氏认为此乃风温蕴于肺胃，逆传心包，痰积化热于脏腑之间，蒙迷清旷之地所致。

与此同时，汪氏亦重视舌诊。如其诊某患者伏暑紫斑一案时，数诊舌象都详实记录。一诊时查其"舌苔淡黄而垢"，认为是因其"禀赋本亏，病初之际，经事适来，阴气暗泄，邪热乘袭，浊邪与积胶锢之"，故用大黄黄连泻心汤合犀角大青叶；二诊查舌"转淡黄而露底，望之色干，红刺密布"，是因"肠胃之积滞下而未清，身中之阴液日伤一日，有限之阴液既伤，难胜无情之邪热"之故，遂用犀角地黄汤化裁治愈。

（5）重视脾胃，谷食为命

汪艺香曾云："人之至要，必在脾胃，所以自古圣人皆以后天为本。"脾胃是营血生化之源，亦是卫气之根，患者病重若尚能进食，则还可救治，若已无法纳食，终是徒劳无功。凡是人的生长发育都在脾胃，胃司受纳而下降，脾司健运而上升。水谷入胃，脾生津液，清者为营，浊者为卫，输布于六腑而气充沛，和调于五脏而血始生。脾胃无病，气血生发正常，百病自然没有条件生。汪艺香强调古代圣贤医家没有不重视脾胃的，"正所谓土生万物是也"。对于体质壮实者，其食加倍，往往能有扛鼎之力；对于体力羸弱，其食减常，常常手无缚鸡之力。对于脾胃相关理论，汪艺香最同意李东垣之言，其认为"脾宜升则健，胃宜降则和，和者取其甘温，升者必用温热"。

汪氏指出人不是植物，"谷食为命"，无病的人 7 天不吃饭都不行，但是有病的人甚至可以 21 天不怎么进食都没问题，这是因为有内邪在里，脏腑为其蒙塞，所有的一线正气都被含蓄于内。所以当邪实一经退却，就应该先给一些米粥热饮，再给稠粥，使患者的谷食之气可以接续，正气逐渐回复，日长一日，就如同春季到来，草木荣华，气满乾坤，这就是生长的自然之理。所以汪氏临床用药在患者内邪逐渐消退之时，就会注重培中土以进谷食，开心气以通神明，希望可以使患者正气渐入坦道。

（6）小儿诸病，颇具心得

汪艺香师从无锡盛巷曹氏儿科，对于小儿诸疾均擅治疗，兹举例如下：

对于小儿蒸变之后发为惊闭一症，汪艺香认为闭症乃手少阴心经之病，而惊症则为足厥阴肝经之病，惊不离肝，闭不离心，又受热邪，使热入于里，痰积阻中，膈间有痰有热。"惊则气乱阳升，闭则气窒阳伏，惊由热甚生风，闭由火蒙痰蔽，因惊而经络牵掣，从闭而智识全无，惊而神气清澈者方为轻兆，闭在惊厥之后者则为重候。"所以小儿诸病，最怕就是惊证，因为五脏诸症，以心最重，心不可犯。汪艺香指出古人一般治疗小儿惊厥，以镇心安神、开窍醒神为主，配合清其膈间痰热。

再如小儿痘疹一病，汪艺香认为痘发往往是因患儿心脾之毒火太甚，身中之气血为其壅痹，不得流利所致。若患儿因毒火太甚，痘不得外越成浆，反有内陷之势，并且出现了烦懊不定、咳嗽音哑、不思饮食、大便溏泄诸症，是逆症难治也，若出现咳呛食少、气短似喘、头震咬牙等症状，是"气虚不能托毒，血虚不能养木，风动火炽掣提于上，充斥肺胃"，易生惊厥之变；若患儿饮食如常，大便正常，是脾胃有生机，正是"胃者，卫也；脾者，荣也"，如果荣卫均足，内可保护宫城，外能逐毒表分，是可治的征象。一般来说，痘疹的胞浆是毒火所成，而毒火的消退全需气血之消解，故治法先以解肌达表清解为主，需兼扶正。

3. 诊疗特色

（1）经时并用，选方准确

汪艺香用药经方可占十分之三，亦时常将两者结合起来，共同使用。如在治疗久疟伤脾便血时，就用黄土汤合戊己丸以肝脾同调；治疗疝气用肾气丸合橘核丸以求攻补兼施；治疗温病发斑时，用大黄黄连泻心汤合犀角地黄汤以清热解毒；对于阳虚水泛之泄泻咳嗽诸症，可用真武汤合四神丸；治疗妇女寒热至而经停一症时，虽外邪轻微，汪氏仍选用当归桂枝汤和小柴胡汤合用，以达热退而免损怯之意。

再如治疗伏暑之邪时，患者"热仍夜盛，烦闷干哕，脘板而痛，遍体透斑，斑色红紫，脉来濡滑而数，舌苔淡黄而垢"，正是一派热甚于里无从得化之象，汪氏欲用清法，即用大黄黄连泻心汤合犀角地黄汤之法。

另如治疗时症燥病时，患者"先为咳嗽身热，汗泄不畅，痰白不浓"，后现"烦躁狂起，神糊乱语，脘腹板硬而痛，大便溏泄不实，脉来浮滑而数，舌干白而底绛"，汪氏认为此乃风温化燥，浊尚未成痰，又与体内食积交蒸，伤灼津液，肺胃之火故迫近心包，需使患者汗出且下积方可挽回，故用麻杏甘石汤合槟榔丸治疗，使表里通畅，邪积得以分化。

（2）剂型多变，因证制宜

汪氏用方还喜用汤药与丸散分治之法，嘱患者服汤药时，仍多配以丸散服之，以增加疗效。但丸散服法亦多讲究，如有时要研末先服，有时要入煎剂同服，有时要汤药尽剂后再服丸散。如在治疗暑湿入里、痰热迷窍的闭脱之症时，常规煎剂方为"生山栀、连翘心、竹叶心、淡芩、朱滑石、朱灯心、石菖蒲、郁金、川贝、天竺黄"以清热开窍涤痰，还另配丸散剂需研末先服，"麝香、西黄、雄精、玳瑁、胆星"以增强疗效；再如伏邪为患已七日，患者体内有积有热邪，表现为齿垢舌黄，热壮汗少，腹硬而痛，汪艺香组方"薄荷、浮萍、葛根、豆豉、光杏仁、鲜佛手、枳壳实、花槟榔"，另配合竹沥滚痰丸和玉枢丹入煎剂同服，以达辛凉开表、微苦通里之效。

《汪艺香先生医案》中偶也可见仅用丸散药，多种丸散药配合使用的病例。如治疗痰火上炎所致疯癫一案中，汪氏即选用当归龙荟丸二钱以通便，清气化痰丸钱半以涤痰，朱砂安神丸钱半以安神。再如治疗因气虚下陷，寒湿袭人所致的男性睾丸日大，不胀不痛之症，汪氏认为"双丸主肾"，故选用橘核丸、金匮肾气丸、补中益气丸，再用砂仁汤配合服下，以达补肾通络、和血缓下之效。

4. 医案萃选

（1）小儿风温惊厥

童女风温，今恰一月，中途虽则转轻，而浊邪未清，余烬复焰，身热又起，咳嗽无汗，大便不行，脉弦数而带滑，舌淡黄而尖绛。突发惊厥，虽针刺后便行，然神识未清，手搐目窜，语言不出。

此由邪积夹痰互阻，肺胃表里既无出路，郁蒸化热，蒸痰动风。风藏于肝，痰生于胃，胃为十二经之总路，肝为东方乙木。胃气不降，风火上升，所以至其时而益甚，惊厥生焉。胸中本属清旷之地，而今转为尘雾之天，机窍被其蒙蔽，经络被其阻痹也。

方予：羚羊角、钩藤、竹黄、山栀、连翘心、淡芩、薄荷、大力子、川贝、僵蚕、茅根、珍珠母。

另：礞石、胆星、石菖蒲、麝香、金箔、风化硝，六味研末，竹油调服。

（2）暑邪内伏募原

年纪甫冠，智慧过人，以致情窦早开，肾关不固。迩来不寒但热，今交三日，热势起伏。伏则犹可，起则烦懊胸闷，睡中背部出汗，涌吐涎沫，当脐跳跃，偏右按痛，脉来弦滑而数，舌苔淡黄而腻。

此由夏令之暑邪内伏募原，新伤之寒滞盘踞阳明。若论动气，非大虚即大实，病甫起而见此，所谓未病先虚。当脐乃少阴地位，显系元海不藏，封固失司，体虚症实。

方予：南沙参、苏叶、全瓜蒌、干姜、连皮槟、桑叶、粉前胡、陈皮、法半夏、枳实、上川朴、豆蔻，摩乌药四分、摩石斛三分，二味冲。

（3）伏邪入阳明烦躁案

初诊：症延十有六日，寒来不过四肢，身热起伏，咳微不爽，从未得汗，脉来浮滑而数，舌质光红而干。前日陡加烦躁，竟无片刻可安。

伏邪归入阳明，郁蒸化热。阳明本是多气多血之乡，经中气血既为邪热蒸沸，变为多烦多躁之地。胃上覆肺，迫近心包，此处既为邪热所交迫，其势益甚。

方予白虎汤加减：生石膏八钱、生山栀三钱、天冬三钱、茯神三钱、夜交藤三钱、阿胶三钱、肥知母三钱、玄参三钱、淡芩钱半、生炙草各五分、百合心五钱。

二诊：烦躁又轻于前，今日脉象不静，腹痛时作，脐下膨满，舌苔黄而腻，中心一条光裂。

湿温化热，分而后合。热则阴分受灼，久则木横乘土，脾胃虽皆属土，大腹乃脾土所主。

方予：川连四分、大豆卷三钱、北沙参三钱、煨木香七分、白芍钱半、茯苓茯神各二钱、淡黄芩钱半、冬桑叶钱半、白石英二钱、大腹皮三钱、香附三钱、台乌药钱半、杜竹茹钱半、戊己丸一钱。

三诊：大便数行，刻下不但腹痛未除，而脐上更且发热，而兼身热，舌心光裂今布淡黄。

阳明之宿垢未除，太阴又招新风。风为无形之邪，首必袭肺，肺令人咳，咳甚则热甚。

方予：荆芥、枳壳、桔梗、蝉衣、橘红、桑叶、前胡、象贝、竹茹、苏子、牛蒡、神曲。

四诊：病中加咳既非本病，实由新感所致，虽未起床出帏，而虚则衣被之间亦可冒风。

方予：南沙参、麻黄、荆芥、象贝、郁金、橘红、牛蒡子、前胡、桔梗、光杏仁、枳壳、竹茹。

二十、过 铸

1. 生平简介

过铸（1839—?），字玉书，无锡金匮人。据《锡山过氏世谱》记载，"玉书起初为温州司榷，擢升於潜知县，调任德清县宰"，是无锡由儒而兼医的典型代表。

时清莱在过氏《近诊医案》序中，称其"大令故儒者，以孝廉起家，官浙中就，所至有政声，顾所至亦有医名"。马培之谓其"玉书文雅士也，可谓儒而医者"，过、马二人私交颇深，后还亲自为过氏著作作序。

过铸自幼习内科，后遭兵乱，避难江北，在泰州行医，数年后复归乡里，专事外科数十年，尤其擅长治疗疔症，治愈者数千。过氏治疗疔症，辨证用药、外敷内治诸法，以直捷明快为特点，不拘泥于细枝末节，后选取平日经验用方，撰写《治疗汇要》2册，以求为后人治疗疔症提供参考。

除疔症之外，过氏对喉科、眼科亦十分擅长，有消腐散、导痰开关散、瓜霜散等秘方，疗效均佳，都记录在其《过氏医案》中。其学术思想多推崇陈士铎，每师其法，无不奏效。著有《治疗汇要》（又称《治疗大全》）、《过氏医案》（又名《近诊医案》）、《喉痧至论》，均存。另著《外科一得录》，现存佚不明。

2. 学术思想与临床经验

（1）疔症尤专，内外同治

过氏在《治疗汇要》自序中言，"治外科数十年而于疔尤专，所治无虑千人，幸无一失"。马培之为其作序时，亦言，"发于何部，是名何疔，治以何法，玉书尽闻而尽知之"，足见过氏治疗疔症之专长。

《治疗汇要》共记载疔症86种，过氏认为"疔者，坚硬有脚，其状若钉，故名曰疔"，病因可为人或受四时不正之气，或嗜食肥甘厚味，或误食中瘟禽畜、汤罐中霉烂米糁等。

过氏强调疔症主要是因五脏蕴毒而发，所以疔疮辨证也可以分为五脏，而每脏所致疔疮都有各自的颜色、好发的部位。如发于心者，常生唇口疔，或在手掌指节间，其泡色红黄，痛痒麻木，患者常寒热交作，烦躁舌强，头晕心烦，治疗常用大黄、栀子、连翘、丹皮等泻火清热之品。常以疔疮的形色、部位、伴随症状，以五脏辨证治疗疔疮，无不效者。

过氏虽长于外科，但与高秉钧等龙砂外科医家一样，强调外病内治，尤其对脉理十分精进，并总结了疔症脉象。过氏将浮、实、弦、洪、长、紧、数、牢、沉、伏、促等脉归于有余之脉，细、迟、缓、芤、涩、濡、短、虚、革、结、动、散、微、代等脉归于不足之脉。临证强调应当症脉相参，未溃而见有余之脉，是毒气盛也，宜速攻；已溃而见不足之脉，是元气已虚，宜速补；若未溃而见不足之脉，是毒陷而气虚也，宜补阳气以发毒；若已溃而见有余之脉，是毒盛而气滞，宜滋阴而化毒。他将临证诊脉总结为"紧、数、沉、实"四字。疗初起时，寒热拘急，脉紧而数者，病在表，宜用汗法散之；脉沉而实者，病在里，宜用下法而解毒。

过氏治疗疗症，充分汲取各家学说。如陈实功认为，"疗疮先刺血，内毒宜汗泄，禁灸不禁针，怕绵不怕铁"，过氏亦持此观点，也认为若疗肿而不刺，其毒最易入腹，刺后能将脓血挤清，就有起死回生之效，并总结了部分便捷刺法，时至今日依然能应用于临床。如疗生于督脉，可用三棱针刺百劳穴以泄毒，再刺委中穴，挤出紫血，随后用麻油、食盐擦穴上。但要注意针刺不可过深，仅刺皮而不伤肉；若疗长于手指，可以刺第3节指根近掌处，使毒不窜入其他手指或手心手背处。

除用刺法，过氏治疗疗症还归纳总结方剂92首，汇集74种治疗药物，都总结于《治疗汇要》中。如黄芪一味，过氏认为其能"灸则补气，如毒未尽适以补毒反攻内腑，不独未溃以前不可用灸也；生用则托毒发汗解表，未成即散，已成即溃，外科之圣药也……再黄芪为痈疽圣药，惟疗之初起不宜用，俱用在已溃之后，不可不知"；再如细辛一味，过氏总结"疗虽忌热药，然重疗不能不用……与黄连同用，最宜……可去性存用，以开疗窍"。另外还有一些外治法，包括神灯照法、挑泄五脏毒法、桑枝烘法等，颇具时代特色及地方特色。

（2）委中刺穴，活血清热

过氏临床常刺委中穴，不局限于治疗疗症，在治疗其他疾病时也常用此法，包括有痈疽发背红肿疼痛者，鹤膝风已跛足者，因中风痰厥而牙关紧闭、不省人事者，针之辄效。过氏认为针刺委中穴，有舒筋活络、活血化瘀、清热凉血等功效，同时针刺委中穴也有一套自己独到的手法。常令患者双手放墙壁上，双脚挺直，用三棱针将纸扎过，仅露出半粒米大小的尖头，针时以中指抵住针头，看到委中穴处的细青紫脉，照准刺之，让黑血一直流，等到流出血液变为淡红色时，过氏将纸轻按片刻，再贴上膏药。若是因风湿已跛足的患者，放血后过氏还会让人在患者的手足、腰背、腿上用圆棍推，并嘱患者三四日不可洗浴，往往用之即效。过氏强调，虽针穴不宜出血，但委中穴、少商穴两处针刺必须要出血，才能达到疗效。

3. 诊疗特色

（1）用药大胆，擅用重药

当时医者善用"太平方"，所谓"太平方"，即方中用药最重者不过三四钱，即使治不好，也不会治坏，不敢用承气、陷胸等方剂。过氏认为此类医者，辨证未明，用药也无君臣佐使，单单投以平淡之品，不求无功但求无过之法，就是庸医在杀人，害处极大。过氏用药大胆，擅用重药，观其医案，所组方用药，量常二三两，且常用动物类药，如黄狗下颏、象皮、虎胫骨等。

（2）外科手法，精益求精

过氏认为外科以手法为第一，治疗疔症，更强调刺法手法的重要性，"刺法挤法俱在乎手法""初发时不妨用刀轻刺，慢慢挤尽恶血"，其治疗唇疔、面疔，也强调刺法宜稍深，不可仅仅刺破皮肤，而不伤到里肉。过氏下手极准，敢行其他医家不敢之举，如其治疗泉唐樊学士太阳厅，当时樊某太阳穴四周崩急肿痛，连及面目，过氏查后，用拇食指将太阳穴附近皮肤拈起，直接以刀横刺，再细细将恶血挤出，当时血流满地，观者骇然，而过氏则当患者自觉患处已大松才停止，遂给敷药，并用大剂解毒，第二天仍以相同手法挤之，3日后肿痛全消。

4. 医案萃选

（1）便血

洞庭山梅大令仆人粪前下血甚多，不时腹痛，日形憔悴。

生地、当归各一两，地榆、木耳研末各五钱，五剂而愈。

肾主二便，大肠多火，肾水亏损，水不济火，故下血也。大肠本无血，因火燥液干，则肠薄而裂，则从外渗入，裂在上，则血见于粪后，裂在下，则血见于粪前。或谓粪前血属大肠，粪后血属小肠，治宜大补精血，大肠不燥自无裂渗之虞。

（2）刀伤

庚子秋，某台州人路遇两匪类相争，台州人身受重伤，抬来请验，验得两胯各擢去肉如拳大，肾囊下刀伤二寸许，幸未伤及肾子，当敷以伤科十宝丹，越两日遣人往视回云："伤者面色灰白，口渴身热，二便不通，饮食不进，伤处常流稠水，臭秽难闻，医云恶象皆见，危在旦夕，不可治矣。"余曰非不可治也，口渴身热者，血将尽也，时流臭水者，二便不通，故切忌饮水，饮水即死，若用大剂补其气血，兼用止血生肌之品，则恶肉不至，攻心内火不致烧胃，伤虽重险，尚可挽回。

生地、当归、元参、麦冬各三两，生甘草、乳香（去油）、没药（去油）、刘寄奴各三钱，地榆一两，续断、白术各五钱，三七五钱研冲，花蕊石二钱，党参三钱（人参更佳）。

服一剂而渴止热除，两剂而二便通，秽臭顿减，四剂则饮食大进，疮口渐收，后将各味减半，再服数剂，惟伤处筋团结不便屈伸，令其用木杓时轻敲之（此法出于古法），未几筋渐舒，行走如故矣。

此方凡有刀伤，无论重轻皆可疗治，屡试屡效，用药之多寡，视伤之轻重而施之，伤重者分量不可减。

5. 创方举隅

（1）黄狗下颏散

主治：肚痛、小腹痛、腰内附骨痛及发背一切下部痈疽。

组成：黄狗下颏（连舌连皮劈下，以瓦覆灸之，煅至青烟尽而黑色如炭为止，带白色则过性无用矣）、寒豆（一名豌豆）、白蔹。

用法：各等分，三味共为细末，空心黄酒调服五钱，患处用此散以香油调敷，取验以服药后出臭汗及熟睡为准。

（2）龙象散

主治：无名肿毒、大疮、搭背疮等，惟头顶不可用。

组成：象皮（二两三钱，厚者为佳，用大块硼砂一钱三分八厘，铜锅炒黄色，趁热研末，用一两五钱入药）、龙骨（二两三钱，火烧冷透，研节净末，用一两五钱入药）、乳香、没药（二两，俱去尽油）、赤石脂

（三两，火煅五次，入冷水五次研末，研末用净二两），朱砂（水飞）、轻粉、儿茶、血竭各二两，雄精（一两五钱）。

用法：各研细末，如压秤准和匀再研，收入瓷瓶封固，泄气则不效，愈陈愈灵，用时每药末一两，外加麝香冰片各六分，同研匀掺膏药上贴之。

加减：如遇背疽大证，先服用补中益气汤三剂助之。

（3）逐腐神方

主治：咽喉溃烂。

组成：人中白一两煅、生大黄一两二钱、生石膏五钱、盐水炒元参六钱、酒炒黄芩一两四钱、元明粉七钱、僵蚕三钱、西瓜霜八钱、轻粉一钱。

用法：共研细末，封固，每服二钱放舌上津化，徐徐咽下，则腐肉自去。

（4）平安饼

主治：胬肉突出、毒根凸起日久不脱落。

组成：乌梅肉一钱、轻粉五分。

用法：研至不见粉亮为度，用口津少许研软作薄饼，切勿见水，研成膏后，量患口大小作薄饼数个贴毒根处，外盖膏药，日易一次，以肉缩进、毒根拔出为止。

二十一、柳宝诒

1. 生平简介

柳宝诒（1842—1901 年），字谷孙，号冠群，又号惜余主人，江阴周庄东街人，晚清著名温病学家，伏气温病创始人。幼时父母双亡，由祖母抚养成人，自幼好学用功，博览群书。同治四年（1865 年），以优贡入京，但当时清廷腐败，柳氏在失望之余回归故里，潜心研究医理。县志称其"为人和厚好学，能文工书，尤长于医"，闻名于江浙。其著作包括《温热逢源》《柳致和堂丸散膏丹释义》《惜余小舍医案》《柳选四家医案》《柳宝诒医案》《柳冠群方案》《惜余医案》《柳宝诒医论医案》等。

2. 学术思想及临床经验

（1）伏邪致温，根于少阴之寒热

柳氏有关"伏气温病"学术思想的具体论述，大多集中在《温热逢源》一书中。以《黄帝内经》《难经》《伤寒论》为基础，旁征博引各家之注，结合多年临证经验，《温热逢源》中对"伏气温病"进行了详细、系统且较为深刻的阐发。

柳宝诒强调邪伏的外因为冬寒，邪伏的内因为肾虚，而久伏化温为邪伏之关键。而伏温之本在于"寒"与"虚"。柳氏提出，"诚思如果不藏精，别无受寒之事，则其病为纯虚，故邪乃凑之而伏于少阴"，强调邪伏于少阴，肾虚为先决条件，而寒邪郁久化热则是温病发生之根蒂。

外因方面，正如柳氏在《温热逢源》中所述，"有随时感受之温邪，如叶香岩、吴鞠通所论是也。有伏气内发之温邪，即《内经》所论者是也"，其强调"冬伤于寒，正春月病温之由；而冬不藏精，又冬时受寒之由也"。对于内因，柳氏结合《黄帝内经》中"冬伤于寒，春必病温"的观点，指出邪气内伏发温的产生在于冬不藏精，故易受寒，继而病温。

柳宝诒由此推论出："伏温之邪，冬时之寒邪也，其伤人也，本因肾气之虚，始得入而踞之。"对于发病关键，柳氏着眼于"化温"二字立论，寒邪郁而化温，病邪由里而发，自然不同于一般新感之病，同时柳氏并不拘泥于冬寒春发这一季节特性，明确提出"无论冬夏，凡有伏邪，均可发为温病"。

柳宝诒认为"伏气温病"的发生与否，主要取决于机体肾气的强弱，若正值春夏阳气生发之时，随经而发者，根据机体肾气的虚损程度，可能出现3种情况：一是机体肾气不虚，邪气内伏后正气与之相争，并顺利鼓动邪气向外透达，从而出现三阳经的证候。至于何经，则取决于各经经气虚损之虚实。柳氏曰："寒邪潜伏少阴，得阳气鼓动而化热，苟肾气不至虚馁，则邪不能容而外达。其最顺者，邪不留恋于阴，而迳出于三阳，则见三阳经证。"二是若其人肾气虚甚，不能鼓邪外出而伏邪留恋于阴分者，则极易出现内陷厥阴、痉厥昏谵等变证，治疗上宜温其肾阳，育其肾阴，养阴以托邪。三是肾气已虚，不能完全鼓邪外出，以致邪气半出三阳半恋于阴者，则治法建以温托透邪。若邪气内伏，适值春季，复感时令之邪而诱发者，其症状表现多恶寒无汗，治疗时可辅以桂枝、柴胡、葛根等辛散疏解之品。

对于"伏气温病"之治，柳氏在辨证上重点强调分清六经形证及阴阳顺逆。伏气温病，病初外虽微有形寒，但里热炽甚，故柳氏主张泄热除邪为治疗总则。其治疗上总体以"透邪"为第一要务，一方面因势利导，顺透伏邪；另一方面若寒邪内踞，损伤肾阳，以致阳虚无力驱邪于外，则治疗时应当温阳扶正，鼓邪外出。同时，伏寒内郁，蕴久化热，最易伤津耗液，治疗时当注意兼顾津液。

（2）六经辨证施治，参合运气

柳氏临证之时，辨证上崇尚六经。柳宝诒曾言："凡外感病，无论暴感、伏气，或由外入内，则由三阳而传入三阴；或由内外达，则由三阴而外出三阳。六经各有见证，即各有界限可凭。"并结合经络循经与相关脏腑，具体归纳六经形证。

1）以欲解时理论辨治六经

注重六经欲解时理论在临证中的使用是龙砂医家重要的学术特色之一。柳宝诒亦明晰此道，在《惜余医案·痉病》案中，患者"痉病重则如痫，每发甚于寅卯"，柳宝诒辨其证为"痰浊扰其厥阴之脏"，立法以"养阴泄肝以治本，清火化痰以治其标"。《柳宝诒医案·伏温》案中患者"发热作于午后，盛于夜间，衰于寅卯"，柳宝诒辨其"温邪深伏于少阴"，同时立其治法为"从阴经疏达，不可拘执外感风寒，而温散其表也"。前案中患者疾病盛于夜间，衰于寅卯，结合《伤寒论》"欲解时"理论"少阴病欲解时，从子至寅上""厥阴病欲解时，从丑至卯上"，证属少阴、厥阴，柳宝诒确定其治法当从阴经疏达，不可以温散表寒之法。

在服药时间上，柳氏亦有暗合六经开阖之意。《柳宝诒医案·痰饮》中患者"倚息短气，呼吸不利"，柳宝诒分析其"水湿之气，为饮所阻……当用桂苓、肾气两方，早晚分进，肺肾同治"，遂以煎方"生於术、白茯苓、淡干姜"等药晨服以治肺水，金匮肾气丸临卧前淡盐汤服下以固肾。

2）以脉证相合辨治六经

柳宝诒临证之时多以脉象为重要参考，结合脉位、脉形以及患者证候综合辨明六经，最后确定病机并予遣方用药。《柳宝诒医案·伏温》载：王某患"寒热早晚间作，胀闷呕恶"，柳宝诒据"胀闷呕恶"辨为阳明之胃腑，"寒热间作"为少阳之证，总体为"邪由少阳阳明而发"。《柳宝诒医案·伏温》患者"伏温内发，三阳受病"，柳宝诒分析总结"形寒壮热，有汗不解，小便梗痛，太阳病也，寒热往来，每日数次，目眩头痛，少阳病也……腹痛拒按，阳明病也"。《柳宝诒医案·湿温》患者证象可见"寒热间日而重，舌苔黄厚带腻，烦渴脘闷，有汗不解，大便不行"，结合其脉"左弦，右关浮大而数"，弦脉为厥阴肝木不能调达，"浮大而数"为热象，故辨其证为"热入厥阴"，并依法治之。柳宝诒不仅凭脉辨六经，更以脉立治法。《柳宝诒医案·呕血》案中患者症见"呕血屡发，每值发时，必先腹胀气升，吐涎肢冷"，切其脉"弦数，左关按之独觉厥动不和"。脉弦数是为肝木之火，柳宝诒分析患者"肝火内郁，冲于阳明之络"，立"清泄肝火，佐以和气降逆"之法治之。柳宝诒在临证之时也常用腹诊作为辨六经的重要方法。《惜余医案·癥癖》以及《柳宝诒医案·癥癖》均有"左少腹之块在厥阴部位，病与疝气相似"的分析，两案均以疏肝和络之法治之。

（3）结合运气体质，膏方调治

柳氏善用膏方调治多种疾病，对于体质虚弱及病后阴伤或营阴不复者，尤擅结合运气学说及患者体质情况，运用膏方对其调理。

《柳宝诒医案》全书涉及膏方病案 16 例，其中疟疾、痢疾、咳喘、虚损、盗汗、类中、遗精、痿痹、肢体痛各 1 案，肝火 2 案，妇人病 5 案。脉案书写详细，辨证细致，立法有度，处方严谨，用药考究，技艺精湛。在其膏方案中大多药物都需特殊炮制，其涉及炒、酒炒、酒浸、酒蒸、盐水炒等复杂繁琐的制作工艺。可见柳氏为了追求疗效，对于膏方的制作精益求精。

柳宝诒治疗温病时注重顾阴托邪，用膏方药时每注意患者的体质状态，重视滋养阴液。如治疗章某病后盗汗舌红病时，认为其实乃阴血亏虚，故膏方以滋养营血为主，参入清阴。组方"大生地、归身、白芍、丹参、丹皮、软白薇、生鳖甲、牡蛎、党参、砂仁、麦冬、新会皮、刺蒺藜、菟丝子、女贞子、甘杞子"，用"煎汁沥清，文火慢熬，烊入阿胶，白蜜收膏"，并嘱患者"每晨空心，开水送下"，充分体现了柳宝诒以滋养阴液为制膏大法，再根据具体情况加味变化。

3. 用药特色

（1）善用鲜药，慎用攻下

柳宝诒对于鲜药的使用也独具风格。如《柳宝诒医案》中风温"灼肺，阴液耗烁，咳呛气促，药用鲜南沙参、鲜生地黄薄荷同打、豆豉、牡丹皮、蝉衣、牛蒡子、连翘、炙马兜铃、前胡、玄参、茅根肉"，全方清热透邪为主，佐以养阴，其中南沙参、生地黄鲜用增强清热养阴之功，生地黄又与薄荷同打以增强透邪外出之力。

在《柳宝诒医案》中，单味鲜药煎汤代水出现频次最多的是鲜藕，而出现鲜藕最多的篇幅为痢疾，在于借助鲜藕的通气利水、疏导关窍之功，增进祛邪外出、利湿泄热的作用。另一方面，以鲜药煎汤代水，可改善服药口感，提高疗效。利湿药物大多为苦寒之品，而藕性甘，可养胃气、生津液，能够缓解利湿药物的苦燥之味和伐胃之气。

在各病案诸方中，柳氏组方不但简练精当，审慎缜密，而且在用药中，独出新裁，别具一格，实为后世医家所不及。柳宝诒在攻下药物的使用中尤为谨慎。如邪留营分，胃中化燥，有从少阳外出之势时，仿大柴胡汤，但不用大黄、枳实，而用凉膈散，不用急攻，以恐伤正，虽病急但药缓，效果则一。方药加减有一定法度，如肝火旺则加焦栀，甚则加黛蛤散；心火旺则加连翘，甚则加鲜生地；胃火旺，则重用石斛，甚则加石膏；痰多加瓜蒌仁、海浮石；嗽止则去杏仁、川贝等。总之其方药之加减，均遵一定之法度。

（2）临证用方，剂型灵活

柳宝诒创《柳致和堂丸散膏丹释义》本为致和堂所制丸散膏丹之门目，以期患者及医者按门检查，随症购用，但书中分补益门、内因门、外感门、妇女门等门类，又参柳氏对于其中之注解，必详解其中之方义，足见其用之精，制之准。

在遣方之时则多以汤剂救急去实为主，丸、散、膏、丹则多治本补虚。如《惜余医案·水肿》患者证候"两足浮肿，肤裂出水……行动则喘逆愈甚……纳食之后，捶背数通"，其病情复杂，病机涉及肺、脾、肾、膀胱、三焦，柳宝诒分析其病机在于痰饮，曰："经络中所蕴之痰湿尽注于下，横决而出……肾与膀胱气化乏权，不能通调水道，故三焦失决渎之司……脾肺之气亦因湿阻不能通运"，故遣方合《金匮要略》五苓散之意，以"野於术、连皮苓、建泽泻、川桂枝、怀牛膝、方通草、银杏肉、五味子"等药煎汤治膀胱气化以利水，又以金匮肾气丸一两临卧前服以治肾，图虚实兼顾之意。甚至在病案中为了取得更好的临床疗效，主用汤剂温阳利水，同时辅以丸剂以温理下焦，散剂祛痰逐饮。一案之中，汤、丸、散 3 种剂型并用，可见柳氏临证遣药心思精细，灵活多变，不拘一格。

（3）以药制药，灵活配伍

以药制药是柳宝诒的重要学术特色，柳氏使用以药制药法的药物种类繁多，药物功效范围涵盖甚广，包括清热解毒类，如黄连、黄芩、黄柏等；清热凉血类，如生地黄、牡丹皮等；补益气血类，如阿胶、西洋参等；理气解郁类，如郁金、青皮等；宁心安神类，如酸枣仁等。药物取材则包括植物根茎类，如黄连、生地黄；植物果仁类，如酸枣仁、瓜蒌仁等；动物类，如阿胶、鸡内金等；矿石类，如明矾等。

柳宝诒在临证以药制药使用方法可分 3 类。一类为直接拌炒或同炒，如生地黄以蛤粉炒或砂仁炒，瓜蒌皮以元明粉同炒，牛膝以桂枝同炒；一类为间接使用，如红花煎汁炒川牛膝、干姜煎汁炒黄芩、乳香酒煎炒丝瓜络等；另一类则由成方以制，如以黛蛤散炒阿胶等。柳氏在使用清热解毒类药物时多以姜汁或干姜同炒，从而起到"以热制寒"的作用，以此顾护胃气。阿胶由驴皮熬制而成，入药时需烊化，同时其味腥臭且滋腻，有碍胃气之嫌。柳宝诒在制药过程中，将阿胶与蒲黄、蛤粉等同入以矫正其腥臭之气，同时可使阿胶性状滑利便于烊化煎煮，更减轻了其滋腻之性。由此可见柳氏用药之谨慎，护胃之周全。在炮制中药的过程中，通常会根据每个药物本身的不同功效特点采用不同的辅料进行调整，而常用的调整方法也成为中药配伍、炮制的重要理论基础。《柳宝诒医案》中也多有酒炒瓜蒌皮、醋炒青皮、盐水炒黄柏等。

在同类药物中，柳宝诒也常根据药物不同的属性采用不同的炒制方法。柳氏在医案中多用盐水炒怀牛膝以引其入肾经增补益之功，川牛膝则以酒炒居多，以制其向下之性。再如白芍一味，柳氏在外感温邪篇中多以酒制助其升提而透邪，而在脘腹疼痛篇中，则以土炒以增其缓急止痛之用。如瓜蒌皮常以元明粉为配，或拌或炒或拌水炒，两者相配而制多见于伏温篇中，可达开郁通降之功；以川黄连或猪胆汁炒酸枣仁则可助其安神之效。除此之外，柳氏亦会根据患者的病情采用不同的药物搭配，如旋覆花与新绛之配，暗合肝着汤之意，在治疗肝络失和证中多有使用。

在患者不同的病情变化中，同一味药也可有不同的配制之法。如《柳宝诒医案·呕哕》中有一案，患者初诊时，辨证属"痰浊内阻，胃气不降"，用黄连时以姜汁炒制；三诊时，患者病情发展变化，辨证属"肝气不平，胃气不顺"，则以吴茱萸煎汁炒制黄连。《柳宝诒医案·伏温》中也有一案，患者伏邪日久，先以桂枝炒牛膝，温中化寒，用桂枝之温热以助伏邪外出，后患者邪出正虚，则以附子汁炒牛膝，以助其正气。

4. 医案萃选

（1）伏温案

赵发热作于午后，盛于夜间，衰于寅卯，此邪机郁于阴分。缘阴气不充，不能托邪外达。四五日来，未得畅汗。舌红而不绛，苔白而不燥，口干而不渴，但觉腰酸头晕，热甚则烦躁谵语。此温邪深伏少阴，尚未外达气分。治法宜从阴经疏达，不可拘执外感风寒，而温散其表也。录方候商。

鲜生地（豆豉打）、荆芥（炒）、带心翘、青蒿、赤苓、白前、广郁金、菊花、茅根肉、朱灯心

二诊：伏温之邪由少阴而发。邪机已深，不能外达，总由少阴阴阳两弱，不能鼓邪所致。脉象左手细数弱，尺脉弱不应指。腰脊酸板，耳聋不聪，发热夜盛，神情不爽。病经五六日，汗泄未畅，大便日解，或溏或泄，而病势依然不增不减。此病之机关，在目下不系于汗便之通室，而系乎少阴经气之盛衰。尝读喻嘉言《尚论后篇》少阴温病：凡正虚不能托邪者，必用麻附细辛汤，以温经托邪。其用意仍不免偏于伤寒一面。但寒伤人之阳，温病烁人之阴，而其为正虚邪陷则一也。仲景既立助阳托邪之法，以治伤寒，从对面推想，岂不可用助阴托邪之法，以治温病

乎？惟但助其阴，而不鼓动其阴中之阳，恐邪机仍深伏而不出。拟于大剂养阴托邪之中，佐以鼓荡阳气之意，俾邪机得外达三阳，方可着手图治。

生地（附片汁拌）、鲜生地（豆豉打）、元参、桂枝、白前、归身、淡芩、白芍、茅根肉、童便

三诊：昨与养正达邪，以托少阴之法。腰板得和，热势较盛，口燥渴饮，邪渐有外达之象。左手脉象，亦见稍畅。惟尺脉尚未弦数，少阴之得补托而渐透。然少阴之虚不能遽复，即邪势不能遽平也。拟方从前法而小其制，再迎一层，以观动静。

生地、鲜生地（豆豉打）、鲜石斛、元参、淡芩、归身、黑山栀、西洋参、白前、茅根肉

四诊：伏气发温，本由少阴外出，而肾气虚馁，不能托邪。初起腰膝酸强，邪窒于阴络也。神糊耳聋，热溃于阴经也。缠绵一候，曾经清托，邪机渐得外达。刻诊左脉弦数，尺部浮动，右脉虚数，尺寸细弱。今日热象外扬，而大便溏泄，热亦随之下泻。舌色嫩红无苔。鼻燥气促。肺胃津液先亏，恐不胜里热之燔灼。似宜一面托邪，一面清化，虚实兼顾，庶不致因虚生幻也。

鲜生地（豆豉打）、西洋参、大生地、白前、带心翘、淡芩、牡蛎、元参、茅根肉

五诊：脉象调畅。小溲通利。得汗后腰脊松动，热势转入阳分，是属佳境。惟两日来大解之溏泄较减，胃腑之浊热渐有融化之意。今视舌苔由白转黄，即其候也。足踝一节，独不发热，足三阴尚有未尽疏通之处。早晨热来时烦躁不静，神糊指蠕，此由内蕴之邪热，欲达不达，而内溃于厥阴之界也，刻当疏达阴分之邪。俾得渐达于阳明，勿内溃于阴分。候腑热既聚，冀得一下而净，乃为顺手。

鲜生地（豆豉打）、鲜石斛、羚羊角、西洋参、知母、丹皮、黑山栀、带心翘、淡芩、钩藤、牡蛎、茅根

六诊：今日外达之热势较平。惟终日倦卧，不知所苦，手指蠕动。此少阴虚弱，不能托邪外达于阳，反有陷入厥阴之势。即稍有涉阳明者，

则因大便溏泄，胃气下陷，热气随之下泄，不能透达，此病所以缠绵不得爽快也。惟病已及旬，而病邪仍伏于阴，津液日渐干涸，病之危紧者全在乎此。拟方仍以养阴托邪为本，余则随症兼治可也。

鲜生地（豆豉打）、鲜石斛、西洋参、白前、黑山栀、淡芩、生枳实、归身、鲜芦根

七诊：热势时发时平，每发则神情有昏谵之象，此邪热本蕴于营，营者心之所主，热蒙于心，故谵语神昏也。近数日内，大便所下黏腻臭垢颇多。其气分之热势，所以不重者，未始不由乎此。刻诊两手脉象和平，舌上若净，昏倦嗜卧，此系营分热郁，阳气不能并入与营气调和所致。然而治法仍不外养阴托邪一法。至于大便溏泄，亦可听其自然，固不必攻下，亦不必止涩，候其热达于胃，舌苔见灰厚，然后可下也。

鲜生地（豆豉打）、元参、鲜石斛、西洋参、郁金、白前、生地、连翘、银花炭、丹皮、山栀、茅根

八诊：昨日连得大解四五次，其色瘀黑，热势渐松，神情渐爽。此缘邪热久郁营分，营血蕴而为瘀。今既如此畅通阴分之伏热得以外达矣。惟舌苔黄色未化，唇焦齿板，中焦瘀热尚觉留恋未清。病久正伤，扶正泄邪，必须两面兼顾。今拟滋养营阴，佐以疏导瘀热。

鲜生地（豆豉打）、鲜石斛、西洋参、归须、元参、羚羊角片、丹皮、麦冬、锦纹（大黄）、丹参、桃仁、鲜藕（煎汤代水）

九诊：大便瘀黑，畅通数次。神情已得爽朗。脉象左手稍软，右手较前浮大。此阴分之热，随下泄而减，而肺胃之热，转因松动而愈甚也。苔灰未化，耳聋不减，皆里热未清之征。拟方仍以疏泄余垢，佐以清化气热。

萎仁（元明粉炒）、鲜石斛、淡芩、知母、锦纹（大黄）、竹茹、丹皮炭、滁菊、西洋参、青蒿、鲜生地（薄荷打）、黑山栀、茅根

十诊：齿板舌浊，小溲短赤，皆里热未能清泄之象。耳聋未减，久寐初醒，神识尚糊，是内而厥阴之脏，外而少阳之路，均有余热熏蒸。拟方通上彻下，随处清泄，俾热邪无再留恋为要。

鲜生地（薄荷打）、鲜石斛、豆卷、黑山栀、枳实、木通、青蒿、

元参、丹皮、西洋参、蒌皮、滑石、淡竹心、夏枯草

十一诊：阴分之热，渐次疏达，由两便而解，此伏温病自然之出路也。刻诊右脉较大，苔灰，溲赤，耳聋，是胃腑、三焦、营络三处，均有蕴伏之热，留遗未净。就此逐层清泄，庶几渐入坦途。

鲜生地（薄荷打）、鲜石斛、豆卷、知母、黑山栀、枳实、蒌皮、淡芩、丹皮、西洋参、滑石、夏枯草、竹叶心、竹叶、姜竹茹

十二诊：浊热聚于脘膈之间。多眠少醒，热势蒸闷不解。用凉膈法，佐以清营泄浊。

带心翘、黑山栀、淡芩、橘红、西洋参、郁金、蒌皮、蒌仁（元明粉炒）、生军（酒制）、鲜生地（薄荷打）、生枳实、竹茹

十三诊：昨进清泄腑热之法，大解畅行三四次。内郁之热，渐次松动。今诊脉象右手浮数而大，是邪热燔于阳明气分之象。惟热来则多睡少醒，仍属热蒙阴分之见症。拟清胃凉营，两法兼施。

鲜生地（薄荷打）、犀角尖、西洋参、知母、丹皮炭、元参、生石膏、生地、蒌皮、川贝、鲜菖蒲、郁金、竹叶心、茅根

十四诊：旬日来，迭进清泄腑热之剂，所下垢腻已多，而中焦蕴热未能清泄无余。每大解必迟至一二日不通，热势即蒸郁渐甚。多寐少醒，有昏沉之象。考昏沉一症，在温病中无大实，即大虚。此症表里两通，热势渐平，断无纯属实热；而每日大解，即觉清醒，则又无纯虚可知。想缘平昔肾之阴气先亏，中焦浊热乘虚内蒙所致，此虚实兼见之象。刻诊脉象软数，右浮。大便周时未行。唇齿有干板之象。拟方清营养液，导泄余热，亦以虚实兼顾法治之。

鲜生地、西洋参、鲜石斛、青蒿、淡芩、橘红、郁金、蒌皮仁（各，元明粉炒）、知母、枳实、黑山栀、竹叶、竹叶心

十五诊：邪热在皮肤筋骨间者，由汗而泄，已能一律肃清；其内着于脏腑者，由大小便而出，虽经清泄，而隐微曲折之处，不无有宿痰瘀热留恋其间。刻下里热未清，小溲短赤而浑，神情又不能爽朗，即其征也。拟方导腑泄热。

西洋参、鲜石斛、蒌皮、车前子、麦冬、川贝、川柏、黑山栀、川

连、郁金

另：犀角、川连、琥珀屑、川贝、胆星、郁金、白矾、黑山栀，同研末调服

十六诊：热象表里俱彻，两便通调。伏邪由内而出者，至此可云肃清。惟气液因病而伤，不能旦夕复原。当此大患初平，必须格外慎调，勿令再生波折，是为至嘱。立法用气阴双补之意。

人参须、霍石斛、青蒿、生地、砂仁、白芍、野於术、新会皮、川贝、红枣（煨）

十七诊：改方加淡子芩、南花粉。

(2) 妇人阴虚案

刁阴气内虚，肝阳升扰。晚热少寐，鸣眩心悸，皆肝肾阴亏之证。惟木气升，则气机易于逆窒，故兼有脘闷络痛之候。调治之法，总以养阴为主，而清肝火、和肝气，随时增损可也。兹因脉象左虚，右手稍带浮数，先拟煎方，兼清气火。

小生地、西洋参、瓦楞子（盐水煅）、白芍、丹皮（炭）、黑山栀（姜汁炒）、橘白（盐水炒）、刺蒺藜、枣仁（猪胆汁炒）、枳实、夜交藤、竹二青

膏方，用滋阴熄肝法：

大生地、白芍、潼沙苑、刺蒺藜、制首乌、甘杞子、菟丝子、滁菊花、石决明、明天麻、麦冬、西洋参（龙眼肉拌蒸）、制女贞、砂仁（盐水炒），上药煎取浓汁滤净，加入阿胶三两，酌加白蜜收膏。

二十二、张聿青

1. 生平简介

张乃修（1844—1905 年），字莲葆，又字聿青（一作聿清），号且休馆主，清末著名医家，祖籍常州奔牛镇。张父朗亨，后易名甫崖，是当时著名的医生。咸丰年间，张父任无锡南塘千总，因此举家移居无锡。聿青家中行十，三兄张仲甫，亦通医术。

张聿青出生时，家境贫寒，幼年生活艰苦，其父仕途潦倒，甚则家中没有存粮。13 岁时始入王莘锄塾中。后跟随五兄入冯氏教读馆，日诵《左传》二十四行，背诵一字不遗。《锡金续识小录》称其"博览经史，通晓大义"。

其时，太平军东下，攻陷丹阳、常州等地，张聿青经历战乱流离及体弱多病之苦，从此便立下行医救世之志。17 岁时于战乱颠沛途中开始学医，随父侍诊，跬步不离，"察脉定方，必侍侧留心"，不久即能独立应诊。2 年后，其父病逝，此后则以医为业。

1895 年，张聿青合家迁至上海，仍以医为业，屡起沉疴重疾，救奇难症无数。"或藩宪相邀而待以嘉宾，或学宪敦请而留为上客"。蜚声江浙一带，与王旭高、巢崇山、丁甘仁、汪艺香等名医互相鼎峙。

张聿青为人磊落，见义勇为，律身制行，临财不苟。其入室弟子萧蜕云："张聿青治病，遇贫贱者不取一钱，皆随手效。"吴文涵亦云："贫者或不持一钱，以故数百里间，造访者踵相接也。"

有子三人，长子念恃，次子慕恃，三子继桂。长子、次子俱习医，以传家学。门下弟子众多，"三十余年之中，生徒数十人，各分南北，领袖一方"。可考者有江阴吴玉纯、邵清儒，常熟萧蜕，无锡周镇，以及包镜澄、过子春、江菊人等。

2. 学术思想与临床经验

张聿青之学术思想尽在其著《张聿青医案》中。吴文涵跋云："张聿青之诊病也，必先澄心凝虑，而后下笔立案，故本经论以抒心得，隐微曲折之处，实足发前人所未及发，言众人之不能言。"

（1）理本《黄帝内经》，法宗仲景

《张聿青医案》萧蜕序云："张聿青少承家学，益孟晋，醰思博稽，以仲景之书为宗，而斟酌刘、李、朱、薛诸家之说。论病处方，变化万端，非姝姝守一先生之言者。"《张聿青医案》中引《黄帝内经》多处，其中大多以《黄帝内经》之言分析病因病机，如《湿温·杨案》，张聿青有"湿胜则泄也"语，正是引《黄帝内经》。再如《吐血·郑案》，又有引《黄帝内经》"阴络伤则血内溢，血内溢则后血"语，张聿青言"其病虽殊，其源则一"，分析患者便血之病机，并以清热利湿而治。足见张聿青引用《黄帝内经》，均信手拈来，贴切而得当。

除此之外，张聿青常以仲景法，用仲景方。如治痰饮，遵《金匮要略》"病痰饮者，当以温药和之"之旨，认为"饮为阴邪，阴霾闭塞，非阳光煦照，安能雾散云收"，并以理中、苓桂之类治之。又有呕吐患者，张氏考虑"此由肝木之气失于条达，木郁则土滞，土滞而水湿不行，渐成蓄饮。呕则胃逆，胃逆则肝脏郁勃之气，挟火冲胃，胃络之血溢出，已经火烁，色即变瘀，此实饮病而兼木郁者也"。引《金匮要略》云："心下有支饮，小半夏汤主之。"以小半夏加茯苓汤治之。除《黄帝内经》《金匮》之外，张聿青临证广取各家，不拘一格，如张子和、朱丹溪、缪希雍、李中梓、张介宾、喻嘉言、张璐、马元仪等，多有所取。

（2）重视脏腑，参合运气

张聿青在《张聿青医案·费若卿都督病源问答》篇中指出，"人身一腑一脏，各相配合，脏阴腑阳，阳升阴降，所以阳本升而必使之降，不降则有散越之忧；阴本降而必使之升，不升则有沦陷之虑。脾为阴土，其气上行，所以升其清；胃为阳土，其气下行，所以降其浊。故肝脏之气，合脾脏之气上升，而心血以生；胆腑之气，合胃腑之气下降，而命火以化。"《素问·六微旨大论》中有云："非出入，则无以生长壮老已，非升降，则无以生长化收藏。"足见张聿青临证参合运气理论思想。

人体的正常生命活动是与脏腑有序的气机升降运动分不开的。气机的升与降是对立统一的矛盾运动，只有升降平衡协调，气化的生理作用才能维系。如治胃痞之证也当参肝肺之升降气机，治疗便秘则多重肺之气降，在此基础上提出了"肝气挟痰""流湿润燥"等方法。

1）亢害承制与肝气挟痰

《素问·六微旨大论》中曰："相火之下，水气承之；水位之下，土气承之；土位之下，风气承之；风位之下，金气承之；金位之下，火气承之；君火之下，阴精承之"，指出了五运六气之间的亢害承制关系。张聿青将亢害承制理论与脏腑理论相结合提出肝气挟痰说，揭示了肝主升发、津液失运与全身气机阻滞的必然联系。

从脏腑生克而言，肝属东方之木，脾为中央之土，肝脾之间存在木克土的关系，肝气过亢可侵害脾胃，造成木亢克土的情况，而脾运化不利生痰湿导致气郁，这就形成了"肝气挟痰"这一病机。同时还要兼顾肺气，一则肝疏泄不利易导致气郁，气郁可以化火，火熄之后则又会还于气；二则肝木之火，多逆犯肺金，消灼津液；三则气火不平，挟痰上逆，肺为华盖之府，适当其冲。且肺为肾之母，正所谓虚则补其母，治疗肝阳、肝火亦可在益水之源的同时参以清泄气火。

2）标本中气与以燥治燥

张聿青在其治疗湿证过程中，以运气理论作为湿病诊疗理论的基础。在五运六气理论中，太阴湿土与阳明燥金关系密切，前者为阴之开，后者为阳之阖，两者共同完成气的下降功能。《素问·六微旨大论》中云："阳明之上，燥气治之，中见太阴。"张聿青结合标本中气及五行生克理论认识脏腑，创造性地提出"燥是其标，湿是其本"的论断以及"以燥治燥，流湿润燥"的思想，认为湿与燥兼论，惟从标本中气及其从化论，方得正解。他主张"湿与痰皆不可力制"，治疗湿证不是把痰湿作为病理性代谢产物病邪来对待，而是从人体自我功能修复出发，调整气的升降出入运动，使津液的代谢过程恢复正常，化痰湿为津液。其治燥证提出"流湿润燥"法，则以燥治燥，湿去津回，气化功能旺盛则津液得化，病机可能会向燥的一面转化；反之，气化功能不及则津液不化，水湿内停，病机朝向湿的一面转化。

3）候气化时序，合生长化收藏五节

《黄帝内经》言，"藏于精者，春不病温""精气夺则虚"。张氏重视冬藏理论对发病的影响，如《张聿青医案卷五·咳嗽》宋媪"冬藏不固，感召风邪"，《张聿青医案卷五·喘》右"肾虚不克收藏，每至冬藏之令，辄发痰喘"，左"肾本空虚，闭藏不固，冬令气不收摄，燥气外袭，干咳无痰"。

此外，张氏注重节气交节发病，如《张聿青医案卷十一·肿胀》储左"胀势既松之后，适交春令，肝藏之气，勃然升发，流行之机，皆为之阻"。

4）以六经辨证为主，参合开阖枢

重视运气开阖枢指导疾病诊治是龙砂医家运用五运六气的重要特色。张聿青常引三阴三阳开阖枢理论与临证六经辨证相结合。如《张聿青医案卷十·泄泻》某"少阴气至，但欲寐"，指出少阴之气至，故出现少阴提纲

"但欲寐"证。亦有以经络循行为六经辨证依据，如《张聿青医案卷十一·麻木》针对谢左"起居如常，惟手小指常觉麻木，右膝腘微痛"，"考小指之端为手太阴之脉起处，而足太阳之脉从外廉下合腘中……则是所病之地，皆太阳部位"，判定"良以太阳为寒水之脏，痰湿有余，则太阳之经气不宜"，治疗"而参以太阳引经之药"桂枝、羌活等。

张氏善用开阖枢理论分析病因病机，确立治则大法，医案中常出现"则开合为之失度""辛温以开太阳""机枢不运""开太法阳，逐痰水"诸论述。他如《张聿青医案卷七·气郁》载"阳明遂失其通降之常，太阴亦失其清肃之令"；《张聿青医案卷九·胸胁痛》阙左"升降开合之机皆为之阻"；《张聿青医案卷十一·肿胀》周某三诊"太阳膀胱为六经之首，主皮肤而统卫，所以开太阳经之气，而膀胱之腑气自通"；《张聿青医案卷十一·积聚》左"此痰气结聚，阳明太阴之滞，阻而难降，不易图治也"；《张聿青医案卷十三·遗精》王左"少阴为开阖之枢，枢病则开阖失度"。

张氏熟谙开阖枢理论，临证常援用脏腑别通关系，丰富治则治法。如《张聿青医案卷十七·胎前》焦右"怀孕七月，时淋时止"，张氏认为"太阴肺经司胎，肺气不能下输膀胱，下病却宜上取"，针对小溲时淋时止，采用膀胱病宜清肺气为主，予紫菀、杏仁、黄芩等收功。《张聿青医案卷五·咳嗽》侯左"先感风寒，既饮火酒，寒热互阻于肺，痰饮因而上升，致肺气不能下通于肾，气喘痰鸣，胸次窒闷异常，卧着尤甚。脉象沉弦，左尺尚觉有神"，张氏认为"伤寒"乃"伤于太阳膀胱寒水之经"，肺与膀胱通，肺病宜清利膀胱太阳寒水，治疗"拟开太阳之表"。

5）参合司天在泉辨机立法

《黄帝内经》强调，"先立其年，以明其气""谨守病机，无失气宜"，从张氏医案可见其据司天在泉理论对运气病机的关注。如《张聿青医案卷七·痰湿痰气》左"相火行令之时，虚火时降时升，升则炼液成痰"，《张聿青医案卷八·痉厥》林右"营血久亏，肝木失养"，责其因"兹当风木司令，阳气弛张，叠次痉厥"，某"复当君火行令之时，心火肝阳，为之鼓动，致火风热尽行内闭，神昏口噤不语，甚则搐搦发痉"。《张聿青医案卷十·痢》沈右痛泄者久，张氏认为"今年风木在泉，秋冬以来，正当旺气在木"，故

"痛痢日剧"。蒋某形体苍瘦，为阴虚多火之质，春升之令，忽然发厥，诊脉弦微滑，张氏分析"良以相火风木司年，又当仲春升泄之时，阴虚之人，不耐升发，遂致肝脏之阳气，一时上冒，故卒然而厥也"，故调理之计，惟益其阴气，使之涵养肝木，参鳞介之属，以潜伏阳气。

1902 年上海大疫，张氏据运气立论，治效捷验，"岁在壬寅，沪上疫症大作，吾师谓少阳司天，运值风木，风火交煽，合用辛凉镇重之剂，以三石汤为主方，治效大著。当时门下按法用之，皆奇验"。1918 年，南京鼠疫之恐慌特甚，因该年岁在戊午，火运太过，加之少阴君火司天，运气病机仍属火，张氏"既以前说登之日报，贡社会采择"。

6）重视伏邪理论辨病识证

张氏临床注重伏邪理论阐释病位、病性，并注重伏邪与时邪相协发病。如《张聿青医案卷五·咳嗽》陆左"肺有伏寒，至冬寒水行令，阳气不化，以致寒饮停于肺下，咳嗽右胁作痛"，治疗上注重祛除伏邪病因，如邵左"邪郁太阴，金失降令"，二诊"用三拗汤搜太阴深伏之寒，咳嗽大减"，并以"不入虎穴，焉得虎子"诠释祛除伏邪的重要性。张氏善于结合运气诊治疫病，弟子吴文涵据同门何永清叙述，于《张聿青医案卷二·湿温》补录《温疫说》，开篇从《黄帝内经素问·遗篇》论司天在泉、升降不时、五运暴郁、刚柔失守、三年化疫等，惜乎一笔带过，未加详论，稍显缺憾。

3. 用药特色

张聿青临证遣方，以汤为主，亦善用膏方、丸方、散方，现将其特点略述于次。

1）汤方

张聿青治病以汤为主，既师法古人，又创新思路。其用汤方常以成药配合汤剂，或入煎，或并服，或先服，颇具特色。汤方使用中，张聿青多崇古不泥古，如瓜蒌薤白半夏汤为仲景治疗胸痹之主方。仲景云："阳微阴弦，即胸痹而痛，所以然者，责其极虚也。今阳虚知在上焦，所以胸痹、心痛者，以其阴弦故也。"张聿青宗仲景之法用此方消浊阴，通胸阳，并化裁变通此方，用于治疗中焦痰饮内阻之脘痛、噎膈等证。

2）丸方

张聿青在《张聿青医案》中使用丸药分为两种，其一为汤丸同用，其二为单独使用，其中单独部分在其卷二十列为"丸方"，所治病证多样，包括眩晕、头痛、脘痛、胃痛、心痛等内科病症，也包括月经不调、闭经等妇科病症。其中泛丸以水为最多，另有蜜丸、汤丸、枣丸等。有生姜煎汤泛丸、竹沥泛丸、藕汤泛丸等，也有类似用松萝茶、鲜枇杷叶一同煎汤，去渣，将汤略略收浓，再用鲜首乌打绞汁，与前汤相合，拌药为丸。

张聿青汤丸同用案亦颇多，或丸或散，方法多样，或先服，或后服，或绢包入煎。亦有一药两用者，如肾虚水火不能相济，火越于上，炼液成痰，治以升降水火，兼化痰热，方用朱茯神、夜交藤、川贝母、冬瓜子、枣仁、龙齿、海蛤粉、天花粉为煎，配以天王补心丹。有丸散同用，如青蛤散与都气丸并用，六一散与香连丸并用等。有散膏同用者，如蛤黛散与琼玉膏并用等。较为常用的有二妙丸、白金丸、左金丸、滋肾丸、指迷茯苓丸、磁朱丸、玉泉散、大补阴丸、益元散、都气丸、来复丹、小温中丸、驻车丸、香连丸、虎潜丸、人参再造丸等。

3）膏方

膏方治疗一直以来是龙砂医家的特色之一，张聿青在《张聿青医案》中单列"膏方"一卷，其中载案27则。张氏应用膏方范围广泛，有中风、血证、眩晕、脱发等内科病症，也有带下、月经过少等妇科病症，尚包括遗精、癥瘕等其他专科病症。大率以内科杂症为主，涉及男女专科病。有清膏收膏，也有用胶、蜜、糖、梨等品收膏的。收膏品中，阿胶使用较多，其次是冰糖、龟胶，再次是白蜜、鹿角胶等。

膏方之用，以调补居多，观其中的常用药，补气如党参、白术、山药、黄芪、生甘草、炙甘草；补血如白芍药、枸杞子、当归、熟地黄；补阴如阿胶、龟甲、首乌、麦冬、山茱萸、天冬；补阳如沙苑子、杜仲、续断；安神如酸枣仁、柏子仁；理气如陈皮、香附；平肝潜阳如牡蛎、龙骨（齿）、刺蒺藜；清热凉血如生地黄、牡丹皮；辛凉解表如菊花；清热化痰如川贝。

4. 医案萃选

（1）湿温

林幼　水痘之后，邪虽外达，余热未清。饮食频进，胸中之余热，与谷气交蒸，热绵不退，渐至愈蒸愈重。湿邪遏伏，津不上布，曾见舌苔干白，而并不渴饮。旬日以来，热势转有起伏，手清时暖，耳聋不聪。脉象右部糊数，左部弦大。当午火升，而热势夜重。舌红温甚，苔白湿甚，咳不扬畅。此由湿热熏蒸，湿多热少，湿在胃中，阳明少降，致少阳之木火，挟浊上腾，遂令清窍为之蒙阻，若蒙闭内窍，便成棘手重证。然火升暮热，神烦耳聋，釜中之沸也。如烟如雾蕴酿熏蒸，釜底之薪也。拟流化三焦，以分其清浊，作抽薪之计，暂观动静。诸高明以为然否？

香豆豉三钱、晚蚕沙三钱、广郁金一钱五分、前胡一钱、光杏仁三钱、白蒺藜三钱、赤白苓各二钱、通草一钱、白桔梗八分、生苡仁四钱、鲜竹茹一钱五分

二诊　当午火升稍微，迷沉较昨清爽，鼻干转润，迷蒙之气，似为渐开。然蕴酿熏蒸，一时难已，热势仍然不退。前法略参苦泄，再望转机。

香豆豉、光杏仁、广郁金、橘红、前胡、生薏苡仁、通草、赤猪苓、白蔻仁、淡芩、桔梗、晚蚕沙

三诊　流化气机，气通表达，发出白瘖，背部为多。背俞属肺，肺气先得宣泄。然阳明之热，太阴之湿，不克遽化，熏蒸之势，犹然难解，热仍起伏，伏则迷蒙多寐，胸中清旷之区，竟为湿热熏蒸之地，神机自难转运。舌淡红，苔白腻，右脉糊数。还是邪湿涸处之象。再从流化之中，参入芳香，以破秽浊。即请商裁。

香豆豉、白蔻仁、蝉衣、鸡苏散、光杏仁、淡子芩、佩兰叶、通草、广郁金、牛蒡子、生薏苡仁、野蔷薇花、芦根

四诊　白瘖随汗透露，色颇津湛，颗粒均匀，肌肤润泽，喻氏谓上焦之湿宜汗，又谓化里可以达表，气通表达，上焦氤氲之湿，随汗瘖外泄，熏蒸自衰，热因递减，神情爽慧，浊气渐开，则清窍渐通，耳聋稍聪。舌苔前半较化，后半尚觉黏腻。大便旬余不行，从宣肺之中，参以润腑，冀其湿从下达，彼此分泄，病势自孤耳。

炒蒌皮四钱、制半夏一钱五分、蔻仁三分、光杏仁三钱、牛蒡子三钱、薄橘红一钱、生薏仁三钱、滑石块三钱、炒枳实一钱、通草八分、淡子芩一钱五分、芦根一两

（2）膏方

王左　肾为阴，主藏精；肝为阳，主疏泄。故肾之阴虚，则精不藏，肝之阳强则气不固。所谓阳强者，即肝脏所寄之相火强耳。乙木之阳不潜藏，甲木之阳乃漂拔，怵惕恐怖，甚至遗精。进以滋阴八味，病之大势遂定，以阴中伏热，由此而泄耳。然诸恙虽平，而遗精数日必发，发必有梦。皆由病盛之时，肝阳相火内吸，致肾阴虚而真水不能上承，心气虚而心阳辄从下坠。阳性本上，宜使之下；阴性本下，宜使之上。今阳下而阴不上，遂令阳不能收，阴不能固，遗精之来，大率为此。拟补气以收心阳，壮水以升肾阴。即请正之。

炙绵芪四两、炙熟地三两、鸡头子二两、煅龙骨三两、煅牡蛎四两、台参须一两三钱（另煎，冲入）、炙生地四两、生山药三两、龟板胶三两（化入）、奎党参三两、潼沙苑三两（盐水炒）、桑螵蛸二两（炙），于潜术二两（炒）、茯苓神各二两五钱、大天冬二两（炙）、萸肉炭一两五钱、柏子仁二两（去油）、清阿胶三两（化入）、甘杞子三两、生熟草各四钱、杭白芍一两五钱（酒炒）、大麦冬二两（去心）、酸枣仁二两、肥知母二两（去毛，炒）、远志肉八钱、益智仁一两、龙眼肉三两

上药共煎浓汁，入水再煎，连煎三次，去枯渣收膏。或加白冰糖三四两，熬至滴水成珠为度。每晨服一调羹，开水冲调。

二十三、方仁渊

1. 生平简介

方仁渊（1844—1925 年），字耕霞，号倚云，别号思梅，江阴顾山镇人，清末民初龙砂医家的重要代表人物。少攻举业，曾入国子监学习，在经史、诗文、书法等方面都颇具造诣。后从王旭高学医，恰逢太平天国战事，乃去苏州药店为伙。又从名医邵杏泉，邵师字炳扬，是薛雪弟子邵步青的曾孙，

曾著《三折肱医书》。王师、邵师皆精运气之学，方仁渊尽得所传，藏修苦读，明镜不疲，以医为仁术，尝云："为医者当时时刻刻以病人之痛苦，即为己之痛苦着想。"

方氏医道成后，先执业于无锡蠡园等地。1875年移居常熟，悬壶于城内草荡街，名"倚云医馆"。治病宗天人合一之旨，每据岁运，辨证施治。1880年，岁值太阳寒水司天，太阴湿土在泉，民病多寒湿，方氏以湿燥辛开之剂治之，无不应手，从此医名鹊起，求医者继踵相接，每遇疑难危证，必苦思冥索，竭力挽救。

方仁渊对中医学发展极为关注，1922年，已79岁高龄，被选为常熟医学会会长，曾为抗议国民政府内务部颁布的旨在逐渐取缔中医的《管理医士暂行规则》，团结同道，共议对策。并创办《常熟医学会月刊》，共26期，为常熟县医学期刊之首创。著作有《倚云轩医案医话医论》《新编汤头歌诀》《舌苔歌》等。

2. 学术思想与临床经验

（1）运气为本，诸象合参，诊治疫病

方仁渊对五运六气学说多有研究，注重气候、物候、病候，诸象合参，以预测疾病，多有应验。其治病，宗"天人合一"之旨，善于运用运气学说，每据岁运，分析病机、确立治则、指导用药，独树一帜。然方氏对运气学说理论方面的探讨和发微不多，其重视实用的运气观，一如龙砂前辈医家。

1）注重运气学说的临床实践

方氏熟谙运气理论，在临床实践中，做了许多关于可能出现的疫病乃至病性、病位的观察、分析、预测工作。诸如"丁未司天在泉阴木运疫病说""己未年太阴湿土太阳寒水占病验"等。方仁渊尝言："农家占节令之风云，以占年岁。医者占时令之寒温，预知疾病。其理一也。"如"丁酉（1897年）岁朝，西北风狂燥，其年秋成大歉，冬令温煖如春，雨雪绝少，戊戌（1898年）立春节东风，岁朝亦然。正月二月，阴雨连绵，严寒彻骨，农家牛死过半，交三月，春温病大行，慧日寺乞丐一月中路毙四十余名，寺前后人家病死者亦数十人。端午后始病平静"。

同时方仁渊也十分重视气化天时岁运致病，以光绪丁未年（1907年）运气致病为例，该年"太阴湿土司天、太阳寒水在泉，阴木主运，纯乎寒湿用事，三春阴雨绵绵，五月燥热无雨，将交小暑始得大雨……三伏风凉穿单类衣""秋初乃炎暑熇热不甚酷余"，物候见"各种花木晚发且少至夏末"。故而发病上"如庚寅年（1890 年）瘰罗痧疫再起，乃七月初六七日，间有是症，初十外遍地盛行，如苏州、无锡、常熟城中甚多，乡僻之处或有或无""此疫自七月十六七日得大雨后渐稀，中秋乃定，然较庚寅不过十分之五""重者不及药两三时即死"与庚寅年仿佛。但症情不同，"吐泻甫定，即转烦躁，燥渴苔黄而厚，脉大而数，身不发热，或四肢当不温"。治疗上"大抵回阳救逆兼芳香辟秽"，无奇妙方法。究其原因"然寒湿多于热湿，迁延不易愈，大抵岁运使然也"。方仁渊强调："本年固寒湿用事，土在上水在下，已犯相克，加以阴木主运，木又克土，层层相克，胜极必复，故变生疫病，运气亦有应也。"

同时方仁渊还发现运气对发病病种、病性、发病人群、临证用药等也都有影响。对于病种方面，如宣统元年己酉（1909 年），因"多阴雨而寒，新种兰花多萎而不开，四月至五月，无雨、温燥异常，花木日日浇灌……甫交芒种即连日大雨延绵一月，交小暑又炎暑熇熇，立秋后稍凉，仍不雨，处暑后秋热旬余，乍雨乍晴"，发病上"秋后多病噤口血痢，呕恶胸痞不能进谷汤，药亦吐，几至沿门合户，城乡百里皆然，死者过半"，而"霍乱吐泻少而易治"。

对于病性方面，己酉年血痢，病势陡发，诸药不效，方仁渊认为，是因其病性变化，"其最严重在胃关一团湿热之火"。究其原因，"从初夏燥热内伏上遏，长夏之寒湿，再加炎暑之热，上热下燥中湿，郁遏于中不得泄，经两三月之久，胃气大伤，三焦不得宣化，肠胃几至腐烂"，故较之与往年不同。

对于发病人群方面，方仁渊说："予初行医之时，出痧子之病不多，惟冬春小儿有之"，但是"近十余年中，不但冬春，四时皆有，不但小儿，成人老人亦有之"，而且"其发较前重，烂喉者颇多，且回后咳嗽身热不已"。究其原因，方仁渊认为"天时之不同与人秉之有异欤"，"忆童时冬令多严寒坚冰，每年见大雪一二次，今则冬令如春者多，间有冰薄而不坚，少大雪而夏令之热较胜于昔，内经谓温则春气常在地气不藏，即温毒之气不敛，致痧子之病多者故一也"。

对于临证用药方面，同治二年（1863年），自二月初至五月终，"疫气流行，无家不染，证上吐下泻，两三时即目陷言低，肉削丰，日即死，无处觅药，即有药者，乡医与六和正气套方，如水投石，死者载道"。方氏"后至吴门邵杏泉师处，谈及此证云，用硫黄、附子、良姜、荜芨、胡柳等一派辛烈之药有效"。出现这种情况的原因，考之运气，乃癸亥岁二之气，"主位少徵火，客气太阳水，中见火运，火居其位，寒水承之，寒不去，华雪水冰，杀气施化，霜乃降，寒雨数至"。通过分析该时段运气特点，方可理解邵杏泉用辛热药奏功之因。

2）注重诸象合参以分析运气

方仁渊认为运气有常，也有变，应用运气学说的前提，应对常位推演烂熟于心。此外，还应遵《素问·五运行大论》所言，"不以数推，以象之谓也"，注重观察气候、物候、病候等，诸象合参。1921年，"水运阳明燥金司天，少阴君火在泉，和春已煖，十三惊蛰，至二十日奇暖，去尽皮衣，有着夹衣者，二十三四，北风大冷，下大雪，月底渐温，二月初又大冷，初六最冷，下雪，春温病不多，不燥渴，不咳嗽，大抵夹温而不夹风也，一春阴多晴少……端节尚穿绵（棉）衣，秧不长……七月下旬至中秋晴无几日，往往大雨二三昼夜……棉花全坏，霜降后晴燥至小雪，仅小雨，雨次不及寸"。落实到病象上，夏秋湿温颇多，痢疾少，皆湿甚于热。究其原因"以夏秋雨水太多也""立冬后病少矣"。方氏对该年实际呈现出的气象、物象、病象，描述尤为仔细、详尽，进而得出"与本年运气颇合"的结论。从运气角度分析，该年初之气，"主位少角木，客气太阴土，中见水运，土胜水，地气迁，阴始凝，气始肃，水乃冰，寒雨化"；五之气，"民气和"；终之气，"候反温，蛰虫来见，流水不冰，民乃康平"。相关描述与方仁渊记录相符。

3）诊治疫病需天时运气相合

对于运气与疫病关系，方仁渊在《倚云轩医论》"瘟疫论"篇阐述精深。方仁渊认为瘟疫者"实乃是天地之常气常邪，不过太平之世，无此沿户皆然耳"。然《素问·五运行大论》言，"非其时则邪，当其位则正"，岁时不和，温凉失节，纵是常气也会变成邪气，甚至乖戾之气，导致疫病发生。

举瘰罗痧为例，1908年夏秋又见此证，罗纹虽不瘰，证象相类，"今重阳节已过，此症当未平也，按今夏阴雨绵绵，当暑反凉，交秋则燥热无雨，热遏无湿，湿不得泄，交蒸互郁，而有此症，虽非沿门阖户，而各处皆有"。金陵、镇江尤多，人皆以疫名之，然仍是天地之常气，但寒煖不时，反其常则为灾病耳。所谓"疫者役也，如国家徭役之意，无家可免，不知所感何邪，所名何病，无可名之，乃名为疫"。

对于疫病诊治，方仁渊强调"医者须细思其本年之天时，阴晴寒煖，何时不正，邪从何来，再合本年运气之生克，庶稍有把握"，至理名言，足堪借鉴。

（2）天人相应，气机升降，握枢而运

方仁渊师从名家，勤学博览，理论根底深厚，临证经验颇丰，对气机升降理论有独到理解。他重视五运六气理论预测疾病，重视时令气候异常、气化天时岁运对疾病的影响，善于从"天人相应"的角度宏观把握人身与天地气机相应之变，从而占验时行疫病，指导用药，其认为气机升降运动是阴阳五行变化的本质所在，万物生生化化无不存于气机升降之中。对临床病证的治疗，方仁渊也擅长从调理脏腑气机升降入手，专治一脏或多脏并调，如宣肃肺气、清泄胃腑、肺肾同治、肝脾通调、交通心肾等，然运用中尤重中焦升降，强调握枢而运。

1）人身之气与天地之气相应

方氏师承于王旭高、邵杏泉，尽得其传，临证尤精运气之学，重天人气机相应，施治多宗天人合一之旨。其言"农家占节令之风云，以占年岁；医者占时令之寒温，预知疾病"，对天人之气相应论述颇为精到。如"光绪丁未，太阴湿土司天，太阳寒水在泉，阴木主运，纯乎寒湿用事"，"土在上，水在下"，人身感此天地层层相克之气，"清浊升降之气，挥霍淆乱于中"而变生瘰罗痧证。己酉年，"春多阴雨而寒……四月至五月无雨温燥异常……交小暑又炎暑熇熇，立秋后稍凉仍不雨"。是年在天则燥热内伏，寒湿郁遏，再加炎暑之热，上热下燥，在人则胃气受伐，三焦之气不得宣化，湿热郁结肠胃，而见血痢。再如庚申年，"天运阳金，少阳司天，厥阴在泉……春病甚少，秋初疟亦少痢绝无"，然至五之气，岁运阳金加之燥金主气，"燥金与风木相火合德"，"疟病遍地，几无处无家不病"。《素问·六元正纪大论》云："凡此少阳司天之政……阴行阳化，雨乃时应，火木同德……往复之作，民病寒热疟泄。"方仁渊是年见闻，实与运气相合。其临证善于观察人身之病与天时之常、变的关系，与其对天人之气相感的把握不无关系。

2）气机升降为阴阳五行变化实质

阴阳五行是中医学的理论基础，然方仁渊认为，气机升降实为阴阳五行之本质，但论生克，其理浅，生克之中寓有生化之理，正是生生化化无穷之力，才有天地品物咸章之功。方仁渊在《天地为先天一大五行说》中云："惟是先天之五行，不得言生克，但可言气化……故但见其气化，不见其生克，然不言生克，生克即寓乎其中，其生克也，以升降见之，升即是生，降即是克。"天地万物生于气化，而气化蕴于气机升降运动之中，经谓："非出入，则无以生长壮老已；非升降，则无以生长化收藏。是以升降出入，无器不有。"（《素问·六微旨大论》）在人身亦然，"心肺居上，犹天日也，脾肾居下，犹水土也，肝居于中，犹风气之动荡于中也。心能生血，藉肺气转运施化……肾能生精，赖脾气之凝炼膏汁，故由黄而变青黑，得阴水之精，藏蓄不露"。故升化有力，则心肺之血气充足，肺中之阴气降下输布水精，则肾得以藏蓄。五脏上下相生相成，明晰此中升降之理，则更能理解阴阳五行生克之道。诚所谓"天地之道，阴阳而已，阴阳之理，升降而已"。

3）握枢而运治从中焦以复升降

气机升降不是单一的运动形式，而是互相包含的立体运动，升中有降，降中有升，升降相因、相倚。人身之中，脾胃居于中焦，是气机升降枢纽，脾胃之升清降浊功能正常，其他脏腑气机升降才能得以条畅。故方仁渊强调气机升降失常的病证，要握枢而运，调治中焦，以复升降之职。如《倚云轩医案·霍乱吐泻门》丁某案载，霍乱吐泻，是肝逆脾陷，治当运转升降之枢机，以异功散配干姜、砂仁治中焦，佐吴茱萸、柴胡、香附平肝逆。顾某湿温案载，得汗而热不解，胸痞渴不多饮，舌白腻而边淡，脉濡小，方仁渊断为湿热阻遏，中焦之升不利，拟辛开苦降，以调中焦升降之权。《痰饮门》严案载，"由吐酸而吐瘀血，脉沉细且微"，方仁渊认为是胃气失权，血随饮邪上逆所致，治疗"不宜见血治血，当从阳明厥阴之升降着想"。可见，把握枢机论治，疾病转归趋势即可明了于心。

4）临证举隅

方仁渊对气机升降理论的运用十分纯熟，于外感寒热、痰饮、泄泻、便秘等其他诸多病证中，均能以调理气机升降为抓手，灵活施治，对当今临床内科疾病的治疗，大有启发意义。

①咳嗽重肺肾升降

咳嗽一症，外感内伤均可引起，经云："五脏六腑皆令人咳"，外感咳嗽，祛邪治肺为主，内伤咳嗽，须辨所在脏腑而调之。观方仁渊《倚云轩医案·咳嗽门》，外感咳嗽以宣肃肺气为主，内伤咳嗽则重理肺肾升降之机。如寒邪宿肺陈案，以苓甘五味姜辛汤；王某寒伏肺俞，积年咳嗽，方用小青龙汤加宣肺降气之品。再如陈某，肾阴不足逢春令之时，"甲木偏于春阳之会，金气受囚"，咳嗽加剧，方仁渊以填补肺肾之阴、宣降肺气为治，即"亢龙有悔，宜滋水以养"之意，以生地黄、龟板、女贞子、牛膝、麦冬、沙参、百合等滋补肺肾，川贝、杏仁、陈皮、枇杷叶等宣肃肺气，冀以肾水上济，化源充足，肺金之气机宣畅，咳嗽可愈。

②血证尤重气机升降

前贤对血证多有论述，方仁渊认为血证治疗重点在于治气，"气为血帅，气降则血降，气平则血平"。如其治风热郁肺之咳嗽鼻衄，以疏风清热，而"不必治血，邪去而血自止"；咳血多为"肺胃之气逆而不降，络脉受伤"，治则轻清泄降和络；其论便血，认为多因脾不统血、肝不藏血，治疗首重脾胃升降，"脾为阴土，清阳由地而升，胃为阳土，浊阴亦由地而降。苟脾胃有权，则升降自有常经，何至肝不藏血"，临证常以六君子汤、补中益气汤之类化裁。至于妇人血证，方氏则首调肝脾，如经期吐血、鼻衄，是"厥阴之气逆行"，当平肝降逆；癸事淋漓，是肝脾两伤，脾伤则气陷而不藏血，肝伤则气逆而不藏血，故方仁渊常以"平其肝逆，举其陷气"为治法，药如吴茱萸、白芍、柴胡、防风等。

③脘腹作痛调中焦升降

腹痛多因气滞而起，方仁渊临证，注重从中焦气机升降入手。如石某，

"向病经行腹痛，今寒热来时，经不期而至，至而即停……腹痛晕厥……脉弦而大，舌腻罩灰"，方仁渊断为湿热伏邪结于太阴膜原，以致清阳不升，气机不畅，经血凝滞，故"苦燥以开湿热之伏，辛甘以伸肝木之遏，佐血药以通之，淡渗以降之"，处以黄连、黄芩、白蔻仁、鳖血拌柴胡、炮山甲、桃仁、红花、赤茯苓、通草等。又如彻尘僧案，"素病心脘作痛……近以劳碌，感受寒热错杂之邪……阵痛呕吐酸苦，心中嘈杂……舌苔薄白无津，脉沉缓弱"，方仁渊以厥阴病论之，以乌梅丸合柴胡、白芍、沉香、茯苓等升降之品，调理气机升降，复以黄连、吴茱萸平肝降逆，橘核、小茴香等辛香温通之品，以理三焦气机。

3. 医案萃选

（1）暑湿病汗后

张某暑湿病两候，屡经汗下，仍然渴不多饮，胸痞不寐，舌白罩灰，右弦左小尺部更细，此中气大虚，邪恋不化也。正虚邪实，极为棘手。姑拟仲景泻心法以冀弋获。

> 姜汁炒黄连、干姜、半夏、炙草、黄芩、枳壳、陈皮、茯苓、蔻仁、姜竹茹
>
> 又进泻心法，夜稍得寐，热势略和，然舌仍罩灰，脉仍弦小，暑湿之邪，恋而未化，尚在险途。
>
> 照前方去陈皮、蔻仁，加杏仁、桔梗、荷梗。

（2）咳嗽

王某，寒伏肺俞，气逆不降，致咳嗽积年不愈，甚则呕血，此非肝阴肾亏，乃胃逆气伤其络也。崇仲圣法。

> 桂枝、白芍、炙草、苏子、干姜、五味、半夏、茯苓、浮石、冬花
>
> 又前以小青龙加减，咳阵较少，痰中带红未净，夫胃逆少降，久咳伤络而血溢。当治其咳，不当治其血，温降既合，不必数数更方。
>
> 桂枝、白芍、干姜、五味、半夏、炙草、赭石、旋覆、茯苓、款冬、沉香汁。

（3）心悸

陆某，心悸有二，阴气下虚而悸，与水气上凌不同，水气凌心，乃水未交火，痰饮阻中为患耳。仲圣以苓桂术甘汤治之，姑师其意。

苓桂术甘汤，加二皮，李根白皮，甘澜水煎。

又投仲景方，肾气之上撞颇平，胃亦知饥能食，晚间心悸尚未除，此不但饮邪为患，亦由肝虚肾邪上扰，击动手少阴经耳。前议参以补肝镇心，相合病情矣。

苓桂术甘，加归芍、半夏、参须、金器一具、镜面朱砂二钱（以上二味绢包悬空，先煎二十沸入后药）

又连进蠲饮养肝镇心之法，颇见平稳，然悸发必在亥子之交，乃阴尽阳生之候也。夫肝为一阴，随至阴中之阳气上升而击动天君，除阴肝以摄至阴之阳，崇土以化中焦之饮，别无他法。

归身、白术、枣仁、参须、白芍、半夏、陈皮、远志、茯苓、桂枝、夜合花、镜面朱砂、金器。

二十四、高思敬

1. 生平简介

高思敬（1850—1925 年），字憩云，江阴人。幼承庭训，少时酷爱医学，17 岁始受业于表伯赵云泉。高氏在严师启蒙及自身刻苦研习下，医术日渐长进，也因此奠定了其内科基础。一年后随赵师临诊于公善医局，并于局内复又拜江阴外科名医李遇良为师，尽得其传。

高氏学成后回乡，设诊于江阴城东仓廪桥。初遇小症，应手而瘥，但遇奇难重症则束手无方，于是刻苦攻读医书不下百种，历代内外科著述无不涉猎，尤重视古籍研究。诸多外科书中高思敬最为推崇的乃龙砂医家高秉钧之《疡科心得集》和陈士铎之《洞天奥旨》，高氏认为《疡科心得集》"清机流利，一片神行，最为当世所推重"，其学术思想的形成，受高秉钧的影响颇深。高思敬虽以经典为宗，但极力反对门户之见、扬己蔑彼的错误思想，积极博采众家之长，不断丰富自己。经过多年的勤学苦研和临床实践，学验俱进，加之治病临证细致，处方果敢审慎，刀针准确，用药得当，高思敬屡起沉疴，声誉日隆，饮誉澄江。

1885 年高思敬妹夫杨殿臣在天津创办养病院，函邀高氏携眷来津，于是在养病院应诊十余年，所治外科患者十余万，尤对脑疽、流注、附骨疽、疔毒走黄等症多获奇效，致使高氏医名更著，被誉为"津门华佗"。1906 年高思敬与天津名医丁子良共同创办天津医药研究会，以相互交流活人之术，积极培养中医后继人才。

1907 年高思敬去嘉兴赴友人之约，因交通梗阻，不能回津，借闲暇之机，奋笔著述，将平生临证之经验体会纂编为书，名曰《高憩云外科全书十种》，包括《外科医镜》《外科三字经》《外科六气感证》《外科问答》《逆症汇录》《运气指掌》《五脏六腑图说》等。1917 年在友人资助下经过修改定稿，付梓公之于世。另有著作《经络图说》《三百六十穴歌》等均为初习针者便于学诵之门径工具书。

2. 学术思想与临床经验

（1）重视运气，结合实践

高思敬曾说过，"医家不明内难，无以探阴阳之奥。夫所谓阴阳之奥者何？不外五运六气、五行生克之理"，认为五运六气学说中基本知识、每年运气关系以及运气格局推演对临床诊治最为重要。故临证过程中，高氏常活用运气学说，在因时、因地制宜的辨证中，充分结合了运气理论以提高疗效。

高思敬强调"要明五运六气，须知五行生克、干支化气，对化正化并主客气运"，理解和运用五运六气理论的基础，是要熟练掌握五行之间的生克胜复关系，以及干支纪年法推算常位运气格局。《运气指掌》一书作为高思敬在五运六气领域的代表性著作，参照运气七篇大论的序次，以指掌图配合歌诀的形式撰写，其中六十甲子运气演化占据大半的篇幅。"又言六十年中，运气上下临御，则有相得不相得者，不可不辨"，由于司天与中运间不同的五行生克及同属关系，形成了不同的运气格局分类，分别称之为顺化、天刑、小逆、不和、天符、岁会以及太乙天符。这些不同分类的运气格局对疾病的产生以及严重程度，有着不同的作用。高思敬依据自身临证实践得出的体会，认为"以上皆《内经》论运气最为精要切于证治者也"，至于南北政问题，高氏认为其"不关于证治"。

高思敬同时还强调医者应掌握每年运气之间的关系对疾病的影响，对五运六气学说当以实践为落脚点，凸显了高氏理论联系实践，强调将理论应用于实践、实践必须以理论为指导的中医临床思维。

　　太乙天符，是一种非常特殊的运气格局类型，而高思敬对太乙天符的观点，则完全同意《素问·六微旨大论》的论述。其在《运气指掌》中写道："凡中运与司天之气相同者，谓之天符……凡中运临本之位者，谓之岁会……凡天符又值岁会，是天气、中运、岁支三位俱同，谓之太乙天符，又谓之三合。如己丑己未，中运之土与司天之土同气，又临土运丑未也，凡此虽曰同气，不无偏胜亢害之灾?!"当时有一种观点认为太乙天符为运气同化，名曰同气，并无偏胜亢害之虞，对疾病的影响也不严重。高思敬显然并不同意这一看法，他认为太乙天符是完全有可能会因为"三合同气"导致"偏胜亢害之灾"的，所以才用了反问的语气。

　　（2）内外统一，外本于内

　　高思敬始随赵云泉，精习经方，洞晓脉理，探索有年，后又向李遇良学外科，对内外科之学皆有独到的见解。受高秉钧《疡科心得集》中内外统一的学术思想影响，临证过程中强调精通内科对于外科医生的重要性，曾对门下弟子说过："学医固难，而于外科尤难，盖明乎内不谙乎外，尚无关系，但辨夫外，不知内理，犹盲人骑瞎马，动罹颠蹶，可不惧哉"。

　　高氏著作中到处可见"病分三因，治亦分三因""病分标本，治亦分标本"，即强调辨证求因、内外统一的论述。在对于外科疾病的辨证过程中，高思敬将高秉钧所提出的"外疡实为内治"辨治大法奉为圭臬，"治外本于内"，创新性地将内科的辨证思维运用到外科疾病的审察中。

　　《高憩云外科全书十种》一书中载有 308 首内服方药，均为其"阅书百余种，得方不下万计，其试而有效者"，充分体现了内治法方药与外科疾病的内在联系。如高思敬治疗痈疽之症时，认为痈疽病发五脏，属里，本就属阴虚寒凝，内服应多用甘温之剂解寒凝、温中焦；《外科问答》中指出，辨疮时"必也细看疮色有无败象，听其声音病系内伤或系外感，查其神色显明沉暗，询其饮食起居，从前何若，现在何如，再考脉象，辨明表里、阴阳、寒热、虚实，复察五善七恶，四面合参，自然祸福吉凶了如指掌矣"。

"病分三因，治亦分三因"学说则将辨证方法进一步扩展，辨病与辨证放到同等地位，尤其对于难以辨明阴阳的外科常见疾病增加了部位、脏腑及气血辨证，对外科疾病主要采用消瘀理气之内治方法，同时注意药量的适当运用。此外，高思敬基于对内科疾病的深刻理解，针对外科疾病提出了"真类病论"，指出"病每介乎两歧……彼此似是而非，莫辨此症，知有真而不知有类故也"，针对部分介于两种相似症状的外科疾病辨证时不可模糊处之，必要详细辨证，求其病源，对于真病与类病亦分而治之，切不可一概投方，此亦是对高秉钧同病异治思路的发展。

高思敬充分继承发扬了龙砂外科医家高秉钧的学术思想，在临证治疗外科疾病时多注重内科治法方药的辨证使用，不但细化了外科疾病的辨证范畴，而且受内科辨证的启发，对外科过于单一的辨病思路进行了理论修正，有利于外科疾病的鉴别诊断。

（3）善治疮疡，创新器械

高思敬治疗疮疡的总的原则为"初起用内消，将成须托化，已成用刀针"，且赞同高秉钧"开刀之刀口不嫌扩大，以取脓尽为妙"的观点。高氏强调无论是刀法或针法，均应"因症而用之，未可偏废也"。疮疡此症若需内服用药，高思敬在处方用药上往往会根据病之轻重、体质强弱、风土习惯等特点，来决定药量的轻重，务求切病。高氏强调应"据证用药，各视其宜，原病之轻重，药剂之多少"。在内服用药的选择上与高秉钧《疡科心得集》中用药有诸多相似之处，多用轻淡渗利之品。如治疗疔毒走黄时，喜用鲜甘露汁，每奏捷效，后甚将此疗法编入《外科三字经》中并言："食酒肉，走黄坏，甘露根，捣汁快。"同时，高氏在外敷药的配制上特别注意选药精良，加工精细。在药物炮炙、熬膏、摊膏、用法上都有其独特之处。

高思敬吸取西医刀具制法，巧妙地设计制作了一套如"脓车"（脓出不爽用之）、"喉铃"（喉间痛毒用之）等 12 件外科疮疡手术器械，其中大、小薄口刀与现代外科手术刀别无二致，同时细化了对于刀针使用的宜忌，提出"痈疽成形莫畏刀针论"，即是在讨论痈疽已成形是否应用刀针，高氏认为"痈疽既已成形，非刺破不克奏功""至论痈疽成形，听其自溃，不可乱用刀针，贻误后人不浅"，指出用刀针的原则为"脓浅用刀，脓深用火针"。同时又规范进刀针的深度，选择开刀时机，明确指出了切开的禁忌及疮疡部位与切开的关系。此外，高思敬创造性地将火针与升丹捻引流进行了结合，采取火针当头刺破，升丹捻引流治疗流注、乳痈等皮肤及皮下脓肿，可达到十数日收功的较好疗效。

是以在辨疮疡脓成与否、脓的深浅、开刀部位的深浅与手法上，都有一套成熟的经验，高氏在《辨脓深浅刀针手法》一文中进行详细描述。如在辨深部脓疡的手法时介绍说："医者用左手拇、食、中指同按患处如半月形，再以右手食指，四指齐下微微着力，脓头自然悬起，觉中空引手，仿佛水在内泛，系脓已熟"；再如"痈疽既已成形，非刺破不克奏功，倘因循胆怯，听其自溃，鲜不轻致重，重而转危，医家、病家各宜省悟""需开刀之刀口不嫌阔大，以取尽为妙"。这些临证经验直接促进了中医外科中"给邪出路"经典理论的形成。

（4）津沽学派，详阅西医

高氏详阅西医外科著作，积极主张吸收西医知识来丰富祖国医学，主张"取彼之长，补我之短，荟萃中西参观互证之"，临证时注重中西医结合，收效亦佳。曾在《外科问答》一书中言西医之技"果出我上，乃我同胞幸福"，对于西医学解剖、药物等精妙之处亦予肯定，如对西医治疗烫伤时辨别致伤物质、烫伤部位赞以"审证周到""此中医不及西医处，当取法焉"，并用以指导临床实践。但同时指出不可盲目舍己从人，中西医应并重，互相接纳吸收。所著《五脏六腑图说》一书将《黄帝内经》、西医以及王清任三者对于脏腑的理解逐一画图示之，并加以详细说明，不偏不倚，力求为后学进一步研究提供详实资料。

高思敬深受高秉钧等龙砂医家学术思想的影响，后又受到了津沽地区特有的风土文化影响，以及西方外科医学传入而形成了独特的风格，创立津沽疮疡学术流派，以中医内外结合方法治疗疮疡类疾病，兼治外科杂症，使疮疡病学的临床治疗及基础研究走上了中西医结合的道路，对近代中医外科学的发展起到了一定的推动作用。

3. 治疗特色

高思敬对多种外科疾病的认知、内外治法方面有独到见解，对脑疽、流注、疔毒走黄、乳岩诸症有着独特的治疗方法。治疗脑疽等阴疽重症时，在初期未成时主张用内消法，将溃用托化，脓成主张用刀针，对于溃后多以正脓出为判断患者预后的标准，而正脓出需脾胃气血旺盛，才能生化，所以高氏经常会用药以顾护患者脾胃。

高氏强调流注此病，第一要认准病发何经，其次要辨有边、无边。又因流注具有发无定处的特点，强调在明辨阴阳的基础上按部求因辨证，同时根据病情进展内外治法亦有差异。高思敬除继承了高秉钧之辛散、固脾、调营法外，重点对于湿浊、痰饮等病邪引起流注的疗法予以补充，选用了滚痰丸、除痰饮、控涎丹等祛痰之剂，同时对于因痘疹后所生特殊流注采用托化为主、清解为辅的内治法，配合外敷方治疗，取得奇效。

疔疮走黄之时，初起白燎泡在两唇四白或口角等处，初觉时便用鲜人龙打烂涂之，内服菊花饮。高氏独创了甘露根汁内服法急救，"内服甘露根……要半斤，至少五六两，一块洗净打烂，拧汁灌之"，以及护心散内服等多种针对疔疮走黄的内治手段。

4. 医案萃选

（1）流注

张某，年九岁，夏天患流注三处。一在大腿，一在肩胛，一在肋下，起七八天即邀予治。见其疮根大如手掌，身热脉数，势将造脓。

外用：疮头贴八将散提毒外发，四围用冲和膏蜜水调敷。

内服消托兼施，方用：羌活一钱、川芎一钱、炙山甲一钱、当归二钱、忍冬藤四钱、白芷一钱、生口芪四钱、角刺一钱、橘络一钱、秦艽二钱、甘草一钱。

此方连服两剂，大腿见消，肩胛、肋下两处按之引手，似有脓意。然脓头散漫，不甚收束。

改方：生口芪六钱、当归二钱、忍冬藤四钱、炙山甲二钱、白芷二钱、花粉四钱、角刺二钱、川芎一钱、甘草一钱。

此方亦服两剂，两处疮头均见高耸，用刀连破两口，脓极稠黏，两处共出脓血碗许。

外用：疮口用升丹纸捻。

内服：当归二钱、橘络一钱、花粉二钱、杭白芍二钱、川芎一钱、秦艽二钱、桔梗一钱、甘草一钱、忍冬藤四钱。

此方连服两剂，疮口已流清水，止不服药，疮口亦不用纸捻，惟掺八宝提脓少许，纸膏罩，日易一二次，不五日已平复如初。

（2）疔疮

韩某，男，业剃头。冬间鼻观患疔疮，起刚一整日即邀予治。见其鼻观口唇之上疔头大如粟粒，四围漫肿，嘴唇上翻，形神狼狈，寒热往来接连不断。诊其脉象竟有七至，舌色焦黄，便闭溺赤，如此情形，势殊不善。

外用：疔头用油调人龙面，两颐腮、颧骨一带蜜调金不换敷之。

内服：白菊花四两、银花一两五、草河车三钱、淡芩四钱、地丁草五钱、桔梗三钱、甘草三钱。

此方服一剂，次日复邀予治，见疔头如昨，四围漫肿亦如昨。惟寒热已减，二便仍不通利，阅苔焦黄，业起芒刺，诊得右关有力，沉按尤甚，知胃腑确有实热。

改方：川军五钱开水泡拧汁冲、制川朴二钱、白菊花二两、炒枳实一钱五、元明粉二钱冲、淡芩三钱、桔梗一钱五、连翘五钱、甘草二钱。

此方亦服一剂，当晚泻下浊物不少，秽气熏人，不可向迩。次日又邀予治，见患者坐床上，喜笑自若如无病，然面上敷药业已洗去，疔头已泯然无迹。

5. 创方举隅

自制十六味流气饮

主治：一切风湿、风寒、气血阻滞作痛，外面无形，皮色不变，流串不定，或痛在一处，憎寒发热，舌苔薄白以及流注等症。

组成：木香一钱、广皮一钱、制香附二钱、苏叶二钱、秦艽四钱、羌活一钱五、川芎一钱、桂枝一钱半、荆芥二钱、当归三钱、甘草一钱、炒枳壳一钱、独活一钱五分、防风一钱五分、桑枝酒炒五钱，丝瓜络酒炒一段。

加减：虚人加党参三四钱以助气血，或加附片一二钱温化之。

二十五、余景和

1. 生平简介

余景和（1847—1907 年），字听鸿，号少愚，又号萍踪散人，晚清江苏阳羡（今宜兴荆溪）人。少时因家人亡于战乱，只得依附兄长药肆学药。其间因感人世甘苦，乃勤奋自励，因所业与医近，又承兄教，始习《医宗金鉴》等书，冥心搜讨，无间寒暑。至 20 岁时，《黄帝内经》《难经》《伤寒论》《金匮要略》等已能背诵如流。后得费兰泉收为弟子，入室 3 年，侍诊而立。其后 10 余年，仍为药肆伙计，虽不悬壶，但偶尔为人治病。1882 年余景和迁居常熟，应友人之邀而正式行医，因屡愈危症而名声大振，时有"余仙人"之称。汪莲石赞曰："究竟从伤寒入门者，自高出时手之上。"

余景和认为"为医者，当济困扶危，死中求生，医之责也。若惧招怨尤，袖手旁观，巧避嫌疑，而开一平淡之方以塞责，不徒无以对病者，即清夜自问，能无抱惭表影乎？"因此，诊治患者，必尽心着力，甚至有"虽雪深三尺，日夜踌躇，衣不解带者半月"的感人场面，深为当时之人所称颂。曾有学者总结余听鸿的医德十二论为：酷爱医职、精研医术、敢担风险、把患者当亲人、不邀功避罪、对差错有正确态度、苦学博采、同行之间不言传互伤、不自满以碍医术之提高、遇危急病患不袖手旁观或乘机勒索钱财、使读书实践和学习别人的临床经验密切结合、不墨守成规在创造中提高医术。

余氏于内科、外科、喉科等造诣颇深，著作出版的有《余注伤寒论翼》《外症医案汇编》《诊余集》（又名《余听鸿医案》）。未刊刻的有医著《海虞寄舫医案》、诗集《随吟拾草》。

2. 学术思想

余景和学术思想推重张仲景，其著作均为对仲景学说的继承发展。临证用药新奇，不拘泥古方古法，又不失辨证缜密，知常达变，其治病重视内治外治相结合，正如其所言："欲内外两科合而为一，得医术之全体。"

（1）强调识症，重视脉诊

余氏同意柯韵伯治病"见此症，便与此方，是仲景之活法"求症知机的思想，在《诊余集》虚胀案中明确指出"治病以识症为第一"，认为仲景之方，一方可治疗多病，仲景制方，不拘病之命名。在时毒医案中再次强调："见病治病，随证立方，是为真的。专信陈言，拘执寒凉，偏于温补，即非上工。"

余景和重视脉诊的作用，认为"伤寒表症脉，一'浮'字最为关键，一切变症兼症，俱从'浮'中体察"，不论是分辨中风、伤寒、温病、风温、湿痹，还是治疗时确定当汗、当下，救表、救里，表里、虚实，无不见之于脉。提出"太阳为六经首领，先将脉象标出首篇，后人慧心明辨，索隐用药，正治、权变、救逆、斡旋等法。预有把握，不致一朝变症蜂起，莫可救治"。

（2）经方方证，思路开阔

余景和善用经方，尝云："仲景方人皆畏难不用，然病至危险，非仲景方不能挽回耳。"曾用桂枝加人参干姜汤治疗阴斑热陷，五苓散治疗暑风痉厥或湿疝脚气，黄连汤治疗关格呕吐，猪苓汤治疗三消，炙甘草汤治肺痿或秋燥，旋覆代赭汤治疗嗳气等。

余氏认为有是证即用是方，提出与其辨温病伤寒之分，"不如读仲景原文，分桂枝证、麻黄证、葛根证、柴胡证、栀子证、白虎证、泻心证、承气证、五苓证、四逆证、理中证"，认为仲景之一百一十三方，每方都各有法度，对应"《内经》七方十剂无所不备"，从其对应症状中即可理解如何应用汗吐下温清补六法，"见病治病，是棋之活着；论经论方，如棋谱之呆着矣"，与龙砂医派经方的方证特色相吻合，强调只要病机契合，即可投药。

（3）六经分论，析开阖枢

余景和认为六经不应局限于经络，而是六区，"夫仲景之六经，是分六区地面，所该者广。虽以脉为经络，而不专在经络上立说"，并在此基础上从六气加以分析，"《内经》受病，本归六气，寒水之气，太阳同气相合，《伤寒》以太阳为首篇"，反对后人呆板地分经络治疗，"因后人以方分六经太清，反晦仲景本意"。

六气源于阴阳分化，柯氏在"六经分论太阳病解第一"中，以三阴三阳开阖枢分析六经，认为此为六经之大纲领，余氏对此详加注解。如从《素问·阴阳离合论》中广明与太阳的关系、太阳御寒之阳气、膀胱气化之动力、心肺与营卫的关系、太阳多心病等方面，解释心主太阳，并用较大篇幅反复论述这一观点。

再如注解"六腑以通为补，胃气一实，如冲繁要道阻塞不通，胃气不能舒展，脾气不能输津。胃实则热聚而更燥，腑气不能流行，仲景故以里症为重，里不和，即是阳明合病矣"，认为阳明阖则病，为胃家实；"脏喜固密……少阴厥阴俱有吐利，皆藏病之开也"，太阴开则病吐利，与一般理解不同。

余景和同时认为太阴与厥阴误下后寒热症状不同，区别就在开阖之异。"太阴虚寒满痛，下之虚寒相搏，必变脏结、脾约、痞硬等"，故太阴本自利而下之胸中结硬者，是开折反合也；"厥阴胸中满，气上逆是热邪、水气阻于胃口，非阳明之实。误下之，阳明更虚，则利下不止矣"。

另从表里寒热之间对比少阳、少阴枢，认为少阳枢"介乎太阳阳明之间，从太阳化寒，从阳明化热，与天地之气相通"，若少阳早用凉药，转太阴吐泻；早用温药，转阳明内热。少阴枢"介乎太阴厥阴之间，太阴布敷阴气，从太阴化为湿，厥阴受纳阴气，从厥阴化为火"，若少阴凉则转吐利、肢厥；温则转咽痛、身热、便脓血、尿血、口鼻出血。强调双枢之病，不可妄治，需宁静待之。

（4）六气论温，曲悟旁通

余氏认为温病亦不出六气范畴，"然温病热病，不外乎六气，皆由《内经》、仲景脱化而出。《难经》曰伤寒有五。《内经》曰热病者，伤寒之类也"，故可从六气分析温病及其治疗，"《温病条辨》之上焦风温，即太阴之表病也；中焦寒湿霍乱，即太阴之里病也。所谓温病能为伤寒羽翼，异派同源耳。此亦二书之羽翼耳"。

其以大段笔记分析寒温，认为温病所发分内伏外感不同，从相火寄甲乙之间，论述少阳厥阴同一相火为温病的源头，其中"少阳相火，是本病"，为春天随受随发之风温；厥阴温病则是冬寒春化的结果，"厥阴之温病，皆从相火化令，即伤寒而化温病，即冬伤于寒，春化温病之意"，并用"深冬极寒之时，井泉温，葭灰飞，纸鸢起，内伏之阳暗动矣"来比喻。

且因厥阴以风木为本，中见少阳相火，故即使手足厥冷亦不用姜、附，并分辨厥阴热厥与《黄帝内经》热厥之不同，虽同名"热厥"，但《黄帝内经》热厥，只在足心，是肾火起涌泉之下，肾阴不足，涌泉足心热；而厥阴热厥，因热在肝脏，手足反寒，脉细而厥，因此告诫厥阴热厥，因脏热而表寒，内有真阳，当散其无形之热。

对于柯氏"阳明为成温之薮"的观点，余氏则据其属燥土，解释六气俱从燥火而化，认为其可解邪气，也易伤津液。遵柯氏发汗、利小便，是阳明两大禁，亦是权巧法。余氏指出，不论是风寒初入阳明之表，急于除热而存津液，用麻黄、桂枝发汗解表，"热散于外，使其不能化火，津液不伤"，还是热结下焦，脉浮烦渴，小便不利，用猪苓汤"渗热即是存阴"，都是为了保护阳明之津液为要。并由阳明病推至所有温病，认为六气中风火暑三气，断不可用燥热伤津。

虽温病与伤寒受邪途径不同，但不出六气范畴，治疗仍遵仲景，总结温病治疗初以辛凉轻剂开手太阴，以芳香开泄清手厥阴，至热郁阳明"当以甘凉咸寒保肺胃，育阴清火"。在治疗热证而运用寒凉之药时，亦注重辛甘通阳，认为"大雨雪之前，必先微温，一派柔腻阴药，赖辛甘之味可以通阳……云蒸雨施，始有效耳"，为其个人特色。

（5）疫疬之气，亦为六气

余氏认为瘟疫与寒温二病虽致病因素不同，且具传染性，但亦不出六气范畴，当因时因人而异。并记载其所遇疫情，各年各不相同，"癸未年，吐泻大行，霍乱、转筋、肢厥、汗出，皆四逆、理中、通脉，应手而愈。经治者百余，未有一死。丙戌又起，吐泻、肢厥冷而无汗、脉伏，用四逆、理中即毙，服五苓散合藿香正气等皆愈。经治百余，活者十中八九。戊子年又起，霍乱、吐泻、肢厥、脉伏、无汗，服温剂，厥回脉起，惟水浆不入，胸膈阻塞，停五六日或三四日，起呃忒而死，后服大青叶、人中黄等解毒芳香，皆愈。癸未是寒湿霍乱，丙戌伏暑夹湿霍乱，戊子久旱干燥，温毒秽气受热霍乱。余业此七年，已遇三次，皆不同也"，辨析疫病所属之气或为寒湿，或为暑湿，或为燥气，强调用药大有出入，不可拘执古方。

另如其记载光绪丁亥年（1887 年），"上年冬温，春初骤寒。伏温春发，咳嗽痰少音哑，习俗芦根橄榄汤无效，遂见痰味腥臭夹脓血。余以麻杏石甘汤合苇茎汤治愈甚多"；光绪癸巳年（1893 年）秋冬季，"时毒、痄腮、大头瘟等流行，余诊治多愈。又瘟痘盛行，种牛痘者出天花，服寒凉者偾事多，方孝廉二子，俱温补托浆和脾顺"等因年之气化不同而治疗不同的医案。

（6）杂病调理，六经辨证

余氏认为仲景以六气统六经，不仅可治外感及瘟疫，对杂症调理亦能随证而变，其从生克乘侮分析厥阴病，认为乘脾者，木克土不能升阳而寒，侮肺者，木火刑金而燥。并从生克乘侮解释气化之上下、纵横，并将其扩展到杂病治疗中，在其未刊本医案《海虞寄舫医案》中记载肿胀治疗以肝脾为中心，使肝木不横逆侮土，以疏运脾土，脾气健旺，从而水湿得化，水有出路，肿胀渐渐而消；并在暴胀病例的治疗过程中参以清肺，藉金气以制木。

余氏认为一病之因不局限于一气，应从相对角度认识，如其总结燥湿皆可致痉症，从有无伤津液分痉之虚实，认为痉症不出三阳风气范畴。"痉之一症，虚与实皆不出一风字，外邪来者，风有夹寒、夹热者在太阳，而项强背反折。夹热者在阳明少阳而面赤、摇头、龂齿。寒主收引，刚痉为多；热主上炎，夹肝风不致刚痉之角弓反张，背起离席之甚。"并引《黄帝内经》"诸暴强直皆属于风"，言"风胜则动，风痉身反折，风能胜湿"，认为不可专泥于痉症属湿。

而其治痿诸法则立足于"干湿"二字，认为湿痿和干痿的病因病机、临床症状、治法治则及处方用药完全不同，两者的鉴别在于肌肉之"干枯"与"湿润"与否。在《诊余集》中，曾记载一患者年十七八，因素有滑泄遗精之史而"两足痿软，背驼腰屈，两手扶杖而行"，患者自认为身有湿气，自服三妙汤数十剂，阴分愈利愈虚，使"两腿大肉日削"，甚至"两足不能起"，余氏辨此案属痿症之干者，精不足者，当补之以味，损其肾者益其精，故以六味地黄汤为底，酌加虎骨、龟板、鹿筋、肉苁蓉等大剂血肉有情之品填下滋阴，服药后肌肉渐充，步履安稳。

（7）性味服法，不可偏差

余氏尊仲景意，对药物的性味、服用方法极为重视，认为病与药当同气相求，如小青龙汤之立方，是根据水郁于上，温以散水，酸苦以安肺，培其化源也；解释小建中汤为"肝喜条达，以辛散之，用辛补之，以散为补也；以酸泻之，收为泻也。肝苦急，食甘以缓之。小建中，生姜、桂枝之辛，甘草、大枣之甘，倍芍药之酸，加饴糖之甘，而和中，此乃厥阴发表、驱寒、平肝、和中之先着也"。

余氏从气味辨析三承气汤药味轻重气血不同，"酸苦涌泄，下剂之轻者，故芍药、枳实为轻剂；咸苦涌泄，下剂之重者，故大黄、芒硝为重剂。酸苦下之气分之热、无形之邪为多；咸苦下之血分药，有形之邪、积热、燥屎为多"，认为此亦是辨别类方、选择药物的方法。其曾在《诊余集》治疗吴姓少女月水不行、少腹硬结之干血案后总结说："余读《金匮》仲圣有瘀血在少腹，或水与血结于血室，大黄甘遂汤、下瘀血汤、抵当汤，皆非大黄不可，因大黄是血分之下药也。此症若不遵古训而不用大黄，虽三棱、莪术千剂，亦徒然耳。所以仲景之书不可不读也。"

余氏详细解释经方治外感、内伤缓急不同，发表药，取汗则停服；攻下药，下则即止，"仲景诸方，皆有煎法服法，何等谨慎小心。倘有错误，变症蜂起。今时用方，煎法服法，先失之矣"。认为各种药物剂型不同，作用不同，"汤者荡也，荡涤邪秽，欲使其净尽也。丸者缓也，和理脏腑，缓攻其邪，不欲其速下也，仲圣用药表里、深浅、上下、缓急，无一不到"。散剂以分、两、铢计数为治里之法；丸药，如桐子大，每服十丸者，亦是缓而治里；若丸复为汤，重两许，化而连渣服，其势更猛于汤散。

3. 诊疗特色

（1）通权达变，活用吐法

余氏治法全面，通权达变，不但精于常规治疗，对一些奇特治疗手段亦能应用自如，如催吐法、嗅鼻法等，常能起死回生，化险为夷。余氏认为治大病，如肝厥、食厥、气厥等症，只有吐法取效最快。他在《诊余集》中说："余见肝厥、食厥、气厥等症，惟有吐为最速耳，所以吐之一法，不可弃而不用也。"曾有常熟大东门陶姓妇人，暮年丧子，肝气久郁。又因有一人抵赖其子赊出之账，两相执持，陶氏突然跌倒，呼吸气息全无，目上翻，脉来沉伏，手足厥冷。此乃肝郁气闭，痰阻灵窍，药不得入，用至宝丹、苏合香丸各一粒，用竹沥、姜汁、菖蒲汁、藜芦煎汁一杯，将诸汁和入灌之，以鸡羽三四支探喉，吐出白腻痰甚多，气息稍通。片刻后又气息全无，再饮再探再吐，如是五七次，病始救回。其总结吐法因病症而异，肝厥治以仲景乌梅丸三钱连渣灌下；食厥宜用生莱菔子、藜芦、橘红、炒盐等煎汤饮，并以鸡羽探喉催吐。吐出物以痰、食为多。

（2）生理各异，用药不同

余氏重视患者生理阶段，某妇产后溲难，他医以五苓加通草、瞿麦等通利之药，不效。余氏辨证之后，即用复脉增液合导赤汤法，事后他感叹道："产后伤阴劫液，以致水源竭涸，为医者又复用淡渗利水，何异操刀杀人乎！"

治某"每妊至三月即小产"案，其用药一反胎前忌热，产后忌凉之说，嘱每日服附桂八味丸三钱，服至临产，果母子俱安。对此他认为："譬如瓜果结实，阴雨日久，天气寒凉，无阳和之气，果亦不克长成，故服热药使其阳气舒发，阴寒去而果乃可保。"

治疗小童肾囊作胀，治疗延误后恶化，余氏认为此胀属肾虚，依据小儿稚阳未充、稚阴未长的生理特点，患儿肿胀的原因与肾气气化不利的病机有直接关系，故若舍弃桂枝附子，单凭牡丹皮、茯苓、泽泻、车前子利水，只能去已成之湿，难消欲泛之水，故仍宜济生肾气丸化气利水同治。

（3）扶正固本，救治疑难

余氏对因难产失血过多、脉已绝的危重病症，使用超大剂量的扶正固本疗法，显示了他非凡的胆识和急症救治水平。余氏在治疗精血枯槁之痿症和关格等症时，亦同样强调扶正固本，多用血肉有情之品，诸如老母鸭、鹿胶、龟板胶、牛筋、羊胫骨、鸡翅、线鱼胶、猪脊筋、羊肾、海参、淡菜等，对"精不足者，补之以味"深有体会。认为扶正固本可补益人体脏腑气血之不足，调整阴阳之盛衰，使之归于平衡，善用补法。但他亦反对滥用补药，认为滥用补药不仅不能裨益于患者身体，而且有百害而无一利，曾说"药能中病，大黄为圣剂；药不中病，人参亦鸩毒"，为此还列举许多食参致盲、致呆等病例，告诫人们"气有余便是火、煎熬津液为痰，清窍充塞不灵"，指出应有目的适度进补，不可乱补。

（4）顺应自然，提倡食疗

余氏非常注重自然疗法在临床中之运用，尤其对食疗更为推崇。如对脾虚便溏日久、服药无效的患者，用连服山芋之法，余氏认为："山芋一物，色黄而味甘淡，气香。黄属土，甘入脾，淡去湿，以土包之，以土助土也；以火煨之，以火生土也。此等平淡之方而去疾者，妙在空灵，直在有意无意之间耳。"又如某误服温补后致多食易饥，大便燥结，小便黄赤。余氏曰："此乃胃热杀谷，痰火盘踞其中，当以大剂甘凉清肺胃、豁痰热，然不须服药，每日只服梨汁、蔗浆三中碗。"这种甘凉缓治之法，既不伤胃气，又易于为患者接受。

他还曾治一疮者，"色暗肉僵，流水无腥秽味，不知痛痒，肌肉瘦削"，判为"寒凉凝结"，予金匮肾气汤同时令其开荤，而不须戒口，后果然胃日健旺，疮平肌复，他说"外症以胃气为本，胃以食所喜为补，若各物禁之，再以寒凉克伐伤胃，或温补壅塞助火，则殆矣"。

4. 医案萃选

（1）虚痞

常熟大步道巷余姓，年五十余，素嗜洋烟酒。时正值酷暑，忽呕泻交作，进以胃苓汤加藿香、半夏，明日呕泻均止，脉静身凉，毫无所苦，惟神倦好寐，脘中坚硬，按之作痛拒按。余曰：病入阴藏，微见干哕，即进大剂附子理中汤加生姜之法。

党参五钱、白术二两、干姜一钱、附子八分、炙草五分，姜汁冲服一剂。

觉脘中稍舒，再服一剂，而哕亦止，脘中已舒。

吸烟之人，素体本弱，又经大吐大泻，断无食滞内停，其脘中坚硬者，乃中虚浊阴蟠踞，虚痞于上也。霍乱之后，太阴必虚，法用理中，吐者用生姜，腹满加附子，腹痛加人参，故轻用术而加附子人参生姜，使阳气充足，浊阴自散，哕可止而痞满自除。

（2）石淋

常熟西乡大义镇大巷上，有米商某，男性，弱冠时患石淋，小便滴沥难解。欲解时，少腹与茎中痛不可忍，以头额抵于墙角，历半小时许，方点滴而下。延医治之，不外八正散、琥珀散、石韦散、五苓散之属，愈利愈痛，诸医皆束手无策，遂延余听鸿诊视。其时常熟汽艇刚见，余氏于艇上，先了解病之始末，及至病家，见忙在料理后事。余氏诊毕曰：病由肾虚而败精阻窍，与膀胱热邪相搏，蓄于下焦，窒塞不化也。左脉沉弦，尺部细弱，病重恐难挽回。

疏方仅二味：当门子 1 克、鲜杜牛膝 250 克，嘱捣汁，分两次灌服。

翌日，患者小溲时，骤然疼痛加剧，苦不胜言，尿中有血，忽出一物，形似橄榄核大，坚如石。此物一出，病即霍然。后以六味地黄汤加减善后。患者将排出之物，长期保存，留作纪念。

附：余继鸿

余继鸿（1881—1927 年），余景和三子，名树仁，字振元，又字继昌，号渭泾。承父业，又师从丁甘仁，协助丁氏创办上海中医专门学校及广益中医院，任教务主任等，整理编撰了《王九峰医案》。

二十六、周　憺

1. 生平简介

周憺，字莘农，号惜分阴轩主人，江苏无锡人。虽从商多年，亦通医学，其父达三公，其子周小农，三世从医。周莘农平生尤重熟读医书，精研《黄帝内经》《神农本草经》等书，救死扶伤，淡于禄利，薄于自奉，常济贫给药，义诊乡里。1897 年周莘农携子小农入沪行医，名震沪上。

2. 学术思想与临床经验

（1）天人相应，避之有时

周莘农在《临产须知》中提出，"生产乃造化自然之理，俗谓瓜熟蒂落，原属平常之事"。胎孕前需注意《种子刍言》云："奉劝艰嗣君子，深体天心，广行阴骘，出言酝天地之和，居心存忠厚之意。"由此可见妇人产子乃顺应天地之事，同时讲求天地相和，阴平阳秘乃可。胎孕前，妇人要慎寒温，顺应四时昼夜之气，"夏不登楼，宜着地气，夜不露坐，宜暖背腹"。临产时，应避之有时，《临产宜忌》中写道，"天时寒冷，产母衣裳宜厚，被褥宜温，背心更宜和暖，房中宜设火盆，辟除寒冷，否则气血凝滞，儿难送下；盛暑之月，产室须要清凉，热甚则产母头痛面赤昏晕……若遇疾风阴雨又当谨避"，妇人临产之时须注意宜忌，根据不同时象应相应调整，正如《素问·上古天真论》云"虚邪贼风，避之有时"，天寒宜暖，天热宜凉，寒热适宜，则生产有益。周氏亦注重养生，提倡戒烟、少饮、节欲等，以达到延年益寿的目的。人居天地之间，与天地相应，与四时相符，人参天地，顺应自然规律，养生以延年。

（2）治病求本，包容兼蓄

周莘农所著医案以内科杂病为主，兼收妇科、五官科、伤科等，内容详细，从病因病机、辨证、治则、方药，无一不细。分析周氏医案，可见其善于循病机，辨主次，求得疾病之本。譬如女子因经、带、胎、产，屡伤气血，治病求本，故而气血充盈至关重要。在《临产须知》曰："气调则胎安，气逆则胎乱"，指出妇人备孕之时要注意精神调摄，女子以肝为先天，不可过怒，防止肝气逆乱，"肝气上行，则呕吐衄血，脾肺受伤，肝气下注，则血崩带下、滑胎、小产"，提出防治之法为"必先养其气"。《临产须知·临产方药》云："产以气血为主，气足则易于送胎出门，血足则易滑胎落地。若忍痛过久则伤气，下水过多则伤血，气血伤而不足，产何能下？"周氏选用蔡松汀保产神方治疗久产不下，补益气血。

周莘农居住锡沪两地，气候温和，季节分明，雨量充沛。因江南水土关系，所治疾患，多为温邪湿热及杂症，治法近于叶天士一派，推崇叶天士之学。周氏尤善于治疗虚体挟实之证，并能在临证中随证变通，化裁治方以切合病机。

（3）临证丰富，涉猎西医

周莘农选方较多简便，并有民方、验方，如用生萝卜汁治疗偏正头痛。周憬对受胎摄生、临产宜忌、难产治要及产后调摄的论述颇为详细。备孕时男子应"坚守仁心，身心其康"，胎前女子宜除恼怒、禁房劳、戒生冷、慎寒温、服药饵、宜静养，受孕后应注意饮食清淡等。周莘农结合临床经验，提出在临产六字真言的基础上新增勿早用力，注意临产宜忌。周氏阐释十产论，详细描述难产原因及接产时产妇、稳婆的应对措施。书中既辑录《和剂局方》等经典方论，亦不乏民间串雅之验方秘技，多次引用《达生篇》等前人妇产科经验与成就，且旁及妇人内科、外科。重视优生优育，对新生儿诸疾治疗见解独到。多用外治法治疗小儿疾病，如中药贴敷于穴位上，小儿感冒，用生姜汁调天南星，贴敷于头门。

周氏广稽群籍，汲取各家所长，但并不拘泥于古学，汲取西医之长，治病救人，《周氏集验方续编》《临产须知》就有相关西医学的陈述。《临产须知》学习西医优生遗传，书中写道："西医云父母体弱则稚儿亦弱，其遗传也。"强调婴儿优劣与其父母有关；详细描述种痘治疗天花的具体方法，小儿种痘宜早，天气温和之时为佳，假痘宜重种，同时又提出西法对天花亦有益处。

二十七、胡最良

1. 生平简介

胡最良（1853—1923 年），字大祥，无锡北门外长安桥人，胡家世业针灸，至最良，已历三世，幼秉庭训，博采众长，平生最服李东垣、张景岳二家学说，以针灸治疗外科疾病见长，成效卓著，颇负盛名。行医 50 余年，以五门十变法造诣最深，临床取穴着重 60 个五腧穴的灵活运用。与此同时，胡氏鉴于小儿多畏惧针刺、艾灼诸法，因而结合推拿，以指代针，手法遵李挺《医学入门》"南丰李氏针法"，以捻旋为主，治疗小儿惊风及诸多时令病，多获奇效，远近慕名求诊者甚众。

胡氏平生没有著作，医案已散失殆尽，然其针法传之有人，子伯涛、孙云谷均继承其业，另有门人沈养卿、吴耀明、马效良，吴耀明又传吴基厚等均继承了其临床实践学说，将其发扬推广。

2. 学术思想与临床经验

（1）调脾扶羸，祛邪安正

胡氏学术思想推崇李东垣、张景岳二家，治病讲究调脾扶羸、祛邪安正，认为人在脾胃安和之时，谷肉果菜足以养生，即使生病也不必多服补药。胡氏曾云："脾胃如炉，欲求炉火之旺，必须煤炭适量，气流通畅；若滥用补药，譬炉为煤炭所窒塞，气机抑阻，何能运化精微？"故每每遇到体虚羸弱患者，胡氏喜针章门、建里二穴，一可醒脾气，二可通降胃气，意在"食补胜于药补"。胡氏治疗原则以"祛邪以安正"为主，认为"病不须补，祛病即补"，虽《黄帝内经》有云"邪之所凑，其气必虚"，但"虚体受邪，其病则时"，想要安抚正气之虚，唯有急逐其邪实。

（2）参之地域，温化寒湿

胡氏根据自身多年临证经验，认为无锡地区的一般疾病，以寒湿居多，真正热病实则并不常见，因此每欲借温针艾火之力逐湿散寒，治病以温化为主。胡氏认为脾阳虚者，常为湿气所困，临床可见其神疲纳少、胸痞脘闷、四肢倦怠，苔腻脉濡，治疗除取中脘、足三里、阴陵泉等穴以降浊、和中、利湿之外，还可灸中脘、气海以助阳化湿；而肾阳虚者，常为高龄，腰背酸疼，日晡足肿，更有甚者五更泄泻，则可行崇土制水、温补肾阳之法，在针刺足三里、复溜、太溪的同时，加灸中脘、关元诸穴；而脾肾阳虚者，每见面色萎黄、四肢发冷、大便溏泄，可用四神丸末填神阙穴再隔姜灸之，取"阳气如天日，寒湿乃阴霾，必得丽照当空，然后阴霾自散"之意。

3. 针灸特色

（1）五门十变，法灸神针

"五门十变法"最早记载于《难经》，其本质却源于《素问·天元纪大论》，与龙砂诸医家推崇的运气学说密切相关，是子午流注针法中的一支，历代针灸家能精此法者甚少。而胡最良在临床上却广泛运用此法，尤其是五门十变法中"子母穴"与"夫妻穴"，同时还能结合子午流注针法中"气血流注、时穴开阖"的思想与《难经》五腧穴"井主心下满，荥主身热，输主体重节痛，经主喘咳寒热，合主逆气而泄"不分五脏六腑的治疗通则，每每疗效显著，对各类疾病的诊治都积累了丰富的经验。

如其治疗疟疾时多用夫妻穴相配，胡氏认为疟疾的主症是寒热往来，与"经主喘咳寒热"相符，所以可取经穴治疗。至于取何经的经穴，则须根据当日主经，如甲日是胆经，则取阳辅，乙日是肝经，则取中封。胡氏治疗疟疾还强调要抓住针刺的时机，疟疾发作常有定时，应当在发作前1～2小时内适时进针，并可加用当日主经相合的夫妻经的经穴以增加疗效。

以疟疾发作于甲日辛未时举例，主经为足少阳胆经，取其经穴阳辅，甲己相合，取脾经经穴商丘，辛时取肺经经穴经渠，而在前一时辰（庚午时）针刺。

而胡氏治疗头痛，常在同一经上运用子母补泻法，持"阴阳不相移，虚实不相倾，取之其经"的观点，治疗时强调先分经论治，如痛在颞侧为少阳头痛，痛在前额为阳明头痛，痛在后枕部为太阳头痛，当一经经气失调，但尚未波及他经时，只须取本经之穴进行调治。如患者颞侧头痛，则可取胆经侠溪（母穴）以壮水，阳辅（子穴）以泻火，一补一泻，济其不足而夺其有余，又因少阳乃相火所寄，多气少血，病多火胜，治以壮水制火，调整偏颇；又如患者前额头痛，则可取胃经解溪（母穴）行补法，厉兑（子穴）行泻法，但因阳明为多气多血之经，其头痛多为实证，可多行泻法，少行补法，若觉单泻厉兑力不足，还可加取手阳明大肠经之合谷穴泻之。

（2）五腧相配，增强疗效

胡氏针刺时尤喜五腧穴，认为是百病取穴的核心，常常两三穴配合同时运用，以增强疗效。

1）然谷、太冲

然谷为肾经荥穴，太冲为肝经输穴、原穴，因"乙癸同源"，胡氏临床常用"肾肝同治"的治疗原则，将二穴配合使用，如有肝胆实火时，首选可泻太冲，其次可泻然谷以增其力；而若肾水亏损，浮阳上泛，补然谷以导龙入海，引火归元，同补太冲，使摄潜能力更大。胡氏临床遇肝火上亢而致眩晕患者，常用此二穴。

2）行间、大都

行间为肝经荥穴，大都为脾经荥穴，胡氏认为肝藏血而寄相火，脾统血而属湿土，肝脾二经湿火上炎，常致患者双目红肿涩痛，似有异物内阻，可取此二穴分散泄之，使火散于血中，湿渗于热外，另还可遵"乙庚相合"之法，加泻大肠经经穴阳溪，效果更好。

3）太白、太冲、太溪

胡氏将此三穴命名为"足部三太"，认为是针法中"逍遥散"的组方，此三者同用是治疗各种妇科疾病的要穴，因其分别为足太阴脾经、足厥阴肝经、足少阴肾经的输穴，妇人大多肾水不足，肝气郁结，久之则肝火偏盛，横逆犯胃，临床多见脘腹疼痛，胸痞纳呆，经来少腹胀痛，运用此三穴，可达疏肝解郁、理气健脾之效。

4）少府、内关、神门、大陵

本组配穴均为手少阴心经与手厥阴心包经之穴，其中以少府、内关为主，神门、大陵为辅，胡氏常用其治疗胃脘当心而痛或温邪逆传心包者，此法有歌诀佐证，"心胸有病少府泻，胸中有痰内关担"。取此四穴泻之，常可泻心中实火，更有热盛者，还可佐以间使穴，其效益宏。

5）后溪、足临泣

根据少阳经循行脉络，头面、耳、目均为其盘旋之地，后溪为手太阳小肠经输穴、足临泣为足少阳胆经输穴，此二穴同行泻法，凡此二经气火上亢所致头痛引耳、两目难睁者，常常针入即止辄效。

（3）指针疗法，着手成春

因儿童多畏惧针刺、艾灼诸法，常啼哭挣扎，施术殊为不便，胡氏以指代针，结合推拿，如运八卦、推三关等法，形成了独具特色的指针疗法。取穴之法与针灸相同，指法多从"南丰李氏补泻法"中悟出，以捻旋为主，既便且效，对于小儿惊风及诸多时令病，疗效甚佳。

指针疗法操作以拇指、食指、中指为主，可一指一穴，也可三指三穴同时推揉，同时应注意轻重合度，勿轻者沿皮、重者着骨，运力均匀，徐徐转之。其转向亦分男女、左右、早晚，以"李氏南丰针法"中的论述行补泻诸法，即男子阳经午前以呼为补，吸为泻，阴经以吸为补，呼为泻，午后反之；女人阳经午前以吸为补，呼为泻，阴经以呼为补，吸为泻，午后反之。转数则根据症状而定，病轻者，81 转左右，较重者倍之，严重者再倍之，视患儿年龄大小、肌腠厚薄进行加减。若成人要用指针疗法，转数需在 300 转以上，否则效果不显。胡氏治疗儿科诸病，常用汗、和、吐、消、温五大法。

4. 医案萃选

（1）面痛

徐某，男，28 岁。平素过多浏览，常诵读劳心，左额与目眶痛已有 11

年余，每举发于暑期，月余乃止，现正值发作之时，每日痛历2小时左右且有定时（上午9~10时），痛发则多泪，视物模糊，晨起口苦且干，急躁易怒，舌质红，脉弦而洪。此肝阴不足，肝阳偏亢；复值夏季火旺，内外交煽，阴液更伤。故视力减退，焦躁易怒。目为肝窍，怒为肝志，肝胆之疾显然。

取穴：行间（泻法）、曲泉（补法）、侠溪（补法）、阳辅（泻法）。

针3次，即获显效，停止不发。

（2）小儿发热

徐某，男，3岁。于1958年6月24日（戊寅口）来诊，主诉：咋晚发热（丁丑日），伴有呕吐。查体：体温39℃，咽微充血，苔白润，脉浮数。发病日为丁丑，来治日为戊寅，因有呕吐及发热，故取心、胃二经之井穴、经穴，加疏表之穴。

施指针法，取穴：少冲、灵道、解溪、厉兑、鱼际、经渠、通里。

施治之际，患儿竟呼呼大睡，回家后即热退，索食，能玩，未来复诊，随访结果痊愈。

（3）小儿腹泻

乔某，女，6个月。腹泻4天，日5~6次，泻出物呈蛋花汤样，曾服药治疗未见大效。患儿为人工喂养，吃牛乳、奶糕及粥，脉滑数，苔白润，症属婴儿腹泻。来诊日为己卯日，前一日为戊寅。

施指针法，取穴：脾胃二经合穴足三里、阴陵泉、神阙、天枢。

初诊后即腹泻渐减，经三诊而痊愈。

二十八、邓星伯

1. 生平简介

邓星伯，名福溶，号润生，一字行，清咸丰十一年（1862年）生，无锡城郊江溪桥邓巷人。出身中医世家，叔伯邓羹和乃是汪艺香门生，汪艺香颇多学术思想均由无锡盛巷曹氏儿科曹伯谦医师所传，邓星伯与堂弟邓季芳早年一直随邓羹和习医，受其影响颇深。同族同辈中邓云轩亦有医名，后传子若舟、若汀、若川3人，开枝散叶，后人邓仁初、邓理等在常熟、宜兴等地均具医名。幼年读书勤勉，21岁继承家学，与堂弟邓季芳开办"南阳医室"。27岁欲更精医术，又随马培之学习，手录其师藏书400余卷，白天随师从诊，晚上博览经典，严冬盛暑，研读不辍。

究邓氏所学，其源可追龙砂医家汪艺香。邓星伯曾在收集整理的马培之医案《务存精要》中同时收有汪氏脉案。邓氏门人杨博良曾言："是书为马、汪两先生视暑湿症之医案……视症之明了，方法之灵动，均从经验中得来，宗此立法，无不应手而奏效……为暑湿门中之准绳，不可轻视。"在《江苏艺文志·无锡卷》中载其承家学专儿科为要，可见其学与汪、曹学术思想息息相关。中年之后为侍奉多病老母回无锡行医，医名日甚，日诊二三百人，成为享誉锡城的一代名医。

2. 学术思想

（1）审时析因，依运气时令用方

五运六气思想一直是龙砂医学的重要特色之一，龙砂医家在五运六气的使用上多以"必先岁气毋伐天和"为主，邓星伯也深谙此道。观邓星伯之案，临证用方常依时令分析脏腑之气，如其虚损案中提到"入夏以来，多行伤气……际此盛夏，湿土司令……以取经旨，必先岁气，毋伐天和之义"以降气化痰、疏肝运脾和胃治之。在五运六气理论中，周期节律是运气学说的重要特点之一，小到某天某时的日周期，大到干支甲子的年周期，每一个周期内都会存在阴与阳的开、阖、枢三种状态，仲景在《伤寒论》中提到了"六经欲解时"理论，六经病在一天十二时辰皆有相应的欲解时，也就是在相应的时间段，其病情出现或者加重，而"六经欲解时"理论与五运六气中的开阖枢完全吻合。太阳为阳气之"开"，阳明为阳气之"阖"，少阳为阳气之"枢"，太阴为阴气之"开"，厥阴为阴气之"阖"，少阴为阴气之"枢"。邓星伯在临证之时，亦有"六经欲解时"之法。如一嗳气患者，案中提到"每至下午，微寒内热，胸痞时欲嗳气，腰楚带下，两脉细数，尺部濡缓，势有入损之虞"，在《伤寒论》六经欲解时中，阳明欲解时在从申至戌上，正是一日中的下午，邓氏亦据此定阳明湿热，以和营调脾胃为治。

龙砂医家中多位医家在临证时都以亢害承制为法，如柳宝诒、张聿青的医案中均有亢害承制的思想。邓星伯也常以此为法，如治脾胃疾病常参木土之间关系，或用补土泻木之法，或用理气化湿之法；治疗风水，多从肺脾出发，以开鬼门洁净腑为法；其治咳血，亦多从肝肺金木关系出发，多以理气养阴为主；如治消渴，多从肝肾水木关系以水亏木旺为主病机择方而用。

邓星伯在临证医集中单设"伏邪"篇，强调邪伏之后多由外感引动，治疗当据邪之性质而用。如一患者因外感秋凉，引动伏暑而致形寒身热，间日轻重，腹痛便溏，转为滞下，里急后重，小溲欠利，两脉濡缓，胸痞作恶，舌质光红，上罩厚白花苔，似属腐点，神情倦怠，卧不安寐。考虑病程较久，予疏邪和解，分化湿热，予葛根芩连汤加减而治，在疟疾篇中也以邪伏至阴为主要病因，多以和法、清法以治。

（2）活用经方，临证重脉证合参

邓星伯临证时重视经方的使用，在《邓星伯临证医集》中随处可见。如茵陈蒿汤治疗黄疸，麻黄连翘赤小豆汤治疗胸腹肿胀，黄芪桂枝五物汤治疗痹症等。除了原方加减之外，邓星伯更常仿经方之意遣方施药。如一患者"寒热之后，中焦气机未宣，胸痞不舒，口中淡腻，时泛清水，渴喜热饮，夜寐多梦，大便欠畅，高年正气虚惫，湿热内恋"，便以温胆汤之法，疏方"炒白术 4.5 克、茯苓神（各）9 克、块滑石 9 克、法半夏 6 克、广郁金 4.5 克、福泽泻 4.5 克、炒建曲 9 克、新会皮 4.5 克、焦山楂 9 克、大腹皮 4.5 克、炒枳实 4.5 克、竹二青（姜汁炒）4.5 克、蔷薇露 2 两"。温胆汤中半夏、茯苓、枳实、陈皮均包含在内，同时加用神曲、山楂等消食导滞之品，并加竹二青、蔷薇露宣化气机为用。

邓氏还常以经方与时方相合为用，如将葛根芩连汤合香连丸加味治疗痢疾，抵当汤合小金丹治疗癥闭。邓氏使用经方时重四诊合参，尤重脉诊。在脉诊中除了三部之外，必以寸关尺三者关系道出患者脏腑之气如何。如曾治一咳血患者，诊其脉"两脉弦数不静，尺部重按无力，阴虚木旺，木叩金鸣"，当治以养阴清肺，平肝止咳；又患者之脉"左寸关弦数，右部带滑，尺部空虚"，断其因为金水两伤，以养阴平肝，降气摄血为法，取潜阳固阴，乙癸同治。又如一肿胀患者，其脉"右大左小，尺部不耐重按"，分析病因阳衰浊聚，阴虚气怯，以真武汤加减为治。

（3）外病内治，重气血强调病期

邓星伯对于外科疾病尤为擅长，其临证医集中单设外科篇章，其中包括身体各个部位的外科疾病，包括头面、四肢、胸腹、乳房等多种疮疡、肿瘤类疾病。邓星伯在治疗时通常采用汤剂内服治疗，或选择内外同治。其论外科之病，亦究其内因。常据患者征象判断脏腑寒热，在治疗时亦内外同治。

邓星伯治疗外科疾病，尤其重气血关系，大多以凉血散血、理气和营、托脓解毒等法为基础，其用方多见犀角地黄汤、玉泉散、龙胆泻肝汤等，用药亦多见山栀、丹皮、薄荷、菊花清热之品，合王不留行、丝瓜络等通络之品。

邓氏治疗外科疾病，除了内服清热解毒、托脓通络之类方药之外，常于局部外敷清热消肿或敛疮托脓的膏剂或者散剂，如凉解散、青宝散、解毒散等。在使用方法上亦多有变化。如鼻旁湿疮，可用凉解散麻油调和外敷；治患者下肢穿骨流痰，以益气养阴生肌内服方调治的同时，以药线黏上九转丹插入瘘管中帮助肉芽生长；再如一患臀嘴疮，以和营、化毒、消肿内服药配合洗痔方坐浴，同时加用药线黏九转丹引流。

邓星伯认为外科之病，多有热毒内陷之变，在疾病的早期当需时刻防变。如在颌面部面肿患者，邓氏观其身热脉数，考虑当防有喘急昏糊之变；有一患者头颅脑门患成血痣，已经出血数次，邓氏则虑其延久防有破烂翻花之虞；如血牙疳需防喘惊之变等。

3. 用药特色

邓星伯用方还喜用汤药与丸散分治之法，嘱患者服汤药时，仍多配以丸散服之，以增加疗效。但丸散服法亦多讲究，如有时要研末先服，有时要入煎剂同服，有时要汤药尽剂后再服丸散。如其在热证中常用碧玉散、蛤黛散、益元散、小温中丸、金匮肾气丸等直接入药。亦有以汤作丸者，如治无故言笑患者，症见"动作云谓，莫能自主，两目直视，神志不宁"，辨为"心肝气郁不遂，痰蒙心窍"，则处方"大濂珠、天竺黄、川贝母、西血珀、广郁金、白明矾，研粉为末，饭糊为丸而用"。在治疗特殊疾病时，邓星伯常内服外用同治，如其治一痹证患者，患者气虚夹湿，湿留经隧，营卫不利，邓星伯疏方"全当归、怀牛膝、金狗脊、川续断、川桂枝、紫丹参、炒白术、西秦艽、薏苡仁、川萆薢、五加皮、独活、桑枝、陈酒"以内服，同时以"川萆薢、川草乌、川桂枝、荜茇、细辛"为末作饼，贴敷患处。

4. 医案萃选

（1）虚损病

壬男　宜兴

病后气阴两虚，脾肾并亏，一时难以恢复，入夏以来，多行伤气，触怒伤肝，肝气化火，激动肺胃脉络，喘咳又甚，复见咳血，两脉细数，软弱无力，腹痛便溏，泛泛作恶，际此盛夏，湿土司令，酷热在迩，滋阴助湿之药，且从缓治，姑拟降气化痰、疏肝运脾和胃，分化湿热法，以取经旨，必先岁气，毋伐天和之义。

方予：南沙参9克、象贝母9克、茯苓神（各）9克、川石斛9克、炙款冬花4.5克、碧玉散（包）12克、旋覆花（包）4.5克、光杏仁9克、广橘白3克、枇杷叶（去毛包）3片、竹叶4.5克、竹叶心（炒）4.5克、鲜荷梗（去刺）1尺。

（2）肿胀案

顾男　上海

今尊躯年逾花甲，素心操劳，阴伤气怯，不言而喻。迩因旅居锡地，舟次冒风遇寒，在所不免，刻虽返沪静养旬余矣，而诸恙反见增剧，两足寒冷，肿胀，腹笥满汉，腰紧如索，右脉浮大，左三部濡缓微细若无者，亦由肾虚不能约水，肺虚不能行水，脾虚不能制水，水湿之气，外越肌肤所致也，读莲芳崇山先生方，用苓桂金匮肾气法，卓识高见，仆当谨遵其法，略忝末意，是否得当，广乞指教。

方予：大白芍（川桂枝1.5克同炒）9克、熟附片2.1克、五加皮6克、胡芦巴3克、制半夏6克、冬虫夏草4.5克、砂仁末拌炒熟地9克、淮山药（炒）9克、广陈皮（盐水炒）4.5克、云茯苓9克、福泽泻9克、车前子（炒、包）12克、生姜皮1.5克。

代茶：陈葫芦 3 克、梧桐子 6 克、车前子（炒）6 克、陈大麦柴 9 克。

另方：商陆 30 克、熟附片 10 克、大胡葱 60 克、黑丑 6 克、大熟地 30 克。

上味干者研末，湿者打烂如泥，作两饼，隔汤烘热，贴两足心涌泉穴，外用布包扎。

复一：昨进金匮肾气法加味，右脉濡缓较起，大便畅解，腑气已通，舌苔厚腻渐化，均似向愈之兆，所虑者，气逆未平，胸痞腹满，肾囊腿足肿胀更甚，小溲仍然不利，此乃阳衰浊聚，湿阻阳明，膀胱失其宣化之权也，再拟通阳泄浊，分利水道法。敬请莲芳先生大人教正。

更方：上桂心（后入）1 克、大腹皮（洗）6 克、福泽泻 9 克、熟附片 1.2 克、茯苓神（各）9 克、汉防己 6 克、沉香曲（包）9 克、蟋蟀干 1 对、冬瓜皮 12 克、西血珀（研吞）1.2 克。

复二：今诊两脉右大左小，尺部不耐重按，阳衰浊聚，阴虚气怯，其咎益著。两腿足肾囊背部腰膂肿胀似觉较甚，小溲欠利，咳呛喘促，神倦嗜卧，舌苔厚腻而黄。再宗莲舫先生真武法，略忝末意，敬请斧正。

更方：熟附片（秋石水拌）1.5 克、制半夏 6 克、大腹皮（洗）6 克、车前子（炒、包）15 克、汉防己 6 克、沉香片（后入）2.1 克、台参须（秋石水伴烘干另煎冲服）2.4 克、大白芍 9 克、茯苓神（各）12 克、慈菇苗 9 克、薏苡仁 12 克。

二十九、沈奉江

1. 生平简介

沈奉江（1862—1925 年），名祖复，字礼庵，又号蔗生，别署鲐翁。祖籍浙江湖州，后迁居无锡，累代高隐不仕。幼年聪慧，好读史书，过目成诵，惜屡试不中。受大丈夫“不为良相，便为良医”思想影响，同时攻读医书。1894 年从孟河名医马培之习医，学业日精，返锡后，设诊所于崇安寺中隐院，求治者众，闻名一时。

1922年秋，沈奉江与严康甫、华实孚、邓季芳等组织成立无锡中医友谊会，并任理事。翌年春，创办《医钟》月刊，任名誉编辑，发表《中西医学系统论》等论文甚多。惜所著《全球医通》巨帙藏稿散失，《医验随笔》系沈奉江口述，门人周逢儒笔记。

沈奉江一生授徒众多，包括邢郦江、王冠西、丁士镛、季鸣九、周逢儒等，皆有医名于时。有一子名轼，字亦苏，传其业，历主各施诊局事，惜英年早逝。

2. 学术思想与临床经验

（1）六经辨证，用药灵活

沈奉江治病与常人颇不相同，处方用药皆具特色，灵活多变，不拘泥一方一药，但始终强调辨证论治。常与病家言，"此方非在尊府""此药非君家不开""未免招物议""防时医之訾议也"。如在治疗本邑王燕庭医士之母时，患者年逾古稀，腹痛下痢无度，神情倦怠，脉细数，舌苔根浊而掯，沈奉江认为此病确为痢疾，虽说痢疾忌补，然此症现时应用既补且攻之法，患者高龄早亏，食物不消，兼有积滞，组方人参须、枳实壳、花槟榔、神曲等，两剂痊愈。

沈奉江亦擅六经辨证。如治疗盛巷某人足软并手指麻木不能伸直病证时，先用分利湿热，再用温经通络之法后，患者已自能行走，白腻苔化，手指能伸，惟大拇指仍然不能用，沈奉江准确辨证此乃阳明有热，组方重用石膏清阳明内热，配佐桑枝、川续断、金毛狗脊、木瓜、薏仁、松节、牛膝等，数剂之后患者大指伸足力充。

再如治疗厥阴病时，某妇人病肝胃气痛，沈奉江认为厥阴脉起大敦，络抵少腹，下脘为肝之部，又因病发十月，亦为阳之尽，属阴盛阳衰，厥气横逆上侮胃土，故患者并见呕恶不喜饮食等症，治疗时须交一阳来复。厥阴病实为肝病，治疗须散，故应急食辛物，方可木静而土安。此经病也多发于天寒阳伏阴气之时，本质为虚寒，遇冷则多痛，同时脾胃案多有痰浊，肝木上侮脾土，治疗可选高良姜、制香附、制附子、青皮、煨木香等。

（2）疫病诊治，清热为主

沈奉江生活于清末民初，锡城疫病频发，鼠疫、霍乱、痧症、猩红热等病俱有流行。《医验随笔》中记载了沈氏对疫病的颇多治疗心得，但总以清热解毒为主。

如1902年，锡城霍乱盛行，死亡者踵相接。患者皆吐泻暴作，指螺皆瘪，目眶黑陷，声嘶呃逆，烦躁筋转，险象迭生。然沈奉江却发现若给患霍乱者服用少许甘蔗汁后，心烦撩乱即可稍定，但吐泻呃逆肢冷如故，此时一昼夜可让其连饮数十碗，呕任其呕，服还自服，呃逆吐泻、心烦撩乱可顿止，病势爽然若失。甘蔗甘寒，可助胃除热，润燥止渴，并治呕恶，在当年用此品活人无算。

治疗痧症时，时医一般仅知要透发，而沈氏认为多是温热挟湿，需重用辛凉透泄，继用解毒之剂，多用犀角、紫草等品。

另有记载，太湖之滨某乡一年疫疠盛行，请沈奉江来诊，旁人认为病情最危重的患者，沈奉江用药一剂而愈。却有一少年患者，乡里都认为其是轻症，沈奉江一见他就说已经没治了，又赶紧让人把患者的衣服用具都拿出去曝晒，这才发现患者的口鼻眼中都有蝇蚋。

沈奉江对于疫病诊治还有预防思想。1924年因军队于江浙附近交战，一月余死亡近万人，沈氏根据既往经验，认为大兵之后必有大疫发生，故提前制作预防疫病之胜军丸，专治兵凶饥馑后，饮水不洁，触受积浊，腹痛、腹泻、呕吐、四肢厥冷等症。组方川雅连五钱、广郁金五钱、人中黄三钱、真獭肝二钱、公丁香三钱、奎砂仁五钱、广木香五钱、檀降香各三钱、石菖蒲三钱、生香附五钱、上雄精三钱、生白矾五钱、生姜粉（非干姜）三钱、焦山楂四钱、鬼箭羽四钱。以上十六味，共研细末，用金银花二两、防风七钱、藿梗七钱、净黄土二两，四味浓煎汁，滤清泛丸，朱砂为衣，如桐子大，轻者服一钱半，重者三钱，小儿减半，孕妇不忌，体现了成熟的疫病防治思想。

（3）温病伏邪，颇具心得

《医验随笔》中记载了多例沈氏治疗伏邪案例，且多为疑难重症病例。如杨君之义子三岁，壮热不扬，面色青滞，涕泪俱无，沈奉江认为此乃暑热内伏，又多饮乳汁，故蒸变为痰而阻清窍，使肺气不宣所致，因此组方杏仁、大贝、桔梗、胆星、月石、炒麦芽等，一剂患儿面色青滞即退，两剂患儿哭而有泪，后转为间疟，汗出而愈。

另如妊娠五月钱某，病暑邪，症见壮热烦躁，扬手掷足，神识昏糊，目定直视，热时身如炭炙，赤身卧地者累日；不热则身冷如冰，面色青灰，人中掀起，舌苔黄揩而腻，腹中作痛，号呼不已。请诸医来诊均不敢立方，沈奉江被邀来诊，内外兼治，先嘱极热时用井底泥贴其胸腹，后服西瓜与薄荷绞汁数碗，继服川连、佩兰叶、黑山栀、连翘、子芩、郁金、菖蒲、鲜荷叶蒂、薄荷及牛黄清心丸，前后共透红白痦9次，枯皮满榻，西瓜汁共服20余个，热势稍衰，然又误服枳实槟榔丸，妊娠未足7月即产下一子，产后又变为五色痢，日夜无度，7日不减，沈氏尝试用桃仁承气汤并以鸦片灰泡汤治之，而痢渐稀，调理月余始安。

3. 用药特色

沈奉江《医验随笔》中记载了诸多不常用的动物药，如马宝、猴枣、熊胆、牛黄、狗宝、羚羊角等，沈氏认为动物类药起效快、疗效佳，若能对症用药，见效显著。

马宝即马胃肠中的结石，沈奉江在《医验随笔》中曾指出，心属神属火，马既为火畜，行速不寐，又能识途，实有神足心专之能，以动物之体生此静物，马宝故有安神定心之功效。

马为火畜，其性必燥。患者若有痰则适宜用此品，如痴狂等神志病证。只可惜马宝甚少，故沈奉江身边常年珍藏四两马宝，其颜色呈灰白，有宝光纹理，层层包裹好，如真有需要，则会免费赠予患者使用。

以治疗郑锡君之妻疯癫病证为例，患者终日喋喋自言自语，命立则立，坐则终日呆坐，与食则食，不与亦不索，此状态已有年余。沈奉江组方羚羊角五分、贝母三钱、珠粉五分，再配合五分马宝，研和后分三次服用，即稍愈。再合前方并服，未过半病已爽然若失。不多久便有身孕，顺利生下一子。

另有农家子痛风一案，患者每次发作四肢陡然抽搐，不省人事，四处求治，但多年不效。沈奉江也赠予其服马宝，服后虽有复发，但仅仅只有双手抽动，沈氏便嘱其再加熊胆一分同研，就再也没有发作了。

再如猴枣一药，本是猕猴的肠胃结石，沈氏用来祛痰平喘、清热定惊，治疗喉风一症，效果奇佳。邹律师之子气逆痰鸣，喘急不能平卧，沈奉江用猴枣一分同贝母、制胆星研末调服后，喘热即得大定。沈氏同时强调，此药只有风痰、热痰可用，寒痰、湿痰绝不可用。

4. 医案萃选

（1）阴挺

洛社张巷张金钧培室人，经事前后无序，白带频下，饮食无味，阴户坠下一块宛如紫茄，咳则下，卧则缩，服药年余不效。先生诊之，阅前方皆云膀胱下坠，乃细询其形色何若，病者曰："其色紫黯，触之微痛。"先生曰："此非膀胱也。夫膀胱色白，小溲不能通利。此乃气虚不固，子宫下坠也，恐难一时见效。"

> 黄芪、升麻、白术、人参须、葛根、芡实、牡蛎、陈皮、甜杏仁、白芍、神曲。

> 服三剂而缩上矣。

（2）牙疳

张雪梅小孙女，上下牙龈碎烂，此名牙疳，阳明之热走入牙床之络，当以大剂治之。

> 磨犀角三分、生石膏一两五钱、生大黄三钱、丹皮三钱、知母三钱、丝瓜络三钱、人中黄一钱、鲜竹叶三十斤、芦根二两、升麻三分、绿豆三钱、鲜生地一两、荷叶一角，另赠以赤霜散加冰片、西黄，搭牙。

> 服药后泄泻二次，腐肉去已见新肉。仍用清解之法。

> 前方加川连、忍冬藤、黑山栀，去鲜生地、升麻、竹叶，生大黄易熟大黄，外搭缘枣丹加冰片而愈。

附：沈葆三

沈葆三，沈祖复从弟，名祖约。自幼由兄培植成名，丁酉年举人，亦以医名闻世。

沈葆三未有医著留世，但为无锡同善社辅仁医药局作序时曾言："不明太极无极之理，不可以言儒，不明五运六气之理，不可以为医。无极、太极、五运六气之体也，五运六气、无极、太极，生天、生地、生人、生物之妙用也。"可见其临证亦推崇五运六气学说。

后任无锡中医讲习所所长、上海同济医工专门学校校董等职。有子学明，继承家学，长期在东亭行医。

三十、章治康

1. 生平简介

章治康（1866—1930 年），字曾三，无锡梅村殷家桥人。早前跟师北坊前名中医范晴皋学医，范师为龙砂外科名家高秉钧弟子，好学不倦，习诵甚勤，上至《黄帝内经》《难经》，下至金元四大家，包括明清诸家著述均有涉猎，对《医宗金鉴》钻研尤深。同范师学医五载后返乡，初悬壶于梅村殷家桥，后迁至锡城南门清名桥，内外兼治，以外科为主。早年行医常背药箱，骑驴下乡，每天往返数十里，面上毫无倦容，贫病不计，常为广大农民解除病痛，守信诺，重医德，深得病家赞誉。

章氏行医 40 余年，被称为"外科圣手"，闻名江南，专治疮疡、痈疽、老烂腿等人所共知的难治病。行医期间，结合自己的临床实践，改进部分外科手术刀具，自制验方虚痰丸、黑追龙丸、西黄丸、雄麝散、化毒丹、湿毒粉及吹口药等都颇具疗效，深受病家好评。另著有《青囊秘授》《临症医案》各 1 册，都是章氏平日说理用药的经验心得。

章氏一生授徒近百人，不少知名外科中医师都出其门下，如朱仁康、朱纯轩、朱葆良、周聿如、王冠西等。章氏教授诸徒内容颇多，共分为十大方面，一为教读背诵，二为熟读药物，三为炼制丸散，四为熬制摊贴膏药，五为临症抄方，六为手术处理外疡，七为阴症治法，八为辨别五善、七恶、三陷变，九为讲解治验心得，十为重视医德，为近现代外科领域培育输送了一大批人才。

2. 学术思想与临床经验

（1）尊经崇高，外病内治

章氏外科具有"尊经崇高"的鲜明特色，即重视整体观念和推崇龙砂医家高锦庭审证求因、辨证论治的学术思想，强调"业外科者必须精于内科"，认为任何外科疾病决不是孤立的存在，通过脏腑经络的联系，皆内外相通。"营卫气血失于和畅"是外科诸病的主要病理改变，只有熟谙这一发病机制，才能从"本"来着手治疗，如牙龈腐烂、牙漏等疾病，认为是由五志化火所致；唇疮、唇疔是因脾胃积热引起；乳痈是因肝气郁结、胃气壅塞所致。

章氏诊病时必要分清阴阳、虚实、表里、寒热，主张红、肿、热、痛为阳，而色白、平塌、不热、酸楚者为阴；声高、气粗、身热、舌红、脉数为实；音低、息短、畏寒、舌淡、脉迟为虚，同时还要辨别寒热，方可施治。对于阳证，章氏常用行瘀、消肿、清热、通络等法，对于阴证，章氏治疗则注重扶正培元，主张通过"扶正"达到"祛邪"的目的。章氏临证十分注重患者的全身情况，分清是阳证还是阴证后，还会依据脏腑经络学说，既给局部外治，又予整体内治，常常三法并进，一是外敷骨药，二是内服汤药，三是选用丸散，疗效辄速。

（2）痈疽诸症，胃气为本

章氏在治疗外科各症过程中，主张"胃气为本"，极其注重保护胃气。他认为疡科诸病，以气血为主，而气血赖水谷以生，这也正是《景岳全书》中"土气为万物之源，胃气为养生之主，胃强则强，胃弱则弱，有胃则生，无胃则死"的含义。凡是痈疽诸症，无论是已溃、未溃，均应以顾胃气为重，尤其是对于已溃之后、气血亏弱之人，临床多见此类患者形体消瘦、食入即吐、纳食无味，此时首当培补胃气，予健脾和胃之品，以助胃气，增强生化之源。

对于痈疽外疡，如遇体质虚弱的患者，除及时辨证论治行补托之法外，章氏常嘱患者在平日饮食时，佐以老母鸡煨浓汤频服，以达到阴证转阳、邪毒外出、防止内陷等目的，补充胃气，常可缩短病程，提高疗效。

（3）乳痈治疗，独出心裁

对乳痈（即乳腺炎）治疗，章氏有着与众不同的见解。对于乳痈患者若出现高热，一般不重用清热解毒药，而是重用清水豆卷、柴胡等发散药物，只有待患处红肿才重予清解。其次通常会同时使用通乳药与回乳药，实际运用中既用木通、漏芦等通乳药，又用生麦芽、焦山楂等回奶之品，章氏认为这样可使壅塞之乳通泄，而乳汁分泌又不多，达到既通又约的效果，在临床应用也成效显著。

3. 医案萃选

（1）流注

右腿流注，漫肿酸痛，筋拘，步履艰难，寒热不清，治以通络消散之法。

方予：福橘络、西赤芍、延胡索、羌独活、黑山栀、原红花、当归尾、天花粉、土炒全蝎、丝瓜络、炙甲片、小木通、乳香、没药。

（2）对口疽

脑后发疽，正对口起如粟粒，根脚不束，疼痛异常，寒热颇起，此人高龄，且常有情志忧郁，恐有内陷，治以托毒消肿之法。

方予：上绵芪、远志肉、西赤芍、皂角刺、黑山栀、羌独活、香白芷、当归头、原红花、丝瓜络、指甲片、白茄蒂、乳香、没药。

4. 创方举隅

（1）章氏嶙峒丸

主治：疗疮疖肿，初起红肿焮热，坚硬作痛；流注初起，酸痛漫肿，皮色不变或微红；乳痈初起，肿胀焮热作痛；风湿痹症，关节酸痛剧烈时；一切无名肿块，红肿热痛明显者。

功效：消癖、散肿、行气、定痛。

组成：西黄三钱、麝香一钱五分、梅片一钱五分、参三七三钱、乳香三钱、没药三钱、血竭三钱、天竺黄三钱、生川军三钱、儿茶三钱、藤黄三钱、山羊血三钱。

制法：先以藤黄加水适量，再加入豆腐一方，置锅内煎煮，待藤黄溶化于水为止。然后滤去豆腐及杂渣，以此汁加面粉打成糊状，和入上述各药末，搓成药丸，每丸重4分。

注意事项：孕妇忌服。

（2）章氏虚痰丸

主治：颈部痰毒，痰块肿胀，坚硬疼痛而未溃破者；穿骨流痰，酸痛或不痛而未溃破者；流注酸痛拒按，而未溃破者；风湿酸痛，肢体麻木不仁或指节活动不利者；一切无名肿毒或肿而未溃脓者。

组成：甲片八钱、全蝎四钱、蜈蚣二钱、斑蝥一钱。

制法：上药共研为细末，用糯米饭捣成黏糊状，然后将药末加入，随加随捣，以不黏手为度，作丸，如梧桐子大。

注意事项：斑蝥有剧毒，此丸服用时只宜囫囵吞下，不可嚼碎，以防其腐蚀口腔，引起溃烂。用时早晚各服一粒，不可多服。服丸后，多饮开水，使其逐渐排泄，孕妇及肾病患者忌服。以下方药如有斑蝥，均应注意此项。

（3）章氏黑追龙丸

主治：体质虚弱，颈部肿块，皮色不变，累累如贯珠，按之酸多痛少而未溃脓者；乳房奶癖，皮色不变，按之酸痛，推之不动或偶亦有动者乳房奶癖，不痠不痛，按之如石，推之不动者。

组成：甲片一两、斑蝥五钱。

制法：同虚痰丸，每丸如小绿豆大。

（4）章氏西黄丸

主治：已溃之颈部瘰疬及痰块，久不敛口者；穿骨流痰已溃穿而不敛口者；伤口溃久，有碎小死骨不出者；一切疮疡溃久难敛，或形成瘘管者；脱疽，手足指趾溃烂色黑，甚至脱骨落趾者。

组成：西黄三钱、斑蝥一两。

制法：同虚痰丸，丸成，以甘草末为衣。每丸如梧桐子大。

附：章志方（1896—1942 年）

章治康之子，承父业，勤学苦练，稍长即能襄助应诊，亦以擅治外疡著称。年二十即行医于无锡黄埠镇，后随父在上海应诊。因每逢农历三、六、九日赴苏州齐门施诊，是日病家舟楫相接，门庭若市，以致时人竟忘记其真名，而皆称其"三六九先生"。后移居沪上，亦深得病家信赖，可惜英年早逝，未过半百。无锡章氏外科，至志方公已历四世。其后裔有章琴韵、章仁安、章济吟等，俱传其业。

三十一、曹颖甫

1. 生平简介

曹颖甫（1866—1937 年），名家达，又字尹甫，号鹏南，晚署拙巢老人，江阴司马街人。曹氏自幼过继给伯父曹秉生，曹秉生熟读诗书，且深通中医，家人患疾，从不延医，自家处方服药，无不霍然病痊。在耳濡目染下，曹颖甫自幼便对岐黄之术充满兴趣，致力科举之余仍常读医书。1902 年曹颖甫考中举人，后科举被废，以"不为良相，便为良医"为经旨，济世活人，致力于仲景之学。

1919 年冬，曹颖甫来到上海行医。1920 年，受丁甘仁之邀，在上海中医专门学校任教，主讲《伤寒论》《金匮要略》和国文课，不久又接替郑传笈出任教务长一职，前后长达数年。该校第一任校长是谢利恒，早期任教老师有曹颖甫、丁福保、陆渊雷、祝味菊等人。教学之余在同仁辅元堂坐诊，每年端午至中秋节例有施医给药。

2. 学术思想与临床经验

曹颖甫重视《伤寒杂病论》研究，并擅长使用书中经方，针对当时中医界存在的"古方不能治今病"的偏见，以及临证用药追求平和、极力避开麻附硝等峻药的倾向，其力主仲景之方，认为经方药精效宏，称其"千古咸宜，岂能置良方而不用"。其学术思想主要集中在对经方的研究。

（1）长于温散，独重经方

曹颖甫提出辛温发散为伤寒正法，不可弃而不用。曹氏根据脏腑理论，提出发汗首当宣肺，"肺在人身，譬之发电总机，总机停止，则千百电机为之牵掣而俱停，肺中一呼吸，毛孔亦一呼吸"。曹氏认为若风寒外袭则肺气郁阻，皮毛因之不通，故宜宣肺，麻黄汤能令肺气外通，故诸恙不治自愈。曹氏还主张穷寇宜追，祛邪务尽，指出发汗必期透畅，乃不至留恋余邪，若汗出不彻，时时发热，久仍有汗不解，津液日损，则继而转属阳明。

对于"江南无伤寒，夏月无伤寒"的说法，曹颖甫极力反对，其认为因地制宜、因时制宜是中医之长处，但是要掌握尺度，不能过分，不能笼统，要仔细辨证，并用临床实践批评这些论点，进而提出"桂枝汤方独于夏令为宜也"之说，把桂枝汤誉为"夏日好冷饮而得表证者之第一效方"，运用桂枝汤治疗夏令病独辟新径。

（2）经文互参，脉证为凭

曹氏擅长经文互参，辨别证候间的细微差别。如太阳病与少阳病都有寒热如疟之状，对于两者间差别，曹氏在《经方实验录》中谈道："有寒有热，一日之中循环不已者为太阳病；寒热日发，有间隙如无病之人者为少阳病，此麻桂二汤合用与柴胡汤独用之别也。"指出同为"寒热往来"，其发作频率往往为辨别太阳病与少阳病之要点，发病不同，用方自然各异。此等细微差别往往易被忽略，却正是张仲景提示辨证要点之所在。

又如"桂枝下咽，阳盛则毙"是运用桂枝汤的禁条，但曹颖甫《经方实验录》的验案中，却用桂枝汤治愈了热气蒸蒸上冒的脑疽病，其奥妙在于悟出了每晚"恶寒、发热、汗出"，乃桂枝汤之见证。所以说："惟能识证者方能治病……果能将诸汤活而用之，为益不更大哉！"

（3）临床验证，严谨治学

对待《伤寒杂病论》中的内容，曹颖甫认为均要通过临床实例加以验证，不能随意阐释，对临床验证过的，他敢于提出自己的观点，而对于没有临床经验的，则绝不妄加评判。他认为"治病不经实地考验，往往失之悬断"，并强调"知之为知之，不知为不知"，这些观点在他的《伤寒发微》《金匮发微》均有体现。如《金匮发微》在阐释《金匮要略·血痹虚劳病脉证并治》时说："虚劳腰痛，少腹拘急，小便不利者，八味肾气丸主之。"而曹颖甫根据这段记载，发现临床并无效，于是他改用天雄散，结果起到了明显效果。

又如《金匮要略·痉湿暍病脉证第二》曰："太阳中暍，身热疼重，而脉微弱，此以夏月伤冷水，水行皮中所致也。一物瓜蒂汤主之。"注家多谓瓜蒂为涌吐之品，而曹氏注曰："瓜蒂苦泄，能发表汗，汗出热泄，其病当愈。"亦附有医案："顾五郎……证情略同太阳中暍，独多一呕吐……乃使店友向市中取香瓜蒂四十余枚，煎汤进之，入口不吐，须臾尽一瓯，再索再进，病者即沉沉睡，遍身微汗，迨醒而诸恙悉愈矣。"

曹氏对于毒剧药物，使用更为慎重，必亲自尝试，或从身边亲近者用起。

曹氏尝云："药不由于亲试，纵凭思索理解，必有一间未达之处。"如《经方实验录·序》："用大剂附子理中，则自先母邢太安人病洞泄始；用皂荚丸，则自母氏病但坐不眠，时吐浊痰始；用十枣汤，则自母氏病痰饮始。"并仔细观察服药反应，而后能准确把握，再验之临床。

其认为《金匮要略·趺蹶手指臂肿转筋阴狐疝蛔虫病脉证治第十九》："……蛔虫之为病，令人吐涎，心痛发作有时，毒药不止，甘草粉蜜汤主之。"方中的粉当为铅粉，"病者曾用杀虫猛药，剂量太少，蛔虫醉而不死，后遂狡避不食也，故不能猛攻，莫如诱劫，不得已而用甘草粉蜜，使虫贪蜜之甘而不知铅粉之毒……用甘草者，欲患者不受铅粉之毒也。"并举其母侍女病案以亲证："先母侍婢曾患此，始病吐蛔，一二日后，暴厥若死，治以乌梅丸，入口即吐，予用甘草五钱，先煎去滓，以铅粉二钱，白蜜一两调饮之，半日许，下蛔虫如拇指大者九条，其病乃愈。"

（4）反思纠谬，不愿盲从

对《伤寒杂病论》的原文与用方，曹颖甫常常予以反思，并大胆提出不同见解。如《伤寒论》太阳篇有云："汗家重发汗，必恍惚心乱，小便已阴疼，宜禹余粮丸。"对于这段文字历来颇有争议，曹颖甫对此有自己独特的见解，他认为这里的"汗家"，非中风有汗之证。如果中风有汗，当称为"风家"，云"汗家"必为阳明病多汗者。再进一步分析"恍惚心乱"相当于谵语之证，"小便已，阴中疼"必大肠燥实，此当大承气汤证。并据此认为"宜禹余粮丸"五个字应当为"下利证"的脱文，就被后世校勘者误移于此而已，"历来注家，强作解人，不可从"。再如《伤寒论》之厥阴证，医家大多持"寒热错杂论"，而曹氏认为此属"谬论"。曹颖甫认为厥阴证"饥不能食，食即吐蛔"者，当由"胃中寒湿，胆火不能消谷，腐秽积而虫生也"。正如"流水不腐，动气存焉耳"，"污池积秽，鳅鳝生焉，有积秽为之窟宅也"。故方用乌梅丸，其中以干姜、细辛温中祛痰而和胃，以乌梅止吐秽，以川椒以杀虫，以黄连、黄柏意在降逆去湿，以当归补血和血，以人参补气健脾，以附子、桂枝温中散寒。方中仅以川椒一味杀虫，其他多为温中祛寒、除痰去湿之药，可见该方之立意，虽然方中使用了清热解毒燥湿之黄连、黄柏，但曹氏分析其用药目的为"降逆去湿"，故并非从寒热错杂论治。之所以有"寒热错杂"之说，曹氏认为原文自"消渴"以下为胆火太甚之证，自"饥不欲食"下为胆火不足之证，因而特此进行分析说明。

曹颖甫记载经方验案不仅收载有效者，对于因没有正确使用好经方，错失治疗良机而失败的案例也照样收载，以便他人吸取教训，这种实事求是的学术态度十分难能可贵。如《经方实验录》记载了曹氏使用"葛根芩连汤"的失败案例。在记载这一案例前他首先认为，凡病入血分则易于化热、生毒，正如痈疽一样，是因血分受灼，血郁而毒生也，而麻疹从热化者尤其重要。根据这一理论，他推断葛根芩连汤功在解表清里，可以治疗热毒之下利与目赤鼻疼。书中详细记述了其长孙患上麻疹，并伴有目赤、下利、脉数，当时适逢他本人患眩晕重证，为此他嘱咐其长子湘人用葛根芩连，而长子竟然不敢使用，最后导致孩子夭折。每每想起此案，他"至今犹为心痛"。这种失败案例的记载，对后人学习应用经方意义尤为重大。

3. 用药特色

曹颖甫认为学习张仲景《伤寒杂病论》应当融会贯通，不可望文生义，并谓"一旦用之失当，反令活人方治，不能取信于病家，此真与于不仁之甚也"。主张仲景经方的灵魂就在于"活"与"变"。在临床具体使用上，曹颖甫通常不拘泥于用固定经方药物而不变化。他经常以经方为基础方，随症加减其他药物，以提高疗效；或将几个经方变通一起使用；或者在同一患者同一病证的治疗过程中，前后使用不同的经方；或者即使病证相同，但根据自己的经验使用不同的经方。他所使用的经方并非固定在一证（病）一方，充分体现了经方的活用和变通。

为了方便学者掌握仲景经方的不同效用，曹颖甫按药力之峻缓程度将仲景之方分为三类。第一类为和平之方，补正而祛邪者也，如桂枝汤、白虎汤、小柴胡汤；第二类为次峻方，去邪不伤正者也，如麻黄汤、大承气汤、大柴胡汤等；第三类为峻方，救逆为急，未免伤正者也，如大陷胸汤、十枣汤、皂荚丸等。曹氏对这三类方的运用得心应手，尤擅用第二、三类方，临证提倡大病用大药，沉疴以重剂。曹颖甫认为，医生履行职责，尽力求治患者，运用重剂，是不得已的事。轻剂治愈疾缓也，重量治病迅也。其使用大剂量药物，其实是逐渐加之而来，如确需加减，遵循加减之药味，必不出经方之外，做到随证用药，药味不宜过多，一般不超过二三味。

曹颖甫对于经方的剂量十分明确，他根据近代章太炎以汉代"五铢钱"考证，每两约相当于当时的三钱，那么原方的三两，一剂当以九钱计算，再根据一剂通常分为三服折算，则每次服亦仅是三钱，并谓"由是观之，原方三两，今用三钱，于古法正无不合也"。曹氏弟子姜佐景在《经方实验录》中概括其经方用量，大概为原方的十分之一，桂枝、芍药原书中作三两者，曹氏则常用为三钱。由此可见，曹颖甫用经方十分慎重。

4. 医案萃选

（1）桂枝汤证

一湖北人叶君，住霞飞路霞飞坊。大暑之夜，游大世界屋顶花园，披襟当风，兼进冷饮。当时甚为愉快，顷之，觉恶寒、头痛，急急回家，伏枕而睡。适有友人来访，乃强起坐中庭，相与周旋。夜阑客去，背益寒，头痛更甚，自作紫苏生姜服之，得微汗，但不解。

次早乞诊，病者被扶至楼下，即急呼闭户，且吐绿色痰浊甚多，盖系冰饮酿成也，两手臂出汗，抚之潮。

随疏方，用：桂枝四钱、白芍三钱、甘草钱半、生姜五片、大枣七枚、浮萍三钱。加浮萍者，因其身无汗，头汗不多故也。

次日，未请复诊。某夕，值于途，叶君拱手谢曰：前病承一诊而愈，先生之术，可谓神矣！

（2）大承气汤证

陈姓少年，住无锡路矮屋，年十六，幼龄丧父，惟母是依，终岁勤劳，尚难一饱。适值新年，贩卖花爆，冀博微利。饮食失时，饥餐冷饭，更受风寒，遂病腹痛拒按，时时下利，色纯黑，身不热，脉滑大而口渴。家清寒，无力延医。经十余日，始来求诊。察其症状，知为积滞下利，遂疏大承气汤方，怜其贫也，并去厚朴。

计：大黄四钱、枳实四钱、芒硝二钱。

书竟，谓其母曰：倘服后暴下更甚于前，厥疾可瘳。其母异曰：不止其利，反速其利，何也？余曰：服后自知。果一剂后大下三次，均黑粪，干湿相杂，利止而愈。此《金匮要略》所谓宿食下利，当有所去，下之乃愈，宜大承气汤之例也。

（3）神志恍惚案

友人施君，崇明人也，服务上海电报局。甲戌孟秋某晚，匆匆邀诊乃弟病。入其室，见病者仰卧榻上。叩其所苦，绝不应。余心异之。私谓施君曰：乃弟病久耳聋，无所闻乎，抑舌塞不能言乎？则皆曰：否。余益惊异。按其脉，一手洪大，一手沉细，孰左孰右，今已莫能记忆。因询家人以致病之由。曰：渠前任某军电职，因事受惊，遂觉神志恍惚。每客来，恒默然相对，客去，则歌唱无序。饮食二便悉如常人，惟食时阙上时有热气蒸腾，轻则如出岫朝云，甚则如窑中烟，状颇怪特。前曾将渠送往本市某著名医院诊治，经二十余日，医者终不识其为何病，既无术以疗，故于昨日迁出，请先生一断。

余细按其腹，绝不胀满，更不拒按。沉思良久，竟莫洞其症结。于是遂谢不敏，赧然告辞。越日，施君告余曰：舍弟之病，昨已延曹颖甫先生诊治。服药后，大泄，阙上热气减。余闻而愕然，遂急访之，并视所服方。忆其案尾略曰：此张仲景所谓阳明病也，宜下之，主以大承气汤。

方为：生大黄三钱、枳实三钱、芒硝三钱（冲），厚朴一钱。

又越数日，余再晤施君，悉其弟服药后，已能起床，且不歌唱。惟两肋胀痛，经曹师诊治，顷又愈矣。审其方，乃小柴胡汤也。

柴胡三钱、黄芩三钱、党参三钱、半夏三钱、生姜三片、大枣十二枚、甘草二钱。

嗣是施君之弟似可告无恙矣，顾尚苦自汗，精神不振。又经曹师投以桂枝加龙牡汤，一剂而愈。

川桂枝三钱、大白芍三钱、生草二钱、生姜三片、大枣十二枚、花龙骨五钱、煅牡蛎五钱（以上二味先煎）。

自此以后，健康逾常人。一日与兄俱出，值余于途，各微笑颔首以过。翌日遇施君，问其弟昨日途间作何语。施曰：无他。固诘之，乃笑曰：彼说吾兄脉理欠精耳。余不禁重为赧然。于是深服吾师医术之神，遂执贽而列门墙焉。

三十二、薛文元

1. 生平简介

薛文元（1867—1937 年），名蕃，字文元，江阴璜瑭镇人。薛氏幼时因家贫辍学，入药肆为学徒。后得柳宝诒嘉许，收为学生。学成后至沪上先为私家司账，余暇则为人治病，每获良效，其术初显。虹口三新纱厂闻其名，聘为厂医。南市果育堂、新闸广仁堂先后礼聘主持医务。而后薛氏自立医室，来诊者纷纭。

1929 年南京国民政府提议要废止中医，薛氏针锋相对，集合同道，竭力抗争。事后深感欲振兴中医事业，莫过于优先育人。由于薛氏的学识和在医界的声望，被推为中国医学院院长。该校历届毕业，人才辈出，薛氏的卓越活动，使他成为近代中医教育界的先驱人物之一。

薛文元精于内科、妇科，论治温病及妇人病有独到见解。曾于 1934 年至 1935 年间，在《光华医药杂志》连载《一瓢砚斋近案》，分享了脑充血验案、浮肿验案、"霍乱后之变化"案、噎症验案、痞胀验案、热逼心包证验案及子宫瘤验案等病案，文中详述患者病因病程、用药经过，记录多次随诊改方具体情况，最后附有诊治心得。部分医案被收入《上海名医医案选粹》。

2. 学术思想

（1）善治温病，参合贯通

薛氏师承柳宝诒，得其精髓。论治温病，既重卫气营血，又不离伤寒六经，常对弟子曰："温病学说脱胎于仲景之《伤寒论》，临床审证用药，必须参合贯通，效即合于理想。盖伤寒以由阴转阳为顺，温病则以营返卫方吉，其理一也。受邪之后，必先从卫以表散，力求浅出，防止深入，切记毋忘。"故薛氏将栀豉汤加味列为治温病第一法，方以淡豆豉、黑山栀、薄荷叶为方中主药，益牛蒡之宣透，以使邪能外达，佐通草之淡渗，可泄热而有助于汗解。即使邪已由气转营，甚至耗灼清津，然于养营清热之中，仍不遗漏透表达邪之品。常以鲜生地加豆豉或牛蒡同打，闭则加至宝，陷则佐紫雪。虽遇犀角地黄汤证，亦常配合宣窍透表。对于疹疮之治疗，主张清解宜泄，因势利导，不使过汗而伤正气。

如湿温缠绵，大便见血，薛文元强调更应辨明病机，施治迥然有别。凡炽热神昏，谵语躁狂，疹透不爽，烦渴引饮，便血鲜红，脉形细数，舌光绛无苔，此为邪盛劫阴，火逼大肠，常以下方济急，每能挽救出险，处方：鲜生地18克、鲜沙参16克、鲜石斛15克（先煎）、银花炭9克、粉丹皮6克、川贝母6克（去心）、带心翘9克、肥知母6克、生石膏18克、寒水石9克、紫贝齿15克（先煎）、钩藤9克（后下）、神犀丹一粒（研末另化）、西洋参6克（另煎冲，渣再煎代饮）。薛氏认为上方若辨证确当，每每3剂以内即能挽救出险。如遇湿温延经二旬以上，白疹屡透不达，身热不扬，神疲恶烦，呻吟不寐，形肉瘦削，言语低沉无力，便血紫黑，脉濡细数带芤，且有间歇，舌光少苔，质无华。此属正伤，营气大亏，而湿热蕴毒，羁留大肠，用仲景黄连阿胶汤加味，常能转危为安。

（2）四诊合参，首重舌诊

薛氏辨证论治以四诊合参，但又特别重视舌诊，更能辨别舌苔之真伪，即使晚年目力较差，亦必详察而后立方。每遇紧要关键，甚至从苔而论治，常获奇效。曾治一八岁女孩，起病于端午节后，身热七日不解，有微汗，烦渴引饮，但愈饮愈渴，胸闷焦躁，不能安卧，两目微现红筋。前医曾投白虎及鲜生地、鲜石斛等方，其势益甚，日夜饮水达五磅暖壶两瓶以上，大便秘结，小溲黄赤，舌光红，症势似极严重。薛氏诊脉慎思之后，再详察舌苔良久，指出舌中近根处有白腻苔一小块，相当于白果大小，凭此可以断定为湿浊郁遏，三焦气化失宣。伏邪不得外达，则炽热始终不解；清津失于输布，则烦渴引饮；饮水过多，则湿聚更甚，故愈饮愈渴，与阳明热盛伤阴截然不同。小块之苔，白腻且厚，舌质光红，细视仍润，此属湿郁之征，拟用芳香化浊、宣畅气机之方。一剂之后，身热渐解，渴饮陡减，小溲畅利，胸脘亦较舒适，后在此方基础上加减而愈。

（3）女科重源，独具匠心

薛氏认为，妇女性情大都沉默，好忧思，善抑郁，而经带胎产诸恙，证因不一，诊治虽属应付不易，如能了解冲任督带之源，掌握寒热虚实之要，探其源以溯其流，挈其纲，理其绪，虽曰难治，实乃易事。又曰女子之病，虽以血为主，但气为血帅，血随气行，故调气尤关重要。并引《黄帝内经》

曰，胃为水谷之海，主精微之滋生，化为气血，运行周身，无论经带胎产，尤以培土为基础，本末兼顾，则奏效迅速。从薛氏论治产后病，可见其学术之一斑。

薛氏尝云，妇人产后病脉证治，临床实际应用，莫过于"风、瘀、虚"三者，盖风为百病之长，而妇人临产，情绪未免紧张，全身精力皆集中于腹部，外卫之司势必松懈，或因产时忽于寒暖，风邪乘隙而犯，故产后治则，首应祛风。华佗愈风散以一味荆芥，能治产后瘈疭，角弓反张，似近浮夸，然遇初诊月内之产妇，炒黑荆芥一味，势在必用之例，且皆收效。因荆芥一经炒黑，能祛血中之风。产后损血较多，治必重血，感风之后，自当从血而散之，荆芥之必需，在求邪解而内安。又新产之妇应详审瘀露，因瘀去不尽，则新血不生，傅氏生化汤之创制，至为精当，产后诸病用此方加减者有三十余方，如能师其意而取其菁华，随证灵活应用，定必丝丝入扣。如遇重症，更可酌参王清任之祛瘀方义。产后气血大亏，未有不虚，故"虚"字亦应重视，若论理虚之方，无非四物、四君、八珍、十全之类，但当辨其所偏，以便权衡主次。气偏虚者，参、术配芪，且倍其量，并以血药和之，血偏损者，应以归、地为主，并以气药和之。瘀净者，当归用身；微热者，熟地宜炒松；余则依据经络脏腑，凭证推求，按需增添。除此之外，黑芝麻与红枣，尤属必佐之品，以黑芝麻性味甘平，能补益肝肾，养血祛风，《神农本草经》论其能长肌肉，填髓脑，产后采用，利多弊少；红枣同属甘平之品，入脾胃，有益气和血之功能，自仲师以下，方书所载，皆取其为缓和协调之用，且气味甘芳，有益中州，配合黑芝麻，一脾一肾，相得益彰。

薛氏每治月内产妇，嘱其酌饮少量远年陈酒，江阴土产米制黑酒、常州之状元红，皆为供应产妇而特制者，味醇性和，亦为上品，可与糖同炖，如加胡桃肉及鸡蛋更好，因陈酒味醇，暴烈之性全脱，专利于益血活血。炖温之后，刺激性更少，且能祛风去瘀。体会其意义，风、瘀、虚三字尽在其中矣。

3. 医案萃选

徐左初诊：心跳，呕吐黑水，略见紫血，而有寒热，面黄头昏，腰腿酸楚，脉形滑数。湿热郁阻，症属胃痈之始。法当清泄化瘀。

生石膏四钱、忍冬花三钱、广郁金二钱、鲜芦根一支、净连翘二钱、炒丹参钱半、生草八分、天花粉三钱、赤芍钱半、生米仁三钱。

二诊：呕吐黑水不止，大便紫血甚多，面黄，精神疲倦，头昏心跳，而有寒热，脉形滑数，舌苔黄腻。湿热郁蒸，瘀滞不化，恐有胃痛之虑。再以清泄化瘀。

生石膏四钱、连翘三钱、银花炭三钱、鲜芦根一支、地榆炭二钱、炒丹参二钱、炒赤芍钱半、天花粉三钱、生米仁三钱、竹茹二钱。

三诊：连进清降化瘀，呕吐黑水已止，时作泛恶，头昏不思纳食，大便犹见黑血，脉形软滑。阳明湿热已移大肠而下，再以清泄化瘀。

地榆炭二钱、银花炭三钱、泽泻二钱、藕节炭四个、天花粉三钱、赤芍钱半、赤苓三钱、炒枯芩钱半、生米仁四钱、槐花二钱。

四诊：前投清泄化瘀，呕吐黑水、便血均止，面黄头昏，入夜不能安寐，多梦，脉形弦滑。阳明瘀热不化，再以原意加减。

炒丹参钱半、忍冬藤三钱、朱茯神三钱、芦根一支、黑山栀三钱、广郁金钱半、连翘二钱、丹皮炭二钱、生米仁三钱、白梗通一钱。

五诊：呕吐咳血，大便不行，入夜发热，胸闷头昏，不能安寐，脉形弦滑。湿热内蕴，当以清泄。

嫩白薇钱半、栝楼皮三钱、焦米仁三钱、荷叶一方、六一散三钱、泽泻二钱、火麻仁三钱、光杏仁三钱、白梗通一钱、炒竹茹二钱。

三十三、朱少鸿

1. 生平简介

朱少鸿（1873—1945 年），江阴峭岐凤戈庄人。先人八世皆工医，其父朱鸿九、伯父朱锦荣，为第八代，声名远著。先生幼承家学，14 岁即在父亲身边侍诊，研习医学，精于医理，26 岁时曾考上秀才，但 28 岁因父殁即弃儒行医，矢志岐黄，始在本乡行医。40 岁后定期至无锡应诊，50 岁后移居上海，悬壶于静安寺同福里。与幼弟莘农两人都以善治"夹阴伤寒"而负盛名，与其弟朱莘农、其子朱凤嘉享有"一门三杰"之誉。

先生一生好学，平素最喜钻研《伤寒论》，勤于临床，多有心悟，成为"伤寒派"杰出代表。出诊坐轿手不释卷，座中常备叶氏《临证指南医案》和沈金鳌《杂病源流犀烛》。学崇伤寒，博采众长，而自成一家，学术上与苏州叶天士渊源颇深，杂病调理上与龙砂沈金鳌关联尤甚。龙砂医家柳宝诒首提伏气温病用生地伍豆豉助阴托邪，而少鸿于温热病门中亦每常用之。其晚近一些医案中，还融入了一些现代医学的诊疗知识。朱少鸿常教导学生并自励："学然后知不足，教然后而知困""医道艰深，人命关天，多问博识，乃医者要旨"。古稀之年，常于方笺上题词："虚度七十无真迹，聊集医方作了凡。"

因家学渊源，而又贯通多家名派，兼收并蓄，临证施治，既不拘于经方，又不泥于时方，每用苦辛通降以运化中焦，斡旋枢机，力革丹溪、景岳之习，远近就诊者，不计其数。生平擅长内科、妇科，而于杂病调理尤具心得，对于辨证诊断，又创用"脐腹诊法""咽喉诊法"，独树一帜。

先生一生授徒众多，无锡顾履庄、华夏初，丹徒杨贞白，江阴许履和、吴仁育、陆景唐、夏仁达、徐治贤等，都是他的嫡传弟子，皆负盛名。朱氏忙于诊务和授徒，少有著作传世，但传人卓有成就者颇多，至今犹有深远的学术影响。江苏省名中医邢郦江亦得少鸿先生亲挚，国医大师夏桂成、全国名中医黄煌、江苏省名中医徐福松等俱受先生医学思想的影响。

2. 学术思想与临床经验

（1）苦辛通降，旋中焦而化湿热

朱少鸿认为，"苦辛之法，专主通降"，"通者，通其阳以祛其浊；降者，降其阴以泄气热"，"欲通其阳，非辛不可；欲除其湿，舍苦不能"，"苦泄以平肝木之威，辛温以和脾胃之气"，故其在临证时把握湿热逗留中焦、蕴阻脾胃，或肝胃不和，热郁、气滞、湿阻之病机，辨证以舌苔之黄腻厚浊、脘腹痞胀，虽呕恶，泄利而不轻减等症为要点。选药每以川连之苦寒，清热泻火燥湿；配伍川朴之辛苦微温，行气导滞，通降胃腑；干姜之辛温，直入中焦，振奋胃阳，宣开湿郁，达热于外；吴茱萸之辛开肝郁，引热下泄；此外常还随证加入黄芩、半夏、橘红等苦辛之属。如朱氏在治疗江阴北外某嗜酒之人，因患病时令亦以湿为主，患者偶感外风，其湿即乘机为患，病家中枢气机不畅，脾胃受困，脉软而濡，苔白而腻，朱少鸿拟方和太阴阳明，以使其中运有权，湿邪自潜移默化，故以仲景泻心汤打底，组方制半夏、雅连（吴萸二分炒）、淡干姜、豆蔻壳、陈皮、炒枳壳、葛花、佩兰、豆卷、赤苓、炒薏米、建曲、鸡稘子、鲜荷叶。

（2）敛阳平冲，撤肾邪而摄动气

朱少鸿诊病辨证重视体内脏气之变化，常以脐腹诊法探之。朱氏认为凡下元虚损，冲逆阳浮，或阴寒上僭等病变时，以手按压脐腹，可见当脐悸动，谓之"脐跃"。朱氏常用此法诊治重症外感热病及内伤杂病，如夹阴伤寒、胃病、咳嗽、遗泄、崩漏、产后病等。如在治疗某患者因奔走远行，后又行房伤及精气，症见绕脐并痛，腹胀如鼓，按之不通，面色似油，渴不喜饮，脉浮紧，舌红苔白，朱氏认为这是因肾气不藏，浮阳升于上，虚寒聚于下，阴阳二气凝遏，难以通达所致，治以辛温苦泄配合纳气之法，组方官桂四分、炙知母二钱、川柏一钱半、制半夏二钱、艾绒八分、白芍二钱、乌药一钱半、龟腹甲四钱、紫石英四钱，童便冲服，患者服下一剂，诸恙痊愈。

（3）柔静镇摄，益肝肾而靖风阳

朱少鸿认为，"肝经刚愎，端藉血养"，"无形之火燎原，肝肾虚无以收摄"，"肝失藏而错经妄行，阴失守而虚阳外越"，因此朱氏在临床治疗肝火、肝风时，常效仿叶天士"内风，乃身中阳气之变动，甘酸之属宜之"之理论，处方刚柔并济，无克伐之理。朱氏辨证重视脉诊及咽喉诊，脉弦带涩，是肝脏失于平和，阴液无以涵阳；咽喉肿痛屡发，蒂丁肿垂，是厥少有火，水不涵木。凡此种种见证，朱氏常用镇摄与柔静之法兼行治之。如朱少鸿在治疗玉祁某患者时，患者自觉丹田有热，热气由下而上，时觉心中燔灼，两颧赤红，正应《黄帝内经》中所云"诸逆冲上，皆属于火"，此火是从肾肝二脏而出，此二脏有相火包藏，患者平素过食生姜辛泄之品，致火散不收，甚至横窜筋络，终致指爪亦形热痛，脉弦两尺动数，左关更搏急不柔。朱少鸿拟用镇摄之方参入柔静之品，故以生龙骨、生牡蛎为君，配合川柏、知母、柏子仁、粉丹皮、稽豆衣、生白芍、朱茯神、泽泻、川石斛、山栀、珍珠母，灯心汤送服，缓缓调之。

（4）疏肝理气，平肝木而调脾胃

脾胃乃后天之本，呕哕、脘腹痛、痢疾等疾病，其病名虽各异，然病位都在脾胃。朱氏诊治脾胃病，重视升降功能，所治医案中除论述脾胃类疾病的发生与痰湿寒瘀等病理因素相关外，病机与治法中脏腑出现最多的是肝，正如原文所谓"今肝木化火发风，蒸痰蕴气，胃失下行而反上逆""脉涩，当脘胀痛，肝郁不疏也"。

据花海兵等人的研究，在朱氏所载172诊次医案中，有118诊次出现气机失于顺降的表述，如胃气为肝木所激、失顺降之常，木火久逆，胃气不降，肝火上逆，肺胃之气为痰所阻、升降不得自如等。气机升降失常，或表现为以胀痛为主的脘腹痛，或表现为以气逆而上的呕哕，或表现为以气滞不畅的痢疾。

朱氏治疗脾胃病之方多从张仲景《金匮要略》中化裁，包括泻心汤类、吴茱萸汤、大小半夏汤类、建中汤类、旋覆代赭汤、橘皮竹茹汤、黄土汤等，此外还会借鉴后世的一些经典方剂，如人参利膈汤、丁香柿蒂汤、左金丸、乌药顺气散、温胆汤、痛泻要方等。而对于药物的使用，朱少鸿最常使用的药物为白芍，这也体现了其治疗脾胃病认为与肝关系密切的特点，肝为将军之脏，体阴而用阳，朱氏用白芍可平肝木；另外朱氏亦常用乌药，乌药辛温，善行气散寒止痛，为治疗胸闷、胁痛、脘腹胀痛之要药，朱氏常以白芍配乌药，意在柔肝行气止痛。而在药物组合方面，朱氏最常用的配伍为白芍与防风、白术、陈皮的组合，在其医案中一共出现了13次，此配伍主要可抑土扶木；而吴茱萸多与白芍、炮姜、黄连等组合出现，吴茱萸性热，多用于疏肝、寒性呕吐等症，一方面吴茱萸与白芍可以柔肝疏肝，另一方面寒热并用，又有仲景泻心汤、左金丸之意。

3. 用药特色

朱少鸿用药既有当时清末苏南医生用药的纤巧，又有承袭仲景医学的规范。在当时，如果不用药引子或药中掺杂一些奇特的药物，就不足以吸引同道或病家的目光，但是同样没有经方的规范，处方就没有法度。

从用药经验而言，朱少鸿擅长运用黄连、黄芩、山栀、龙胆等苦寒药物；桂枝、干姜、附子、吴茱萸等温热药物；龙骨、牡蛎、羚羊角、石决明、玳瑁、珍珠母等潜阳息风之药以及首乌、白芍、石斛等养阴柔肝之品。对于桂枝汤、桂枝加龙骨牡蛎汤、五苓散、泻心汤、温胆汤、二陈汤、滋肾丸等古方的应用也十分娴熟。

朱氏用药平和，以平补缓消为法，处方多寒热润燥相兼。在面对肝火、肝风等病症时，朱氏常用牡蛎、龟甲、石决明、珍珠母、玳瑁、龙骨等矿石类药物，佐以首乌、阿胶、当归、枣仁、生地、石斛等柔阴养血之品。治疗脾胃疾病时，朱氏善从脾胃气机角度出发论治，常用泻心汤类方、旋覆代赭汤、吴茱萸汤、痛泻要方等加减，用白芍、黄连、吴茱萸、乌药、茯苓、陈皮等的组合配伍来疏肝理气，以苦辛通降之法治之。

朱少鸿用药虽平和却不失灵活，处方中药对颇多，或益其效，或制其弊，颇具特色。以生地为例，虚劳门中分别与秋石、磁石、附子同用，肝病门中分别与川连、薄荷、龙胆同用，积聚门中分别与沉香、砂仁同用，热病门中与豆豉同用，血证门中与蛤粉同用，崩漏门中与紫石英同用。其他较多见者，如白芍除常与桂枝或桂心同用外，还有分别与猪胆汁、吴茱萸、沉香、附子、细辛、紫石英同用者，用意皆在一个"和"字。

4. 医案萃选

横林王左　饮食入胃，散精于脾，输精于肺，肺之精液，须赖饮食而生。今病能食易饥，胃有火也；沉迷嗜卧，脾有湿也；食被火灼，不能生津，炼成痰浊，反与脾湿交混，日积月盛，真阳被遏，痰聚为饮，饮泛欲呕，正气大伤。若勿谨慎调摄，恐有不克支持之势矣。

淡干姜、川连（吴萸炒）、云茯苓、炙橘红、川郁金、大白芍、姜夏、野於术（元米泔浸）、白芥子、瓜蒌皮、刺蒺藜、神曲、降香，木瓜煎汤代水。

二诊：呕吐一证，昔贤每以痰食气滞立论，然又不第在此也。《黄帝内经》旨以胃主通降，最怕倒逆，其所以上逆而为呕为吐者，良由肝经之气火冲激，阻胃之通降所致也。《黄帝内经》云："足厥阴肝所生病者，胸满呕逆。"又云："诸逆冲上，皆属于火。"故勉纳水谷，不能生化津液，尽被气火熏蒸，而成痰浊，痰浊蒙蔽，九窍不和，由是寐则呼唤难醒，便亦坚结难通也。脉象弦急，苔白中芤，阴阳逆乱，元正大伤。症属危险，延防闭厥。兹拟降肝逆，和胃气，佐以清火，参以化痰。

金沸花（包）、生牡蛎、川连（姜汁少许炒）、生白芍（吴萸二分炒）、宣木瓜、川郁金、乌药、沉香曲、朱茯苓、茯神、广皮肉、五味子（干姜二分煎汁同拌炒）、竹二青。

三诊：前议九窍不和，都属胃病；胃不和而为呕为吐者，专指肝邪冲激，阻胃之通降而然也。而不知饮食入胃，胃有微丝管，水质从管吸出，散走油网，从油网而渗入膀胱。气化有权，水道通快，岂有积水停痰之患哉！是证呕吐久延，而膏油枯涩，所纳水谷，不能生化津液，停积胃中，胃之壮火，与脾之湿痰，交煽互蒸，结成痰浊。盖浊者，秽浊也。所呕之物，觉有秽气，其味酸，其质黏腻。尝考先贤呕酸之论，分为寒热两途；频吐酸水而清稀者，由乎寒；吐酸水黏腻臭腐者，由乎热也。热蒸湿郁，胃阴久耗，肺气亦伤，故不第呕吐一端，抑且呛咳不已。但脏腑部位，肺居心上，胃居心下，肺胃既有痰浊凝遏，心君无不受侵，心主不明，呼唤难醒。再合诸脉象弦急，舌苔浊黄，殆即《黄帝内经》所谓壮火食气之旨欤？窃思壮火者，邪火也；食气者，伤胃也。胃伤则中无砥柱，所以呕尽之后，脘中时觉辣痛，虚中反生实象，棘手难治之候也。若勿谨慎调养，致有胃颓之虑，即祈仙丹，亦无济矣。今拟养胃阴以制肝木，泄肝火以祛痰浊，并参奠安中气，通润油膜，庶几合理。

原干霍石斛、左金丸（麦冬一钱半包入扎）、云苓、茯神、生白芍、瓜蒌仁、杜苏子（盐水炒）、化橘红（盐水炒）、野於术（土炒）、生山栀（姜汁少许炒）、盐夏、炒秫米、川郁金、竹二青（炒）。

另：霞天曲三钱，开水化汤调服。

三十四、周小农

1. 生平简介

周小农（1876—1942 年），名镇，谱名廷镛，字伯华，因在清明日出生，另字明生，号小农，江苏无锡人。世居无锡西门棉花巷内，父亲周憬亦为龙砂医家。

周氏少时体弱多病，15岁时患烂喉丹痧，因当时医者治疗不当，致手足俱痿，调治一年方愈，后立志习医。先由其父教授《黄帝内经》《神农本草经》等书，后从无锡南门外邓羹和学医，下乡临证，抄方写案。21岁又师事张聿青，专攻内科。初悬壶于上海，武昌起义后，回无锡行医。因邑中医生有同姓名者，遂不用伯华之名，代用小农之号。

周氏平生撰书写文无数，认为"医者治病，苟有验方良法，务宜著书传后，庶读者有所参考，以拯救他人"。1922年无锡中医友谊会成立后，与沈奉江、张伯倩、沈葆三等20余位志同道合的中医师，联合创设《医钟》月刊，并为该刊编辑。同时长期兼任《神州国医学报》《绍兴医药月报》《现代医药》等期刊的编辑、特约撰述员等职务，为各类中医杂志供稿，年十数篇。

周小农曾积极参加全国中医界反对余云岫等废止中医提案的抗争活动，多次发文力争不可废除中医，还曾与他人一道进京请愿，为维护中医界利益、阻挠民国政府条例执行做出了重大贡献。1936年，政府设立中央国医馆，同年6月，中央国医馆聘请周小农为名誉理事。

周氏向来勤俭朴素，热心公益，常赠医赠药，乐于助人，所有亲戚朋友给的诊金，都交由药店代收，出具收条，拿来给贫困患者作看病送药的费用，德行令人敬仰。

周氏受张聿青、温明远等前辈先贤影响，一生藏书颇多。1942年周氏逝世后，家人整理其收藏医书479种，共计1859册，1959年由其子周济、周逢儒无偿捐赠给无锡市中医医院图书室。

2. 学术思想与临床经验

周氏一生好学不倦，对中医基础理论的研究思考甚多，有着自己的观点与见解，从不人云亦云，治学融诸家精华，从不拘泥一法。受张聿青影响，主要运用经方、叶派两宗，也常用外台、千金等古方验方，勤求古训，博采众长，治病力求实效，方法多样。

（1）尤重问诊，兼参腹诊

周氏临证，望闻问切尤重问诊，对于患者日常起居、家庭琐事都问得格外详细，曾多次说过："病有起因于微末，安可不详询! 不知病源，恶乎治!"每次遇到疑难杂症，总能在耐心问诊中有所收获。周氏还重腹诊，认为腹诊可补四诊的不足之处，如判断热病是否已经退净、疾病是否夹有积滞，往往就会配合腹诊，在其诸多病案均有记载，运用广泛。如治疗陆源盛之女积聚案中，就有详细记述其"小腹有形如弦，聚气行至脐旁，鸣如春雷"；再如治疗朱龙新伏暑中表述为"按其腹如烘炉，当脐有形震跃"。周氏按腹测热，主用手背，使结果更加客观准确。

（2）伤寒直中，准确辨证

当时有医家常将伤寒直中与杂症中寒相混淆，周氏撰文对此二者进行论述。他指出伤害直中三阴之中寒，症见猝然恶寒、厥逆、身倦、懒言、口鼻气冷、口吐白沫、呕亦清水、唇青面黑、指甲脱白，脉沉而微，这是因为患者肾阳不足，虚寒内生，复感外寒，是极其危险之象，治以白通汤，并用葱熨脐中，兼灸气海、关元数十壮；若魄汗淋漓，脊项强硬，这是阴盛于内，阳气飞越，不宜配合熨、灸，宜用姜附猪胆汁加人参汤；若已脉回肢温，可加入白芍以和其阴。

而杂症中寒，如霍乱偏于寒者，为素体阳虚，真火本衰，内停冷食，外感客寒，症见腹痛不甚，呕吐清涎，便泻如水，汗出厥逆，唇白舌冷，目陷螺瘪，耳蒙如鼓，倦于言语，如丧神守，脉沉而迟，一派阳气虚衰之象，以理中、四逆汤为主方，其中吴茱萸、伏龙肝为必加之品。如有转筋，可加木瓜以和肝；如有腹胀，可加鸡内金以运脾；若患者已无法服药，应急用猪胆汁为药引，且药可冷服；若患者已亡阳汗出，可去吴茱萸加牡蛎，重用人参，此杂症中寒忌针宜灸，并忌乱服香窜痧药，若已阳越汗多，灸亦不宜。

（3）丸药缓化，巧治伏暑

伏暑俗名瘅疟，是因夏月感受暑邪，潜伏体内，至秋季为时令之邪所引发的一类温病，症状特征以发热口渴、恶心呕吐、腹部灼热疼痛、霍乱吐利为主。因其过时而发，正虚邪恋，邪伏日久，故病位深，病情重，需数旬才可消退，更有甚者，伏暑夹湿长期留积在肠胃，至里气不通，热格于上，直窜神经，而致昏厥。

当时许多医家对于此类患者或考虑其内有水饮积聚，用牛黄承气汤行直攻之法，或考虑其病在阳明，用芩连滑通汤清化湿热。但使用这两种方法，患者往往会迁延误治，造成难以挽回的后果。

周氏认为伏暑后期泄痢不止，往往是因暑湿与糟粕相搏在里，患者舌苔黄腻，大便虽解但不爽，可学石芾南之法，以丸药缓化。积滞若已经形成，如脉尚有力，则选木香导滞丸；如脉濡数少力，则选更衣丸；若积滞尚未形成，则可选择至圣丹。患者服丸药后就解大便，过了一两日，吃了药就解，不吃就不解，如此反复5～7次，才可以慢慢把伏邪化去。周氏解释这种现象为"非多食宿滞之多，乃膜原伏有涎浊，脾胃不散输，小肠亦停机，不化谷食，皆化糟粕，所以屡解不尽"，同时还可配合外治按摩法及食疗，如选择薏苡仁或少量绿豆粉煮食代米，以求解暑清胆养胃之效。

（4）多法治肝，继承发展

周氏以内科见长，妇幼、杂症、疮疡、目疾等施治亦得良效，但最擅长治疗肝病，师法叶天士、王孟英，受王旭高"治肝三十法"影响尤深。在前人的基础上，继承创新，多有心得，另有发展。

周氏仍将肝病分为三大类，肝气病、肝火病、肝风病。其认为肝气之病，妇女居多，以肝气郁滞为基础病机，主症以两胁气胀或痛为主，治以疏肝理气解郁，有侮脾乘胃者，脘腹胀痛呕酸，则加畅脾之剂；有夹湿夹痰者，眩晕欲仆，脉滑苔腻，则加除湿祛痰之品。临床常用逍遥散、四七汤打底，或加郁金、香附、苏梗、绿萼梅、玫瑰花等疏肝解郁、理气散结之品；或配旋覆花、代赭石、鸡内金、葱管、荷梗等共奏降逆化痰，益气和胃之效；或佐人参、白术、茯苓、石斛、薏苡仁等健运脾胃之药。整体用药以轻柔平和为主，力避刚燥耗散之味，防止疏泄太过，令肝正常功能受损。

而肝气郁结日久则生热生火，周氏对于肝火病以清肝泻火为主要治法，但绝非仅用苦寒直折之药，往往会融入一定量的养阴柔肝之品，一可保护肝脏免受苦寒戕伐，又可增液补水利于肝火速降。肝火病患常有头痛口渴、目赤耳鸣、身痛肿胀、小便淋漓赤痛等肝旺之象，周氏以金铃子散、化肝煎为主方，配合川楝子、天花粉、白薇、青黛、海蛤壳、竹茹、川连等药，在清泄肝火的基础上，又有清肝胆火、清肝通络、清泄少阳、清热活血等多种变换。

肝为风木之脏，郁而化热，肝风内动为实证，肝血不足，血虚阴虚亦可生风，临床症状多样，可见于中风、眩晕、头痛、痉厥、痿痹等多种疾患。周氏治肝风首推养肝息风，另有清肝息风、镇肝息风之法，常用药物以滋补肝肾为主，如生地黄、肉苁蓉、当归身、山萸肉、枸杞子、龟板等，或可配伍煅龙骨、煅牡蛎、珍珠母、石决明等重镇潜阳之品，或可加杏仁、贝母、冬瓜子、半夏等清肺化痰之药，或配僵蚕、全蝎、蝉蜕、鸡血藤等起通络和营之效。

3. 用药特色

周氏善用复方，处方药味较多，认为"贫病利于速治，故兼筹并顾，宜用复方"，但也会尝试研究酌情使用民间单方、单药，如治疗妇女崩漏就曾单用山萸肉一味，收效亦可。且选择药物剂型常考虑患者实际情况，酌情选用，而不局限于煎剂，曾说："痼疾求其渐效，如汤药每百数剂不止，改用丸药为廉宜。"对于久病体虚或大病初愈需进补之人，服用煎剂可能需要上百剂，花费甚巨，周氏就常劝其服用丸剂。散剂、膏剂、代茶饮也有诸多运用，一直以病患实际情况考虑着想。

对于病机复杂的各类疾病，周小农尤喜用匿药丸法。匿药丸法即外廓法，是丸药的一种特殊制作方法，在常规丸药的外面包裹一层药物，运用于病机复杂的疾病。自周氏前，外廓法一般用于中焦和下焦并病的患者，而周氏医案中常用此法，并进一步拓展了其使用范围，运用在了上焦和下焦并病、上焦和中焦并病的患者中。在其医案中，就运用此法心脾同治，治疗朱寅生妻白崩，肝肾同治，治疗张凤翔肝火咳嗽。

周氏虽以内服药为主，但也常常根据患者病情需要，尤其是一些危重患者，辅以外治法，双管齐下以增强疗效。其常用的外治法包括熏洗、湿敷、膏贴、熨运、热灸等，外治部位可在患处、肚脐、足心，常用于治疗急症、危症、内热外寒症、夹阴症等危重且病机复杂的疾病，效果立竿见影。其医案中此法多见，如治疗冯童肢痉、朱龙新伏暑腹痛、徐筱舟疝案等。

4. 医案萃选

（1）白崩

朱寅生室人，崩经数年，不时举发。今且白崩，头晕，心悸，少寐，腰酸，汗多，胃钝，便溏不固，面黄失华。心脾冲任均虚。兹宗匮药丸法，缮固血室，兼顾中州。

生地蛤粉炒四两、首乌四两、阿胶三两、血余灰一两五钱、白及二两、海参（开水浸糖盐擦净，炙）四两、乌梅二两、杜仲四两、茜草二两、川断二两、黑木耳二两、乌贼骨二两、牛角腮二两、丝茧壳（炙灰）二两、鳔胶三两、醋炒五灵脂二两、墓头回三两、干河车二具，研末，水泛如秣米，晒。别直参二两、於术三两、炒枣仁二两、麦冬二两、龙骨二两、石莲二两、香附二两、北箭芪三两、菟丝二两、鹿角二两、百草霜二两、杞子三两、五味一两、牡蛎二两、禹余粮二两、潼蒺藜二两，研末，先用炼蜜水洒湿前丸，将后药泛上，晒。早晚各服四钱。崩愈。

（2）血虚眩晕

袁姥，年五十余，沪南。庚子诊。因上年血崩之后，每眩晕头痛，寅卯少寐，便艰带红，牙酸微痛，暮分腿胫烘灼，黎明掌心微汗方敛，腰酸体软，兼有燥咳，痰味觉咸，清肺摄纳方效。是血虚阳僭，肺阴不足，心肾不交。

首乌、山萸、熟地、当归、白芍、杞子、龙齿、百合、枣仁、茯神、甘菊、牡蛎、天麻、菟丝、苁蓉、女贞、香附、乌鲗、潞党、沙参、麦冬、杜仲、川断，阿胶、龟板胶煎收膏。

服一料，足胫夜热、腰酸、便红均愈；惟眩晕头痛，越数月举发，仍以滋养取效。

5. 创方举隅

（1）虎肚沉香散

主治：反胃挟气，饮食即吐，气往上冲。

组成：真虎肚一钱半、上沉香五分。

用法：研细如霜，服法用生姜汤冲，轻者分三次，食前服。

加减：如兼胃气不降者，加煅赭石一钱，研极细和入。

注意事项：虎肚生者勿洗存滓，新瓦筒煅存性；沉香磋细磨为末，勿近火；于未服药之先，常服灶心土汤代茶。忌水果、糯米、甜品、猪肉、粥饮、酒醋及杂进西药水鸦片等。

（2）胎防险堕方

主治：半产，每次胎孕均不足月半产堕下。

组成：细生地八两、白归身三两、山萸肉三两、白芍三两、淮山药四两、白茯苓三两、上黄芪八两、川杜仲八两、川断肉八两、甘杞子四两、沙苑子四两、炙甘草二两、砂仁二两、五味子四两、金毛脊七两、白术四两、党参四两、菟丝子三两。

用法：将药研末，野苎麻根十六两，煎汤泛丸晒。每晨空心服四钱，下午五时再服，交节气时可以多服。劝易堕半产者三月即服至九月半。如不受补或发胀研究其因加减。

注意事项：忌撩高持重，忌坐车震荡，忌多走路，忌过用力，忌多行房事。

三十五、郭柏良

1. 生平简介

郭柏良（1884—1967年），别名郭纶，号闲云居士，江阴人。郭氏自幼好学，13岁起即在苏州名医盛亮臣及无锡名医叶杏村处学医，学医10余年。

1913年郭氏在上海天潼路挂牌开业，是年时疫流行，其处方药多良效，患者接踵而至，遂蜚声沪上。郭柏良自1923年起任上海粤商医院医务部主任，每日清晨7～9时义务应诊，风雨无阻，从不间断，深得旅沪广东籍患者信任。在1929年反对"废止旧医"案期间，郭柏良积极参与中医药界的抗争救亡活动，并担任全国医药团体代表大会干事。1932年起任上海市国医公会常务理事。

1936年，当时中医界鉴于后继乏人，由国医公会推举郭柏良自筹资金在上海天通庵路建中国医学院校舍，郭氏任院长直至1940年。1956年被聘为上海中医文献研究馆馆员，其间郭氏以极大的热情投身于中医文献的研究工作中，不仅将久藏的 170 余册中医书籍捐出，供馆员研究使用，而且积极参与中医文献的挖掘和整理工作。在这一时期，先后完成了《三一七复兴医方》《新十四经钩玄》《消渴专辑》《儿科浅说》等医书稿本的编撰。

郭氏擅长内科，对类中风、眩晕、哮喘、胕肿、黄疸等疾病的治疗具有丰富临床经验，著有《哮喘除根新说》。1959—1966 年还先后发表《哮喘病因与治法》等医案、医话 26 篇。

郭柏良还向政府献出了家传秘方功劳膏，后由政府制成丸剂或膏剂嘉惠于人民，体现了其高尚无私的品德。

2. 学术思想

（1）潜阳镇摄，巧治眩晕

郭氏认为："古人以眩为目黑，晕为头旋，主要皆由于肝火内动或痰湿上扰……此症之起，为肝胆有火，脾胃有痰。故其治法，大致火盛清少阳，痰多理阳明，上则潜阳，下则镇摄。"治疗眩晕的"上实"，郭氏临床喜用朱丹溪的左金丸为主方进行治疗；以陈修园《医学实在易》中"病在上而根起于下"的理论为原则治疗"下虚"，如水衰于下，阴不制阳，用乙癸同源之法，滋其肾而潜其阳；如火衰于下，阳气不得上供，宜扶阳、补火、培土以治其本。

郭氏曾在眩晕症后的按语中写道："（眩晕的病机）不外阴亏阳旺，阴亏则阳升，阳旺则火炽。治宜先息其火，复养其水，使水火交济，则阳自降，阴自足。进以寒因热用之法，如左金丸、交泰丸之类，济之以水，佐之以火，则水升火降，气运平和。再以滋阴养营之法，长期调养，则病却而转弱为健矣。此外如病后阳衰体乏，发为眩晕，则当扶阳培土为主，以治其本耳。"

（2）从肺脾肾，治疗胕肿

郭氏临床擅长治疗胕肿，他认为所谓胕肿，是由岁运异常，加之患者起居饮食不慎，而使水液凝聚于肌表之间形成。其积重而久成为水肿，积轻而浅者为胕肿，胕肿也属于水肿之类证，其现象确系水之积聚，但实际上亦属于气之不化。病因由于肺、脾、肾三脏之病变较多，而尤以脾、肾两经较重要，且认识到胕肿虽多数属于阳虚，但水湿内阻，阳气被遏，不是阳气之不足，而是湿邪之过盛。其与多种因素，如疲劳过度、情绪波动、饮冷过多等日积月累有关，不仅脾肾衰惫之老年人易得，儿童、重病久病之后，亦易出现。虽大量积水属肾脏者，应忌盐，但在日常饮食中不必刻意忌盐，因为"胕肿以气为主，水次之……阳气衰，精气化为水，阳气充，水邪即可化为精气"，因此治疗应重视阳气，活用"通阳、温阳、扶阳"三法。

3. 用药心得

（1）重视阳气，调阳三法

中医自古重视人身的阳气，《素问·生气通天论》曰："阳气者，若天与日，失其所，则折寿而不彰。"明确指出阳气对人体生命的重要作用。郭柏良临床非常重视"阳"，在眩晕与胕肿的治疗心得中多次着重提到阳气。总结其调理阳气的方法和用药心得，可将其称为"调阳三法"。

首先为通阳化滞法，郭柏良认为，局部阳气的不足，很多情况下是因为阳气不通畅导致的。所谓通阳化滞法，即疏通阳气以行瘀滞，是临床治疗阴寒、湿浊、痰饮凝滞等病证的大法。临床因阳气衰微、命火不足产生瘀滞、痰湿等病理产物，致五脏气机阻滞不通，是引起病情缠绵多变的原因之一，因此通阳化滞也是中医治疗各种疑难杂症的常用方法。郭氏一般将温阳药、理气通气药和化痰祛瘀药三者相结合，以达温通阳气、化瘀行滞之功。习用制附块、川桂枝、淡干姜等温阳，青葱管、葱白头、制川朴、青皮、莱菔子、丝瓜络、路路通等通气理气，再合制半夏、炙紫菀、光杏仁、石菖蒲、橘络、远志等化痰，红花、郁金、当归尾、旋覆花、延胡索等祛瘀，或加少许温肾之药如补骨脂、淫羊藿等，共奏阳气回复、痰瘀得化、气机通畅之功效。

对于全身性的阳气不足，郭氏一般多用"温阳益气"之法，以达全身阳气的回复。所谓温阳益气法，是将温阳与补气二法合用，阳足则气旺通畅，气足则阳源泉不竭。郭氏运用此法时多重用较大剂量的补气药高丽参（病症轻者用人参须，再轻者用炒党参）、炙黄芪、焦白术、怀山药、炙甘草等，再合用温阳药制附子、川桂枝、上肉桂、淡干姜。由于久病多及肾，因此在一般温阳药的基础上，郭氏会再加上一些专属温肾阳的药物如淡苁蓉、鹿角胶（轻症用鹿角霜）、益智仁、菟丝子、巴戟天等。郭氏临床多用此法治疗类中风、痿证、虚喘等全身性的久病虚衰痿废之证。

还有扶阳建中之法，即是温阳药、益气调营和中药、化痰健脾药三者合用，从而达到中焦脾胃健运，阳气充足源源不断的效果。郭氏宗扶阳建中名方桂枝汤、小建中汤、黄芪建中汤之方意，临床一般多用桂枝、生姜（阳虚较严重者用制附子、肉桂、干姜、鹿角霜、老山参）等温阳，合黄芪、白术、怀山药、扁豆、炙甘草、白芍、大枣、茯神、淮小麦等益气调营和中，再辅以少量健运脾胃、化痰通络之品，如茯苓、陈皮、橘络、橘红、石菖蒲、制半夏等。此法郭氏临床运用甚广，尤其适用于久病体虚、脾胃失于健运产生的气血不足各类病证。

（2）创用古方改良剂型

阳和汤原用于治疗鹤膝风、贴骨疽等阴疽，后世医家亦用于以营卫经络郁滞不通为主要病机的病证。郭柏良在手稿中对阳和汤的临床应用进一步发掘和阐述，提出"至于女科中之虚弱阴症，阳虚劳损及肾命大衰等，亦有意外之功"，并结合前人经验，指出此方可治"一切内外阳虚弱证"，从而拓展了古方阳和汤的临床应用范围。

同时根据临床体验，对古方剂型进行改良，减轻方剂的副作用，以提高疗效。如郭柏良认为虚劳肺痿的患者，需耐心常服，才会收到很好的疗效，因而将《千金要方》治疗肺痿的一味甘草汤改为丸剂，使患者不但避免了服药后的恶心反应，更能增加服用的剂量，便于长期服用。

郭氏还客观分析古方应用宜忌。如神白散，《卫生家宝产科备要》记载治疗风寒外感病，煎药时禁儿女闲人窥探，郭氏认为，这可能是医家嘱咐煎药时注意清洁卫生。又如治疗湿性脚气、足肿不能行走的鸡鸣散，医嘱五更鸡鸣时服药，郭氏认为"是取空腹时，药力易行于气之中，可能宣达病所之意"。根据十二时辰经络气血流注的规律，五更鸡鸣即寅时，肺经当旺，全身之气血"朝会"于肺，鸡鸣散的通阳化湿功效，可使下焦寒湿之邪借药力"朝会"于肺，借肺气的"宣达"作用，使"肌表之邪微汗而解"，而肺气的"肃降"作用，将湿邪输达于大肠，卯时大肠经当旺，可使"久著之湿从大便而出"。其认为古方中的应用忌宜是前人在临床上观察和实践中总结出来的，虽然在当时的历史条件下不能做出科学的解释，但一些还是具有合理的因素，应加以继承。

4. 医案萃选

（1）十八反案

张幼初诊：病久正虚，脾肾阳气不足，涕泪均少，神疲嗜卧，泛恶呕吐，小溲清长，治与温运。

制附块一钱五分、制半夏一钱五分、焦麦芽三钱、淡干姜一钱、橘红一钱五分、茯苓神各三钱、益智仁五钱、焦米仁三钱、江枳壳一钱五分、扁豆衣三钱、灵磁石一两。

二诊：昨投温运，脾肾之气略旺，阳气渐复，呕吐已止，再投温化。

制附块一钱五分、益智仁四钱、灵磁石一两、焦白术三钱、橘红一钱、制半夏三钱、淡干姜一钱、茯苓神各三钱、焦麦芽三钱、江枳壳一钱五分、生牡蛎五钱、扁豆衣三钱。

三诊：阳气已复，呕恶亦止，痰多呛咳，便泄，再投前法。

扁豆衣三钱、淡龙骨一钱、制半夏二钱、生米仁四钱、橘红一钱、炙紫菀一钱五分、焦白术三钱、光杏仁三钱、枇杷叶三钱、炙鸡金三钱、象贝母三钱。

四诊：阳气未充，脾气不运，频频呕吐，舌白脉濡，便溏，姑投温化。

制附块三钱、制半夏三钱、光杏仁三钱、淡干姜三钱、陈皮三钱、江枳壳一钱、焦白术四钱、云茯苓三钱、白蔻仁一钱、焦麦芽四钱、扁豆衣三钱、春砂仁一钱。

五诊：阳气未复，再投温运。

制附块二钱、砂蔻仁各八分、薤白头三钱、淡干姜二钱、制半夏一钱五分、川桂枝五分、焦白术四钱、陈皮二钱、茯苓三钱、白胡椒八分、灵磁石一两。

（2）颈项结核

李幼初诊：温邪痰热，交阻太阳阳明，身热一日，颈项结核，肿胀疼痛，症势非浅，防热甚变迁。

淡豆豉三钱、天花粉三钱、忍冬藤三钱、荆芥穗钱半、梗通草五分、飞滑石三钱、薄荷叶一钱、白蒺藜三钱、山豆根三钱、玉桔梗钱半、炒赤芍三钱、制天虫三钱、活芦根一两。

二诊：痰热温邪，伏于太阳少阳之间，头项结核，坚硬疼痛，身热渐退，尚防酿脓。

桑叶三钱、炒赤芍钱半、制天蚕三钱、薄荷叶一钱、银花钱半、天花粉三钱、荆芥穗钱半、山豆根三钱、炒丹皮钱半、贝母三钱、生草节四分、炒角针三钱、活芦根一两。

三诊：颈项痰痛毒已溃，脓流不畅，身热不解，痰热未清，舌白脉数，再投清化。

桑叶三钱、连翘钱半、忍冬藤三钱、贝母钱半、薄荷一钱、生草三分、赤芍钱半、制天蚕三钱、山豆根三钱、活芦根一两。

四诊：头项痛毒溃脓后，肿胀渐消，身热亦解，余毒未清，再投疏托。

桑叶三钱、忍冬藤三钱、天花粉三钱、丹皮钱半、制天蚕三钱、薄荷一钱、赤芍钱半、生草四分、连翘钱半、山豆根三钱、赤苓三钱。

三十六、张再梁

1. 生平简介

张再梁（1887—1960 年），字守浚，无锡西门棉花巷人。18 岁时从鲍雨香学针灸，先钻《素问》《灵枢》，继而攻《针灸甲乙经》《针灸大成》诸书。鲍师亦不藏私，多加教诲，故张氏能专长针灸，掌握鲍师针灸秘传，取穴、手法均有独特。

学成后，弱冠之年，始在棉花巷祖宅行医。曾在北门外闹市，以针刺抢救一路毙者得活，因此名噪锡城，锡人以"张仙"称之。1919 年在上海鼎丰里四号开诊，亦深受病者信赖，均赞其针术善于变化，与其他医家不同。每遇宿疾沉疴，几经针治，重者减轻，轻症即愈，逐渐在沪也有了"神针"之誉，自此后星期六至星期一在沪应诊，其余则返锡开诊。

张氏个性耿直，不善辞令，热爱祖国，不慕虚荣。在日本侵华时，曾有学者慕名延请张氏赴日本讲学，张氏断然辞之，并迁居以避之。国民政府统治时期，对祖国医学倍加摧残，多次有人要求废除中医，其中又以针灸科最为被歧视，几度濒临废绝危境，张氏与同道者力抗非议，终成江南一派之针师，负一代盛名。

张氏治学严谨，弟子众多，无锡"金针王家"创始人王荫堂乃其门下弟子之翘楚，曾随张氏跟诊6年之久，时人亦以"金针"之名称之。另有洪江黄惠慈、宁波方伦言、苏州曾寿民等10余人，后均在各地以针灸成名，而杜晓山"杜氏金针"一脉，为其再传。

张氏行医50多年，效则录，验则志，遗著《诊验录》惜未付梓。

2. 学术思想与临床经验

因张氏未有著作传世，故其学术思想及临床经验已多不为人所知，以下学术思想为其子张桐卿总结。

张氏针灸治病，重辨证分经论治，精子午流注针法，这与同时代的龙砂医家承淡安、尤存隐等针刺名家之学术思想均有异曲同工之妙。

首先张氏认为针灸治病，辨证论治最为重要，必须分经论治，通过对疾病发生的位置、疾病本身对应的脏腑，选择与之对应的十二正经，才能达到预期之效。

其次张氏曾多次强调"病有深浅之分，人有强弱之异，气血有盛衰之别，要适当掌握针刺补泻"，其学术思想追根溯源还是出自《金针赋》云："观夫针道，捷法最奇，须要明于补泻，方可起于倾危。"张氏师从鲍雨香，取穴、手法均有其独到之处，惜未有著作具体论述，据张桐卿所言，张氏针刺处方取穴，是继承发扬子午流注针法及灵龟八法，强调时间性，对于一些不以获取针感的穴位或所取主穴，会在是穴开穴时针刺，对于经气旺盛、感应强烈的患者，只需略用手法，待针感上下通达或四围扩散就可取针；而对于经气较虚、反复刺激后方能激发的患者，手法宜重，针刺得气需辨明属于何种感应，方可决定手法的轻重以及留针时间的长短，切忌千篇一律，呆板不变。针刺手法不必拘泥于补泻二字，关键在于抓住病机特点，切不可机械地变更体察捻转的次数、方向、层次等。

张氏认为针灸绝非仅能治疗肌肉酸痛、身体麻木、行动不便等症，仲景《伤寒论》《金匮要略》中所论热病、杂症都有运用针灸之法，如《伤寒论》第303条"少阴病，下痢便脓血者，可刺"。而针灸治疗疾病的种类也较为广泛，张氏强调勿被现代西医病名所惑而束手束脚，不敢针刺，并指出在治病过程中，针灸可用于各种疗法之前，也可用于其他疗法未见疗效之后。

三十七、陆庭标

1. 生平简介

陆庭标（1888—1958 年），祖居锡东乳山附近孙典桥。父亲陆培赓素业中医，平生勤研中医典籍，又喜收民间草方验方。幼年在私塾读书，学习古文，成年后始随父亲习医。先学阴阳五行、脏腑经络气血等中医基础理论，辨认各类本草药物，诵背汤头歌诀，熟悉药性与方剂后，再分析各种验方、秘方等药效，钻研多年，尽得家传衣钵，尤其擅长治疗各种蓄水症。陆父去世后独立应诊，后为适应乡里求诊需要，于 1940 年迁至无锡崇安寺公园路开设诊所，一生行医 50 余年，治愈肝肾水肿病者无数。

陆庭标体恤贫病，医德高尚，热心公益，曾出资修缮家乡孙典桥，筹建鸭城桥车站避雨亭、马巷小学等。1955 年应无锡市相关政府响应号召，献出多年的验方、单方 10 余张，以供有关单位研究与运用，惜未有著作、书稿留世。

有子陆凤彰继承家传医道，致力研究中西医结合以治疗肝肾病引起的诸多腹水症。

2. 学术思想与临床经验

陆庭标以治疗各类肝肾性水肿疾病见长。临床中浮肿、臌胀患者病因较多，如各种原因引起的巨脾症、各种良恶性内脏肿瘤、充血性肝脾肿胀、慢性肝炎、慢性肾炎、钩虫病等寄生虫病、缺铁性贫血、营养不良等，虽病因各不相同，但总不脱离中医辨证论治以及整体观念。

陆庭标认为水肿病其本在肾，肾者胃之关也，关门不利，以致聚水作胀；其标在肺，肺气通调，自可行水；而脾主运化，脾气健运即能制水；又肝主疏泄，肝木条达，则脾土无克。肿胀一症与肺、脾、肝、肾均有关，虽同为肿胀病，但病情、病因都不相同，治法用药也应有所区别，即使运用同样药物，病机也必有相类之处，应随证灵活运用。

陆庭标治肿大法的总体思想是使邪从汗散，水向便通，此法脱胎于张仲景《金匮要略》中"诸有水者,腰以下肿,当利小便;腰以上肿,当发汗乃愈"一言,即开鬼门、洁净府,腰以下水肿治疗应采取利小便的方法,腰以上的水肿应采取发汗的方法。

陆氏认为水肿病有表里、上下之分,治法可发散,可渗利。一般来说,水为阴邪,其性就下,人体腰以下属阴,阴着阴位,而致腰以下肿,故其病在下、在里,当利小便;腰以上肿,往往有风热为患,风热为阳邪,易伤阳位,故腰以上肿,其病在上,在表,发汗可使其停留在上半身之水随汗排出。但具体运用于临床时,不必太过拘泥于"腰以上""腰以下"之分,机械地以腰上下作为发汗、利小便这两法的应用区别点,更不必将此二法截然分开,二法并施,结合运用,更能相得益彰。

在具体治法上,一可先急则治标,先行逐水,待腹水消退,再缓则治本,固本培元;二可考虑患者体弱,先用扶正之法,再行攻逐水邪;三亦可攻补同施。陆庭标还强调,治疗时应限服汤药,多用丸散剂,以免再增患者腹水,在临床症中,也证实确有此必要性。

3. 医案萃选

(1) 风水

陆某,男,原国民党陆军少将,1947 年 7 月患风水症(肾炎性水肿),症见四肢肿胀,全腹膨大,面目浮肿,两眼睑肿胀似线,肌肤黄胖,按之凹陷,食眠均差,不发热,在南京、上海多地治疗未愈。先投自制逐瘀消肿丸 10 余天,小便日见畅利,水肿逐渐消退,再用参芪白术丸调补脾胃,饮食渐加,睡眠亦安,全身各种症状均有改善,不到 2 个月竟全部治愈。陆某十分感谢,请国民党陆军中将虞典书题词"良方济世"匾额一方送陆庭标医师致谢。

(2) 单腹臌

陆某,女,农民,锡东中桥人,1950 年春往诊,既往慢性血吸虫病伴肝炎史。单腹臌,症见四肢消瘦,全腹胀大积水,腹围 102 公分,唇舌紫暗,苔浊灰腻,皮肤褐黄,小便量少黄赤,纳食减少,失眠,瘦骨嶙峋,病情危重。先用自制逐瘀消肿丸投服约 20 天,腹水基本消失,腹围缩小至 81 公分,腹诊上腹部两侧,可触及痞块,是肝脾肿大之象,继用参蘆化瘀丸、参芪白术丸交替服用3个多月，患者唇舌渐转红润，食眠亦有改善，皮肤润泽，小便正常清白，可做一般农村劳动。

（3）肾病水肿

周某，男，45岁，宜兴南漕公社人，1956年8月来诊，患慢性肾炎已有4年。症见脸面浮黄，腰酸，肢体倦怠乏力，稍事活动，即气喘不宁，大便稀薄，小便量少，尿检有蛋白，自觉肠间漉漉有声，饮食尚可，舌苔白腻，脉象缓弱。先同时给参芪白术丸以健脾化湿，二仙散以温肾利尿，并用猫爪草煎汤代茶，连续服用3个月，与此同时忌盐120天，3个月后症状明显改善，脸面浮黄消失，转趋红润，腰酸减轻，体力渐复，尿检蛋白呈阴性，竟能参加农事工作。

三十八、马君淑

1. 生平简介

马君淑（1889—1931年），字玉书，号耕心书屋主人，江苏省无锡县人。幼年父亲去世，12岁时被族祖父马颐之收养，在马颐之的教导下开始广泛阅读医书。14岁时随马颐之北上，途中因刻苦攻读而患病，寻医求诊无数，但均无疗效。后马颐之夫妇相继去世，马君淑只得一人返回无锡老家。回到无锡后，听闻有位以方脉推拿闻名的名医张静莲，前往就诊，果然经张静莲一推即愈，遂拜其为师，学习推拿且专攻儿科。史载张静莲是第一个在沪开业的小儿推拿名医，医术高明，在当时可与一指禅推拿流派创始人丁凤山齐名。

张师倾囊相授，马君淑也悉心揣摩，学成后回无锡执业，以小儿推拿名誉锡城，青出于蓝。马君淑后应朋友之邀，又在苏州、上海泗安里等地设诊开业，专治小儿一切疑难杂症，因小儿十有八九都畏服汤药，故以不药之推拿法妙手回春。

马氏乐善好施，与其他儿科医生有两点不同：一是凡是病家请诊，不论是否有诊金、号金，无论早晚，随请随到；二是若遇到贫苦人家，不仅免费为其用推拿手法治疗，且持续赠予自制药丸，直至患儿痊愈，因而声名远播，深得病家信赖。

马君淑对小儿推拿厥功甚伟，正如孙勉圻在《推拿捷径》序言中所说：

"吾锡自金陵龙盘虎踞之势蜿蜒而来，南蹲太湖、北枕长江，龙山、锡山，崇峰峻岭……此人杰所以应运而生欤。有女医士者吾锡产，与余同壤，马其姓，玉书其名……泽流于千古，功垂于万世。"

2. 学术思想

马君淑著作《推拿捷径》，又称《儿病治法实验指南》，言简意赅，以图明示，歌赋易记，是近代一部优秀的小儿推拿专书。系统阐述了马君淑"推拿代药"的理论，并进一步阐明了小儿推拿八法，向广大群众普及了小儿推拿知识。

全书共有10个章节，前4节对小儿的身体构造进行介绍。第一节是人之全体部位，主要是人体各个部位解剖位置、名称等，后附有全面图、正面全身图、反面全身图、正面全体骨节图、背面全体骨节图；第二节是脏腑功用，总结归纳了《黄帝内经》中对脏象的描述，主要是心、心包络、肝、脾、肾、小肠这六个脏腑，另配有心与气管图、肝胆图、胃图和膀胱图；第三节是经脉起止，对十二经脉的名称、走形、起止都有讲解；第四节名为穴道，主要是十二经脉经穴分寸歌，并配有小儿形象的穴位位置图，歌诀朗朗上口，便于记忆。

5~10节主要介绍小儿推拿的手法和应用。第五节是自编的推拿代药骈言，以各种常见病症为主要对象来说明各种操作法的作用；第六节是按、摩、掐、揉、推、运、搓、摇八法解义以及小儿诸症的选择运用；第七节是色诊歌，主要是马氏通过小儿面部五官及一些特殊部位的颜色变化，对小儿病情的判断分析，对寒热、虚实的辨证；第八节是面部推拿次序歌、手臂各部推拿次序歌、手掌各面图说、推拿指掌肢体各穴歌，并以图说的方式讲明各种推拿手法，包括推坎宫、分阴阳、双凤展翅、取天河水、苍龙摆尾等；第九节是惊风二十四症歌，具体论述了儿科常见重症惊风的临床辨证；第十节是杂症须知、元宵火法身面图、恶核瘰疬以及足部图。另有副刊《益世偶录》，是马氏治疗儿科诸症的临床心得。

马氏精于儿科诸症，对惊风、疳腮、夜啼等小儿常见病都颇具心得。

以惊风为例，马氏治疗小儿惊风，首先强调辨证，她认为急惊风是热证，宜用祛风、散火、化痰之药，而慢惊风是虚证，尤以虚寒证多见，若再用寒凉疏散类药物，反而会耗伤气血。历代医家治疗急慢惊风都用一方，很多都是误治，包括用蚯蚓治疗慢惊风，北京各地所自制的万灵丹、如意丹等，对于慢惊风都没有效果，甚至会起反作用。

马氏认为小儿脏腑娇嫩，慢惊风又多为气血不足之症，可用古法按摩，方药选择附子理中汤。马氏根据病因病机不同、症状表现不同，将惊风分为24种。如患儿因伤食又感风寒而生潮热，四肢掣跳，常诉口渴，故命名为潮热惊；如患儿因过食乳伤脾，腹自鸣，口干口渴，大便失禁，甚则面青唇白昏迷，命名为泄泻惊等。马氏治疗惊风推拿手法包括有八法中的按法、掐法、摇法等。一可按交骨，交骨在手掌后上下高骨间，可用中指、拇指合按之；二可掐五指节，五指节在手背指节高纹处；三可揉足大指并掐足中指甲少许；四可行赤凤摇头之法，即将两手托儿头于耳前少上处，轻轻摇；五可用丹凤摇尾之法，即摇左右手，医者一手摇劳宫，一手捏心经，两各摇之。

3. 诊疗特色

（1）小儿推拿，手法代药

因小儿天性好动而身娇体弱，极易感受外邪，马氏认为小儿患病最好不要服药，因药物常会伤害患儿脾胃，也防止庸医误药之害，"与其用药有偏，或益此而损彼，何如按经施术，俾兼顾而并筹"。据此马氏提出了推拿代药法。

推拿代药之法首见于清代夏鼎所著《幼科铁镜》中"推拿代药赋"一文。夏氏认为"寒热性平，药之四性，推拿按掐，性与药同，用推即是用药"，并提出了"推上三关代却麻黄、肉桂；退下六腑，替来滑石、羚羊；水底捞月，便是黄连、犀角；天河引水，还同芩柏、连翘"等。

马氏在此基础上进一步发挥，马氏推拿代药手法多为复式手法，包括有"推五经则补泻兼施，运八卦则水火既济，开气机以防气闭，丹凤摇头止寒嗽而涤寒痰。黄蜂入洞术施神阙，宛然导滞温脾"，共论述了20种常用操作法，或可滋阴补阳，或行调气活血之功，或起祛病除痛之效。

马氏从《幼科铁镜》具体的药味扩展为具有普遍意义的药性，扩大了推拿代药的运用范围，并且在后文"八法解义""各式推拿手法图"中详细论及了各种操作手法，使读者既可晓其名，又可查考其法，起到了普及的作用。

（2）推拿八法，研精阐微

小儿推拿八法最早见于明代杨继洲《针灸大全》中"小儿按摩经"一节，后逐渐发展，如清代张振鋆的《厘正按摩要术》。马氏则对此八法进一步概括阐述，讲述了八法的具体操作、功效、注意事项等。

按法即以手探穴而安于其上也，用右手大指面直而按之，或用大指背曲而按之，或两手指相对合按之，在胸腹等部位又可以用掌心按之，主要有开通闭塞、导引阴阳之效。马氏用右手大拇指按压乳旁可治疗咳嗽；用右手掌心按压脐旁肚角可治疗腹痛泄泻；用大中二指对着用力合按两腮部近耳处可治疗牙关紧闭。

摩法或用大指或用掌心，不宜急，不宜缓，较推法则轻，较运法则重，是取中和之义。马氏治疗食积痰滞之症，用掌心摩左右胁肋两边各 81 次；治疗腹痛便结等症，则用掌心摩神阙穴，或上或下，或左或右，按而摩之，次数可数十次或者数百次，视病情而定。

掐法是以指代针，主要用大指甲按主治之穴，轻重相机行之。治疗咳嗽痰多吐泻等症，应掐大横纹，咳嗽尤甚还可掐中指一节，痰多再掐手背一节，治吐可掐内侧，治泻可掐外侧；治疗口内生疮、遍身潮热、夜间啼哭、四肢抽掣等症，可掐总筋，再配合天河水，有清心降火之效。

揉法是由摩法延伸出的一种手法，是由手腕发力，在特定部位上回转环绕，起到活血通络、疏通脏腑之效。马氏运用揉法可治疗吐泻症，是揉两足心的涌泉穴，向左揉止吐，向右揉止泻；治疗眉眼不闭可揉阳池穴；治疗头痛可揉脐、阳池穴和外劳宫；治疗顽痰不化可揉五指节；治疗肾水枯竭应揉小天穴等。

推法即向前推动，像线一样直推，如果斜推容易伤别的经脉，一般用四指固定患儿施术部位，用大指侧蘸水后着力推之，向前 3 次，带回 1 次，往上推是清，往下推是补，手指可以笔直，也可以弯曲。推法手法较重，所以选择推法时一定要蘸水以防伤及皮肤。马氏通过推三关 100 次，推六腑 100 次，推脾土 15 次来治疗小儿耳流脓水；通过推补肾水来治疗小儿肾虚汗多；通过推补脾土、推阴阳、推肾水等穴来治疗浮肿；通过蘸葱姜水推三关（由阳池推至曲池）治疗寒病；通过蘸沸汤推六腑（由曲池推至阴池）来治疗热病。

运法是四面旋绕，手法宜不急不缓，使血脉流通，筋络宣通，类似用药之和法。常用运法包括有运水入土法，可治疗水旺土衰、食谷不化等症。马氏将患儿手掌固定朝上，用右大拇指蘸取葱姜水，从肾水起经乾、坎、艮三宫运至脾土；运内八卦可开胸化痰，运外八卦可治疗脏腑气血壅滞，内八卦即自乾宫运至兑宫止，且运法也有轻重之分，运内八卦时从乾宫至离宫手法宜轻，不然易动心火，而从离宫运至兑宫手法宜重；外八卦在掌背侧，有开通壅滞、平和气血之效。

搓法是施术者两手相合而交转以相搓或两指合搓，是从摩法衍生出的一种手法。治疗痰涎不化可搓患儿食指，患儿食指有风气命三关，搓此处痰涎自化；治疗腹胀、腹痛等症，可以搓脐下丹田处，术者一般用右手搓摩之，使患儿胀痛自愈。

摇法也是从摩法变化而来，手法宜轻不宜重，遇寒证向里摇，遇热证则向外摇，有活经络、和气血之效。马氏治疗痞症常摇斗肘穴，即将左手托住患儿斗肘运转，右手握住患儿手摇动；通过摇一窝风治疗肚痛，有发汗去风热之功；通过摇五指节治疗痰迷不醒，可通关开窍，祛风化痰。

（3）手法联用，事半功倍

马氏也将小儿推拿八法中的多种手法联合运用，如按弦搓摩法、猿猴摘果法等，在《推拿捷径》一书中有详细的手法操作步骤及穴位参考例图，便于患儿家长学习运用。

按弦搓摩法一般用来治疗痰滞。马氏用左手握住患儿手掌向上，用右手大、食二指从阳穴上轻轻按摩至曲池，再轻轻按摩回阴穴，一上一下算一个来回，共做9次，阳症患儿关轻腑重，阴症患儿关重腑轻。随后用两手从曲池穴起搓摩至关腑3～4次，然后用右手大、食二指捏住患儿脾经，左手大、食二指捏住患儿斗肘处，往外摇24下。

猿猴摘果法可用来治疗痰气，有除寒退热之效。马氏用左右食、中两指捏住患儿阳穴，用大指捏住患儿阴穴，如果患儿是寒证，大指即从阳穴往上揉至曲池穴，再转下揉至阴穴，此法又名转阳过阴法；如果患儿是热证，则从阴穴往上揉至曲池穴，再转下揉至阳穴，即转阴过阳法，不论何法都揉9

次。揉后再将右大指掐患儿心、肝、脾三指，各掐 1 下，再各摇 24 下，寒证患儿往里摇，热证患儿往外摇。

（4）提刮治痧，行之有效

马氏运用提刮法主要治疗小儿痧症，小儿若患急病，家人不谙推拿术时，马氏常推荐先用提刮法，认为提刮法即使没有明显疗效，也绝不会有坏处。

马氏提刮法在不同身体部分均有不同的方法，如小儿胸前、后背心、两臂弯、两足弯这几处，用细瓷碗或瓷匙，蘸取麻油或菜籽油，略入几粒食盐，用手拿碗或者匙柄，慢慢自上刮下，每处各刮十余下；而对于头额部及两腿，则可用棉纱线或蘸了油的苎麻刮；前颈部可用手指曲折而提之；后颈部可用古钱币刮之；腹部柔软部位可用古钱币蘸油后摩擦之；各部位不同，选择方法有所区别，但都以刮出红紫斑及朱砂点为度，此法又称痧毒外透法。

对于小儿患病初起，马氏提出可用温水一碗，放入一小匙香油和几粒盐粒，用瓷瓢润温汤刮之，以皮肤见红紫斑或黑点斑为度。春冬寒痧较少，秋夏痧症最多，常选用的部位包括有咽喉部人迎穴、两手臂弯曲泽穴、两腿弯委中穴等处。两臂刮痧法只适用于病情较轻的患儿，痧毒深厚或病情危重的患儿一定要以刮背为主，因为背部是足太阳膀胱经所循行的地方，主要在背脊部两侧各一寸半，刮此处可以使表邪外达，凡是外感风邪类疾病均可刮背，若伴有头痛，还可刮耳旁、颈中风池穴，往往疗效甚佳。

因江南地区小儿体弱者较多，还多畏痛，马氏还发明了提痧法，即用手指提患儿咽喉两旁及颈下、胸前等部位，提成菊花形，这对痧毒较浅的患儿效果也不错，但是若痧毒已深，此法不可。

三十九、朱莘农

1. 生平简介

朱莘农（1894—1962 年），本名慕伊，世居江阴峭岐凤戈庄，为名医朱少鸿异母幼弟。其先人八世皆工医，其父朱鸿九、伯父朱锦荣，为第八代，声名远著。先生幼承家学，壮岁即享盛誉，晚年悬壶无锡，名噪苏南，曾与其兄朱少鸿、少鸿子朱凤嘉享有"一门三杰"之誉。

朱莘农治医以《黄帝内经》《难经》《伤寒论》《金匮要略》为基础，旁及金元四家与清代叶、薛、吴、王诸医，于《伤寒论》钻研尤勤，曾说过："辨证莫详于《伤寒论》，辨脉莫详于《金匮要略》，辨舌莫详于《温病条辨》，各有重点，而四诊八纲贯穿于其间，尤以《伤寒论》为最。《伤寒论》有一证，必有一理，即有一法，好比峰回路转，美不胜收。"亦推崇柯韵伯《伤寒来苏集》，对龙砂医家们的医案如《柳选四家医案》和《张聿青医案》，也常从中揣摩理法方药。

朱氏授徒众多，江阴有邢鹂江、夏奕钧、芮文甫、李久征、吴卓澄、吴擎基、王士魁、龚鸣洲、张少景、顾堃雨、夏奕遗、缪梁；无锡有徐克潜、王志卿、谢启舜、俞绍岐、秦玮、过大白，上海有夏渭英、余渭南等。

其授业重视经典理论，认为学好经典著作，犹似树之有根，水之有源也。在其门下学医，先指定读《黄帝内经》《伤寒论》《金匮要略》，这些是必修科目，其次为《温病条辨》和《温热经纬》，再次则为《神农本草经》及《汤头歌诀》。朱莘农对这种学习顺序的见解是："中医理论以《内经》为基础，学好《内经》，譬如树有根，水有源。辨证论治以《伤寒论》《金匮要略》最为严谨，堪称辨证之律，但二书理法备而方药尚嫌不足，欲求圆机活法，应付自如，临床时必须博览后贤著作，以广识见。不过先规矩而后方圆，学者一定要循序前进。"朱莘农不允许学生先读《汤头歌诀》，认为读了几首汤头，会开几张通套药方，这种抄捷径而不求根本的做法，是学医之大忌。同时关心学生的文学修养，选读前人名案，以学习文辞及揣摩理法方药，所以其门弟子大都能根据病情，分析病理，撰写详尽而精通的医案，这与他着重学习基本功是分不开的。

2. 学术思想与临床经验

（1）夹阴伤寒，分证论治

朱莘农临诊重视验体辨症，常谓："医道之难也，难于辨证，辨证之难也，难于验体。体质验明矣，阴阳可别，虚实可分，症情之或深或浅，在脏在腑，亦可明悉，而后可以施治。此医家不易之准绳也"。最擅辨治夹阴伤寒，著有《夹阴证治》一书，记载了夹阴伤寒的病因病机、诊法与治疗的临床经验。

夹阴伤寒，系指肾虚之体复感外邪，热病之中兼挟阴经见证的一类病证。

朱莘农认为夹阴伤寒"缘于先天少阴素虚，偶一不慎，寒邪直中虚处，或缘入房、遗精，肾精骤伤，而恣意乘凉，或冷饮水果，或入河水，或热病中遗泄，使邪气深伏于内而致是疾"。

朱氏将夹阴伤寒分为阳虚邪伏、阳虚阴盛、冲逆阳浮、元气欲脱四证，分而论治。阳虚邪伏乃外邪从表入里，伏于少阴，真阳无力鼓动邪机外达，症见畏寒高热，渴喜热饮，腰痛如折，头痛，苔白厚腻，脉弦紧或濡，治宜温经撒邪，以麻附细辛汤加减；阳虚阴盛乃少阴真阳衰微，阴寒内盛，甚则格阳于外，表现为热势不高而躁扰不安，两颧时呈红赤，肢冷汗出，脐腹按之板室而痛，溲黄难解，苔白罩黄而灰，脉弱而尺部浮露，治宜温阳逐寒，以桂枝加桂汤合白通汤加减；冲逆阳浮乃下元亏虚，阴精内损，无以涵养冲肝，遂致冲气逆动、虚阳上浮之变，症见头昏、心烦，耳鸣、失寐，或乱梦纷纭，烘热头汗，脐跃甚至上冲至脘，少腹板室，溲黄、肢冷，舌尖边红，脉大轻按搏指，重按不甚应指，治宜平冲降逆、敛潜浮阳、调养心肝，以桂枝龙牡汤加滋肾通关丸加减；元气欲脱乃下虚已极，阴阳有离决之兆，为夹阴伤寒的危急证型，表现为胸闷咽塞（气脱将至），寐中偶有谵语，神思恍惚，呼之不易醒（为神散之兆），或脐跃明显，并见呃逆（为胃败之兆），耳鸣渐聋，烘热阵作，两脉虚数，治宜速投救脱之剂，以生脉散、桂枝龙牡汤加减。

举例来说，某患者行房之后，而又遗泄，肾脏自然亏虚，症可见按脐室硬，脐跃不已，汗出溱溱，肢或清冷，苔色黄白甚于舌本，脉虚滑，夜不安寐，寐或乱梦。朱莘农认为该患者是因肾脏亏虚，而阳气虚则失于蒸化鼓动，寒浊由此内恋；阴血虚则不能涵养冲肝，气火由此上逆，神魂被扰而不安于舍。朱氏拟化气祛邪，导火靖冲安神之法，组方白芍 6 克、桂枝 1.2 克、牡蛎 15 克、玳瑁 15 克、紫石英 15 克、朱茯神 15 克、刺蒺藜 15 克、龙骨 9 克、龙齿 9 克、枣仁 9 克、远志 6 克、丹皮 6 克、咸秋石 0.6 克、朱灯芯 3 尺、脐带 1 条。另配上肉桂、小茴香各 0.6 克，川椒、雄精各 0.3 克，麝香 0.15 克，共研细末，置于脐上以膏药贴之。患者服药 2 剂即愈。此法乃桂枝加龙骨牡蛎汤加紫石英、玳瑁等鼓舞肾气，敛阳平冲，复入脐带、秋石、枣仁、茯神、远志等纳气安神，交济心肾，最后配以膏药相助，使疗效既好又捷。

朱氏认为夹阴伤寒之证伤人之阳，因此临证用药切忌甘寒伤阳、香燥破气之品，苦寒药以知柏最为适当，因其坚阴滋肾并具泻下焦相火湿热之功。夹阴伤寒用药当使中下阳气振复，脾胃砥柱有权，即为有生之机。故挟积滞慎用泻下，虽大热慎用寒凉。腹痛当防气散，忌用破气疏通，只宜敛肝泄木。噫呃当知冲逆，忌用辛香耗散，只宜安中镇逆。沉迷当知阳衰，忌用香窜开泄，只宜豁痰以宣气。尿闭当知阴竭，忌用淡渗分利，只宜滋肾以通关。以上所论，主要说明不可为其假象所惑，全在临证时精心辨析，活泼巧思，妙于转环耳。

（2）伤寒时病，六经辨证

朱莘农认为伤寒时病，以六经辨证为要领，而以太阳、少阴为关键，这是从经络学说与脏腑表里关系中得出的论点。

朱氏认为太阳经病寒邪未从热化者，传腑为膀胱，膀胱病传脏为少阴（肾）的一种传变途径，朱氏强调病在太阳阶段，寒水之气为病，多可从汗、尿而解，逮至后期，少阴病从阴化寒，从阳化热；从阴化寒由体质阳虚而来，从阳化热由体质阴虚而来，这与人体内环境脏气之变动密切相关，因此朱莘农临床尤其强调少阴肾脏在病理状态下对疾病发展变化的重要性。

在施治方面，朱莘农认为伤寒伤人之阳，故侧重于从"助阳"着手。《伤寒论》"无热恶寒者，发于阴也"，从病邪上来说是阴胜则寒，但从体质来说已寓阳气不足之机；"发热恶寒者，发于阳也"，阴胜则阳复，这是生理病理的良好转归，人体阳气奋起抵御病邪，治当因势利导，而以扶护阳气为最要，因此"阴胜阳复"的病理机制，朱氏治疗伤寒太阳病，常用桂枝汤法，和营卫而取微汗，如无汗则合葱豉汤同用，同时注意经、腑的传变关系，重视利小便法，如询及患者小便不多或不畅时，而按其腹部板窒者，常用五苓散法，这是因太阳之腑为膀胱，五苓散可助阳祛寒化气利尿，使水道下通，阳气宣展，邪机始得外解。

而对于少阴病，《伤寒论》中言："少阴病，始得之，反发热，脉沉者"，因其"脉沉"，所以此时的病机尚在阴盛-阳虚-寒伏之阶段，阳伤未甚，寒伏未深，此时"反发热"，可以从积极的方面来理解为"阴胜则阳复"，以

"始得之"三字为关键，准确把握时机运用麻黄附子细辛汤法，助阳发汗以逐阴寒，但必须注意中病即止，恰到好处。少阴发热必须考虑到脏气阴阳调节机能失常的一面，如失治、误治或治之过当，则极可能因虚生变，其脉由沉而变为浮露，尤以尺部为著，当此之时，其发热为阳伤及阴，下虚上逆，阳气浮越之热；其病机为身中之阴阳失衡与前此之发热，迥然不同。治法当温肾宣气，坚阴制亢，引纳浮阳，寓祛邪于滋肾之中，可用通关滋肾丸变丸为汤再合桂枝龙骨牡蛎救逆汤，取桂以温肾展气，引导浮越之热以归原，合知母、黄柏滋肾坚阴，泻下焦之湿热相火，龙骨、牡蛎以镇冲潜阳，芍药、甘草以柔肝安中，是为调整肾中阴阳之良法。

而对于邪传阳明证，朱莘农认为阳明证辨证上必验之于舌，或黄或浊，再诊其脘腹部之烦、痞、痛等不同程度之症状表现而随证治之。若虚烦懊憹则取栀子豉汤；若脘痞呕恶则取泻心汤组；若痞而兼烦则取温胆汤；若痞痛便结则取小陷胸汤。并参合诸方，组成微苦微辛、苦泄辛通等法，始终贯彻"胃以通降为顺"的治疗原则。

（3）独特诊法，另辟蹊径

1）咽喉诊

咽喉诊系通过视觉观察咽喉部及周围组织色泽、形态以及分泌物等的一种简单易行的方法。朱氏认为观察咽喉有无明显充血，初步测知其为火热性质的证候，继而与各种病种、病程以及全身脉症等相参，加以综合分析，探索其机理，属何脏腑所主，以分辨其是热郁，还是火盛，或是阴虚等不同证候。主要能分辨内伤、外感、虚实等证候。咽喉虽为肺门户，但能反映肺、胃、肝、肾等脏器的病理变化，有时也能反映心脾经的病理变化。咽喉诊时主要望其蒂丁的长短、咽喉的色泽，或有无红点，以视热毒的深重情况。喉蛾的肿大与否、面颊有无白腐、上颚有无糜烂等情况也应详察。唇内之红碎是脾阴不足的外在表现，而大便可表现或燥或溏。如蒂丁长、喉蛾肿、咽喉红赤、上颚糜烂、唇内红碎等症状，是使用养阴降火、撤邪解毒法则的重要指征。

朱氏运用咽喉诊，重点在"气火""下虚"这两个病机，究其虚实两端，实证则厥阴、少阳、阳明之实热气火居多，虚证则涉及少阴之下虚上逆，或冲肝之气逆行于上所致。对于实证肝经气火，即《黄帝内经》所言"诸逆冲上，皆属于火"，亦朱丹溪所云，"上升之气，从肝而出，中挟相火"，"气有余，便是火"。对于虚可分相火上越、阴寒上逆两种，相火上越即是因肝肾同源，刚柔相济，肝木赖肾水之涵濡，若肾水不足，无以涵养肝木，一有激动，则龙雷不潜，相火升腾，此乃下虚厥逆，冲逆而上之病机；而阴寒上逆则是因肾为人体之根本，内寓真阳，肾脏阳气亏虚，则下元虚寒，寒凝气滞，滞而不化，极则阴寒上逆，此乃下虚上逆，肾寒上僭之病机。

2）脐腹诊

脐腹诊系按切脐部的动脉，探查其动态变化，以了解"肾间动气"的一种方法，适用于重症外感热病（夹阴伤寒）及复杂的内伤杂病辨证等方面，其主要表现为当脐筑动，简称"脐跃"，亦称脐旁动气。脐居腹部中央，腹筒为三阴经脉循行之处，故脐诊应与腹诊结合运用。常人脐跃动气均纳藏较深而冲和有力，体瘦者稍显浮露。

脐诊法：令患者仰卧，手足平伸，敞露脘腹，医者以手掌心平按患者当脐，作轻、重、浅、深的切按，注意辨析脐跃动态的大小、缓急、深藏、浮现等，按切时应上下左右移动，上及于脘，下及脐下三寸。

脐诊原理：当脐属肾，脐下三寸为丹田，是元气归藏之根。冲脉起于胞中，挟脐上行，至胸中而散，为十二经脉之海，根于肾，隶于阳明。龙砂医家沈金鳌曾谓："肾间动气，即下丹田，为脏腑经络之根本，呼吸之门户，三焦之源头，名曰大海，贮其精血。"据此可知，脐腹诊法既可诊察冲脉动态，又可探知肾及其他脏腑经络之变化。故下元虚损，冲阳浮逆，或阴寒上僭等病变，脐跃即可产生变象。《黄帝内经》有云："冲脉为病，逆气里急。"又云："寒气客而脉不通，脉不通而气因之，故喘动应手矣。"曾著《伤寒指掌》的医家吴坤安亦云，"动气筑筑就动于脐旁上下左右，甚而连及虚里心胁而浑然振动，此气血大亏，以致肾气不纳，鼓动于下而作也"，均资证明。

朱氏认为若见当脐筑筑、喘动应手，病本多为肾虚失纳、冲脉动逆；脐腹柔软者，主因在虚；脐腹窒硬、少腹弦急者，则阳虚寒盛；脐跃浮露甚而躁急者，为下虚较甚，多见阴伤；脐跃粗大、表浅，直至于脘者，则下元空虚已甚，中气而不能镇护，此际如见少气、汗出、咽塞、呃逆、躁扰等任何一症者，其根元衰竭，阴阳有离别之变，尤以见于大病之后，或久泻久痢者，乃亡阴之候，病多难治。

此外，肾为阴阳之宅，与肝乙癸同源，故又常见阴阳并伤，或肾寒肝热、寒火杂见等症，当与全身症状、脉舌变化互参。内伤杂病如胃病、咳喘、头痛、遗精、崩漏、产后病等，亦每见肾虚冲肝气逆而脐跃不已者，辨证均宜详察。

朱氏逐步完善和熟练运用"脐腹诊法""咽喉诊法"等独到的诊断手法，以寻求"肾虚"本质，辨认体气如冲脉、肾脏及其他脏腑经络之变化，而开拓伤寒治疗新路，在复杂的内伤杂病的辨证和治疗中亦能开一新境。这些经验和方法在医案中都能得到体现，经后学者反复实践确有良效。

3. 医案萃选

（1）夹阴伤寒案

陈左感受寒邪，由太阴而传入少阴，少阴不得外解，故外寒热重，头疼肢痛，心中躁闷，便利黏冻，脉迟弦而浮，舌苔白而质红。当防化燥劫液致变，急宜撤邪。

制附子（五分）、蜜炙麻黄（三分）、北细辛（二分）、钩藤（四钱）、池菊花（一钱半）、夏枯草（一钱半）。

二诊：伏气之邪，由表传里，蕴于少阴，不得外达，而反生热伤阴，阳无以化，气不摄纳，故热重口渴，渴不多饮，咳嗽气短，痰稠味咸，腹鸣便下黑色，舌苔白厚，脉形虚弦尺露，当脐筑动甚急。根本不牢，有虚陷之变，切勿小视之。

鲜生地（绞汁，以川桂枝四分煎汁同打）（六钱）、细生地（制附子三分煎汁炒，去附子）、西洋参、左牡蛎、牡丹皮、龙骨、五味子、麦门冬、石决明、灵磁石、秋石。

改方：用鲜生地（四钱）、大白芍药（川桂枝四分煎汁炒）。

三诊：前进喻氏温中撤邪之法，而咳止气平，舌白渐化。惟痰仍有咸味，遗泄间作，少阴之邪未能尽达，而其虚尚未回复。再从效法推求可也。

大生地（川桂枝四分煎汁炒，去桂枝）、左牡蛎、五味子（制附子四分煎汁炒，去附子）、紫白石英（各）、青龙齿、潼刺蒺藜（各）、稽豆衣、真坎炁、二泉胶（蛤粉拌炒成珠）。

（2）痰饮案

石幢华左咳已多年，遇寒即发，得热则愈，饮病可知。今则反常，咳嗽甚于黎明，痰多气急，苔根黄而尖红，肺损及于肝肾，气不摄纳之象。调养毋忽为要。

旋覆花、海浮石、生蛤壳、炙橘红、盐半夏、左牡蛎、刺蒺藜、桑白皮、白石英、南北沙参（各）、青铅、丝瓜子、真坎炁（漂净，二条）。

复诊：前议咸降豁痰之法，复诊黎明之咳较轻，而痰亦少，惟气急未平，舌尖舌裂虽痊，而中后见以薄白，脉犹虚弦，肺胃之饮渐有解释之机，肝肾之气防失摄纳之权。根株究深，不能霍然即愈。拟方仍从效法推求。

蛤蚧尾、左牡蛎、紫白石英（各）、川牛膝、海浮石、生蛤壳、丝瓜子、白芥子、橘红、旋覆花、桑白皮、茯苓、青铅。

咳嗽已有多时，逢寒则剧，腰脊酸楚，小溲不爽，大便溏薄，脉形细弱，舌苔黄腻。饮邪在上，渐传于下，阳气被阻，不得宣布，故从饮门推求。

川桂枝、土炒白术、白茯苓、生甘草、制半夏、橘红、蜜紫菀、款冬花、炙苏子、竹茹。

4. 创方举隅

侧艾汤

主治：经水量多或行而难净，拖延时日，伴有热象者。

功效：清热凉血，养阴固经。

组成：侧柏炭 12 克、陈艾炭 3 克、茜草炭 10 克、大白芍 10 克、四制香附炭 10 克、云苓 10 克、荆芥炭 5 克、陈皮 5 克、陈棕炭 6 克、丹皮炭 6 克、炒甘菊炭 6 克、莲房炭 1 个、藕节炭 3 枚，水煎服。

加减：伴血瘀者，加震灵丹 10 克（吞服）。

四十、龚士英

1. 生平简介

龚士英（1896—1955 年），龙砂名医龚锡春长子。自幼继承父业，性爱古文，浸渍于中医诸经典及历代各医家论著。幼年即随父临诊，言传身教，庭训宏博，问难质疑，虚心好学。19 岁随父行医于江阴巷寓所。1923 年龚锡春病逝后，即独立应诊，闻名于锡，对伤寒时令热病、内科、妇科、痧痘等症，析理处方，造诣颇深，善用息风化痰、清心开窍等药，常研末调服再合汤剂治疗，见效较速，求治者甚众，日有百余人，经常深夜离家，破晓始归。

1934 年于周师弄建住宅，1936 年经群众推举，出席当时中央国医馆筹备召开的选举国大代表会议。抗日战争爆发后，因其寓所被炸毁，乃迁居上海行医。在上海时，仍不忘曾任无锡中医学会常务委员和施诊给药局主任之职，与无锡旅沪儿科名医奚伯初一起成立无锡国医公会旅沪办事处，并聘请旅沪厂商丁厚卿、陈桂生等为名誉理事，为家乡施诊给药局筹募经费 4000 元，以造福乡梓。1950 年重回无锡，于圆通路住所及北塘大生春药店开诊。然因长期忙于诊务，无暇著述，仅留医案若干册，未能整理刊行。

龚士英认为复兴中医，必须先改良国药。中医有数千年悠久历史，随时代环境而改变，医者有医治疾病的学识，但其治疗效能，全赖于药物之功用。草木金石、禽兽昆虫都可入药，所有药物的气味形色都得天地气化之偏，以为补偏救弊之需，病虽多样，药亦繁广，君臣佐使，相配成方，汤液膏丸，凭证选用，惟炮制修合，向守成法，以言效能，每获专功。

龚士英入门弟子有华家准、李光华、戴倜然、张裕康、洪启明、黄季良、周晴初、钱浩清等，并传授子女 3 人。业余抽暇课徒，读诵医籍，畅谈临床经验，处方配伍，用药心得，视门徒如亲人，毫无保留，悉心教导，以继承和宏扬祖国医学。

2. 医案萃选

（1）伏暑

陆某，男，32 岁，1934 年 9 月 3 日初诊。

伏暑已逾三候，邪热内传，蒙蔽心神，语言无序，热甚于里，伤及血络，便血鲜红，气阴营血并损，喘脱易如反掌。

方予：水磨乌犀尖 1.7 克（分二次调服）、陈金汁 90 克（分二次冲服）、粉丹皮 10 克、银花炭 10 克、黑山栀 10 克、茯神 10 克、细生地 15 克、连心翘 10 克、茅花炭 10 克、炒赤芍 10 克、藕节炭 10 克。

另：西洋参 5 克、鲜石斛 21 克，煎汤代茶，1 帖。

1934 年 9 月 4 日二诊：昨进参斛甘寒，生津救液，犀地加味，解毒止血，便血明显稀少，惟里热虽减未撤，神识时清时糊，口渴少津，舌干质绛，脉象细数，症情尚在险途，恐其下血复多，有神昏液脱之虞。

原方加生牡蛎 30 克、炙山甲 21 克，1 帖。

1934 年 9 月 5 日三诊：便血续减，发热较轻，神识渐清。

原方再服一帖。

1934 年 9 月 6 日四诊：神清血止，舌红口渴，身热夜甚，心烦少寐，营阴暗耗，所望热退津回，方可乐观。

方予：西洋参 5 克、鲜石斛 21 克、元参 10 克、黑山栀 10 克、黄连 3 克、丹皮 10 克、金银花 10 克、连心翘 10 克、白薇 6 克、细生地 12 克。

四诊之后，热邪已去，调理饮食而愈。

（2）类中风

王某，男，52 岁，1934 年 2 月 12 日初诊。

患者年逾半百，肾水不充，水不涵木。厥阴风火上扰，头疼目赤。痰浊内聚，少阴灵机被蒙，是以猝然神志昏糊，偏左手足不利，舌笃言謇，口眼㖞斜，唇动肢搐，舌质红，苔白腻，脉弦数，为类中重症，拟平肝熄风，清心化痰。

方予：石决明 20 克、珍珠母 20 克、川贝母 5 克、天竺黄 5 克、丹皮 10 克、黑山栀 10 克、川连 3 克。

另：羚羊尖 1 克、濂珠 0.3 克、猴枣 0.3 克同研细末，用竹沥 60 克，分 2 次调服，1 帖。

1934 年 2 月 13 日二诊：药后脉弦数稍缓，舌苔边化中厚，神疲嗜睡，睡则鼾声，呼之能应，肢搐未平，风火虽已稍戢，浊痰依然留恋，续进潜熄清化。

方予：石决明 20 克、珍珠母 20 克、灵磁石 20 克、海蛤壳 20 克、丹皮 10 克、黑山栀 10 克、双钩藤 10 克、池菊 10 克、郁金 10 克、瓜蒌皮 12 克、元明粉 6 克化水拌炒。

另：羚羊尖 1 克、马宝 1 克共研粉，用竹沥 30 克调服，2 帖。

1934 年 2 月 15 日三诊：迭进平肝熄风、清心化痰之剂，服后诸恙均减。神志清楚，肢搐已平，大便畅行，症情已有转机，惟纳食不贪，舌苔薄腻。今拟化湿运脾，养阴和胃。

方予：西洋参 3 克（另煎冲）、金石斛 10 克、竹沥 10 克、半夏 10 克、生苡仁 12 克、炒冬术 6 克、茯苓和茯神各 10 克、郁金 10 克、枳壳 5 克、大腹皮 6 克、采云曲 12 克、檀香屑 12 克、炒谷芽 12 克，3 帖。

(3) 喉痧

王某，男，20 岁，1934 年 8 月 10 日初诊。

患者咽喉白腐碎痛，头面丹痧满布，身热有汗不解，渴喜凉饮，舌尖红刺，苔白腻干，脉细数不扬。症已五日，此风温热毒，邪犯肺胃，邪毒随经热蒸腾于上，喉痧盛于气分。法用辛凉宣泄温邪，清解热毒火。

方予：石膏 30 克、知母 5 克、荆芥穗 5 克、鲜薄荷 20 克、鲜茅 20 克、蝉衣 3 克、象贝 10 克、黑山栀 10 克、大力子 10 克、马勃 3 克、桔梗 3 克、射干 3 克、制僵蚕 10 克，2 帖。

1934 年 8 月 13 日二诊：头面丹痧渐回，喉间白腐未退，热胸闷，舌红脉数，温毒内蕴，来势颇猛，慎防传变内陷。

原方去薄荷、制僵蚕，加板蓝根 15 克、连翘 10 克，2 帖。

1934 年 8 月 15 日三诊：喉间白腐已退大半，热衰痧退，舌红略淡，脉数渐和，惟胸痞不舒，痰腻不爽，肺胃还失宣肃和降，即从此治。

方予：鲜芦根 24 克、荆芥穗 5 克、金银花 6 克、连翘 6 克、象贝和川贝各 5 克、山豆根 10 克、丹皮 6 克、赤芍 6 克、南沙参 10 克、生甘草 2 克，2 帖。

附：龚锡春

龚锡春（1864—1923 年），世居无锡城北江阴巷，幼年家境贫寒，在友邻私塾借读。成年后，慕扁鹊仲景术，立志学医，遂从龙砂名医汪艺香学医，勤学苦读。龚锡春随汪师门诊，抄写方案，从无差错，跟随出诊，轿后奔走，无论风雨寒暑，常侍奉左右，又虚心好学，同学之间，亦谦让有礼，汪师甚爱之，倍加器重，临终前说："得我真髓者，惟锡春一人而已。"

1885 年龚锡春于江阴巷开业行医，凡求治者，不分贵贱，一视同仁，详析病机，审慎处方，应对酬答，谦虚谨慎，行医 40 年，愈者无算，誉满锡城，门庭若市，不亚于汪师当年声望，尤其擅治伤寒、温病、痧痘等时令疾病，每能化险为夷。据当时随诊医师云，"每天门诊后，随即出诊，倘若遇路远者，往往天明始回，稍卧片刻，继续门诊"，可见其心系患者。但由于其诊务繁忙，无暇著作，其医案也散失较多，未能整理刊行。

龚锡春热心发展中医事业，1920 年龚锡春与王子柳、赵仲平、张嘉炳、曹仲容等 10 名中医师发起并创办无锡中医学会，时人称"十名医"。龚锡春首先捐款银币 200 元，共计筹募经费 1000 余元，建明医堂于三皇街药皇庙，后又在旁建中医讲习所。中医学会改组后，公推龚锡春为会长，定期集中，开展经验交流、学术活动，提掖后进，相互切磋，并于每年夏秋季举办施诊给药局，利济贫病，造福社会，也使各医工有所锻炼，一举两得。传授门人徐伯英、惠鸣时、顾玉麟等皆有名于时。

四十一、时逸人

1. 生平简介

时逸人（1896—1966 年），字益人，号了一山人、折背叟，江苏无锡人。少时习儒，其祖宝鼎，喜阅医书，好用成方，早年受其熏陶，逸人亦爱好中医。1912 年受业于同邑名医汪允恭，1916 年悬壶开业。1928 年在上海创设"江左国医讲习所"，并担任上海中医专门学校教授、中国医学院教授、《卫生报》编辑等职。次年赴晋任山西中医改进研究会常务理事等职，并在川至医学专科学校任教，主编《山西医学杂志》约 10 载。

抗日战争爆发后，辗转武汉、重庆、昆明等地业医。于 1939 年秋返沪，先后在中国医学院、新中国医学院、上海中医专科学校等校任教，后又与施今墨、张赞臣、俞慎初等创办复兴中医专科学校，并主办《复兴中医》杂志。新中国成立前夕在南京办首都中医院，1949 年秋办中医专修班，后转入南京中医进修学校、江苏省中医学校任教。1955 年由卫生部聘至中医研究所，任西苑医院内科主任。1961 年响应党中央号召支边，赴宁夏自治区医院任中医内科主任，兼宁夏回族医药卫生学会副理事长。

时逸人提倡中西医汇通，一生著述颇丰。包括《时氏内经学》《金匮讲义》《时氏诊断学》《临症简诀》《药物学讲义》《中国处方学讲义》《中国时令病学》《时氏病理学》《中医伤寒与温病》《外感热病证治要义》《时氏处方学》《选评验方精华》《选评医案精华》《时逸人医案》等著作，总计达 30 部之多，其内容涉及中医基础理论、伤寒、温病、中药学、方剂学、妇科、儿科、传染病学、内科等多个学科，为中医传承和发展作出了不懈的努力和积极的贡献。

2. 学术思想

（1）融合中西，分析内经条文

时氏提倡西学中用，对中西两种医学优势与不足比较分析后认为，中医偏于机能，而西医偏于物质，应研究西医的技术与防疫等，吸取西方医学的科学方法，在《现今我国医药界救亡惟一之出路》中提道："中医方面，宜采取西医之学说与技术，以补我之缺略，如生理、解剖、消毒、防疫等项，均当分别研究，力图改进，俾臻完善……西医方面，宜虚心与中医药界相提携，择中药之可以代替者，在可能范围内，当竭力引用，一面设厂化炼，设法精制，并举行动物试验以证明之，务于最短期内，能自制各种应用新药为度。"

时氏提倡"病名以西医所载为主，庶可得正确的病型，其原因、病理、诊断、治法等项则以中为主。如是汇通研究，不但读书与临证之界限铲除，即使中西医之门户亦可不必拘执矣"。所编著的《中国传染病学》《中国内科病学》均是采用此种体例，使初学者能够在西医病名诊断下，采用中医的辨证论治方法，分解其病因病机及诊治方法。整理中医学术过程中，强调着重于临床实践，反复提出："整理中医学说，应当先从实用之处着手。"时氏把《黄帝内经》全部学说，概括为两项："一为上古时代大自然现象"，"二为治病之原则"，明确《黄帝内经》"注重治疗之原则，而不注重疾病之证候"。其认为《黄帝内经》虽原文脱略，舛误甚多，但仍为医宗所必读，也是中医能够驾于西医之上的资本。在"医学宗主辨"一文中，他历数刘河间、李东垣、张隐庵、黄坤载等人学术特色，认为他们皆以《黄帝内经》为宗旨，得之一言片句，即以自鸣一家。然《黄帝内经》博大精深，病机之理、四时之病、六淫之应、九气之异，详内伤、外感之大要，精微毕贯。若能得其意，彰其理，足垂万世而不朽。重视《黄帝内经》中阴阳、虚实、寒热、邪正、表里、标本，认为此是中医所以能驾于西医之上者。

其推崇《黄帝内经》在情志疾病及脑病方面的论治，认为这是西医所未备之学，他在《全体论自述·脑髓说》中说："西医论脑最精，而治脑无法，不知脑生于肾，欲补脑者，即从肾治，肝脉入脑，凡癫痫风眩，皆从肝治，胆脉络脑，凡脑热者，则从胆治，又鼻窍通脑，可从肺治，脑筋入心，可从心治，脑络聚于胃，可从胃治，此治脑之大法，彼西人曾梦见此理否，甚哉，《内经》当医宗必读也。"在《论中医历代著作家之宗旨与得失》一文提出："今历世相传之方，惟有治形体病能，确无除精神病之力。凡遇有精神病者，惟恃逍遥、越鞠诸方，以敷衍塞责，与东医治此，用兴奋麻醉者，其伎俩等耳……噫我知之矣，盖精神与形体受病之异，无识力以鉴别故也。风寒暑湿燥火，六气之迭浸，饮食房劳经络气机，七伤之感受，所谓形体病也，宜用药物独胜之气质以调之，此市医之能事者也。若精神上所起之病，有断非药质所能治者，即译本中催眠心理诸疗法亦不过略得其皮毛。阅者如欲深求其义，则有《内经》中言之甚详，细心参考可也。"

时氏同时对《黄帝内经》中的很多条文参合西医理论进行了实证式探索与阐释，较大地促进了后世采用西方医学知识对《黄帝内经》理论的阐释，对古老《黄帝内经》理论体系与当代医学科学的结合起到了一定的推动作用。时氏认为，"《内经》中所言生理解剖、病理诊断诸项有极精微者，有极疏忽者"，"其中精微之处，多有参考发挥之价值"。因此《时氏内经学》下篇名为"《内经》真价之检讨"，其中"摄生"部分，结合当时的科学知识，对于《素问·生气通天论》中的"苛毒"和"病菌"产生了关联，并进行了进一步的解释。时逸人认为，"现在研究生理学上之阴阳，方法有二"。从各个来看，"每一个细胞中之水分属阴，其小核有分裂动作之功用者属阳"；而从整体来看，"凡皮肤、肌肉、筋骨、脏腑一切有形之物质皆属阴，而另有一种能力，以鼓动全体使其能发生各种功能，如心之循环、肺之呼吸、肠胃之消化排泄、官能之新陈代谢等属阳"。当然，他也承认用这样的解释与现代生理、物理等尚可符合，只不过可能并非是《黄帝内经》本意。

（2）立时令病，融会伤寒温病

时逸人 1930 年著《中国时令病学》，1956 年改编为《中医伤寒与温病》，主张把伤寒与温病统一起来，于矛盾中求统一，又将伤寒与温病的症状、治法不同之点分别说明，于统一中存差异。这样可以息伤寒、温病之争，亦可化古方、今方门户之见。

其以六经辨证为纲，将伤寒与温病融合讨论，主张伤寒与温病系属同一性质之病症，惟有单属外感风寒及兼有伏热之不同，无门户之争执，此其一；初、中期之病情传变，不出三阳经范围，末期间有三阴经之症状，伤寒、温病莫不如是，此其二；温病系外感病证兼有伏热者，如发现肺系症状，则为肺系温病，发现胃系症状，则为胃系温病，从发病过程上说，初期多发现肺系症状，失治或误治，方始发现胃系症状，是肺、胃之争，在病机上仅属先后之分，此其三；古人皆认为伤寒为新感，温病多伏邪，或疑温病有伏邪，又有新感，实际上新感、伏邪二项，为四时六气所同具，正不必以伤寒、温病限之，此其四。

其曾受吴又可影响，主张时令病与传染病须分别施治，后认识到时令病与传染病同属急性热病，认为吴氏所说的伤寒与瘟疫的种种不同点，只在受病、体质强弱、流行或散发等方面，有所区分。温病学说是在伤寒学说的基础上发展起来的，从温病学说发展到瘟疫学说，也是进步表现之一。不能认为有了温病及瘟疫学说，就可以取消伤寒的宝贵经验，同样地只奉行伤寒学说，否定后世温病及瘟疫学说的成就也是不对的。这样就取消了门户之见，使中医的急性热病学更臻于完善。

（3）四诊合参，注重查舌辨脉

时氏强调四诊合参，认为问诊在于得其病情，别其寒温，审其虚实，反对"医者不屑问，病者不肯言"的态度。其认为《黄帝内经》分宫、商、角、徵、羽五音，呼、笑、歌、哭、呻五声，以发出为声，收入为韵，相合而为音，医者可据声音之调，以诊察其疾病之所在也，以五声五音应五脏之变，声音相应为无病，反则乱而为病。其他如语言、呼吸、咳嗽、嗳气、呕吐、呃逆等声，皆据以为诊，闻诊中之嗅味，亦应重视。望诊中其尤重舌诊，如对湿温证的舌象，对于病情的发展，结合临床实际观察所见，做了细致的描述："初起舌苔白如积粉而滑者（所谓邪入膜原），为湿热痰浊之热壅；舌焦起刺，为热盛津枯；舌生白点白珠，为内蕴水湿；舌根黄苔，四边鲜红紫绛者，为热邪传入营分；灰腻苔、紫黑苔出现，病情极重之象。"

其切诊特别在脉之疑似处详加辨别，还重视冲阳、太溪及太冲脉，认为"冲阳者，胃脉也。冲阳脉不衰，胃气犹在，病虽危困，尚有生机，但忌弦急。太溪者，肾脉也，太溪不衰，肾犹未绝，此脉不衰，生机未绝。太冲者，肝脉也，女人专以此脉为主"，可以作为临床上判断预后的参考。

（4）处方有法，师古方不泥古

时氏主张方之所贵，不在古方与今方之分，惟在适合病情，治疗上确有效能而已。在《时氏处方学》中，着重分析方与方之比较，以类而分，再辅以药物之研究，以其方之用，与药之能，互相对勘考察，以求实效。如分析祛痰之剂，可有清热、安神、泻肺、清肺、宣肺、温肺、补气、养血、宽胸、镇惊、镇痉、滋阴、顺气、通便、涌吐、解毒、泻水、和解、通便诸化痰法，各选适当方剂，以备临床灵活选用。其用方有本于原文者，亦有加减应用者，师于古方而不泥古，如将藿香正气丸改丸为汤，用于湿浊困遏而致恶寒发热，胸闷呕吐者，有祛湿解表之作用。又如仲景白头翁汤加味，方以白头翁苦寒清热，兼擅疏达为君，黄连、黄柏与秦皮之苦寒清热，兼厚肠胃为臣，佐以芍药，酸苦泄肝，焦楂炭以疏通肠中垢腻使从大便而泄，茯苓利湿浊从小便而解，故为清热固肠止痢之剂，较原方效果更著。新订方者，如荆防解表汤，被江苏中医学校编写的《温病学新编》采用，适宜于春温之表寒重者，其辛温解表之作用虽逊于麻桂，但为江南医家所习用。

（5）急症疫病，察变化于细微

时氏注重深入细致分析危重患者的病情变化。如对中毒性痢疾的辨证重视患者微泻，或亦有不泻者，初起微咳，呼吸微觉短促等易为人所忽视的症状，辨别暑热实证与虚寒脱证中易混淆的症状，"证型类似虚寒，但腹痛拒按，心烦口渴，泻出如火，肛门热痛，即不可误认而用温热；证型类似热证，惟脉象无力，舌质不红，口虽渴而不欲饮，厥逆加重，唇色变白，即不可再用寒凉"。在具体治疗上，认为如发病即昏迷者，可用安宫牛黄丸、至宝丹、玉枢丹之类，以清热解毒、化浊开窍，另配葛根芩连汤加大黄，热甚可加入犀角、金银花，呕吐可加入苏叶、生姜，滞下不爽可加入木香、厚朴，抽风可加入钩藤、僵蚕、羚羊角粉。

又如对猩红热的辨证，其强调既要重视咽喉局部病灶，又要重视全身痧点。如对咽喉视其烂与不烂，及烂处之轻重深浅，轻症其烂零星，其色鲜润，疏达之则疹透肿消，不延及喉底小舌，并无秽气；重则腐烂满布，其色灰黄，或延及喉底小舌，口喷秽气。或痧已透达而喉烂更甚，是毒火蔓延，神虽清亦险。若神昏、气喘、鼻煽、直视，势难挽救。在辨痧点方面，要注意透与不透、早没与迟没，痧点形色以及发痧部位，总以透表为顺，隐约为不顺。疹透表解，喉烂减，神气清者，部位虽不顺，犹顺也；痧隐缩，喉烂甚，神气呆者，部位虽顺，犹不顺也。在治疗方面，时氏认为初起宜宣透，痰壅气滞宜清化，结邪内壅宜夺下，血热内壅宜凉血，虽有宣透、清化、夺下、凉血诸法，然均须配以解毒，以冀热毒能消，丹痧得透，喉腐得去。

时氏提出治急性病还需因人因地制宜，曾言"关于外感初起之时发汗剂中加陈皮、建曲等和胃，有谓此药性燥，与汗解之法不宜。但以余之所验，如患者口黏苔腻，用之恰宜；倘津液不足之人，口干舌燥，则可不必用之矣"。此皆因人而异。又云："余常外感，在家乡外感时，每用荆芥、防风、葱白、苏叶、陈皮、建曲等，即可见效。赴晋省后，因气候干燥，如服前方，即有热不退，烦躁口渴等症出现，必加生地、麦冬、银花、黄芩等，方能有效。丙寅冬际，在汉口时，该处地方较为潮湿，因患外感，服上方则上吐下泻，胸闷脘满不舒，必用桂枝、防风、陈皮、半夏、蔻仁、苏叶、苡仁、茯苓、建曲等方效。气候、风土不同，用药之分别如此。四川气候特别潮湿，外感药中需用生附子以温经燥湿，亦用药方法之足异者。"此又属因地而异。

（6）治慢性病，燮理阴阳气血

时氏认为久病多虚，但亦可虚中挟实，其表现多为脏腑阴阳的偏胜，或见气血的失调。补虚与祛邪不同，补虚本无近功，服后虚能受补，病情不增，即属有效。因此，调理脏腑阴阳的偏胜，或气血失调的治疗，不能急于求功。如慢性病要照顾脾胃，开始治疗时滋润碍胃之品忌用，以免壅滞而影响脾胃。脾胃生气受碍，则虚损难以恢复。时氏曾治一例噤口痢虚证，呕吐不止，其用和中健胃止痢药如北沙参、白芍、陈仓米、灶心土、砂仁壳、木香、乌梅、粟壳、半夏、陈皮等，随服随吐，不得已，用建莲子、山药、苡米、陈仓米、山楂、谷芽等，炒焦研末，每用少许，打糊如膏状食之，类似李东垣之法，调养一二月后，方能稍进稀粥，再用治痢之法，痢渐止。

3. 临床经验

（1）儿科治验，擅疗危急重症

时氏对小儿急性病的治疗，多从辛凉宣透、清热解毒、清热凉血为治，要点为分析病机，恰中病情。

由于小儿气血未充，脉搏难凭，言语不能，故多重望诊。时氏对 5 岁以下小儿，重验指纹法。时氏认为辨认指纹，对表里、寒热、虚实之辨证有一定帮助，但不主张从指纹来判定病因。

1）惊风窜视反掣，治分急慢

惊风有急惊、慢惊之分。时氏认为急惊可先用卧龙丹取嚏，有嚏者轻，无嚏者重，若不能得嚏者难治。治宜清热解表，镇痉息风，化痰开窍。常用牛黄镇惊丹、牛黄抱龙丸、琥珀抱龙丸、定风散、紫雪丹等。牙关紧闭者可用乌梅擦牙。病势急骤，可用千金龙胆汤加减治之。慢惊因脾胃虚弱，气阴不足者，可用庄氏加味理中地黄汤治之。如拘挛搐搦，可加用定风散；如痰壅气粗，可加用抱龙丸。慢脾风因脾虚气弱，吐泻日久所致，故宜温补，可用温中补脾汤加减。

2）疳积腹大身瘦，补中寓消

时氏认为疳积的病机主要是脾虚，分属五脏者，以脾疳为本，其他皆为兼症，当重在健脾。惟健脾之中又当消补同用，俾虫积、食积得消，脾胃得健。常用肥儿丸、健脾丸加减。如兼见咳嗽气逆，恶寒发热，肌肤干涩，名曰肺疳；如兼见面部及爪甲色青，目赤，便泻色青，名曰肝疳；如兼见高热神烦，口舌溃烂，咬牙弄舌，溺赤盗汗，名曰心疳；如兼见解颅齿迟，吐逆滑泄，脱肛不收，上热下寒，名曰肾疳。其他有以症状命名者，如形容小儿疳积，四肢细小，项长骨露，尻臀无肉，膝大胫小，腹大身瘦，名丁奚疳；如兼见颈项疮核，名无辜疳；如兼见不能受乳，不时吐出，如瓶之漏不能容受，名哺露疳等。

3）麻疹水痘伏热，重在辛凉

时氏认为一般麻疹顺症易于恢复，可不药而愈。若麻疹伏热内陷，则病情危重，麻疹之出，愈透愈佳。盖使毒气外泄，不致容留于内。倘于出疹之际，贪食生冷，或感风寒秽浊，疹粒隐缩，以致热毒内陷，则易引起险恶之并发症。治疗初期以辛凉透达为主，若热毒内陷，或为肺热，或为胃热，亦宜辛凉清透，合清肺、清胃之剂，俾疹毒宣透，疹易出顺，肺胃之热得泄，方能好转。即使疹已出透，后期因热甚伤阴，亦宜辛凉合甘寒之剂，以清余毒而兼育阴生津。

水痘因湿毒内蕴，加之感受外邪，内外熏蒸，郁于肌表而致。时氏认为治宜疏散表邪兼清热利湿。

4）白喉顿咳，重在清解宣化

白喉咽喉红肿作痛，渐则出现白点、白条，以至形成白膜，白膜不易撕去，强行拭之则可露红肿，并见小出血点，痛如针刺，不久又有新生白膜出现。治疗以清热解毒为主，时氏喜用除瘟化毒汤加减，因本病初起与普通外感相似，但热度不高。小儿初发即不欲玩笑，甚至卧床不起，一二日后，咽喉大痛，即发现白膜。如见神志昏沉，气粗喘促，全身青紫，则病邪深入，已成燎原之势。故本病初起时，不可忽视之。

顿咳即百日咳，为阵发性发作，咳时气呛而顿，咳后可听到吼声。治宜宣肺化痰，时氏常用加减外台杏仁煎治疗，治疗中宜慎用敛肺收涩之剂，以免留邪不去，认为白芥子对痉挛咳嗽发作有良效。

5）风水宜宣肺，遗尿宜固肾

风水与现代医学的急性肾炎相似，是感受外邪后，肺气失宣，以致通调水道，下输膀胱之功能失司，水液停蓄，而面目浮肿，故治以宣肺为主，肺气得宣则水道通利。时氏常用麻黄连翘赤小豆汤、越婢汤合五皮饮等，如表证已解，肿势不退者，可用大橘皮汤。

小儿遗尿多由肾气不固所致。或因先天禀赋不足，下元虚冷；或因后天肺脾气虚，皆可导致肾气不固而遗溺。故时氏治疗以固肾为主，一般用桑螵蛸散、缩泉丸加减。

（2）经带胎产，妇科面面俱到

时逸人对妇科病证有较丰富的临床经验。认为妇科病证在辨证上有其特殊性，不可不知。如四诊中的问诊，由于妇女有经带胎产之病，隐曲七情之患，常常不肯直言，故必须耐心细致地询问而求因。除须重视经带之色味辨寒热虚实外，尚须注意辨孕脉。身有病而无邪脉，身无病而有病脉，最为切当。如经停之后，病吐逆而寸脉不浮，关脉不弦者，为有孕，病恶寒而人迎不盛，病恶食而气口不盛，亦为有孕，此为身有病而无邪脉也。经停之后，脉虽动摇而心不悸，脉虽滑数而身不发热，亦为有孕，此为身无病而有病脉也。

其对月经病的治疗，经前腹痛者，治以理气活血为主；经后腹痛者，治以补益气血为主；闭经治宜化癥结，破瘀血，用新订通经汤；月经超前属实热者，选用傅氏清经散加减；虚热者选用傅氏两地汤加减；气虚者以加减归脾汤为治；月经错后有虚有实，虚者多以人参养营汤为治，实证治以逍遥散加减；月经量过多属血热者用新订凉血固经汤，气血虚弱者则用加减归脾汤；月经量过少，阴虚血虚者，可用两地汤加减，血室虚寒者，可用温经汤化裁或加减乌药散；气滞血瘀者，可用加味桃红四物汤；崩漏虚寒者，肾阳不充或冲气下陷，可用加味圣愈胶艾汤合方；若崩证来势太骤，时氏认为宜用党参、生黄芪、生熟地、龙眼肉、杭白芍、山萸肉、当归身、棕皮炭、地榆炭、阿胶、龟板胶之类，尤需重用党参、龙眼肉，甚则加用人参，效果较好；虚脱甚者急用人参、生芪、龙骨、牡蛎、五味子等。

带下病，时氏认为一般白带属脾虚者为多，治宜健脾化湿，方如参苓白术散、异功散、完带汤加减、胃苓汤等；亦有肾气亏损者，治宜温肾固涩，方如右归丸、加味既济煎等；黄带则属湿热下注，治宜清热利湿，可用清胞饮、加味萆薢分清饮；赤白带下，亦属湿热所致，治疗同黄带。

时氏认为妊娠恶阻与肝有关，调肝可以从疏肝、泻肝、养肝、镇肝入手。如疏肝和胃用于肝胃不和，方如加减顺肝汤；泻肝用于肝胃热盛，方如加减三黄石膏汤；潜阳用于阴虚肝旺，方如滋阴降逆汤；养肝用于脾虚肝乘，方如归芍六君子汤。

时氏将胎漏下血分气血虚弱及血热妄行两类。前者中气不足，治宜补气摄血，用加减归脾汤、补中益气汤加味等；后者阳气偏胜，胎中伏火，伤及营分，迫血下行，治宜清热凉血，可用新订凉血固经汤。

时氏治疗恶露不下以调气化瘀为主。因寒者则散寒行瘀，如生化汤；因热者则清热活血，如清热活血汤；因气者则疏肝解郁而行瘀滞，如血府逐瘀汤、加味失笑散。

时氏认为产后血晕虽有血虚、血瘀之分，但大多均是血虚，可用独参汤或生脉散加龙骨、牡蛎以潜降之，攻瘀则宜慎用之。

4. 病案萃选

（1）猩红热

陈某，男性，5岁。发热咳嗽，胸闷烦躁，咽喉肿痛，胸背颈部已现痧点，尿赤脉数。

拟方清透，药用金银花、桑叶、山栀子、丹皮、大青叶、桔梗、牛蒡子、前胡、连翘、射干、薄荷、生甘草治之。

二诊：药后痧点透发鲜红，胸闷咳嗽减轻，仍有咽喉肿痛，身热烦躁，面红而唇部发白，口干喜饮，尿赤脉数，乃疫火毒甚。

前方去桑叶、薄荷之宣透，加蒲公英、黄芩、紫草、赤芍，另加神犀丹包煎，以清热凉血解毒。

三诊：胸闷咳嗽续减，痧点出齐后，已见减少，惟咽喉疼痛。

原方再加板蓝根、紫花地丁。

四诊：热退神安，咽喉肿痛消散，痧点已无，皮肤落屑，仍微咳，食思不振，大便偏干。

改用清肺润肠、和胃健脾之剂，用栝楼皮、桔梗、枇杷叶、前胡、郁李仁、白芍、鸡内金、天麦冬、炒谷麦芽、建曲、陈皮。

服后咳嗽亦平，二便通调，饮食知味而愈。

（2）再生障碍性贫血

夏某，男性，17 岁，因"头晕眼花，心慌气短 1 年余"住院。入院时面色无华，神倦力乏，全身恶热，口干思饮，常有鼻衄不止，大便干燥，小便黄少。查体：血压 110/70 毫米汞柱，脉搏 120 次/分，呈慢性贫血病容，面色苍白蜡黄，全身皮肤亦现苍白，指甲无华，鼻腔覆盖血痂。心脏各瓣膜区均可闻及吹风样收缩期杂音，肝脾不大。血色素 2.3 克、红细胞 93 万/毫米^3，血小板 1.5 万/毫米^3。骨髓穿刺证实为再生障碍性贫血。初以清肃肺热、养血止血为治。

予：桑白皮、黄芩炭、山栀炭、白茅根、北沙参、当归身、生杭芍、肥玉竹、阿胶、藕节、白及、川牛膝。

此方加减，服用月余，鼻衄停止，身不恶热，但仍头晕耳鸣，眼花心烦，口干思饮，仍为阴虚内热，治以养阴清热，佐以止血和胃。

予：生熟地、生龟板、知母、黄柏、阿胶、党参、陈皮、建曲、丹参、白芍、地榆炭、藕节、侧柏叶。

此方又服月余，面色转红，惟仍头晕疲乏、心慌气短，内热症状基本消除，改以补益气血，佐以和中健胃。

予：党参、白术、茯苓、炙甘草、当归身、白芍、生熟地、鸡血藤、丹参、柏子仁、龙眼肉、生龟板、阿胶、枸杞子、麦门冬、陈皮、建曲。

又服月余，头晕气短明显减轻，轻微活动已不感疲乏，但脉搏无力，面色带青，苔变白滑。在前一阶段治疗中偏于补阴，以致阳气较微，乃于上方酌加温肾补阳之品。

予：淡附片、党参、白术、茯苓、炙甘草、生熟地、白芍、鸡血藤、龙眼肉、丹参、生龟板、枸杞子、木香、青皮。

服数剂后，虚寒现象消失，阳气鼓动，继用八珍汤、归脾汤、人参养荣汤加减，血色素增至 9.8 克、骨髓穿刺复查为红细胞系统增生，骨髓象好转而出院。

四十二、邹云翔

1. 生平简介

邹云翔（1898—1988 年），无锡东绛镇人，近代中医肾病学宗师，从医执教 70 余载，对中医内科、妇科、儿科均有深厚造诣，但尤为擅长治疗肾病、老年病。邹氏一生著书立说，活人无数，誉满神州，堪称"仲景功臣"。

邹氏出身书香门第，天资聪慧，勤奋好学，自幼熟记唐诗宋词、四书五经。1916 年毕业于江苏省立第三师范学校甲种讲习科，后留校执教，课余钻研文史，由无锡教育界著名前辈秦执中引荐，至无锡国学专修学校，向我国著名教育家、经学大师唐文治学习古典文学。据传唐文治约其谒见，当场命题作文，邹氏以古喻今，立论新正，唐校长赞许道："气象崇宏，洵是有志之士。杰作也！勉之！勉之！"当即收为学生，并赠予书籍，自此邹氏经史文学又得大进，也为后期由儒而医之路奠定基础。晚年著有《尊师颂》，"潜研经术觉先知，当代郑君是我师。首善堂中长一揖，门开槐市授无私"，对唐师的爱敬之情溢于纸上。

1925 年夏季，江南流行暑疫，因缺医少药，邹母染病而亡，自此邹氏痛定思痛，决心弃教从医。又经秦执中介绍，师从孟河医家费伯雄高徒刘莲荪，苦学跟师 4 年后，适逢 1929 年暑疫再次流行，邹氏返乡为民义诊，冒着被传染的风险，挨家挨户为患者诊治。在 3 个月的暑疫流行期间，跑遍了 5 个村近百户农户，所治皆愈。

1934 年，邹氏应好友张锡君邀请，出任中央国医馆无锡支馆秘书、无锡县处方鉴定委员会委员。次年春，又受丁仲英之聘，前往上海主编《光华医药杂志》，并在丁仲英的诊所应诊，向丁仲英跟师学习，提高自己临床经验。

1937 年 10 月，中医救伤医院在南京成立，邹氏即去南京任该院内科主任，医院后辗转武汉、宜昌等多地。在西行途中，邹氏与张嘉炳同行，得此机会向其学习喉科，受益匪浅。邹氏博采众长，多次拜师习医，精通中医内科、妇科、儿科、喉科诸科，而对肾病的诊治钻研尤深。

1946 年，邹云翔回到家乡无锡，旋至南京行医。1949 年再度回到无锡行医，并与季鸣九、丁士镛等创办"医师进修学习班"，亲自执教，培养了一批无锡地区的中医人才。

1954 年初夏，邹云翔奉命到南京，筹建江苏省中医院，任副院长，主持成立了中国第一个"肾病研究小组"，并于 1955 年出版了我国第一部中医肾病专著《中医肾病疗法》，肾科由此从中医内科中独立而出，我国中医肾病学科也由此开始。

邹氏一生著书写作颇丰，相继出版《中医验方交流集》《邹云翔医案选》《邹云翔实用中医肾脏病学》等，另发表论文数十篇。从医从教 70 余载，桃李遍天下，我国现代肾病治疗创始人黎磊石院士生前在多个不同场合演讲说过，他经常到邹老门诊学习抄方，深受启发，自己的研究成果离不开邹老的前期发现。目前江苏 6 位国医大师中，有两位是他的弟子，分别是邹燕勤和周仲瑛。

2. 学术思想与临床经验

（1）整体调摄，辨证论治，治肾宗师

邹氏治疗肾病以《黄帝内经》为指导思想，强调整体观念、辨证论治。邹氏曾多次说过："肾为先天之本，生命之根，但肾脏有病，非特肾脏有损害，即内脏某些部位也不健全，抵抗力薄弱，才发生肾脏病。"五脏中肺、脾与肾在生理上子母相生，在病理上也相互影响。肾病的发生，与肺、脾、肾的升降出入障碍密切相关，肾的功能失调尤为重要。

邹氏强调肾为先天之本，乃生命之根，是全身脏腑功能的化源，对人的生长发育、预防疾病、健康延年等方面是非常重要的。肾藏元阴元阳，保护好肾的功能能促进生长发育，减少疾病与提高疗效，却病延年。同时也要注意调理脾胃，强后天以补养先天。脾胃虚弱者需健脾和胃，用药喜用甘缓和络之物，而慎用苦寒制品。

对于肾病病因，特别是肾炎发病的原因，邹氏认为不越乎内因、外因两方面。其中内因主要是指人的肾气，外因是外感六淫、疮毒之邪，以及肾毒药物，尤以内因肾气为重。邹氏常列举临床上患咽喉炎、猩红热、丹毒或皮肤化脓性疾病的患者，不是所有的患者都会发生肾炎，有的原发疾病很重而不发肾炎，有的原发疾病很轻却会发生肾炎，个体差异的内在因素起着主要作用。

肾气不足，外邪侵袭，致疾病发生，若肾气充足，则邪不可干。因此，维护肾气、加强肾脏的气化功能是邹氏治疗肾病的根本原则。临床施治中，一方面在用药上常在辨证中佐以益肾之品，如川断、桑寄生、杜仲、枸杞子、地黄、玄参、萸肉；另一方面忌用伤害肾气的药物，也避免过用苦寒、辛凉之品，必要用时，时间宜短，剂量要小，同时要注意适当的配伍，如黄柏与苍术同用，川连配合吴茱萸等。

邹氏对于肾病的预防、护理、饮食管理等方面也是极为重视的，认为要重视其原发疾病和传变预后。邹氏强调首先要防传变，要防止由他病失治而传变为肾病，其次要防止由他病误治而致肾病。因肾病易于反复，对护理也应特别重视。护理的要求主要包括在饮食上忌生冷寒凉之品、过酸过腻之物，以及伤胃伤肾之味；避风寒暑湿外袭，适应季节变化，防止外感疾病；保持心情愉快，正确对待疾病；晚婚晚育，节制房事；适当活动，动静结合等。

早在 1970 年初，邹氏就在临床实践中提出有些药物会损伤肾气，或完全是由某些药物损伤了肾气从而造成肾炎，若患者先天肾气不足，加之药物损伤造成肾炎的可能性更大。1981 年，邹氏正式在其专著和编写的教科书中提出了"药物损伤肾气"的新病因论，比国外西医领先了 15 年。

对肾脏疾病的治疗邹云翔都得心应手，肾小球肾炎、慢性肾衰竭、慢性肾盂肾炎、泌尿系结石等肾系常见疾病都从病因病机、辨证论治、治疗法则、常用大法等方面进行过详细论述，下面将举例说明。

1）水肿

邹氏认为肾病水肿可分为暴病多实和久病多虚两种，其中暴病多实也不是仅仅有实证，常常夹有虚象，久病多虚中也不全是虚证，虚中亦夹有实候。而且水肿不仅仅关乎肾脏，脾气先衰不能运化，肺气受伤不能降气，肺脾气机升降失调也都会造成水气横溢泛滥出现水肿，但其中还是以肾的升降出入失司为主要病机。

故邹氏辨治水肿时首辨病之新久，次辨虚实夹杂、孰主孰次。从虚还是从实，不单单从急性和慢性来分。治疗肾病水肿，邹氏尤其注重顾护肾气，亦从肺、脾、肾入手，以宣肺利水、补气行水、健脾利水、温肾利水为主，同时注重活血化瘀，他认为水肿兼有瘀血较为多见，尤其是久病水肿之人，加用活血化瘀法颇有效果。

2）肾劳

肾劳通常代指慢性肾衰竭，是由于各种慢性肾脏疾病尤其是慢性肾炎久治不愈导致肾单位严重损伤，肾脏排泄、分泌、调节功能失常，使人体出现水、电解质、酸碱平衡等方面紊乱的危重综合症候群，而尿毒症更是此类疾病的末期，还会出现人体各系统广泛中毒的症状。邹氏认为此类疾病的基本病机是肾元衰竭，水毒潴留，为本虚标实之病，治疗时首先要维护肾气，切不可用克伐之品而损阴伤阳，其次要重视脾胃调理，"百病以胃气为本"，并创造性运用强肾坚骨填髓法，取得了较满意的疗效。

3）遗精

邹氏对于遗精的认识推崇龙砂医家沈金鳌《沈氏尊生书》，认为遗精病因多样，思虑、色欲过度、壮年盛满、饮酒厚味等都会导致发病，一般为"肾虚火病"，是虚火流行，致精海脱滑，其中虚火包括心火、肝火、肾火。虽为肾系病症，肾虚所致，但五脏皆可致本病，而且各脏所致疾病表现不一，如心病则血脉空虚，肺病则皮革毛焦，脾病则色黄内消，肝病则色青筋痿，肾病则色黑体空。临床需辨证论治，总体治则为阳虚者急补气，阴虚者急益精，阳强者急泻火，困于湿热者先导湿。一般治法可以归纳为若精滑易泄，涩之；涩之无功，当泻火清理之；而又无功，可补中益气。另有升举、甘缓、酸收等多法。

（2）水气十法，他脏治肾，用药明晰

邹氏治肾不拘泥于肾，常兼顾肺、脾、肝诸脏，而对于水气病的治疗，常在治水的基础上又提出疏风宣肺、清肺解毒、凉营透达、降肺理气、补气行水、温阳利水、补肾固摄、三经同治、活血化瘀、疏滞泄浊10法。

疏风宣肺法适用于风水相搏，水湿泛滥，并出现肺卫症状者。症见眼睑浮肿，继则遍及全身，恶寒发热，头痛鼻塞，咳嗽，尿少，大便不实，脉浮等。常用药物，若偏于风寒者，可用净麻黄、光杏仁、防风、苏叶、荆芥穗等；偏于风热者，可用冬桑叶、炒牛蒡子、浙贝母、白茅根、炒赤芍、桔梗等；气虚者加生黄芪、炒白术；挟湿者加制苍术、生苡米、茯苓、陈皮等。

清肺解毒法适用于风热蕴结，肺经热毒较盛者，症状可见发热，咽喉肿痛，面颈部浮肿，溲少而黄，伴口干食少，头昏乏力，苔黄，脉数等。常用药物有北沙参、黑玄参、金银花、连翘、川石斛、天花粉、芦根、六一散、前胡、炒牛蒡子、桔梗、薄荷、生苡米、山豆根、蝉衣、马勃等；热重者可加黄芩、玉枢丹。

凉营透达法适用于疮毒为患而内攻入肾者，如皮肤疮疖之后出现面目轻度浮肿，低热持续不退，食欲不振，溲黄，脉数，苔色淡黄，舌质偏绛。常用药物为净麻黄、连翘、赤小豆、炒青蒿、丹皮、云茯苓、炒生地、芦根、玉米须、炒赤芍、生甘草、血余炭、炒牛蒡子、桔梗、黑玄参、金银花、干荷叶、生苡米、紫花地丁等。

降肺理气法适用于水湿泛滥，上逆清窍，肺气不利者，主要症状为浮肿，胸闷，咳嗽，气短心悸，不能平卧，苔白，脉弦等。治以三子养亲汤加减，常用药物为苏子、莱菔子、白芥子、葶苈子、厚朴、香橼皮、大腹皮、陈葫芦瓢、炙麻黄、杏仁、炙甘草等。

补气行水法适用于水肿明显而肺脾气虚者。症状可有气短纳少，身面浮肿，大便溏薄，水肿常因容易感冒而导致反复消长，脉细，苔薄白。常用药物为潞党参、生黄芪、防己、防风、连皮茯苓、炒苡米、怀山药、炒白术、炒扁豆、炙甘草等。

温阳利水法适用于全身浮肿，脾肾阳虚者。主症可见面部、四肢、胸腹一身悉肿，迁延不已，面色白或黧黑，腰酸乏力，肢冷畏寒，大便不实，腹胀，气急，舌淡苔白，有齿痕，脉沉细。常用药物为附子、桂枝、川椒目、巴戟天、胡芦巴、干姜、陈皮、炙黄芪、云茯苓、炒苡米、怀山药、商陆、车前子等。若胸水明显者，可用控涎丹对症处理；若腹水明显，腹胀难忍者，可加香橼皮、广陈皮、大腹皮之类。水肿重症，本虚标实，宜重用附子，附子用量可达 30～60 克之多，但一定要先煎 1 小时以上，方可去其毒性而存其温阳之效力。

补肾固摄法适用于头昏耳鸣，面部、下肢轻度浮肿，腰酸腿软，遗精滑泄，苔薄白腻，脉细。常用药物有潼蒺藜、南芡实、莲芯、煅龙骨、煅牡蛎、桑螵蛸、金樱子、炒菟丝子、怀山药、枸杞子、炒生地、杜仲、金毛狗脊、女贞子。偏于阳虚者可加鹿角霜、巴戟天等；偏于阴虚者可加炙鳖甲、阿胶等品。

三经同治法适用于水肿严重，肺、脾、肾三脏俱虚，症见气短喘息，呼吸不利，纳少恶心，腹胀便溏，腰脊酸痛，尿少，脉细，苔薄，舌质偏绛。常用药物为北沙参、麦门冬、怀山药、炒白术、炒当归、连皮茯苓、生黄芪、防风、磁石、炒苡米、芦根、冬虫夏草、淫羊藿等。

活血化瘀法适用于水肿长期不退，并夹有瘀血症状，主要症状有全身浮肿，尿少，腹部膨大，经久不消，面色灰滞黧黑，脉细，舌质紫暗或有血瘀斑，妇女多见经闭。这类水肿，除与肺、脾、肾功能失调有关外，还和肝络瘀阻有关。常用药物有桃仁、红花、当归、白芍、枸杞子、淡附片、益母草、炒牛膝、制苍术、地鳖虫、生黄芪、潞党参、连皮茯苓、炒苡米等。

疏滞泄浊法适用于水气病使用激素后尿蛋白不消，以及由于激素副作用较明显而停药者。此为人体升降出入功能紊乱，气血痰湿郁滞经隧，阻于络脉肌腠所致。主要症状为全身疲乏无力，轻度水肿，胃纳减少，妇女经闭，舌苔白腻，脉细。治以越鞠丸加减，常用药物如制苍术、炒苡米、制香附、广郁金、合欢皮、法半夏、陈皮、炒当归、红花、川芎、神曲、云茯苓、木香、佛手等。腰痛加川续断、桑寄生、十大功劳叶；口干加川石斛、天花粉等。

（3）慢病久病，温肾活血，开创先河

1955年，邹氏在《中医肾病疗法》就曾指出，"温肾行血宣瘀，佐通阳行气的药物，肾脏血流才不发生障碍"，开创了温肾活血法治疗肾病的先河。

对于温肾之法，邹氏最常用的方子包括金匮肾气丸、左归饮和右归饮加减等，主温阳或阴阳并补。邹氏指出，温阳圣药乃是制附子，可补虚泻实，峻补元阳，用量一般为八分到三两不等，煎煮时间以煮开后1～3小时为宜。需要注意的是制附子常需与其他药物相配，有相辅相成之效，常用配伍包括有附子配干姜，可温经散寒；附子配熟地，乃阴阳双补；附子配川连，起协调阴阳之效；附子配熟大黄，达温阳泄浊之功；温阳祛瘀可配水蛭；温阳补气则选黄芪；佐配紫河车是温阳补味之义。

在温肾的同时，邹氏提出，"对于气分治疗无效的顽固性水肿，当从血分论治"，认为人体经络，遍行全身，经络血气运行通畅则百病不生，一有怫郁，诸病皆生，凡肾病皆有血气郁滞、运行不畅的病理，运用活血和络法常能提高疗效，故进一步配伍活血化瘀药物治疗肾病。常用药物包括桃仁、红花、当归、赤芍、泽兰、川芎、怀牛膝、参三七、干鲍鱼等，邹氏尤善用桃仁、红花两味，以桃红四物汤加减最为常见。对于"无瘀血证候"的缺血性肾病、难治性肾病，用温肾活血法治疗亦可取得较好的疗效。

与此同时，邹氏又根据瘀血致肿理论，开创用虫类药治疗肾脏病，以达活血化瘀、搜风通络之效。对于虫类药，邹氏常选全蝎、僵蚕、蜈蚣、䗪虫、水蛭等，可活血和络，以运行血气，达到增强肾气的作用。但邹氏很少单纯用活血化瘀药，常根据辨证，采用补气活血、补精活血、补阴活血等多种方法。

温肾活血法被邹氏灵活运用于急、慢性肾炎，肾性高血压，多囊肾，肾衰竭等疾病，其学生后总结归纳邹氏健脾温肾、化瘀利水的经验方药，研制成健肾片，对于慢性肾病久病入络的患者，疗效显著。

（4）源本龙砂，运气经方，重视冬膏

邹氏为龙砂医家，临床治病常与运气学说结合，曾说过"不讲五运六气学说，就是不了解祖国医学"，其女邹燕勤教授还曾为世界中医药学会联合会五运六气专业委员会成立大会专门题词，"运用五运六气学说，创新发展中医药学"。

邹氏还曾被称为"仲景功臣"，其经方运用灵活自如，临床疗效显著。青年时曾在《医学杂志》发文称仲景为"仲圣"，并夸赞其"温凉补泻，兼擅众长，犹之宣尼德行言语政治文学，无所不赅也。张刘李朱四家，不过得圣人之一体，因地制宜，因时制宜，犹孔门之四科也，故承气泻心，导河间攻火之滥觞；麻桂青龙，瓜蒂十枣，开子和三法之先河；理中甘草，肇东垣温补之权与；猪肤阿胶，作丹溪养阴之嚆矢"。可见当时其对经方研究就颇具心得。

邹氏十分重视冬季膏滋进补，平时自身是不服用任何药物的，但在冬季也会服用膏滋药来调养身体。邹氏提出五脏之伤，穷及必肾，同时认为肾脏的元阴元阳是人体最宝贵的物质和最重要的功能，保护好肾的功能，可促进生长发育，减少疾病，提高疗效，却病延年，而冬季进补膏滋药物有"冬不藏精、春必温病"之意。对于老年肾病患者，每到冬季邹氏都会为其开膏方进补，以求培补先天肾气肾阴而延年益寿。

邹氏每年冬天服用膏滋一料，吃40天，自觉髓满骨坚，体气康健。自制膏方如下：炙黄芪120克、炒党参120克、冬虫夏草90克、活磁石90克、核桃肉120克、云茯苓60克、炒山药90克、补骨脂45克、鹿角片56克、制苍术24克、黑芝麻90克、川百合120克、枸杞子150克、酒炒怀牛膝45克、阿胶60克和冰糖500克收膏。

3. 用药特色

（1）妙用虫草，补益肺肾

邹氏妙用虫草治疗尿毒症、肾结核，据传是从清末江淮名医赵海仙的医案中受到启发，在20世纪50—70年代虫草价格并不贵，但知其价值者不多，运用也较少。邹氏认为，冬虫夏草为冬夏二令之气化，感阴阳二气而生，能补肺阴纳肾阳，其中虫是补下焦之阳，草是益上焦之阴，邹氏在冬季服用膏滋调养身体时也必用冬虫夏草。

邹氏指出，尿毒症是慢性肾炎最危险的症候，临床常见症状有头痛、神志昏迷、鼻衄、恶心、呕吐，小溲特少或竟全无，口有尿味上喷，此时肾功能极度减退，氮质潴留，未能排泄，另伴有高血压症。以冬虫夏草为主组方，临床疗效显著。邹氏曾组方：冬虫夏草三钱、人参三钱、双钩藤四钱、枸杞子五钱、白蒺藜四钱、生黄芪一两、炙甘草二钱、茯苓二钱、茯神二钱、怀牛膝三钱、活磁石五钱、金匮肾气丸包煎四钱，煎浓汤频频与之，待其神清吐止。胃气不足，酌加莱菔子、炙鸡内金，兼服紫河车。若嫌紫河车味腥难食，可焙干研细粉，装入糯米胶囊服之，一天10多个，危险现象可以挽救。

邹氏还在《中医肾病疗法》一书中，专门介绍了冬虫夏草炖老鸭法，治疗肾劳、肾结核等疾患，有显著疗效。中药制剂至灵菌丝胶囊就为冬虫夏草制剂，已广泛应用于慢性肾衰竭患者。

（2）创用大黄，温通导浊

1959年，邹氏就曾带领肾病研究组，以大黄为主药，行通腑解毒法抢救尿毒症危重病例成功，同年 12 月在《严重尿中毒中医治疗一得》中再次介绍了大黄治疗溺毒内阻证肾劳的验案。此类患者均为肾劳晚期，大便不畅或便秘，腹胀，烦躁，唇干，舌苔黄或白垢腻。邹氏组方仅大黄、附子、甘草三味，此方源于张仲景的大黄附子汤，是典型的寒热配伍，大黄苦寒佐以附子刚燥之性，寒热并用，温通并行，辛开苦降相辅相成，非温不能散其寒，非下不能去其实，附子配伍大黄，温通兼施共下寒实。邹氏认为，此类患者因脾肾阳虚，本虚标实，中夹宿滞与湿邪搏结，胃失下行通达之机，腑气内闭，阳气不运，故以大黄、甘草以缓下，附子以温阳化湿，取其温通之功，故亦可称为温通导浊法。曾治疗 1 例严重尿中毒患者，便是以此法而获效转机，先后共服大黄半斤、附子十两。

邹氏强调，运用大黄治疗肾劳重症时，若患者是口服，要用熟大黄，药性缓和，解毒而不伤正气，而生大黄可在灌肠方中应用；而对于方中另一主药附子，邹氏则认为，附子乃药中四维，是补虚泻实之良药，可峻补元阳，有"益火之源，以消阴翳"之义，可重用附子 30～60 克，疗效颇著，煎煮时间以煮开后 1～2 小时为宜。

（3）重用黄芪，补气养血

邹氏重用生黄芪治疗慢性肾炎的灵感源于清代名医陆定圃，陆氏在其《冷庐医话·论》中曾载："王某，山阴人，夏秋间忽患肿胀，自顶至踵，大倍常时，气喘声嘶，大小便不通，危在旦夕，因求观察诊之。令用生黄芪四两，糯米一酒盅，煎一大碗，用小匙逐渐呷服，服至盏许，气喘稍平，即于一时间服尽。移时小便大通，溺器更易三次，肿亦随消，惟脚面消不及半。自后仍服此方，黄芪自四两至一两，随服随减，佐以祛湿平胃之品，两月复原。"邹氏正是由此案例得到灵感，在临床案例中尝试重用黄芪以治疗慢性肾炎。

邹氏认为，慢性肾脏病最常见的就是尿中出现蛋白，而治疗此病需要健脾，而健脾又重在补气，其中补气圣药就是黄芪，临床大剂量使用黄芪有明显降蛋白、利水作用，用生者可避免大剂量黄芪甘温生热，并且还可加强利尿作用。一般邹氏临床生黄芪用量为 15～200 克，常用的补气方法及方剂包括补气养血法，选人参养荣汤加味；补气固卫法，择玉屏风散加味；补气行水法，用防己黄芪汤加味；补气健脾法，拟补中益气汤、参苓白术散、香砂六君子汤加减等。

（4）巧用雷公，清热解毒

1978年，邹氏就以雷公藤、鸡血藤、甘草为组方，创制肾炎合剂，用于慢性肾炎的治疗。邹氏认为，药理上雷公藤有抗炎、免疫抑制等作用，而毒副反应主要是肝功能损害、白细胞减少、胃肠道反应等，但若将雷公藤去皮取茎，以酒精提取其有效成分，毒性就会降低，再与鸡血藤、甘草配伍后，在改变雷公藤性能的同时，再次降低其毒性。

1984年，邹氏对此合剂进一步改良，以雷公藤、生黄芪、甘草并清热解毒利湿之品，创肾炎合剂Ⅱ号，共奏益气养阴、解毒和络、清利湿热之效。其中雷公藤、生黄芪为君药，大剂量生黄芪既可调节免疫，同时又制约雷公藤的苦寒性味和毒副反应，能较好地保护肝功能，升高白细胞；再配伍甘草以及清热解毒利湿之品，既可增强雷公藤类激素样作用，还可进一步抑制肝损害。肾炎合剂Ⅱ号在临床运用中，能显著提高血浆白蛋白，消除水肿，改善高脂血症、血液高凝状态，廓清人体内环境，帮助撤减激素，适合于各类型肾炎患者及慢性肾衰竭氮质血症期有大量蛋白尿的患者。

1990年，邹氏在肾炎合剂Ⅱ号的基础上，进一步制成肾炎灵颗粒剂，配伍中加入山萸肉，使其更适用于各类慢性原发性肾小球疾病，中医证型以气阴两虚证、脾肾气虚证的疗效最好。对于激素无效的顽固性病例，合用后也能明显提高疗效，并有利于顺利撤减激素，降低复发率。1996年又浓缩制成肾炎灵片，后续又逐步开展了肾炎灵片系列新药的相关研究。

邹氏巧用雷公藤，提取有效成分，通过加工、萃取、配伍等多种途径降低其肝损害作用，从肾炎合剂开始，一步步在临床实践中进行改良，开启中医中药治疗肾小球疾病的新篇章。

4. 医案萃选

杨某，男，42岁，干部。1960年3月25日初诊。

患者7年来腰府酸痛，尿道灼热，常有乳白色分泌物淌出，有时溲色黄赤或浑浊，并伴有全身关节酸疼。曾经某医院多次前列腺液检查，诊断为"慢性前列腺炎"，使用磺胺类、抗生素和中医补肾清利药，疗效不佳。来诊时除上述症状外，尚自汗，少眠，脉象细弦，舌苔薄黄。肾虚夹湿，络脉失和。方拟益肾，理湿，和络，标本兼顾。

方药予：桑寄生12 g、怀牛膝9 g、炒独活3 g、制苍术3 g、法半夏5 g、炒子芩3 g、天花粉6 g、左牡蛎（先煎）12 g、云茯苓9 g、生苡仁9 g、荷叶9 g、鲜芦根（去节）2尺、六一散（包）9 g

4月3日复诊：称药后腰府虽较轻松，但小便极浑浊，如糜粥样，其味奇臭，乃湿浊外出之征，拟方踵武前制。

方药予：炒桑寄生15 g、怀牛膝12 g、枸杞子6 g、炒巴戟天6 g、炒独活3 g、法半夏3 g、制苍术3 g、鲜芦根（去节）3尺、炒子芩3 g、生薏苡仁9 g、云茯苓9 g、麦门冬9 g、鲜荷叶9 g、六一散（包）9 g、左牡蛎（先煎）12 g、鲜荷叶9 g、天花粉6 g

4月6日三诊：诉服第1、2剂时，腰酸明显，小便浑浊，色白，尿道已不觉灼热。第3剂药后，小便转清澈，腰府舒适松快，全身关节痛亦有好转，汗出如前，脉细弦，苔色淡黄。湿浊十去八九，肾虚尚未尽复，原方增损。

方药予：桑寄生15 g、怀牛膝12 g、枸杞子9 g、炒巴戟9 g、制苍术3 g、法半夏3 g、炒子芩3 g、天花粉6 g、麦门冬2 g、云茯苓9 g、左牡蛎（先煎）12 g、花龙骨（先煎）12 g、鲜芦根（去节）1尺、鲜荷叶5 g、薏苡仁5 g、六一散（包）5 g。

4月9日四诊：迭投补肾、利湿、和络之剂，腰部已无明显感觉，小便清澈，尿道无分泌物淌出，全身关节亦不酸痛，唯仍自汗，夜眠不佳，苔色淡黄，脉细，拟方转从敛汗安神，用甘麦大枣汤加味。

方药予：浮小麦15 g、炙甘草3 g、大枣（切）4个、炒白芍9 g、大生地5 g、潼沙苑5 g、云茯苓9 g、枸杞子5 g、煅牡蛎（先煎）12 g、龙骨齿（先煎）各9 g、朱灯心3尺。

4月14日五诊：药合病机，汗得敛，寐亦佳，腰府舒适，小便清澈，苔脉如常，为巩固计，拟丸方调理。

方药予：潼沙苑120 g、干地黄60 g、枸杞子60 g、大白芍120 g、云茯苓 30 g、法半夏 30 g、炙甘草 60 g、浮小麦 90 g、鲜荷叶 30 g、大枣 20 个。

以上研粉，另以龙骨齿各 180 g，煅牡蛎 120 g，朱灯心 1 丈，煎汤水泛丸，如绿豆大小，每次服 4.5 g，1 日 2 次，开水送下。

1964 年 5 月见患者，询其前列腺炎事，自 1960 年治疗后，迄未复发，并述丸方共服 2 料。

四十三、承淡安

1. 生平简介

承淡安（1899—1957 年），名澹盦，又名澹庵、淡庵，字秋梧、启桐，曾用笔名九芝，后以"淡安"行世，江阴华士镇人，我国近现代著名的针灸学家、中医教育家，创建了澄江针灸学派，是现代针灸学科的奠基人之一。

承氏为龙砂世医。其祖父凤岗，擅长儿科；伯父爵庭，师名医罗哲初学针灸，得其真传；父梦琴，字乃盈，精于儿科、外科，复从同邑名医陈居才学，擅针灸；妻姜怀琳，龙砂姜氏后人，从黄济川学习治疗肛肠科疾病，南京中医药大学附属医院肛肠科创始人。

其少从父学，尽得家传，后从同邑名医瞿简庄习内科，继而访学名师，兼修西医。1920 年参加上海中西医函授学习，1925 年独立行医。1928 年在苏州望亭创办中国最早的针灸学研究社，1932 年又在无锡堰桥重建中国针灸学研究社，并扩建为中国针灸讲习所。1933 年 10 月创办中国历史上最早的针灸刊物《针灸杂志》，后改名为《针灸医学》。1934 年秋赴日本考察该国针灸现状和办学情况，从中发现了《铜人经穴图考》和我国早已失散的元代滑伯仁的名著《十四经发挥》，使这部古典珍籍失而复得。他还被东京针灸高等学校赠予针灸专攻士学衔，是近现代国际针灸学术交流的第一位中国学者。回国后，他于 1936 年 7 月在无锡创办针灸疗养院。1937 年讲习所更名为中国针灸医学专门学校，因抗日战争爆发外迁，1951 年在苏州恢复中国针灸研究社。1954 年，江苏省人民政府聘任承淡安为江苏省中医进修学校校长，同年，中国针灸研究社解散。1955年，承淡安晋升为一级教授，并担任全国政协委员、中国科学院生物学部委员、中华医学会副会长。

2. 学术思想

（1）执简驭繁，诠释针灸理论

1）创新阐释经络腧穴

承氏对经络的认识经历了曲折的过程。秉承《黄帝内经》经典的同时，先后受到了日本针灸家与巴甫洛夫高级神经活动的影响，但其并不盲从，无论是对经典还是新知，坚持从临床出发，努力将经络理论的表述客观化，与近年来我国经络研究的重要论题——内脏与体表相关性、脏腑与器官之间的相关性等不谋而合，可见其对经络认识的前瞻性。

其对腧穴的认识与解读也务求真实可证，将腧穴解释为治疗的刺激点，直指要害，易于理解，同时认为腧穴是有具体内容的，并对腧穴的定位也予以规范，他与弟子谢建明一起，出版了《铜人经穴图考》一书，书中不仅刊印了6张宋天圣五年（1027年）的铜人腧穴像和6张日本帝室博物馆所藏腧穴铜人像，而且参合针籍经典，对《铜人针灸经》重加校订，并进一步按十四经的体例考正经穴定位《铜人针灸经》中的腧穴。

2）总结概括刺法理论

承氏结合自身的经验，衷中参西，将进针手法总结为4种：兴奋作用之针法、抑制作用之针法、反射作用之针法、诱导作用之针法；将一般应用之针法总结为8种：单刺术、旋捻术、雀啄术、屋漏术、置针术、间歇术、震颤术、乱针术，将繁复的补泻操作手法加以改进，重新阐述，令学者易于理解与运用，反对一味标新求异的针法。

3）重直接灸细化灸量

承淡安从受灸者的具体情况选择灸位，大致分为局部施灸和远部施灸两大类，主张用直接灸、诱导灸、反射灸3种灸术来施灸。最为推崇直接灸，其所著《中国针灸学》记载205种病的针灸治疗，其中直接灸者达37种，他认为直接灸尤其对痼疾有卓效，只有患者畏痛不愿直接着肤灸时，才考虑使用其他灸法。

为避免灸壮太多用火太过，导致邪火内郁，或直接灼伤阴津，其制定了一个易于为近现代人接受的标准，将灸治刺激量分为强、中、弱3种。强刺激标准：艾炷如绿豆大，捻为硬丸，灸数12~15壮；中刺激标准：艾炷如鼠粪大，捻成中等硬丸，灸数7~10壮；弱刺激标准：艾炷如麦粒大，宜松软而不宜紧结。

为了方便初学者掌握，承淡安还制定了艾灸治疗量的应用原则和参考标准，具体有：①小儿与衰弱者：炷如雀粪，10岁前后之小儿，以5~10壮为度；大人灸炷如米，以5~10壮为度。②男女之分别：男子灸炷之壮数，可以稍多，一般来说男子的胜任力较女子为大。③肥瘦之不同：肥人脂肪较多，肌厚皮臞，不易传热，感艾气不足，艾炷宜较瘦者为多，炷大如米粒。④敏感性者与迟钝性者：对于感受性之敏感者，当灸炷燃至中途时，即移去之，重还1枚，待燃近皮肤，即去之，反复更换，至着皮为止。灸小儿亦须如此。迟钝性者，炷宜稍大。⑤施灸经验之有无：关于未经施灸，属于初灸者，亦宜小炷，壮数宜少，以后逐日增加。⑥症状情况：凡是属于亢进性疾患（如疼痛、痉挛等），艾炷宜稍大，壮数宜多。虚弱症候、机能减退、麻痹不仁、痿弛无力，宜小炷而壮多。⑦劳动情况：体力劳动者比脑力劳动者，其艾炷宜大，壮数亦多。⑧营养不良者：壮炷宜小而数适中，大炷则绝对禁忌。

4）火伤分级明确禁忌

承淡安对临床因施灸所起之水泡也进行了分类，并提出相应的护理措施：①水泡如为米粒大或麻实大者，假如注意不予擦破，则不易化脓，自然干燥而愈。②假如水泡如蚕豆大者，当以微针消毒后，沿肌贯透之，使水液外流，然后以硼酸软膏敷于纱布上盖之。③若水泡较大者，内部呈糜腐状，当剪去其泡皮而后敷药，每日更换，至愈为止。④如因火伤过度，发生化脓溃烂时，先去其泡皮，以黄碘软膏盖之，待脓腐已净呈露粉红色之肉芽时，换敷硼酸软膏以竟其功。认为艾炷直接灸产生灸疮，化脓并留下灸疤，是其治疗疑难杂症时所强调的。

承淡安在继承古法的基础上，对艾灸禁忌提出了自己的观点。首先，风雨雷电、奇寒盛暑之气候骤变，则不适于病体而禁针灸。其次，位置选择应从生理解剖上推测，如颜面有关美观，应禁止大炷灸；而眼球与近眼部位，亦应禁止施灸；其他如心脏部、睾丸、妇阴、妊娠后之腹部、血管神经之浅在部，亦应列入禁灸之例。他进一步研究后认为："禁灸各穴，悉属神经散布浮浅之处，或直接动脉之所，直接灸则伤血管与神经也。"第三，根据其临床心得，将部分传染病和急性病列为禁忌，具体有伤寒、赤痢、麻疹、鼠疫、天花、白喉、脑脊髓膜炎、猩红热、肺结核之末期等；同时还认为，酒醉之后及身心极度衰惫时，皆绝对禁灸。

5）医患双方皆需治神

承淡安多次提出，针刺治疗要注重治神。所谓治神，一是指医生通过长期有意识的锻炼（即"练气"），逐步做到能较好地控制和掌握自己的意志，并将这种控制能力合理运用到针刺治疗过程中。二是医者在针刺过程中既要集中自己的注意力，又要妥善控制患者的注意力。承淡安在他的一篇学术讲稿中提道："先父在日，谆谆以练气为嘱，由于先父不能说明为什么要练气，因而不能引起我的信心，但在临床治验上，我总不及先父的针效；久后相信先父所教注意练气，针效果然大增。"他在《运针不痛心法》之开篇语中又说，"运针不痛，端赖养气"，可见治神的目的，一为提高针刺疗效，二为减轻进针时的痛感。

（2）继承创新子午流注针法

承氏十分重视子午流注针法，认为子午流注针法与其他中医学内容一样，是以阴阳五行学说作为理论基础，实质是根据《黄帝内经》已有的成就，天人相应，以时间的条件为主，着重于阴阳刚柔分配气血的盛衰，用天干地支代表经络的表里，再用五行的彼此联系说明脏腑相互间的关系，这一针法具有悠久的历史，也有特殊的疗效。

面对当时医学文献中，对子午流注理论缺乏系统论著，不利于研究的状况，承氏撰写了《子午流注针法》一书，从子午流注的起源、意义，气血在十二经中的运行，十二经流注的配治穴位，十二经配合干支的演变，子午流注逐日按时开穴的规律，操作子午流注的几个关键，八脉八法开穴的法则及其应用，实验子午流注法的临床观察等几个方面，将错综复杂的子午流注、八脉八法及十二经分配十二时取穴治病的古典针术，从理论的分析到实践的运用操作，都作了全面的说明。

其所列举的病例，都有比较长的病程，大部分都已经过各种治疗，未见收效，经过子午流注治疗，效果确切，说明按时取穴古法有治程短、作用大、收效快种种优点，其价值诚不可漠视。

但承氏也提出，子午流注针法治疗过程中手法的运用，尤其是补泻迎随是否适当，对疗效起决定性的作用，同时在选择配穴方面，操作者必须灵活掌握，才能相辅为用。承氏认为操作子午流注，需要对针灸疗法有丰富的学识和经验，不能因它是治疗捷径，就局限于此，如遇到复杂病症，仍要适当配合其他穴位。

（3）创伤寒针方，丰富伤寒治法

承氏对《伤寒论》等中医典籍的处方用药研究颇深，见解独到，在《伤寒论新注》一书对伤寒病证方药详加阐释，认为"针灸与汤药，法虽不同，而理实一贯"，针灸之法，能通经脉、调气血，从而达到治疗之目的。故将仲景伤寒条文有汤剂治疗者，补入针灸治疗，随学者之采用，以助药剂之不及，充实和丰富了《伤寒论》的治疗内容。

其辨治桂枝汤证穴取风池、风府、外关、合谷、头维，旨在疏散表邪；辨治麻黄汤证穴取合谷、经渠，意在发汗解表，以遵循仲景峻汗之意；而小青龙汤证，则针列缺、太渊、天突、中脘、足三里、丰隆以宣肺化痰，重在对症治疗；辨治葛根汤证穴取合谷、经渠、风池、风门、大椎、身柱以发散表邪，宣通气血；辨治五苓散证穴取合谷、外关、足三里、中极、阴陵泉，以奏外疏内利之功；辨治泻心汤证穴取中脘、内关、公孙、太渊、足三里，以调理脾胃为主；辨治栀子豉汤证穴取间使、厉兑，以清宣郁热为主；辨治白虎汤加人参汤证，穴取大椎、陶道、曲池、尺泽、外关、间使、合谷、液门、足三里、上巨虚、阳陵泉、丰隆、委中、悬钟、内庭、通谷，治以清热为主；辨治大承气汤证穴取间使、曲池、承山、支沟、内庭，以泻热攻下为主；辨治柴胡汤类证，穴取期门、大椎、间使、足临泣，以和解少阳为主；至于四逆散证，则十指尖刺血以透邪解郁，此为柴胡汤类证特殊疗法。

辨治四逆汤证，谨遵"寒者温之"的治法，意在温阳散寒，皆以灸疗为主。如通脉四逆汤证，灸涌泉以温肾补阳，引虚阳浮火下行；白通汤证、白通加猪胆汁汤证，灸神阙，针刺天枢、气海、足三里以温补阳气，兼以宣通气机；真武汤证，灸神阙、关元以壮心阳，化水气；干姜附子汤证，灸神阙、关元，以回阳固脱；而当归四逆汤证、当归四逆加吴茱萸生姜汤证，亦用灸法，并针刺风池、上星、肩髃、曲池、合谷、外关、阳陵泉、解溪等以温通血脉。对各方类证则在主方针灸基础上加减穴位。

承氏辨治伤寒病证，提倡发挥药物与针灸各自的特点与优势。认为针灸疗法多用于祛邪，至于其补益与攻下的效力，则"较滋补剂、泻下剂，要稍逊一筹"，因此在深谙针灸与药物各自优势的基础上，取长补短，选择针、灸、药的最佳组合运用方式，确定最优化的治疗方案。

（4）危急重症不离针灸

1）中风病治疗思路

承淡安对于中风病的认识，一方面基于中医学术，认识到"阴虚阳旺，或形丰质弱之人"易患中风，"气机逆乱，大厥于巅"而发病，并有经络脏腑之别，突出督脉的临床意义；另一方面借鉴西学，聚焦大脑供血，按照贫血、充血和溢血进一步分类，临床治疗中风病，以针灸为主，其中尤其注重灸法的运用，且颇有心得。

无论是从经络脏腑立论，还是以脑缺血出血分类，承淡安都善于运用艾灸治疗中风病，并且依据疾病的不同阶段和病理特点，采用不同的方案，如中风先兆者，急用中风预防灸，以潜阳灸为主；急救以回阳灸为主，脑缺血者在每日轻刺激针刺后，再用艾条灸治，以补益气血治疗为主，促进大脑供血和血液循环；脑出血（中风）初发之时，以紧急降压、收缩脑血管为治疗原则，配合专科治疗，针灸首先用大艾灸关元 7～21 壮，甚至百余壮，视其脉搏调整为止，其次强刺激商阳、中冲、三阴交、涌泉，以反射脑部，收缩血管；恢复期和后遗症期以温通灸为主，重视百会灸和关元灸的运用。将灸治贯穿于中风预防、急救和恢复中。

2）癌症治疗思路

承氏在《中国针灸学》中探讨了各类癌症的治法，对于子宫癌肿（包括现代医学范畴的宫颈癌及宫体癌等），其认为不适宜用针刺治疗，放射（镭锭照射）疗法也只是对轻症收效，且当时正逢战乱，放射疗法不能普及。其曾试灸子宫肿瘤数例，取穴关元、中极、曲骨、次髎、中髎、下髎、腰俞，灸时先在穴位上敷少许麝香，再敷一分厚蒜片，用大艾炷先腹部后骶部各灸三五壮，以不起泡为原则，间日或二三日灸一次，患者流出液（有血、有浊液）逐渐减少，疼痛渐减。如见灸后流出液猝然停止，灸炷亦须减少或暂停灸治，因不正常之停止，蓄积于中，久必崩溃也。有患者灸至20余次而痛苦解除者，虽有不效，但仍可试验。

治疗肿瘤，承淡安注重在肿瘤相关部位的腧穴进行施灸，尤其注重施灸操作的方法和灸感的传导，如什么情况下可以将施灸蒜片移走，移走蒜片后如何掌控灸温强度，施灸穴位的先后安排，如何点火，怎样根据患者治疗后的反应来变动灸量等问题，均加以说明，使有效的经验能够被同道在临床重复与推广。

对于胃癌的治疗，承氏用针刺缓解疼痛，探索艾灸治疗本病。先针刺膈俞、胃俞、三焦俞、内关、足三里诸穴，施灸时，在其脘腹与背部之适当癌症部位，用大蒜片灸法，下置麝香，施以灸治，感有热气注入而止，约三五枚大艾炷，间日或间数日一灸之。如有反应，多停数日。

（5）五官科善用特效穴

承淡安在治疗五官疾病时有自己独特的见解，认为五官疾病常以急性、热性病症为主，临证取穴应精简，便于临床诊治。如目痒者，取光明、地五会刺之；眼肿痛、睛如裂出者取八关、十指尖各针刺出血；舌卷者取液门、二间刺之；舌疭不收者取阴谷、风府刺之；喉中如鲠者取间使、三间刺之；口干而有黏液者，取手下廉、太溪刺之。

其在临床实践中善用特效穴，发现并积累很多特效验穴，收效甚好。如暴盲者，取攒竹、神庭、上星，其中上星须刺出血，鼻中以草茎刺出血（草茎之尖端须拭净）；雀目者，肝俞穴灸7壮，手大指甲后内廉第一节横纹头白肉际处灸3壮；拳毛倒睫者，取丝竹空针入7毫米，留针1分钟，再灸1壮；唇动如虫行者，水沟针入5毫米，留针捻转2分钟；舌急不能伸出者，哑门穴针入7毫米后留针捻转1分钟。凡老年目昏花、视物不清晰、目无红丝、绝无异态者，针肝俞并灸之，多效，不必针他穴；凡目红肿痛者，在耳后紫络上刺出血颇效，其他刺太阳、攒竹、睛明3穴，亦可使红肿痛即愈；而目淡红久而不愈者，刺肝俞、光明用补法即愈。

对同一疾病，因征象不同、伴随症状不同或发病部位不同，选用的治疗手段不同。如在治疗目痛时，对眼赤暴痛而不肿者，取合谷、手三里、太阳、睛明刺之；对目痛不甚红者，取二间、三间、前谷、上星、大陵、阳溪刺之；而对于目眦急痛者，则只刺三间穴并配合夏枯散煎服。在治疗耳鸣时，对于耳内虚鸣者，常刺液门、耳门、足临泣、阳谷、后溪、阳溪、合谷、大陵、太溪、金门等穴；对于耳鸣不能听远者则取心俞灸5壮，逐日积灸至30壮。

其治疗五官疾病亦注重针灸刺激的方法以及刺激量，一般属于神经兴奋之证候，如疼痛、痉挛、炎性反应，其初起者每用强刺激以抑制之；久病或正气已衰者则用中度刺激做持久之捻运，或用留针法以解散之；功能衰弱与麻痹、萎缩者则用轻刺激以调整之。如下牙痛者，合谷针入约10毫米，留捻3分钟。目眦急痛者，三间针入约5毫米，留捻2分钟，但凡五官病症，如需用强刺激，只可减为中度刺激；需用中度刺激者，只可减少捻运或减少壮炷。

（6）重视针灸治疗传染病

承淡安对针灸治疗传染性疾病的医案颇丰，涉及赤痢、霍乱、鼠疫、流行性脑脊髓炎、麻疹、疟疾、流行性感冒、麻风、结核、淋病等病症。赵志斌等以2004年上海科学技术出版社出版的《承淡安针灸经验集》为研究依据，对承氏治疗的传染性有关的疾病进行撷取和整理，认为承氏主要针对一些传染性疾病的特定症状表现进行治疗，腧穴使用涉及全部14条经脉以及经外奇穴，使用最多的前3条经脉为：足太阳膀胱经、督脉和任脉。并多取特定穴中的五腧穴，治疗传染性疾病的核心处方为"肺俞-身柱-风池-外关"，该方主要集中在肺系疾病的条目之下，如伤风选用风池、肺俞、身柱、外关为主穴，有鼻炎症状加上星、合谷，有支气管炎加太渊、尺泽；如风温病根据主症的不同选取不同的处方：头痛选风池、头临泣、攒竹、头维，筋骨痛选外关、阳陵泉、昆仑，呕吐选中脘、足三里等；如遇热性传染病所导致的热入心包证选用大杼、风门、身柱、肺俞、小海、大陵为主穴；如喉风病选用风池、液门、鱼际、肺俞、手三里、少商为主要穴位等。

承淡安对结核病研究颇深，将之分为3期：初起第一期，症状以咳嗽为主，也有人仅感有倦怠、精神不继，或饮食少味、消化障碍等。进一步演进而为咯痰增多，痰如脓状，不时咯血，或多或少，夜间时有盗汗，体力益衰，肌肉日瘦，每届午后发热，可能升至 39 ℃～40 ℃，即进入第二期。病势演进更甚，除具有上列症状之外，大量排出脓痰、瘦骨嶙峋、极度贫血、呼吸困难、声音嘶哑、濒于死期，即进入第三期。承淡安认为，针灸治疗肺结核，除休养、营养外，收效确较近代一般新型药物之价值为高。其取穴以肺俞、督俞、膏肓、尺泽、太渊为主，临床须视病之缓急加减定穴，一般用穴每次不要超过 8 穴，多则易增加其疲倦，以 4～5 穴为适当。如发生疲倦，宜休息1～2 日再行针治，医者与病家，绝不可存速效之心。如果患者发热、盗汗或者脉搏超过每分钟 90 次，一般先作针刺。当针治已使发热、盗汗等症状消失，脉搏亦退至每分钟 90 次以下时，可以改用灸治。只取肺俞、身柱、督俞、关元、足三里，每日用小艾炷各灸 3～5 壮，半月之后，渐见咳稀痰减、食增、神爽，持续不辍，2～3 个月后，体重增加，一切症状可能全消。

3. 医案萃选

（1）针风池、风门二穴治愈外感风寒

1927 年，承淡安寓苏州皮市街。同宅孔氏，29 岁，生活艰苦，于 4 月14 日，外出归，头痛甚，恶寒发热。余与内子往诊之，脉浮而舌白，为针风池二穴，头痛立愈，又针风门二穴并灸之，逾二时许，遍身汗出而愈。并未服药，仅饮生姜红糖汤，由内子煮赠之。

（2）针药配合治愈小儿暑厥症

1929 年夏，在无锡望亭治愈杨润生之小儿暑厥症。四肢厥冷而牵引，两目上视，神昏不语，脉数无伦。为刺少商、关冲、尺泽、委中、涌泉、中脘数穴而苏，复与却暑丹二丸而愈。此丹先父梦琴公每喜用之。昔年先父梦琴公曾治巷路里赵某之子暑厥，背反张而不语，仅针大椎、中脘、气海 3 穴而立苏，亦与却暑丹而愈。却暑丹即《幼幼集成》之太极丸。

（3）灸关元等穴治愈慢性泄泻

1927 年，苏城临顿路王翁曰芳，年 50 余，患泄已 4 年，日夜 5～6 行，精神困惫，每觉肠鸣腹痛，则急如厕，一泄即止，逾二三时再行。其哲君瑞初与余善，邀余诊之，脉濡细，知为脾气下陷，《黄帝内经》所谓："清气在下，则生飧泄。"一切健脾止涩之品，皆已遍服，近用阿芙蓉膏暂求一时之安稳，固知非药石可奏效。乃云："此症能忍住半小时之痛苦则可治。"告以故，允之。即为灸关元、天枢、脾俞、百会 4 穴，各 10 余壮，竟一次而愈。

（4）一针治愈湿脚气

承淡安治湿脚气刺足三里、阳辅、三阴交，令食米皮糠，无不愈者。余婿梅焕慈患湿脚气，已肿至两膝，因不信针灸，往求西医，注射服药，经治月余，毫无效果，不得已来针，为针上穴，服糠粉，半月痊愈。自斯笃信针灸，勤学不辍。

四十四、章巨膺

1. 生平简介

章巨膺（1899—1972 年），又名寿栋，江阴人。自幼体弱，曾两次因病辍学，乃立志学医，先在江阴当地跟师柳宝诒再传弟子夏子谦，后迁居上海。1919 年，任上海商务印书馆编译所编辑，该馆附设东方图书馆，藏书颇丰，公务之暇得以广泛涉猎中医中药图书资料，坚持自学五六年后，复跟师伤寒名家恽铁樵，学乃大进，学成后自设诊所于闸北，求诊者甚众。

章氏毕生致力于中医教育事业，曾担任上海国医学院事务主任，并在该校第一次开课讲授温病学。主持中医函授事务所教务，并主编《铁樵医学月刊》。1935 年恽氏病逝后，章氏主持该校全面工作。后又任教于上海中国医学院，并任新中国医学院教务长，长期讲授伤寒、温病等课。1956 年与程门雪等负责筹建上海中医学院，任教务长、中医研究班主任。

章氏学术上主张发皇古义，融会新知，折衷中西，于《伤寒论》深有研究，认为《伤寒论》来源于《黄帝内经》，赞成统一伤寒、温病，对伤寒、温热类病证提出"理法方药"新论点。晚年研究《黄帝内经》理论和运气学说，赞同大司天理论。临床于内科、儿科独具专长，临证灵活用药。首创中药喷雾法治疗麻疹，且著述颇丰，除部分教材《温热辨惑》《应用药物词典》《中医学自修习题解》外，还有《儿病常识》《脉学新论》《痧子新论》《医林尚友录》《伤寒疗养论》《世补斋医书按评》等。中华人民共和国成立后，还曾发表《统一伤寒温病学说的认识》《探讨〈伤寒论〉运用和发展〈内经〉的理论》等颇具价值之论文，后由朱世增编辑整理为《章巨膺论伤寒》一书，收录于《近代名老中医经验集》。

2. 学术思想

（1）详论伤寒源于内经

章氏认为《伤寒论》是在《黄帝内经》的基础上丰富发展起来的。《伤寒论》中论病的基本理论和论治的基本原则，与《黄帝内经》的说理相一致，张仲景在《黄帝内经》理论基础上，结合自己的临床实践经验，创作了《伤寒杂病论》，奠定了辨证施治的规律，大大丰富和发展了秦汉以前先民的医学遗产。

1）总论病因病机

章氏认为"伤寒"二字，本之《素问·热论》"今夫热病者，皆伤寒之类也"，外感热病的病机，不外是卒然感受了风寒之邪，从而引起恶寒发热的症象，其论述散见于《素问》各篇，是《伤寒论》中风、伤寒等名称的来源，也是太阳病篇所叙述的症状和治法的经典文献的根据。

其中外感由皮毛而渐入经络，逐步深入脏腑，源自《素问·皮部论》"是故百病之始生也，必先于皮毛，邪中之则腠理开，开则入客于络脉，留而不去，传入于经，留而不去，传入于腑，廪于肠胃"，《伤寒论》六经传变方向来自《素问·热论》"伤寒一日，巨阳受之，……二日，阳明受之，……三日，少阳受之，……"而六经分证、治法及病机直到预后的理论亦基本源于《素问·热论》。据此归纳《伤寒论》的名称、病因、病机、传经等，都是以《黄帝内经》为依据，而加以补充发挥而成。

2）分析寒热虚实

章氏总结《伤寒论》六经总则，三阳经属阳，主外；三阴经属阴，主内，而又互为表里，源自《素问·皮部论》"阳主外，阴主内"，《素问·太阴阳明篇》中说明太阴、阳明二经之阴阳、表里、寒热、虚实的关系，正是《伤寒论》阳明实热、太阴虚寒之根据；而《伤寒论》中"病有发热恶寒者，发于阳也；无热恶寒者，发于阴也"7条，以寒热两大证候区别阴证、阳证之不同，源于《素问·逆调论》。

《素问·针解篇》确立了《黄帝内经》辨别虚实的基本原则，《伤寒论》据此在70、68、60、282条辨别虚实，进一步从《素问·调经论》分析《伤寒论》，条文277、282说明太阴、少阴俱为阳虚的疾患，以"阳虚则外寒"

为理论根据；条文311、312、310、303则是"阴虚则内热"的具体证治；条文182、221、222、214、217、219则为"阳盛则外热"的例子；条文7、8、3、182说明"阴盛则内寒"。

因此章氏认为《伤寒论》中以具体证候治法，有关虚实的原则，发展了《黄帝内经》有关阴阳虚实的理论。由于祖述《黄帝内经》，不仅适用于外感发热这类疾病，而且具有普遍意义，对于内伤杂病同样适用。

3）阐述标本缓急

其认为《伤寒论》中对于疾病的治法，都根据病机的标本，病位之表里，而定治疗之先后缓急，凡此表里先后，标本缓急之治，悉本《黄帝内经》理论。如《伤寒论》91、92条论述标本缓急的具体治法，病发热、头痛、身疼痛，为寒邪在表，病本；误下而下利清谷，为邪机下陷，脾胃阳虚，脉反沉，若不差内寒，病标。急则先治标，以四逆温里，得清便自调，知里已和，然后从桂枝汤和营卫而治表，本之《素问·标本病传论》"病发而不足，标而本之，先治其标，后治其本"的理论，类似的还有条文49、50、100。"病发而有余，本而标之，先治其本，后治其标"的治疗原则，又为《伤寒论》条文44、106、56的根据。

《伤寒论》条文80、81，则根据《素问·标本病传论》"先泄而后生他病者治其本"；而条文83、84依据"先热而后生病者治其本"的原则；条文85、86、87、88各条，都是说明发汗的禁忌和可能产生的危害，根据"先病而后生寒者治其本"的原则；而从"先寒而后生病者治其本"的原则可以理解条文102、117的治法。故章氏言，"《伤寒论》中有关表里先后、标本缓急治法之理论，皆本之《内经》而具体运用也"。

4）分论六经病候

《伤寒论》六经病候的辨证施治精神源于《黄帝内经》，如太阳病的典型症状：脉浮、头项强痛，恶寒（或恶风）而发热，可在《素问·生气通天论》《素问·脉要精微论》《素问·刺志论》找到理论依据，而太阳病的基本治疗法则，本于《素问·热论》《素问·玉机真藏论》《素问·阴阳应象大论》《素问·风论》《素问·六元正纪大论》《素问·至真要大论》等，其条文42、44、45、46、51、52、57、113、141等太阳病篇的正常治法正与经旨相合。此外条文 166 本之《素问·阴阳应象大论》"其高者因而越之"的治法，条文 174、175 病源本之《素问·痹论》"风寒湿三气杂至，合而为痹也"，痛的原因，则是"痛者，寒气多也，有寒故痛也"，前者主以桂枝附子汤，后者主以甘草附子汤，则本之"其逢湿甚也，阳气少，阴气盛，两气相感，故汗出而濡也"的理论。

阳明病提纲及主要症状初步面貌都从《黄帝内经》中来，阳明病烦热的基本原理，正如《素问·逆调论》所说，是阳盛的关系；阳明病胃实谵语，条文 210、212、214、215 皆本之《素问·阳明脉解篇》"阳盛，则使人妄言骂詈，不避亲疏，而不欲食……"阳明病"清热"的原则正是《素问·至真要大论》"热者寒之"及"热淫于内，治以咸寒"之法，条文 208、213、215、241"通腑"的原则，源于《素问·热论》"其满三日者，可泄而已"，《素问·脉要精微篇》"中满者泻之于内"，用药依据，亦本《素问·六元正纪大论》"攻里不远寒"，总的是为了"下之则胀已"。

《素问·热论》"三日，少阳受之……故胸胁痛而耳聋……"，《素问·脉解篇》"少阳所谓心胁痛者，言少阳盛也"，是少阳病篇中基本证候 263、264、266、96、97 条的来源，章氏借成无己注文，提出仲景运用《黄帝内经》阴阳表里的理论，具体分析邪机在半表半里的证候，从而知仲景对于少阳病之治疗，既不取汗，又不取下，指出汗、吐、下误治的病变，创造了小柴胡汤和解表里之法。

太阴病的辨证施治总则，除根据上文阴阳、表里、寒热、虚实之义，更本于《素问·太阴阳明论》，其中条文 277、279 最是明显。故章氏言，阳明篇定义为胃家实，固是指胃，太阴篇第一语即曰腹满而吐，吐亦指胃也，故知阳明与太阴病位悉同，所当辨者，寒热虚实而已。

《伤寒论》六经病，三阳主重在太阳、阳明，三阴主重在少阴，少阴病生死大局关系更大，关键在正气与阳气之存亡，故少阴篇中条文不同于其他诸篇，论可治与不可治及死亡的较多，对恶寒、蜷卧、四逆、自利、烦躁、脉微细弱等的辨证，非常细致，如 288、295、296、297 条，论阴阳寒热之机，皆本之《灵枢·论痛》"多热者易已，多寒者难治"，治则本于《素问·至真要大论》"逆者正治，从者反治"等。

厥阴篇条文所论病因、病机以及治则，错综复杂，尤其以寒热胜复之义为主要，故所论以厥逆病机为多。章氏认为其条文 331、332、336、342 所论，要在阴阳消长，寒热胜复，实际是邪与正纷争之局，虽在厥阴篇中具体论述，实赅伤寒热病全局言之，皆本《黄帝内经》阴阳寒热理论发挥，于厥阴病篇中更见发展的蹊径。

（2）以大司天论各家学说

章氏刚开业期间，在治疗小儿天花的实践经验中，多以寒凉致败，温补获效。这些治疗，当时都是根据辨证施治的原则，以立法处方，但却与一般认为天花多数热证的认识相异，因而他对所值天花，何以多为虚寒证感到疑惑，从而详稽宋代以来小儿名家治痘专书，其论有主寒凉、有主温补，同一疾病，而立论施治大相径庭，却各有其实践依据，为此章氏进一步研究，见王朴庄、陆九芝等推论《黄帝内经》司天在泉岁运递变之说，从而推求明、清两代几个儿科名家或主寒凉或主温补者，多符合于陆氏所写年表的情况。进一步继承柳宝诒学术思想，推论历代著名医家主寒、主温的不同流派，亦多与运气理论相符，因此认为可能与岁运的影响有关。

其考《黄帝内经》中的运气学说，认为是古人对自然界现象变化规律的认识。人与自然息息相关，所以岁运与疾病是有一定的关系，有其合乎科学的一面，从而作《宋以来医学流派和五运六气的关系》一文，阐述这些学派的形成，不是在于各家的主观愿望，有意标新立异，乃是这些学者能充分运用辨证施治的精神，了解客观情况，通过自己的实践经验加以总结而形成的，并且该学派各代表人物所处的社会背景、具体条件等也起着决定因素。

中医学在长期发展过程中，其理论体系基本上都是一脉相承的。北宋末年，各家纷起，下逮明、清，有些医家著书立说，阐明《黄帝内经》《伤寒论》《金匮要略》等理论有功于医事者，颇多不显于当时，而大为世用于身后；也有学术理论显用于当代，而不合用于后一时期的，其中有种种关系，可联系岁运、气候变化为说据。章氏认为这是比较全面地理解医学流派的形成。

章氏同时提出所谓大司天，是举其大者言之，事实上在运气学说中，有逐年的岁运，应将主运、客运、主气、客气等结合起来通盘考虑，不能拘泥于寒水大运而死板地以温法统括一切。从杨栗山乾隆九年甲子（1744 年），寒水大运，证多阴寒，治多温补，纵有毒火之证，亦属强弩之末，说明六十年寒水运中，有值小运而灵活用凉之例，何况又有地理、体质的不同。并以1961 年石家庄与北京两地流行性乙型脑炎患者，病型有偏热、偏湿之异，治法便有出入，不只是一般清热解毒的方法。其主张研究运气学说，必须首先较全面地掌握这个学说的具体内容，才不至于误解某些问题。

章氏强调自己并非完全沉湎于"运气学说"之辈，在论运气学说的历代医家中，主张某年应该生某些病，用某些药，作为一种规律看待的，仅有马元素、程德斋辈，其他医家，已皆知其非。然则运气学说除此而外，研究自然界气候变化影响人体而生疾病的理论，以丰富辨证施治，其认为对运气学说既不应轻易否定，也不要刻舟求剑。

（3）研究温病辨正究惑

章巨膺对温病的认识，可从《温热辨惑》中得窥一斑。此书是章氏任教于上海国医学院时所编的温病学讲义，其有感于近世伤寒、温病之争，遂摭拾前人学说，欲以辨正究惑，故标名为《温热辨惑》。

章氏尊崇陆九芝《世补斋医书》中的温热病学说，并承恽铁樵之观点，认为《伤寒论》之书名是广义的伤寒，除外感伤寒、中风之外，尚包含温病、春温、暑温、湿温、伤暑、湿热六种温热病；又引入近代科学理论，阐述发热的原因，以及六种温热病之病理。其以《世补斋医书·广温热论》为蓝本，梳理归纳了温热病之"主病证候""兼见证候""特殊证候""脉舌证候"等，将发热恶寒、寒热往来、头项七诊、骨楚八诊、胸胁腹诸诊、二便诊、七窍诊、烦躁、呕吐、口渴、汗、神志列为温热"主病证候"的诊断，认为温病中发热汗出为必见证，其他各因时令之异、六气之殊而不同，将温病初起病型，按春温、暑温、湿温、伤暑、湿热归纳；将咳嗽、发黄、下痢、痰水、食积、气郁、蓄血、亡血、哮喘、脘痛、疝气列为"兼见证候"的诊断；将阐释小儿、妇人、虚体等特殊体质的证候归为"特殊证候"；将脉象、舌苔的诊法归为"脉舌证候"，尤其对舌苔诊法加入了章氏和恽氏的经验。并综合方书之要，兼采刘河间、吴又可诸家方剂，分列解表、清热、和解、攻下、化湿、清暑、清补、温中八剂，共 61 方，熔经方、时方于一炉，详实记录温热病治验 13 则，案语言简意赅。

（4）统一伤寒温病认识

章氏回顾伤寒、温病理论发展历程，认为伤寒论对外感病的系统论述，为后世提供理法方药的原则，从而被历代医家所崇奉信守，但历代对伤寒、温病多有争论，特别是明清两代，温病专著大量涌现，伤寒、温病截然分为两种系统，由于在理论上分了家，在辨证上有了新的认识，论治上亦大有不同，很多医家提出了伤寒方不能治温病。在这期间也有尊崇仲景伤寒论的医家认为寒温本是一家，温病在伤寒范围之内，不应另立门户，治疗上更不能越出伤寒范围。针对这些争议，章巨膺认为伤寒、温病皆属于中医学"外感热病"的范畴，理应在理论上统一认识。虽然伤寒、温病在理、法、方、药各方面有所差异，但两者在许多地方可以一致起来，如仲景指出温病不可误汗，正是意味着不可用辛温发汗，为后世辛凉解表法则的嚆矢；又如在阳明病方面讨论的内容，几乎都能为温病学说的张本；少阴病的黄连阿胶汤等，都是温病"滋阴补液"治则的先声。后世论温诸家亦多有这种看法，章氏在前人基础上总结出"伤寒学说是温病学的基础，温病学说是伤寒论的发展"。

1）寒温实质在正邪

章氏认为伤寒论的基本内容六经分证，不应被单纯看作是六类证候的代名词，六经的实质在识别、权衡"正""邪"之间的关系，即导致疾病的致病力和人体反应的抵抗能力之间的势力问题。三阳证是正气盛、邪气实的病势，人体自卫抵抗能力强盛的时期；三阴证是正气虚、邪气深的病势，人体自卫抵抗能力不足或衰竭的时期。六经辨证的出发点建立在整体观点的基础上。

温病的立论中心是卫气营血和三焦的辨证体系，本质上代表着与六经不同类型的症候群，它的辨证重心在正邪相持极其复杂的斗争中，亦即致病毒力很炽盛，人体自卫抵抗力很繁重的形势下。其认为叶天士的卫气营血理论除了在程序上区别病情的轻重深浅外，更重要的是从实践经验中将卫气营血四个阶段归纳为都是正气盛，人体抵抗力没有衰弱的阶段，重点集中在阳证方面，这种辨证法源于仲景伤寒论的传统，是发扬伤寒论的辨证精神；而"三焦"辨证明确与"伤寒论"不同的是由上及下、由浅入深的归纳方法，吴鞠通《温病条辨》中对"正""邪"间的认识则可归纳为上焦是正盛邪浅的阶段，中焦是正邪两盛的阶段，下焦则到了正衰邪深的阶段了，同样可统一在"正邪"病势的阶段中。

2）明确传染病范畴

章氏指出温病属于伤寒系统，只是更多地指向传染病方面，后世温热病在疾病数量增多、病变更加复杂的情况下，讨论的正是伤寒论所未完备的部分热病，发展到清代才系统起来。

温病名称最早见于《黄帝内经》，《素问·生气通天论》《素问·金匮真言论》概念性地提出温病原因，文义的精神是根据自然现象的规律，以"天人合一"的概念来解释，若"冬伤于寒""冬不藏精"，机体的内环境与自然的外环境没有取得统一协调，内部生理产生了弱点，使疾病容易侵袭，至春天容易患热性病，内经时代的温病认识只是指出要掌握摄生的规律来防止疾病的发生。而张仲景对于温病的认识，则只是辨证上的识别，没强调它属于传染病性质。

章氏认为从后世温病学家对伏气新感的症状描述，可知这是两种类型的疾病，尤其伏气温病一系列中毒症状，大部分是现代急性传染病的临床表现，伏气新感之分，与其说是感邪后发病迟早的依据，不如看作是一种区别某些传染病的辨证方法，其中"异气""温气""春温之气"正是蕴蓄着传染的含义。而明清时期众多医家扩大了论证的范围及对传染病的认识，指出呼吸道传染病的一个系统，特别对发疹性传染病加以讨论，这些可与现代传染病一一印证，温病学说的发展奠定了祖国医学对传染病的认识。

3）丰富诊断充实方药

章氏认为温病学说提出的查舌、验齿、辨斑疹、诊耳目等，特别是对舌苔的诊断，是对外感病诊断的丰富。

而金代刘河间在亲身体验到热病用辛温解表的错误后，打破常规用辛凉解表、通里清下的治疗法则，为后世温病治疗方法导引了方向，其后张从正、王安道、陶节庵、吴又可在温病治疗方面的理论为之确立辛凉解表的规矩准绳，至吴鞠通《温病条辨》正式系统地订立银翘散、桑菊饮等辛凉解表代表性治方，于是为热病初期治疗扩充了方法，不再单是伤寒论麻桂辛温的一种方法。加之在病因上对新感与伏邪的认识，对温热病治疗里热的清法丰富起来，除了应用张仲景伤寒论中的白虎汤一类方药外，突出清营凉血的犀角地黄汤，芳香开窍的清宫汤、牛黄丸、紫雪丹、至宝丹等伤寒论所不备的方药。温病学家认识到热性病最易耗伤阴液，尤其在温病后期，应特别重视保养津液，提出加减复脉汤、大小定风珠、护阳和阴汤、五汁饮等扶正达邪的方药；补充伤寒论中没有的湿邪的种种治疗方法，如"芳香化湿""辛温燥湿""淡渗分利""辛开苦降"等，使湿去而热无所依，充实外感病治疗。

3. 医案萃选

（1）风温案

李男，住虬江路敬止里十五号。

初诊：一月六日。形寒发热略有汗意，头重且痛，骨楚而酸，颐肿喉痛，咳嗽不爽。是风温之邪为患。脉弦数，舌白润，病尚在表，当解外。

> 荆芥一钱五分，薄荷（后下）一钱，元参一钱五分，桔梗一钱，淡芩一钱，防风一钱，连翘三钱，马勃一钱，僵蚕一钱，牛蒡子（炒，研）三钱。

再诊：一月七日。前药两进，得畅汗，形寒已解，喉痛稍减，颐肿较软，头痛略瘥，惟热度尚高。还当从前方加减再进。

> 羌活一钱，防风一钱，马勃一钱，桔梗一钱，薄荷（后下）一钱，射干一钱，荆芥一钱，赤芍三钱，连翘三钱，僵蚕（炙）一钱，牛蒡子（炒，研）三钱。

三诊：一月八日。热轻减，颐但肿不痛，头痛骨楚均除，风温之邪已成强弩之末。再予疏风清热，病当瘥。

> 葛根一钱五分，羌活一钱，银花二钱，桔梗一钱，杏仁三钱，连翘三钱，薄荷（后下）一钱，赤芍三钱，黄芩一钱，牛蒡子（炒，研）三钱。

（2）温邪在阳明

许童，住宝昌路濂溪坊六十五号。

初诊：三月十四日。脉数疾，舌深红，终日昏沉欲寐，热甚高，似有汗意，咳嗽不畅，口渴索饮甚多，而小溲短少，此温邪在阳明之候。表里热均炽。病情不廉。

川连四分，淡芩一钱，知母一钱五分，象贝三钱，杏仁三钱，葛根一钱五分，芦根一两，赤、猪苓各三钱，天花粉一钱五分。

再诊：三月十五日。热高昏沉依然如昨。唇舌殷红不甚润，脉数疾不减昨日，昨药不应，证势反趋剧。热甚入营，津液有受劫之象。亟宜凉营解热，拟犀角地黄汤。

乌犀尖（镑细，冲）二分，丹皮一钱五分，川连四分，黑山栀一钱五分，鲜生地四钱，知母二钱。

三诊：三月十六日。得犀角地黄汤，热势弛减，舌绛之色略淡润，病势顿见松懈，欲咳不畅。拟减小前方之制，酌加宣肺之品。

乌犀尖（镑细，冲）一分，丹皮一钱五分，象贝三钱，桑叶三钱，鲜生地四钱，山栀一钱五分，杏仁三钱。

四诊：三月十七日。热已大减，舌色逐渐淡润，咳亦爽利。脉象犹有数意，只算是余波，不足虑矣。

鲜生地四钱，杏仁三钱，炙草六分，知母一钱五分，象贝三钱，桑叶三钱，葛根一钱五分。

（3）温邪从少阳转阳明

陈男，住华路华兴里。

初诊：四月十日。发热有起伏，日晡之后热渐重，黎明之后热渐轻，如此者已七八日。口味作苦，胸胁略痛，耳窍失聪，脉象数似有弦意，此温邪在少阳之分。前人所谓邪欲出表而不能透达，欲陷里而未得空隙者，此证类是。拟仿达原饮法。

青蒿一钱五分，淡芩一钱，槟榔六分，柴胡八分，白薇一钱五分，白芍三钱，甘草六分。

再诊：四月十一日。热起伏依然如前，不过入夜较轻。脉搏舌苔无出入，再当以前法继进。

青蒿一钱五分，淡芩一钱，甘草六分，枳实一钱，白薇一钱五分，白芍三钱，葛根一钱五分，竹茹一钱五分。

三诊：四月十二日。热起伏不如前之明显。口渴耳聋，脉弦数，舌红，热壮时汗甚多，汗出热弛减而不退清。病型与前日不同，阳明温病之候也。

生石膏三钱，葛根一钱五分，甘草六分，薄荷一钱，淡黄芩一钱，知母一钱五分，连翘三钱，山栀（炒）一钱五分。

四诊：四月十三日。改用白虎汤之后，热减无弛张之状，是药已中病。脉至数已和缓，舌红亦淡润，病将愈于阳明，不致复有变迁。

葛根一钱五分，连翘三钱，芦根一两，赤、猪苓各三钱，淡芩一钱，薄荷一钱，甘草六分。

四十五、季鸣九

1. 生平简介

季鸣九（1907—1977 年），锡北长安桥镇人。14 岁时，父亲季兰初认为学医可以疗人疾苦，拯救生命，即让季鸣九向当时锡城著名医家沈奉江学习内科 4 年。19 岁时，季鸣九又向邓季芳医师学习，邓师是龙砂名医邓星伯堂弟，内科诸多学术继承于无锡盛巷曹氏儿科，而外科学术继承高秉钧"外科内治"思想，季鸣九随邓师临诊 1 年半，由是内外兼精。

虽已跟随名医学习多年，然季氏好学不辍，又入无锡中医讲习所学习，于 1929 年毕业，1952 年复又参加第一届无锡市中医师进修班，前后学医共约 10 载。

1925 年 7 月，季鸣九开始在无锡开业应诊，此后独立应诊 30 年，名满锡城。于 1955 年 1 月结束个体营业，同年 2 月入职无锡市第一联合中医医院。1962 年更名为无锡市中医医院，季鸣九任中医内科主任。

季鸣九在工作中勤勉务实，一丝不苟，态度诚恳，体贴患者，每每看诊，都会延迟下班时间，有时甚至诊治至下午 1 点，看完患者才回家，有兄弟医院约请会诊，从不推却，并自贴车费，病假期间，有人求治，仍在其居室为病患诊治，此种敬业精神着实令人钦佩。

季氏在学习上也十分勤勉，晚年虽身体有病，但仍订阅医学杂志多种，并将其按目录分门别类，专门建立索引卡片，取其中先进经验，结合自身临床心得，再运用到平日诊病过程中，热爱钻研各类中草药，收集单方验方，修订整理各种肿瘤治疗方法，不遗余力推动和提高中医工作。十分注重对年轻中医的培养，常为他们写专题，上辅导课，讲解十分认真，对于学员提出的问题往往耐心解答，临床遇到疑难病例时，还会作出自己的分析，使学员易于理解，对己学而不厌，对人诲而不倦。

2. 学术思想与临床经验

（1）六经辨证，规律谨严

季鸣九认为，张仲景的六经辨证是在《黄帝内经》的理论基础上进一步发展了辨证论治的核心。《伤寒论》六经标题，首先揭示"辨三阳三阴病脉证并治"，把伤寒病概括为发展过程中六个阶段的变化。篇中每经各有主证，如"太阳之为病，脉浮、头项强痛而恶寒"，这是太阳病的总纲，而后又立出麻黄汤证、桂枝汤证、大青龙汤证等以汤名证，这是因为同样具有太阳病的主证，可随人体质的虚实、病邪的深浅，表现出同中有异的证候，就须作出区别的治法。麻黄汤证在于表实无汗，桂枝汤证在于表虚有汗，如果麻黄汤证更有烦躁，则成大青龙汤证，加石膏以清里热。《伤寒论》还分经证与腑证两类，太阳病分的中风伤寒是经证，蓄水、蓄血是腑证。阳明病燥热证，以白虎汤为主方为经证；阳明病燥实是腑证，以承气汤为主。《金匮要略》又论述三因，以专病专证成篇，题示揭出"辨其病脉证治"，如百合病的主证以百合剂，黄疸病的主证以茵陈剂，热病的主证以黄连剂，胸痹病的主证以栝楼薤白剂等。季氏认为，张仲景治伤寒杂病，分论各证，对辨证论治的原则方法，规律谨严，在临床实践中有着积极的指导意义。

（2）膏滋进补，调补气血

季鸣九重视膏滋药的服用，强调人身离不开气血，而气血是由五谷五味精微所生，气血充盈时，营卫充沛，精神强健，但情志喜怒，饥饱劳逸都会耗气伤血，想要调补此种亏虚，惟有补品。季氏认为，人参、黄芪可补气，莲子、大枣可补脾，但都是片面滋养作用，难收十全之功。所以每到冬令时节，都会推荐患者服用膏滋药，盖膏滋药是由多种药品制成，并非单单只有补益之功，还有去除疾病之效，对于阳虚患者可用温补，对于阴亏患者可用清补，滑脱患者可用涩补，无病百姓可用平补之法，气虚者益气，血虚者补血。

季鸣九开膏滋药不是一味滥用补益药物，常取"少火生气"理论。此思想最早源于《素问·阴阳应象大论》中"壮火之气衰，少火之气壮；壮火食气，气食少火；壮火散气，少火生气"一说，张仲景在《金匮要略》中也多处活用此理论，最常用的就是补益脾土之药与附子、干姜配伍，如附子粳米汤中的粳米、甘草、大枣不仅可以制约附子之毒，还可助附子扶阳之能；再如肾气丸，方中少量桂附补肾助阳，柯琴曾对此作解释："此肾气丸纳桂附于滋阴剂中十倍之一，意不在补火，而在微微生火，即生肾气也。"

（3）伤寒结胸，颇具心得

季鸣九对伤寒结胸证颇有治疗心得，认为其病机是水饮与邪气相搏结于胸中或心下。此类证候可因误治，也可非因误治所致，情况较多。

在《伤寒论》中对于误治所致结胸证的记载为："太阳病，脉浮而动数，浮则为风，数则为热，动则为痛，数则为虚。头痛发热，微盗汗出，而反恶寒者，表未解也。医反下之，动数变迟，膈内拒痛，胃中空虚，客气动膈，短气躁烦，心中懊恼，阳气内陷，心下因硬，则为结胸，大陷胸汤主之。"说明这类结胸证乃太阳病，本不可下，因误治反下之，致患者正气受损，表邪内陷，水热相结在里。季鸣九认为，对于此类伤寒结胸，非发汗所能表解，又因结不在胃，吐法也不适宜，只可用大黄、芒硝、甘遂以行水法，使热毒与水毒都从小便中排出。

对于非误治所致结胸，《伤寒论》中记载为："伤寒六七日，结胸热实，脉沉而紧，心下痛，按之石硬者，大陷胸汤主之。"伤寒六七日正是由表入里时，若患者原有水饮，则传变就不循少阳阳明之矩，而是热与水结，致伤寒结胸证，因其无大热，需与柴胡汤证心下痞硬所鉴别。

另有"太阳病，重发汗，而复下之，不大便五六日，舌上燥而渴，日晡所小有潮热，从心下至少腹，硬满而痛，不可近者，大陷胸汤主之"之言，此证为太阳结胸兼有阳明内实，是结胸证中最剧者，虽然因误治误下以重伤津液，然痰饮还是结于胸胁，实热结于胃肠，仍可选用荡涤之剂。

对于寒实结胸证，季鸣九指出，临床也能见到，"寒实结胸，无热证者，与三物小陷胸汤，白散亦可服"，多因素有寒涎，内陷热气，固有水毒所寒化，结实于胸廓，而有上迫咽喉之势，以其无燥渴潮热等候，故用热性之巴豆为主，配上桔梗、贝母以除痰解结；水热上乘之证，"结胸者项亦强，如柔痉状，下之则和，宜大陷胸丸"，饮邪并结，水热上乘，症状稍轻于大陷胸证，但其病势连甚于项背，故可用葶苈子、杏仁逐胸中之水，佐以大黄、芒硝引水毒下泄。

最后小陷胸汤证为"小结胸病，正在心下，按之则痛，脉浮滑者，小陷胸汤主之"，这是与大陷胸汤证进行了一个比较，仍是证在心下，按之则痛，但没有硬满或痛及少腹，手不可近如此之剧烈，故不用峻下逐水，可仅用黄连、半夏、栝楼实消痰解凝以宽胸。

季氏对伤寒结胸的各类证候细致分析后，再结合自身临床经验，总结出若结胸证，脉浮大，本不可以用下法，但若已经有了烦躁之相，不下也会死，对于这类热实硬满的患者，可用大陷胸汤直折之；而对于小实按痛者，可用小陷胸汤小陷之；对于寒实结胸者，用三物白散以峻逐之；水热上乘者，用陷胸丸以缓攻之。伤寒结胸病乃危重证候，需反复思虑审慎，方能选择适宜方剂。

3. 创方举隅

（1）已溃冻疮三仙丹

　　主治：冻疮溃后有脓，不易收敛。

　　组成：橄榄核煅灰二十枚、五倍子五分、白及四分。

　　用法：共研细末，将药末用麻油调涂，或可将西药黄凡士林五匙，调和成胶。依溃处大小，将胶涂于蜡纸一薄层盖上，早晚各换一次，换时将鲜蚕豆叶煎汤洗之疗效更好，约用旬日即可完好。

（2）内消漏管丸

　　主治：漏管。

　　组成：潞党参一两、青箱子一两、制首乌一两、当归尾八钱、赤白芍各六钱、胡黄连六钱、象牙屑一两、炙猬皮八钱、枳壳六钱、炙甲片六钱、蜣螂虫十五个、蝉蜕七钱、槐角八钱、蜂房三个、制僵蚕八钱。

用法：共研细末，以柿饼六枚，用浓茶浸打烂，后和入，炼蜜糊丸，如赤豆大，收藏在干燥处。每日上午十时及夜分临卧，各服二钱，开水送下。

（3）溃疡粉

主治：消化性溃疡出现脘痛、嗳气、吞酸、泛恶时，或大便有轻度隐血。

功效：镇痛、制酸、和胃、止血。

组成：乌贼骨一钱二分、白及八分、甘草八分、广木香五分、砂仁三分。

用法：共研细末，上味为一日量，分三次，饭前一小时开水调服。酸水多泛者加入煅瓦楞子末一钱；有高血压者去甘草，用白蜜调服；在大量出血时，先服参三七末一至二钱，随时开水调服；小量出血时，在溃疡粉中加入花蕊石末五分。

四十六、叶秉仁

1. 生平简介

叶秉仁（1908—1994年），江苏江阴华士镇人，为叶氏第十二代传人，江苏省首批名中医。在父亲叶慎之的引导下，叶秉仁步入岐黄生涯。年少时博览群书，熟读祖先医著《袖中金》和《叶氏珍藏秘方》。19岁考入上海中国医学院深造，这期间曾拜师曹颖甫，受其影响颇深。1931年毕业返乡，复师从魏菊观。

1932年华士镇暴发流脑，叶秉仁用清瘟败毒饮等救治，屡起沉疴。1935年考入南京中央国医馆特别研究班，深入研究中医经典1年，结业后继续行医于华士镇。1946年霍乱流行，他在华士组建临时医院，收治144名患者，治愈133人。1947年他赴无锡医事人员讲习班进修西医1年，由此学贯中西。

1949年叶秉仁参加组建江阴县华士人民诊所，1966年参与苏州地区乙型脑炎抢救小组工作，创制"银翘青板汤"疗效显著。1978年被评为江苏省名老中医，并获得省卫生先进工作者称号。

叶氏医术精湛，从医近60年，因长期在乡镇行医，练就过硬的临床技术，既能打针挂水、胸腹腔穿刺，又能开中药方子，兼具中西医两种技能，擅长内科，并在治疗危急重症方面有丰富的临床经验，是东南乡知名的好医生，被誉为"老一辈名中医中能出急诊一线，上得了门诊，管得了病房的为数不多的中医实干家"。

叶氏善用经方，但不拘泥于一家一派之学，经方、时方、民间验方、单味草药均用。秉承龙砂流派融会新知、衷中参西的理念，一生致力于中西医结合的临床探索，被誉为"江阴中医界实行中西医结合之先驱"，龙砂医学流派的代表人物。叶秉仁先生弟子众多，女儿叶鉴芬继承家学，专攻儿科；女婿陈祥生亦为其弟子；还有龙砂医派代表性传承人黄煌等。2018年出版叶氏的临床经验《叶秉仁医论医案》是由黄煌、陈祥生整理完成，对临床大有裨益。

2. 学术思想与临床经验

（1）重视经方，关联今病

叶秉仁重视《伤寒论》，熟用经方。叶氏就读上海中国医学院时，上海中医名家云集，流派纷呈，特别是日本汉方复兴对中医界影响很大。章太炎时任上海中国医学院院长，不少教师精研经典，擅用经方，诸多经方大家授课，譬如陆渊雷讲授《伤寒论》，思路新颖，讲授得法，叶秉仁深受影响，其后又跟随经方大师曹颖甫先生学习，并深入学习华士龙砂姜氏医学等，由此深受影响，使得叶秉仁的经方思维独树一帜。

叶氏临证实践中，验证诸多经方的奇效，常用经方治疗消化系统疾病。三黄泻心汤泻火止血荡涤肠胃，治疗温病极期、肠伤寒出血、中毒性菌痢等，大承气汤治肠梗阻，白头翁汤治热毒痢，葛根芩连汤治急性肠炎，黄芪建中汤治虚寒胃痛，芍药甘草汤加金铃子散治胃溃疡疼痛；对于呼吸系统疾病，常选用小青龙汤治外感痰喘，苇茎汤治肺脓疡，桔梗白散治痰喘顽疾；运用经方治疗心血管疾病，依据《伤寒论》"心中懊恼""烦热胸中窒"，针对气郁化火征象的胸痛选用栀子豉汤；瓜蒌薤白半夏汤治疗冠心病、肺心病；经方治疗杂病，阳和汤治坐骨神经痛，当归四逆汤治血虚厥寒头痛。

叶氏坚持有是证、用是方的原则，常能不拘常规，别开生面。1970年初，叶氏诊治冠心病患者时，常用栀子豉汤加瓜蒌、薤白、丹参等治疗胸闷痛，伴烦躁失眠、胸闷如窒、舌红、苔腻满布等气郁化火的征象。叶秉仁善用合方，如华士钱家场刘姓男孩发热咳喘10余日，并现惊厥，诊断为麻疹肺炎。前面诊治的医者首用辛凉，继用甘寒，终投羚羊、紫雪，迄无转机。延请叶氏，此时患儿危象已见，舌绛而干，脉象细数。叶氏选用小青龙汤合三仙汤，小剂小青龙汤辛温以透解定喘，大剂三仙汤甘寒以救阴，另磨服羚羊角尖，一剂即见转机，转危为安。

叶秉仁认为，"当今一个好的中医临床医生，不但要有坚实的中医理论基础，而且也要通晓现代医学知识"，强调西医诊治疾病的重要性，注重探索经方与现代疾病的关联，以微观见长的西医学和强调整体观念的中国传统医学在疾病的诊治方面各有千秋。面对危急重症，叶秉仁主张先辨病后辨证，中西医结合治疗。以脑血管疾病为例，先辨病，采用调压、止血、脱水、维持水电解质平衡及预防感染，后辨证，分别用息风开窍、养阴生津、疏涤肠道、豁痰清脑、补气活血等法，能提高疗效。患者苏士桥陶女，叶氏通过西医叩诊，发现右胸第四肋间呈浊音，结合临床表现，诊断为肺脓疡，乃用麻杏石甘汤合苇茎汤加入解毒透脓之品，两剂向愈。由上可见，叶秉仁强调西医对现代疾病诊断以及西医诊疗下的疾病发展，争取治疗上的主动权。

（2）善于合方，辨析疫病

叶秉仁将经方与温病方结合，治疗疫病，将《肘后备急方》治"温毒发斑"方即黑膏（生地黄、豆豉），配合泻心汤、白虎汤、栀子豉汤等治疗温热病入营烦热出血发斑。叶氏积极响应党的号召，研究本草，晚年又常将经方与草药合用，如白虎汤加大青叶、板蓝根、金银花、连翘等治乙型脑炎，葛根芩连汤加地锦草、马齿苋、望江南等治痢疾、肠炎等。

叶秉仁行医期间，经历4次流脑、4次霍乱的大流行，对于流脑的治疗，1932年依据卫气营血理论辨证施治，肺卫者，用麻杏石膏汤加减，入营血者，用清瘟败毒饮；1944 年选用中药联合西药磺胺噻唑治疗；1956 年选用中药联合西药磺胺噻唑和磺胺嘧啶；1965 年则全部选用磺胺嘧啶等抗生素及西医对症和支持治疗。从临床疗效来看，"首次纯用中药的疗效最差，末次流行基本上全用西药，死亡率亦较高，而中间两次都是中西医结合治疗，死亡率很低"。叶氏学习张锡纯《医学衷中参西录》，重视运用张锡纯经验方"急救回生丹""卫生防疫宝丹"。霍乱第一次流行期间，叶氏就以此两丹治疗预防，但效果不佳。第二次、第三次流行时，叶秉仁及时补液，纠正水电平衡，辅之张氏二丹，疗效有所提升。1946 年霍乱第四次盛行，将生理盐水、林格液大量应用，张氏二丹废弃不用，结合内服中药煎剂藿香正气饮、香连丸等，疗效显著提高。由八次疫病的经验，叶秉仁更加认识到中西医结合治疗疾病的重要性。

（3）研究本草，创制药方

20 世纪 70 年代初期，叶秉仁积极响应国家号召，研究中草药。在临床中不断探索中药的新用途，用马兰根、板蓝根治疗感冒，用白槿花、马齿苋、望江南治疗痢疾，用马兜铃、鱼腥草治疗咳嗽吐痰，用白花蛇舌草、虎杖根治疗肝炎，用仙鹤草、墨旱莲治疗出血，用合欢皮、夜交藤治疗失眠，割人藤、猫爪草治疗结核，夏枯草、豨莶草治疗高血压，金钱草、海金沙治疗结石，白花蛇舌草、半枝莲、半边莲、八月札、蜀羊泉治疗肿瘤，鱼腥草、墓头回治疗带下等。后来，创制了几首草药方，银蝉玉豆汤（金银花、蝉蜕、玉米须、赤小豆、连翘、浮萍、白茅根、冬瓜皮、车前草）主治急性肾炎；银翘青板汤治疗乙型脑炎、流行性感冒，该方由金银花、连翘、大青叶、板蓝根组成。

（4）擅长内科，中西结合

对于呼吸系统疾病，叶氏认为急性发作时以祛邪为主，邪去则培本，补肺应用玉屏风散，兼能固表而预防感冒；补脾宜用六君子汤，兼有化痰之效；补肾阳以金匮肾气丸；补肾阴以七味都气丸；补心以生脉散等。胃脘痛辨治有十二法，对胃肠功能紊乱，长期便秘腹胀，西药治疗无效，用升阳益胃汤治疗获得显效。对肝硬化腹水患者，针对其不同的适应证，或时以中药健脾补气，清泄瘀热与西药小剂量利尿剂相结合；或时以中药逐水，结合西医的支持疗法等，灵活运用，有机结合，收效较著。慢性肾炎因感受风邪，水肿加重或复发，应适时把握病机着重辛散祛风，淡渗利水，促使风邪与水肿并消。治风首分风寒、风热，风寒用苓桂浮萍汤加味，风热用银蝉玉豆汤；若白蛋白、红细胞不断从尿中丢失等病情进展时，肾脏开阖不利，制水无权，于是阴益伤而肿益甚矣。治疗时要燮理阴阳，顾护阴液以保肾阴，慎用温化和西药激素等以免损耗阴精。同时强调，注重益肾是以活血化瘀、清热解毒之法促进肾功能的恢复。

3. 医案萃选

（1）湿温化燥入血案

卞某，男，56岁，农民，1965年8月28日初诊。

湿温五旬，身热升而退，退而升，已是三伏四起。形体消瘦，夜来烦躁，皮肤干燥，脐周压痛，大便溏泄黄褐而臭，隐血（++），唇燥起裂，舌前半光绛，苔根部黄厚带灰。肠中积热熏蒸，化燥伤津，营络受伤。姑拟凉营生津，清肠止血。

处方：鲜生地一两（薄荷叶钱半同打）、鲜金石斛一两（先煎）、黄连一钱、制大黄炭二钱、黄芩三钱、黑山栀四钱、银花炭四钱、地榆炭四钱、炒槐花四钱，二剂。

8月30日二诊：体温37 ℃～38.4 ℃，胸胁颈部有白痦透出，其色晶亮。但热度起伏，矢气时转，大便如酱，灰苔未除。仍从原方加入清透之品。

处方：鲜生地一两（豆豉四钱同打）、青蒿三钱、佩兰三钱、黑山栀四钱、炒黄芩三钱、黄连五钱、银花炭四钱、丹皮炭三钱、地榆炭四钱、制大黄炭三钱、鸡苏散六钱（包煎），二剂。

9月1日三诊：体温37.3 ℃，昨晚解酱便一次，黎明汗出，白痦随汗而布，湿热之邪，外出痦透，里从便泄。

原方二剂。

9月3日四诊：发热已退，大便稍干，尚未成形，隐血（+），口干欲饮，灰苔已退，而根部尚厚，腑热已去大半。

原方去佩兰，加干石斛四钱（先煎），二剂。

9月5日五诊：昨天大便两次，量多色黄，隐血（-）。夜来汗出，白㾦又透，有饥饿感，舌质转润，而根苔尚厚。余邪未尽撤，从前意减制。

处方：干石斛四钱（先煎）、佩兰叶三钱、豆豉四钱、黑山栀三钱、炒黄芩三钱、炒银花四钱、制大黄炭钱半、鸡苏散六钱（先煎），二剂。

（2）湿困中阳案

徐某，男，4岁。1966年7月26日因"咳嗽月余，发热3天，呕吐抽搐半天"入院，诊断为乙脑（重型）？百日咳脑病？入院后即给予吸氧、降温（安乃近）、止痉、呼吸兴奋、脱水降颅压、静脉补液、激素、人工呼吸等措施，每日鼻饲流质及中药金银花、连翘、板蓝根、大青叶、龙胆、石膏、黄芩、菖蒲、郁金、陈胆星、牛黄抱龙丸等，病情反复变化无明显好转。

8月1日会诊：体温36℃～38℃（肛），神志昏迷，呼吸浅表，喉间痰涌，面色苍黄，眼睑浮肿，中午呕吐一次，吐出物为黄绿色水液，大便溏薄，舌苔腻，脉濡数，36小时前鼻饲的汤药经胃管流出。此为凉遏太过，湿胜于热，脾胃受困，水湿停聚中焦。拟平胃二陈汤加减，以燥湿运中宣窍。

处方：制苍术一钱、厚朴八分、炒陈皮一钱、制半夏钱半、茯苓三钱、九节菖蒲钱半、广郁金钱半、炙甘草五分，一剂。浓煎60毫升，分3次缓慢鼻饲，每次间隔3小时。

8月2日复诊：呕吐止，胃管内已无水液流出，面色苍黄转微红色，眼睑浮肿退，目睛灵活。是湿浊得开，中焦气机有转运之机，惟神志昏迷，浊热尚蒙蔽清窍。宜芳香开窍。

处方：至宝丹一粒，研细，分3次鼻饲，每隔3小时1次。

从此昏迷解除，病情日趋好转。

4. 创方举隅

银蝉玉豆汤

　　主治：风热型急性肾炎。

　　功效：清热、祛风、利水。

组成：金银花 12 克、蝉蜕 6 克、玉米须 20 克、赤小豆 20 克、连翘 12 克、浮萍 10 克、白茅根 30 克、冬瓜皮 12 克、车前草 15 克，水煎服。

加减：咽红痛发热者加紫花地丁、蒲公英；皮肤脓疮者加土茯苓、地肤子；恶风甚，脉浮紧，苔白者加荆芥、麻黄；恶心，苔厚腻，便溏者加茯苓、白术、半夏；尿检蛋白转阴后加生黄芪，补气健脾以善后。

四十七、邢鹏江

1. 生平简介

邢鹏江（1909—1988 年），江阴马镇人，17 岁受业于龙砂名医沈奉江，诣心苦读，后师从朱莘农，并得莘农兄朱少鸿先生指导，医业精进，早岁悬壶乡里。

1951 年响应政府号召，在当地组织联合诊所。1956 年以后，先后在青阳红十字医院、江阴县卫校、江阴县人民医院等单位从事医疗和教学工作。

邢鹏江从医 60 多年，一生刻苦钻研学问，治学严谨，师古不泥，基础扎实，对中医理论和医疗技术博采众长而自成一家。邢鹏江不忘初心，注重中医人才培养，临证带教，开坛授业，薪火传承，培养了一大批优秀中医人才，赤志铸精诚，心雨洒杏林。

邢老一生著述颇丰，曾任全国中医中级教材审编委员会委员、《江苏中医》杂志编委等职；还参加江阴普及中医教材《中医学简编》和《老中医医案选编》的编写工作，发表学术论文多篇。1960 年 6 月，出席全国文教卫生群英会并获奖章，1978 年被省政府命名为首批江苏省名中医，1980 年获江苏省先进工作者称号，1985 年，江苏省人民政府授予其省劳动模范称号。

2. 学术思想

（1）经方运用，灵活多变

邢鹏江临证多以经方为主，其案中多见酸枣仁汤、温胆汤、苓桂术甘汤、真武汤等经方，在临证之时又根据患者情况多将两方乃至多方合用加减，如以大柴胡汤合调胃承气汤治暑温之大便不行，附子大黄汤合白头翁汤治痢疾初起，葶苈大枣汤与三子养亲汤治外感之咳嗽等。

邢鹂江临证除直接使用经方之外，剂型的使用也是灵活多变。有汤丸同用者，如龙胆泻肝丸并汤入药以治痿证，碧玉散、玉枢丹入汤用以治湿温；有丸散变汤为用，如当归芍药散合桂枝茯苓丸合方为汤治疗异位妊娠；有药用代茶饮，如以玉竹代茶饮治疗心悸；另有自制丸散如归芍六君子丸等。

（2）温病辨证，得心应手

温病学辨证之法多以卫气营血辨证及三焦辨证为主，在邢鹂江临证之时两者均有体现。如湿温案中，邢老辨患者"发热渐止，凌晨身肤润，若有汗出状，便泄止，口渴欲饮，舌质绛，中心苔滑，脉数滑"是为"邪热由营转气"；如暑温案中，患者"热势忽高忽减，昏迷有深有浅，两手时强直，牙关紧，开合不利，呼吸不调，大便行，小便微黄，苔薄腻"，辨其"暑湿蒸痰，蒙阻清窍，祛邪由气及营"；如暑温发热案中，患者"昏迷渐醒，呕吐清水，苔腻"，辨其"湿热阻滞，中焦胃气失和"；患者"昏迷深，手足凉，胸腹灼热，呼吸困难，喉间有痰鸣漉漉之音，小便一夜至晨未解，膀胱有满状"，辨其"暑湿交蒸，湿热炼痰，壅阻上焦，肺失宣肃，不能通调利水"，其卫气营血、三焦辨证之法可见一斑。

（3）重视脾胃，治疗杂症

邢鹂江在临证过程中尤重脾胃之本的重要性，认为脾胃是虚损疾病发生的重要原因。邢鹂江云，"盖脾为后天之本，水谷之大源，脾气已虚，水谷之精微焉能尽其运化转输之能，而化气生血，以运养于全身诸脏者乎。源不充，流不盈，水谷之精微少，气血之虚不易复，肝肾之精华恒亏"，肺痨篇中还描述为"脾胃者，水谷之大源，后天之本也。饮食不足，脾胃谷气自衰，脾气虚则肺气虚，肺虚则气不化精，肾精少承，肾阴虚而生内热，午后暮晚，每为烘热，综合病机，乃脾肺肾三脏损怯，互赖资生制约之能失调矣"，足见其强调在虚损类疾病中对脾胃的重视。在病后虚损调理过程中也当注意脾胃之重要，如暑温一案，则明确指出："病后以胃药收功。"肺痨篇中直言："百病以胃药收功。"还有一些疾病与胃肠道关系密切，临证之时常从脾胃而治疗，如其在头痛篇中多次提道："头痛巅疾，皆从肠胃所生。"

3. 用药特色

（1）善用鲜药，效宏力专

在《邢鹏江临床实验录》中，共记载了23种鲜药，取材范围包括植物根茎，如鲜藕节、鲜生地、鲜糯稻根须等；草类全株，如车前草、鲜荔枝草、鲜鸭跖草等；另有部分动物类药物，包括猪胆汁、鲜鹅血等。按照具体功效，大致可以分为以下几类：清热凉血、泻火生津、解毒类，如鲜生地、鲜藕节等；养阴生津类，如鲜生地、鲜石斛等；化痰止咳平喘类，如猪胆汁、鲜竹茹、鲜竹沥等；利水消肿类，如鲜荔枝草、鲜车前草、鲜鸭跖草、鲜糯稻根须、紫背浮萍等；收敛止血类，如鲜白及、鲜三七等。

使用鲜药频次比最高的三类病案分别为发热案、水肿案、血证案，其频次比均超过50％，这些病多有热象存在。如发热案中发热、汗出、心烦等，常用鲜石斛、鲜芦根、鲜荷梗以清热化湿；中风案中患者常存在头痛便少、口舌臭秽等症，多以鲜生地、鲜石斛清热养阴息风；水肿案中易出现面目浮肿、小便赤少等症，多以鲜车前草、鲜荔枝草、紫背浮萍等清热利水消肿；血证案中胁痛发热、咳血、衄血等症居多，则以鲜生地、鲜三七等清热止血。

除了在处方用药中采用鲜药增强药性之外，邢老还多次使用单验方进行治疗。邢老在书中以黄芪、党参、青蛙肉作为食验方治疗红斑狼疮，据《东北动物药》记载，"青蛙鲜用或阴干使用，可全体入药"，有"利水消肿，解毒止咳"之功效，能治疗水肿喘咳、麻疹、月经过多等。在水肿案中，患者阴囊水肿皮色亮，小便少，大便不行，中西医结合三诊之后，患者整体症状改善，但局部水肿仍旧明显，邢老单用鲜荔枝草捣烂取汁内服配合绵白糖一匙，用唾液调匀，涂于阴囊及阴茎外皮。诸如此类单验方使用方法在全书中多次出现，有的目前已经有大量临床实践及实验研究证实，还有少数单验方需进一步整理挖掘研究。

全书医案共分42类，在遣方用药方面，邢老在使用鲜药时用量颇巨，以求量大效宏。普通药物多为二钱、三钱，但是鲜品使用大多一两以上，如中风案中患者出现忽然呕吐烦闷，转辗不休，渐入神昏，半月来手足右体偏瘫，唇燥齿干，有蹙眉状，神昏不语，小便赤色，大便秘结已3天，按脐腹硬，脉滑，左弦略沉，舌质绛干，苔剥而呈血翳。邢老分析其证属肝经风火，上入于脑，横窜于络，阳明积滞壅遏，相并为病。热郁愈久，营阴愈伤，浊气愈闭，危象迭呈，恐其变幻莫测。方中直接使用鲜生地一两、鲜石斛一两，以求清热护阴为用。

（2）针药结合，事半功倍

在临证过程中邢鹏江常以针药结合共同治疗。在面瘫、类中等疾病中，邢老常以针灸辅助治疗以收全功；在湿温病中则以穴位按摩结合汤剂共同治疗疾病，取利尿穴（取"眉峰"连线长度，以量当脐至脐下，线端处，即"利尿穴"。以大拇指按压，由轻到重。经两分钟时间，小便尿出约150毫升）按压辅助中药汤剂以清热利湿。

（3）衷中参西，结合施用

邢鹏江在临证过程中不局限于中医传统诊疗方法，而多次采用中西医结合手段为患者诊治。如肺痨一证，邢老在诊后记中直言"中西医药结合施用"，患者在十余诊之后诸症消失；又如虫病，予西医肠镜检查及抗虫药物呋喃丙胺结合中医而收全功；更有继发性血小板减少性紫癜患者，邢老认为患者的病情好转与西医的输液、输血、止血密不可分；在分析急性出血性坏死性小肠炎时，邢老认为，遇重症患者出现休克时，早期的西医干预对于降低死亡率、缓解循环衰竭有一定意义。

4. 医案萃选

（1）乳癖案

刘某，女，41岁，农民，沙洲人，乳癖。

初诊：1970年9月11日，乳房肿块坚结，右较左大，大者如鸽卵，小者如梅核，触之硬痛，皮色无变，适逢经水先期，情绪欲躁，舌红润苔心滑，脉弦滑，肝经气郁化火，阳明痰热，相并入络，上走于乳房，凝结为乳房肿块。宜疏肝和络之法。

方予：白芍三钱、淡昆布四钱、炒白术三钱、蒲公英一两、川楝子三钱（打）、海藻四钱、忍冬藤一两、橘叶三钱、黑山栀三钱、炙鳖甲五钱（先煎）、泽泻三钱，5帖。

复诊：9月25日，投调肝理气、和络化痰、软坚之药，乳房胀痛减，核块似乎略软，触之不感辛痛，药守原制。

原方忍冬藤改银花三钱，加炙甲片一钱五分，10帖。

三诊：10 月 15 日，乳房结块肿硬软和，形盘缩其半，心胸宽适，无名烦躁情绪也减。足见肝气得疏泄透达，阳明痰热亦应渐化，故坚者渐软，肿者渐消，有消散之望。药从效进。

方予：白芍三钱、黑山栀三钱、昆布四钱、炙鳖甲五钱（先煎）、天门冬四钱、川楝子三钱（打）、丹皮三钱、海藻四钱、炙穿山甲片一钱五分（先煎）、蒲公英一两、橘叶核各三钱，10 帖。

（2）坏死性肠炎案

朱某，男，49 岁，电工，腹痛。

初诊：1976 年 6 月 15 日下午 5 时。自 6 月 14 日中午饭后腹痛泄泻 3 次，当晚腹痛下血如豆沙汁。15 日晨、午各腹痛下血 1 次，如豆沙汁。体温在 38 ℃左右。昨午饮食如常，饭后便泄呕吐，寒热交作，自晚迄今，便泄 3 次，如豆沙汁血水，腹痛，胸腹痞胀，舌红苔白厚，中心裂纹，脉濡细数。乃湿热蕴毒，积滞壅阻，清浊混淆，肠络受损也。治宜分清泄浊，理气导滞，宁络止血。

方予：柴胡一钱五分、玄明粉一钱（冲）、地榆炭五钱、制军三钱（后入）、生甘草一钱、佛手三钱、青陈皮各二钱、广木香一钱五分，1 帖。

二诊：6 月 16 日，昨晚微汗润肤，发热逐退，今早便泄 1 次，无粪便而仍如赤豆汁，舌苔黄垢，腹痛较减，肠腑积滞壅阻，渗血与水旁流，前方加减。

原方制军改制军炭三钱，加枳实二钱，1 帖。

三诊：6 月 17 日，腹痛减，便下之物色转黄褐，但尚未见有粪便，苔转淡黄，血未尽止，肠络犹损。

方予：制军炭三钱、枳实二钱、焦神曲四钱、青陈皮各二钱、茯苓四钱、佛手三钱、地榆炭五钱、丹皮二钱、合欢皮三钱，2 帖。

四诊：6 月 19 日，晨间便下软粪色黄，得矢气，腹胀气松，舌红苔润，脉涩，热退身和，精神较振，宜理气和胃宽中。

方予：白术芍各三钱、地榆炭五钱、枳壳二钱、制陈皮二钱、丹皮二钱、扁豆衣三钱、红藤五钱、炒神曲四钱、炒麦芽四钱，2帖。

五诊：6月21日，药后脘腹舒适，症情逐步改善，效方毋事更章。

原方地榆炭改为地榆五钱，2帖。

六诊：6月23日，神色转佳，食谷又增，大便日行，腑病方瘥，调中为是。

方予：炒白术芍各三钱、丹皮一钱五分、炒枳壳二钱、炙橘皮二钱、炒神曲四钱、炒扁豆三钱、红藤五钱、炒谷麦芽各四钱、泽泻三钱，3帖。

七诊：6月26日，诸症消失，体力疲乏，调胃运脾，以扶中州。

原方去红藤，加砂仁七分（后入），5帖。

四十八、张锡君

1. 生平简介

张锡君（1913—2000年），男，江苏无锡人。出身于中医世家，其父为锡城名医张嘉炳，10岁起就随父侍诊。1930年于无锡国学专门学校毕业。后从龙砂医家曹仲容学习儿科。又从艾步蟾学习妇科，艾师乃吴县名医，尤擅治伤寒，在吴县萧家巷执业行医，处方精当，亦汪逢春师。

1932年承淡安在无锡南门创设中国针灸学研究社，1934年11月张锡君加入，与全国各地的针灸专家、中医前辈共同致力于推进针术向前发展。该社出版发行了我国第一本针灸专门杂志——《针灸杂志》，张锡君为专任编辑。1935年该研究社附设讲习所，1937年讲习所扩展为中国针灸医学专门学校，张锡君担任教务长，并教授解剖生理学讲义一课。

1935年2月张锡君担任《光华医药杂志》和汉医学研究栏编辑。1936年7月中央国医馆聘请张锡君、承淡安为该杂志的编审委员，同年11月，张锡君与丁济民一同担任编辑主任，张锡君实主其事，在后期《光华医药杂志》编写工作中起到了核心作用。同年张锡君邀请邹云翔赴上海主编《光华医药杂志》，邹氏一直工作到终刊。

抗日战争爆发后，张锡君加入中央国医馆成立的南京下关中医救伤医院，任副院长，积极开展抗日救国活动，后辗转赴重庆开展战时大后方医疗业务。

新中国成立后，张锡君历任重庆卫生委员会委员、中医学会筹备主任、副会长，中华医学会重庆分会内科副主任委员，重庆市第二中医院首任院长，重庆市第一中医医院院长，重庆市中医院院长。

张锡君不仅精通中医经典，而且熟悉现代医学，擅长运用中西两法诊治疾病，疗效显著，在长期实践中总结出内科、妇科、儿科的急症、难症、重症和肿瘤的一整套治疗经验，尤其擅长中医内儿科，对急重症和疑难病症均有独到经验。常为各级领导和国际友人诊治疾病，多次受到中央卫生部、统战部表彰。

2. 学术思想与临床经验

（1）小儿诸症，自成一家

张锡君少时师从无锡盛巷曹氏儿科曹仲容，擅长治疗小儿诸病，尤其是脾胃诸疾。在曹氏的学术基础上，传承精华，守正创新，形成自己的独特风格，引领巴蜀儿科，自成一家。

张锡君认为，小儿厌食病在脾胃，病理不外虚实两端。虚者，脾胃素虚，纳运失司，食欲不振；实者，邪气扰胃，脾胃失调，食欲减退或不思乳食。虚实二者关系甚密，互为影响。根据小儿脾胃的生理病理特点，张锡君自拟开胃进食汤（藿香、佩兰、厚朴、陈皮、甘草、鱼鳅串、侧耳根、隔山撬、炒山楂、神曲、麦芽），以该方为基础，加减应用，同时配合中成药，多获效益。此外，张锡君强调还应加强预防和护理。要时刻注意小儿饥饱适宜，寒暖适时，"乳贵有时，食贵有节"，生、冷、硬、滑之物均非所宜。饮食以清、淡、软、易于消化而富有营养为好。切忌强制进食，包括诱而食之、骂而食之、打而食之和强行灌之等。

小儿呕吐也是儿科常见病种，张锡君将此类疾病归为 10 种类型，并根据自己的临床经验创新性地提出"小儿呕吐十法"，应用于临床，屡验屡效。包括寒邪伤胃证，治宜温中散寒，降逆止呕，方选吴茱萸汤；热邪蕴胃证，治宜清热和胃，降逆止呕，方用萸连片；痰湿内阻证，治宜温化痰湿，降逆止呕，方选苓桂术甘汤；乳食停滞证，治宜消食导滞，和胃降逆，方用保和丸；脾胃虚寒证，治宜温中健脾，和胃降逆，方用丁萸理中汤；胃阴不足证，治宜滋养胃阴，降逆止呕，方选麦门冬汤；风寒犯胃证，治宜疏风散寒，芳香化浊，方用藿香正气散；外感暑湿证，治宜清暑祛湿、和胃降逆，方选藿朴夏苓汤；蛔扰胃腑证，治宜酸苦安蛔，降逆止呕，方用乌梅丸加减；惊恐气逆证，治宜安神镇惊、和胃降逆，方选定吐丸。

（2）肺脏失调，多法治咳

咳嗽一证，为临床最常见。张锡君对咳嗽颇有心得，首先对于咳嗽的病机特点，张氏认为咳嗽不离于肺，亦不止于肺，肺脏功能失调是咳嗽发生之病理关键。肺位最高，肺为娇脏，不耐邪侵，受脏腑之清气，禀清肃之体，其性恶寒、热、燥、湿，最畏风、火。六淫之气，一有所著，则肺卫受感，清肃之令失常，致咳嗽发生。若脾失健运，饮食不化精微，反酿痰浊，上犯于肺，肺失宣降，气逆而咳；若肝郁化火，熏灼肺脏，肺燥而咳；心主血脉，肺朝百脉，若心气不足或心阳不振，血脉运行不畅，则影响肺之宣降，发生咳嗽；肺司呼气，肾主纳气，若肾气不足，摄纳无权，气浮于上，则肺气上逆而咳喘。

张锡君据此病机提出了"风则散之""盛则泻之""虚则补之""温药和之"四大咳嗽治疗法则。风则散之，散者，疏解、驱散之意。风为百病之长，外邪均可随风侵犯，故有风寒、风热、燥热、暑湿等不同咳嗽，或可疏风散寒宣通肺气，或可疏风清热宣肺止咳，或可疏表润燥润肺化火，亦可解表清暑除湿化痰等。盛则泻之，泻者，包括清、泻、通、利之意。痰热壅肺或饮食积滞，或肝火犯肺所致咳嗽，或可清热化痰泻肺止咳，或可消食导滞清肺降逆，或可用清泻肝火润肺化痰等法，使邪去正安，咳嗽自止。虚则补之，若肺虚咳嗽则补益肺气，化痰止咳，或滋养肺阴，润肺止咳；脾虚咳嗽则健脾化痰止咳；若肾虚咳嗽则滋养肾阴或温补肾阳摄纳肾气等。温药和之，凡中焦阳虚、脾失健运，气化失常，聚湿为痰，痰湿犯肺或寒饮射肺所致咳嗽者，治以健脾渗湿、燥湿化痰，或温肺化饮，豁痰利窍等法。

3. 用药特色

张锡君认为，人参甘平，大补元气，可补脾益肺。《名医别录》中有云，"人参能调中，止消渴，通血脉"，现代药理亦证明人参可兴奋神经系统，强心，改善心肌营养代谢，使心功改善。而三七则甘苦温，能散瘀止痛，实验证明了三七能增加冠脉流量，减少心肌耗氧量。临床上对于胸痹心痛的患者，张锡君往往将此二药配伍使用，认为此二药相伍能益气活血，补气不碍瘀，化瘀不伤气，对于正气亏虚而致的气滞血瘀证尤为适用，对于冠心病心绞痛、动脉硬化等症均有效果，长期服用既能治疗，又能预防冠心病、高血压和动脉硬化的发生。张锡君用此对配伍时，往往将此二者研成细粉冲服，每次1～2克，比例可根据虚与瘀的偏重进行调整，如果是为了预防冠心病，人参用量为三七的2倍。

4. 医案萃选

（1）婴儿臌胀

黄某，男，1个月，1981年7月21日初诊。

患儿系剖腹产，生后第2天发热，第13天发现脐部有化脓性分泌物，20天后即开始腹部胀满，便溏日3～4次。腹胀进行性加重，腹皮绷急如鼓，日夜哭啼不安。曾在某医院治疗，效果不显。顷诊见面色萎黄，形体消瘦，腹部膨隆，腹壁青筋显露，叩诊鼓音，听诊肠鸣音减弱。舌质红，苔薄，指纹浮紫。此属气血瘀滞之臌胀病，治宜疏肝化瘀导滞法。

方予：柴胡2克、枳实2克、赤芍3克、甘草1克、丹参3克、山楂3克、制大黄（后下）3克，2剂。

另：开胸顺气丸1瓶，每次15丸，日服3次，开水化服。（由大黄、莱菔子、乌药、青皮、槟榔、广木香、山楂、神曲、麦芽、厚朴、枳实、甘草组成）

建议在原医院做钡剂灌肠摄片，以明确诊断。但病家因当时患儿病情危重，不愿做此检查。

7月23日二诊：药后呃逆，腹胀稍减，仍夜啼烦躁不安。口唇发绀，肠鸣音活跃（24次/分）。

一诊方去丹参、山楂、制大黄，加沉香粉（分冲）1克，香附、郁金、陈皮各3克，炒谷芽9克，4剂。

7月27日三诊：腹胀大减，哺乳可，精神好，无惊哭，夜能安睡。

腹部膨隆消失，肠鸣音减弱。

一诊方去大黄，加大腹皮、谷芽各5克，白芍、九香虫（炒、研、冲）各3克，6剂。

8月6日四诊：腹部膨胀消失，腹软。

一诊方赤芍改为白芍，去大黄，加莪术、大腹皮、僵蚕、九香虫（炒、研、冲）、炒谷芽各5克，6剂。

另：大黄䗪虫丸3瓶，每次6丸，日服3次，开水化服。

患儿服药后病情明显好转，于7月29日在某医院经钡剂灌肠摄X片见：直肠中上段肠腔充盈扩大，直肠下段呈锯齿状狭窄痉挛。23小时后透视，直肠中上段肠腔仍残留钡剂。意见：先天性巨结肠。

8月13日五诊：饮食、睡眠尚可，但便溏。

服三诊方去丹参、山楂、甘草，7剂。

另：化癥回生片2瓶，每次半片，早、晚各服1次；木香槟榔丸2瓶，每次服10丸，日3次，开水化服。

8月20日六诊：吮乳及精神均好，体重增加1千克。

一诊方去丹参、山楂，加大腹皮、莪术、九香虫（炒、研、冲）各5克，7剂。

8月31日七诊、9月19日八诊、9月26日九诊、10月4日十诊，都因感冒夹湿腹泻，而解表除湿，导滞和中，用楂曲平胃散加减进行治疗。

10月7日，做钡剂灌肠摄片复查，X片见：除直肠尚有1厘米狭窄区外，原扩张之肠管有明显缩小，痉挛段缓解，22小时后透视，钡剂全部排空。

（2）无脉症

刘某，女，29岁，干部，1963年3月21日初诊。

患者曾于1959年在工作中突然昏倒，经抢救后苏醒，但高热达40 ℃，测不到血压，摸不到脉搏，即转至某医院住院。出院时诊断为"无脉症"。此后2年曾多次复发。患者常感头目眩晕，甚则昏厥。1962年5月开始腹部胀痛，又到某医院住院治疗，通过会诊和检查，仍诊断为"无脉症"。治疗意见是："出院后建议中医治疗并内科门诊随访。"患者服中药近3个月，效果不显，长期病休。症见形体消瘦，眩晕频作，时有晕厥，腹胀痛，按之有包块，不思食，口渴喜热饮，舌质淡胖，苔薄白腻，两手无脉，为阳虚寒凝，气滞血瘀，脉道不通所致。治以温阳散寒，扶正固本，理气活血通脉。

方以真武汤加味。处方：制附片12克（先煎2小时）、白芍15克、苍术9克、茯苓12克、生姜12克、当归12克、丹参12克、广木香5克、佛手9克、大腹皮9克、延胡索9克、鸡矢藤30克，4剂。

通脉丸10日量。每日2次，每次服1丸，饭后开水吞服。

定坤丹4丸，每日化服1丸，早、晚各半丸。

4月11日二诊：患者自服上方及通脉丸、定坤丹后，眩晕已减轻，胃纳及精神均好转。腹仍胀痛，且有包块，又增鼻衄，舌脉如前。处以理气活血、化癥逐瘀之剂。

方以四逆散加减。处方：柴胡9克、枳壳9克、白芍15克、赤芍15克、甘草6克、五灵脂12克、川楝子9克、制乳香9克、制没药9克、小蓟15克、煨鳖甲21克，7剂。

续服通脉丸，服法同上。

化癥回生丸7丸，每日1丸，早、晚各化服半丸。

4月25日三诊：腹胀痛及眩晕均好转，饮食见增。

仍守前方加丹参15克，再服7剂，并续服通脉丸。

5月9日四诊：服上药后，精神好，饮食大增，但睡眠欠佳。已试行会计工作，但易疲乏，工作久则腹胀。今日开始摸到脉搏，左脉细，右脉弱。患者因无脉3年，陡然发现有脉，非常高兴，当即请其他中西医大夫会诊，均发现两手已有微弱的脉搏。

续服上方加合欢花15克、葱白5克，7剂。

5月16日五诊：患者开始上班工作，但在连续工作后腹部胀满不舒，胃纳又差，苔垢腻，脉濡数。当时辨证为湿阻脾胃，处以醒脾和胃之剂，方以平胃散加减。

处方：鸡矢藤 24 克、苏梗 9 克、砂仁 5 克、厚朴 9 克、茅术 9 克、陈皮 9 克、广木香 5 克、香附 9 克、大腹皮 9 克、炒三仙 30 克、葱白 9 克、生姜 12 克，6 剂。

6 月 6 日六诊：患者自感体力已日渐复原，腹胀痛等症均消失，两手脉搏已清楚摸到，再处以疏通气血之剂。

处方：柴胡 12 克、枳壳 9 克、赤白芍各 9 克、甘草 3 克、吴茱萸 5 克、丹参 24 克、佛手 9 克、陈皮 9 克、木香 3 克、茅术 9 克、大腹皮 9 克、炒三仙 30 克，10 剂。

化癥回生丸，4 丸。每日早、晚各服半丸。

患者共来门诊 7 次，病历记录仅服药 42 剂。由于患者系从郊区来门诊，往返不便，曾自己按有效方剂再服，共服汤剂 68 剂，定坤丹 4 丸，化癥回生丸 38 丸。自 1963 年 3 月 21 日至 5 月 8 日，每日早、晚各服通脉丸 1 丸或 2 片。患者于 6 月 11 日去某医学院附院复查，两手已有脉搏，并测到血压。停药 1 年随访，患者体重增加，并生 1 子，母子均健。1973 年又因其他病证来诊，云无脉症未见复发。1980 年 9 月 3 日信访，患者复信说："无脉症已愈，未再发生昏厥，两手有脉，能测到血压 90/70 毫米汞柱，多年来一直坚持工作。"

5. 创方举隅

（1）乌蛇蝉衣汤

主治：湿疹、风疹、疱疹、荨麻疹、红斑狼疮、黑变病。

功效：清热解毒、除湿通络、祛风止痒、化瘀消癍。

组成：乌梢蛇 15 克、蝉衣 6 克、僵蚕 6 克、露蜂房 6 克、丹皮 9 克、赤芍 9 克、苦参 9 克、土茯苓 30 克、虎耳草 30 克、千里光 30 克、白鲜皮 9 克。

加减：湿疹急性期可以此方加防风通圣汤或牛黄解毒片，亚急性期可加龙胆、栀子、薏苡仁、茯苓，慢性期可加四物汤，风疹可以此方配合银翘荆防等祛风解毒之品，湿热型脓疱疮可以此方合五味消毒饮。

（2）双虎通关丸

主治：前列腺肥大。

组成：琥珀粉 1 克、虎杖 1 克、大黄 1.5 克、当归尾 1 克、桃仁 1 克、地鳖虫 2 克、石韦 1 克、海金沙 1.5 克，每日 3 次，每次服 1 丸。可另用萹草、白花蛇舌草各 30 克。

加减：伴有动脉硬化、冠心病、高血压者，另加海藻 30 克，煎汤送服。

四十九、孙砚孚

1. 生平简介

孙砚孚（1913—2003 年），无锡东北港下人，曾就读于无锡东林书院，后拜师问业于名医许卓云、王绶臣，就此立下服务乡梓、济世活人之宏愿。其后又以优异成绩考入上海国医学院，在此期间受业于徐衡之、陆渊雷、章次公等多位名医。其中章师乃龙砂经方大家曹颖甫之徒，崇仲景六经辨证，取法仲景，崇尚经方，又不弃时方。孙砚孚学术思想融汇中西，盖得诸师承。毕业后即决定返乡行医，且无论贫苦贵贱，昼夜寒暑，诊金多少，有求必应，赢得了家乡父老的信任和尊敬。

孙砚孚一生治学严谨，实事求是。他认为医学不同于文学，文学可以夸饰，医学是科学，必须实事求是，决不能夸饰。他认为古今医籍中夸饰者不少，对后学及临床带来了不良影响。如朱丹溪《本草衍义补遗》对药物每多夸饰，谓枳实"泻痰能冲墙倒壁"，枳实有无泻痰作用尚属疑问，即使有之，亦远逊于葶苈、竹沥、礞石等，即使是仲景的大承气汤中，通便之最为硝、黄，枳实为辅，其冲墙倒壁之说，实令临床者困惑；再如《汤头歌诀》中六一散歌云"统治表里及三焦，热渴暑烦泻痢保"，盖中医辨证求因，审因论治，决非一方能统治百病。而报刊中的医案报道也多有夸饰，如把肝硬化腹水的暂时性消退、癌症的一时性缓解，夸为某药某方治愈了肝硬化、癌症，但用之临床，常感失望。孙砚孚治学始终抱有科学态度，实事求是，一直强调不要夸饰，以免贻误读者。

孙砚孚先后供职于无锡县人民医院、张泾地区人民医院中医科，一生从医 70 载，曾任无锡县中医学徒班、无锡县卫生学校中医班、西医学习中医班教师。为人谦虚谨慎，曾在《八十书怀》诗中这样写道："八十春秋瞬息过，毫无建树愧蹉跎。少壮不学根底浅，老大徒悲学术疏。诊断未能洞症结，处方自难起沉疴。人民待我多丰厚，我与人民苦无多。"毕生勤攻祖国医学，临床经验丰富，博览文史哲，诊暇常广泛浏览，重点钻研，颇具创见，遣药尤多心得，每强调实践第一，寄怀革新之望。门下弟子有沈桂祥、胡明灿、陈存仁等。

2. 学术思想与临床经验

（1）六经辨证，擅用经方

孙砚孚受诸师影响，崇尚仲景学说，学验俱富，精于辨证，认为张仲景《伤寒论》给后世医家指出了一切急性热病的辨证论治和治法方药，创立了六经辨证；而《金匮要略》则给后世医家指出了治疗杂病的辨证论治的方法和方药，为中医辨证论治的基础。

孙砚孚指出，伤寒、温病之争自金元起，众说纷纭，但中医治病，其实只要掌握辨证治疗的原则，伤寒、温病之争是不必要的。不论是伤寒论的六经辨证、叶天士的卫气营血辨证，还是吴鞠通的三焦辨证，其实都是症候群的代名词，都是前贤根据他们多年的临床经验，把错综复杂的症候，归纳成为这样的症候群，并示人以实验有效的治疗方药。如患者昏谵、壮热、渴饮、便秘，呈现出阳明经腑证的症候群，可以运用伤寒论里的承气汤，不论它是伤寒、是温病、是乙型脑炎或是其他急性热病，都可以这样治疗。

孙砚孚临床治疗支气管炎擅用小青龙汤、射干麻黄汤，肺炎用麻杏石甘汤治疗，乙型脑炎用白虎汤治疗，胃肠炎用泻心汤治疗，理中汤治疗虚寒腹泻；茵陈蒿汤、栀子柏皮汤、茵陈五苓散治疗急慢性肝炎，当归四逆汤治疗冻疮、血栓性脉管炎，白头翁汤、葛根芩连汤治疗痢疾，大柴胡汤治疗肝胆胰腺疾病等，都是平日临症心得体会。

孙砚孚对仲景三承气汤的运用最具心得。一般都认为大承气汤最峻猛，小承气次之，调胃承气汤又次之，但孙氏则认为，仲景应用三承气总的目的，就是通便、泻火、祛腹满。一旦便通了，火气自会减退，腹满也会消失。大承气汤硝黄并用，加以枳朴，确为峻猛泻剂，而小承气汤为加强祛腹满之力，在大承气基础上，保留枳朴，除去芒硝，大黄又与枳朴同时入煎，通便的作用势必大为减弱。要知承气证候腹满的原因本是大便不通，小承气中仅用枳朴祛满，而不用协同大黄通便的芒硝，未免有隔靴搔痒之弊。而调胃承气在大承气基础上，以甘草替换枳朴，硝黄仍然并用，通便之力极强，两相比较，调胃承气通便之力，是胜于小承气的。有人认为，"调胃承气虽硝黄同用，但有性质甘缓之甘草，将使硝黄之力减弱，且服法又是'少少缓服'，因而方名也叫调胃"，孙氏则持反对意见，认为甘草并无抑制肠蠕动作用，甘缓之说，也未得现代药理的证实，且硝黄剂量较大，诚如大承气只用三合，而调胃承气竟用至半斤；再则芒硝是溶积性泻下剂，不被肠管吸收，虽"少少缓服"，通便之力也不会减弱。至于方名调胃，并不能说明其实际功效。调胃承气的力量，是仅次于大承气而较胜于小承气的。孙砚孚常用大承气汤、大陷胸汤治疗肠梗阻，并主张"要主动进攻连续作战"，曾治疗一重症肠梗阻的患者，一昼夜令其服用生大黄 63 克、芒硝 36 克之多，最后肠梗阻成功解除，患者免于手术，令人叹服。

（2）酸敛诸药，巧治痢疾

孙砚孚善治痢，一般来说"痢无止法"，特别是痢疾初期邪盛之际，几乎成为金科玉律。但孙砚孚在治疗此类病证时却惯用石榴皮、诃子等酸涩止敛之品，再加入清化湿热或温化寒湿之方，疗效显著，数十年来也未见有"闭门留寇之弊"。

对此孙砚孚解释道："张仲景特将下利后重便脓血之人放入厥阴病中论述，就是因为认为下痢本属肝经病。而且痢疾本就多发于秋季，此时时令肺金盛，大肠为肺金之腑，肝木郁，而肝主疏泄，正是因其疏泄之力太过，导致暴注里急，下痢不止。所以治疗下痢，主需开宣肺气，再清其肝火，下痢自愈。"

孙砚孚指出，收涩药虽有敛邪之弊，但由此就认为表邪未解，或内有湿邪，以及郁热未清等多种情况均不宜用，未免失之笼统。孙氏强调，对于既有收涩固脱作用又具祛邪功能的中药，应不受上述之限制，如石榴皮、诃子等，再与解表、化湿、泄热诸药同用，往往有相得益彰之效。

3. 用药特色

孙砚孚受业于陆渊雷、章次公等经方大家，深得其传，治业70载，经验丰富，且博览文史哲，辨证颇具创见，遣药尤多心得。尝谓："运用方药要活泼泼地，切忌胶柱鼓瑟。"每每强调实践第一，不可拘泥古人之说。并能结合某些西药药理，对一些中药的配伍、煎煮都有其独到之处。如西医抗生素不可与炭类药物同用，故孙砚孚用黄连时也不与炭类药物同用，如黄连不与山楂炭、地榆炭同用；传统用熟地时恐其滋腻脾胃，便以砂仁拌炒，孙氏认为熟地宜久煎，砂仁需后下，砂仁拌熟地，同时入煎，砂仁的挥发油早已散发，起不到减少熟地滋腻的作用，所以运用熟地时不以砂仁拌，而将砂仁另行后下。

下面再具体列举几处用药心得：

（1）引经药物，事半功倍

对于引经药物，吴瑭说过："药之有引经，如人之不识路径者用向导"，焦树德在《用药心得十讲》中讲解更为详细："引经即引导药力直达病所，或引药上升、下降、达表、入里。"孙砚孚多次强调病有病所，药有药位，引经药的佐使作用，如用之合适，自可取事半功倍之效。

孙砚孚重视引药，在各脏腑疾病中都根据心得体会用药。如桑白皮常用作肺经的引经药，治疗肺燥诸症，加入桑白皮，能引药入肺经；香附、柴胡则可入肝经，治肝气郁滞、胁胀满痛加柴胡、香附可引药入肝；桂枝、薤白能入心经，治胸闷、气短、心悸诸疾少加桂枝、薤白，即能引药归心经；姜黄和牛膝均有行气活血、通络止痛的功效，但姜黄能引药上行，通达上肢，为上肢痹症作引，而怀牛膝则性喜下行，可通达下肢，为下肢痹症最佳引经药物。

（2）重用葶苈，体虚亦可

张仲景在《伤寒论》中，有以葶苈组成之大陷胸丸治疗大结胸；在《金匮要略》中，有以葶苈组成之葶苈大枣泻肺汤治疗肺痈；己椒苈黄丸治疗痰饮水走肠间沥沥有声。自古以来，注释《伤寒论》《金匮要略》的医家，都持葶苈子可泻肺利水，但只能用于体实者，不能用于体虚者的观点，而后世医家以葶苈子组成的方剂，其用法也多为《神农本草经》与仲景之用所囿。

束缚于《神农本草经》与仲景之法，葶苈子一药往往仅限于需泻肺利水之体实者，剂量最多不过 10 克。但孙砚孚据近代药理药化实验的研究，知其有类似强心苷作用之特点，其师章次公亦以葶苈子配伍鹅管石、肉桂治痰饮宿疾及哮喘的治验，深受启发。运用扶正方加上葶苈子，试用于住院患者之需泻肺平喘而体虚者。经密切观察多例，并无损害。于是每遇慢性支气管炎、肺气肿、肺心病见脾肾阳虚而需泻肺定喘者，一方面以黄芪、党参、附子、肉桂、淫羊藿等补脾肾之阳，再配合葶苈子，且重用至 15～20 克，往往效果甚佳。

(3) 牛蒡微泻，滋润通便

自古医家皆称牛蒡子为辛凉发表之药，但孙砚孚在临床应用中却觉得牛蒡子发表效力着实一般，反而是患者每次服用都有轻微的泄泻症状，所以孙氏认为牛蒡子并非发表药物，而是滋润通便之药。因其本是植物种子，研末多油脂，故能有润肠微泻之效。于是孙氏便将牛蒡子试用于习惯性便闭的患者中，果然取得了很好的疗效。同时孙氏还发现了当牛蒡子用于通便取效时，用量一定要在 3 钱以上，这样才能有好的效果。

后来孙砚孚又发现牛蒡子运用于咽痛患者效果亦佳。咽痛患者一般用清润降火之法多见，牛蒡子有微泻之功，自有泻火的作用。后续临床应用中，孙砚孚治疗风温表证，需辛凉疏解而大便溏者，改用薄荷、蝉衣；如需表里双解则多用牛蒡子。对于麻疹、猩红热等大便溏泄患者应忌用牛蒡子。

(4) 巧用犀角，发汗如神

大多数人对犀角的认识都局限于犀角能清热消炎，收缩血管，但孙砚孚认为犀角犹有发汗之效，并同意邵步青之言："犀角长于走散伤寒闭表烦热，昏闷而汗不得解者，磨尖捲入药中取汗速如应影"，这确实是经验之谈。孙砚孚曾治疗同学兄长潘国贤夫人伤寒肠出血之症，就选用了犀角地黄汤，服后患者通身大汗，且每次一服犀角剂，必全身出汗，故孙氏常取犀角发汗之效运用于临床，无不应效。

(5) 重用石膏，治疗乙脑

1965 年秋，酷热少雨，流行性乙型脑炎盛行，是年患者症状纯热无湿，并无"暑必挟湿"之象，孙砚孚所订基本方中，均重用生石膏 60～120 克。

当时治疗流行性乙型脑炎，中西协作，用激素及物理降温，热度常一时性下降，后反上升，故孙砚孚力排众议，强调纯中药治疗，且无热患者要作有热患者治疗，低热患者作高热患者治疗，都予以清热解毒重剂，每剂皆有大剂量石膏，待患者热度真正下降后，亦需减小剂量后续服数剂，以免症状"反跳"。当时就有不少人认为石膏大寒，如此大量运用是否有弊害，孙砚孚则指出《神农本草经》说"石膏微寒"，且"宜于产乳"，其性纯良可知，《金匮要略》中的竹皮大丸甚可治疗"妇人乳中虚，烦乱呕逆"，就可知道石膏尽可大剂量使用，只需分次温服，更无弊害。同时孙氏还提到，余师愚在《疫病论·论治疫》就曾说过，"重用石膏，直入肺胃，先捣其窝巢之害，而十二经之患自易平矣"，曾有治一疫病患者一剂石膏用至240克，而吴鞠通用石膏甚有一剂中用360克，甚至500克者，故不必担忧石膏重用后的寒凉之性。最后事实证明，孙砚孚判断准确，成功救治了很多流行性乙型脑炎患者。

4. 医案萃选

（1）产后发热

严某，女，25岁，1979年1月17日初诊。产后5天，壮热大汗不解，体温39.5 ℃。经西医补液治疗，用过氯霉素，热势仍不减，口渴引饮，脉数有力。

拟仲景竹叶石膏汤加减，方药予：淡竹叶30克、生石膏30克（打成细末，先煎）、知母12克、金银花20克、连翘15克、桑叶15克、山药18克、生甘草5克。

服药1剂，壮热渴饮均减，体温37.2 ℃，但脉仍数。续服上方1剂。热未再起，脉形稍数，上方去石膏，再服1剂，以资巩固。

（2）神经性呕吐

邹某，男，35岁，高中教师。1978年12月7日初诊。

患者食后一时许，必吐黄色苦水，1周未止，病得于情绪紧张之后。

拟仲景旋覆代赭汤加减：旋覆花10克、代赭石30克、制半夏15克、川黄连3克、太子参10克、竹茹10克。

1978年12月12日复诊，吐止，食后脘部痞满。

二方予：川楝子 10 克、佛手 5 克、谷芽 15 克、鸡内金 5 克、娑罗子 10 克、制半夏 15 克、香附 12 克。

五十、夏奕钧

1. 生平简介

夏奕钧（1913—2006 年），江苏省江阴市云亭人。江阴市中医院主任中医师。自幼敬仰伯父夏子谦（柳宝诒再传弟子），师从堂伯夏维祺，后从龙砂名医朱莘农，技艺日增，学术益精。22 岁悬壶乡里，诊疗细致，一丝不苟，常谓"读书无眼，患者无命，息息相关，切莫等闲"。夏氏博览典籍，深研医理，声誉遐迩。新中国成立后在江阴卫生技校、江阴人民医院、江阴市中医院从事教学和临床工作。

曾主持总结全县的中医理论和中医辅导教学工作，常应邀到江苏省中医院、南京中医学院常熟附院、常州 102 军事医院、苏州卫校及县举办的各种中医班讲学，传授医道。参加《中医基础》的编写，主编并出版《中医学简编》《老中医医案选编》，撰有《论苦辛法》《喉诊与内科临床》等论文 10 余篇，并总结中医临床经验医药资料约 20 万字。

2. 学术思想

（1）外感咳嗽，阶段治疗

对于外感病的治疗，夏奕钧着眼分阶段治疗，其治疗咳嗽注意宣、清、润 3 个环节。其中"宣"指宣肺，是风邪外袭之初，运用轻苦微辛的药物以宣通肺气，而复肃降的功能，或是采用疏解的药物以祛风发汗，宣通肌表之气，常用药物是杏仁、桔梗、前胡 3 味，认为用药宜灵动轻清，忌沉寒苦降或酸敛；"清"指清热化痰理肺，对于外邪不解，入里化热，炼液为痰，痰热内蕴者，夏氏常以苇茎汤去桃仁，加南沙参、知母、贝母、黄芩治疗；"润"指邪去大半，而咳嗽不止或体虚久咳者，宜采用性质和润之品，可选叶氏养胃汤，甚至喻氏清燥救肺汤，若肺失清润，气逆不下，余痰滞留气道，当以温润下气法，如百部、紫菀、款冬花、炙苏子、杏仁、枳壳、二陈汤等。

夏奕钧擅以百部治咳，是取其苦温之性，通利肺气，启门驱邪之功。在临床应用上，主要掌握肺气郁遏这一病理。因此，凡外感咳嗽，无论新久寒热，皆可以此为主，寓于宣肺、清肺和理肺诸法之中，收效颇佳。

（2）苦辛妙法，难病可解

夏氏擅用苦辛法以分解湿热之邪，所谓苦辛法即苦寒药与辛温药配合使用治疗复杂疾病的一种方法。苦寒药一般首选黄连，其次则是胡黄连、黄芩、黄柏等；辛温药常取厚朴、干姜、吴茱萸等。根据病情需要，调整配伍用量的比例。苦辛并称，并非苦寒辛温各半，而是苦多辛少，以能泄能降的苦寒药为主，能开能通的辛温药为配，两者相合，泄中有开，通而能降，解郁聚之热，使气机畅利，尤以恢复中焦升降机能见称。故苦辛法并不是单纯的寒热并治的方法，实质上是清热法的一种变通。夏氏认为，本法可广泛应用于外感热病、脏腑失调等病，而对肝、胆、胃、肠因热郁气滞引起的功能紊乱，或湿热结聚中焦的证候，最为适用。

夏氏以三种常用配伍形式，黄连分别与厚朴、干姜、吴茱萸相配，苦辛相合，以苦寒清热燥湿为主，来阐明苦辛法的意义和用法。其中连朴相配，重在通泄，用于湿热壅滞胃肠气机之证；连姜着眼于开泄，分别借助干姜宣散通阳、护中、蠲饮等作用，治疗湿遏热伏而中阳不伸，或湿热与痰饮互结的病证；连萸泄降独胜，对肝胆热邪腑郁结，以除胀痛、止呕吐为主要应用。

夏氏认为从临床角度来看，苦辛法所治疗肠伤寒、菌痢、肠炎、胆道疾病、肝病及某些妇科病，可能大多数均存在感染引起的炎性病理状态；同时在病程中，又出现了较为突出的脏器功能失调等情况，二者互为因果，使病情呈现出错杂缠绵的局面。而据现代药理分析，黄连有强烈的抗菌、抗病毒及缓和的解热作用；朴、姜、萸具有抗菌作用，并能兴奋消化道黏膜、改善肠腔环境、兴奋血管运动中枢和交感神经，对内脏功能起到不同程度的调整作用。因此提出苦辛配合应用后，使消除致病因子和调节内脏功能密切地结合起来，不但解决了炎性病理这一主要矛盾，而且改善了机体内环境的抗病能力，因而发挥了良好的治疗作用。

夏氏将治疗心肾不交的交泰丸（黄连与肉桂相配），治疗热在下焦、气化不展的滋肾丸（黄柏、知母与肉桂同用），甚至治疗肾气亏虚、虚火亢盛的二仙汤（黄柏、知母与仙灵脾、仙茅同用）等，归属于广义的苦辛法范畴。

（3）三种痞证，不同为治

夏奕钧认为《伤寒论》对各种痞证的辨证问题论述详细，尤以诸泻心汤所治疗的热痞的理法方药，对临床消化道感染性疾病，或是内脏功能失调的杂病，有很大指导意义，因而着重分析了热痞、胃虚寒热互结之痞和热痞兼阳虚三者的区别。其认为热痞乃热盛气壅于胃，仲景以关脉候胃，胃中热壅较甚，故关脉浮盛，治以大黄黄连泻心汤，临床可用于咯血、衄血等血热妄行之初，火热壅盛肺胃而致的咳喘、胃脘胀痛等；胃虚寒热互结痞证是正虚邪实之证，由邪入热郁，又胃虚生寒，以致寒热互结而陈腐郁积，出现心下痞硬，治以半夏泻心汤、生姜泻心汤或甘草泻心汤，以从中而治、通降撤邪的特色，为后世治疗外感热病开拓了一条新路，凡湿热中阻而中焦气窒的各种疾患，不论脘痞与呕利互见与否，均可使用；热痞兼阳虚热陷之痞，是由于胃阳大伤，邪热内入，与阴浊互结，致使中气郁闭而成，证虽正虚邪实，上热下寒，但病机实多于虚，重心在胃。若正虚进而营卫几不相续，脉来歇止，就有内闭外脱之变，治以附子泻心汤扶阳泄痞，亦可用于湿温等热病，如湿温致痞，误用甘寒或攻利伤中，致阳伤气痹，脘部痞硬益甚者。

夏氏同时强调痞有病与证之分，赞同徐灵胎所说，"痞结成形之痞是病，胸膈痞满之痞是证，痞结之痞，积聚之类，痞满之痞不拘何病皆有此证"。因此临证时，分别痞是病或证，方不致贻误病机。

（4）内伤杂病，治崇丹溪

对内伤杂病的治疗，夏奕钧强调"补不足，泻有余"，以调治脏气之偏盛偏衰，治疗推崇元代朱丹溪。夏氏主张在平时必须保持阴津的充足，在病时则必须补养阴精。补阴不是一味蛮补，而应针对证情，用养胃以荣肝、润肺以滋肾等法，同时尚需处处固护脾胃之气。另受丹溪"气有余，便是火"学说的影响，夏氏辨治杂病对"气火"学说亦有发挥，主张"实火宜泻"，对气火所致的咳喘、胃痛、心悸、血证以及妇女月经不调等病证，常以黄连解毒汤加减，以泻有余，对临床上颇具指导意义。

（5）邪干阳越，温阳撤邪

夏奕钧善用"温阳撤邪法"，此法适用于"邪干阳越"证，即肾虚而感受外邪的一类热病，俗称"夹阴伤寒"，外具发热症状，内现动、悸、神烦等虚实夹杂、表里同病之候，治疗可用滋肾丸合桂枝龙骨牡蛎救逆汤加减。这种以温热药治疗热病的变法，在当时活人不少，有研究认为这是类似激素样的治疗作用，确是独树一帜、别具风格的非凡之举。

3. 医案萃选

（1）湿热损络，血去阳伤案

钱某，男，34岁，农民，1964年9月14日初诊。患者初起发高烧，经中西医治疗40余天，热势虽衰，入夜尚形热起。近数天来大便如柏油样，尿黄，面色萎黄，舌尖微红，苔黄腻，脉细弦带数。病由湿困太阴，脾阳不振，郁热内灼，营络受损。治宜辛通苦降兼以清络止血。

处方：炮姜一钱、艾炭钱半、黄连五分、陈皮钱半、制半夏二钱、茯苓四钱、炒白术三钱、白芍三钱、侧柏炭四钱、银花炭二钱、藕节炭三个，3剂。

9月18日二诊：夜热渐清，但神疲头昏，胸闷咽塞，腹痛绵绵，黑便未除，舌淡苔黄厚腻，脉虚细。此热去湿存，阳气大伤。急宜温振脾肾之阳，以防虚脱之变。

处方：制附片钱半、桂心八分、艾炭钱半、炮姜一钱、川椒七分、炒白术三钱、茯苓四钱、陈皮钱半、白芍二钱、乌梅炭钱半、侧柏炭四钱、灶心土一块（包煎汤代水），3剂。

9月22日三诊：大便黑色已除，呈土黄色，胸闷咽塞愈，苔黄厚腻已化，脉仍细弦，腹痛较甚。是阳气渐复，而血虚营络不和，再从前法中加养血和络之品。

原方去乌梅炭、侧柏炭，加当归四钱、小茴香八分，白芍加至三钱，3剂。

药后精神转振，腹痛除，并思纳食，乃返家调养，嘱将原方继服5剂，旬余病愈。

（2）产后感邪，阳郁营滞案

刘某，女，34岁，工人。患者于1976年6月24日分娩。产时出血量过多。第 2 天开始发热，至第 4 天体温高达 39 ℃左右。于 7 月 8 日经多种抗生素及输血等措施，体温持续 38 ℃左右。于 7 月 8 日会诊：恶露已净多日，发热至午后而起，得汗较减，继而复热，夜寐汗多，口渴，腹不痛，尿热，舌质微黯，苔白罩灰，脉细弦带数。产后气血两虚，感受暑湿之邪，正虚邪恋，阳郁营滞，使热郁内蒸不得外达。法宜宣阳和营，兼以清泄。

处方：桂枝五分、白芍三钱、青蒿钱半、黄芩二钱、白薇二钱、陈皮二钱、炒枳壳二钱、茯苓四钱、益元散（包煎）六钱，2 剂。

7 月 10 日二诊：药后恶露微下紫暗有块，发热未起（36.8 ℃），盗汗亦少，舌转红活，苔白罩灰已化，脉数亦和。瘀滞得温通而下行，热亦随之泄解。

原方加茺蔚子四钱，桂枝加重至七分，2 剂。

7 月 12 日三诊：热退 3 天，饮食多纳，今午热势又起（38 ℃），齿垢，口酸，脘闷，腹时痛。此为余热未尽复与食滞交阻使然。拟用清泄法中参入导滞。

处方：青蒿二钱、黄芩二钱、黑山栀三钱、白薇二钱、山楂炭五钱、生青皮钱半、六一散六钱（包煎）、丹参二钱、茺蔚子四钱、炒莱菔子二钱，2 剂。

7 月 14 日四诊：病热因食而复，经疏导便通而又解。但精神疲乏，脘闷纳差，舌苔白掯又复罩灰，腹痛恶露不净，小溲觉热，脉濡细。产后之体，虽食滞方去，而中阳受伤，留滞之湿，则从阴寒化，使脾胃不健，冲任失温和之常。法宜温阳暖宫，佐入和中。

处方：陈艾炭钱半、桂枝钱半、白芍三钱、陈皮二钱、茯苓四钱、制半夏二钱、益元散四钱（包煎）、白薇钱半（姜汁炒），2 剂。

7 月 16 日五诊：热势迄今未起，脘闷舒，并思纳谷，腹痛除，恶露亦净。惟心悸、寐梦，苔白掯未化，脉濡细。

原方去白薇、益元散，加龙齿三钱（先煎），3 剂。

五十一、许履和

1. 生平简介

许履和（1913—1990 年），字谦，号受益，斋号存心，江阴人。中医外科专家，江苏省首批名老中医，南京中医学院教授。其父许锦昌精外科，幼承家学，17 岁从父学习外科，后又随龙砂名家朱少鸿攻内科。新中国成立后任北渚联合诊所中医内外科主任。1953 年任江阴第三届中医进修班中医学术研究室副主任。1955 年考进江苏省中医进修学校，结业后执教于南京中医学院。1958 年调至江苏省中医院。历任江苏省中医院外科主任，江苏省中医学会常务理事、顾问，男性病学研究会顾问，《江苏中医》《南京中医学院学报》编委等职。

许履和行医 50 余载，尤擅外科，包括一般感染、全身感染、乳房病、腺体疾病、男子前阴病、急腹症、皮肤病和外周血管病等，以精于辨证论治、内外并投、外病内消见长。其"保精丹治疗慢性前列腺炎临床研究"被列为省医药卫生重点科研课题，"许履和教授乳房病诊疗系统"通过省技术鉴定，并应用于临床。几十年来发表论文 60 多篇，主编了《简明中医外科学》《方剂学讲学》等，参加编辑和编审了《中医学概论》《诸病源候论校释》等书。晚年指导学生整理出版了《许履和外科医案医话集》，留下传世之作。

2. 学术思想与临床经验

（1）外病诸疾病，治宜内外兼顾

许履和强调外科实从内出，认为"外科必本于内，外病与内病，每每同时并存或互为因果"。许氏推崇高锦庭《疡科心得集》，根据高氏"风性上行，湿性下趋，气火俱发于中"的理论，首次提出中医外科的发病机制为"上风、下湿、中气火"，"审部求因"是外科辨证的一般规律。许氏重视经络学说，认为治病必先明辨经络，审经求治、按经用药，是外科治疗的基本法则。力主将温病学说应用于外科临床，尤其是"毒攻五脏"治法，可以开后人无数法门。许氏治疗妇女患者及疑难杂病，多从气血论治，兼症夹症，面面顾及。在药物治疗的同时，配合精神治疗，"畅怀于服药之先"，以收相得益彰之效。处方用药，轻清灵动，平中见奇。外用药则量体裁衣，恰到好

处。选择剂型及给药途径、方法等，亦因人而异。

（2）梗阻性疾病，治宜辛开苦降

许履和认为梗阻性疾病有"痛、胀、吐、闭"四大主症，病变症结在胃，所谓"饮食不下，膈塞不通，邪在胃脘"。因胃居中州，为三焦枢纽，升降通道，湿热阻中，上下壅遏，胃气上逆为吐，厥气不和为痛，肝气不舒为胀，腑气不通为闭，因此梗阻性疾病以上逆之"吐"为主症，以"止吐"为解除梗阻之要。许氏宗邓养初"呕吐最宜苦辛酸药"之法，言仲景有"呕家虽有阳明症，慎不可下"之明训。吐为少阳症，少阳禁下。况呕吐频频，格拒于上，终有良药，亦难入咽。当以辛开苦降止呕并通腑气。

本法治疗本病的适应证是：呕吐频繁，所吐系食物或痰涎，或酸苦之水，胸脘痞胀，胁腹疼痛，小便黄热，便秘而无矢气，脉来弦滑而数，舌苔白腻微黄或黄腻而厚。

常用方剂是左金丸、半夏泻心汤、温胆汤加减。常用药物是：姜汁炒川连、黄芩、吴茱萸、姜半夏、茯苓、竹茹、枳实等。左金丸为治肝火呕逆之圣剂。盖肝郁生火，犯胃则吐，故用川连苦寒为主，直折其火逆，取其能泄能降；更反佐吴茱萸之辛温，以解其郁结，取其能开能通。苦辛合化，则泄中有开，通而能降，火降郁结随化；泻心者，实泻胃也，盖胃居心下，心下痞即胃痞也，此"实则泻子"之法。泻心者必以苦，故用芩连；散痞者必以辛，故用姜夏；温胆汤即二陈加枳实、竹茹，"二陈非特温胆，亦以和胃也"，痰湿内阻，胆胃失降，故加枳实、竹茹和胃豁痰，破气开郁。中州郁聚之湿热得解，上下壅遏之气机得畅，则吐者能止，痛者能定，胀者能松，闭者能通。不投通里攻下之剂，而梗阻症状自解。许氏在运用本法治疗本病时，常提及三个关系：

1）与辨病辨证的关系

梗阻是常见的急腹症，亦是引起急腹症的重要原因之一。虽然梗阻的病变部位、程度、性质和类型有所不同，但只要见到"湿热中阻，胃气上逆"的证候，均可用本法施治。同时还须根据各类梗阻的特点进行随症加减，方能取得预期的效果。如幽门梗阻多为胃、十二指肠球部溃疡的并发症。凡胃脘胀痛，痛连胁肋，或脘痛彻背者，加金铃子散、白芍等以泄肝止痛；嗳腐吞酸，兼有食滞者，加保和丸以消食滞。又如胆石梗阻，症见右上腹胀痛、绞痛，痛引肩背，寒热往来，口苦黄疸者，加柴胡、茵陈、山栀、鸡内金、金钱草等以利胆化石；兼有蛔厥者，加乌梅丸以安蛔止痛。肠梗阻，高位者，呕吐出现早，兼有脘腹痞胀者，加川朴、青皮、香附以理气宽腹；低位者，呕吐出现迟，甚则见有吐粪者，加蜣螂虫以通肠闭；粘连引起者，加金铃子散、木香、乌药、当归、白芍等以和气血。再如阑尾梗阻，症见右下腹疼痛，胸闷呕恶，舌苔黄腻者，加川朴、青皮以理气化湿；大便溏薄者，加木香、白术、神曲等以健脾疏肝；大便秘结者，合《备急千金要方》牡丹皮散、红藤、败酱草等以清肠化痰。再如尿石梗阻，症见肾绞痛，痛引少腹前阴，小便赤涩者，加滑石、冬葵子、车前子、海金沙、金钱草等以利尿排石。

2）与治标治本的关系

若梗阻引起急腹症，解除梗阻，急腹症也随之消失者，有"标本同治"之意。反之，若先有其他原发病（因），而后继发梗阻（果）者，梗阻解除，起到治标作用，并为治本创造了条件。本法有时治标，有时标本同治，常因具体情况而异。

3）与通里攻下的关系

通里攻下法治疗梗阻性疾病，是用三承气汤一类具有泻下作用的方药，荡涤六腑中的秽浊积滞，尤其是内结于肠间的燥屎。此系治"闭"为主的方法。而本法则用和胃降逆之剂，以治"吐"为主，使上逆之胃气下降，以胃与大肠同属阳明，经气相通，胃气一降，腑气亦通。两种治法，一泻一降，各臻其妙。

（3）乳腺类疾病，治宜理气疏络

许履和认为，乳房疾病与肝、胃、肾经及冲任二脉最为密切，肝主疏泄，若肝气不舒，疏泄不利，气机不畅，若忧思郁闷，则肝失条达，脾失健运，痰浊内生，以致气滞痰凝，脉络不通，乳房诸证由此而发。许氏治疗乳腺类疾病常效法清代龙砂医家余听鸿，不论新旧虚实，在温凉攻补各方之中，均佐以疏肝理气疏络之品，使乳络疏通，气血流畅，则壅者可通，郁者可达，结者可散，坚者可软。

以乳痈为例，此类疾病多见于初产妇。毒气外侵者，病前多有乳头破裂，或敞衣露怀，毒气乘机侵袭，引起排乳不畅，乳房肿痛，全身恶寒发热，头痛鼻塞，治宜发表散邪，疏肝清胃，速下乳汁，导其宿滞，方取荆防牛蒡汤，并嘱患者药后覆被而睡，得汗为度，毒随汗解，热退痛消。乳汁蓄积者，初产或断奶时，乳管痹阻，积成奶块，开始无全身症状，用丹溪涌泉散；日久化热有酿脓趋势，多见发热口渴，乳房红肿疼痛等症，用许履和"乳痈验方"下乳消痈；郁怒伤肝者，病前多有情志变化，症见乳房结块胀痛，寒热往来，形如疟状，宜用逍遥散去生姜、白术，加蒲公英、香附、橘叶、青皮以理气清火。哺乳期乳腺炎，不论何种原因，常有排乳障碍，故均可加穿山甲、漏芦、路路通、王不留行等通乳药，乳通则痛消；乳汁过多可加大麦芽、山楂等回乳药；或通乳药与回乳药同时应用，使塞者可通，通而不塞。方中每用疏肝理气之品，气行则乳行，是为治疗乳痈的要点之一。若慢性乳腺炎僵块不消者，宜于和乳汤中加附子，药用蒲公英、金银花、当归、制香附、全瓜蒌、赤芍、桔梗、生甘草、附片、青皮、陈皮、穿山甲，宣通阳气，和畅络脉，僵块吸收，且清解之中佐以热药，不致余烬复燃而再化脓。

许氏还会对乳腺局部病位进行处理，如有乳头破裂者，用芝麻油或蛋黄油涂搽，每日4～5次；红肿热痛显著者，予外敷药，用大黄、姜黄、黄柏各240克，白及180克，白芷、赤芍、天花粉、青黛、甘草各120克，研成细末，蜂蜜或饴糖调成糊状，每日换1次；溃后脓水渐净、脓腔较大而不愈合者，可用20％黄柏水注入创内，外盖油纱布敷料，再用沙袋压迫，每日1次，有的患者3～5次后即能收口；如已形成奶漏，即乳房窦道，一般认为断奶后才能治愈，用纸捻蘸拔毒药（红升、黄升、血竭各等份，研末），插入窦道至基底部，腐蚀管壁，半月左右，管内感到疼痛，改用九一丹（熟石膏九份、升药一份，研末）纸捻，最后以20％黄柏水冲洗，可望短期内收口；如假愈合，几天后又复溃破者，再按上述步骤重复进行，至愈为止。许氏广泛收集各类民间疗法，如塞鼻疗法，用鲜芫花根皮捣烂，搓成细长条形，塞入两鼻孔，约20分钟，鼻内觉有热辣感时取出，每日塞鼻1～2次，此药能迅速退热消肿止痛，对于早期乳腺炎疗效显著。

（4）男子前阴病，实治肝虚治肾

许履和认为，男子前阴病处于人体下部，在论述阴茎痰核时，遵《黄帝内经》所论"肝脉络阴器""肾开窍于前后二阴"及"前阴者，宗筋之所聚，太阴阳明之所合也"之论，指出肝、肾、脾、胃四经皆循于前阴，而前阴部的疾患，往往认为与肝、肾、脾脏密切相关，或因肝气郁结、湿热下注，或因肾阴不足、阴虚火旺，或因脾失健运、湿痰留滞，三者之中又与肝、肾更为密切，因此许氏提出"实则治肝，虚则治肾"之治则。

实证多与肝经有关，虚证多与肾经有关。如子痈、子痰、囊痈、脱囊、下疳等急性期多为湿热下注肝经的实证。所谓"实则治肝"系指前阴部急性化脓性感染，特别是早期未溃之时，多为湿热下注肝经的实证，应当从肝论治，以清泄肝经湿热为主，代表方如枸橘汤、龙胆泻肝汤等。所谓"虚则治肾"系指前阴部的慢性炎症，或急性炎症后期溃后伤及阴液，常见肾阴不足的虚证，应当从肾求治，以滋阴降火为主，代表方如六味地黄丸之类。这里遵循"急则治其标，缓则治其本"的中医治疗原则，高度概括和最先提出了子痈、子痰、囊痈、脱囊四病的治疗原则。男子前阴病可以有虚，有实，虚实兼夹，在治疗中要关注细节和注意病情阶段转化。

（5）腺体类疾病，需理清化兼施

许履和认为，西医解剖学之垂体、肾上腺、睾丸、卵巢和前列腺等实体器官与中医脏象学中的肝、肾有关，甲状腺、乳腺、消化腺、汗腺则与肝、脾有关，因此许氏在治疗腺体疾病时，根据腺体与脏腑经络的关系，提出理、清、化三法。

其中"理"为理肝气，如用舒肝溃坚汤治腮腺混合瘤；用海藻玉壶汤治甲状腺瘤；用逍遥散治乳房病，同时加用香附、青皮、夏枯草、橘叶等疏肝理气之品。顽固难愈的腺体疾病，多与血瘀有关。就气血关系而言，气为血之帅，血为气之母，血随气行，气行则血行，气滞则血凝。因此临床见腺体肿块不消，痛如针刺，或舌有瘀斑、脉来涩滞等往往是血瘀之候，治疗以行气活血通络为主。如附睾结核、睾丸肿瘤之五味龙虎散；慢性前列腺炎诸治无效，可于清热解毒诸品之中参以炮山甲、丹参、三棱、莪术、桃仁、红花、赤芍、鬼箭羽等化瘀通络。

"清"为清郁火，如甲状腺炎、急性腮腺炎治宜清火，佐以疏风，轻则牛蒡解肌汤，甚则普济消毒饮外敷马氏青敷膏。舌下腺炎，治宜散风热、清泻心火，内服金银花、连翘、山栀、紫花地丁、半边莲、蒲公英、竹叶、丹皮、玄参、牛蒡子、薄荷，热甚加川连、石膏、钩藤，外用冰硼散吹舌下。急性乳腺炎哺乳期可用乳痈验方或荆防牛蒡汤以疏肝清胃、下乳消痈；乳房坏疽用龙胆泻肝汤以泻肝胆之湿热郁火；急性睾丸炎，轻则用枸橘汤以分利湿热，重则用龙胆泻肝汤合金铃子散以清泻湿火，大便秘结者配以当归龙荟丸泻之。清火需分脏腑，舌下囊肿者为心火上炎，用导赤散以泻心火，外用冰硼散；慢性睾丸炎、附睾结核伴阴虚火旺则为肝肾虚火，用知柏地黄汤以滋阴降火；慢性前列腺炎辨证为肾亏湿热下注者，可用加味萆薢分清饮以清热去浊、补肾固精。

"化"为化湿痰。许履和常用二陈汤、消瘰丸、舒肝溃坚汤、海藻玉壶汤等方剂，临床尤喜用海藻、昆布软坚化痰。用逍遥散合二陈汤加海藻、昆布治乳腺疾病；用六味地黄汤加海藻、昆布等治疗前列腺增生所致急性尿潴留。许氏擅用"十八反"中相反药海藻与甘草，治疗甲状腺病、乳腺病、前列腺增生引起的尿潴留，加快肿块的消散吸收。

3. 医案萃选

（1）精囊炎案

洪某，37 岁。初诊患者，近 2 年来，性交时所射之精为血性，色红质稠。近 3 个月来症状加重，每次性交时均是肉眼血精，同时伴有少腹及睾丸隐痛，溲黄口干，性情急躁，夜寐盗汗等，迭经西医治疗无效。检查：外阴无异常，两侧睾丸等大，附睾不肿硬，左侧精索静脉明显曲张，前列腺（-）。精液常规：脓细胞（++++），红细胞（++++），精子计数 $58\times10^6/mL$，活动力 15％，形态正常 80％，畸形 20％，血蚴检查（-）。红细胞沉降率正常。脉细弦，苔薄微黄。

处方：生地黄 12 克、白芍 9 克、女贞子 10 克、墨旱莲 10 克、茯苓 12 克、车前子 10 克、泽泻 10 克、牡丹皮 6 克、糯稻根须 15 克、乌药 4.5 克，5 剂。

二诊：药后血色精液明显变淡，全身症状改善，惟小溲仍黄。

原方加黄柏4.5克，5剂。

三诊：肉眼血精已消失，小溲亦不黄，除左侧精索静脉仍曲张外，余无不适。精液常规复查：未见脓细胞及红细胞。病已基本痊愈，再以原方巩固。

（2）霍奇金病案

李某，男，40岁，职员。1969年2月3日初诊。

患者于7个月前，右侧颈部出现一肿块，坚硬不痛。1968年8月经南京某医院病理诊断：霍奇金病并颈部淋巴肉芽肿。近2个月来，结喉右侧又起肿块，影响饮食，乃来我院门诊，要求中药治疗。

刻诊：右颈静脉区有一肿块，大如鸡卵，坚硬如石，推之不移，压之不痛。右侧甲状舌骨旁亦有白果大硬核1枚，两侧扁桃腺均Ⅱ度肿大，两侧腹股沟淋巴结亦肿大如鸡卵。全身情况尚好，脉舌无明显异常。询知患者起病前有情志不畅史。证属郁怒伤肝，肝火内炽，炼液成痰，结于少阳之络，发为"失荣"重证。立疏肝解郁、化痰攻坚之法。

处方一：

夏枯草10克、炙僵蚕10克、香附10克、当归10克、白芍10克、石决明15克、陈皮5克、柴胡5克、红花5克、川芎3克、甘草3克、片姜黄3克、炮穿山甲6克、灯心草2克。

水煎服，每日1剂。

处方二：

干小蓟全草15克。

每日煎汤饮服。此草须于开花时采集。花内有小虫，若虫子飞掉即无效。晒干备用。

服处方一20剂，症状即见好转。服60剂，右颈肿块消失，扁桃体已不肿，两侧腹股沟淋巴结明显缩小（如桂圆大）。唯结喉两旁之硬核未消。以后通信治疗，因缺药而断续服用原方，中途稍有反复，先后于右颌下、右耳下、右肘部出现硬结，如白果、弹丸大不等，方中加生牡蛎、玄参、川贝母等以化痰软坚。

4. 创方举隅

（1）耳疳散

主治：慢性化脓性中耳炎单纯型。症见耳内长期流脓不愈，鼓膜有中等大穿孔，证属肝肾阴虚者。

功效：清热消疳。

组成：已出蛾蚕茧10个，冰片0.15克。

用法：将蚕茧剪碎，置瓦上煅存性，加入冰片，共研成极细末，贮瓶备用。用药前先以棉签蘸20%黄柏水或3%过氧化氢清洗耳道，然后取耳疳散少许，均匀吹布药粉于耳中，每日2次。

（2）乳房纤维瘤验方

内服方：广郁金、炙僵蚕、毛慈菇、制半夏、制南星、青皮、制川乌、川贝、大贝各90克，共为细末，饭后用温开水调服3克，每日3次。

外敷方：山慈菇、生半夏、大贝、生南星、僵蚕、生川乌、白芷、细辛、生草乌、白蔹、樟脑各10克，共为细末，用陈酒、鸡蛋清敷患处，每日换1次。内服、外敷方同用。

（3）乳痈验方

主治：乳腺炎急性期。

功效：疏肝清胃，下乳消痈。

组成：蒲公英15～30克、全瓜蒌12克、连翘10克、当归10克、青皮6克、橘叶6克、川贝6克、柴胡3克、生甘草3克，每日1剂，水煎2次分服。

加减：寒热头痛加荆芥、防风；胸痞呕恶加半夏、陈皮；排乳不畅或乳汁不通加漏芦、王不留行、路路通；脓已成加皂刺、甲片以透脓。

可配合局部处理：乳头破裂者，用麻油或蛋黄油搽之，每日4～5次；乳汁不通者，用热毛巾敷揉患乳，再用吸奶器吸尽乳汁；红肿热痛明显者，外敷马培之青敷药（大黄240克、姜黄240克、黄柏240克、白及180克、白芷120克、赤芍120克、天花粉120克、青黛120克、甘草120克，共研末，蜂蜜或饴糖调成糊状），每日换1次。

（4）通肠散阻汤

主治：肠梗阻寒邪内结，腑气不通者。

功效：温肠散结，行气通阻。

组成：姜汁炒川连2克、姜半夏6克、川厚朴6克、青皮6克、陈皮6克、赤白苓10克、广木香6克、槟榔10克、制香附15克、桂枝9克、杭芍9克、甘草9克、川椒3克、大枣12枚。

（5）消核丸

主治：阴茎痰核（阴茎海绵体硬结症）。

功效：清热利湿，化痰散结。

组成：陈皮6克、青皮3克、制半夏6克、僵蚕10克、云茯苓10克、川黄柏6克、生甘草梢3克、牛膝3克、白芥子2克、荷叶1.5克。

用法：制水丸，上药共研细末，和匀，贮瓶备用。每次5克，每日2次，温开水送服。或每日1剂，水煎服。待基本治愈后，再进丸剂以巩固疗效。

五十二、曹永康

1. 生平简介

曹永康，字以蕃，中国共产党党员，江苏省镇江医学院教授，中医教研室主任，并任镇江市中医学会理事长，江苏省中医学会常务理事。

曹先生先后随龙砂名医朱莘农、夏子谦学医，后问业于时逸人。平生致力于《伤寒论》研究，擅长诊治伤寒少阴病，临床注重"验体辨证"，运用"脐诊法""腹诊法"以探析病机本质。

曹氏行医生涯中，整理编著先师朱莘农《夹阴伤寒证治》，先后在国内各级中医杂志上发表《冠心病临证经验点滴》《高脂血症治法浅析》《试论脐诊法》《经方临证管窥》等论文50余篇。20世纪60年代起，他从事诊疗心血管病，设专科门诊 20 余年。长期的临床实践证明，心脏病与肾虚气逆相关之证候颇多，曹氏主张"心病治肾"，擅用桂枝龙骨牡蛎汤合生脉散加减组成系列类方，治疗各种心脏病，自创建中行健汤，并研制中药片剂"早搏平"，临床效果明显。

2. 学术思想与临床经验

（1）心悸八法，双向调节

曹永康认为，心悸发生多因心阳失守，心神失调。而心神的调节，体现在阴阳之动静，心阳之煦运，赖于气血之畅遂。故治心悸大法在于注意方药的双向调节而有所侧重，强调扶阳应在滋阴之先而寓以制约，其辨治可为心悸八法。

一为益气补血助心阳法。对于气虚寒从内生，血少心脉不充，营血不足而心脉急，阳运不振而血行涩，症见心悸心慌，不能自主，胸闷少气，自汗神疲，舌淡红、苔薄白，脉虚弦而弱，治以炙甘草汤为主方，佐以清酒，一以温运血行，一以载行药力，再加磁石以交济心肾，吸引心气下行交于肾，则上下交泰，悸动自安。

二为滋阴养液充血脉法。对于心脏气阴亏虚，则阴不涵阳；心神失养，症见心悸怔忡，动数不静，头晕耳鸣，面时升火，夜难安眠，舌红少苔，脉细弦而数，治以生脉散，配甘麦大枣汤、百合地黄汤。如心烦寐梦，可加酸枣仁、黄连；心中憺憺，虚里跳跃，可加磁石、龟甲；阴虚阳亢，则加龙齿、珍珠母。

三为温阳摄下平冲逆法。对于心阳不振，虚阳浮越而见心悸忧惕，头晕胸闷，当脐筑动，小腹弦急，下肢欠温，脉虚弦尺弱，苔白尖红，宜以桂枝龙骨牡蛎汤为主方。如心悸可加酸枣仁、远志、茯神、磁朱丸；心肾失交加交泰丸；阳虚较甚加附子；损及阴精加熟地、首乌、元精石、龟甲。

四为温肾散寒镇水逆法。对于肾阳衰微，下焦虚寒，水气凌心，故心悸欲得按，头眩身瞤动，脐下筑动，治以真武汤为主方，如脐筑明显加苓桂甘枣汤；眩晕明显加龙骨、牡蛎；气血虚寒加党参、熟地；寒凝血瘀加泽兰、茺蔚子，但不胜化瘀重剂。

五为心胃同治建中阳法。对于脾胃虚寒，宗气失荣，无以贯心脉而见心中悸动，波及虚里，按之得缓，劳则更甚，饮则易发，面黄不泽，气短身倦，小腹弦急，脉濡软不耐重按，舌淡苔薄白，当用小建中汤为主方。如少气自汗，重用炙黄芪；如虚弱较甚，稍劳即发，可合七福饮。

六为回阳镇逆挽脱变法。对于心阳衰微，阴乘阳位，心力衰竭，心悸虚数或大动，或动而中止，胸闷气促，汗出肢冷，面色苍白，四肢不暖，舌淡紫，脉虚数或沉微或结代，急当参附龙牡救逆加紫石英，镇潜摄纳；鹿茸、紫河车、肉桂，滋补肾精。若突发心悸而厥脱者，用独参汤送服黑锡丹，温纳固脱。

七为导赤涤痰制亢害法。对于心悸火亢，烁阴为疾，以致心悸动数如奔马，面色潮红，心前区极度不适，头脑昏沉，烦躁不宁，尿黄臭秽，脉数疾，治以导赤散为主方，佐以黄连、枳实、丹皮、山栀子、竹茹，涤痰泄热。如苔黄厚糙腻加胆南星、竺黄；心烦口渴加酸枣仁、知母。

八为养心补肾治老年心悸法。对于人至老年，肾气即衰，影响心神，则见心悸怔忡，其治以温养肝肾，填补精血为大法，重视"心肾既济"的生理关系，治用桂枝加龙骨牡蛎汤、生脉饮，或加用左、右归饮，综合组方。若"疲乏"是心悸发作前后的伴随症，在发病后感到疲乏无力，此心脏起代偿救济之后而疲乏，当补肝，用黄芪、当归、枸杞子、吴茱萸、肉桂心之属，如因工作疲乏而发病，先疲乏而未能起到代偿，当补肾，用熟地、菟丝子、肉苁蓉、巴戟天、附子等。

（2）胸痹心痛，多法同治

曹永康认为，冠心病以胸闷、心痛、心悸、腹胀为常见四症。胸闷一症，当治心肺，以生脉散为底方，提出冠心病胸闷心肺同治之法；心痛者，阳微乃阴盛之前驱，阴凝为血瘀之先导，其治以痛为主，温扶心阳，活血通脉，曹氏自拟通阳蠲痛汤，提出冠心病心痛扶阳通络之治法；冠心病心悸以气血两虚，阴阳失调多见，治以调理气血，注意方药的双向调节应各有侧重，强调扶阳应在滋阴之先寓以制约，提出心悸调和气血之治法；部分冠心病患者每兼脘腹痞胀，饮食后易猝然心痛，人多肥胖、苔黏腻，当心胃同治，益气健脾，理气疏滞，提出腹胀益气建中之治法；另有老年人患冠心病，以虚为本，治宜补不壅滞，提出老年冠心病应补中寓通。

（3）辨治湿温，辛开苦泄

曹永康认为，湿温病用苦辛法，是湿温病治疗中的一个侧面，有其特定的治疗范围及适用标准，提出了五项治则。

热为湿郁，宣解泄化为先。热为湿郁，气分失展，常见热势有汗不解，或汗黏不畅，形体恶寒，肢节酸楚等表卫证，伴有胸闷懊侬，口渴不多饮，苔黄腻中厚，舌边尖色红，脉濡滑或数滞不调的二重脉。此证热郁于湿中，解热务在开湿。曹氏自拟黄连栀豉各半汤，于苦辛中用少量桂枝以展表卫之气，独活以散在表之湿，意在透表达邪，湿开则热自解。如口中甜腻，脘痞恶心，舌苔黄腻边白，则加厚朴、杏仁、薏苡仁、蔻仁宣通三焦而分消之。

湿热蒸腾，辛开苦泄允当。湿遏热郁，日久不解，或素体痰热内甚，或治疗偏于寒凉，使湿热交蒸互郁，清阳更失宣布，常见热势起伏，午后加重，胸中督闷，脘痞心烦，夜甚无寐，苔黄黏腻或罩灰，舌质底红，脉浮滑数，甚则出现神识昏蒙、呓语呢喃等症情。此乃浊邪害清，痰热扰心，与"热入心营"之证需作鉴别，法宜开豁痰浊，泄热醒神。曹氏自拟泻心涤痰各半汤。方取干姜与黄连相合，赖辛开以伸展清阳，则浊邪之蒙蔽自开，郁热始得透泄。干姜能开浊闭之督闷，惟性味辛热，用量不宜过重，防其助热耗津。

湿开热炽，苦泄辛凉并施。若湿宣而热转炽，症见热势持续，口渴心烦，腻苔化而苔黄欠润，舌边尖红赤，脉来弦滑数，此为湿开热炽之证。如热郁心胃，邪热涉营，身热夜甚，神烦不寐，间或谵语，小便短赤，舌尖红绛，曹氏自拟导赤泻心各半汤清心泄热，和胃生津。如邪热内蒸，兼夹少阳风火上攻，可见头痛口苦、耳鸣耳聋、夜寐惊搐、苔黄舌红等症，治宜温胆蒿芩各半汤清胆泄热，平降风火。此证须注意识别苔、脉，如脉见劲急似数，此为弦象，乃热邪激动肝胆气火，辛凉中须佐潜降；如苔见厚腻，乃热炽而胃浊上泛，苦泄中当参微辛。不能一见高热，即纯用"热者寒之"之法。

湿热夹积，缓下通泄攸分。湿热食滞互结胃脘，症见胸膈烦热，脘中按之微痛，满而不硬，大便不利，小溲黄赤，脉弦数，舌苔厚腻，根部深黄，只宜微微通下，需缓泻数次，才能积去热清。曹氏自拟凉膈泻心各半汤，凉膈通腑，缓下泄热。如湿热化燥，与痰浊党援，壅闭肠腑，发热日晡为甚，经开泄而热终不解，腹内灼热痞满，按之有声，胀痛拒按不明显，大便秘结或溏泄不爽，粪多酱色如胶饴而奇臭，脉沉滑或沉数，舌苔老黄或焦腻，甚则唇焦齿垢，神昧谵语，宜与陷胸承气各半汤，泄化浊瘀垢污，以决壅闭；若舌苔焦糊如荔壳，则去川朴，加鲜生地、玄参、竺黄、胆星等甘寒合辛化，以涤垢滞。此等证与燥屎内结不同，不宜大剂攻下，否则反致宿垢不行，徒流稀水，变成坏证。

伤阳须防，护中扶阳可安。湿温病蒸热汗多，热不为汗解，热甚伤阴，汗多伤阳。阴伤易知，阳伤则每被高热掩盖而忽于隐微。要知热与汗交织，阳随汗泄，进而导致阳越发热，症见烘热颧红，躁扰不安，汗出肤冷，脉来虚大，重按不实（从高热中辨烘热，患者自觉热重心烦，而按其腹温相对不甚灼热，甚或足冷不暖，时时烘然热起，阵阵面颧泛红，则烦热更甚，烘热暂退而面色转淡，神乏欲寐）。此种下虚上盛、下寒上热之证，最好结合腹诊，以探求"肾虚"本质。若诊得腹部板室而艰，按之有声，小便量少或不行，则以真武五苓各半汤温振肾阳，暖土御寒，宣气化而祛中下之寒浊。若诊得腹部板室，当脐动气，尿黄难解，则用桂枝龙牡汤平冲导潜，反佐黄柏，以泄下焦湿热相火。若脐跳上应虚里，心悸汗多，神思恍惚，呼之似醒，是虚极欲脱之象，急拟参附龙牡汤培元固脱，苟能阳回神定，方可转危为安。

3. 医案萃选

黄某，男，31 岁，1985 年 2 月 6 日初诊。

1979 年患心肌炎后遗早搏，并伴胃窦炎、支气管扩张病史。心电图：室性早搏呈二联律；心动过缓。迄今早搏频繁，疲劳时或感冒后易发病。刻诊：胸闷气短，心悸自汗，嗳噫食少，咽红有黏痰，舌苔微黄，脉虚弦而缓，结代明显，早搏 7～9 次/分，心率 50～55 次/分。

辨证：气弱血虚，而致心搏不匀，更兼外邪留恋，炎症未消。

予：太子参 15 克、麦冬 10 克、五味子 10 克、生地 12 克、玉竹 10 克、玄参 10 克、板蓝根 10 克、炒白芍 10 克、炙甘草 10 克、川芎 10 克、丹参 12 克、龙齿 10 克（先煎）、珍珠母 20 克（先煎）、茯神 10 克、淮小麦 15 克。

药后早搏有所减少。

7月二诊：神疲汗多，食少便溏，入夏以来经常感冒，脉缓而大，舌苔微黄腻。心气内虚，暑邪外侵，拟益气固表、清暑和中方。

予：清炙芪15克、炒白术10克、炒防风6克、白芍10克（桂枝2克拌炒）、太子参10克、花龙骨10克（先煎）、煅牡蛎20克（先煎）、益元散12克（包）、炒扁豆10克、炒苡仁12克、佩兰10克、生谷芽12克。

药后汗多渐敛，未再感冒，早搏4～7次/分，心率54～60次/分。

11月三诊：面色淡白，气短，心悸，脉缓无力，因思此时心阳亏虚为主因，而咽红长期不消，炎症为其宿根，时值冬令，当与温养法。

拟右归丸合桂枝龙牡汤，与第一方（改白芍为赤芍）间日交替进服。

后按季节用一、二、三方相间调治年余，早搏基本消失，心率达65～70次/分。1986年11月10日复查心电图：正常范围。

4. 创方举隅

（1）通阳蠲痛汤

组成：桂心3克、炙甘草6克、北细辛3克、党参10克、生地黄10克、当归尾10克、川芎10克、丹参12克、片姜黄6克、醋延胡索10克、白檀香5克。

加减：解痉镇痛可加白芍10克、葛根10克、磁石20克；心肌梗死加桃仁10克、火麻仁10克、五灵脂10克、石菖蒲5克、郁金6克。

（2）止痛粉

组成：参三七1.5克、桂心1.5克、五灵脂1.5克、九香虫1.5克、血竭1克、琥珀1克、黄连1克、沉香1克。

用法：研末和匀，每次服2克，每4小时1次，缓解后每日服2次。

（3）建中行健汤

组成：炙黄芪12克、桂枝5克、制白芍10克、制川朴5克、制苍术 10 克、川芎 6 克、制香附 10 克、片姜黄 6 克、鸡内金 10 克、砂仁 2 克、陈皮 5 克、山楂 10 克。

加减：命火衰微之便秘，上药加服半硫丸 3 克。

五十三、汪朋梅

1. 生平简介

汪朋梅（1923—2010 年），江阴人。毕业于南京中医学校。1938 年师从江阴名医夏维祺学习内科、外科。1941 年起，先后开业于璜塘镇、徐舍镇，任徐舍联合诊所主任。1957 年，任河北省中医学院《医经》教研组组长兼外科教研组组长。1973 年起，任无锡市第三人民医院中医科主任、中西医结合消化科负责人。1991 年被确定为首批全国老中医药专家学术经验继承指导老师，1994 年被评为江苏省名中医。他平生最推崇《景岳全书》，从事医、教、研生涯 50 余年，医术精湛，于内科、外科均有造诣，颇享盛誉。

曾据《黄帝内经》"七七""八八"天癸至竭盛衰理论制"更年乐"药酒治疗男女更年期综合征，通过临床验证，专家鉴定，由无锡市中药厂投产，并在剂型改革"更年乐片"的研究工作中获 1993 年无锡市科学技术进步三等奖。另发表论文 10 余篇。

2. 学术特色

（1）创新阐发病机十九条

汪氏重视《黄帝内经》病机十九条思想，认为"诸热瞀瘛，皆属于火"应更正为"诸热瞀瘛，皆属于心"，"诸痛痒疮，皆属于心"应更正为"诸痛痒疮，皆属于火"。此或是传抄致讹，"火"与"心"二字错置；或是编绝简错，"皆属于火"和"皆属于心"二个短句的错置。

汪氏提出从病证上说，"瞀"有目不了了，闷乱，意识朦胧乃至昏迷的意思；"瘛"是拘挛、拘急的意思，是筋脉病，"瘛"可以引申为瘛疭，即抽搐，两者皆有有热、无热之分。"诸热瞀瘛"，是以"热"为前提的，是热病邪热内犯以及疔疮热毒内陷等所引起的，临床上风温、暑温等热病以及疔疮感染最易发生逆传心包、热入营血、热逼心宫、疮毒内陷、疔疮走黄等导致心神昏乱而出现闷乱、昏迷的证候，也容易发生血虚津枯，使心主血脉的功能失职，导致筋脉失养而出现拘急的证候。邪热毒热最易伤心，"瞀"是邪热入心的神志病，邪热虽盛，不入心则不至于"瞀"。因此，本条的"瞀"应归属于心。"心主血脉"，"瘛"是血不养筋的筋脉病，邪热虽盛，不伤血脉则不至于"瘛"，本条的"瘛"也应归属于心，且抽搐是标，其本在心，抽搐属肝，而心热引动肝风之抽搐属心。见抽搐而知心热，示人以"治病必求其本"。

"疮"是泛指痈、疽、疔、疖等外科疮疡而言，为急性感染，非痛即痒，或者痛痒兼具，中医辨证属于阳证，认为主要由火热之毒引起，有别于无痛无痒的阴证，毒热在皮肉筋骨之间，尚未内陷脏腑，更非毒入于心，只能归属于火，不能归属于心。只有在疽毒内陷，疔疮走黄，毒热内攻，发生"瞀"与"瘛"的情况下，才能归属于心。故汪氏提出此证不需要绕"火热入通于心"的圈子，而勉强归属于心。心是病位，火是病因病理，二者有联系，又有区别，不能混为一谈。"诸痛痒疮"和毒热攻心是既有联系又截然不同的两个阶段，"属于心""属于火"之间，不能画等号。并从写作体例、排列顺序、上下文意进一步论证这一观点，为病机十九条指导临床打开新思路。

(2) 四诊合参，尤重舌脉

汪朋梅临床辨证，力主四诊合参。然因寒热有真假，虚实有疑似，而脉无遁情，津液之荣枯，病情之进退，舌为明镜，故尤重脉舌。其审证入微，不弃纤毫，舍从自如，善捕独处藏奸之症，故能屡起沉疴。如病员杨某，因胆道疾病导致休克，血压 9.3/5.3 千帕，汪氏根据其舌红苔黄，脉弦滑数，确认休克由肝胆火毒所致，未用升压药，而大胆用泻火解毒、通腑泄热的大黄、芒硝、黄芩、黄连、金银花、紫花地丁、龙胆、山栀子之类，在大便畅行、痛减热退之后，血压自升。

又如许某，女，29 岁。妊娠 7 个多月，胎动消失，妇产科诊为胎死腹中，用催产素 3 天，服脱花煎加桃仁、丹参之类毫无动静。面色苍白，小腹冷痛，口气臭秽异常，精神疲倦，纳呆。诊得舌淡，边有青紫气，苔白，脉虚涩，一派脾虚气弱之征，认定胎死既为母体极虚、胎元失养所致，死胎不下亦为中气升降失常，无力推运胞脉促胎外出，竟予补中益气汤。人参峻补中气，塞因塞用，不用一味逐瘀下胎之品，迅即自行娩出死胎。此亦四诊合参，重视舌脉，抓主症，治病求本之意。

（3）内伤杂病，侧重脾肾

汪氏对慢性痼疾的治疗，于辨证论治的原则下，多侧重于调补脾肾。

1）权衡五脏先调脾胃

汪氏认为，凡与脾胃有直接、间接关系者，皆可从调治脾胃着手，其治脾胃既宗东垣温补升阳健脾之法，又效叶氏清养胃阴之旨，取两者之长，按证而论，择善而从。治脾常择生姜、肉桂以温阳，人参、黄芪、白术、山药、扁豆以益气，升麻、柴胡、葛根以升清，半夏、茯苓、薏苡仁以化湿，木香、陈皮、大腹皮、砂仁、蔻仁以运脾。治胃常择北沙参、麦冬、石斛、生地等以清养胃阴，川楝子、制香附等以理气和胃。调治脾胃常用补中益气汤、六君子汤、升阳益胃汤、黄芪建中汤、一贯煎、沙参麦冬汤、金匮麦门冬汤等，临证明察病机，审证求因，辨证施治。

2）慢病防变不忘肾元

汪氏认为肾气足，则百病不生，肾气虚则诸症蜂起。且久病体气亏虚，必然损及肾中阴阳，所谓"穷必及肾"。故诸多内伤杂病与肾阴肾阳亏损攸关，而培补肾元，常可获良效。其滋养肾阴常择生地、熟地、山萸肉、龟板、熟女贞等。因乙癸同源，肾阴虚常兼见肝阴虚，故滋养肾阴每兼滋养肝阴，于滋养肾阴药中复入枸杞子、制首乌、潼沙苑之类。温补肾阳常择温润填精之味如仙灵脾、肉苁蓉、巴戟天、补骨脂、鹿角胶（霜）、紫河车、核桃肉等，少用肉桂、附子等辛热刚燥劫阴之品，若必须应用则先轻后重，中病即止，合景岳"育阴涵阳"之义。肾阴阳两虚则肾阴肾阳并调；或取滋阴为主，温阳为辅；或温阳为主，辅以滋阴；或并重调燮。滋养肾阴常取方六味地黄丸、左归饮、左归丸、一贯煎、二至丸之类加减；阴虚火旺常用知柏地黄丸或加地骨皮之类；温肾阳辄用金匮肾气丸、右归饮、右归丸、二仙汤诸方化裁。

临证若遇脾与肾两虚者，则予脾肾并调，常喜用补中益气汤合补肾之方或还少丹加减。

汪氏常谓，"治病必须治人"，若不见森林，只见树木，每致邪去正衰，难于恢复，甚至邪未尽而正已溃，不可收拾。临床上必须时刻维护正气，对体虚证实者，固然要祛邪与扶正兼顾，即使邪盛而正不虚者，亦不能药过病所，诛伐无过，徒伤其正。这是其治内伤杂病的又一准则。

（4）辨证合病，专病专药

汪氏认为，辨证论治非常重要，但亦可专病使用专药，两者可相辅相成，不容偏废，以适事为度，比较辨证地对待两者之关系。

如治瘰疬，认为瘰虫感染是病因，正虚是患病之基础，"两虚相得"为致病之机，基于此则施治宜补虚以培其本，杀虫以杜其源，补虚与杀虫并举。每于辨证方药中用百部、夏枯草，屡获佳效。其云百部、夏枯草治瘰疬乃从月华丸和夏枯草膏套出。《日华子本草》记载百部治传尸骨蒸劳热。薛立斋治瘰疬、马刀，不问已溃未溃，或日久成漏者，单用夏枯草煎汤或熬膏服，并以膏涂患处。可见百部和夏枯草不但对瘰疬有效，对瘰疬、肠结核、骨关节结核等肺外结核同样有效。

治消化系统疾病，凡腑气不通里实之证；诸脏腑火毒热证；瘀血证；肝胆火热、胃热伤络之上消化道出血证；湿热黄疸；胃热气滞，胃失和降之呕哕证，均在辨证论治的基础上广用大黄一味，收效殊佳。

又如肾虚夜尿颇多，汪氏常用桑螵蛸、海螵蛸补肾固摄缩尿之味；治诸类淋证喜用瞿麦、萹蓄通淋利湿之品于辨证方中；脾虚消化道出血用乌及散（乌贼骨、白及）等专病专药，在临床应用确多效机。能于专病刻意应用专药，亦是其治病独到之处。

3. 医案萃选

（1）肠结核肠梗阻案

患者李某，男，65 岁。1982 年 2 月 25 日初诊。肠结核、肠梗阻、气管炎。舌胖，苔厚腻，脉细缓弦，腹痛如绞，便结 7 天，平时大便或溏或秘，畏寒肢冷，胸闷痛，咳嗽痰多，按腹绵软，如搓面团。脾肾俱虚，沉寒瘀毒结于肠，风寒痰饮郁于肺。方效阳和汤合治中汤，复入散风祛瘀。

处方：制附片（先煎）、炮姜各 6 克，鹿角霜（先煎）30 克，黄芪

10克，党参、丹参各15克，升麻5克，柴胡3克，青皮、陈皮、炙甘草各6克，桂枝3克，红花、桃仁、杏仁、枳实各10克。2剂。另地鳖虫、蜣螂虫各100克，共研细末，每日10克，2次分服。

2月27日二诊：舌脉如前，便行稍畅，腹痛解，畏寒除，肢冷依然，咳减痰少，胸痛安。

续方：制附片（先煎）10克，黄芪、党参、丹参各15克，当归10克，红花6克，鹿角霜（先煎）30克，肉桂3克，白术15克，石决明（先煎）30克，菊花6克，白蒺藜、潼蒺藜各10克，桃仁、杏仁各10克，炙甘草5克。继服5剂，以巩固疗效。

（2）幼童乳疬案

女童，陆某，6岁，1981年9月30日初诊。诉左乳增大结块1年多，近3个月来增大更快。患儿1975年5月27日足月难产出生，平时易感冒，曾多次高热，咳嗽。1980年4月发现两乳均匀性增大，如桂圆大小，乳头无分泌物，轻度压痛，诊为乳腺增生，医嘱观察增大速度，3次就诊均未用药。1981年5月右乳自然消肿，左乳明显增大，诊为乳房增生，遵医嘱热敷无效。1981年9月7日左乳均匀性肿大4厘米×3厘米，稍有触痛，处方：甲基睾丸素2.5毫克，2次/日，家属惧用激素未服。刻下：左乳当乳晕部漫肿，皮色不变，结块扁圆，大小约4厘米×4厘米，边缘光整，表面平滑，推之可移，轻度压痛，质硬不坚，食欲平平，舌红，苔薄白滑，脉弦滑右虚。证属肺肾之阴不充，脾虚肝横，痰滞中州，痰气交结，而生乳疬。治以滋肾健脾，疏肝理气，化痰软坚。

处方：当归6克、白芍6克、白术6克、柴胡2克、茯苓6克、炙甘草2克、生地10克、牡蛎15克、薄荷（后下）2克、山药10克、橘核3克、橘叶3克、香附6克、象贝6克。

10月19日自述：服药15剂，左乳肿消大半。睡眠食欲正常。

原方去薄荷，加炮山甲2克（研末吞服，因药肆不肯研末，改用6克先煎）。

12月26日自述：服药30剂，乳块全消，自觉无不适。

上方再去山药，加望江南子 10 克。

1982 年 7 月 1 日随访，复信谓继续服药 4 个月计 60 剂，停药 2 个月，一切正常，无复发迹象。

4. 创方举隅

（1）五畜汤

主治：骨痹。

功效：温肾填髓，养血祛风，散寒除湿。

组成：淫羊藿、鹿含草、川牛膝、怀牛膝、肉苁蓉、鸡血藤、生地黄。

加减：颈椎病加葛根；腰脊痛加川断、狗脊等；气虚增黄芪、党参；血虚加当归之类；风湿甚加羌活、独活之类；寒湿甚加川乌、草乌、附子辈。临证运用颇多效机。

（2）胆囊炎方

主治：急慢性胆囊炎。

功效：抗菌抗炎，利胆，护肝镇痛。

组成：柴胡、黄芩、白芍、大黄、茵陈、广郁金、制半夏、木香、全瓜蒌、紫花地丁、草河车。

五十四、杜晓山

1. 生平简介

杜晓山（1923—2010 年），江苏无锡人，江苏省名中医，南京中医药大学兼职教授，第一批全国老中医药专家学术经验继承工作指导老师，享受国务院政府特殊津贴。

杜晓山 1938 年拜无锡市著名针灸医师王荫堂为师，专攻针术，学习刻苦，深得老师真传，1942 年在家乡开业，不久声名鹊起。1954 年与同道创办了无锡第一联合中医医院即无锡市中医医院，为该院奠基人之一。曾担任针灸科主任、无锡市中医医院副院长、江苏省针灸学会副会长、无锡市针灸学会会长等职。1984 年赴日本讲学，1987 年赴巴布亚新几内亚讲学。于 1990 年拍摄了名为《弘扬针术》的以针刺手法为主题的纪录片，为传道授业、促进针灸事业的发展作出了贡献。1993 年赴美国参加学术交流会议。

2. 学术特色

学术上擅长治疗各种疑难杂症及危急重病症，特别对针刺手法能博采众长、师古创新，将复杂的古典手法加以提炼改进，赋予新的应用价值。

（1）协同进针，以求无痛

杜氏强调，进针的手法，多用双手入针，强调左手的协同作用，认为进针过程中左手起切手和压手的作用，可以帮助入针，减少疼痛，并在定穴时避开血管。具体操作为，进针时以左手拇指或食指切压在穴位上，右手拇、食、中指捏住针身下端，无名指顶住针身，针具靠在压手指甲缘，在进针时切按稍重，右手运用腕力、指力迅速按压刺入皮下，而后将针缓慢插入或稍带捻转，使针刺至要求的深度。此法适用于长 40 毫米以内的毫针。长针进针可用拇、食、中指捏住针身下端，在压手的协同下，一压一刺迅入皮下，再作插入或捻转至一定深度。并根据穴位和患者病情灵活变动，如在颜面等肌肉浅薄处用单手进针，单手进针时右手中指起左手作用一手两用。此进针方法，只要定位准确，一般可以达到少痛或无痛的目的。针入时若疼痛先暂停进针，用手按揉穴位上下经脉，宣散局部气血后再入针则不痛。如针刺后溪穴，入针痛时，医者先暂停入针，用手沿手太阳经走行按揉患者手腕，待疼痛缓解后再入针。

（2）注重补泻，务求得气

杜氏认为，针刺效果取决于是否得气，得气快则疗效佳，得气慢则疗效差，不得气则无效。进针后如果不得气，应当设法促使得气，如行针催气、候气等方法。同时要注意辨别针下"气至"的感觉，是紧而疾的邪气，抑或徐而和的谷气。在正确辨气的基础上，适当运用手法以使"气至病所"或向病所传导，达到"刺虚者，须其实；刺实者，须其虚"的目的。

杜氏行针催气常用提插法和捻转法，配合补泻。其中提插法为进针达到一定深度后，均匀上下提插，待针下有沉紧感，如"气未至也，如闲处幽堂之深邃"便催令气至。在进针得气基础上，重插轻提为补，重提轻插为泻。

捻转法为进针后拇、食两指均匀捻转，以催气至，或结合提插作上下捻转，以加速得气，拇指向前力量增强，食指后退用力稍轻为补；反之拇指后退用力稍弱，食指前捻力量稍强为泻。并以弹法、循法、刮法、摇法、飞法、弩法等手法辅助催气、行气，或留针候气片刻，再作行针手法。

留针法为进针运用一定手法后，将针留置穴内，以加强针感的持续效应。杜氏常用动留针和静留针两种方式。动留针是在留针过程中，每隔若干时间结合捻转或提插等手法，电针等亦属动留针范畴。静留针是在针刺得气或行针后"静以久留"，然后出针。

关于针刺补泻，杜氏认为，明代名目繁多的补泻手法，太繁琐玄虚，难以具体实现。主张遵从《黄帝内经》《难经》之说，凡针刺方向与力量向下、向内者为补，可引阳气入内，针刺方向与力量向上、向外者为泻。杜氏认为，针刺的补泻手法不同于补药或泻药，针刺补泻不是直接地补或泻，而是通过调整经络脏腑功能，以间接地产生补虚或泻实的效果。所以针刺补泻包含着多种因素，除了手法外，还包括腧穴的主治作用、腧穴的相对特异性和机体的功能状态等诸因素。在特定条件下，后者是诸因素中的主要因素。如遇到"三衰"或"闭、脱"的垂危病者，运用"开窍苏厥"或"回阳固脱"诸法，患者毫无反应，说明患者濒临阴阳离决，经气将绝。此时机体已失去其固有的调节功能，即使针刺手法到位，其危局亦殊难挽救，不能片面强调某种手法，或针下感应。

（3）执简去繁，创热补法

传统"烧山火"的操作手法和针感要求，由呼吸、徐疾、提插、捻转、九六、开阖等单式手法中的补法组合而成，因此操作繁复，难于掌握。杜氏在传统操作的基础上做了较大改进，执简去繁，自成一体，创立了独特的"杜氏热补法"。操作方法为，在进针得气基础上，将针插入一分，重插轻提多次，然后用拇指向前，食指向后，单向捻转多次，紧握针柄，毋令气散，使得气感增强或有温热感，一次无效可重复数次，在出针时以拇指向后退一次，并轻提插一次，防止滞针，然后退出皮下，速闭其孔。"杜氏热补法"有温阳调气作用，多用于寒麻冷痹虚。杜氏临床实践中应用此法，在补虚祛寒治疗顽固性面瘫、补脾益肾治疗更年期综合征、益精填髓治疗小儿遗尿、温经通络治疗肩关节周围炎等方面，每获奇效。

杜氏强调，在做"烧山火"手法时，一定要对环境温度严格控制，室温控制在24℃～25℃为宜。环境温度过高或过低，都干扰人体体温的正常反应，影响针法的效果。"烧山火"手法一般用于肌肉丰满处的穴位，四肢末梢，或肌肉浅薄处，或有重要脏器、器官、血管部位的腧穴，则禁用或慎用。另外，腧穴的穴性也十分重要，"烧山火"是一种复式补法，故选择具有补益功能的腧穴更易取得成功。如足三里、关元、肾俞等穴皆是具有补益功能且处于肌肉较丰满的腧穴，是"杜氏热补法"应用频率较高的腧穴。

3. 临床经验

（1）取穴精当，善治痛证

痛证是针灸临床的常见病，杜氏辨治灵活，构思巧妙，归纳总结针灸治痛十法。如对应取穴法治急性痹痛；肢端刺血法治肢节麻痛；皮肤针叩刺法治带状疱疹；手针巨刺法治急性腰腿痛；同步行针法治肋间神经痛；辨证辨经结合治头痛；择时开穴，结合辨证组方治疗三叉神经痛；阿是穴动刺法治急慢性软组织闭合性损伤；甄别病期，适时补泻治痛经；局部扬刺法治股外侧皮神经炎。由于辨证正确，组方合理，并施之于合适的补泻手法，故均收良效。

（2）面瘫分期，分治不同

杜氏对治疗面瘫具有独特的经验，根据面瘫在临床上不同时期的表现，将其分为急性期、恢复期和后遗症期，并针对不同时期的特点，运用不同的针灸治疗方法进行治疗。

其中急性期为发病一星期左右，杜氏在临床中观察到，急性期内患者逐渐出现症状，且有加重趋势，常有耳后乳突或下颌部的疼痛或肿胀，这往往是区分急性期及恢复期的标志。杜氏认为，该期病理特点以面神经炎症、水肿为主，符合中医学初病邪实论。治疗关键在于宣邪而毋伤正，主张采用浅刺少针法，"浅纳""疾出"，取患侧阳白、四白、迎香、下关、地仓、颊车、颧髎浅刺以引邪外出；再取双侧风池疏散风邪；远端取双侧合谷祛除阳明、太阳经络之邪气。医者要达到手法娴熟轻巧。医者进针时以左手拇指或食指切压在穴位上，右手拇、食、中三指捏住针身下端，无名指顶住针身，针具靠在压手指甲缘，在进针时切按稍重，右手运用腕力、指力迅速按压刺入，进针2～3毫米，刺在皮下即可。

恢复期为发病后7天至2个月，杜氏认为，此时病在经筋，纵缓不收，邪气入里，正邪相搏。此为正邪相对平衡及转换的过程，邪气渐退，正气鼓舞，是疾病进展的转折。针灸治疗关键在于辨别是否兼夹有寒、热或痰之邪。针刺治疗应以局部取穴与远道循经辨证取穴相结合。治疗时主穴取牵正、攒竹、阳白、四白、颧髎、颊车、地仓、合谷。风邪侵袭加翳风、风池；风寒加外关；风热加曲池；肝风内动加肝俞、行间；肝气郁结加肝俞、太冲；风痰阻络加丰隆、脾俞。局部穴位取患侧，地仓向颊车方向透刺0.8～1.2寸，合谷针刺双侧穴位，行平补平泻法。面部穴位手法不宜过重，肢体远端腧穴行平补平泻。

后遗症期为面瘫发病2个月以上，失治、误治，迁延日久，长时间不恢复或恢复不完全，可称为顽固性面瘫。杜氏认为，此期正虚邪恋，往往因病情缠绵，迁延不愈，最易耗伤阳气，故此类患者多形体偏虚、偏寒。杜氏主张采用“杜氏热补法”治疗以扶正祛邪，激发经气。取攒竹透鱼腰、太阳透悬颅、地仓透颊车、颧髎透迎香，均为患侧取穴，合谷、足三里为双侧取穴。临床操作时，在进针得气基础上，将针插入1～2分，重插轻提多次，然后用拇指向前，食指向后，单向捻转多次，紧握针柄，毋令气散，使得气感增强或有温热感，一次不效可重复数次，在出针时以拇指向后退1～2次，并轻提插1～2次，防止滞针，然后退出皮下，速闭其孔。若眼睑恢复缓慢者，取鱼腰、丝竹空；口角下垂，取口禾髎；面肌板滞用皮肤针叩击，并重用艾灸疗法，间隔运用巨刺针法，左取右，右取左。远道刺可交替使用百会、合谷、足三里、阳陵泉、三阴交、太冲、太溪等，补法为主，应用温和的补法以达到扶正祛邪、温养激活经气的目的。还可适当少量加刺一些健侧的穴位，或循经远道取穴，多取双侧足阳明胃经、足太阴脾经诸穴，如足三里、三阴交、丰隆，施以补法，达到祛邪而不伤正的目的，从而避免兼变证的出现。也可适当选用温灸法、隔姜灸、艾条灸等温养之法，加强气血流通及筋脉功能恢复。杜氏常将局部选穴、邻近选穴、远道选穴三者有机结合，面部取穴少而四肢选穴较多。

（3）睡眠图景，"动"看失眠

杜氏治疗失眠症，首先是基于对失眠症病因病机的准确把握，从《黄帝内经》所描绘的睡眠图景模式出发，以"动"而非"静"的独特眼光看待睡眠问题。在中医学整体观念及辨证论治的思维模式下，杜氏将失眠症病机分为：血津液脏腑功能的虚实盛衰；三焦通道不畅，气机升降出入逆乱；跷脉经气不利，气机闸门开关失灵。三种不同情况，结合针灸学中灵活的方、穴、术特点，一般以太阴经、少阴经、少阳经穴及俞募穴为主，"补其不足，泻其有余，调其虚实"；选取阴阳表里经穴，根据"标本""根结"理论，上中下三部、天地人三才配穴选穴"通其道，而去其邪"。强调取穴精当，手法精巧。施予恰当的补泻手法，使阴阳平衡，气机条畅，形神统一，失眠症得愈。

（4）舌三针加体针治中风

杜氏在长期的临床实践中，运用舌三针加体针治疗中风收效快，能较早地改善肢体功能及发音，对治疗偏瘫失语有明显优势。其认为中风多为阴阳平衡失调、阴虚阳亢、心火暴盛，又因精神因素或劳累等诱发。气血并走于上，痰浊阻于清窍，横窜经络而成。在治疗上，以协调阴阳、平息肝风、理气活血、化痰通络为主。

其舌部取穴聚泉、金津、玉液。针法：聚泉穴在舌面正中点，先用消毒纱布钳子拉出舌体（亦可医者用左手用纱布裹住舌体拉出），以1.5寸针与舌面呈5～10度，进针5～8分，捻转2～3次出针。然后用同法刺金津、玉液。出针后用消毒纱布压迫针眼。

头面颈部取患侧攒竹、地仓、风池、百会、水沟、承浆、天突、廉泉。针法：用2寸针刺入，均以得气为准。四肢部取患侧肩井、臂臑、曲池、手三里、外关、合谷、八邪、秩边、环跳、足三里、阳陵泉、委中、悬钟、太冲、三阴交、八风。针法：患侧秩边及环跳穴用3寸毫针进针后，用雀啄刺法反复捣刺3～4次，至患侧下肢剧烈抽动为宜；三阴交用2寸针，行捻转补法；太冲行强刺激泻法。其他穴位均以得气为准。留针30分钟，隔日1次。

杜氏认为，针刺治疗中风偏瘫失语的疗效与以下4点有关。①发病原因、病变部位及症状的轻重有关，一般脑血栓形成较好，脑梗死次之，脑出血相对较差。②病程在 3 个月以内者疗效较好，1 年以上则疗效较差，故需掌握治疗时机。③针刺的处方选穴及手法的运用与疗效有密切关系，其次对精神紧张、体弱、血压过高等患者，每次选穴不宜过多，无论运用补法、泻法，其刺激量均应酌情掌握。④待全身性症状稍稳定后，应鼓励患者做早期功能锻炼（包括被动、自动运动），能加速肢体功能康复。

4. 医案萃选

（1）顽固性面瘫

周某，男，43 岁，2009 年 1 月 5 日初诊。主诉：右侧面部不适、口角㖞斜 2 个月余。曾采用激素、维生素等静脉输液（具体不详）及特定电磁波谱（TDP）理疗等多种方法治疗，效果欠佳。刻诊：右侧面部板滞不适，右侧额纹变浅，右眉抬举困难，眼裂增大，闭眼不能（眼裂 2～3 毫米），右鼻唇沟平坦，人中沟左歪，口角偏向左侧，右侧腮颊滞留食物，鼓腮漏气，刷牙漏水，舌黯淡，苔薄白，脉细。

中医诊断：顽固性面瘫（气虚血瘀型）。杜氏给予热补针法，针后得气，双侧合谷行"烧山火"法，施术 3 次后，患者面部开始出现温热感。继续施术双侧足三里穴，温热感加强，予右面部攒竹透鱼腰、太阳透悬颅、地仓透颊车、颧髎透迎香继续施热补术 2 次，患者自述整个右脸如热气熏蒸一样，遂停止。留针 30 分钟，出针。每日 1 次，5 次为 1 个疗程，中间休息 2 天，继续下 1 个疗程。第 1 个疗程结束时，眼裂缩小（眼裂 1～2 毫米），但仍闭合不全，口歪及漏水、漏气有不同程度好转。第 2 个疗程结束时，右眼可完全闭合，口角仍略歪斜。至第 3 个疗程结束，各种症状消失，临床治愈。

（2）小儿遗尿

王某，女，7 岁，其母代述 2 年前不明原因出现尿床现象，轻则每周遗尿 2～3 次，重则每夜遗尿 1～2 次，经多方调治而效不显。近日症状有加重趋势，每夜尿床达 3～4 次。诊见：患儿神形疲惫，面色苍白，舌淡、苔薄白，脉迟细。查血、尿、大便常规及心电图、肝肾功能均未见异常。除外蛲虫症、尿路感染、肾脏疾患、脊柱裂、脊髓损伤、骶部神经功能障碍、癫痫、大脑发育不全、膀胱容积过小等。诊断为遗尿。证属脾肾两虚、气化失常、水道失约。治以调补脾肾、固涩制水。

先针三阴交行热补疗法，感觉热气向大腿及小腹放射，继则针关元、中极，行热补疗法，小腹犹如炙烤。留针 20 分钟，每日 1 次，5 次为 1 个疗程。并嘱其睡前避免过度兴奋，养成睡觉之前排空小便再上床的习惯，晚饭菜中少放盐，少喝水，少喝汤。治疗 1 个疗程以后，尿床次数显著减少。继针 1 个疗程后痊愈。随访 2 年，未再复发。

（3）呃逆

张某，男，43 岁，2008 年 9 月 19 日初诊，诉 2 天前聚餐后出现打嗝不止，曾到某医院消化科治疗，症情缓解不明显。现症见：呃呃连声，呃声洪亮有力，口臭烦渴，喜冷饮，小便短赤，大便秘结，舌苔黄，脉滑数。杜氏认为，饮食不节为其主要病因，过食肥甘而致燥热内生，胃失和降，气逆于上，发为呃逆。

辨证当为实证、热证，治以清胃降逆，通腑止呃。处方：足三里，天突，内关，中脘，公孙，内庭。针刺时，压手指切穴位稍重，随其吸气时进针，得气后，嘱患者随其口令做深而长的呼吸，患者呼气时用捻转补法，吸气时用捻转泻法，每 10 分钟行捻转补泻手法 1 次，留针 40 分钟，待做完第 2 次呼吸补泻手法后，此患者呃逆即止。第 2 天重复治疗 1 次后，呃逆痊愈。7 天后，电话随访，未再复发。

五十五、巫君玉

1. 生平简介

巫君玉（1929—1999 年），字钝初，别号筇字，安镇乡巫家村人。巫氏自幼喜爱中医，始随父学医，12 岁因病辍学后，师从安镇当地医师陆治中、杨亭，17 岁时起便开始独立悬壶应诊。19 岁与同道医师组织成立国医砥柱社无锡分社，并任推行主任，发起多次中医学术交流。1951 年又组织成立工农联合诊所，1952 年扩建成立"安镇联合诊所"，并任所长，又任安镇区卫生工作者协会副主任兼秘书。

1954 年毕业于中央卫生部北京中医进修学校，参与成立部属综合医院第一批中医科。1958 年建立北京市综合医院第一批中医病房。

1966 年回到无锡，1970 年任无锡县东绛人民医院中医内科、针灸科、骨科负责人，同时兼任无锡县中华医学会秘书长。

1979年又调北京第六医院工作，1981年调任北京市鼓楼中医医院院长，创先开展中医急诊工作，后又与北京中医学院附属东直门医院、中国中医研究院广安门医院共同创建中医病历格式。1982年被任命为北京第二医学院中医副教授。1983年当选为北京市第八届人民代表，同时调任北京市卫生局副局长。1984年11月参与创办光明中医函授大学，曾任副校长及《光明中医》杂志主编。1990年当选为第一批全国老中医药专家学术经验继承工作指导老师。

巫君玉一生从事临床、教学等工作，主要著述包括《瓣杏医谈》《名老中医带教录》《钝初吟集》等，主编《现代难治病中医诊疗学》，校注《痢疾明辨》，发表学术论文40余篇。

2. 学术思想与临床经验

（1）整体观念，据开阖枢，六经辨证

巫氏重视整体观念，常脉、舌、症合参，浏览各家，即妇科、儿科、外科、眼科等籍所载亦多博采为用。运用中医辨证的同时，注重参考各种近代检查，使之成为四诊的延伸以明确诊断。对四诊尤为重视，要求务必详尽，以为毫厘之失谬以千里，以白为黄，则虚寒者误为热，以癥瘕为拘挛，则虚者误为实，且一症一色之见，未可便为定论，尚需求证于他诊而后始确。尤其对望、切两诊，予以深研并证之临床，曾以力学、流变学之理著《脉学今语》，以肌肤、血管、心搏血流量之变化论述28种脉象分界及其与疾病变化的关系，用于学术交流及研究生讲座，并且搜集民间诊法而验之于临床。如睛纹、色区、痛点之于疾病反应关系，以求"望而知之，按而知之"之学。

巫氏强调六经辨证的重要性。就人体阴阳两者多寡而言，以体之阴阳论，二者充身而参杂同存，相辅相成，不得截然分离，离则为"阴阳离决，精气乃绝"而生者死，然其间各因部位、时节而有多孤，其阳多于阴者统命之为阳，反是则称之为阴，阳中复依多孤而区划为三，而太阳、阳明、少阳之名出矣；反之，则为三阴，即太阴、厥阴、少阴。《素问·阴阳离合论》之"少阳为枢"，为就三阳之相互关系而言，所谓"枢"，谓其有转枢太阳之"开"、阳明之"阖"之用也，无枢则开阖不得，而太阳、阳明之用息矣。

《灵枢·根结第五》之开阖枢中，复系以病症，是合"经脉""阴阳离合"之义者也。

少阳为阳生而尚不盛之境也，犹阳之处于少儿期者，非盛壮之年，及其盛壮，则称之为阳明、为太阳，所以《黄帝内经》言，"太阳者，巨阳也"，"阳明者两阳合明也"。应之于经络脏腑，则胆、三焦也，胆以生发之用而况之为少阳，三焦以生化之原始力量而况之为少阳，均从"少火生气"着眼。迨其经络发病，则称之为少阳病或少阳证、阳明病或阳明证、太阳病或太阳证。就治法而言，三阳皆属表，故有汗解之机。然汗法有甚微之别，此意在言外。如白虎之汗盛；小柴胡但通气分，不定求见汗，汗亦不当盛；桂枝之汗但求漐漐等。临床中三阳证均不限日数，一经留数日，如"七日巨阳病衰"之述，即明言太阳病可延至七日尚存。

三阴证指凡已离三阳经者，亦并非"其满三日者"即是三阴证，亦只是相对而言。三阴证一般非汗法可解，"泄"字亦相对而言，泄之义，二便俱属之，更当引申理解为非汗法之法，如清泄、苦泄、温泄等，非仅指狭义之通便利尿，凡能泄邪者俱属之。又三阳各经又有经腑之分，如太阳之蓄水证即可相对表证而称里证，此又与三阴称里证者有别；蓄水需兼用利尿，阳明之腑实即可通便，此又三阳证非必用汗法者也。又三阴证亦可兼表，如少阴之麻黄附子细辛汤，"太阴病脉浮者，可发汗，宜桂枝汤"，此又非三阴必用"泄"也。

1）太阳病证

太阳病证主要脉证有发热恶寒、头痛项强、脉浮等。巫氏认为，外邪化热，自六经辨证而言，始于太阳，至阳明之初而止。临床依据者为症状，症状之综合为证，证既表示了发病层次，亦指导了治疗，故辨证论治为必循之法。初起病时之恶寒、体痛、头项强痛、脉浮紧、无汗，为表实证，其间恶寒无汗是要点，据之可用较强烈之发汗剂，如麻黄汤；渐而恶寒发热、汗出恶风，脉转浮大（缓），其中汗出恶风是表虚证要点，可据而用较缓之汗剂，如桂枝汤，此期变证：如无汗恶风而发热甚重，可用大青龙汤，解表而兼清热；或热甚耗伤津液则用葛根汤，伤津症之出现，有汗后卫强营弱，因卫强而热自发，因汗出而致营弱，仍有啬啬恶寒、淅淅恶风之邪在表证，

龙砂医派

又有翕翕发热、鼻鸣干呕之热症，后有因汗出营弱而津伤之项背强几几症，用葛根汤时应去麻黄，若因麻黄证热重而见项背强几几之伤津证时，用葛根汤应有麻黄。化热至此而备，过此则入白虎汤证或其他证矣。外邪初起至化热之治，均在汗法中，但发汗之轻重有别，曰汗，曰解肌。麻黄、大青龙汤为发汗之强者，桂枝发汗之缓者，已属解肌之列，解肌之法终于白虎，故可用表法者亦止于此，此据《素问·热论》"三阳经络皆受其病，而未入于脏者，故可汗而已"之原则为划界，一入阳明腑或逆传途径，便非汗法可治。

2）阳明病证

阳明主里热实证。阳明病分为阳明经证和阳明腑证两大类，亦包括湿热发黄、血热致衄、蓄血、阳明中寒等内容。阳明热证，治宜清解，方以白虎汤为代表。白虎汤与白虎加人参汤均为热邪侵入阳明，表卫已解而无腑实者用药，其适应证为大热、大汗、大渴、脉大之"四大症"，同时注意察舌。阳明实证，治宜攻下，方以承气汤为首选。巫君玉认为，临床重在辨证，承气类者，必有痞满燥实一类证候。

阳明腑实证之日晡所潮热（大、小承气证）调胃承气之"蒸蒸发热"，腑实证则为腹满痛，蓄血证之腹症为"少腹急结"或"硬满"，腹诊时虽同于蓄血证有拒按象而于左下腹部往往有屎形可及。其于大便状况：腑实证多有不大便或大便难、或大便硬，腑实证则多数为溲黄赤或涩，《伤寒论》第251条虽言"须小便利，屎定硬，乃可攻之，宜大承气汤"，然此为或见症，为界定峻攻而言，故其前有"小便少者"之言也。腑实证则多为烦躁谵语，甚则循衣摸床，如见鬼状，惟调胃承气证因燥结不甚而此症可不常见，但当其热结旁流而燥屎不去时，亦或不免也。

3）少阳病证

少阳为半表半里之说，邪之为病部位者多，《素问·热病》"伤寒一日，巨阳受之""二日阳明受之""三日少阳受之"之文，已明言少阳为受邪之第三层次，此时已逾太阳、阳明，至少已过太阳，邪不在表，尚未入里，虽不在表而尚属于阳经，若以阳为表、阴为里较之，则此犹表之末，是所以称半表，尚未入于阴而已邻于阴，此所以称半里，亦可因其虽属于阳而已居阳之里层故称半里,《伤寒论》各篇之次第编次,据《素问·热论》之次而以少阳篇列阳明之后,同属此意。

少阳主证为往来寒热或发热微恶寒、微恶风,以其表证未罢之表示,亦为邪未离阳经之表示,当不在"不必悉具"之列;另主症之一:胸胁苦满、烦,此为邪入于里而未及于阴之表示,亦不在"不必悉具"之列,盖有此二组症状而始得合成半表半里证也。少阳之治在还表外透,用小柴胡汤和解。少阳之邪还表外透,不独本经然,凡邪之由里出表既必经少阳,故邪之可由阴透阳者亦可自小柴胡之义扩而治之,如太阳"热入血室"症,热未与瘀血相结者可用小柴胡,是为由下由血还经少阳而透邪;少阴篇四逆证之用四逆散,亦为由阴还经少阳而解。少阳禁汗、吐、下。少阳非绝对不可汗、吐下者,其不可者为小柴胡汤本证,若兼表证或里证者自可汗下,证之二太并病之有"大实痛"者,尚用桂枝大黄汤,理自明矣,况乎三阳可汗而解为《黄帝内经》之旨乎;至于吐法,少阳病本有呕恶之苦,且为患者所畏,临床自宜审慎,但若热病中不慎口腹,少阳证与食滞新邪症同见,而能一蹴而解其痛苦者,亦未始不可慎而用之也,凡此均职在辨证而治耳。由此而推悟,知大黄芒硝于下法中各有所宜,进而可探仲师之承气汤变化之义,亦以知大黄之用不尽为攻下,变化其量,可以收清热之效也。

4)少阴病证

少阴病既可从阴化寒,又可从阳化热。少阴病脉紧兼沉、兼微细;《伤寒论》第283条"阴阳俱紧",指浮取沉取俱紧,意在因有咽痛故寸紧,因有利故尺紧,但症兼汗出,则虽咽痛而吐,亦可见浮小紧或浮细紧脉象;少阴病多无汗,今反汗出,为阴气盛而阳浮越,所以汗出、咽痛皆阳越之象,吐利则仍为少阴本象,合而为阴盛阳浮,故汗出而紧脉不解。少阴病里寒为本,阳浮为标,可寒化亦可热化,寒化为本,热化为标,故少阴之汗出应阵作而量少,不似太阳、阳明热汗而量多,少阴咽痛不红肿,热化则可见嫩红色。

5)六经传变

六经传变,不能以时日框定,外感病经太阳而入后,视机体何经之气不足而后传入。如太少合病之麻附细辛汤,即为素体少阴经气不足,致邪入太阳后即现少阴证；太阳初得病时，"发其汗"而"汗先出不彻"，热不解而入属阳明，因而太阳阳明并病。"本太阳病不解，转入少阳者"之不经阳明而径入少阳；"太阴病，脉浮者可发汗，宜桂枝汤"，亦为邪经太阳直入太阴者；"厥阴中风，脉微浮"，亦为邪自太阳内涉厥阴而然。后世对初病即见三阴经证者，称之为"直中三阴"。此之直中，实由太阳而入。太阳主一身之表，只因三阴经气不足，邪入迅速，临床细询，仍可知有恶风寒之过程，但短暂耳。

（2）经方主症，病机变化，得心应手

巫氏善用经方，小柴胡汤、五苓散、泻心汤类方、大青龙汤、麻杏石甘汤、栀子豉汤、真武汤等经方时常运用于临床，对其主症机理、病机变化均有较深的掌握。

1）小柴胡汤

小柴胡汤有六经所涉范围及证候范围两种，巫氏认为，小柴胡汤为少阳病主方，但亦散见于太阳、阳明、厥阴篇中，由此可知，小柴胡汤在六经中之使用范围并不局限于少阳一经，所以然者，因外邪于六经之传变视何之虚以入，而不以次，但以兼见小柴胡汤部分主症为据。故小柴胡汤于六经范围使用中，有合病、并病、过经，有返邪于表，有和解表里三个方面。

小柴胡汤使用范围之于证候方面，是临床之重要依据，故必须认清其主要症状。《伤寒论》有关小柴胡之17条条文，实用小柴胡汤主之者16条，小柴胡汤证绝大多数是有发热症的，其间尤以"往来寒热"为多见。小柴胡之另一主症为"胸胁苦满"或"硬痛"，甚则心腹痛，16条中言此者13条，另尚有"默默不欲饮食"及呕或哕者8条，亦是临床所宜依据的一组症状。小柴胡汤证之脉象，有言"脉浮细"，有言"阳脉涩，阴脉弦"，有言"脉沉紧"，有言"脉弦浮大"，其间之细脉是弦脉的缩小，紧脉是弦脉张力的加大，总未离弦象。弦主肝，弦细主胆，肝胆为表里关系，故弦或细是少阳多见脉象。

于小柴胡汤两个使用范围之分析可知，症是主要依据，不论何经皆然，于症之主次中亦需以主症为主要依据，其或见症当与其他症综合分析，不能以"但见一症便是"而尽用小柴胡汤也。如"得病六七日，脉迟浮弱，恶风寒，手足温"，此本为太阴表证，不得用下法，而"医二三下之"，致出现"不能食而胁下满痛，面目及身黄，颈项强"等症状，此之"胁下满痛"，虽为少阳主症之一，然因太阴之虚寒不运，胆液郁而不得下输，郁则"胁下满痛"，不得下输故兼见"面目及身黄"，此症盖后世所称"阴黄"之属，不得以柴胡主事矣。又如"耳前后肿"一症，虽属少阳经郁热之甚而来，用柴、芩之清解，理则是矣，然力不足，如杯水车薪，亦当复以"普济消毒"法矣。

2）泻心汤

再以泻心汤为例，巫君玉指出，可以通过了解半夏泻心汤，了解泻心汤证基本症状，而后据其用药变化理解其他泻心汤机理之不同。半夏泻心汤主症为"痞"，痞为"但满而不痛"，"按之自濡"，此点不仅可区别于结胸症之"心下满而硬痛"，亦为其他泻心汤之主症。半夏泻心汤之兼见症状，可有"发热而呕""脉浮而紧"等。

泻心汤证之系误下致热陷于胃，胃气因误下而虚，致热与虚结，故用芩、连清热，参、草、枣和中，以姜、夏平其上逆之气而止呕。在此基础上，若兼见"脉关上浮者"，为热甚于虚，故用大黄黄连泻心汤；若兼见因过汗或误下而致表阳虚之"而复恶寒，汗出者"，加附子温经固表，救其外之阳虚，清其里之陷热，若兼痞重而按之稍硬，"干噫食臭，腹中雷鸣、下利者"为陷热与水食互结，加生姜以振奋胃气而运化水食；若有一再误下史，下利、腹鸣、心烦而"其痞益甚"，此为胃气虚逆，虚甚于内陷之热，热与虚两者之主要矛盾因而转化，故加重甘草用量而为甘草泻心汤。

需要注意的是，大黄之入于泻心证，目的在于清热，不在于泻下，泻下则重蹈误下覆辙，故对大黄黄连泻心汤、附子泻心汤方后注用麻沸汤浸渍用法，是仲师用药巧妙处，学习时不能略过；变易之法，可用减轻用量处理。

3）麻杏石膏汤

"发汗后，不可更行桂枝汤；汗出而喘，无大热者，可与麻黄杏仁甘草石膏汤。"由"发汗后"可知或为桂枝证而误汗，亦可为麻黄证而汗后病未除，自"不可更行桂枝汤"意扩而思之。今但见"汗出"且加以"喘"，则病未为汗解可知，热势内迫于肺亦可知，汗之甚而伤津之机可以想见，所以不可更行桂枝汤者为不欲重弱其营也。巫君玉指出，汗多亡阳，必先亡津液而后亡阳也，故麻杏石膏汤之"汗出"实为"漏不止"，进一步则亡阳，故本条亦为亡阳前之亡津液时期也。另据此条"无大热者"之"热"，也不是真的"无热"，其实际为热于内而肌肤间扪之不著，也是因为一直汗出而使得热不显，假如汗已停止，热势必如火焚烧一般，只有其热于内，才会迫肺为喘。

麻杏石膏汤方中重用石膏以清其热，再用杏仁利肺气，麻黄于此为宣开之味，与石膏配伍辛凉以入肺，此时阴伤已不得再汗，而不汗则邪无去路，所以用石膏之清热解肌而佐以麻黄。麻杏甘膏汤实为麻黄汤方重用石膏替换桂枝，无论其为麻黄汤证或桂枝汤证，其病机、证之焦点同矣。

4）栀子豉汤

巫君玉认为，"虚烦不得眠""心中懊恼"为栀子豉汤主症。其轻者为"烦热胸中窒"；其重者为"反复颠倒""心中结痛"或"心烦腹满，卧起不安"，均为属热属实者。栀子豉汤证之引起机理，为表邪因汗、吐、下而内陷入胸膈，以胸膈阳气受损为内因，故以误下后为多见，其误吐者之理亦然，误汗者则必达伤及胃之气阴而邪热乃入。热邪扰胸膈，心为之不安，故"心中懊恼""虚烦不得眠"，所谓虚者，指无积滞之物如结胸症，亦指膈脘间阳气之受损而不畅也，此于栀豉汤之清以除烦、宣以伸郁。其"烦热胸中窒者"，热郁气结也，"心中结痛者"，热郁气结之甚也，其"心烦腹满，卧起不安者"，邪热影响脾胃之运化也，故栀子厚朴汤中用朴、实以泄满，用栀子以清热，不用豉者，不欲其上越也；"若呕"，为热在膈而胃气为之逆乱，故加生姜助豉以宣通，"若少气"为汗、吐、下伤中气之甚，故加甘草以和中；栀子干姜汤，为大下后寒气留中而胸膈留热，所以寒温并用。

栀子豉汤证进一步发展，热而痰滞则可为陷胸证，热而下移则可为泻心汤证之痞，或为白虎汤证；其虚或中寒之进一步发展，则当随见症考虑或温或益矣。古人或因栀子豉汤系方后有"得吐者止后服"句，而认为栀子豉汤为吐剂者，实则不然。《伤寒论》有关栀子豉汤系方：《太阳篇》6条，《阳明篇》2条，《厥阴篇》1条，均无用其催吐者，反而有用栀豉汤止呕之文。《汤头歌诀·涌吐之剂》瓜蒂散条后附有"若吐虚烦栀豉汤"句，实亦言栀子豉汤治呕吐虚烦之用，非言其能涌吐也；吐而可致虚烦，虚烦岂能用吐法治愈之理甚明，可以无惑也。

（3）运气学说，发病时令，知常知变

巫君玉认为，运气学说主要为自然气候与疾病的关系，运气可用推算弄清其规律，但主气之至有先后，至而有太过、不及，客气可以加临，且有胜、复之气而可出现反常之时，所以不能执着运气而认为必然，只能掌握其常规。学习运气后要运用辨证法去对待，就临时的实际气候而定，更不应用作预测。

巫君玉提出，按四时气候发病而异药，辨证施治，将大气候、小气候、体质三者互参，四诊互参统帅其要。临证之时辨清体质及非时之邪的夹杂与否，如冬寒而见化热，并非必用麻、桂，秋燥而连日阴雨，便可看见伤湿，此时为时邪变化之所需考虑者；注意患者体质，素体阴虚血燥，勿用麻、桂，素体肥湿，投之姜、夏。疾病的发生由于年、时气候不齐，地区气候有异，应灵活运用《黄帝内经》运气知识，知常知变。

巫君玉的各种病案中都十分强调发病时令，如暑温夹湿的急性支气管炎患者赵某，本因饮食不节，损伤脾胃，脾失健运，聚湿成痰，上淫于肺，应咳嗽有痰且痰多，但实际患者痰少色白，巫氏就指出，这是因发病季节乃立秋时令，暑湿尚盛之际，患者复感暑湿，蕴蒸于肺，使湿浊黏滞，痰反不多，质黏难咯，可用苦辛之品以清解之而重用芳化。

巫氏临床看病非常注意当季季候，常强调要抓住发病时的自然条件。他指出，六淫之邪，在季节中各有所胜，自常见者言为春温、夏暑、长夏多湿、秋燥、冬寒，此为气交中的当季机体易受之邪。但四时之气候有不齐，或应至而不至，或未时而至。所以春寒重者、风温初起可如冬温，暑热不退、早秋仍可有暑温，此外尚有伏邪，常见者如冬至前后之伏暑、暑疟。而且南北气候不同，北寒而南温，西燥而东湿，故长江以南梅雨早临，春末即有湿温之疾可见；黄河流域雨季多在长夏，夏末始有湿温交阻之疾。由于年、时气候不齐，地区气候有异，应灵活运用《黄帝内经》运气学识，知常知变，古人就谈到二百里外，气候即有不同，总之要因时因地，以具体情况为准。

巫君玉常举20世纪60年代初流行性乙型脑炎流行为例，当时石家庄以石膏取效，而翌年雨多湿重，京中用石膏多不效，而以芳化收功，是年治 12 人，无 1 例死亡，最重者昏迷达半个月后始服中药，用小环境、温箱、输氧等防感染，西药仅输液，中药因脉软而数，舌淡，苔薄白，无白虎证可见而有瘛疭，只用藿香、佩兰、银翘，加生地、白芍出入，石膏偶用 30 克，每日加服安宫牛黄丸 1 丸，至 10 日后始醒，醒后语言遗忘，两肘内侧因拘挛过久而肌肉腐烂，不能屈伸，经引导发音，按摩敷药而愈，幸无后遗症，翌年入学，智力正常，其余患者亦均以银翘、藿香正气出入收效。此是年与年间气候不同之故。此外对异常气候变化也要注意，假如在天高气爽的秋天而连续下雨，则湿邪亦可出现，这就是"客气加临"的用题，用药就必须跟着加减，其他可以类推。

（4）外感热病，伤寒之法，温病之方

巫君玉治热病，"以伤寒之法，用温病之方"为其特色。强调"勿闭表窍，为邪留出路"，对风温、温热与湿温，强调舌苔、症状之区别，前者易因热伤阴，后者多胶滞难化，前者自宜清热育阴，银翘、白虎进而清营，后者必须苦辛芳化，不得与育阴混淆，不独卫气有用药之别，即气分中尚需区别在胃、在脾、在膈、在膜原、在三焦，病有轻重，药有针对，不能进退失据。

巫君玉指出，温病是伤寒的继承发展，《伤寒论》以邪自肌肤而论，温病以邪自口鼻而入之论为主不排除肌肤而入，温病中解肌治法正是继承《伤寒论》的邪自肌肤而入的观点。在治疗中首先需抓住辨证要点，重视发病时的自然条件，注意与运气结合，审时度势；重视发病时的机体条件，体质、情志的个体差异性影响疾病的发生。其次注重表病中的邪正关系及其传变。邪之属性与正邪进退有其特定关系。外感热病在三阳阶段、卫气阶段，正气足以抗邪，区别于三阴之正虚不足，病式在三阳阶段，亦为最亢时期，为医者治疗热病能事第一大部分。六淫之邪中，寒性凛冽，易于激起正气抵抗；风邪疏利，起病传变迅速；湿邪黏滞，易于缠绵难解，亦易稽留于卫、气之分；暑邪温散，当其天热汗出时，易中人于无意之间；燥为次寒，每多夹温夹寒而为病，好犯清窍；由此而正气抗邪之见症亦随之而异。其邪撤之势，若治疗及时而正确，大致为暑、风之邪易，湿邪最慢，寒、燥在二者之间。

对医者而言，风邪需防其因传变之速而出现伤阴；阳暑之邪需留心其夺汗而昏厥；湿邪常稽滞表分于中焦，需耐心清化，稳步进退用药，后期内陷阴分亦可有寒化之证。此三者较之寒、燥尤宜多留一番心意。再次要注意鉴别卫气与气分，气、营、血分，经证与腑证，邪传膈、传心包、传阳明的区别。

3. 医案萃选

（1）少阳发热

患者，女，34岁，2017年1月3日初诊。患者干咳伴低热2个月余，2个月前着凉后出现发热、咳嗽、咯黄痰，口渴喜饮，自测体温38.4 ℃～39 ℃，在当地医院就诊，查白细胞$180×10^9$/L，胸片提示支气管肺炎，给予住院治疗，1周后体温下降至37.3 ℃，转门诊中西医结合治疗，咳嗽不愈来诊。刻下症见：干咳频繁，体温37.1 ℃～37.3 ℃，咳引胁痛，咽干口苦，头晕头痛，微汗出，汗后畏冷，不欲饮食，心烦失眠，精神欠佳，大便2～3次/天。舌红，苔薄黄、略腻，脉弦滑。辨证为邪在少阳，胆热犯肺。

方药予：北柴胡15克、法半夏9克、太子参15克、炙甘草8克、黄芩12克、黛蛤散20克、浙贝母15克、忍冬藤20克、淡竹叶10克、生石膏20克、桑白皮20克、麦冬15克、熊胆粉0.2克、郁金15克。7剂，水煎，每日1剂，分2次服。

服药3剂后，患者体温退至正常，7剂后咳嗽等不适均消失，仍有眠差，纳差，经进一步治疗2周后痊愈。

第五章

百年医道

第一节
龙砂医派的输出与外展

医学流派，只有流动，才有生命力。医家在地域间的流动，促进了医学流派的输出、外展，并与其他流派之间产生交织，可以互相交流，相互提升，并得到发展壮大。

从地域影响来看，龙砂医派地处吴中，明清以来，这一地区隶属于南直隶或江南省。医家在医事活动、师承授受等方面与吴门医派、孟河医派相互渗透、交织，由于经济优势，与新安医派医家亦有渊源。

所以学术流派的产生有地域因素，而一定程度上又突破了地域。如名医缪希雍（字仲淳）为"东林七子"江阴人缪昌期的同族兄弟，原籍常熟，后迁居宜兴、金坛等地，自称"江左遗民"，因病习医，与浙江名医王肯堂等多位医学大家交往甚密，一起会诊，相互切磋医学。文献记载，缪希雍曾与高攀龙的入室弟子、无锡名医司马铭鞠为友，共同习医，著有《先醒斋医学广笔记》《神农本草经疏》等著作。高攀龙（字存之），无锡人，万历十七年（公元1585年）进士，曾长期与顾宪成在无锡东林书院讲学。缪希雍曾长期在无锡为高攀龙、钱谦益等人诊病，《先醒斋医学广笔记》中有医案记载。

《江苏历代医人志》载，张孝培（字宪公），清无锡人，撰《伤寒论类疏》，"能出己见，而不蹈袭诸家之说"，惜未刊行。张氏《伤寒论类疏》虽未刊行，但吴门医派汪琥（字苓友）《伤寒论辨证广注》、唐大烈（字立三）

《吴医汇讲》以及闽南医家陈修园《时方歌括》都有引证，可见当时张氏的书有抄本流传，而张氏一些学术观点被其他医家所赞同。

据汪琥在《伤寒论辨证广注》中介绍，《伤寒论类疏》尚未分卷，书中大意，以叔和撰次仲景《伤寒论》而类疏之，曰阴阳、营卫、辨脉、明令、异气、传经、为病、料证、发汗、涌吐、和解、清血、攻血、攻下。凡三阳篇皆分其类，三阴篇亦各自分其类，而未见全文。又曰合病类、并病类，末后又附以病解类。其注仲景书能独出己见，而不蹈袭诸家之说，即如《伤寒论》中相传有三百九十七法，此前人所未明言，今止就桂枝汤方后云：服已须臾，啜热稀粥一升余，以助药力，为一法；温覆令一时许，遍身漐漐微似有汗者益佳，不可令如水流漓，又一法；若不汗，更服，依前法；又不汗，后服小促其间，半日许，令三服尽又一法。且云上三法期于必汗。此其与诸家不同处。

汪琥还对张孝培《伤寒论类疏》关于承气汤注释表示赞誉，"承者以卑承尊，而无专成之义。天尊地卑，一形气也，形统于气，故地统于天；形以承气，故地以承天；胃，土也，坤之类也；气，阳也，乾之属也；胃为十二经之长，化糟粕，运精微，转味出入，而成传化之腑，岂专以块然之形，亦惟承此乾行不息之气耳。汤以承气名者，确有取义，非取顺气之义也"，认为"若此等注，可为发前人所未发。惜其书未刊行世，所见者止初稿而已"。

周省吾在《吴医汇讲》中有"三百九十七法考"一文，也记载了汪琥在论述三百九十七法时援引张氏之论，"汪苓友亦云：前人所未明言，其引张孝培《伤寒论类疏》桂枝汤服后至以助药力为一法，温覆至如水流漓又一法，称与诸家不同"。

陈修园在《时方歌括》"三一承气汤"条下亦有相关论述，且其赞曰："宪公此解，超出前人，故余既录于《真方歌括》后，而又重录之，愈读愈觉其有味也。"

清代大量龙砂医家在苏州行医，乃至吴门医家收集医案编辑有《龙砂八家医案》一书传世，承淡安也曾在苏州行医、办学，抗战后与其妻子——龙砂姜氏后人姜怀琳，开设"怀安诊疗院"。常州一些医家如丁甘仁、马培之、奚伯初等曾在无锡行医。马培之晚年时居无锡，在锡山北麓有"怡云堂"，还专为龙砂外科名家过铸所著《治疗汇要》撰写了序言。

马培之曾孙马泽人（字肇庆），早年随伯父马伯藩习医，源于孟河而长期行医于龙砂，曾任江阴国医第一、第二届执委，第三届常委。1929 年国民党"中央卫生委员会"悍然宣布废止中医，他被江阴中医界公推为赴宁抗争代表。1954 年带头组织成立江阴县城中医联合诊所（现江阴中医院前身），并任首届联合诊所主任。1956 年奉调南京，到江苏省中医院工作。马泽人自 1913 年定居江阴，至 1956 年赴宁，在江阴生活工作长达 40 余年，与本土龙砂医家相互交流学术与临证经验，也培养了大量后学，将孟河医派与龙砂医派和谐融汇。

在师承上，龙砂与其他医派也出现相互交织的现象，如无锡邓星伯在家学基础上，复师传于马培之。常熟金兰升师承于江阴柳宝诒，常熟缪柳村师承无锡高秉钧弟子刘晓山，为高氏再传弟子。客籍苏州的叶天士，私淑许叔微之学，视许叔微《普济本事方》为"枕中秘"，并对该书加以注释阐发，赞许"盖士而精于医者也。观其用药制方，穷源悉委，深得古人三昧。苟非三折肱，良不易辨。盖其心存普济，于以阐发前人之秘，以嘉惠后人者，厥功伟矣"。龙砂姜体乾与苏州叶天士有交往，一度"专治叶天士不治之病"，叶天士曾专赴龙砂与之交流。宜兴吴正学曾执贽叶天士门下，无锡医家华岫云编辑《临证指南医案》，对传扬叶天士学术思想发挥了重要作用。

吴门医派兴盛于清初，孟河医派兴盛于晚清，龙砂医派昌盛于近代，而三派间互有交织，对外均有辐射，此外，海派中医的石氏伤科亦与无锡有着渊源。

一些新安名家也曾行医于龙砂地区，如孙一奎曾在宜兴行医，并有《宜兴治验》传世。此外，尚有从新安地区迁徙入锡澄者，如江阴朱氏，无锡汪致和、汪艺香，他们祖上在徽州都是世医。汪致和在家学基础上，又拜师于无锡盛巷曹氏儿科，并将其开枝散叶，传学其子汪艺香及锡城大量门徒，邓星伯受其叔父邓羹和之学，又再传于汪艺香，邓星伯整理马培之医案时，还加入汪艺香相关医案。

龙砂医派的传承，除常见的家族口授心传、师承私淑传承以及早期院校教育外，还有一个重要的特色，即文化和学术思想的渗透传承。

在清代就有众多龙砂医家到苏州行医,《龙砂八家医案》也因此产生于苏州医家之手。王旭高晚年常居于常熟弟子家,在常熟形成了一支龙砂传承链。

晚清民国乃至近代龙砂医家,东进沪上,西出金陵,北上津沽,南下川渝,使得龙砂医派多点延伸。曹颖甫、薛文元、郭柏良、章巨膺等东进上海,参建中国医学院、新中国医学院、上海中医专门学校,培养了大批龙砂学子。

承淡安20世纪30年代开始在苏州、无锡创立中国针灸学研究社,培养了大批针灸人才。50年代又西出金陵,筹建江苏中医进修学校。承淡安所创立的"澄江针灸学派"以中国针灸学研究社的成立为标志,以临床疗效为起点,以学术提高为导向,历经艰辛,承古纳新,构建了现代针灸学术体系和现代针灸高等教育体系,开枝散叶,学派传人遍布海内外。传承人中包括北京程莘农、杨甲三,南京邱茂良、杨长森、肖少卿,福建黄宗勖、陈应龙、留章杰,浙江高镇五、阮少南,云南管正斋,山西谢锡亮,山东钟岳奇,广东庞中彦,湖北孙国杰,江西魏稼,安徽孔昭遐,香港曾天治、卢觉愚、谢永光、苏天佑(后迁居美国)、梁觉玄(后迁居加拿大),澳门谭伯铭,新加坡萧憬我,马来西亚幸镜清,菲律宾关飞雄(后迁居美国),美国许密甫(HsuMi Foo)、周敏华,以及法国人 Charles Laville-Mery、Andre Faubert、Jean-LouisBlard、Patrick ShahPotaufeu 等。

国医大师夏桂成,"不愿闻达于诸侯,一心只在三指间,修得岐黄有所成,愿效傅翁济坤人",他长期在南京中医药大学通过研究生的培养传播龙砂夏氏调周理论,并且在江苏省中医院开展"师带徒"的模式,培养后学,他的学生和后辈活跃在全国各地的中医妇科学界,学术思想影响了整整一代的后学。夏桂成还多次赴日本、英国、意大利、美国等多国讲学,他的调周学说在日本、东南亚一带产生了极大的学术影响力,"欧洲中医之父"马万里先生亦拜他为师,不少海外弟子学有所用。

随着国家中医药管理局中医学术流派传承工作室项目的开展,龙砂医派依托传承工作室建设项目,开展推广工作站建设与师承教育模式,开展流派传承工作,成效显著。在顾植山、黄煌两位现代代表性传承人的带领下,目前有龙砂医学传承弟子千余人,分布在全国各地,以及美国、德国、法国、澳大利亚、加拿大、马来西亚、新加坡、瑞士等国。先后在北京、山东、辽宁、湖南、广东、青海等地共建有 40 个龙砂医学流派传承推广工作站。目前已与北京中医药大学、广东省中医院、山东省中医院等十余家高校、省市级医疗机构签订了流派推广合作协议，通过项目形式带动当地中医学术氛围，提升临床疗效，获得广泛赞誉，同时也促进了龙砂医派的输出与外展。"一花独放不是春"，合作共建使流派传承花香四海，催生流派传承的繁荣春天。

黄煌依托南京中医药大学国际经方学院，开展经方国际化教育，南京中医药大学国际经方学院瑞士分院、加拿大分院和美国加州分院，先后在中国-瑞士中医药中心（苏黎世）、加拿大约翰·珍妮中医学院和美国加州五系中医药大学成立。

"龙砂医学国际论坛"已成功举办 9 届，围绕龙砂医派经方、五运六气、膏滋方特色，开展港澳台及海外交流，龙砂医学国际关注度日益提升。2019年 11 月，第十六届世界中医药大会暨"一带一路"中医药学术交流活动在匈牙利开幕，无锡市龙砂医学流派研究院与世界中医药学会联合会五运六气专委会在大会设立分会场，五运六气理论在欧洲掀起一波"热潮"，龙砂医派也得到欧洲同仁推介。

中医学术流派促进了中医学术思想和临床诊疗经验的传承与传播，汇聚了中医人才，催生了名医名家，促使中医学术理论、临床诊疗方法和治疗用药思路不断创新，形成了新的医学流派，推动了中医药事业的发展。

龙砂医派对中医学发展的贡献

　　历代龙砂医家注重中医人才培养，充分运用家传、师承授徒或院校教育三条途径，薪火相传。在正规学校教育前，他们积极发挥师承教育优势，并打破传内不传外的桎梏，广授贤达。晚清民国时期，他们挽救中医于存亡，或成立学术组织，交流互进；或编辑期刊杂志，传播学术，争鸣互鉴；或探索函授教学模式；或创办规模化学校，引进近现代教育体系，汇通中西，拟定教学大纲，编写教材，创立兼有医疗、实习、教学性质的医院，形成医教研一体化发展格局。凡此种种，彰显了龙砂医家的责任担当与初心使命。

一、广收门徒授业，赓续医脉

　　龙砂医家重视传承教育，早期对中医人才培养，主要采取师承授受形式，他们以传承振兴国医、传道授业济民为己任，打破秘而不传、传内不传外的思想禁锢，突破宗族相沿、父子相袭、兄弟相授、祖孙相承的家族链，不拘门户，由传统家族内传承，扩大到家族外，开门收徒，有效促进了中医技艺的传承与推广。

即便像无锡盛巷曹氏儿科这样传承十余代，属于典型的有独门绝活的专科流派，也率先垂范摒弃保守的"内传"传统。如汪艺香的父亲汪致和，拜师曹伯谦门下，尽得其传，汪致和又传于其子汪艺香及其他弟子，汪艺香除传于其子汪镛、其孙汪伯蓉，又传授于邓羹和、龚锡春、陆仲威等锡城大批弟子。此外，如张聿青、王旭高、柳宝诒、高思敬、朱少鸿等都广收门徒，仅柳宝诒就弟子逾百，其中如薛文元、邓养初、金兰升等，俱成为医学名家。

龙砂医家在收徒课业传承技艺时，还编写专门授徒教本。高鼎汾因其次子斗机年长，"欲与切磋斯道，用策学条对例，随问随答，以得教学相长之益，名之曰《医学课儿策》"。

无锡华秉麖，集毕生心血，著《医学心传全书》。该书融医理、本草、方药、病证一体，具有教科书性质。华氏在自序中写道，"作为医学教科全书，对社会不无裨益，此书出版后人人可以知医，人人可以为医"。丁福保序赞，"洵为病家之宝筏，后学之津梁"。

柳宝诒精选尤在泾、曹仁伯、王旭高、张仲华四位吴中地区名家医案，分类编辑，参以评论，名之《柳选四家医案》。该书亦为柳氏以案说医，为弟子门人授学之用。后有柳宝诒的学生邓养初与孙梓文复加评注，现代龙砂医家许履和等整理《增评柳选四家医案》行世。

二、结学社办刊物，复兴国医

龙砂地区有成立学社、创办刊物、交流传播学术的传统。陆文圭在《三皇殿讲堂记》就记录了构建三皇殿讲堂、培育医学人才、传播医学知识的举措。他本人在龙砂地区躬耕杏坛，专心治教，以文贯道的同时，精研医学，培养大批文化、医学人才。

清末民间学术组织更加活跃，1904 年江阴人冯箴若组织创立"医学研究所"，1914 年"医学研究所"更名为"江阴医药研究社"。

民国时期，无锡成立有中央国医馆无锡分馆、无锡中医学会、无锡中医研究社、无锡医药改进支会等学术组织，并编辑出版了《医钟》杂志，1911 年，周小农回无锡任《医钟》编辑。1927 年 2 月在原无锡中医友谊会基础上成立了无锡中医讲习所，严康甫等任讲习所所长，曹颖甫、欧子静、侯敬舆等龙砂地区名家均在所授课，他们还编写了系列教材，培养了一批医学人才。

赵元益（字袁甫），自幼随母居无锡荡口外祖父华沛恩家读书，后肆力医学，又获外祖父传授医技，先后参与编校译著《儒门医学》《内科理法》《西药大成》《西药大成补编》等中西医书20多种，促进了中西医学汇通与传播。他的学生丁福保评价其为"输入泰西医学之一大关键"。

丁福保1910年在上海发起成立"中西医学研究会"，出版《中西医学报》《国药新声》刊物，创办中国医学会附设讲习所，函授新医学知识，也曾在上海中医专门学校任教。他还创办丁氏医院，创设医学书局，编印出版中西医书。

时逸人儒而转医，1928年在上海创办"江左国医讲习所"，后赴山西，主编《山西医学杂志》，先后受聘于上海中医专门学校、上海中国医学院、新中国医学院等校，任教授、教务长。与施今墨等创办复兴中医专科学校，主办《复兴中医杂志》，撰写《复兴中医专科学校教学规程》。后在南京创办首都中医院、中医专修班等，并在江苏中医进修学校高级师资培训班任教。

高思敬，江阴人，1906年与天津内科名医丁子良先生创办天津医药研究会，任外科长，后开设同人医社，在应诊的同时积极培育中医后继人才，亲传弟子不下百人，有"津门华佗"之美誉，对津沽疮疡病学乃至近代中医外科学的形成和发展发挥了重要的作用。

张锡君出身无锡中医世家，10岁起随父张嘉炳侍诊，无锡国专毕业后开业行医，并就读于无锡中医讲习所，拜曹颖甫、沈葆三、严康甫等为师。1932年在无锡襄助承淡安创办中国针灸学研究社、中国针灸医学专门学校，并任教务长。与丁仲英、邹云翔等共办《光华医学杂志》，担任总编。与张简斋等在南京中央国医馆医务人员训练班担任副主任，兼任中央国医馆学术整理委员会委员，为传播国医不辞辛劳。

三、襄办新式学校，广育人才

新中国成立前上海最大的三所中医学校，主持教务的主要是龙砂医家。

1920年，受丁甘仁聘请，曹颖甫任教上海中医专门学校，担任教务长，并主讲国文、《伤寒论》、《金匮要略》。同时在该校所聘教师中尚有丁福保、余听鸿等龙砂医家。

曹颖甫弟子学生有章次公、姜佐景、杨志一、秦伯未、严苍山、许半龙、程门雪、黄文东、张赞臣、丁济华、王慎轩等，后均成为中医名家。如王慎轩在上海中医专门学校求学期间，长期跟随曹颖甫侍诊，毕业后，于1924年迁居苏州悬壶应诊。1925年，王慎轩将跟诊曹颖甫抄录的医案，整理成《曹颖甫先生医案》一书，由苏州国医书社出版。1926年，创办了"苏州女科医社"，1933年改为"苏州国医学社"，王慎轩为总务主任。王慎轩先后执教于江苏中医进修学校和北京中医学院，除在妇科领域的成就外，对近现代中医教育贡献卓越。

薛文元，江阴璜塘镇人，出身贫寒，少时入药肆为学徒，后拜师柳宝诒门下，学成后赴沪上。薛文元医名望重，是上海市国医公会和全国医药团体总联合会的发起创办人之一。1931年冬，上海中国医学院创办未久，濒临倒闭，薛文元临危受命，出任院长，挽狂澜于既倒，励精图治，整饬院务，教育质量不断提高，使上海中国医学院出现空前的安定和兴旺。薛文元的入室弟子盛心如也长期在上海中国医学院任教，并担任过事务主任、训育主任等职。

郭柏良学医于苏州名医盛亮臣及无锡名医叶杏村，1913年在上海挂牌开业。在1929年反对"废止旧医"案期间，积极参与中医药界的抗争救亡活动，并担任全国医药团体代表大会干事。1932年起任上海市国医公会常务理事。1936年9月，薛文元辞职后，郭柏良继任中国医学院院长，淞沪抗战期间，校舍被毁，郭柏良多方奔走，筹措资金，租借房屋，恢复办学。

在薛文元、郭柏良任院长期间，中国医学院培养的学生成为著名医家的有朱良春、颜德馨、梁乃津、何志雄、陆芷青、董漱六、江育仁、程士德、蔡小荪、谷振声、庞泮池等。

章巨膺早年学医于龙砂温病大家柳宝诒弟子夏子谦。1929 年与徐衡之、陆渊雷等共同筹建上海国医学院，1933 年襄助恽铁樵举办中医函授事务所，主持教务，并主编《铁樵医学月刊》。1936 年任教于上海中国医学院、上海新中国医学院，主讲"伤寒论""温病学"等课程，并担任新中国医学院教务长。新中国成立后任上海第一中医进修班副主任，1956 年与程门雪等受命筹建上海中医学院，任教务长。章巨膺一生从事中医教育事业，主要弟子有何任、王玉润、钱伯文、凌耀星等。

四、创建针灸学社，重光绝学

1899 年，承淡安出生于江阴华士镇的一个中医世家，家传小儿科及种痘，祖父承凤岗、二伯父承爵廷、父亲承乃盈皆以医名乡里，此后承爵廷与承乃盈，分别学习针灸于罗哲初、陈居才。

承淡安 6 岁开始国学启蒙，高小毕业后任教，受家学影响转而攻医，随同邑龙砂名医瞿简庄习内科，1920 年赴沪上参加汪泽主办的中西医函授班，后又到西医周星一处进行实习。

受西学东渐的思潮和民主科学思想影响，承淡安早期热衷西学，1923 年因腰痛和失眠久治不愈，却被父亲用针灸很快治愈，遂摒弃对针灸的偏见，转而潜心研习针灸。承淡安 1925 年开始独立行医，多年后创立"澄江针灸学派"，成为近现代龙砂医家的杰出代表。

1926 年承淡安转至苏州，后在皮市街挂牌行医。1928 年夏，他与吴县中医公会季爱人、祝曜卿等，共同创办"苏州中医学校"，并承担生理与针灸两门课的讲义编写与授课工作。

1930 年，承淡安在望亭与王惕仁、曹仲康等同道，成立中国针灸学研究社，并设通函研究科等。1931 年秋，完成《中国针灸治疗学》编写，并申明为读者解答书中问题，并教授针灸，引来全国各地很多人来望亭学习。随着学习的人越来越多，用房不够，遂于 1932 年 10 月将中国针灸学研究社迁至无锡西水关堰桥下，1933 年 8 月开始招收通函研究社员，1934 年 11 月向中央国医馆呈请备案事宜获得批准，中央最高法院院长、中央国医馆馆长焦易堂担任社董。

为进一步探索现代院校教育模式和针灸学理，1934 年秋，承淡安从无锡出发赴日本考察针灸现状和针灸学校的办学建制、课程体系设置。1935 年回国后，设立中国针灸学讲习所，开设针灸速成班、普通班，除参照日本针灸学校学科设置外，增加"黄帝内经""医论"两科，同年速成班毕业 17 名学员，第二届毕业 51 人。随着学员增多，遂增加二年毕业之本科班，并于 1936 年更名为中国针灸医学专门学校，开展学历教育，无锡名医顾子静等均在校担任专职教授。1936 年 7 月设立针灸疗养院，设病房和门诊治疗室，为学员提供见习和实习基地，形成了医教研一体化发展的格局。

五、创办针灸杂志，传道弘学

1933 年 10 月，承淡安在原本限于社内交流的《承门针灸实验录》基础上，创办我国近代最早的针灸学专业学术期刊《针灸杂志》，开设有"论文""专载""杂著""问答""医讯"等栏目。早期为双月刊，内容丰富多彩，承载针灸学术交流平台，也是针灸同仁获取针灸学术信息的主要渠道，1935 年改为月刊，还增加了"秘术公开"栏目，鼓励全国针灸同道能把隐藏于民间的针灸秘方、独门技艺公开发表。

承淡安十分重视中医古籍文献的保护与传播，在日本考察期间发现了《铜人经穴图考》和我国早已失散的元代滑伯仁的名著《十四经发挥》。回国后承淡安在《针灸杂志》对《古本十四经发挥》连载，并对两部书进行了整理出版，古典珍籍失而复得并得到广泛传播，服务于临床。

1937 年夏，黄竹斋先生应承淡安邀请，来无锡中国针灸专门学校讲学，并将其珍藏白云阁藏本《难经》在该刊连载，由于战事爆发，刊登三期中断。

六、设立研究分社，名扬海内

1935 年中国针灸研究社通过内部商量决定，在条件许可的地方可以成立分社，并制定了详细的分社章程，对有需要的分社，总社可以派出师资指导。

香港东华医院第一任中医长卢觉愚，于 1932 年 11 月加入中国针灸学研究社，是香港中医界向该社报名进修针灸学第一人，他的第一篇针灸论文完成于 1934 年，题为《突眼性甲状腺肿病针效之研究》，发表在无锡《针灸杂志》上。1935 年卢觉愚在香港成立中国针灸学研究社香港分社，这是香港第一个针灸学术团体。香港分社于 1970 年在香港重组，卢觉愚任名誉社长，谢永光任社长，1979 年该社改称香港中国针灸协会。

1936 年 6 月，中国针灸学研究社福州分社成立，到 1937 年 8 月，浙江台州、江苏东台、安徽潜山、广东东莞和潮安、陕西兴镇、湖北石首、山西天镇和辽县、福建建瓯、广西柳州、陕西蒲城，以及国外新加坡小坡等地均建立了分社，为函授教学的推广奠定了基础。

中国针灸学研究社已经构建了集教学、医疗、研究于一体的针灸学术发展模式，创办了第一本针灸专业期刊《针灸杂志》，第一家针灸专科医院，针灸学研究社有社员数千人。经过分社的扩充，承淡安的弟子遍布海内外，如新加坡何敬慈、邓颂如、刘致中，菲律宾高达三、关飞雄，以及被誉为"美国针灸之父"的苏天佑等，他们将针灸广泛传播至东南亚及欧美。

夏有兵等曾撰文《著名针灸学家承淡安无锡办学概貌》指出：我国近现代针灸复兴先驱承淡安先生，通过创设中国针灸学研究社，培养了万余名针灸传人，为针灸复兴作出了卓越贡献。其中，在无锡设社的 6 年间，是中国针灸学研究社发展最顺利、成就最辉煌的 6 年。

七、抗战出力献策，针灸救国

正在中国针灸学研究社为进一步扩大办学，拟迁往无锡南门南市桥上塘七十号时，淞沪会战爆发，西水关堰桥校址被侵华日军飞机轰炸，夷为平地，办学中断。

目睹山河破碎、百姓流离失所、缺药少医的状况，承淡安振臂疾呼，国难当头，各行各业都应为抗战出力献策，"针灸也能抗日救国！"

承淡安随身携带针灸用具与一本自编的《中国针灸治疗学》，毅然经安徽、江西、湖南、湖北一路西迁入川。战争时期，药物来源困难，承淡安认为，"针灸术可代药物疗病，有过之无不及之伟效"，他充分发挥针灸简便廉验的优势，同时开设短期或临时针灸培训班培养人才。在承淡安的影响下，重庆后方救济中医医院专门组织了学习班，邀请其传授针灸疗法。

虽在战乱中颠沛流离，承淡安在治病讲学的同时，仍不忘学术研究，1941 年春编成《伤寒针方浅解》一书。1942 年夏，又应四川国医学院之邀，在该校任针灸科教授。1947 年冬，承淡安经重庆返回无锡，又迁至苏州继续行医，1948 年在苏州与妻子姜怀琳开设"怀安诊疗院"。

西迁 10 年间，承淡安救治病患无数，并培养学员 400 余名，将"针灸救国""教育报国"理念，付诸实践。

八、筹建高等院校，桃李满园

1951 年，承淡安在苏州司前街恢复中国针灸学研究社，《针灸杂志》亦如期复刊。1954 年，承淡安受命来到南京，筹办江苏省中医进修学校（南京中医药大学的前身）。承淡安领衔举办了多期各类型师资班，为全国各中医院校输送了大批优质师资，单被选派去北京的就有董建华、程莘农、王玉川、王绵之、颜正华、印会河、程士德、刘弼臣、杨甲三、孔光一等，对北京中医学院的创办和发展起到了重要作用。国医大师周仲瑛、张灿玾、班秀文等也都毕业于该校办的师资班。

在办学上，承淡安坚持守正与创新并举，认为"传统中医几千年来的治疗效果主要基于《内经》《伤寒》《金匮》及《神农本草经》这几部著作，这些书是中医的基础，舍去此基础，中医就不能治病"。"夫西洋医学，不是学术唯一之途径；东方学术，自有其江湖不可废之故。"

为实现传统中医师承模式向现代院校教育模式的转换，承淡安做了大量开创性、奠基性的工作，组织编写了第一套现代高等中医教育教材和教学大纲。科研上，他坚持"持之有故，言之成理"，在《关于中医研究方法学上的几点意见》中详细阐释了科学助力中医学术发展的路径和策略，认为"值此科学时代，道不出理，何能使众人谅解而深信？"

曹颖甫、薛文元、承淡安、郭柏良、章巨膺五位中医教育家对近现代中医教育的贡献巨大，培育了一大批中医药事业接班人，影响深远。首届 30 位国医大师中，有 11 位与龙砂医家有直接师承关系。

已故国医大师朱良春 2011 年在江阴召开的"中医五运六气理论及疫病预测培训班暨学术交流会"上说："江阴在清代的中前期就形成了一个龙砂医

家流派……民国时期，更是名家辈出，比如曹颖甫先生、薛文元先生、朱少鸿先生、承淡安先生、章巨膺先生，这些都是名家。曹颖甫先生和丁甘仁先生办中医教育，在上海办了一个中医专科学校，他当过教务长，他是我的老师章次公先生的老师，也就是我的太老师。薛文元先生是上海中国医学院的院长，也是我的老师……承淡安先生是搞针灸的，在近代来说是针灸大师，他是一个才华横溢的人，中科院的学部委员，那时没有院士。章巨膺先生也是中国医学院的教师。这许多名家，既是临床家，又是教育家，他们培养的大批中医人才，为振兴中医做出了巨大的贡献。"

当代具有影响力的龙砂医派传人

一、送子观音夏桂成

1. 生平及学术渊源

夏桂成（1931—），出生于无锡江阴的一户农家，小学毕业后考上了南菁中学，无奈恰逢战乱动荡，不得已辍学。在族中长者的建议下，向龙砂朱氏伤寒派名医朱莘农的后传弟子夏奕钧学习中医。此后 3 年，夏桂成随师侍诊，先在夏师家中抄方 1 年，熟背《黄帝内经》《伤寒论》《金匮要略》《神农本草经》等中医经典，才得以跟随夏奕钧出诊。

随夏奕钧修学中医内科 3 年后，夏桂成出师，回到乡里在一药店坐诊。2年后，江阴地方成立联合诊所，邀请夏桂成前往坐诊。也正是在这所中西医俱备的联合诊所中，夏桂成初触西医，但其中有许多无法用所学中医理论解释清楚的西医医理，让他颇感苦闷。

20 世纪 50 年代，中国建立全国统一的高考制度，夏桂成希望通过高考继续深造学习，不久后顺利考进江苏中医进修学校。中医内科出身的夏桂成由此接触到了方剂学、妇科学等中医其他学科。1956 年顺利毕业，进入江苏省中医院任职，翌年拜妇科主任黄鹤秋为师。黄老从医 50 余载，尤擅调理月经和不孕不育病证的治疗，曾用消食化积治疗癥瘕，得效享誉金陵，求治者众。夏桂成跟随黄老学习，重走一遍从抄方到临床之路。同时一边继续丰富西医知识。

夏桂成在江苏省中医院妇科工作几年后，逐渐意识到虽然妇科被列为临床四大学科之一，但这一门类散漫无纲，中医妇科学理论百年来依然依附于内科学，临床指导效果并不是很好，从此长期致力中医妇科学理论的整理探讨。

夏桂成 1992 年起享受政府特殊津贴，为国家人事部、卫生部、国家中医药管理局确定的 500 名师承工作指导老师之一；2005 年 11 月荣获国家中华医学会颁发的医师证，2012 年获评第二届国医大师。

夏桂成尝谓，医家处剂治病，决病家之生，定病家之安危，为医难，而为病家信赖者更难，且中医乃博大精深之学，非一门一派、一经一典所能涵概。非勤读巧思用心于临床不可，遂肆力于学问，精研古籍，妇科诸书，当代有关医事报道，无不津涉启其，而所研精读者，《傅青主女科》《妇人规》《妇人大全良方》也务求其大意，通明指归。

夏桂成从事妇科临床工作 70 余年，如今，夏桂成虽已 92 岁高龄，仍担任南京中医药大学的博士生导师，坚持带学生出诊，给学生讲解理论，修改学术文章。坚持每周 3 次的坐诊安排，从早上 8 点到中午 12 点，每次看诊 15～20 个患者，一号难求。

2. 学术思想与临床经验

（1）提出心-肾-子宫生理生殖轴

夏桂成在长期临床实践以及从事"月经周期与调周法"的观察中，根据太极八卦的理论，提出心-肾-子宫生理生殖轴。夏桂成认为月经的调节系统主要有三个方面：一是心-肾-子宫轴的主调作用；二是冲、任、督、带为主的奇经八脉的调节作用；三是肝、脾气血的协调作用。

所谓心者，火也，八卦中的离卦，为君主之官，属手少阴心经，是脏腑经络的主宰者，又为神明之府。肾者，水也，八卦中的坎卦，为生殖之本，藏精，为天癸之源，阴阳之宅，属足少阴肾经。子宫者，为女子独有的器官，也是女性生殖的主要脏器。子宫之排泄、受孕、分娩，即所谓"经、孕、产、带"等生理活动均与心肾有着直接的关联。同时，子宫又有着自身的调节作用。

1）子宫的调节作用

子宫在行使"经、带、胎、产"的生理功能时，主要赖其"藏""泻"作用。藏者，闭阖也，含有生新的意义，具有五脏的功能，可补其不足；泻者，泻而不藏，开放也，排泄也，含有除旧的意义，类似六腑的作用。因此，后人有子宫似脏似腑，非脏非腑，属于奇恒之腑的说法。子宫之所以具有这些特殊的功能，正是为了适应调节月经周期与生殖节律运动的需要。

藏者，藏精、气、津液、血液以及胚胎等物质，并有些补不足的作用；泻者，排除瘀浊、水湿、陈旧性的物质等，亦包括娩出成熟胎儿。泻而不藏，泻之必须彻底、干净；藏而不泻，藏之必须坚固。藏是为了泻，泻是为了更好地藏。藏之坚固，泻之顺利。行经期子宫行泻的作用，体现在排除应泻之经血。所谓除瘀务尽，留得一分瘀，影响一分生新。如泻之不尽，留有瘀浊，以致阴长不利，影响子宫之藏。经后期阴长为主，子宫行藏的作用。只有藏之坚固，有利于阴的持续滋长，才有利于卵子的发育，血海（子宫内膜）的盈满，津液的充盛，然后阴长至重，重阴转阳，子宫开放，排出卵子，子宫再次行泻的作用。反过来，排卵顺利，子宫开放，大量陈旧性浊液排出，亦保证了经前期阳长充盛。阳长至重，重阳必阴，行经期排经顺利，亦保障了阴阳消长转化周期节律的健康演变。上述过程中，子宫起着较为重要的调节作用。

在阴阳消长转化的周期演变过程中，很难避免外邪（湿热、风寒）及情志等因素的干扰。当癸水阴阳波动起伏较大，出现阴阳滋长太过时，可通过子宫之藏中寓泻的作用排除一些有余之阴阳，使之处于正常的波动。或者，出现阴阳滋长不足时，可通过子宫藏的作用补充之。此外，在泻时又必须通过泻中寓藏的作用控制其好血流失，以免损害健康。

2）心肾交合的调节作用

心肾交合，实际上是水火阴阳交济。只有心肾阴阳交济，才有可能推动阴阳之间的消长转化，所以，心肾是调节阴阳的主轴。现从以下几个方面说明心肾之间的密切关系。

其一，心肾相交。心居上焦为阳，肾居下焦为阴。肾阴上济心阴，以防心阳过亢；心阳下温肾水，以促其气火蒸腾。心肾相交，意在阴阳协调。

其二，水火相合。心属火，居南方；肾属水，居北方。心火下交于肾，使肾水不寒；肾水上济于心，使心火不亢。水火相合，则寒热协调矣。

其三，坎离既济。坎卦为阴，离卦为阳。坎者属水，与肾有关；离者属火，与心有关。坎离既济，心肾相交，此乃后天八卦之意也。正由坎离为轴心，才能推动阴阳运动的进展。

其四，精神互依。肾藏精，心藏神，精神互依。精能养神，神能驭精。肾藏精而主骨髓，精能生髓，髓通脊背骨腔，上达于脑。脑为髓之海，髓能养神，神能驭精，是以心脑神明才是驾驭排卵之所在。心肾交合，精神互依，是生殖生理的主要调节轴。

其五，手足少阴经脉相连。心者为手少阴经脉，肾者为足少阴经脉。心肾之间通过少阴经脉，主要是足少阴肾的经脉发生直接的联系。据经络循行图所载，足少阴肾经属于肾脏，联络膀胱，其直行的经脉从肾上行，通过肝脏和横膈，进入肺中，沿着喉咙，夹于舌根部；从肺分出的支脉联络心脏，流注于胸中。可见，心肾通过少阴经脉紧密地联系在一处。

心为君主之官，主一身之血脉，推动调节一身血液的运行，包括冲任奇经血海在内。所以前人有手少阴心的经脉及其相应的手太阳小肠经与冲任脉主月经之说，《灵枢》中就有记述："冲脉起于胞中……为十二经脉之海，其出入皆少阴经以行，故为血海。"此不仅说明心肾通过经脉发生直接联系，而且说明心主血脉与冲任的关联。

3）心-肾-子宫轴的纵横调节

心-肾-子宫轴之间的直接联系主要是通过络脉血液来完成。夏桂成认为子宫的胞脉、胞络与心肾有直接的联系，如《傅青主女科》说："胞胎居于心肾之间，且上属于心而下系于肾。"又说："胞胎上系于心包，下系于命门。系心包者通于心，心者，阳也；系命门者通于肾，肾者，阴也。"接着，又从病理方面说，"心肾不交，则胞胎之血两无所归，而心肾二经之气不来照摄，听其自便"，"盖胞胎居于心肾之间，上系心而下系于肾，胞胎之寒凉乃心肾两火之衰微也"。由此看来，心、肾与子宫之间存在着密切的联系，而其联系的主要途径是经脉。

子宫的作用全在心肾主持。心肾主宰子宫的藏泻，必须在心肾交合的情况下完成。因为子宫的藏泻并不是单一的，而是藏中有泻，泻中有藏，需要藏泻两种不同功能的统一。在一定程度上，心尤为重要，这就体现了心主神明的重要性。心在纵向调节子宫的过程中可有两种形式：一种是心通过肾作用于子宫，主宰藏泻功能；另一种是心直接对子宫调节，主要是主宰子宫之泻。这两种方式，一般都在子宫反馈情况下进行。

而横向调节，一般指心-肾-子宫轴三个脏器的自身调节，如子宫的藏泻功能，就是自身调节阴阳气血的有余与不足。有余者，通过泻排除之，泻就是排除有余，但藏中有泻，实际上就是在稍有余的情况下自身调节；不足者，通过泻中有藏可弥补之，藏就是补充不足。肾轴者，阴阳之所在也。阳不足，阴滋之；阴不足，阳助之。心轴者，其气血阴阳的不足亦依赖相互间滋生以助之，如有余，亦赖相互制约的作用以协调之。这样才有可能行其主轴的调节作用。

（2）经间期理论及月经周期调节治法

1）经间期理论

夏桂成从事妇科临床工作 50 余年，结合实际病例，研读《易经》《黄帝内经》《金匮要略》等经典医籍，从天人相应、阴阳消长转化等基本理论出发，汲取《景岳全书·妇人规》《傅青主女科》等著作的学术思想，对女性的生理特点进行深入研究，以科学的观点在中医妇科学界首次阐明月经周期的调节理论，提出调整月经周期节律的方法，创见性地对"经间期生殖生理理论"进行系统论述，将传统的妇科理论提高到崭新的现代水平，填补了中医妇科学对月经周期认识的空白。

①学术概念

经间期的概念是由夏桂成首先提出来的，其问世就是对传统中医妇科理论的挑战。通过长期的临床医疗实践，夏桂成所领悟到的经间期学说，从某种意义而论，是对中医妇科学理论不能适应女性生殖周期规律变化客观现象的创新描述，这是中医妇科学周期学说的雏形。经间期具有两大特征：其一是重阴必阳，表现出氤氲状的血气活动；其二是表现"7、5、3"数律的变化特点。

在这一动态过程中存在着动静、升降、藏泻的变化。经间期的最大生理特点，在于氤氲状活动排出精卵，而排出精卵的主要生理现象，引《证治准绳》袁了凡所说，"妇人一月经行一度，必有一日氤氲之候"，此"氤氲之候"，乃"生化之真机，顺而施之则成胎"。在外则表现为分泌出一定量的锦丝状带下，有的较多且能维持一定的时间，有的虽然较少但亦能维持生理节律要求的时间，其排出精卵时的氤氲状活动各不相同，差别较大，有强、中、弱3种及氤氲状偏短、偏长等差异。

经间期者，不仅指2次行经期的中间时间，更是指重阴必阳所出现锦丝状带下以及氤氲状活动的时期，具有特殊的意义，是月经周期中的一个重要时期。

经间期与排卵期是两个不同的概念，经间期是中医周期学说中的一个特定时期；排卵期是西医妇产科学中的一个生理名词，二者的名称不同，内容相同。夏桂成把经间期与排卵期连在一处，提出了经间排卵期，概念更为明确，有利于中医的生殖理论发展，让中医药在生殖医学领域更好地发挥作用，在不孕不育诊治更广的范围内，与现代疾病谱更好地结合，形成具有更深层次的中医调理月经周期节律的理念、方法和辨治体系。

②临床重要性

夏桂成提出经间排卵期的原因有三：其一是客观地解释女性生殖周期活动的规律；其二是借鉴基础体温（BBT），观测生殖周期的变化，由人工周疗的模式，更科学地运用中药调整周期节律；其三是推动建立月经周期、生殖医学的理论体系。

经间期是整个月经周期演变中的重要时期，称之为"关键时期"。首先从治未病角度来说，经间排卵期是重阴转阳的时期，转阳的好与坏，经间期是关键的奠基阶段，转阳较好，或很好，则经前期阳长顺利，黄体健全。其次是生殖优生的最佳时期，也是受孕的最佳时间。精卵的优劣，是否达到排卵的标准，均可用 B 超探查，而选择受孕之佳时，自能受孕而优生。经间排卵期，阴阳气血俱旺，动态明显活跃，亦属于生殖免疫的较佳时期，是提高免疫功能，或者说调节免疫功能的较好时期，是生命节律的重要内容。

③病理特点

经间排卵期的病理特点颇为复杂，不仅排卵的机理失常，而且涉及心-肾-子宫轴的调节功能紊乱。排卵失常包括排卵困难和排卵不协调。排卵困难类似于排卵障碍，但较排卵障碍简要，即范围较小，指能进入经间排卵期，但排卵有所困难者；排卵不协调，包括或快或慢，前后不一，多次排卵，精卵、血海内膜、液体、水湿四者不一致等，以及"7、5、3 奇数律"不协调，甚则出现紊乱等。痰、湿、郁、瘀、寒五大因素都会干扰阻碍排卵，及动静、升降、藏泻三大矛盾病变，并与全身上、下、内、外等病变有关，形成经间期特有的病症。

对排卵干扰较大的五大因素，即痰、湿、郁、瘀、寒五者。痰者，痰浊、脂肪也，痰浊脂肪本属于内在的病理产物，亦有一定的外在因素，但一旦形成痰浊脂肪后，对经间排卵期有着很大的干扰；湿者，湿热、寒湿也，经间排卵期是重阴时期，除癸水长至重阴外，津液水湿亦偏盛，如湿热、寒湿内阻，必然要干扰排卵期的氤氲状活动，从而影响排卵；郁者，气郁也，主要指精神情志的因素，这些强有力的刺激因素，必将干扰正常的排卵；瘀者，血瘀也，指瘀结成癥，脉络失畅，亦将干扰经间期的排卵活动；寒者，外寒入侵，凝滞血气，犯于胞门，干扰排卵。

④治疗特点

在调节心-肾-子宫轴的前提下，主要是围绕排卵、促进顺利排卵进行治疗，包括整体治疗和局部治疗。

一可通过活血通络以促排卵，重在调心；或可补肾燮理阴阳稍佐活血以促排卵，重在补肾。同时要处理好痰、湿、郁、瘀、寒五大干扰因素，其中尤以处理痰脂为重要，通过选用越鞠丸或越鞠二陈汤，随证加减，急则治标。再从主因论治，肾虚、肝郁、脾虚，缓则治本。需要注意，痰脂日久可结为癥瘕，此时当从化痰消癥着手。

2）月经周期节律调节治法

在经间期理论的基础上，夏桂成提出了"月经周期节律调节治法"，简称"调周法"，是基于圆运动、太极八卦、时辰钟及现代医学周期学说、子宫内膜周期变化等理论所形成的一种系统的、整体的治疗方法。

一般来说，月经周期分为四个时期，即行经期、经后期、经间期和经前期。其中两个是长消期，两个为转化期。经后期阴长阳消，经前期阳长阴消；经间期重阴转阳，通过"氤氲"状的血气活动，使重阴转化为阳长，而进入经前期；行经期重阳转阴，通过血气活动，使重阳转化为阴长而进入经后期。长消期一般时间较长，阴长从阳奇数，故经后期需划分初、中、末 3 个时期，亦即经后初期、经后中期、经后末期；阳长从阴偶数，故经前期属阳长期，可划分为经前前半期与经前后半期，合起来为 7 个时期，按阴阳消长转化、动静升降的规律进行调治。

另外根据数律，女性可以分为三大体质类型，即"7、5、3 奇数律"。7 数律类型者，与肝胆有关；5 数律类型者，与脾胃有关，3 数律类型者，与心肾有关。调周法的主要理论指导，在于心-肾-子宫轴的阴阳消长转化调节，更要注重动静升降的交合。

①行经期调经为主，重在转化除旧

行经期是指月经来潮至经期结束，与"7、5、3 奇数律"有关，即行经期短则 3 天，长则 7 天，是旧周期的结束，也是新周期的开始。"重阳转阴"，排除旧瘀，促进转化，行经期除旧排瘀必须完全、干净、彻底，全部排尽应泄之旧瘀，"留得一分旧瘀浊，影响一分新生机，也影响一分重阳转阴"。

常用调经方法包括一般调经法、活血祛瘀法、逐瘀通经法、通固兼施法等。

一般调经法，常以五味调经汤结合越鞠丸为汤合治，可组方制苍术、制香附、山楂、丹参、赤芍、艾叶、益母草、五灵脂、泽兰叶、茯苓等；活血祛瘀法较一般调经法的活血祛瘀力量要大而强，常用于月经后期、月经量少、经行不畅、痛经等病症，代表方剂有通瘀煎、血府逐瘀汤、膈下逐瘀汤等；逐瘀通经法在调经法中逐瘀除旧之力最大，不仅用桃红四物汤活血化瘀，而且还用三棱、莪术消癥散积、破血通经之峻品，常用于月经量少、闭经、剧烈性痛经、子宫内膜异位性痛经等，代表方剂有促经汤、逐瘀脱膜汤、荡胞汤、抵当汤等；通固兼施法即止血与调经共用之法，代表方剂有加味失笑散、逐瘀止血汤、震灵丹等。

另外，因临床病情复杂多变，还有一些反常调经法，如针对血热性月经病变的清热调经法，针对血气不足性月经病的益气养血法；针对血海空虚、月经量少类疾病的滋肾养肝法。

夏桂成同时指出，行经期从太极圆运动规律而言，既是这一具体时间，又非行经期。因为行经期者，重阳转阴，排出经血，除旧迎新，是经期的阶段。但从太极阴阳钟的整体而言，经期仅是整体运动中的一个过渡时间，而且非常短暂，是在心-肾-子宫轴调节下的阴阳消长转化运动中的短暂瞬间。经期的失常，常是经后期、经间期的失常所导致，所以调经是次要的，而如何保持圆运动规律的正常才是主要的。

因此，在调经法中需结合调周的概念，而调经与调周的结合，就形成了调经中的六大特点，即温、通、下、利、心、肾，亦即是温阳、疏通、下降、利湿、宁心、益肾。

温阳者，行经期是"重阳必阴"的转化时期，阳必须达重，才能转化。故可用温经助阳的方法，如大、中、小温经汤。《金匮要略》的温经汤一般称为大温经汤，《妇人大全良方》的温经汤称为中温经汤，小温经汤者乃附子、当归也。温阳的药物有桂枝、艾叶、台乌药、肉桂、当归、川芎等。

疏通者，主要在于"通"也。行经期以排泄经血（水）为主，而排泄经血（水）就必须通畅。调经的方药很多，前面已做了介绍，兹不赘述。

利湿者，即分利水湿浊液也。在行经期中，不仅排泄经血，而且要排泄水湿浊液。在整个月经周期中，癸水与津液水湿至关重要。用药需注重利湿祛浊，如泽兰叶汤、琥珀散等方，具体药物如泽兰叶、茯苓、川牛膝、薏苡仁、蒲黄、马鞭草、琥珀粉等。

下降者，月经来潮，子宫开放，经血下行，排出体外，因此经血以下行为顺，而且经血必须下行，才能排畅排尽，而且亦符合阳转阴后阴长的要求。代表方剂有泽兰叶汤、牛膝散等，具体药物有泽兰叶、川牛膝、丹参、炒枳壳、茺蔚子等。

宁心者，安定心神也，在调周及调经中都颇为重要。行经期排经，均是依靠心动气降排出，而且排出经量的多少亦与心动有关，是以调经活血法中必须宁心调气。代表方剂有柏子仁丸，具体药物有柏子仁、合欢皮、丹参、琥珀、茯苓、茯神等。

益肾者，补益肾之阴也，主在于阴，但又包括阳，就行经期而言，阴中有阳，阳中寓阴。阳者有助于排经，如川断、肉桂之属；阴者有助于藏，如制龟板、熟地黄等。

②经后初期养血滋阴，重在奠基

经后初期，是阴（水）血恢复时期，也是奠定阴（水）的基础阶段。一般指月经干净后的3～5天，亦可达7天，甚则10余天，这一时期尚无白带出现。一旦有了白带，表示已进入经后中期。

由于阴血虚的程度不同，故处方用药也有差异性，一般又可分为轻、中、重三者。阴（水）的不足，往往不易恢复，从临床上来看，又常与脾胃虚弱、阳虚不长、痰湿蕴阻等因素有关，是以在滋阴养血法中应该考虑到上述种种因素，但主治法还是在于滋阴（水）养血之中的养阴之法。

常用的调经方法包括：血中养阴法、清火滋阴法、健脾滋阴法、化痰滋阴法、从阳扶阴法5种。

血中养阴，不仅是把养血与滋阴的方法结合在一处，而且要体现滋阴为主的原则。按其程度不同，又有轻、中、重之分，抑或称之为轻剂、中剂、重剂。轻剂者，即一般常用的方法，如临床上常用的归芍地黄汤；中剂者，是在轻剂基础上从数量、质量、用量三个方面都加以扩充或加重之；重剂者，不仅滋阴养血的药物用量要加大，而且选择的滋阴药物数量上有所增加，质量上亦有所提高，代表方药有二甲或三甲地黄汤、复脉汤，夏桂成另有制定的滋阴奠基汤，组方制龟板、炙鳖甲、左牡蛎、熟地黄、山药、山萸肉、怀牛膝、紫河车、茯苓，或加川断、菟丝子，疗效显著。

清火滋阴，重在清火，是以清火也是滋阴法中的重要方法之一。清火又可细分为清心降火法、清肝降火法、降火滋阴法。清心降火法常用加减清心汤，清肝降火法常用丹栀逍遥散、滋水清肝饮，或清肝达郁汤，降火滋阴法包括知柏地黄汤、大补阴丸等。

健脾滋阴，本就是矛盾，因为阴虚与脾弱相对立，滋阴有碍脾运，健脾燥湿又势必伤阴，所以健脾与滋阴很难协调。夏桂成经过多年摸索出健脾滋阴三法：健脾滋阴法，健脾清利法，健脾清心法。健脾滋阴法一般用参苓白术散，以后天水谷之精微，涵养先天癸水之阴；健脾清利法代表方剂是资生健脾丸（汤）；清心健脾法，阴虚脾弱之健脾，注意不宜过于温燥，故夏桂成制定了清心健脾汤，药用钩藤、莲子心、黄连、青龙齿、太子参、炒白术、茯苓神、广木香、广陈皮、六曲、炒扁豆、建莲肉、白芍、砂仁等品。

化痰滋阴法，化痰易伤阴，滋阴易生痰，如何将二者有机地结合在一起，较为困难。故夏桂成提出了三种方法：其一是化痰为主，稍佐滋阴，方用越鞠丸、苍附导痰丸、防风通圣丸，另在这类方药中加入白芍、怀牛膝等品；其二是滋阴为主，稍佐化痰，方用金水六君煎；其三是化痰与滋阴并重，用归芍地黄汤合越鞠二陈汤比较妥当。

从阳扶阴法，脾阳虚，后天不足，所谓"后天水谷之精不能滋养天癸"，可用健脾滋阴的方药。而肾阳虚，阳不生阴者，一般可用苁蓉菟丝子丸。

另外经后期还有一些反常治法，如肾中水火俱旺之清热降火稍佐滋阴方药、肝火湿热偏盛之方药、阳虚痰盛之温阳方药等，俱属反常的治疗方法。

③经后中期滋阴助阳，促动阴长

经后中期与经后初期相连，一般是指月经干净3～5天或者7天后，甚或还要长些；也有月经干净后1～2天者；还有已进入经后末期，但又返回到初期或中期者。其主要的标志是少量白带，或者一定量的白带，而经后初期无带下，以资区别。

经后中期，阴长运动已趋向中等水平，由于阴长必须阳消，阳消才能保证阴长，阴长渐高，阳消渐低，阴阳之间的差距也将逐渐扩大，是以在经后期滋阴养血的基础上，必须加入一定量的助阳药。一般有三种方法：其一是正治法，滋阴为主，佐以助阳；其二是健脾滋阴，佐以助阳；其三是滋阴降火，佐以助阳。

经后中期最为常用的方法为滋阴为主，佐以助阳，也称正治法。无任何异常，可用滋肾生肝饮合菟蓉散；夜寐甚差，或心烦失眠者，兼当清心安神，当以滋肾生肝饮、菟蓉散合钩藤汤；脾胃有所失和，或者在服用滋阴养血药后，有腹胀矢气、脘痞等轻微症状者，兼以健脾和胃，选用滋肾生肝饮、菟蓉散合香砂六君汤。

也有健脾滋阴，佐以助阳，经后中期如有脾胃明显失调，出现脘腹作胀、大便溏泄、神疲乏力、肢体寒凉；或者脾胃素弱，大便易溏，或者先硬后溏，腹胀，矢气频作，舌苔白腻者，当予健脾滋阴，方用参苓白术散治之。夏桂成临床运用一般去桔梗、甘草，加入白芍、山萸肉、广木香，健脾滋阴之力较好，更适合女性月经周期中的治疗。由于经后中期阳消阴长，故必须助阳，加入菟蓉散，仅川断、菟丝子、肉苁蓉三味药，在使用助阳药时，必须考虑是为阴长而用。

④经后末期阴阳并重，为经间期奠基

经后末期一般很短，既是整个经后期的结束阶段，又与经间期紧密相连，是经间排卵期的前奏期。这一时期虽然短暂，但生理病理特点非常明显，最主要的标志是带下增多，质地转为黏稠，甚则可以出现极少量的锦丝状带下。

在治疗上，必须阴阳并重，保持阴长至重的高水平，同时亦要维持阳的较高水平，以利于经间期的转化。这一时期接近重阴，较高阳的水平，血气活动即将萌发，故重视心肝的活动，亦是这一时期的特点，总以滋阴助阳、提高阴阳水平为主。

阴阳并重，稍重于阴，适用于阴长运动不及，阳消不足，出现缓慢、稍弱，动态较差，起伏不定，甚至有倒退趋向者，是经后末期主要的治疗方法。临床常用方是补天种玉丹，药用炒白芍、山药、山萸肉、熟地黄、枸杞子、炒丹皮、茯苓、五味子、菟丝子、覆盆子、紫河车、川续断等品。

滋阴降火，助阳补肾，适用于阴虚火旺的经后末期。在自我调节或用滋阴降火药物治疗后，经后阴长阳消的运动有所恢复，一旦进入到经后末期，就必须在滋阴降火的前提下加入几乎等量的阳药，以促进阳长至重，进入经间排卵期。阴虚肾火旺者，可以加减知柏地黄汤合五子补肾丸；阴虚心火旺者，可用养阴清心汤、清心莲子饮合五子补肾丸进退；阴虚肝火旺者，在滋阴清肝的前提下，加入等量阳药，可以滋水清肝饮合五子补肾丸治之。

健脾生阴，阴阳并重，健脾滋阴的名方是参苓白术散，加入助阳之法，则有脾阳、肾阳、心阳之别。属脾阳虚者，可用健固汤合附子理中汤加减治之；属心阳不足者，需用健固汤合苓桂术甘汤加减；若脾弱阴虚又夹有湿热者，当选用资生健脾丸合五子补肾丸。

阴阳并重，兼调心肝，为动态服务，经后末期，阴阳已趋于"近重"水平，故大多数女子均有程度不同的心肝气郁，或气郁而化火，变成郁火证候，乃是阴阳趋向高水平时所出现的不平衡状态。由于不平衡而导致气郁、郁火的证候，故须用解郁或清肝解郁的方法来调治。逍遥散、越鞠丸、丹栀逍遥散等较为常用或多用。

⑤经前前半期滋阴助阳，重在阳长

经前前半期，是指经间排卵期后的 7 天，亦即是 BBT 呈高温相的 6～7 天。这一时期，是由经间期重阴必阳转化而来，开始阴消阳长，但阳长的特点在于快速刚猛，与阴长不同，乃由"阴静阳动"的性质所决定。不仅要着重阳长，而且不能忽略滋阴，甚至有"滋阴就能扶阳"的说法。总的在于扶阳助长。

阴中求阳，是经前期常用的方法。代表方剂是右归饮或右归丸，根据阳时服阳药的要求，本方应在上午服。如服药后 BBT 高温相上升仍缓慢，或高温相仍偏低者，可以用紫石英同鹿角片合用，并加紫河车，必要时，尚可加入巴戟天、肉桂以助之。若阴虚明显，或伴有心肝火旺者，其 BBT 呈高温相起伏不定，且高温相总体偏高，或呈犬齿状偏高者，必须滋阴或者结合降火，可用归芍地黄汤，或大补阴丸以扶助阴长。

血中补阳，肝肾同补，亦为经前期常用的方法。代表方剂是毓麟珠，是在八珍汤的基础上加入助阳药。原方的助阳毓麟药物是杜仲、菟丝子及鹿角类药物，夏桂成目前临床使用，常以紫石英来代鹿角类药物，是鉴于紫石英暖宫助孕的作用。

气中补阳，火中暖土，在经前期，亦可见脾肾阳虚者。偏于脾者，气中补阳，以健脾为主，健固汤、温土毓麟汤最为合适；偏于肾者，火中暖土，温补肾阳为主，温胞饮、真武汤最为合适。

温补心阳，暖宫种子，在不孕不育病证中，心阳不足，子宫失于温煦者较为多见。方取茯苓补心汤，夏桂成临床运用时，一般去赤小豆、大枣，加入当归、川断等品，名为加减茯苓补心汤。

扶助阳长，佐调心肝，偏于心郁火旺证，治当阴中求阳、水中补火的同时，加强清心安神，用右归饮（丸）合钩藤汤加减之。偏于肝郁火旺证，治疗当滋阴助阳，佐以清肝解郁，用右归饮（丸）或毓麟珠合丹栀逍遥散加减。

⑥经前后半期补阳调气，补理兼施

经前后半期，是整个经前期的结束时期，也是整个月经周期行将结束的时期，一般在 BBT 示高温相 6～7 天后的时间里，也即是 BBT 高温相的后半期。

经前期是由经间期重阴必阳转化而来，由于阳长的特点在于迅猛刚强，故在经前前半期的阳长很快，已达重阳水平。

这一时期的治疗，前人提出"经前以理气为先"，而夏桂成的调周法，则认为经前后半期，尽管阳长已达重，但仍然以扶助阳气为主。在维持重阳的阶段是以扶助阳气为主，再结合调气，但如气郁或郁火明显者，当以理气为主。

经前后半期，阳长不及，或阳气不足，而心、肝、脾、胃等气郁或郁火证候不明显，故当以助阳益气为主，稍佐调气。对于阳气不足，偏于脾者，以气虚为主；偏于肾者，以阳（火）为主；对于血中阳虚，兼夹郁火者，予以养血助阳，疏肝理气，方用毓麟珠合越鞠丸加减治之。

经前后半期，颇多以心肝气郁或郁火为主的证候，又因以理气为先，稍佐助阳。理气解郁轻则逍遥散、越鞠丸，气郁甚者，用四磨饮、七气汤，甚则枳实导滞汤；清热调气，方用丹栀逍遥散、清肝达郁汤、钩藤汤等；调理脾胃，以香砂六君汤或归芍六君汤、健固汤等；浮肿者，需结合防己黄芪汤，或者越鞠二陈汤加减之。

（3）运用五运六气理论，指导妇科实践

1）六十甲子

夏桂成认为，六十甲子虽为一种历法，但在中医妇科学上有着重要意义，特别是月经周期节律以及生殖节律与此更有关系。

癸者，北方水干之名，与壬相连，有北方壬癸水之称，在脏腑上属于肾的范畴，所以壬癸水是属于肾的一种水样物质，在肾气盛的前提下产生。

天癸之天者，甲子说中指天干而言，天一者指自然界包括天文、气象、气候的变化规律在内，生物的起源，包括人的生命具有节律性，月经周期、生殖生育，在一定程度上依赖于天即自然界的变化规律，所以癸水亦有赖于此。

天指阳，应时为日、为年，具有动态的含义，而且其动态呈圆运动形式。就其天干本身而言，从天甲开始，到天癸结束，终而复始，始而复终，循环往复，运动不息，故以天癸命名者，说明癸水样物质也必须呈现终而复始，人喻之为九宫八卦状。

地支属阴，其时应月，12 支相应 12 个月。而月经的周期演变也是以月为准，地支起首的子，不是在每年的 1 月，而是在上年的 11 月，年相与月相紧密相连，循环往复，如环无端，又体现各地支月的特点，奇数为阳，偶数为阴，并阐明了女阴赖阳，阳奇月在女性生殖中的重要性。甲子纪年与女性月经周期与生殖生育亦有关，认为凡属温和气候、无特殊变异者，为生殖较佳之年。

2）五运理论

五运与月经周期有着重要关系。以五运推导而论，一年分为五季，春季由冷转暖，由阴转阳，相似月经周期中的经间排卵期；夏季气候炎热，以阳长为主，相当于经前期；长夏暑热颇甚，阳长至重，重阳延续，相当于经前后半期；秋季由热转凉，由阳转阴，相当于行经期；冬季气候寒冷，阴长为主，相当于经后期。

按五运进行推导，一般均从主运的常规推导，则依次为木运、火运、土运、金运、水运，因而也就产生疏肝、扶火、运土、肃金、滋水的治法，使用于月经周期中，形成经间期疏肝调肝，以升散促排卵；经前期扶火助阳；经前后期运土益气；行经期肃肺降气，引经下行；经后期滋水补肾，意在沉降。一步到五步，完全可以预知，为论治未病提供了理论依据。何者不足，先为调之，火阳不足，则木火期调治，木期尤为重要；水阴不足，则金水期调治，金期尤为重要。由于运动的互联性，在调治火阳时，更考虑水阴；在调治水阴时，亦要考虑火阳；太过者，亦在上述时间内预为疏泄之。有如客运，出现特殊变化者，亦必须按五运次序结合特殊方法处理之，从心-肾-子宫轴的调节中心论治，期望通过自然调复包括胜复机能而恢复，这种生物钟节律的变化，加之运用五运推导，在临床应用广泛。

夏桂成强调，在调周法中具体应用五运推导，有两种方法：其一是按顺序推导，系统调治，重在防治未病；其二是按五行生克，提供多种治法，也含有治未病之意。

在正常五运影响下，月经周期中的五期，可按主运五步推导。第一步春令升发时，促排卵具有上升之意，此与行经期的气血活动显然不同；第二步夏火属心，助阳与调心火、心神相结合，以扶助阳长；第三步长夏暑湿，健脾助阳，必与理气化湿相结合，以维持重阳；第四步秋令肃降，活血调经，必与降气祛瘀、下行相结合，以促重阳转阴；第五步冬寒潜藏，滋阴潜降，扶助阴长，意在养精。五步治法，彼此相关，在使用第一步方法时，就应考虑第二、第三步治法，甚则第四、第五步治法。

另外按五行生克，提供多种治法。从经后期治疗而言之，经后期阴长为主，相当于冬令肾水之时，所以不仅要用滋阴养血、以阴扶阴之法，而且还要佐以潜降之品，方用归芍地黄汤，加入龟板、鳖甲等。如用之效欠佳者，必须从五行相生的方面来论治，金能生水，金为水之母也，金者，肺也，从润肺降气入手，二冬汤加味，即天门冬、麦门冬重用其量，或者亦可从我生方面的反养论治，水生木，即肾水生肝木，反过来肝木亦可养肾水，此乃阴精与肝血的互相生成，亦即是乙癸同源之说。再从相克方面来论治，我克者，即水克火也，说明肾水有调节心火的作用；反过来说心火亦有调节肾水的作用，心火与肾水之间还存在交济的功能，心肾交济，才能有助于肾阴癸水的恢复，故酸枣仁汤、清心莲子饮，皆是清心安神之药，均能有助于肾阴癸水的恢复和提高，亦即"静能生水"之意也。克我者，土克水，说明脾土有调节肾水的作用，且脾土者属于后天之本，水谷之精，可以涵养先天癸水及其精，所以临床上应用参苓白术散，不仅有通过脾土调节肾水的作用，而且亦有着后天涵养先天的意义。

诸凡妇科杂病，包括围绝经期综合征、经前期紧张综合征等病变在内，必然涉及脏腑病，尤以肝肾病变为常见。因而需要通过运用五运推导法来分析病情，预测机转，判断吉凶，论治未病。以肝木病变为例，论述心、脾、肺、肾等病变，当参照《素问·藏气法时论》中所阐述的内容，主要是按照五运推导法，分析年相日相中的特点与病变的生克关系，判断出善恶吉凶，以及防治的方法和用药的特点，虽然临床上的病变有其复杂性，患者的体质有其特殊性，其病理演变未必尽是如此，但根据夏桂成长年来的临床观察，前人的论点很有价值，绝对不可轻视。

3）六气六淫

六淫致病，在妇科学来说，亦是一个重要的外因，其中尤以风、寒、湿、热致病者更为明显。

女子以血为主，血得寒则凝，得热则行，热甚则迫血妄行。血凝则血滞，血滞则月经后期，出现经量偏少、痛经等病症；热甚则迫血妄行，易致崩漏、月经先期、经量过多等出血病症。

风邪善行而数变，且风毒致病，不仅影响气血而致月经病证，而且风邪易致过敏性疾病。就长期对不孕不育病证的观察而言，风毒之邪内侵生殖器官，潜伏于该部位的血液之中，不仅影响受孕，而且亦将影响优生。

湿邪者，对妇科更为重要，因为女子之病，大多发生在腰带以下、盆腔之中，所谓下焦部位，这是湿邪最易侵犯之处，湿邪稽留，常致带下疾患。而且在不孕不育病证中，湿热也是一个不可忽视的因素，特别是继发性不孕不育症，更有其重要意义。

近代对免疫性不孕不育症研究发现，湿热、风邪均是重要的因素。对于围绝经期综合征，暑热湿邪，虽不是发病的主要因素，但却是加重或诱发的因素。近年来六气多变，气候气象变化尤大，热多于寒，全球变暖，对以阴血为主的女子来说，将带来很大的不利。夏桂成着重指出，只有加强体阴的充实，纠正血少气多的偏颇，才能有效地抵御外界暑热湿邪的入侵；重视冬令肾水之藏，特别是阴精的固藏，乃是防止春夏病温的要着。

3. 临床用药经验

（1）常见妇科疾病临床用药经验

妇科用药，在于治疗妇科专科的病证，亦不例外地讲究法度和技巧，更重视时相规律的用药。血分的用药，气分的用药，由于女性的生理、病理特点，以及未病论治的要求，更加重视原则性、灵活性。随着妇科学的发展，夏桂成总结近年来用药情况，提出几项要求，几点注意，几个特点，以阐明妇科用药的原则性和灵活性。

几项要求：掌握药物的基本规律，严格按照性能、归经、配伍要求用药；在辨证辨病的前提下使用方药；老、弱、残之用药宜轻，宜小；对有毒性的药物必须慎用。

几点注意：结合现代药理研究的成果；药物之间的协调性和对抗性；耐药性与过敏性的问题；注意肝、肾、脾胃情况；时令气候与地土水湿之不同，治疗亦应有所顾及。

几个特点：月经病根据月经期、经后期、经间排卵期、经前期四个阶段用药；妊娠期用药应处处保护胎儿；围生期用药可分为产前、产后；产后期用药根据虚、瘀、寒3种情况。

在前面调整月经周期节律详细阐述了不同月经周期的用药规律，夏桂成还重视妇科用药的"变"与"巧"。"变"指药随病变，病有所变，药亦随之而变；"巧"指治疗上的技巧，亦即是用药的技巧。

1）疼痛性月经病

疼痛性月经病，包括原发性、继发性痛经，经行身痛，经行头痛，经前乳房胀痛等。夏桂成根据自身临床经验，制成了逐瘀脱膜汤、痛经汤、内异止痛汤、安神镇痛汤、加味疏肝汤、止痉散等。

以逐瘀脱膜汤为例，夏桂成组方肉桂（后下）3～5克，五灵脂、三棱、莪术、炒当归、赤白芍各10克，益母草15～30克，广木香6～10克，延胡索12克，川续断15克，或加蒲黄6克，三七粉6克，炒枳壳6～9克。在行经期服用，可温经助阳，逐瘀脱膜，主要用于治疗膜样性血瘀痛经。膜样性血瘀出血（月经过多），一般还可结合失笑散。

2）出血性月经病

出血性月经病，是指与月经有关的出血病证。可分为行经期出血，有月经过多、经期延长、月经先期；经后期出血，有经后期漏红；经间排卵期出血，有经间期漏红；经前期出血，有黄体期出血，或经前期漏红；还有无月经周期的出血，中医称之崩漏。

这一类出血性病证，在处方用药上均有所不同，有的要止，有的要通，有的宜清，有的宜补，亦有的宜温、宜利、宜升、宜降，不能予以单纯性的止血。相反，大多数需要化瘀止血，这是治疗与月经病有关的出血性病证的最大特点。经过多年来的摸索，夏桂成制成加味四草汤、加味失笑散、逐瘀排浊汤、新加固经汤、加减二至地黄丸、加减补气固经丸、加减震灵丹、加减胶艾汤。

以加味四草汤为例，夏桂成组方马鞭草 15～30 克，鹿含草 30 克，茜草、益母草各 15 克，大蓟、小蓟各 12 克，炒五灵脂 10 克，炒蒲黄 6～9 克，炒川断 10 克。在出血期间服用，主要适用于血热夹瘀性的月经过多、经期延长、崩漏等病证。

3）闭止性月经病

所谓闭止性月经病，是指月经后期量少、闭经，经血不能应时来潮的疾病。除各类性质的闭经外，还应包括多囊卵巢综合征、卵巢早衰、月经后期、月经量少等病证。临床以多囊卵巢综合征为多见，且似越来越多见。闭止性月经病病因十分复杂，一些调经方药，并不注重从周期方面进行调治，而重在月经将要来潮时，用此来催促月经来潮。夏桂成较为常用的方药有五味调经散、加减通瘀煎、新加促经汤、益肾通经汤、进退温经物、新加血府逐瘀汤、增损少府逐瘀汤、清热泻经汤。

以益肾通经汤为例，夏桂成组方柏子仁、丹参、熟地、川续断、泽兰叶、川牛膝、炒当归、赤白芍各 10 克，茺蔚子、生茜草各 15 克，炙鳖甲（先煎）9 克，山楂 10 克。此方主要运用于肾虚月经失调，特别是月经后期、月经量少、闭经等病证，同时应用于经间期促排卵、青春期月经失调者，亦为合适。

4）经行前后诸证

经行前后诸证，西医学中一般称为经前期紧张综合征，但中医以主证命名，如经前期乳房胀痛、经行头痛、经行发热、经行泄泻、经行失眠、经行癫狂等。如果在经前期，出现胸闷烦躁、乳房胀痛、头昏头痛、腰俞酸楚、神疲乏力、夜寐不熟等症状，几乎是等同并列，因而列为"经行前后诸证"就是一个较大的病证。

夏桂成认为，在治疗上着重心肝气血，用调理气血的药物来治疗这类病证是重要的，诸如新加五味调经汤、加减越鞠汤、七制香附汤、逍遥散新方、钩藤汤均为常用方药。此类病证的治疗，在调理脾胃方面亦有着重要的意义，因为心肝气血失调，必然涉及脾胃，所以又拟加味归脾汤、加减白术芍药汤、健脾温肾汤，因为经前期的生理、病理特点是多火、多痰，因而必须应用加味温胆汤、新加二齿安神汤等。

以新加五味调经汤为例，夏桂成组方丹参、赤芍、五灵脂各 10～15 克，艾叶 6～10 克，益母草 15～30 克，茯苓 10～12 克，泽兰叶 10 克，川断 10 克，制香附 10 克，广郁金 10 克。可在行经前或经期服用。本方药主要应用于月经病，既可以用于月经不调中的月经后期、量少等病证，亦可应用于月经过多、月经先期等出血病，但必须是血滞、血瘀性的始可。

5）围绝经期诸证

围绝经期诸证，是指绝经前后所出现的诸种症状，其中以围绝经期综合征为常见。月经是女性生殖功能的标志，绝经则表示女性生殖功能的终止。这是一个非常重要的更替时期，保护得好，可以延缓衰老焕发青春。但是这一时期，也是多事之秋，容易产生疾病。如心脑血管方面的病症，可有头痛、眩晕、高血压、心悸；如精神神经方面的病症，可有忧郁、脏躁、失眠等；骨质系统的病证，如颈腰椎综合征等；女性内分泌系统方面的病证，如月经量多、崩漏、闭经、早衰等。

总之，防治显得非常重要。夏桂成根据这一时期的生理、病理特点，以及各系统、各脏器的特点创制或对古方进行加减改制，而成清心滋肾汤、清心健脾汤、补肾生髓汤、加减杞菊地黄汤、复方甘麦大枣汤。

以清心滋肾汤为例，夏桂成组方钩藤 10～15 克，莲子心 5 克，黄连 5 克，紫贝齿（先煎）10～15 克，怀山药 10 克，山萸肉 9 克，太子参 15～30 克，浮小麦（包煎）30 克，茯苓 10 克，合欢皮 10 克，熟地 10 克。尤适用于阴虚火旺型围绝经期综合征。

（2）子午流注学说指导服用药物的时间

夏桂成指出，服用药物时间应顺应子午流注的时相规律，同时对应月经周期的节律，摸索出调周药物的服用最佳时间。

按子午为经、卯酉为纬的观点而言，子者，半夜也，是重阴转阳的时间，相当于经间排卵期，因而排卵以夜间为多，服用补肾促排卵汤药物，亦应选择前半夜间，这样因势利导，顺水推舟，适应生理特点，有利于重阴转阳的转化运动，可以收到事半功倍的功效。午者，日之中午也，是重阳转阴的时间，相当于行经期，前面亦已讲述过，月经来潮，绝大多数在白昼，为此，服用调经药物，应以白昼为佳，尤其是选择白昼的上午、中午服药更佳。

日落酉时，由阳入阴，开始阴长，相似于经后期，故经后期服用滋阴养血药物，应选择酉时为佳，或黄昏戌时亦佳；日出卯时，由阴出阳，开始阳长，相似于经前期，故经前期服用补肾助阳药物，应选择卯时或辰时。同时，还需要指出，口服药物，特别是经后期的滋阴养血药物，以及经间期的补肾促排卵汤药物，应在进食后半小时服用，脾胃功能欠佳者，更应注意，不宜空腹服用，免使脾胃受到影响。

在用药方面，既要按周期的不同时期予以调治，又要照顾时辰值经时服药的特点，予以选用1～2味药。如在黄昏入暮戌时服药，斯时为足少阴肾、手少阴心值时，应选加熟地、酸枣仁，或莲子心以调之；半夜子时服药，是足太阴脾经当值，还包括手太阴肺经，可选加党参、沙参、炒白扁豆等品；黎明前寅卯时服药，是足厥阴肝经当值，亦包括手厥阴心包经，可选加山萸肉、炒柴胡、广郁金等品；黎明后的辰时，是足少阳胆经、手少阳三焦经当值，斯时服药，可选加柴胡、荆芥、山楂等品；日中午时服药，为足太阳膀胱经、手太阳小肠经值时，可选加炙桂枝、炙甘草、茯苓等品；日落申酉之时服药，为足阳明胃经、手阳明大肠经值时，可选加陈皮、枳壳、川朴等品。

在年相阴阳钟方面，是扩大了的子、午、卯、酉四时，冬季冬至之时，阴中之阴，重阴必阳，开始一阳生，相当于子时，亦相当于经间排卵期，由冬时之藏，斯时服药，可选加熟地、龟甲补藏之品，如能再加一味仙灵脾，以适应一阳生的要求；春季春分之时，开始阳长为主，相当于卯辰之时，亦相当于经前期，春阳升发，斯时服药，可选加荆芥、柴胡，以应春阳抒发的特点，但前提还在于补肾助阳；夏季夏至之时，阳中之阳，重阳必阴，开始一阴生，相当于午时，亦相当于经行之期，夏热蒸发，类多暑湿，斯时服药，可选加生姜、苍术、六一散、薏苡仁等1～2味温运清利，或再加山药、生地以应一阴生的要求；秋季秋分之时，开始阴长为主，相当于酉戌之时，亦相当于经后期，秋主肃降，斯时服药，可选加沙参、玉竹、牛膝等品，以应秋令润降之要求，但前提还在于滋阴养血。

4. 医案萃选

（1）痛经

患者经某某，1983年2月23日出生，2020年1月21日就诊。诉痛经进行性加重5年。

患者10岁初潮，7/26～28天，1-0-0-1，近5年痛经渐重，需卧床，色暗，有血块，经净后痛缓，经行便溏。LMP：1月8日，8天净。刻下：D13，带下色黄，寐迟，入睡困难，纳可，二便调，舌红，边紫，苔白黄腻，脉细弦带濡。

2019年5月10日B超示：子宫饱满，内见5.0厘米×4.5厘米强回声，考虑子宫腺肌瘤，右卵巢巧克力肿囊。

方予：经后中末期：补天+助阳消癥，调和脾胃之法。丹参10克、炒赤芍10克、炒白芍10克、酒萸肉9克、炒山药10克、续断10克、醋鳖甲10克（先煎）、鹿茸片6克（先煎）、盐巴戟肉12克、炒白术12克、生白术12克、木香6克、净山楂10克、钩藤10克（后下）、莲子心5克、合欢皮10克、肉桂5克（后下）、炒酸枣仁30克（打碎）、琥珀粉3克（单包）、石见穿15克，共14剂。

经期：越鞠丸+内异止痛方加减。炒苍术10克、炒白术10克、醋香附10克、丹参10克、炒赤芍10克、木香9克、合欢皮10克、续断10克、泽兰10克、茯苓10克、茯神10克、醋延胡索15克、全蝎5克、醋三棱10克、醋莪术10克、肉桂5克（后下）、茺蔚子15克（包煎）、琥珀粉3克（单包）、醋五灵脂10克（包煎）、川牛膝10克，共7剂。

（2）胎漏胎动不安

患者任某某，2019年4月4日初诊。诉孕后反复阴道出血2月余。

患者因月经稀发诊为多囊卵巢综合征、不孕症。在生殖科经促排卵后怀孕。孕后反复阴道出血，经西医黄体酮注射液、地屈孕酮及中药补肾安胎凉血止血等治疗2个月血仍未止。刻下：孕15周+，每天都有阴道出血，量少色暗，有小血块，偶尔不出血则分泌物偏黄色，咽痒咳嗽，阵发性喷嚏，每天发作2次。昨小腹掣痛后流血增多，烦躁，夜寐差，易醒，夜尿频，大便先干后溏，舌偏红苔薄脉细弦带滑，B超检查胎儿存活，宫内血肿6厘米左右。

方予：太子参15克、生白术10克、茯苓10克、茯神10克、广陈皮6克、广木香6克、砂仁5克（后下）、血余炭10克、炒杜仲10克、菟丝子10克、灵芝粉6克、三七粉6克、生黄芪15克、苎麻根15克、蚕茧壳7枚，共7剂。黄牛鼻子另煮汤服。

7日后复诊，诉服药后阴道出血渐渐减少，5天后完全干净，大便尚调，睡眠改善，舌淡红苔薄，脉细滑。

（3）崩漏

患者赵某某，1983年10月出生，2019年3月28日初诊。

患者以往继发性不孕，经IVF-ET后生育二胎，目前产后10月，阴道少量出血2个月，服中西药治疗均未获效，3月25日B超检查子宫稍大62毫米×68毫米×52毫米，左侧PCO，内膜厚10毫米，回声不均。刻下：自觉小腹坠胀，夜寐易醒，夜间尿频，舌偏红苔薄脉细弦。

方予：钩藤10克、莲子心5克、黄连3克、青龙齿10克（先煎）、炒白术10克、茯苓10克、茯神10克、木香6克、党参15克、炒蒲黄10克、血余炭10克、马齿苋15克、灵芝粉6克、炒五灵脂10克、三七粉6克，共7剂。

2019年4月4日复诊。患者诉服药后阴道出血已经干净，睡眠较前好转，舌偏红苔薄脉细弦。

改方：钩藤10克、莲子心5克、黄连3克、青龙齿10克（先煎）、炒白术10克、茯苓10克、茯神10克、木香6克、党参15克、灵芝粉6克、山药10克、山萸肉10克、生白芍10克、牡丹皮10克，共7剂。

二、运气大医顾植山

1. 生平简历

顾植山1946年出生在江苏江阴。外祖父曹仰高是镇上的老中医，开了留春堂药店。母亲曹鸣（曹桂凤）原是教师，毕业于南京女师，因外祖父的关系，当了几年教师后，又改入上海中国医学院学中医，受业于江阴柳宝诒再传弟子薛文元，为该校第六届毕业生。父亲抗战前毕业于上海陆军军医学校，20世纪40年代，父亲与母亲在家乡月城镇开了"鸣岗医院"，顾植山从小受家学熏陶，对医学颇有兴趣。到60年代，因家庭出身的缘故，失去了上大学的机会，1961年开始通过师承教育学习中医，先学《黄帝内经》《伤寒论》《金匮要略》，然后再读方药和临床各科，以马援的名句"汝大器，当成晚，良工不示人以朴"为家训，教授医古文的老师是曹颖甫的弟子庄祖怡，对顾植山在文化学养上也颇有影响。

1966年学习期满毕业，因"文革"的缘故，在淮河北岸的安徽省怀远县，从事了10余年的农村基层医疗工作，1979年参加全国中医药人才选拔考试，被安徽省政府作为"特别优秀"的中医药人才选调到安徽中医学院任教并从事临床工作。

先后担任国家中医药管理局《中华本草》学术编委，新世纪全国高等中医院校《中医文献学》教材主编，教育部"十一五""十二五"规划教材和国家卫计委"十三五"研究生规划教材《中医文献学》主审，国家中医药管理局特别专项课题"运用五运六气理论预测疫病流行的研究"课题组组长、国家"十一五"科技重大专项"中医疫病预测预警方法研究"子课题课题组组长、国家"十二五"科技重大专项"中医疫病预测预警的理论方法和应用研究"课题组长，国家中医药管理局中医学术流派传承推广基地理事会理事，国家中医药管理局龙砂医学流派传承工作室代表性传承人兼项目负责人，国家973项目评审专家，中华中医药学会五运六气研究专家协作组组长，世界中联五运六气分会会长，中国中医科学院博士后科研工作站五运六气合作导师组组长，无锡市龙砂医学流派研究院院长、名誉院长，江阴市致和堂中医药研究所所长，全国第六、第七批名老中医药专家传承工作指导老师，国家中医药管理局2022年全国名老中医药专家传承工作室建设项目专家，中华中医药学会名医名家科普工作室专家。主编《中医经典索引》，独著《疫病钩沉》等学术著作7部，发表学术论文100余篇。

顾植山全面继承了龙砂医学流派"重视《黄帝内经》五运六气理论与临床运用，运用六经三阴三阳理论指导运用经方，擅用膏方'治未病'"的三大流派特色，特别在五运六气的研究方面，为全国这一领域的学术带头人，享誉国内外，在中医内科、妇科、老年病及诸多疑难杂病的治疗方面有独到造诣。

2. 学术思想

（1）从中华文明解中医源流

顾植山指出，要传承、发展好中医学，必须对中医基本理论进行正确的解读；要正确解读中医基本理论，必须研究和掌握五运六气学说；要研究五运六气，必须从中华文化的视角出发，厘清文明的发展源流。

1）中华文明三大里程碑

顾植山认为，东西方对文明的理解和定义标准不同，西方人的文明标准主要从物质的层面看，而中国人则是从对自然动态周期规律把握的角度看。"三皇"——伏羲、神农、黄帝，代表了中华民族认识自然动态周期节律的三大阶段。

伏羲时代对"天道"的认识主要反映在"四象"上。取天象的二十八宿为时间坐标，分为左青龙、右白虎、南朱雀、北玄武四象，从而把一年分为四季，加上"四立"（立春、立夏、立秋、立冬）形成八节八风等概念，以八卦为符号，演绎了"太极生两仪，两仪生四象，四象生八卦"的文化模式，构建了先天八卦方位，并以相应于东方和春季的"龙象"作为精神追求而形成了"龙文化"。伏羲文化以天象的二十八宿为基础，所以称"天皇"。

神农时代从地面上观察到的各种物象变化出发，把太极图理解为具有"开、阖、枢"三种时象的动态图，将先天八卦图通过阴阳离合运动演变为后天八卦，创立了洛书图式，从而形成崇尚南方离卦九数太阳的新文化特点，此所以神农有"炎帝"之称和"九头鸟"的由来。由开、枢、阖产生三阴三阳，"四象"模式进化为"六气"模式，奠定了"六律"说基础。神农多从地面观察自然动态变化，故称"地皇"。

黄帝时代从"葭管飞灰"发现了十二乐律与十二气的关系，从而把"六气"落实为度量时长和时象的"六律"。十二气纳入六气系统称"六律六吕"，用子、丑、寅、卯等十二个天象作为符号进行标识，称十二地支。由十二地支进而扩展为二十四节气。黄帝"考定星历，建立五行"，完善了阴阳五行学术体系，又将五行与十二地支结合为六十甲子，完成了"调历"的编制。二十四节气和调历更多地落实到了人类社会生活的方方面面，故史称黄帝为"人文始祖"，黄帝称"人皇"。至此，古人认为对宇宙动态周期规律的把握已臻大成，中华民族文明的新纪元由此开始！

2）对中医药学是"打开中华文明宝库的钥匙"的阐释

顾植山认为，在中华传统文化中，中医学具有如下突出优势：一是中医学理论的经典《黄帝内经》直接植根于中华文明的源头——黄帝文化，根基最为正宗；二是《黄帝内经》整合了伏羲文化的太极阴阳、神农文化的开阖枢后天八卦和黄帝文化的六律五行学说三大基本模式，反映中华文化原创思维的系统最为完整；三是《黄帝内经》中的五运六气理论，是炎黄文明的标志性成果，从五运六气可以上窥三皇文化的传承脉络；四是中医学研究的是天人合一和养生健康的道理，是传统文化中的"科学瑰宝"；五是《黄帝内经》的理论受后世封建迷信等思想的掺杂最少，保持了中华传统文化的纯净内涵。此所以中医药学能成为打开中华文明宝库钥匙的缘由。

中医学最重要的经典《黄帝内经》，最核心的思想是阴阳五行，所以中医学是植根于黄帝文化的医学。相比之下，道家和儒家是春秋时期才出现的思想，都只有2000多年的历史，故在传统国学中，只有《黄帝内经》最能代表中华文明的源头——黄帝时代的文化。《黄帝内经》整合了太极阴阳、开阖枢三生万物和五行学说三大基本理论，反映了中华文化原创思维的系统最为完整；《黄帝内经》从阴阳五行模式和长期的实践中总结出来的五运六气、藏象经络等学说，在传统文化中已达最高学术层次；《黄帝内经》探讨的是天人相应的科学原理，是古代的科学瑰宝，保持了中华传统文化的纯净内涵。

3）明确五运六气含义

顾植山对运气学说的内涵，有着与业界主流不一样的认识。他认为，"五运六气是中国古代的医学气象学"这一说法是不正确的。在运气学说中，尽管气候对疾病有重要影响，但气象、物象、脉象、病象均受五运六气规律的影响，气象和病象是平行相关的两个方面，不完全是因果关系，病象、脉象可以单独或在气象之先出现。五运六气不是源于"古人对气象变化规律的总结"，不宜定性为"古代的医学气象学"。

顾植山认为，五运六气学说是运用阴阳五行、开阖枢理论，揭示自然与人体气化象态时空分布与变化节律的科学，是研究天人关系高维度演变规律的科学，来源于古人对自然现象的周期性规律的科学观察和总结。

五运六气"是中医基本理论的基础和渊源"，承载着中医学"天人合一"思想的核心内核，是中医学的"魂"，在中医学中的地位无可替代。

4）反对将运气理论"四化"

五运六气是中医学理论中被误解最深、传承最为薄弱的部分。顾植山对五运六气的研究，坚持严谨的实事求是的治学态度，反对把五运六气"四化"——简单化、机械化、庸俗化、神秘化。他说，作为中医学理论核心的五运六气，反映了中国古人对自然宇宙规律的认识。只有了解其精神内涵，才有助于我们从更深层次理解中华文明的科学基础和突出优势。

顾植山指出："五运六气疫病预测绝不是坐在房间里捏指掐算这么简单，也没那么玄！"他强调："五运六气学说的精华是看动态变化。运气不是固定、封闭、机械的循环周期。"要防止丢掉时间的概念，丢掉各种的参考因素，将五运六气简单化、机械化、庸俗化、神秘化。

5）中医药人须确立中华传统文化信仰

中医药文化是中华民族优秀传统文化的集中体现。中医药的继承复兴，首先是对中医药文化的继承和复兴。中医之魂是中华文化之魂的展现。《黄帝内经》的文化基础，在于产生于炎黄时期，到夏代发展成熟的阴阳五行思想，其"大道之源"是上古太极阴阳之理的"易象"，这既是中医学思想之魂，也是中华文明之"魂"。而五运六气学说是中医学中全面运用阴阳五行、天人合一和开阖枢理论的最高层次的学说。顾植山坚定地认为，作为一个中医药工作者，必须确立对中华传统文化的信仰。有了这个信仰，发掘和创新才有可能。

同时顾植山也提出，读文史书要摆正与中医经典的位置，分清主客关系。对中医来说，《黄帝内经》是主，文史书是"他山之石"，不要轻易用某些文史书的观点去乱解《黄帝内经》。有时《黄帝内经》的讲法与其他文史书不一样，本来《黄帝内经》的观点是正确的，而有些文史书错了，有时可以通过《黄帝内经》去纠正其他书的错误。

（2）五运六气理论研究

1）太极图揭阴阳真义

顾植山认为，欲明五运六气，先要了解太极阴阳。不讲太极图就讲不清阴阳的来源，而讲不清阴阳的来源，更讲不清五运和六气的来源，更讲不清这其中的关系。中国古人是由观察日影和昼夜的短长等自然气息的变化而产生阴阳的概念，这使中医学成为真正以时间为本位的医学。

阴阳来源于太极图，太极图是古人由观察各种自然界的动态变化而自然形成的一个模式。夸父逐日的故事反映了古人通过研究太阳的影子，最早在空间上找到北，时间上找到冬至点的事迹，追随太阳影子的运动，通过移光定位，就能画出太极图。顾植山认为，不仅观察太阳的影子可以形成太极图，观察自然界中各种动态的周期规律，都可以形成太极图。

由太极生而两仪，两仪就是阴阳，故阴阳首先是两种时态、两种象态。顾植山提出，从太极图可以看到，由衰到盛的象态叫作阳，由盛到衰的象态叫作阴。这才是阴阳之本义。就如一年之中，上半年是阳，下半年是阴，它不是两个世界，而是同一个世界的不同的时态。白天跟晚上也是同一个世界的不同的时态。只有了解了太极图的本源，才能知道什么是真正的阴阳。

2）开阖枢与三生万物

许多研究《道德经》的专家不研究《黄帝内经》，不研究五运六气，不懂得开阖枢，把三生万物的"三"讲成是"天、地、人"三才。《黄帝内经》说，"三而成天，三而成地，三而成人"，"天、地、人"都是由三产生的，所以三不可能同时又是天、地、人。顾植山提出："三"是开、阖、枢三种象态，是动态的。"三"一分阴阳就变成"六"，这就是《黄帝内经》讲的是"六生万物"的原因。

顾植山基于《素问·阴阳离合论》，将阴阳气化规律凝炼为"顾氏三阴三阳开阖枢图"，从中可以看出：太阳在东北方，冬至过后，正是阳气渐开之时，故为阳之"开"；阳明在西北方，阳气渐收，藏合于阴，故为阳"阖"；少阳在东南方，夏至太阳回归，阴阳转枢于此，故为阳之"枢"。三阴之开、阖、枢同理：太阴在西南，夏至以后，阴气渐长，故为阴之"开"；

厥阴居东向南，阴气渐消，并合于阳，故为阴之"阖"；少阴在正北方，冬至阴极而一阳生，故为阴之"枢"。

三阴三阳的开、阖、枢是个非常重要的概念，是人体阴阳之气升降出入的主要依据，关系到中医基础理论的方方面面。河图、先天八卦，变成洛书、后天八卦，其实也是从开阖枢而来。先天八卦的"离"卦在东边，代表太阳升起的地方，但是太阳升起来以后不会停留在东方，要转到南方，所以后天八卦的"离"卦就从东方到南方。以后又要不断地下降，所以代表最大阳的"乾"卦就要落到西北的方位了。北方原来是"坤"卦，都是阴爻，为什么后天八卦要变成"坎"卦，里边加一个阳爻？因为冬天的时候阳气不是没有了，正如植物在冬季虽然地面上的茎叶枯了，但它的阳气并没有消失，而是以种子的形式储藏起来，作为下一个生命周期的原动力，"命门"思想就是这样来的。通过开阖枢就知道，少阴中一定要有阳。因此顾植山提出，"河图洛书就是数字化的太极图"。

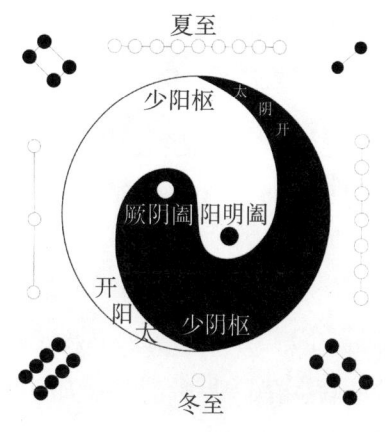

顾植山三阴三阳太极时相图

看到开阖枢的图，就知道洛书的数是怎么来的。广明之下，就是过了夏至点温度最高，一天中过了中午，阳气最多，阴气最少，所以此处是 2 个点，表达阴气最少。中午以前阴气较中午以后阴气要多一些，所以是 4 个点；半夜以后的阴气比半夜以前的要重，所以代表半夜后的东北位是 8 个点，代表半夜前的西北位是 6 个点。整个洛书的点都是反映了动态的气化状态。

3）六经辨证是《伤寒论》的标志

顾植山认为，六经辨证是张仲景《伤寒论》有别于其他方书的标志，是《伤寒论》的灵魂，也是张仲景对经方的最大贡献，六经绝不能废！

讨论六经实质，关键在对"三阴三阳"的理解。按三阴三阳六气开阖枢方位，太阳在东北，阳气始开之位；太阴在西南，阴气始开之位。《素问·五运大论》云："风寒在下，燥热在上，湿气在中，火游行其间。"寒为阴邪，故风寒下受，宜乎先犯足太阳。温热在上，又属阳邪，故温邪上受，就要先犯手太阴。气分是阳明，营分血分是内入少阴。可见六经辨证和卫气营血辨证的理论基础都是三阴三阳，用三阴三阳模式就可以把两者统一起来，这就是"六经钤百病"的核心要义。

通过三阴三阳开阖枢，才能解析《伤寒论》中有争议的一些问题。如《素问·热论》描述六经传变，只涉及足之六经而未及手六经的问题，《伤寒论》的六经辨证，基本上继承了《素问·热论》六经的概念，经北宋朱肱的发挥，遂有"六经传足不传手"之说。但从阴阳离合的开、阖、枢方位可知，三阴三阳与经络的配应，确乎是先从足六经开始的。再从三阴三阳与脏腑的联系看，足六经与脏腑的关系是：太阳-膀胱，阳明-胃，少阳-胆，太阴-脾，少阴-肾，厥阴-肝。若谓六经模式由八纲辨证归纳而来，何以忽略了人体最重要的器官心和肺？从三阴三阳开阖枢方位图可知，心所处的正南和肺所处的正西都不是三阴三阳的正位。南北对冲，正北为少阴，故心称手少阴；少阴也缘心火而配属"君火"，少阴病多心肾阳衰证候。西方属太阴阳明之地，"实则阳明，虚则太阴"，肺称手太阴，辨证宜从阳明太阴中求之。

再比如《素问·六微旨大论》论标本中见曰："少阳之上，火气治之，中见厥阴；阳明之上，燥气治之，中见太阴；太阳之上，寒气治之，中见少阴；厥阴之上，风气治之，中见少阳；少阴之上，热气治之，中见太阳；太阴之上，湿气治之，中见阳明。"六经表里相配：实则太阳，虚则少阴；实则阳明，虚则太阴；实则少阳，虚则厥阴。在三阴三阳开阖枢图，太阳与少阴同居北方，均含一水寒气；阳明与太阴同居西方，均含四金燥气；少阳与厥阴同居东方，均含三木风气。明白了这一关系，它们之间互相中见和互为表里的道理就容易理解了。因少阴和太阳同处北方时位，寒邪从北方入侵，体实则从太阳而发（所谓"实则太阳"），体虚则心肾阳气受损，发病时呈现出少阴病特征，故称"邪伏少阴"。

人气应天，"天有六气，人以三阴三阳而上奉之"。三阴三阳既是对自然界阴阳离合的六个时空段的划分，也是对人体气化六种状态的表述。三阴三阳在天为风木、君火、相火、湿土、燥金、寒水六气，在人则各一脏腑经络。正是有了三阴三阳辨证，伤寒学家才能做到"伤寒之法可以推而治杂病"，

"六经岂独伤寒之一病为然哉，病病皆然也"。

4）五行始于五运六气之"候"

顾植山认为，五运即五行，运和行都是运动变化的意思。古人执简驭繁，以象统物。通过生、长、化、收、藏五个基本时态把握万物运动变化的过程，以木、火、土、金、水这五个符号作为代表，就形成了"五行"说。《素问·五运行大论》云："候之所始，道之所生。""道"是阴阳五行，"候"是时间（五日为一候）。就是说，阴阳五行之道，依据的是时间的象态。"道"是阴阳五行，"候"是气候、物候，"候"变化的规律就是五运六气。也就是说，阴阳五行之道，始于五运六气之"候"。

读了《黄帝内经》就会知道，五行首先是一年中五个时段的气息特征的概括和表达。《汉书·艺文志》云："五行者，五常之形气也。"把一年分作五个时段，就会依次出现木、火、土、金、水五大类自然气息，也就产生了五行。时令的顺序是春→夏→长夏→秋→冬，所以五行相生的顺序是木→火→土→金→水。五行首先是一年中的五运，是对天体运行在不同时空方位的五类气息的概括和表达。先有了五行，才有五材、五音、五色、五畜、五味等概念出现，而不是由五材产生五行。木、火、土、金、水是五行的代表符号，这个符号可以用木、火、土、金、水，也可以用角、徵、宫、商、羽，或青、赤、黄、白、黑，或生、长、化、收、藏，或风、热、湿、燥、寒等作代表，不能因为用了木、火、土、金、水的符号，就认定五行学说源于古代的"五材"说。

文献中"五行"一词在《尚书·甘誓》和《尚书·洪范》中就可见到。《尚书·甘誓》是夏王启对有扈氏的讨伐令，"威侮五行"是夏启声讨有扈氏的第一大罪状；《尚书·洪范》中叙说的是"鲧堙洪水……天乃赐禹'洪范'九畴"之事，五行被作为治国"九畴"中的第一畴。既然五行原理在夏朝之初已被尊奉为治国的第一重要法则（所以才能品类万物、贯穿古今），则其产生又要远早于鲧、禹时代。顾植山认为，《史记》言"黄帝考定星历，建立五行"之说可信，五行学说应该形成于黄帝时代。

五行的相生相克是自然规律，不是人为地牵强附会。阴阳和五行都是古人对天地自然运动变化规律的理解，首先是古代的自然科学模型，然后才有哲学层面的推演和说理。至于后世之人机械教条地应用，甚而搞成封建迷信的东西，那就是应用者的问题。

5）"谨守病机"并非"辨证论治"

中医界普遍把"辨证论治"视为中医看病的主要特色，但顾植山认为，辨证论治其实是中医较低层面上的特色。《黄帝内经》并没有突出辨证论治，而是反复强调"谨守病机""无失病机"。辨证时把某一时间点上采集到的症状集合在一起，分析它们的寒、热、虚、实等属性，是空间的、静态的思维方式；而抓病机则要求从动态的、时间的、相互关系的、综合的角度看问题。"证"是象，证象不明显时会"无证可辨"；而抓病机却能"握机于病象之先"，因为抓的是先机。辨证论治引导学生"有是证用是方"，容易被理解为对症疗法；抓病机则要抓产生证的关键因素，因为深层次的因素往往是不显于表的"隐机""玄机"。

古代的"辨证"概念很简单，也很清楚。现代的"辨证论治"虽然似乎把内涵无穷扩大了，但对证的概念却至今没有一个公认的说法。如何去循名责实？《黄帝内经》最看重"病机"，"伏其所主，先其所因"，概念、目标都很明确；现在把求病因和审病机都隐括到辨证论治中，以"辨证"为标识，篡改了传统的名称，概念混杂，导致重点不明。分析病机时还要把握"时机"，"七损八益"就是从动态的角度教人抓时机的重要原则。

6）"七损八益"不是房中术

《素问·阴阳应象大论》中提到的"七损八益"，历代医家注释纷纭，莫衷一是，是一个中医基本理论中的"悬案"。顾植山认为，天人相应的关键是要把握天地阴阳动态节律中的盈虚损益关系，"七损八益"是对自然阴阳动态变化盈虚损益的描述。《素问·阴阳应象大论》提出调和阴阳的大法是"知七损八益，则二者可调"。

自从1973年长沙马王堆三号汉墓出土医简《天下至道谈》之后，因其中列举了古代房中术的七损八益，于是部分专家把"七损八益"作为房中术的专用术语。顾植山认为，这里的"七"和"八"是洛书的象数。按洛书方位，七为西方之数，八为东北方之数。从三阴三阳开阖枢方位图可知，七（西方）是阳气衰损之位，而八（东北）恰为阳气生益之方，讲的都是五运六气。只有从五运六气、天人相应的角度，才能与上面黄帝的提问"法阴阳奈何"相匹配，才能把"七损八益"提到"能知七损八益，则二者（指阴阳）可调"的高度。至于《天下至道谈》中的论述，只是和调阴阳的"七损八益"思想在房中术方面的应用而已。

7）正解"天不足西北，地不满东南"

《素问·阴阳应象大论》中"天不足西北，故西北方阴也"，"地不满东南，故东南方阳也"一段话，据三阴三阳开阖枢图，天（阳）气至西北阖而不足，地（阴）气至东南阖而不满，其义显而易见。历代医家多从天地阴阳气的盈虚为释，尚不离其宗。但近代以来，由于人们抛弃了运气学说，竟认为"天不足西北，地不满东南"的说法是根据我国的地理形势而分，解之曰："天不足西北，因为西北方多高山峻岭；而东南方却是汪洋大海，所以称地不满东南。"顾植山认为，如按此地理形势之说，西南青藏高原比西北更多高山峻岭，是否因古人不知道有青藏高原才误以为"天不足西北"的呢？能不能更正为"天不足西南"呢？"天不足西北，地不满东南"，本来也是对天地阴阳动态节律中的盈虚损益关系的描述，是一个时间概念。可由于曲解为地理空间概念，倒动态为地域，倒时间为空间，就讲不通了。

8）中药 ≠ 天然药物

中药讲究性味归经。《汉书·艺文志》云："经方者，本草石之寒温，量疾病之浅深，假药味之滋，因气感之宜，辨五苦六辛，致水火之齐，以通闭解结，反之于平。""因气感之宜"是讲药物的性能受天地阴阳五行之气的感应，与自然生态环境密切相关。顾植山认为，《黄帝内经》讲"司岁备物"，现在一般引述《黄帝内经》此语时，只是讲结合运气特点去进行药物准备，脱离了经文本义。"备"是全面、完全的意思，是讲五运六气的影响备及于所有事物。

"辨五苦六辛"是辨药物的阴阳五行属性。这是从天、地、人、物大一统的观念建立的理论。现在的中药药理学与西药一样只讲有效成分，只讲物质的结构功能，不再重视药物的气味厚薄、升降浮沉、归经等性能，中药成了西医理论指导下的天然药物，带来的弊病是中药向西药看齐，抛开中医传统的性味归经用药术，而走向索求中药的化学元素成分。如此，中药成了天然药物，即使技术上走向"现代化"了，但中药也会因此灭亡。这恐怕是比人们担忧的中药种植污染和药材质量等更为严重的问题。

（3）五运六气临床思想

1）认识运气辨证要点

顾植山指出，运气辨治的实质，是基于天人相应的思想，透过自然气息的运动变化了解人体气机变化及其临床表现，"谨调阴阳，无失气宜"，通过调整天人关系，达到祛病健康的目标。运气辨治，注重辨时、辨机、辨阴阳开阖枢变化。

古人在长期的实践中观察到，五运六气不是单一的循环周期，"五运"和"六气"之间也不是各自孤立的因子，其运行规律是非常复杂的、多因子综合的、动态变化的。运气理论中不但有对"客主加临"和各种运气同化组合（"天符""岁会""太乙天符""同天符""同岁会""类岁会""天刑""顺化""小逆""不和"等）的论述，更有对动态变化中的太过不及、胜复郁发、正化对化、正邪化度、南政北政、迁正退位、升降失常、刚柔失守等现象的探讨分析，还有对相应气象、天象、物候、病候的记录描述。所以五运六气绝不是简单的天干地支机械推算，必须随时观察各种运气因子之间的生克和戾关系和动态变化的常异、强弱、顺逆等象态，去作出自己的判断。

2）以开阖枢析"欲解时"

《伤寒论》六经病"欲解时"原文，分载于第 9 条、第 193 条、第 272 条、第 275 条、第 291 条、第 328 条。具体如下："太阳病欲解时，从巳至未上"（第 9 条）；"阳明病欲解时，从申至戌上"（第 193 条）；"少阳病欲解时，从寅至辰上"（第 272 条）；"太阴病欲解时，从亥至丑上"（第 275 条）；"少阴病欲解时，从子至寅上"（第 291 条）；"厥阴病欲解时，从丑至卯上"（第 328 条）。

有关《伤寒论》六经病"欲解时"的问题，历代医家间有阐发，但论述的落脚点都是围绕"欲解"，顾植山直言六经"欲解时"就是"相关时"，实质是和三阴三阳相关的时间节点问题。"相关时"不是"必解时"，可以"欲解"而"解"，也可以"欲解"而"不解"，还可能因"相关"而在该时间点出现一些症状的发生或加重。顾植山认为，六经"欲解时"是依据《黄帝内经》"开阖枢"理论对三阴三阳的时空定位来确定的，参照"欲解时"判定证候的六经属性，并据此遣方用药，常取得良效甚至奇效，已经在临床得到广泛验证。张仲景正是因为用"六气"理论指导经方，才确立其"医圣"地位。

以临床上运用的机会较多的"厥阴病欲解时"为例，顾植山指出，乌梅丸为厥阴病主方；厥阴居东向南，为两阴交尽、阴尽阳生之时，为阴之"阖"；厥阴不利，则阴阳气不相顺接，阴阳失调，可现寒热错杂的病象；丑至卯时为阴气将尽、阳气初生之时，与厥阴相契合，厥阴病在这个时间段可"得天气之助"，邪退正复而病愈。但亦可能出现相反的情况，病没有愈甚或加重，这时使用乌梅丸，可以调整机体阴阳，帮助疾病顺利完成由阴出阳而愈。

3）三因司天方运气辨治

三因司天方原载于《三因极一病证方论》（又名《三因极一病源论粹》），是宋代名医陈无择的代表性专著，其中卷五之"五运论"及"六气论"为运气证治专论。缪问注解的《三因司天方》实际上是经过姜体乾等龙砂医家临床实践并增损化裁过的。《三因极一病证方论》提出，"医事之要，无出三因"，"倘识三因，病无余蕴"。就内容而言，陈无择所指之"三因"继承了《金匮要略》"千般疢难，不越三条"的"三因"说，实指内因、外因及不内外因三种致病原因。而缪问《三因司天方》书中的"三因"所指则是从运气角度论述的。

作为现代龙砂医学流派代表性传承人的顾植山对此是这样解释的：诊断是分层次的，病因包括天、人、邪三个方面，"三虚致病"；诊病需要辨天、辨人、辨病证；治疗时则司天、司人、司病证，司天即司五运六气。临床辨致病邪气，辨人之禀赋体质，最高的境界则是辨天之时气，从而达到天人相应的境界。因此治病选方也有司病证之方、司人之方以及司天之方的不同。缪问所注《三因司天方》即是指在"天、人、邪""三因"中，尤其注重司天之五运六气，这是龙砂医派鲜明的学术特色。因此，三因司天方是比较成系统的基于运气学说的中医辨治方药体系，只要切中运气病机，复杂病症往往迎刃而解。

顾植山在临床中运用《三因司天方》，屡获良效。近年来，经顾植山的示范和推广，十六首三因司天方已从知者甚少的冷方迅速成为临床热门用方。顾植山强调，《三因司天方》十六首运气方，不是逢某年必用某方，应多因子综合，动态分析，随机达变加以选用。临证中只要符合运气辨证思路，不必局限于司天方，时方、经方均可成为运气方。如其根据 2014 年夏天湿、火、燥相兼的运气特点，运用东垣清暑益气汤治疗该时所发多种病症，均获良效。

4）膏滋方先岁气藏精培元

根据《黄帝内经》的"冬藏精"理论和肾命学说进行的"膏滋"冬补是龙砂文化区的民俗。顾植山作为龙砂医学流派代表性传承人，临床擅长运用膏滋方冬令调补"治未病"。顾植山指出，"龙砂膏滋"具有深厚的文化积淀，独具地域特色。"龙砂膏滋"顺应自然节律，注重阴阳关系，精气互生；于冬至一阳生时以奉生为宗旨，助精化气；而冬至前的秋膏则以藏精为主旨；又重视五运六气，做到"必先岁气，无伐天和"，拟膏组方结合患者运气体质及流年运气。另注重熬膏工艺，制作精良。顾植山认为，以升为动，重视阳气升发气化，能使膏滋更好地藏精化气，达到健康强身治未病目的。

5）强调中医大健康的疾病观和天人合一的整体诊疗模式

顾植山认为，目前卫生工作方针从"以治病为中心"转移到"以健康为中心"，因此中医诊疗模式更需从全局把握，摆脱以治病为主的思路方法。

其在《中国中医药报》发表的《以健康为中心，不治病而病自愈》一文提出：以前讲"治未病"都是讲未病先防，有病防变，病后防反复，强调的是预防疾病，许多人没理解"治未病"的概念，认为预防疾病就是治未病，围绕着"病"在打转，实质中医重视"天人合一"的整体观念，五运六气便是以"天人合一"的整体观为指导思想，更重要的意义在见病可以不治病。

中医认为产生疾病的最根本是内因，是身体内部乱了，天人关系失调了，而不是去寻找外来的细菌、病毒之类的直接致病原，只有天人合一，正气才能达到最佳状态，天人关系协调了，就可以不得病。中医学的"天人合一"不是简单的环境跟人的相关性问题，而是找到自然之间动态变化的律，就是五运六气律，有了五运六气律，才有六十甲子，才有黄帝的"黄历"，才能跟着"黄历"定下来的动态周期生长化收藏。

健康是天人关系之间动态节律的和谐与同步，运用五运六气治未病就是调天、人的动态和谐，以健康为中心，顺应天时，调整人的动态节律，则不治病而病自愈。我们现在需要通过大量的临床实例，展现古人推崇的"正气存内，邪不可干""气血冲和，万病不生"的更高层次诊疗体系。

6）催生龙砂开阖六气针法技术

顾植山依据《黄帝内经》中阴阳离合理论，创造性地绘出了"顾氏三阴三阳太极时相图"和"顾氏三阴三阳开阖枢图"，清晰地展现出人体三阴三阳六气盛衰的运行节律，为"龙砂开阖六气针法"的形成打下了坚实的理论指导基础。

在顾植山指导下，其弟子、陕西宝鸡市中医医院王凯军主任在临床中发现人体随处可作开阖枢太极图，根据三阴三阳病机在相应部位进行针刺，取得了理想疗效，创制了"龙砂开阖六气针法"。在龙砂医派团队的共同努力下，六气针法不断总结提高，日臻完善，广泛应用于临床各科，疗效显著，操作简单，可推广性强。

其针刺要点如下：具体定位，在人体以任意一点为中心均可作出一个三阴三阳开阖变化的圆，在实践应用中以头顶部最为有效且简便实用。另外较常用的有腹部、骶部（火针多用）、病灶局部等。

医患体位："圣人南面而立"，故医患均取面南位是天人相应最理想状态。但太极是个圆运动，以医者为主体看到的永远是左升右降。阴阳开阖枢两两相对，太阳和太阴两开相通，少阳和少阴两枢相通，阳明和厥阴两阖相通，故我们在临床上看到朝向正反都能取效。总体原则遵循头为阳、足为阴，背为阳、腹为阴即可。通过中心点指向病机所指向的部位，称为"引经针"。

7）天癸时相图与女性生殖周期

顾植山将刘河间讲的"妇人童幼，天癸未行之间，皆属少阴；天癸既行，皆从厥阴论之；天癸已绝，乃属太阴经也"的理论，引申到女子的月经周期中，发明了"天癸时相图"，指"天癸"为生育能力，解之为行经以后排卵以前皆属少阴，排卵从厥阴论，卵泡失去受孕功能以后乃属太阴。首次将阴阳开阖枢原理用来阐述"天癸"与女性生殖周期关系。即女性在排卵期后即进入少阳受孕阶段，受孕后或受孕失败由少阳枢转入太阴、阳明阶段，太阴开、阳明阖，月经才会如期而至，否则会出现月经失常，甚至闭经，直至影响生育。顾植山提出，根据经期不同时段，按少阴、厥阴、少阳、太阴、阳明，分别选用少阴类（如当归四逆汤、正阳汤等）、厥阴类（如乌梅丸、敷和汤等）、少阳类（如柴桂干姜汤、升明汤等）、太阴类（如固冲汤、备化汤等）、阳明类（如温经汤等）进行调经，多收佳效。

（4）开拓中医疫病预测预警

1）对中医疫病理论的贡献

在顾植山之前，中医理论界大多认可《黄帝内经》中运气 7 篇大论，却不认可 2 个遗篇也是《黄帝内经》的内容。顾植山通过深入研究 2 个遗篇，将其理论应用于预测实践，展示了五运六气的疫情预测功能和 2 个遗篇无可替代的价值。其对中医疫病理论主要有 3 大贡献。

一是首次阐明"三年化疫"论，并运用于疫病预测。"三年化疫"之论出于《素问》遗篇。有学者认为《素问》的 2 个遗篇为唐宋之人伪托，不予重视。而顾植山认为，运气 7 篇大论主要讲的是 60 年运气的一般规律，以时气和常气为主；而 2 个遗篇重点讨论运气的不正常状态，两者结合，才是较完整的运气学说。研究疫病的发生规律及防治，更要重视《素问》遗篇中的有关论述。顾植山先后发表《从非典看素问遗篇对疫病发生规律的认识》和《重评黄帝内经素问遗篇》等论文，来纠正学界对《素问》遗篇的偏见。

二是首倡"伏燥说"。由于传染性非典型肺炎（SARS）患者的证候寒热错杂，燥湿相间，传变不按一般温病的卫气营血或三焦规律，使许多人在辨证时感到迷茫。运气学说的观点认为，"疫毒借时气而入侵，得伏气而鸱张"。顾植山从运气的角度分析，3 年前的庚辰年刚柔失守产生的"燥"和"热"是伏气，因伏邪直中三阴，伏燥先伤手太阴肺，故初起即见内热肺燥证象；癸未年的升降失常及二之气的"寒雨数至"造成的"寒"和"湿"则是时气，由疫毒时气引动伏气，燥、热伏郁于内，寒、湿侵淫于外，伏气和时气的交互作用，导致了 SARS 内燥外湿、内热外寒的病机证候特征，并以燥热为重。

顾植山将收集到 SARS 病例的有关症状做了运气特点分析，所收资料有中国中医研究院广安门医院用中医药治疗的 42 例及国家中医药管理局编《中医药防治非典学术交流专辑》中有早期症状描述的全部 11 组病例资料。对证候的五运分类，统计结果显示：燥金类症状所占比例最大，为 49.6%，其次为热火类 37.0%，其他依次为湿土类 9.6%，寒水类 3.7%，风木类 0%。这一统计结果与运气理论分析完全吻合。尽管对有些症状的五运属性可能存在不同理解，但如此大的数据差别表达的意义还是很明显的。观 SARS 兼湿患者舌象，舌质多红，苔虽厚腻而又每见裂纹，即是内燥外湿相兼的表现。

顾植山认为，由于非典是内燥外湿，最难调治，如何处理好润燥与化湿的矛盾，是问题的关键，伏燥伤津尤烈，因而"伏燥"的治则为：治疗时当步步顾护阴津。特别在用药方面，退热时的辛散发汗，攻毒时的苦寒重剂，补虚时的滋腻厚味，均须避忌。

三是首提用"三虚致疫论"防治疫病。对于疫病的病因，《素问·遗篇》提出了"三虚"说：天虚、人虚、邪虚。天虚是自然变化节律的失常，人虚是人群抗病能力的不足，邪虚是直接致病原的侵犯。"三虚"致疫说，较为完整地指出了产生疫病的三大因素。

近现代中医对疫病病因的研究相对较少，特别是从五运六气角度研究疫病病因者更是寥寥。很多人认为西医对流行性传染病的病因已较清楚，再从中医病因学的角度去研究似乎已无多大意义，故在目前的中医教科书中，重视直接致病原而淡化自然"六气"的倾向较为突出。顾植山认为，明确病因是中医辨证论治的基础。对疫病来说，不能正确把握"六气"病因，就难以在辨证论治中体现天人相应的中医本色。致病微生物会不断变异，新的致病微生物会不断产生。所以在疫病的防治问题上，如果仅仅盯住致病微生物，就会造成总是跟在致病微生物后面跑的被动局面。事实启示我们：在疫病的病因问题上，只讲致病微生物是远远不够的，人体的抗病能力、致病微生物的传染力和生物学特性，都受制于自然大环境的变化条件。运用五运六气理论，把握好疫病的发生发展规律，才能在与致病微生物的斗争中变被动为主动。

2）强调多因子综合和动态象思维预测疫病

顾植山长期应用五运六气理论对疫病进行预测，并在 2003 年 SARS 暴发期间，总结研究经验，出版发行《疫病钩沉》一书。其对非典后期疫情的准确预测，引起了国家中医药管理局的高度重视。此后，他长期承担国家科技攻关计划，基于运气学说进行了多学科协助系统的疫病预测预警研究。在多年扎实的研究基础上，顾植山对《疫病钩沉》进行了修订，发行了第二版。全书共9章，分别就《黄帝内经》对疫病的认识、五运六气与疫病的关系、对疫病的预防思想等做了详细论述，系统阐述了《伤寒论》的问世与东汉末期疫病大流行的关系，以及《伤寒论》对后世疫病辨治的意义，并从文献角度梳理了六朝、隋唐、宋金元医家论疫病以及明清温病学说与疫病的关系等。在运用五运六气理论，对疫病进行预测预警时，顾植山遵守《黄帝内经》"时有常位而气无必也""不以数推，以象之谓也"的训诫，强调以多因子综合分析和以实际观察到的各种动态的象为依据，结合运气常位推算进行分析判断，反对仅仅通过常位推算进行疫病预测预警的刻板思路。

顾植山从预测 SARS 到禽流感、手足口病、甲流感、H7N9，疫病预测预警成果斐然，贡献卓著。

3）对端午节是"中国古代的卫生防疫节"的考辨

作为我国四大传统节日之一，端午节的由来传说很多，目前影响最大的是纪念屈原说。但端午节的起源在时间上远早于屈原，顾植山引用著名学者闻一多的考证意见，指出端午节起源远在屈原之前，《夏小正》记载端午日的活动是采药、蓄兰、沐浴，端午节更多的风俗与禳毒避疫有关。先秦时代，普遍认为五月是个毒月，究其原因，端午时值农历五月仲夏，各种蛇虫都出来活动，所谓"五毒并出"，五毒指蝎、蛇、蜈蚣、壁虎、蟾蜍，也是容易发生疫疠流行的季节。因此，古人把它看成毒月恶日。选择端午这一天开展卫生防疫活动有一定道理。端午节的主要民俗大多围绕卫生健身驱毒辟邪展开，顾植山认为，端午节最早应该是我国古代的卫生防疫节。

顾植山建议，有关方面可以借鉴端午节作为防疫节的历史文化遗产，考虑在一年中设立一个防疫节（融会于传统节日之中），以利于中医防疫知识和文化的普及。

3. 医案举隅

（1）六经病欲解时

王某，女性，53岁，自汗、盗汗五六年之久，昼夜不停，汗如水洗，汗出身凉，肩背冷痛，夜间喉中干如撕裂，膝软无力，大便黏滞。首诊予当归六黄汤合乌梅丸，盗汗未有明显改善，复诊询知每至半夜子时起即盗汗，遂从少阴病"欲解时"治，施以黄连阿胶鸡子黄汤，投剂辄愈。

处方：炒黄连6克、炒黄芩10克、炒杭芍10克、紫油桂2克（后下）、东阿胶10克（烊化）、鸡子黄1枚。

（2）高热怪案

汪某某，男，学生，2002年10月出生。

2018年10月11日初诊，患者自2017年5月开始反复阵发高热，高热可至42℃～43℃（体温表炸裂过3支），每次发热时间不长，4～5分钟后可自行消退，但每日发作可多至20～30次。发作时手足逆冷，汗出，伴头晕、头痛、恶心、乏力。面部反复出现青春痘，纳便尚可，夜寐欠佳，舌暗淡，苔白腻，脉弦细，近半年来反复出现口腔内脱皮，平素手心、脚心易出汗。患者此前先后经合肥、上海、北京各大医院诊治无果，已辍学1年多。

10月11日　初诊予柴胡桂枝汤7剂，服后发热次数减少。

10月18日　改予柴胡加龙骨牡蛎汤14剂，服后发热转为晚上为主。

11月1日　予黄连阿胶汤7剂，又因出差停诊预开血府逐瘀汤7剂。

11月15日　述发热程度明显减轻，但每天仍有10余次，以半夜后较剧，原面部痘印亦减少，近2周来自觉常有手热、脚凉感，手汗仍多，小便黄赤。西医检查示：肾结晶。舌暗红，苔少，予乌梅丸改汤剂。

11月22日　述服乌梅丸1剂后即觉身体舒适，近1周未再出现发热，睡眠亦转佳，已不易醒，唯仍有手热脚凉感；继续予乌梅丸汤7剂。患者于2018年11月30日因受惊吓出现发热，第二日中午即热退，此后未再发热。困扰了1年半的高热怪病就此治愈，恢复上学。

（3）溃疡性结肠炎案

陆某，女，1963年5月10日出生。

2020年6月26日首诊，诉上腹胀痛，疼痛时轻时重，无明显规律，乏力，入睡困难，依赖安眠药，胃纳差，大便不通畅，便秘，夜间头晕明显，饮水后小便频繁，去年 5 月查肠镜示溃疡性结肠炎，最近消瘦明显，舌淡苔厚腻，左脉浮弦，右脉弦紧，怕冷，手足凉。

处方：怀牛膝 15 克、宣木瓜 20 克、枸杞 15 克、厚杜仲 10 克、菟丝子 15 克、朱茯神 20 克、明天麻 10 克、炒赤白芍各 10 克、大枣 10 克、炙甘草 6 克、生黄芪 20 克、炙远志 10 克、紫河车 5 克、酸枣仁 20 克、生姜片 6 克。

8 月 28 日复诊：服药后大便通畅，日一行成形，服药后腹胀痛好转，但停药后反复，大便后减轻，便前有腹痛，食欲差，腹痛时不能马上进食，畏寒明显，失眠 10 余年，平时不口干，饮水少，饮水后尿频量少，乏力，消瘦，气短胸闷，舌淡红，苔根部黄厚腻，有裂纹，右脉缓，左脉弱，左尺紧。

处方：川桂枝 15 克、淡干姜 10 克、北五味子 10 克、生白术 30 克、旋覆花 10 克（包煎）、代赭石 10 克、怀山药 15 克、竹叶 10 克、川厚朴 10 克。

9 月 25 日复诊：服用大补肝汤后通便好，停药后又反复，左侧腹部疼痛减轻，睡眠仍差，需服用氯硝西泮 1/4 片，但较前有改善，噩梦疲劳，食纳增，夜间小便 3 次，唇黯舌边尖红，苔薄黄，脉沉细而弦。

10 月 30 日复诊：胃脘不适止，便秘改善，继续服用小补肝汤合血府逐瘀汤。

(4) 膏方调治不孕不育

2014 年 11 月 30 日，有 1 对结婚 10 年不孕的夫妻前来求治。

主诉：妻刘某，1976 年生。不孕 10 年。2000 年结婚，避孕 4 年，2004 年怀孕，孕 50 天流产，后不孕，多方求治，服用中药无效，素体畏寒怕冷，手脚冰凉，劳累后心慌，乏力，口渴。月经正常，现行经时左下腹隐痛，白带量正常，色黄。抵抗力下降后易发霉菌性阴道炎，大便黏滞不爽解不尽。舌淡暗，苔薄腻，边有齿痕，脉细弱。有子宫肌瘤。

夫孙某，1972 年生。平时易上火，多汗，大便日 2～3 次，稍难解。舌淡边尖红，苔厚腻，脉弦滑，现正感冒，鼻塞，喘。

妻刘某膏方：当归四逆汤+温经汤+十全大补汤。

处方组成：陈阿胶 125 克（酒炖）、大熟地 200 克（砂仁泥 40 克拌炒）、肉桂研末 30 克、淡吴萸 100 克（先煎 1 分钟去水另煎）、净萸肉 150 克（另煎）、鹿角胶 90 克、别直参 60 克、大红枣 150 克、雪蛤油 40 克、盐菟丝子 150 克（包）、剖麦冬 300 克、川桂枝 150 克、大川芎 100 克、炒当归 100 克、杭白芍 150 克、粉丹皮 60 克、怀山药 150 克、清半夏 100 克、淡干姜 80 克、炙甘草 100 克、辽细辛 80 克、白木通 80 克、潞党参 100 克、云茯苓 100 克、炒白术 150 克、上绵芪 400 克、西防风 100 克、熟附片 60 克、紫河车 100 克、制香附 40 克、青陈皮各 60 克、红糖 600 克收膏。

夫孙某诉：多汗，以头汗为主，进食后尤甚，大便日 2 次，易上火，舌红，苔黄腻，脉沉。

处方 1（汤剂）：肥知母 10 克、炒黄柏 10 克、大熟地 40 克（砂仁泥 4 克拌炒）、怀山药 20 克、粉丹皮 10 克、建泽泻 15 克、云茯苓 10 克、净萸肉 20 克、上绵芪 30 克、炙远志 10 克、金樱子 15 克、苏芡实 30 克，共 14 剂。

处方 2（膏滋方）：鹿角胶 72 克（酒炖）、龟板胶 117 克（酒炖）、盐菟丝 150 克（包煎）、大熟地 150 克（砂仁泥 40 克拌炒）、盐车前子 150 克（包煎）、西洋参 80 克（酒炖）、大蛤蚧 6 对（去头足）、北五味 100 克、覆盆子 100 克、韭菜子 100 克、沙苑子 100 克、金樱子 150 克、桑葚子 150 克、破故纸 100 克、净萸肉 120 克、怀山药 200 克、炒赤芍 120 克、云茯苓 100 克、盐巴戟 150 克、粉丹皮 60 克、建泽泻 100 克、天麦冬各 100 克、西枸杞 100 克、炒当归 100 克、炒黄柏 30 克、炒知母 40 克、苏芡实 300 克、炒莲肉 100 克、怀牛膝 80 克、宣木瓜 120 克、潞党参 100 克、炒二术各 100 克、炙甘草 80 克、冰糖 400 克收膏。

2015 年 4 月 2 日，再诊。妻刘某主诉：服膏后，下腹湿热、乏力明显好转，停服膏滋后仍时感乏力，大便黏腻，排便费力。

处方：淡吴萸 10 克（洗）、川桂枝 10 克、西当归 10 克、大川芎 10

克、赤芍药 10 克、粉丹皮 10 克、剖麦冬 30 克、潞党参 10 克、炙甘草 10 克、姜半夏 10 克，7 剂。

夫孙某主诉：服膏滋后感乏力减轻，仍多汗，大便排不净感，原脾气急躁明显好转，脉沉弦，舌苔黄腻。

处方：覆盆子 10 克、怀牛膝 10 克、宣木瓜 10 克、大熟地 15 克、朱茯神 15 克、明天麻 10 克、西防风 10 克、炙甘草 6 克，7 剂。

2015 年 5 月 13 日，这对夫妇喜报怀孕，2016 年 2 月产 1 子。

三、经方派大家黄煌

1. 生平简介及著作概述

黄煌，男，1954 年 12 月生，无锡江阴人，第二届全国名中医，农工民主党党员，研究生学历，博士学位。南京中医药大学国际经方学院院长、教授、博士生导师，无锡市龙砂医学流派研究院名誉院长。

1982 年毕业于南京中医学院中医各家学说专业。先后被聘为国家重点基础研究发展计划"中医证候临床辨证的基础研究"项目特聘顾问，第二、第三、第四批全国中医（临床、基础）优秀人才研究项目授课专家，中国中医科学院客座研究员，上海中医药大学客座教授，新西兰中医学院客座教授，美国加州中医药大学博士研究生导师，澳洲全国中医药针灸学会联合会高级学术顾问等。现为国家中医药管理局龙砂医学流派代表性传承人、世界中医药学会联合会方药量效专业委员会第二届理事会副会长。2002 年被江苏省卫生厅、江苏省中医药管理局授予"江苏省名中医"称号。

"为往圣继绝学，燎经方之星火。"黄煌从 20 世纪 90 年代以来，就将其事业定位在中国经方的普及与推广上。多年来，他立足讲台，教学讲演，带研究生，期冀年轻中医学好经方，用好经方，留住中医的根。黄煌从医 48 年，深入研究《伤寒论》《金匮要略》，创造性地提出了基于方证相应思想的"方-病-人诊疗模式"，运用形象生动的"黄氏语言"，推进了中医经方的国际化和大众化。

黄煌曾跟随江苏省名中医叶秉仁先生学习中西医内科，并得到江苏省名中医邢鹏江、夏奕钧先生的指点。1979 年考入南京中医学院首届研究生班，攻读中医各家学说。硕士毕业后，先后 2 次赴日本学习老年医学及比较传统医学，并于 1983 年获日本顺天堂大学医学博士学位。在日本期间，《伤寒论》成为黄煌与日本同行交流的主要话题。黄煌翻阅了大量日本汉方的著作和刊物，并向细野诊疗所的坂口弘先生以及中田敬吾先生学习日本汉方，对日本医家重视《伤寒论》的思想，重视使用经方产生了强烈的共鸣。20 世纪 80 年代中期以来，黄煌专注于《伤寒论》研究史，深入剖析了许叔微、喻嘉言、舒驰远、徐灵胎、尤在泾、陈修园、曹颖甫、范文虎等一大批研究《伤寒论》医家的学说及其用药风格。自 90 年代起从事名老中医学术经验的抢救性调查整理与经方医学经典挖掘、临床应用、流派研究等工作，自此确立以经方方证与仲景药证为研究重点。21 世纪以来致力于经方的现代临床应用研究与普及推广工作，所创办的经方医学论坛成为全球最大的经方医学网络学术平台。

在 2019 年以来的新冠肺炎疫情中，黄煌和他的团队积极投身抗击新冠肺炎疫情，制定首部防治新冠肺炎经方推荐方案，并以中文、英语、西班牙语发表，助力全球抗疫。已先后为加拿大多伦多约翰·珍妮中医学院、新加坡中医学院、英国中医师学会、美国中医针灸传承学会、美国 AOMA 整合医学研究生院、美国 TCMZONE 公司等机构组织的论坛及培训班举办线上讲座。

黄煌主持制定经方防治新冠肺炎疫情推荐方案，编写《经方论疫》，指导一线人员经方防治。新冠肺炎疫情发生以来，先后指导武汉、绵阳、无锡、长春等地防疫一线人员使用经方防疫。发表抗疫文章及访谈录多篇，其中《基于经方医学对新型冠状病毒肺炎的思考》被"学习强国"平台收录，阅读量达 5 万余。2021 年 7—8 月南京疫情期间，他和他的团队，抢时间研发出便捷有效的防疫香囊，分发数万只，亲送防疫抗疫第一线工作人员，中央多家主媒予以报道，受到多方表扬和赞许。

以南京中医药大学国际经方学院名义发布的《新冠肺炎（COVID - 19）经方防治推荐方案》，被《江苏中医药》刊发，并推出英文版、西班牙文版方案，分别在英国、委内瑞拉的杂志发表。

黄煌倡导基于方证相应的"方-病-人诊疗模式"，推动经方应用发展。

他系统阐释"方-病-人诊疗模式"的整体观念和全科思维，代表性著作有《张仲景50味药证》《中医十大类方》《经方的魅力》《药证与经方》《医案助读》《中医临床传统流派》《黄煌经方使用手册》等，并主编《方药也悟》《方药传真》《名中医论方药》《经方100首》和系列丛书《黄煌经方沙龙》等，发表学术论文百余篇。

《中医十大类方》是黄煌第一本论述经方方证的书。他将临床常用的经方按主药分为10大类，分别介绍其方证以及现代临床应用经验。这本书完全没有艰涩难懂的理论术语，内容贴近临床，实用性极高。特别是书中配的漫画，寥寥数笔便勾勒出某种方证及体质的外观特征，增添了趣味性，也便于记忆。1995年，《中医十大类方》由江苏科学技术出版社出版后，20余年来已重印20多次，发行量达10万多册。2006年重新修订并再版，还发行了日文版、韩文版、中文繁体字版、英文版等多种版本，深受专业人士、医学院校师生及中医学爱好者的好评。《中医十大类方》选取桂枝类方、麻黄类方、柴胡类方、大黄类方、黄芪类方、石膏类方、黄连类方、干姜类方、附子类方、半夏类方10类，共104首方剂，以药类方，以方名证，贯穿"药证相应，方证相应"的重要原则，内容贴近临床，通俗实用，文字浅显，适合中医药爱好者、学生以及中医临床工作者阅读。黄煌认为，每一类方剂都可以看作一个家族，即是以一味或者几味主要药物为中心的具有相同功效的方剂群体。类方思路可以更好地成为读者方剂学习、记忆的重要途径。

《张仲景50味药证》为黄煌1998年所著。这是一本研究经方药证的专著，是对经方方证的补充和完善。本书一改前人踏虚蹈空的药性理论诠释，追本溯源，从《伤寒论》《金匮要略》的方证中破译出张仲景用药的客观指征，为理解经方、活用经方提供了重要的指导，也为中医的规范化研究提供了新的思路。该书由人民卫生出版社出版后，很快在海外引起强烈的反响，相继发行了日文版、韩文版、中文繁体字版，2008年人民卫生出版社还发行了第三版及英文版，光第三版就连续印刷了20次，总发行量达到73000多册。本书从药证出发，将临床常用《伤寒论》与《金匮要略》中张仲景叙述药证比较明确的药物50味，分原文考证、仲景方根、药证发挥、常用配方4部分重点论述药物主治。以常见50味药物展示了药证的临床实用性与巨大价值。

《黄煌经方使用手册》是黄煌临床用方的常规。本手册对经典方证做了进一步的表述，即将方证分为适用人群与适用病症。适用人群描述了该方适用人群在体型体貌、心理行为、发病趋向以及脉、腹、舌等方面的特征，具有望、闻、问、切的传统诊疗特色。适用病症列举了该方相对适用的现代医学的疾病名。这就是黄煌经过不断实践，成功总结的"方-病-人"的诊疗思维模式，也被称为"方证三角"。方人关系的确定，有利于经方用药的安全；方病关系的确定，有利于经方用药的有效。方人关系与方病关系犹如一个坐标的纵轴和横轴，使得临床医生的眼光可以快捷地寻找到方证的投影。黄煌更有形象的比喻："每首经方都会伸出两只手，一手抓病，一手抓人，两手合抱，就是方证相应。"《黄煌经方使用手册》于 2010 年 5 月率先在慕尼黑出版发行德文版；同年 10 月，由中国中医药出版社出版发行中文版；2011 年，英文版由人民卫生出版社出版。目前，此书已经成为许多国外医生使用经方的标准。德国柏林的 ZietenApotheke 药房，有着 180 年的历史，在这个药房网上，就放有黄煌经方的推荐处方，供医生点击选用，他们负责配送，业务非常好。南京中医药大学国际经方学院成立之际，该药店专门来信："通过黄煌在德国提供的多次讲学课程，越来越多的治疗师倍加喜爱经方，也使经方让越来越多的治疗师作为首选的处方。"至今《黄煌经方使用手册》总计发行129635 册。《黄煌经方使用手册》（第四版）2020 年获中华中医药学会科学技术奖·学术著作奖二等奖，2021 年中国中医药出版社又推出了该手册的汉英双语版，其影响日益扩大。该书收集了 100 余首经典方剂，其中以《伤寒论》《金匮要略》中的处方为主，还有少数后世配伍严谨、疗效确切、黄煌老师临证常用的经验方，如外台茯苓饮、五积散等。每张处方都标明出处、来源以及原有配方、方证，并有"适用人群""加减与合方""注意事项""适用病症"等内容，融古证今，对于经方在现代临床的使用提供了极大的实用性及操作性。

《经方的魅力》一书汇集黄煌 2006 年发表的文章、讲话稿以及谈话记录等。其中包括了黄煌对于经方、经方与中医现代化、经方研究的思考、经方与养生、药证的思考、经方的学习、病案的思考以及一些经方医话与随笔。

该书文笔流畅，视角新颖，具有较高的理论水平与临床使用价值。

《医案助读》是黄煌所著的一本图书，由人民卫生出版社于 2001 年出版。书中选编了清代以来 21 位中医临床大家的佳作名案，以及 145 本古今医案著作的提要，供读者了解中医医案的大略。这些医案，或为大病奇病，或立法有新意，或处方用药别致，或议论精辟，值得细读。黄煌将选取的医案加以自身的评述及按语，为读者解案中之妙，实为中医后辈研学中医的重要书籍。

《黄煌经方沙龙》系列丛书，是基于 2004 年始黄煌个人网站"黄煌经方沙龙"中部分文章选录整理成文，收录了论坛上众多应用经方的医案。它们的语言鲜活流畅，且带有一定的医话性质，夹叙夹议，叙述通俗易懂且细致入微，讨论有理有据，深入浅出，绝无空泛的理论堆砌，将经方的应用体会娓娓道来，针对经方的学习心得、临证实验经典医案、药证方证的论述与思考等，旨在以朴素的文字向读者展示经方的无穷魅力。

2. 学术思想

黄煌的学术思想主要基于"方-病-人"这一经方的诊疗模式，其临床思路就是按照"方-病-人"模式进行的。方人关系是传统的应用经验，确保用方的个体化设置，有利于用药安全；方病关系，既有传统的经验，更多的是现代的临床观察，经方主治疾病谱的建立，有利于确保用方的特异性及有效性。分述而论当包括方证思想、药证思想、体质思想等。研究黄煌临床用方思路的 6 大切入点，可以看出他的用方抓住了 3 个点及其对应关系。"方"是经方，是配伍和用量相对规范的药物组合；"病"是疾病，是方所适用的疾病名诊断以及痛苦的症状；"人"是体质，是该方适用人群的体型体貌特征和心理行为特征。可见，从体型（貌）特征切入与从精神心理切入，其实是方人关系的细化；从最痛苦的症状切入、从疾病诊断切入、从病机切入以及从病位切入的 4 点，是方病关系的细化。

（1）方证思想

仲景学说开创了辨证论治的先河，是理法方药紧密结合的典范，仲景方被誉为后世方书之祖。黄煌潜心研究仲景学说多年，认为仲景学说是中医学的精华，而方证相应则又是仲景学说的精华，是重中之重。他倡导方证辨证，认为中医学的辨证方法虽然很多，但不论是六经辨证、病因辨证、卫气营血辨证、三焦辨证，还是后世占主流的脏腑经络辨证，最后都要落实到具体方药上来。毕竟作为临床医生，面对患者最终开出的还是"方"，把方与证紧密结合，形影不离，研究方证之间的内在的有机的必然联系，这是方证辨证研究任务所在。他把桂枝汤比作箭，把桂枝汤证比作箭靶，有桂枝汤证而不用桂枝汤，则非其正治；而用桂枝汤却无桂枝汤证，则又是无的放矢；只有二者相结合才是弹无虚发，百发百中。他认为临床用方要寻必见证，治疗要选必用方，必见证+必用方＝必效。方证辨证始创于仲景，观仲景方不难发现，方与证相应者服用后每每一剂知，二剂已。经方大师胡希恕曾说过，"方证是八纲六经辨证的继续，亦是辨证的尖端"。先生很推崇这一观点。偏离方证辨证，研究仲景学术则极易走向误区，这是方向所在。

相较于传统辨证方法，前者侧重于辨病机的"证"，如脾虚证、阴虚证等，而后者侧重于辨具体方剂所对应的"方证"，如麻黄汤证、大青龙汤证。"证"是通过医者主观思辨得出的结论，往往因医者视角不同而不同，且存在一证多义、一证多方、一方多证特征，具有抽象性和不确定性，而"方证"是方剂所对应的较为固定的症状体征，是客观可见的，不因医者视角不同而不同，相对具有一定的客观性和确定性。临证用药时，前者病机作为治疗用药靶点，根据代表方剂所主治的病证病机与疾病蕴涵的内在病机是否相对应进行治疗，而后者则以方证作为治疗用药靶点，根据方剂所对应的症状体征与疾病表现出的症状体征是否相对应进行治疗。相比较而言，后者较前者更易把握，也更容易在临床上重复、验证。因此，重视方药使用的客观证据以及症状体征，是两者最显著的差别。

（2）独特的体质学说

中医学体质指的是人体先天的遗传和后天饮食、生活环境等对于形体形成生理和病理的特征。体质的影响因素包括遗传、营养、体育锻炼、环境、生活方式等，中医学将体质按气、血、阴、阳、痰、湿（水）、火（热）和寒10个特点分为实性体质、虚性体质和混合性体质。在中医学里，人体体质分为"先天之本"和"后天之本"。"先天之本"来自于肾精，也就是现代所说的"基因遗传"，是传承自我们的父母和先辈们的体质、体型和体貌等遗传性特征，甚至是习性和性格等都可以遗传给下一代。因此，我们可从患者的家族史上去探讨他们的体质形成偏向以及疾病谱的形成趋向。"后天之本"也就是所谓的水谷之精，来源于我们自离开母体以后日常的饮食习惯。身体机能将摄入的食物转换成身体所需的营养和一些基本元素。不同饮食结构、生活作息、工作地点、天气变化等都可以影响着人的健康、思维、情绪和体质等，更重要的是，它们也决定着日后的我们会拥有怎样的体型和体质，甚至是好发疾病的偏向。中医的体质学说是古典中医学的基本思想。

体质学说最早出现于《黄帝内经》。《灵枢·论痛》记载："筋骨之强弱，肌肉之坚脆，皮肤之厚薄，腠理之疏密，各不同……肠胃之厚薄坚脆亦不等。"《灵枢·阴阳二十五人》《灵枢·通天》以及《灵枢·卫气失常》等篇均从不同的角度对体质进行了类型划分。但体质与方剂应用关系的论述要从《伤寒杂病论》开始。如"湿家"与麻黄加术汤；"尊荣人"容易患血痹病，用黄芪桂枝五物汤；"失精家"用桂枝加龙骨牡蛎汤等，至今临床仍然沿用有效。但是，经典著作中有关方证体质的描述还是非常粗糙和不完整的。黄煌在经典的指导下，博览后世医著，特别是早年对清代名医叶天士《临证指南医案》体质辨证有深入探讨，同时吸取了龙砂伤寒大家朱莘农先生体质辨证的经验，后来又吸取了日本汉方辨体用方的经验，经过多年临证，通过中医传统的望诊、切诊、问诊来观察患者的体型、皮肤、脉象以及舌象，发现某些方药的适用人群具有相似的体貌特征，逐渐形成了自己独有的方证体质学说。黄煌的体质学说与"方人""药人"学说互相联系，大大补充了经方方证的内容。可以说，"方人""药人"的提出，凸显了方证以及药证中人的体质部分，即患者在体型体貌、生理功能状态、精神状态、心理行为特征、好发症状、发病趋势及家族疾病谱系等方面的特征，更能体现出方证药证的客观性、整体性，使得方证药证的临床辨识确认的证据形象化、直观化，在"方-病-人"诊疗模式中，辨识方人、药人的特色非常明显。所谓"方人""药人"，即对本方药有效而且适合长期服用此方的体质类型，往往与某些疾病或某类疾病相关，可以说，"方人""药人"是体质与疾病的结合体。按体质定方选药在临床运用十分广泛，具有极其重要的临床价值。

目前黄煌认为常见的"药人"有 10 大类，如"桂枝人""柴胡人""半夏人""麻黄人"等等。常见的"方人"有数十种以上。如桂枝汤系列的"桂枝汤体质""桂枝加龙骨牡蛎汤体质""小建中汤体质""炙甘草汤体质""温经汤体质""薯蓣丸体质";黄芪类方系列的"黄芪桂枝五物汤体质""防己黄芪汤体质""桂枝茯苓丸体质""桃核承气汤体质""八味活血汤体质";柴胡类方系列的"大柴胡汤体质""小柴胡汤体质""柴胡加龙骨牡蛎汤体质""四逆散体质"及"柴苓汤体质""柴归汤体质"等;葛根类方系列的"葛根汤体质""葛根芩连汤体质";麻黄类方系列的"麻杏石甘汤体质""五积散体质";大黄类方系列的"防风通圣散体质""三黄泻心汤体质";黄连类方系列的"黄连解毒汤体质""黄连阿胶汤体质""荆芥连翘汤体质";半夏类方系列的"温胆汤体质""半夏厚朴汤体质";附子类方系列的"真武汤体质";当归类方系列的"当归芍药散体质""当归四逆汤体质";地黄类方系列的"肾气丸体质"等。黄煌"方人""药人"的提出,具有极强的临床指导意义。为了便于理解与研究,他在"柴胡体质""黄芪体质""桂枝体质"概念的基础上,对于临床某些特异性体质与用药关系,又提出了诸如"柴胡带""大黄舌""附子脉""芍药足"等作为体质辨证的重要补充。这些内容多体现在《中医十大类方》一书中。

黄煌通过中医与西医的比较,得出"西医治人的病,而中医治病的人"的观点。他认为中医学强调整体观念,着眼于人,即首先把患者作为一个人来看待,然后再从患病的角度去认识。只注重病名与患病部位,那是片面地、孤立地看问题,不足为取。既然着眼于具体的人,那么患者的临床表现除了症状以外,肤色、舌、脉、腹诊等都是非常重要的临床资料,其价值有时甚至高于症状。其中,患者的精神状态更为重要,如大黄证的精神兴奋,附子证的精神萎靡,这些都是望诊目标所在。他强调,"不要在病名上寻找枝叶,要在患者身上探求选方用药的真正依据"。黄煌的体质学说是临床实践中研究中医经典的一把利器,具有极其重要的意义。

第一,体质的确定,是有效并且安全使用中药的基础。由于当前疾病谱的变化,中医的服务对象主要是慢性病患者,慢性病的治疗原则以调整体质状态为主,服用药物的周期长,如果不针对体质用药,常常会出现许多副作用。第二,以上列举的"药人"与"方人",并非是对人类禀赋素质所作出的科学总结，不能包含人类体质的全部，而仅仅是对临床多见的亚裔黄种人的体质类型所进行的一种技术性的不全归纳，其中经验成分很多。因此，它并不属于体质人类学的范畴，而是一种应用中药及其配方的临床技术，并且随着观察的进一步深入以及观察手段的完善，还有很大的发展空间。第三，"方人"的辨识，可以使人更易于把握方证与药证，更容易从整体的角度看问题。换句话说，"方人"的提出，与其说是经验的传授，倒不如说是思维方式的强调。黄煌常说，讲"方人""药人"可以让学习者的思路发生转变，一方面，让学生从纷繁的理论中摆脱出来，转向朴实无华的临床技术；另一方面，让学生从"对病用药"和"对症状用药"的思路中解放出来，转向整体的用药思路。所以，"方人""药人"的提出是一种中医临床思维方式的技术调整。

（3）药证理论

方是由药组成的，药证是构成方证的基础，经方中展现的大多是方证相应的内容，不难看出仲景用药有极严谨的法度，加什么减什么，加多少减多少，都以临床见证的变化为依据，决不是想当然的随意加减。许多方只是改变一味药，或只是剂量稍变，则方名及主治皆变。如恶风汗出脉浮缓，用桂枝汤；若汗出多，恶寒关节痛者，必加附子，名桂枝加附子汤；如发汗后，身疼痛，脉沉迟者，又必加人参，名新加；如无汗而小便不利者，则要去桂枝加白术、茯苓，便成桂枝去桂加茯苓白术汤。遗憾的是，仲景未留下药证专书，其药证内容寓于方证类，且散见于各方之加减变化中。黄煌以仲景原文为依据，主要采用比较归纳的方法，通过同中求异，异中求同，互文参照，并结合最大量原则、最简方原则、量证变化原则、味证变化原则、频率原则等方法来分析考证仲景用药的具体指征。在前人研究的基础上，颇多创新，并将其药证研究成果著成《张仲景50味药证》一书，详细阐明了仲景常用药物的临床指征，有着较强的实践性和实用性。如黄芪主治汗出而肿，多见形体黄胖、肌肉松软、腹壁软弱无力等症。而人参主治体液不足，常见形体消瘦、腹壁坚紧之人，症见心下痞硬、呕吐、烦渴、脉沉迟等。临床不可忽视两者的鉴别运用。书中将一些比较客观的用药指征，直接冠以某证，如桂枝证、柴胡带、附子脉、干姜舌等，便于理解记忆，为学习运用经方开辟了简捷的法门。可以说，药证是经方使用和加减的规范，也是中药研究过程中的重要方向。

3. 专病经验

（1）代谢综合征

代谢综合征是以多种危险因素或主要疾病在一个个体内同时存在为特征的一组无明显临床症状的临床症候群。目前认为，胰岛素抵抗是代谢综合征的中心环节，而中心性肥胖与胰岛素抵抗的发生有着密切的关联。潜在的高血压、高脂血症、糖尿病和冠心病等的患者非常普遍，临床上常被诊断为糖代谢异常、中心性肥胖、血脂异常和高血压等，其临床症状往往表现为胃胀、便秘、入睡困难、泛酸、易醒、乏力、嗳气、头晕和下肢浮肿等。

黄煌临床上观察到许多伴有气滞、血瘀、郁热和痰凝的患者普遍符合使用大柴胡汤、桂枝茯苓丸、五苓散的临床指征，适用人群特征是体型偏胖且壮实、肤白、面暗红、面油、面颊或鼻翼两旁可见明显的微小血管、结膜或眼睑充血、舌底静脉充盈瘀紫和唇暗紫红，这个人群特征的总结结果除了明确了诊疗对象的体型、体貌和体质外，还提示了此类人群有可能患有高血压、高脂血症、糖尿病、脑梗死和冠心病等一种或数种疾病。

另外，此类患者多见肥胖、血脂指数升高和脂肪肝，且其体型、体貌、临床表现和腹证都有较高的相似度。其中大柴胡汤原文"呕不止，心下急，郁郁微烦者"，"伤寒十余日，热结在里，复往来寒热者"，"伤寒发热，汗出不解，心中痞硬，呕吐下利者"，"按之心下满痛者"，原文剂量为柴胡半斤、黄芩三两、半夏半升、枳实四枚、芍药三两、大黄二两、生姜五两、大枣十二枚。黄煌常用剂量：柴胡 20～40 克、黄芩 15 克、姜半夏 15 克、枳壳（实）20 克、白芍 15 克、大黄 10 克、生姜 25 克、红枣 20 克；适用于体格壮实，面宽方圆，肩宽，颈部粗短，胸腹部饱满者，同时常出现烦躁易怒、抑郁焦虑，或有食欲不振、嗳气、恶心、反酸烧心、呕吐、口干口臭，其腹证多上腹部膨隆，按压充实有力者，也可见两侧腹直肌拘急或压痛者。桂枝茯苓丸原文"妇人素有癥病，经断未及三月，而得漏下不止"，原文剂量桂枝、茯苓、牡丹、芍药、桃仁各等份。黄煌常用剂量：桂枝 15 克、茯苓 15 克、丹皮 15 克、桃仁 15 克、赤芍 15 克。其适用于面红或紫，腹部充实，左下腹触及抵抗或者压痛，头痛昏晕、失眠、烦躁、动悸，舌质暗紫者。此外，黄煌亦常根据体质使用防风通圣散、越婢加术汤以治。

（2）多囊卵巢综合征

多囊卵巢综合征（polycystic ovary syndrome，PCOS）是妇科临床常见的女性内分泌、糖代谢、脂代谢多系统的紊乱性综合征。其发病率在不同种族、地域均有所差异。有统计称，在我国大陆地区发病率高达 5%～10%。据不完全统计，肥胖人群的发病率高达 41.3%，占到排卵障碍性不孕患者的50%～70%。黄煌调治多囊卵巢综合征多用麻黄类方，其中以葛根汤、越婢加术汤、防风通圣散居多，亦常以黄连阿胶汤使用。葛根汤原文"太阳病，项背强几几，无汗，恶风"，"太阳与阳明合病者，必自下利"，"太阳病，无汗而小便反少，气上冲胸，口噤不得语，欲作刚痉"。原文剂量：葛根四两、麻黄三两、桂枝二两、生姜三两、炙甘草三两、芍药二两、大枣十二枚。黄煌常用剂量：葛根 30 克、生麻黄 10 克、桂枝 10 克、白芍 10 克、炙甘草 5克、生姜 15 克、红枣 20 克。黄煌认为，葛根汤是传统的解肌散寒升清方，具有发汗、松项背、利头目、治腹泻、促月经的功效。一般用于体格强健，肌肉厚实，特别是项背部肌肉厚实或隆起，甚至熊腰虎背者，但也有体格中等者。面色黄暗或黝黑，皮肤粗糙干燥，背部或面部多有痤疮；平时不易出汗，有得汗病减、夏轻冬重的趋向；困倦，反应较迟钝，如醉酒状；容易有头昏头晕、耳鸣耳聋等。容易腹泻，大便不成形；女性男性化，多毛，月经量少稀发，体胖，多痤疮，易痛经；脉象有力，重要脏器正常，无贫血，体力劳动者或青壮年多见。

越婢加术汤原文"治肉极热，则身体津脱，腠理开，汗大泄，历风气，下焦脚弱"，"里水者，一身面目黄肿，其脉沉，小便不利，故令病水。假如小便自利，此亡津液，故令渴也"。原文剂量：麻黄六两、石膏半斤、生姜三两、甘草二两、白术四两、大枣十五枚。黄煌常用剂量：麻黄 10～30 克、生石膏 15～40 克、生姜 15 克、炙甘草 10 克、白术或苍术 20 克、红枣 30克。黄煌认为，本方是清热利水方，具有治脚弱、退水肿、止自汗、止肤痒、减肥、调经等功效。患者多体胖壮或浮肿貌，肤色黄白或红白，热象明显，如唇红、咽红、眼睛充血、怕热多汗、困倦等；易患皮肤病，多有足癣、皮炎、荨麻疹、疣、痤疮等；女性大多月经量少稀发，怀孕困难。平时饮食肥美者多见，闷热潮湿季节易于发病。药物加减：舌苔厚腻者，重用苍术30克以上；大便不成形者，加葛根；月经稀发或闭经者，加附子。

防风通圣散多用于无汗身热、头痛、烦躁、皮肤瘙痒红疹、胸膈满闷、小便短赤、口苦、口干者。黄煌常用剂量：生麻黄10克、生石膏20克、生大黄10克、芒硝5克、荆芥10克、防风10克、山栀10克、黄芩10克、连翘15克、薄荷10克、当归10克、白芍10克、川芎10克、白术10克、桔梗15克、滑石20克（包）、炙甘草10克、生姜15克或干姜5克。适用于体型壮实肥胖，精力旺盛，性格开朗或偏急躁，面色红有油光，眼结膜易充血，眉毛、头发浓密，体毛明显；腹大而充实，腹壁肥厚，以脐为中心膨满，但叩诊积气不明显，也无明显压痛；四肢皮肤粗糙、干燥、瘙痒、丘疹、风团、苔藓化、痤疮、毛囊炎、皮炎等；食量大，以肉食为主，易大便秘结，或大便黏臭；女子月经量少或者稀发，甚至闭经。

黄连阿胶汤原文："少阴病，得之二三日以上，心中烦，不得卧。"原方剂量：黄连四两、黄芩二两、芍药二两、鸡子黄二枚、阿胶三两。黄煌常用剂量：黄连5～20克、黄芩15克、白芍15克、阿胶15克、鸡子黄2枚。黄煌认为，本方是传统的滋阴清热方，具有除烦助眠、止利、止血、安胎的功效。适用于瘦弱的中青年女性；多见精神饱满，眼睛有光，焦虑貌；面色苍白或潮红，皮肤干燥；口唇色深红或暗红，如涂口红，干燥脱皮疼痛裂口；头发干燥发黄开叉，脱落较多；舌质多深红，或呈草莓样，或呈镜面，或裂纹花剥；舌面干而少津。易有口腔溃疡或牙龈充血；脉滑数或细数，伴有心悸；大多心率过快；大多有失眠、烦躁、健忘等精神症状；月经量少，色鲜红，或经间期出血，多月经提前；阴道干燥，性欲低下，不易怀孕。如舌质淡、脉缓者，或月经色淡者慎用。常用加减：月经色鲜红、大便干结者，可加生地黄；伴有皮肤紫癜、血小板减少者，加生大黄；口腔溃疡，阴道干涩者，加甘草。

（3）神经症

神经症，即通常所说的神经官能症，是一组精神神经障碍疾病的总称，因大脑功能失调所致，表现为情绪症状、强迫症状、疑病症状及各种躯体不适感，自觉痛苦感明显但社会功能相对完好，病程大多持续迁延。现代医学将神经症分为焦虑症、恐惧症、强迫症、躯体形式障碍及神经衰弱等，治疗采用抗焦虑、抗抑郁、镇静安眠药物及心理行为干预等，多数药物能较好地控制病情，但长期服用易导致困倦嗜睡、乏力、头晕，以及过度镇静、心血管系统不良反应和耐药性、成瘾性、依赖性等，大剂量可引起共济失调，从而限制了药物的使用。神经症属中医"情志病"范畴，临床表现广泛而多样，根据其主症特点，可分属于郁证、不寐、脏躁、奔豚、梅核气、百合病、健忘等病证。神经症黄煌常用半夏厚朴汤、温胆汤、八味除烦汤、八味解郁汤、四逆散、甘麦大枣汤等。

其中半夏厚朴汤多用于咽喉有异物感、躯体感觉异常、恶心腹胀为特征的患者，一般适用于形体中等，营养状况良好，毛发浓密滋润，眨眼频繁，表情丰富，常眉头紧皱，躯体不适感和异样感较多，咽喉异物感或黏痰较多，舌质无明显异常或有红点，或见齿痕，舌苔多黏腻，多疑多虑。温胆汤用于体型偏胖，皮肤油腻有光泽，圆脸居多，目睛大而明亮，有光彩，眼神飘忽不定；易出现幻觉，易惊悸；常有恐高、黑暗恐惧、宠物恐惧等；经常焦虑不安，睡眠障碍，多噩梦；易眩晕，如晕车、晕船、晕机、酒后眩晕等；紧张害怕时易恶心呕吐者。

八味除烦汤多用于面容滋润，眉头紧皱，眨眼频繁，唇红，咽红，眼睑充血；主诉以失眠、胸闷、腹胀为多，易烦躁、焦虑、出汗，头昏痛，易咽痛、鼻衄、小便涩痛；舌尖红点，舌苔多黏腻，脉多滑数。

八味解郁汤多用于形体中等或偏瘦，脸色偏黄，缺乏光泽，手足常冷，两肋弓下肌紧张；大多血压偏低，生性敏感，办事谨慎，平时非常关心自己的身体，忌口讲究，但症状甚多；情绪低落，胸闷不舒，咽喉异物感，易恶心呕吐，易腹胀、腹痛、腹泻，矢气后方觉舒适，或头痛，或失眠；女性经前乳胀、痛经等；舌苔黏腻满布。

（4）围绝经期综合征

围绝经期综合征（peripheral menopause syndrome，PMS）指妇女绝经前后出现性激素波动或减少所致的一系列躯体及精神心理症状，又称"围绝经综合征""更年期综合征"。关于围绝经期综合征，中医古代医籍中并无专题论述，而是根据患者的临床表现侧重不同，分别归属于"崩漏""脏躁""郁证""不寐""眩晕""心悸""百合病"等。黄煌以"方-证-人"思维为核心，常以柴胡桂枝干姜汤、温胆汤、四逆散、桂枝龙骨牡蛎汤、八味除烦汤为治。

柴胡桂枝干姜汤方证：往来寒热；胸胁满微结，或胸闷咳嗽，或胸骨痛；大便不成形或者腹泻，食欲不振；口干、心烦、易惊，胸腹动悸；舌苔白厚或干腻。常用剂量：柴胡20克、桂枝15克、干姜10克、黄芩15克、瓜蒌根20克、牡蛎10克、甘草10克；适用于营养状况中等，憔悴貌，焦虑神情，如语速快，易口吃，眨眼频繁，眉头紧皱；易激惹，易脸红耳热，易胸闷，易紧张不安，心跳快；食欲一般，但进食无不适，无恶心呕吐；易腹泻或大便不成形，无黏液血液；口干，紧张疲劳时更严重，喝水不解渴；怕热，易出汗，头部、腋下、手脚心部位较多，紧张时严重；腹形多偏窄瘦，腹力偏弱，多伴腹主动脉搏动感；身体健康，但每日劳作，劳心劳力，精神疲劳加上肉体疲劳，出汗多，睡眠少，饮食无规律，精神高度紧张，工作时精神抖擞，下班后极度疲劳，多见于因过度疲劳、大量汗出而饮食无规律的中青年女性。

桂枝龙骨牡蛎汤原文方证："夫失精家，少腹弦急，阴头寒，目眩发落，脉极虚芤迟，为清谷、亡血、失精。脉得诸芤动微紧，男子失精，女子梦交。"常用剂量：桂枝10克、肉桂5克、白芍15克、炙甘草10克、生姜15克或干姜5克、红枣30克、龙骨15克、牡蛎15克。适用人群：体型偏瘦，皮肤白皙湿润，毛发细软发黄稀少，容易脱落；易惊恐、烦躁、不安定、精神错乱，易失眠、乱梦纷纭，儿童夜惊夜啼；易疲劳，不耐体力劳动，易出汗，特别是盗汗；腹直肌紧张，脐腹部的搏动感，心尖区搏动；脉浮大而中空，轻按即得，重按则无；男子多见早泄、遗精、性梦，或精子活力下降或数量不足，女子多见梦交、带下。

温胆汤原文"大病后，虚烦不得眠"（《千金要方》），方证为心胆虚怯，遇事易惊，或梦寐不详，或异象惑，遂致心惊胆慑，气郁生涎，涎与气搏，变生诸证，或短气悸乏，或复自汗，四肢浮肿，饮食无味，心虚烦闷，坐卧不安。常用剂量：姜半夏15克、茯苓15克、陈皮15克、炙甘草5克、枳壳

15 克、竹茹 10 克、干姜 5 克、红枣 15 克。适用人群：体型偏胖，皮肤油腻有光泽，圆脸居多，目睛大而明亮，有光彩，眼神飘忽不定；易出现幻觉，易惊悸。常有恐高、黑暗恐惧、宠物恐惧等；经常焦虑不安，睡眠障碍，多噩梦；易眩晕，如晕车、晕船、晕机、酒后眩晕等；易胸闷、心悸、出汗，肌肉易抽动等；易恶心，甚至呕吐，吐水或痰液，特别是在紧张害怕时出现；发病与过度惊恐、突发性事件过多、工作与生活压力过大有关。

（5）糖尿病

糖尿病（diabetes mellitus，DM）是一组常见的以葡萄糖和脂肪代谢紊乱、血浆葡萄糖水平增高为特征的代谢内分泌疾病。由于胰岛素分泌量少，或作用缺陷引起碳水化合物、脂肪、蛋白质、水和电解质等代谢紊乱，以慢性（长期）高血糖为主要特征。临床中、晚期多表现为"三多一少"，即多饮、多食、多尿、体重下降；严重者可发生糖尿病酮症酸中毒、非酮症高渗性昏迷或乳酸性酸中毒；长期糖尿病可致眼、肾脏、心脑血管、胃肠、泌尿等多系统损害，也是致残、致死的主要原因。

糖尿病是一种慢性进行性疾病，由于类型不同，病程的长短和个体差异，临床同病异治的现象突出。黄煌治疗糖尿病仍以体质及方证为基础，指出 1 型糖尿病的消瘦口干，用白虎加人参汤；面黄易感冒，用玉屏风散。2 型糖尿病无症状期，高血压肥胖，用大柴胡汤、桂枝茯苓丸；皮肤瘙痒，屡发皮肤化脓性感染，用泻心汤、黄连解毒汤；血脂高，用五苓散等。症状期的病情复杂，处方因人而异，如烦渴善饥，用白虎加人参汤；糖尿病腹泻，用葛根芩连汤；糖尿病胃轻瘫，用黄连汤；乏力、体重下降、虚弱，用新加汤；四肢麻木疼痛，多汗，用桂枝加附子汤、芍药甘草附子汤；直立性低血压，用苓桂术甘汤。晚期糖尿病的并发症非常多，也非常难治，通常选用肾气丸、黄芪桂枝五物汤、桂枝茯苓丸、新加汤、桂枝加附子汤、桂枝加黄芪汤等。

黄煌常用的经方按常用药分类，主要有黄连类方、黄芪类方、地黄类方、人参类方、桂枝类方。黄连是传统治疗消渴的药物，其类方中的黄连汤原治腹中痛、欲呕吐者，可用于糖尿病的腹泻与胃轻瘫；葛根芩连汤原治喘而汗出，利下不止、脉促，可用于 2 型糖尿病善饥多食、烦渴多汗。黄芪是古代治疗恶疮、黄汗、浮肿的药物，其类方的黄芪桂枝五物汤原治血痹身体麻木不仁疼痛，并有恶疮者，可用于糖尿病晚期的并发症。地黄是传统理虚药，其类方肾气丸就是治疗消渴的专方，可用于晚期糖尿病消瘦、腰痛、性欲低下、便秘等。人参本治口渴，其类方的白虎加人参汤、桂枝人参汤、新加汤等，不仅仅消除口干渴，还能提振食欲、增加体重、改善体力。桂枝"通血脉"，与黄芪配能够治血痹；与人参配能够治身体疼痛；与黄连配能够治腹痛；与附子配，能够治腰痛，利小便；配赤芍、丹皮、桃仁，能够治腿疼、便秘。体重的变化、出汗的异常是糖尿病的常见症状，体重过重，熊腰虎背，常考虑大柴胡汤、泻心汤、葛根芩连汤等；体重下降，肌肉萎缩，常考虑黄连汤、桂枝加人参汤、肾气丸等；多汗而口渴、舌苔光，常用白虎加人参汤；多汗而肌肉松弛，特别是腹部松软，常用黄芪方；多汗而怕风、关节疼痛，人消瘦，常用桂枝方；多汗而怕热，面红油，脉数，常用黄连大黄方，如葛根芩连汤、泻心汤等。

4. 经典药证及类方

（1）桂枝证

发热或自觉热感，易出汗，甚或自汗，恶风，对寒冷敏感，关节痛；自觉腹部有上冲或者搏动感，心悸，易惊，烘热，失眠。

桂枝体质：体型偏瘦，皮肤较白、纹理比较细、少油光、肌表湿润，腹壁薄而无力，腹部多扁平，腹肌比较紧张，目有神采，唇淡红或暗，舌体柔软淡红或暗淡，舌面润，苔薄白，脉常浮大，轻按即得，按之软弱，脉多缓或迟。

桂枝类方常用方剂：桂枝汤、小建中汤、温经汤。

附录：桂枝舌：舌质淡红或者暗淡，质地柔软而润泽。

（2）麻黄证

发热恶寒、头痛、骨节痛、身痛；无汗、咳喘、鼻塞；浮肿、小便不利。

麻黄体质：体格壮实、肌肉发达或肥胖，面色黄暗或有浮肿貌，皮肤粗糙，干燥。腹肌有弹性，腹壁脂肪较厚，脉象有力，唇暗或紫红，舌体偏大，舌质淡红。

麻黄类方：麻黄汤、小青龙汤、阳和汤等。

（3）柴胡证

胸胁苦满；往来寒热或休作有时。

柴胡体质：体型中等或者偏瘦，面色微暗黄或青黄色、青白色，缺乏光泽，神情抑郁或者紧张，皮肤比较干燥，肌肉比较坚紧，上腹部或者两肋下按之有抵抗感或者压痛或肌紧张，舌质坚老，暗而有紫点，舌体不淡胖，脉象多弦细。

附录：柴胡带：胸胁部、肩颈部、头额部、腰胯及少腹部、腹股沟胀痛、酸痛、牵制感、感觉异常、肿块、结核等。

柴胡类方：小柴胡汤、柴胡桂枝干姜汤、大柴胡汤。

（4）大黄证

腹满，腹痛，拒按或者腹壁有抵抗感，便秘；精神不安，烦躁，易兴奋，身热有汗；舌质红而坚老，舌焦黄、干燥。

大黄体质：体格健壮或胖壮，肌肉丰满，面色红有油光；腹部充实饱满，按之硬或胀痛；唇厚暗红，舌质暗红坚老，舌苔黄厚而干燥，甚或焦黄。

大黄类方：大承气汤、防风通圣散、大黄䗪虫丸。

附录：大黄舌：舌质红而坚老，舌焦黄、干燥。

（5）黄芪证

自汗，盗汗，恶风，身体重，肢体麻痹不仁；浮肿，身体重，小便不利；溃疡久不收敛，脓水清稀。

黄芪体质：体型偏胖，精神疲惫，面色黄暗或者暗红，缺乏光泽，肌肉松弛，皮肤缺乏弹性，湿润；腹部松软，腹肌萎缩而脂肪堆积，按之无抵抗感以及胀痛感；面部以及下肢多有浮肿；舌质淡红或者淡胖，或紫暗。中老年多见。

黄芪类方：防己黄芪汤、黄芪桂枝五物汤、黄芪建中汤。

（6）石膏证

烦渴多饮；恶热多汗，舌面干燥；脉洪大浮滑。

石膏类方：白虎汤、竹叶石膏汤、消风散。

（7）黄连证

烦躁不安，或心悸、失眠、神志不清；心下痞、腹痛、腹泻、恶心呕吐等消化道症状；舌质红或者暗红，质坚老，舌苔黄腻，舌面较干。

黄连舌：舌质红或者暗红，质坚老，舌苔黄腻，舌面较干。

黄连类方：黄连解毒汤、葛根芩连汤、泻心汤。

（8）干姜证

呕吐物、唾液、痰液、大便、尿液清稀，无恶臭；腹胀、腹痛、恶心、呕吐，或咳喘；口不干渴，恶寒喜热，精神萎靡；舌质淡或者淡红，舌上有腻苔，苔多白腻或者灰黑腻，或白滑（干姜舌）。

干姜类方：理中汤、大建中汤、甘姜苓术汤。

（9）附子证

精神萎靡，倦卧欲寐；畏寒感，四肢厥冷，尤其是下半身、膝以下清冷；脉微弱、沉伏、细弱或突然浮大而空软无力（附子脉）。

附子类方：真武汤、四逆汤、附子泻心汤等。

（10）半夏证

恶心或有恶心感，甚至呕吐；舌上有滑胎或腻苔；面色黄或灰暗。

半夏体质：营养状况良好，肥胖者居多；目睛大而有光，眼神飘忽，肤色滋润或油腻、黄暗，或有浮肿貌，脉象大多正常或者滑利，或舌苔偏厚，或干腻，或滑苔黏腻。

半夏类方：温胆汤、半夏泻心汤、半夏厚朴汤。

5. 经典验方

（1）八味解郁汤

四逆散与半夏厚朴汤的合方，情志病方，具有理气解郁的功效，适用于以四肢冷、咽喉有异物感、腹胀为特征的患者。

处方：柴胡15克、白芍15克、枳壳15克、生甘草5克、姜半夏15克、厚朴15克、茯苓15克、苏梗15克。以水1100毫升，煮取汤液300毫升，分2～5次温服。

适用人群：形体中等或偏瘦，脸色偏黄，缺乏光泽，手足常冷，两肋弓下肌紧张；大多血压偏低，生性敏感，办事谨慎，平时非常关心自己的身体，忌口讲究，但症状甚多；情绪低落，胸闷不舒，咽喉异物感，易恶心呕吐，易腹胀、腹痛、腹泻，矢气后方觉舒适，或头痛，或失眠；

女性经前乳胀、痛经等；舌苔黏腻满布。

适用病症：抑郁症、焦虑症、胃神经官能症、心脏神经官能症、神经性呕吐、神经性尿频、神经性皮炎、肠易激综合征、心因性勃起功能障碍、更年期综合征、癔病、癫痫、震颤麻痹、血管神经性头痛、痛经、慢性尿路感染、咽喉炎、扁桃体炎、食管炎、喉源性咳嗽、急慢性支气管炎、急慢性胆囊炎、胆结石、急慢性胃肠炎、胃下垂、功能性消化不良、肋间神经痛、肋软骨炎、泌尿系结石等。

(2) 八味除烦汤

半夏厚朴汤与栀子厚朴汤的加味方，情志病方，具有清热除烦的功效，适用于以胸闷、烦躁、舌红苔腻为特征的患者。

处方：山栀子 15 克、黄芩 10 克、连翘 15 克、枳壳 15 克、姜半夏 15 克、茯苓 15 克、厚朴 15 克、苏梗 15 克。以水 1100 毫升，煮取汤液 300 毫升，分 2~5 次温服。

适用人群：面容滋润，眉头紧皱，眨眼频繁，唇红，咽红，眼睑充血；主诉以失眠、胸闷、腹胀为多，易烦躁、焦虑、出汗，头昏痛，易咽痛、鼻衄、小便涩痛；舌尖红点，舌苔多黏腻，脉多滑数。

适用病症：焦虑症、强迫症、抑郁症、更年期综合征、血管神经性头痛、痛经、痤疮、咽喉炎、扁桃体炎、食管炎、急慢性胃肠炎、喉源性咳嗽、急慢性支气管炎、支气管哮喘、灼口综合征、小儿厌食、小儿过敏性紫癜等。

注意事项：山栀子、黄连等含有天然色素，多服后可能导致眼圈发黑，停药后即可好转。

(3) 八味活血汤

四逆散的加味方，血府逐瘀汤的减味方，情志病方，具有理气活血的功效，适用于胸痛、头痛、四肢冷、舌紫黯为特征的患者。

处方：柴胡 15 克、白芍或赤芍 15 克、枳壳 15 克、生甘草 10 克、当归 15 克、川芎 15 克、桃仁 15 克、红花 10 克。以水 1100 毫升，煮取汤液 300 毫升，分 2~3 次温服。

适用人群：面色发青或发黯，或有黄褐斑，肌肉坚紧，皮肤干燥或起鳞屑，唇色黯红，舌质黯紫；常胸闷不适，情绪不稳定，入睡困难，两胁下按压有疼痛感，容易顽固性痉挛性疼痛，特别是胸痛，或头痛，或腹胀痛，或腰痛等；女性常有月经不调，量少，经前乳房胀痛，痛经等。

适用病症：抑郁症、焦虑症、神经症、顽固性失眠、血管神经性头痛、高血压、脑动脉硬化性头痛、外伤性头痛、脑震荡后遗症头痛、偏头痛、癫痫、冠心病心绞痛、肺心病、胸膜炎、肋软骨炎、胸部外伤、肋间神经痛、胃神经症、胃溃疡、肠痉挛、粘连性肠梗阻、顽固性呃逆、磨牙、神经性呕吐、慢性肝炎、肝硬化、脾肿大、脑梗死、皮肤病、动脉炎、静脉炎、眼底出血、视网膜静脉周围炎、视网膜静脉血栓形成等。

注意事项：体质虚弱、腹泻者当慎用，如错用本方，会出现疲劳乏力感。

(4) 八味通阳汤

五苓散与半夏厚朴汤的合方，消化道疾病方以及代谢疾病方，具有通阳理气的功效，适用于口渴、小便不利、咽喉异物感、舌胖大苔白腻的患者。

处方：白术15克、茯苓15克、猪苓15克、泽泻15克、桂枝15克、厚朴15克、苏梗15克、姜半夏15克。以水1100毫升，煮取汤液300毫升，分2～3次温服。

适用人群：浮肿貌，舌胖大，舌苔白腻，皮肤湿润多汗，大便不成形，腹胀，恶心呕吐，咽喉有异物感或痰多者。

适用病症：胃肠型感冒、肠炎、湿疹、皮炎、脂肪肝、痛风、眩晕症等。

(5) 四味健步汤

晚期糖尿病方，具有血管保护、养阴活血的功效，适用于下肢周围血管疾病以及血栓性疾病。

处方：赤芍30克、石斛30克、怀牛膝30克、丹参20克。以水1100毫升，煮取汤液300毫升，分2～3次温服。

适用病症：糖尿病足、糖尿病肾病、下肢静脉血栓，以及下肢骨折等引起的腰痛无力、下肢疼痛、麻木、抽筋、浮肿等。

加减与合方：形体消瘦、脚抽筋、大便干结者，合芍药甘草汤；形体肥胖、腹软、四肢麻木、多汗而浮肿者，合黄芪桂枝五物汤；下肢皮肤干燥如蛇皮、血栓形成者，合桂枝茯苓丸。

注意事项：本方为活血化瘀方，主治以腰部以及下肢疼痛为特征的瘀血性疾病。无瘀血者慎用。

(6) 止痉散

神经科疾病用方，具有解痉止痛的功效，适用于各种抽动类的疾病。

处方：姜半夏：天麻：蜈蚣：全蝎 = 2：2：1：1，打粉，装胶囊，每次 3 克，每日 2 次。

适用病症：癫痫、面肌痉挛、小儿脑瘫、小儿多动症、脑胶质细胞瘤等以抽动为特征的疾病。

加减与合方：癫痫、脑胶质细胞瘤者，合柴胡加龙骨牡蛎汤；面肌痉挛者，合温胆汤、柴胡加龙骨牡蛎汤；小儿多动症、脑瘫者，合温胆汤。

注意事项：蜈蚣、全蝎可能引起过敏反应，如出现，当停药观察。

(7) 更年方

桂枝加龙骨牡蛎汤的加味方，更年期调理方，具有温阳安神的功效，适用于更年期女性的多汗、关节痛、失眠等。

处方：制附子 10 克、桂枝 15 克、白芍 15 克、炙甘草 5 克、龙骨 15 克、牡蛎 15 克、仙灵脾 15 克、巴戟天 15 克、生姜 15 克、红枣 20 克。以水 1100 毫升，先煎附子 30 分钟，再入他药，煮取汤液 300 毫升，分 2~3 次温服。

适用人群：面色黄黯、精神萎靡、易疲倦、关节冷痛、心慌、烘热多汗、睡眠障碍、脉沉者。

适用病症：更年期综合征、卵巢早衰、月经稀少或闭经等。

加减与合方：头晕、浮肿者，合真武汤；月经不调、面目及下肢浮肿、便秘者，合当归芍药散；面黄、浮肿、恶寒、无汗、易疲倦者，合麻黄附子甘草汤。

注意事项：满面红光、脉浮滑者慎用。

(8) 生血汤

芍药甘草汤与二至丸的加味方，血液病方，具有养血止血的功效，适用于全血减少者。

处方：白芍 15 克、甘草 5 克、女贞子 15 克、墨旱莲 15 克、枸杞子 15 克、山药 15 克、阿胶 10 克、生地 15 克、麦冬 20 克。以水 1100 毫升，煮取汤液 300 毫升，化入阿胶，分 2～3 次温服。

适用病症：贫血以及肿瘤放化疗以后的红细胞、白细胞、血小板降低者。也可以用于须发早白、干枯、脱发等。

注意事项：如腹胀、舌苔厚者，去阿胶、生地、麦冬。

(9) 退热汤

小柴胡汤的加减方，病毒性感冒方，具有辛凉退热发汗的功效，适用于上呼吸道感染、汗出而热不退者。

处方：柴胡 40 克、黄芩 15 克、生甘草 10 克、连翘 50 克。以水 1300 毫升，煮取汤液 500 毫升，每次服 100～150 毫升，每 2～3 小时 1 次。儿童减半。

适用病症：病毒性感冒的持续性发热，汗出而不畅，面红身热，或咽喉痛，或咳嗽，或头痛等。

注意事项：如汗出热退，即可停服。如服药 3 次，仍然不得大汗，则要改方。

(10) 桂苓加大黄牛膝方

桂枝茯苓丸加味方，瘀血病方，具有活血化瘀攻下的功效，适用于妇科病见瘀血者。

处方：桂枝 15 克、茯苓 15 克、赤芍 15 克、丹皮 15 克、桃仁 15 克、怀牛膝 30 克、制大黄 10 克。以水 1100 毫升，煮取汤液 300 毫升，分 2~3 次温服。

适用人群：月经稀发或闭经、漏下、痛经，其人面黯红、烦躁不安、便秘、腰腿痛、小腹部充实压痛者。

适用病症：子宫内膜增生、子宫腺肌症、痛经、闭经、多囊卵巢综合征、卵巢早衰、经期过长、盆腔炎等。

(11) 柴归汤

小柴胡汤与当归芍药散的合方，妇人病方，具有调气血、祛风湿、除寒热的功效，适用于自身免疫性疾病、内分泌疾病以及女性体质的调理。

处方：柴胡 15 克、黄芩 5 克、姜半夏 10 克、党参 10 克、炙甘草 5 克、当归 10 克、川芎 15 克、白芍 30 克、白术 15 克、茯苓 15 克、泽泻 15 克、干姜 10 克、红枣 20 克。以水 1200 毫升，煮取汤液 300 毫升，每次服 150 毫升，每剂服 1~2 天。

适用人群：中年女性。其人多见脸色黄，疲劳感明显，情绪低落或抑郁；怕冷怕风，身痒痛，面部或两下肢轻微浮肿，月经量少或闭经，性欲减退者。

适用病症：桥本病、自身免疫性肝病、类风湿关节炎、风湿性多肌痛、慢性荨麻疹、免疫性不孕、红斑狼疮、黄褐斑、湿疹等。

注意事项：有过敏现象，或头痛肢体麻木、疼痛者，加荆芥 15 克、防风 15 克；如腹泻者，白芍减量；此方可以采用 1 剂服 2 天或者隔日服用的办法，一般服用 2~3 个月。

(12) 半张防风通圣散

防风通圣散的加减方，皮肤病方，具有清热散风的功效，适用于顽固性皮肤瘙痒性疾病。

处方：生麻黄 10 克、生石膏 30 克、制大黄 10 克、生甘草 5 克、荆芥 15 克、防风 15 克、连翘 30 克、薄荷 10 克、杏仁 15 克、桔梗 10 克。以水 1100 毫升，煮取汤液 300 毫升，每次服 150 毫升，每日分 2~3 次服完，以餐后服用为好。如儿童当减为 1/3 量，或每次仅服用 30~50 毫升。

适用病症：异位性皮炎、荨麻疹、日光性皮炎、接触性皮炎、湿疹等过敏性皮肤疾病。

注意事项：本方不宜空腹服用。如药后腹泻，可减轻大黄用量。

(13) 葛根芩连加大黄肉桂方

葛根芩连汤加味方，糖尿病方，具有清热升清通阳的功效，适用于 2 型糖尿病。

处方：葛根 40 克、黄连 5～15 克、黄芩 15 克、生甘草 10 克、制大黄 10 克、肉桂 10 克。以水 1000 毫升，煮取汤液 300 毫升，分 2～3 次温服。

适用病症：2 型糖尿病见口渴、善饥、疲乏、多汗者，或伴有心律不齐，血压、血脂、血黏度异常者。

注意事项：腹泻者，大黄可适当减少用量；黄连的用量可以根据血糖高低做相应调整。

(14) 大黄甘草解毒汤

黄连解毒汤与大黄甘草汤的合方，口腔黏膜病方，具有清热解毒的功效，适用于黏膜红肿糜烂、脉滑数者。

处方：黄连 5 克、黄芩 15 克、黄柏 10 克、栀子 15 克、大黄 10 克、生甘草 20 克。以水 1000 毫升，煮取汤液 300 毫升，分 2～3 次温服。

适用人群：体格壮实、面红油亮、口苦口干口臭、怕热汗多、心烦难眠、黏膜充血糜烂红肿、唇红舌红、脉滑或数者。

适用病症：口腔扁平苔藓、良性黏膜类天疱疮、白塞病、复发性口腔溃疡、牙周炎、牙龈炎、糖尿病、肛肠病等。

注意事项：本方极苦，中病即止。

(15) 三黄四逆汤

泻心汤与四逆汤的合方，寒体热病方，具有清上温下的功效，适用于以烦躁、出血、心下痞、口疮而腹泻、精神萎靡、舌淡、脉弱为特征的患者。

处方：大黄 10 克、黄连 5 克、黄芩 5 克、制附片 10 克、干姜 10

克、甘草 5 克。以水 1000 毫升，煮取汤液 300 毫升，分 2～3 次温服。

适用人群：中老年人。其人肤色黝黑或黄黯，食欲旺盛但易于腹胀、腹泻，舌胖大，脉沉弱。

适用病症：上消化道出血、血小板减少性紫癜、再生障碍性贫血、鼻衄、心肌梗死、慢性胃炎、胃及十二指肠溃疡、高血压、中风、失眠、头痛、痤疮、口腔溃疡、多囊卵巢综合征等。

（16）柴苓汤

柴苓汤是小柴胡汤和五苓散的合方，具有和解表里、健脾疏肝、理气行水的功效，可改善肝肾功能，双向调节水负荷状态，调整免疫状态，减轻放化疗的不良反应，广泛运用于临床各科多种病证的治疗中，尤以水液代谢障碍、自身免疫性疾病为多。

处方：柴胡 20 克、黄芩 10 克、姜半夏 10 克、生晒参 5 克、生甘草 5 克、白术 20 克、茯苓 20 克、猪苓 20 克、桂枝 15 克、泽泻 20 克、干姜 10 克、红枣 20 克。以水 1200 毫升，煮取汤液 300 毫升，分 2～3 次温服。

四、男科圣手徐福松

1. 生平简介

徐福松（1940—2022 年），无锡江阴人。江苏省中医院主任医师，南京中医药大学教授、博士生导师，首届全国名中医，江苏省名中医，现代中医男科学创始人和奠基人之一。徐福松曾任江苏省中医药学会男科专业委员会主任委员、名誉主任委员，华东地区中医男性学分会副主任委员，中华中医药学会男科分会主任委员、名誉主任委员，中国性学会理事，中国传统性医学专业委员会副主任委员，亚太地区中医男科学会副理事长，国际中医男科学会副主席，享受国务院特殊津贴，为第四、第五批全国老中医药专家学术经验继承指导老师。

徐福松出身于中医世家，自幼跟随其父著名儿科专家徐惠之、舅父许履和学医，尽得父辈薪传。许履和父许锦昌曾受业于邓星伯，许履和秉承家学，后师从龙砂伤寒大家朱少鸿，私淑龙砂名医柳宝诒、王旭高学验，增评《柳选四家医案》，整理王旭高《外科证治秘要》，融龙砂、孟河两派精髓。徐福松1958年7月进入南京中医学院（现南京中医药大学）针灸训练班进行学习，师从龙砂医家承淡安弟子、针灸学家邱茂良，毕业后进入江苏省中医院针灸科工作。1962年9月，从针灸科转入外科工作，继续跟从其舅父许履和学习。1980—1981年间，徐福松到上海中医学院全国外科高师班进修，得到了顾伯华、顾伯康两位外科大家亲授。

徐福松是现代中医男科学创始人和奠基人之一。1974年，徐福松在江苏省中医院创建男性专科门诊，结束了现代中医没有男科的历史。1993年3月，男性专科升格为一级临床学科——男科。2007年5月，在徐福松的领衔下，成立南京中医药大学男科学研究所。

徐福松在繁忙的临证之余，笔耕不辍，著作丰硕。其代表性专著有：1980年，编著《许履和外科医案话集》；1983年，编著《增评柳选四家医案》；1987年，编著出版《实用中医泌尿生殖病学》，标志着男性泌尿生殖病的中医诊疗体系初步建立；1991年，编著《男性病治疗》，对男性疾病提出中西结合诊疗规范；1993年，对应于妇科的经、带、胎、产，编著《男科纲目》，提出"腺、性、精、育"男科四大主症；1996年，编著《男科基础与临床》；2008年，编著《男科临证指要》；2009年，《徐福松实用中医男科学》出版，标志着独具特色的徐福松中医男科学诊疗体系已经形成；2011年，编著《徐福松男科医案选》等。

徐福松从事中医临床、教学、科研工作60余年，奉献在男科一线，终成一代名医、现代著名中医男科学专家。徐福松培养了一大批中医男科学人才，是龙砂医派走出去的一代临床大家和医学教育家。

2. 学术思想

（1）"腺、性、精、育"四大纲要

徐福松结合中医传统理论与现代西医学内容，将"腺、性、精、育"作为男科疾病谱的四大纲要。徐福松认为，性功能（性）和生殖功能（育）的解剖、生理、病理学基础是主性腺和副性腺（腺），生殖功能又是腺、性加上精液（精）的复合体，它们相互区别又相互联系。腺、性、精、育四者的关系："腺是基础，性是外象，精是物质，育是结果"，它们既有明确的区别，又有紧密的联系，不能相互或缺。从生理上讲，"腺是基础"是指男性特有的性征和功能的体现，首先要依赖于"腺"之功能的正常，只有腺体分泌精微物质功能正常，才能有生长发育障碍、性功能以及生殖功能的正常运行；"性是外象"指男性的第二性征的表现、性活动等功能体现；"精是物质"，精主要指生殖之精，亦指生长之精，精是腺的功能发挥的承载物质，男性的生长发育及生殖功能均需"精"这一物质来实现；"育是结果"，腺和性的功能正常，才能有正常的生育能力，而男子性活动目的之一即是生育繁殖，所以说育是结果。从病理上讲，腺之功能失调紊乱，必致后三者一系列的疾病发生。如腺体有病，常会导致生长发育障碍、性功能障碍和精液异常，进一步导致不育之后果。

腺纲类疾病包括睾系疾病，常见的包括先天性（如隐睾）、化脓性（睾丸炎、附睾炎、精囊炎）、特异性（如附睾结核、鞘膜积液）、损伤性（如睾丸外伤）、肿瘤性（如睾丸肿瘤、附睾囊肿等）；精囊腺疾病主要包括急慢性精囊炎、精囊结核、精囊肿瘤等，其中以精囊炎最为多见；前列腺疾病，主要有前列腺炎、前列腺增生、前列腺肿瘤等。

性纲类疾病主要指外生殖器疾病和性传播性疾病，包括：性器官疾病如先天性阴茎短小、感染性阴茎头、包皮炎、阴茎结核、阴囊脓肿、坏疽、湿疹、阴茎癌、纤维性阴茎硬结症、阴茎易勃、尿道狭窄、尿道瘘等；性功能疾病如性欲亢进、阴茎勃起功能障碍等；还有现代医学概念上的性病如梅毒、淋病、软下疳、艾滋病等。

精纲类疾病包括排精异常如不射精、早泄、遗精等；精液异常如精液量多、精液量少、血精、脓精、精液黏稠不液化、精液稀薄清冷等；精子异常是指精子发生、成熟、储存和获能诸环节产生无精子、少精子、精子增多症，死精子症，精子活率异常、高精子畸形症等疾病。

育纲类疾病包括男子节育、男子不育、优生优育等。徐福松特别提出优生优育等要素，如慎重选择生育配偶，需要适龄结婚和生育，注重性生活质量，非时不孕，配偶怀孕后要注重孕妇的生活和情绪的护理，并且整个孕育过程中要尽量防治遗传或传染性疾病。

（2）"禾苗理论"，治疗阳痿

阳痿是指阴茎不能勃起或勃起硬度不足或勃起持续时间不足以完成正常性交的病症。徐福松认为，阴茎的勃起是由心、肝、脾、肺、肾五脏，经络以及气血津液相互协调作用的结果。对本病病机的认识，长期以来肾阳亏虚论一直占主导地位，导致补肾壮阳之法渐成"泛滥成灾"之势。

随着时代的变迁，人们的体质和阳痿的病因已经有很大的改变，徐福松受清代医家韩善徵《阳痿论》启发，推求阳痿本质，认为肾中阴精的盛衰为最主要的因素，肾阴损伤，阴伤及阳而成本病者甚多。结合其长期男科临床实践，发现阴虚致痿者越来越多，其原因有四：一是当代社会随着人口的增多，环境污染，气候变化，周围环境变化使人更易阴亏；二是生活方式改变，夜生活增多，生活压力增大，辛辣厚味饮食，常使肾之真阴受损，阴精暗耗；三是当今社会变革，随着竞争激烈，工作压力亦加大，人际关系紧张，由此心阴暗耗，进而戕伐肾阴；四是目前医疗市场温肾壮阳药充斥，医生及患者滥用壮阳之品成风，即徐福松所谓医源性或称药源性"阴亏"。故徐福松指出，见阳痿之病，首先当分清虚实，分清肾之阴阳、肾气肾精之间关系。在治疗时不要盲目地使用补肾壮阳的中药制剂，在临床上常见阴虚阳痿患者，使用壮阳补肾药物越多，其阴茎勃起功能障碍症状越重。徐福松将此现象比喻为给一株枯萎的禾苗加强光照（壮阳），结果是禾苗更加枯萎，这时，本该是向禾苗浇水（滋阴），而不是相反地予以烈日曝晒（壮阳）。并宗丹溪之法，见阴虚阳痿者，则以滋阴补肾为大法，并在大堆滋阴降火药中少佐补肾温阳之品，由此创制了著名的治疗阴虚阳痿名方"二地鳖甲煎"。二地鳖甲煎重用地黄为君药，辅以大队养阴补肾之药物，仅佐以少量温阳药物，本方乃取阴中取阳之义，临床疗效显著。

（3）内肾外肾，推陈出新

徐福松经过自身的临床经验，予以总结、归纳、思考后，结合古今中医医家的成就，明确了内肾、外肾理论，并详细说明了内肾和外肾理论的精髓、要点。其主要学术思想为：内肾主水，与现代医学解剖泌尿系统相似；外肾主精，相当于现代医学解剖学中下丘脑-垂体-性腺轴系统以及外生殖器官；内肾、外肾合而为中医肾。

徐福松认为，所谓中医肾可以与现代医学意义上的泌尿系统、生殖系统、内分泌系统相类似，两者在生理、病理上相互联系，相互影响，所以在治疗上既要作为一个整体考虑，又要区别对待。本理论的进一步研究成果是完善了"奇恒之腑"。徐福松根据其"肾（外肾）—精室（男子之胞）—奇恒之腑"这一学术思想，在国内首次精辟地提出"精室当为奇恒之腑"新概念，这一新理论，丰富了中医"奇恒之腑"概念，改变了传统中医论述奇恒之腑时，男性只有5个，较女性少一个的现象。经典的中医古籍中记载，女子奇恒之腑有脑、髓、骨、脉、胆、女子胞6个，而男性只有脑、髓、骨、脉、胆5个。徐福松认为，男性亦有与女子胞相对应的器官，即男子胞（又名精室），其藏象学意义上相当于现代医学的附睾、睾丸、前列腺、精囊等器官。在结构上其形体中空而类似于腑，因睾为肾之所主，故其与肾关系密切。在功能上，精室（男子胞）主要功能是生产、贮藏生长发育和生殖之精，所以从结构和功能两方面来看，精室与奇恒之腑基本功能特点相符合，即似脏非脏，似腑非腑，可以认为其为奇恒之腑。徐福松明确指出了男科病总病机，认为病理上的阴阳寒热虚实，最后都可与肾的病变相关联。中医的肾，既主生殖功能，又主性功能。徐福松说："肾者，男科病病机之枢要也。"临床上常见肾首先发生病变，然后通过脏腑或经络关系影响到其他脏腑或经络，也有的患者是其他脏腑首先发生病变，进而影响到肾之功能，导致或是肾阴、或是肾阳、或是肾精的亏损，所以说男科疾病的发病机制，总离不开"肾"。

（4）遣方用药，轻平灵动

徐福松在遣方用药上常溯源求本，旧为新用，师古不泥，并创立新方。如将程氏萆薢分清饮和菟丝子丸化裁，创立了著名的萆菟汤，补肾导浊，用以治疗慢性前列腺炎每获奇效。用《外科全生集》名方枸橘汤加味治疗睾丸炎、附睾炎、精索静脉曲张等睾系疾病。用水陆二仙丹加味治疗遗精、早泄、不育症等皆有良效。同时徐福松又善于创立新方用于临床，如酸甘化阴汤治疗精液不液化；聚精1号方、聚精2号方分别治疗阳虚、阴虚型少精子症；精泰来颗粒治疗男性免疫性不育；起痿1号方、起痿3号方、二地鳖甲煎、熟地二香汤等治疗肝郁不疏、脾肾两虚、阴虚火旺、命门火衰型阳痿，效果卓著。徐福松治疗疾病时善用药对：如使用粉萆薢、菟丝子治疗精浊，取萆萆之分清浊，菟丝子之补肾固精之功用，补泻兼施，切合其治疗男科疾病的基本大法；蒲公英、陈葫芦治疗前列腺增生，利水除湿，药性平和，全无耗气伤阴之顾虑；另外还有用金樱子、芡实治疗脾虚证弱精子患者；苍耳子、辛夷花治疗不育症；芍药、甘草治疗精液不液化；绿豆衣、蛇舌草治疗畸形精子症；葛根、石斛治疗勃起功能障碍；半夏、夏枯草治疗失眠等。

徐福松继承其舅父许履和之经验，用药以轻、平、灵为主要特点。在药物剂量上不追求大剂重量，一般用药以 10～15 克为主，矿物类质重药物亦不过 20～30 克，一些苦寒较重药物或质地轻灵药物或佐药，常用 3～6 克，如石菖蒲，在治疗精浊时常用 3 克，常谓取其药性而已，在治疗功能性不射精时，用量亦不过 6～10 克。而对于苦寒较重的"三黄"（黄芩、黄连、黄柏）、龙胆等药物，每味只用 3～5 克，中病即止，谓防其过用伤正。另外，徐福松喜用虫类药物或血肉有情之品，如用水蛭、紫河车治疗无精子症，蜈蚣、鹿角霜治疗勃起功能障碍等。

3. 对男科疾病的证治经验

（1）精浊诊治经验

精浊即慢性前列腺炎，徐福松认为，本病病程漫长，病位主要在肾与精室，病因病机非常复杂，临床常见病机为肾虚湿热。湿热之邪下注，扰乱精室，精离其位，久病伤正或肾气本虚，精关不固，最后导致湿热之邪与败精白浊混杂，气血瘀滞，三者互为因果而成本病。本病实证常见于青年患者，或因所愿不得，引动相火，或由于忍精不泄，败精流注，或由于喜食膏粱肥厚，辛辣酒类，或由于不良卫生习惯，或由于不洁性交，感染邪毒，均导致本病；虚证常见患者素体本虚，或因久病伤正，脾肾两虚，脾虚则湿盛，肾虚则精关不固。由实证渐至虚实夹杂是其病理发展的一般规律：肾虚为本，湿热为标，病久气血凝滞，经络不畅，发展为瘀滞变证，是其总的慢性发展过程。

精浊一病，其临床表现可谓症状多端，其在现代医学分类亦有多种，据其病名，其典型症状为尿道口有"滴白"现象，常发生于排尿终末期，或见于大便偏干用力努挣时。多数患者伴有排尿症状，特别是排尿刺激症状如尿频、尿急，排尿灼热不适感，亦有排尿梗阻症状如尿等待，排尿尿线分叉，尿后余沥不尽感。疼痛症状可出现于多个部位，常见会阴、腰骶部及耻骨区隐痛或不适，有时会放射至阴囊睾丸部位，或见于大腿内侧不适。有部分患者还可见性功能下降的表现，如勃起不足，不能完成性交，或性交时阴道内潜伏期短，即所谓早泄现象。有部分患者伴见精神症状，如失眠、焦虑、抑郁，甚至出现自杀倾向。在临证时亦可结合现代医学诊疗手段，如直肠指检，了解前列腺的大小、质地、压痛情况，如前列腺液常规、前列腺液细菌培养、泌尿系 B 超检查，对其分型及治疗均有指导意义。

对于精浊的治疗重点，徐福松强调要分清虚实，补泻兼施，并注重健康教育。其常将此类疾病分为湿热下注、瘀血阻络、中气不足、肾元亏虚 4 种证型。其中湿热下注和瘀血阻络两证多属实证，而中气不足、肾元亏虚两证属于虚证。湿热下注证患者，常以清热化湿，分清泌浊为主，方选萆薢分清饮或公英葫芦茶方化裁；瘀血阻络证，需瘀热并清，方选王不留行汤加减；中气不足，脾胃虚弱患者，宜益气健脾，兼予化湿，方选补中益气汤、水陆二仙丹方增损；肾元亏虚患者，往往病程较长，病机复杂，虚实互见，补虚常用菟丝子丸方，泻实常加萆薢、马鞭草之类。徐福松虽将本病分为常见 4 型，但认为临床上单纯实证或单纯虚证出现者少见，而虚实夹杂者最为多见。据此，徐福松根据先人经验及自身摸索，将程氏萆薢分清饮及菟丝子丸两方有机结合，创制了"萆菟汤"方，其组方原则是补肾导浊，消补兼施。药物组成为萆薢、菟丝子、五味子、牡蛎、石菖蒲、莪术、马鞭草、青黛、生草梢等。

根据前列腺的解剖及本病的病理特点，除使用内服药物外，徐福松还注重外治疗法，包括使用其外用验方"前列 3 号方"，其功用主要是清热解毒，理气活血止痛，煎汤保留灌肠或温水坐浴，使药物直接作用于病所，改善循环，促进炎症吸收，进而对局部症状如疼痛等有明显缓解作用。

徐福松认为，男科患者多见合并郁证，这种精神危害并不亚于前列腺炎疾病本身。常见一些患者因病致郁，严重影响工作、生活。所以本病的精神治疗与药物治疗同样重要，徐福松极其注重对精浊患者的心理疏导工作，耐心进行健康教育：在生活习惯上要求患者避免久坐、忍精不泄、憋尿、辛辣饮食及过量饮酒，需有规律的性生活等，使之明白本病特点，充分发挥患者能动性，提高其战胜疾病的信心，如此医患双方共同努力，方能达到最佳疗效。

（2）阳痿诊治经验

阳痿，又称阴茎勃起功能障碍，是指男性阴茎持续（至少 6 个月）不能达到和维持足够的勃起硬度以获得满意的性生活。

对于阳痿之病机，徐福松认为以肾为主，并且与心、肝、脾、肺关系密切。根据《黄帝内经》记载，肾之功能主藏精，司作强，"伎巧出焉"，所以男性阴茎勃起之功能主要由肾所主；另外，肝主疏泄，肝气至则阴茎萌动，所以肝亦参与阴茎勃起活动；心主神明，为情欲之府，也参与人类性欲与阴茎勃起功能；肺朝百脉，与肾共主一身之气，金水相生，故肺与肾在人体之气阴两方面相互倚重；脾主运化摄纳，以后天之精奉养先天，若脾运不健，气血生化乏源，肾精亏虚，而成阳痿。所以只有人体五脏功能正常，阴茎的勃起功能才得正常。如果人体五脏功能失调，进而气血失调，经络失和，则阴茎勃起功能不能正常进行，终成本病。

本病之病因，徐福松归纳总不外乎虚实二端。虚证以肾之阴阳偏衰为多，肾阳不足者见于年老体衰，或先天不足，禀赋不充，肾阳本虚，或房事过度，肾精暗耗，或久病患者，脏腑受损，致阳虚宗筋无以温煦。肾阴不足常见于青年患者，纵欲过度，肾阴耗损，阴虚及阳；或消渴患者，肝肾阴虚，宗筋无以为润；心脾两虚者，或因思虑过度，心神受损，脾虚运化无力，气血不足，无以充润宗筋而成阳痿；心肾不交者，常见君火偏旺，耗损心阴，水火不济，而成本病。

徐福松强调，阳痿临证时首先要分清是虚证还是实证，或是虚实夹杂之证，尤其要分清肾虚三证的细微区别。三者在临床上各有表现特点，肾阳不足者突出表现是阴茎不能勃起，或举而不坚，性欲下降，怕冷肢寒，大便溏，舌质淡，苔薄白，脉沉细；肾阴亏虚者表现为虽有性欲但勃起举而不坚，不能完成性交，五心烦热，夜寐盗汗，口干，舌质红，苔薄少，脉细；肾精不足者常可见到阴虚阳虚症状共存现象，主要表现为不能勃起或勃起不足，性欲不强，乏力易疲劳，腰膝酸软，自汗盗汗，口干，舌质淡红，苔薄少。以上三者，在当代以肾阴亏虚证最为多见。

而实证常见有肝郁不疏、湿热下注、瘀血阻络等；肝主疏泄，疏导全身之气机，若患者情志不遂所欲不得，或压力过大，焦虑过度，均可导致肝之疏泄功能失常，肝气郁结，气血运行不畅，形成肝郁性阳痿。湿热下注证患者常见平时喜食辛辣肥甘，饮酒过度，致脾胃湿热内蕴，或身形较胖，素为痰湿之体，也有因不洁性交，感染淫毒秽邪，均可致湿热下注宗筋，终成不用。瘀血阻络者常见于因意外外伤，或手术所致，或痰湿之体致瘀血内阻，宗筋失养而致痿废不用。

无论虚证阳痿或实证阳痿，两者并非相互独立，在病理过程中可相互影响、转化或并存。如实证患者，久病必致气血阴阳偏虚，脏腑受损，而虚证患者，正气不足，必致邪气所干，进而形成虚实夹杂之证。临床务必仔细端详。

对于本病的治疗要点，徐福松强调，要注重补泻兼施，避免盲目壮阳，并创制了较多验方，在辨证的基础上使用疗效较为满意。阴虚火旺者常用二地鳖甲煎方，本方以养阴清热药物为主，佐以少量补阳之品，取阴中求阳之意，主要组成药物有生地黄、熟地黄、枸杞子、丹皮、丹参、金樱子、牡蛎、甘草、白芍等；肾阳不足者常用还少丹方化裁，在补肾同时注重健脾，脾肾双补，先天后天并重，方可取得良效；心脾两虚者宜健脾安神，方药常用归脾汤方；肝气郁结者有自制验方起痿1号方，方中重用白蒺藜，要求若无禁忌可用至30克；肾虚湿热者，常用验方萆薢汤，补肾导浊，补泻兼施，主要药物有粉萆薢、菟丝子等，其药性平和，化湿清热而不伤正，补益肾气而不恋邪；肝胆郁热患者常使用小柴胡加龙骨牡蛎汤，奏疏肝利胆、清心镇惊、交通心肾之效，而痿自愈；胆热痰扰患者则用温胆汤或黄连温胆汤治之；瘀血阻络者常予活血化瘀，可选用活血散瘀汤等。

徐福松还指出，阳痿病之病机往往并非单纯致虚证或实证，而虚实夹杂之证最为多见，在有器质性病变的同时，往往合并不同程度的心理障碍，所以要辨证地看到虚实，常需补虚泻实并举，心理治疗和药物治疗同样重要，对于患者的性健康教育及饮食起居等生活习惯应予必要的指导。特别提倡患者夫妇在治疗过程中共同参与，鼓励配偶积极支持配合，如此方能收到事半功倍之效果。

（3）遗精诊治经验

遗精病乃指成年男性在非性交、非手淫时，而是在睡眠中发生精液外泄的现象。徐福松首先提出，所谓遗精实质上有生理性遗精和病理性遗精之区别，大多数成熟的未婚男性或婚后夫妇分居的男性，出现每月1～4次遗精现象属生理现象，即所谓"精满自溢"，往往不必进行特别治疗。如果出现频繁遗精，以每周2次以上为度，而且伴有明显的不适感，如遗精后神疲乏力、头昏眼花、腰膝酸软、会阴不适等症状，徐福松将之归为病理性遗精，可酌情治疗。

徐福松认为，凡五脏之病，都可引起遗精，不独肾也，与心、肝、肾关系密切。本病之病机有虚有实，虚者常见因房劳过甚或久病正衰，实证常见君相火旺、肝经湿热。若性梦频繁，梦色而遗精者，常为心火偏旺，暗耗肾水，心肾不交，即所谓神摇于上，精泄于下，其病位主要在心；无梦而遗，醒后才知者，大多为肺肾气虚，肾气虚损则精关不固，病位主要在肺肾；有每遇劳累后即发生遗精者，为脾气虚弱，固摄无力，病位主要在脾；若有淫梦频频，玉茎发痒，口苦黏腻者，此为肝经湿热，病位主要在肝。总之，本病实证多在心、肝两经，虚证多在肺、脾、肾。

对于治疗，传统上一般以补肾固涩为大法，徐氏指出，需补虚泻实，并注重调摄心肾。在正常生理状态下，人体心火与肾水阴阳相济，相互制约，即所谓"心肾相交"。病理状态下，心火亢盛或肾水不足则出现心肾不交，进而有梦而遗（精）。心主神明，包括人类性欲和性功能，喻嘉言亦有"心为情欲之府"的论断。而精之藏制在肾，心火偏旺，肾水不足，则必然会动摇精的藏泄，出现遗精现象。所以本病治疗首先注意降心火，补肾水，调摄心神。临证时应分清新病、久病，虚证、实证分而治之，如此更为合理有效。分型治疗如下：湿热下注证，重者予龙胆泻肝汤，但此方不宜久服，恐其伤正，应中病即止，轻者可予萆薢分清饮方化裁；君相火旺者宜清心火，补肾水，予封髓丹或三才封髓丹方化裁；肾阳不足、精关不固者，常用补肾涩精之法，方选五子衍宗丸、金锁固精丸方增损；脾气虚弱、气不摄精者，予健脾益气固精，方选归脾汤、妙香散等。

此外，徐福松特别重视引起遗精的其他病因治疗，如包皮过长者，其龟头及包皮内板常藏污纳垢，引起龟头包皮炎，炎症刺激阴茎神经，引起遗精频频，且大多为有梦而遗，此时建议治疗包皮龟头炎，甚至建议行包皮环切术。也有或因被褥过重，或因睡眠时手足露于被褥之外，或因睡前用冷水洗足，因不良刺激而出现遗精，若此则嘱患者改善生活习惯，而遗精自除。徐福松特别强调心理疏导，对患者进行健康教育，力排"一滴精十滴血"的错误认识，让患者放下思想包袱，避免心神慌乱，四处投医。

（4）免疫性不育诊治经验

免疫性不育在中医学无相应病名，对本病的认识几乎没有相应的论述。徐福松根据本病的临床特点，认为本病是中医"无子""求嗣"的一个亚型，率先提出"本虚标实"的辨证思路，并在此基础上创制了治疗抗精子抗体阳性的转阴系列方，疗效显著。

现代医学认为，本病的病因常见有感染、损伤等，而抗精子抗体来源于血清或精浆，分别与系统或局部免疫反应有关。所以本病的发病基本病理是患者全身或局部免疫系统功能紊乱，而且以细胞免疫为主，体液免疫为次。徐福松结合临床观察，认为本病病理性质为虚实夹杂、本虚标实之证。本虚为肺、脾、肝、肾，标实为湿、热、瘀血常见。进而指出本病病机可以总结为正虚邪恋，以肝肾阴虚多见，其次见于肺脾气虚；邪实以湿热瘀血为常见，即正气不足，导致病邪所凑，湿热入于营血，瘀血阻滞精室、精道，气血不畅，经络阻隔而成本病。

徐福松根据临床实践，认为临床所见抗精子抗体阳性患者最常见表现有两种。其一是表现为腰膝酸软，头昏耳鸣，口干喜饮，小便偏黄，时有便干便秘，睡眠出现盗汗，或有五心烦热明显等肝肾阴虚火旺症状；其二是表现为患者平时易患感冒，有鼻塞、流涕、咳嗽等上呼吸道感染的肺气虚症状，也有见食欲较差、食后腹胀难消、大便易溏、肢倦乏力等脾气不足的表现。肾虚瘀热证特点为腰膝酸软，乏力口干，头昏耳鸣，排尿余沥不尽，大便偏干，舌红夹紫，苔薄少，脉细数等。不同证型可以相互影响、相互转化或兼而有之，尤其是肝肾阴虚患者，病久可致气阴两虚，更易于感染，出现湿热、瘀血之邪并存的局面。

免疫性不育的治疗，徐福松认为，根据其病机特点，按补虚与泻实并举的治疗大法往往能收到满意的疗效。肝肾阴虚者，宜滋补肝肾，兼清湿热，方选六味二碧散方，常用药物有生熟地、山萸肉、淮山药、丹皮、泽泻、茯苓、碧玉散、碧桃干等；肺脾气虚者以补肺健脾为要，方选参苓白术散方化裁，常用药物有太子参、白术、扁豆、陈皮、茯苓、莲子、甘草、砂仁、薏苡仁、桔梗、黄芪等；肾虚瘀热证常补肾、清热、活血并举，方选徐福松验方"精泰来"，主要药物组成有生地黄、生蒲黄、白花蛇舌草、泽泻、桑寄生、益母草、生鳖甲、丹皮等。临床及实验研究提示，精泰来颗粒对免疫性不育患者免疫系统有明显调节作用，其临床有效性及安全性均很可靠。

徐福松根据中医"精血同源"理论，在上述辨证治疗的同时，可酌情加入补血、活血或能清利血分之热的药物，其经验用药有当归、白芍、地黄、川芎、生蒲黄、土茯苓、白花蛇舌草、鸡血藤等药物。在治疗免疫性不育症时，使用较多清热解毒及性味寒凉的药物，有时会出现抗精子抗体转阴，而患者的精子活动力却下降的尴尬局面，所以在使用汤药时可根据患者的阴阳寒热，适当口服聚精丸、五子补肾丸等平补肝肾之药物，往往能避免精子活力下降。

（5）早泄的诊治经验

早泄，在我国古典医籍中也有称作"鸡精"，清代龙砂医家沈金鳌称其"未交即泄，或乍交即泄"，即描述性交时阴道内射精潜伏期较短。历史上中医对本病一直没有专门篇幅论述，其论述常散见于阳痿、遗精、种嗣等篇内。但本病在性功能障碍疾病中所占比例较高，且现代医学对早泄的病因尚缺乏完整的认识。

徐福松认为，早泄的发生与心、肝、肾关系密切，其藏在肾，其动在肝，其制在心。巢元方在《诸病源候论》所述"肾气虚，故精溢也"，肝主疏泄，而心是神明之主，心、肝、肾三个脏器共同组成了精关的开阖功能。如果肾气充实，肝之疏泄功能正常，心神得养，那么就能达到阴平阳秘、藏泄有度的正常生理状态。反之，则肾虚不能封藏，阴阳不和，肝郁疏泄失度，心神失养，君火偏旺，暗耗肾水，精关不固，开合失司，则可出现未接即泄或插入即射症状。而本病还有因脾肾不足、肾气虚衰、封藏失固的脾肾阳虚型早泄；以及因湿热下注，扰动精室、精关，致精液闭藏失约的湿热型早泄。

徐福松强调，此病的临证重点是需分清原发性、继发性，以及是心理性还是器质性早泄。原发性早泄是患者在首次性生活时就出现过短的阴道内射精潜伏期，继发性早泄是指患者过去的射精功能正常，之后出现射精过早的现象。徐福松认为，大部分早泄属于心理性早泄，临床上常见患者伴有情绪焦虑，思想负担较重，甚至惧怕进行性生活。而器质性早泄所占比例较小，常见于伴腰椎病变、包皮过长、系带过短、有龟头炎或者泌尿系炎症的患者。

中医分型要鉴别其虚实，实证如肝经湿热者，症见早泄，性欲偏亢，口苦口干，小便黄，心烦，情绪易怒，阴囊潮湿，舌质红，苔黄腻，脉弦滑数；虚证如阴虚火旺者，一般性欲尚可，性交时过快射精，伴见腰膝酸软，五心烦热，睡眠不佳，常有盗汗，舌红、苔少，脉细数；肾气不固者常见性欲减退，性交早泄，时时遗精或滑精，腰酸肢软，夜尿频多，舌质淡胖，苔白，脉弱；心脾两虚者，性交早泄，性欲下降，勃起欠坚，面色少华，容易疲劳，肢体倦怠，自汗，食欲不振，大便溏薄，舌淡、苔白，脉细。

徐福松认为，治疗本病当忌滥施壮阳补肾或收敛固涩之品，应在辨证论治的基础上针对性治疗，补肾应以平补为主，避免峻补，滋阴谨防滋腻，壮阳不宜过分温燥；祛邪应避免苦寒大泻治法，而是用甘淡之法最为得当。更应避免一见早泄便用收敛固涩治法，若用之于实证或虚实夹杂证患者，便有"闭门留寇"之虞。治肝之法，徐福松提倡以柔肝敛肝为主，善用白芍、乌梅，常使用芍药甘草汤、乌梅甘草汤等方药，少用或尽量不用疏肝之品，因为早泄病因之一即为肝之疏泄太过，即使使用疏肝之法，也常只用柴胡3～5克。

对于阴虚火旺型患者，予滋阴潜阳，方选大补阴丸或知柏地黄汤方或三才封髓丹方，常用药物有知母、黄柏、龟板、牡蛎、龙骨、丹皮、金樱子等；肾气不固型予补肾固精法，方选桂附地黄丸和桑螵蛸散化裁；湿热下注者，邪实重者用龙胆泻肝汤，邪实轻者用萆薢分清饮方；心肾不交者予交通心肾，清热敛精，常用天王补心丸、黄连阿胶汤方；心脾两虚者，常用归脾汤方和水陆二仙丹。

徐福松还提倡在药物治疗的同时进行行为治疗，提倡夫妇共同参与，如性感集中训练、性交时动停结合法、落水冲击法等，以期改善患者耐受性，提高射精阈值，提高对射精的控制能力。徐福松还特别重视对患者的心理疏导，认为这也是治疗本病的重要手段，使患者正确对待早泄，消除其悲观想法，解除思想顾虑，树立能治愈疾病的信心。

（6）弱精子症的诊治经验

精子活动力低下是男性不育最常见的原因，中医古典文献中没有"弱精"这一名词记载，但可见类似于"无子""精寒""精冷"等称谓。

徐福松将本病之主要病机总结为肾虚为本，常兼湿热瘀血之邪。中医理论认为，肾藏精，主生殖，肾气充而天癸至，故男性精满有子。若先天不足，或久病伤正，或他脏病及肾，导致肾精不足，精亏血少，化精乏源则成本病，所以本病的病位主要在肾。肾与其他脏腑密切相关，若他脏先病，气血失和，病及肾脏，亦可致肾之精气减少，封藏失司，肾阳化气障碍，精失所养，精子活力缺乏。此外，还有湿热蕴阻，下注精室或瘀血阻络，经络不畅，扰乱气血也可导致弱精子症。

弱精子症的原因非常复杂，本病之辨证，常需结合患者全身症状来确定病情之阴阳寒热虚实。更有部分患者无其他明显不适症状，常因配偶不孕而来就诊，故本病的诊断一定要结合实验室检查结果。诊治本病的时候要询问患者生活习惯、工作环境，发现有无影响精子活力的因素，还一定要注重全身状况，如性激素水平、甲状腺功能、是否有严重的糖尿病等基础疾病，有无泌尿生殖系统感染，患者睾丸、精索静脉、阴茎及第二性征发育情况均应得到足够重视。精液检查要重视抗精子抗体情况。检查精液常规时需注意检查前的一般准备，如禁欲时间不宜过长，检查前无不良生活习惯如饮酒、过度疲劳、发热、泡洗桑拿或温泉等行为。初诊者应该多次检查精液常规（至少3次以上），综合考虑。

中医分型要仔细辨证，首分虚实。肾阳不足者，主要表现为精液清冷，精子活率低，活力低下，性欲下降，勃起不足，阳痿早泄，腰膝发冷，神疲乏力，大便溏，小便清长，舌质淡而胖，苔白而润，尺脉沉细无力；肾阴亏虚者，主要表现为精液量少，精子活力低，伴腰膝酸软，五心烦热，夜寐盗汗，口干喜饮，形瘦便干，舌苔少，脉细而数；气虚两虚者主要见精液稀薄，精子活力低下，性欲减退，面色少华，或有心慌心悸，头晕健忘，舌质淡，脉细无力；湿热下注者精液黏稠，活力低下，或有精液发黄，精液中有较多白细胞，精液不液化或液化不良，身体重着，肢体乏力，口苦口腻，性生活后睾丸会阴耻骨区胀痛不适，阴囊潮湿，小便短赤，大便黏滞，舌红，苔黄腻，脉弦滑或数；瘀血阻滞者，常表现为精液量少，精子活力低，时有睾丸部坠痛或少腹刺痛不适，查体见附睾结节，质地偏硬，或有阴囊内蚓突状曲张之精索静脉，口唇常暗紫，舌质紫或有瘀斑，苔润，脉或细或涩。总之，少精子症的病因病机也不外虚实两端，虚证有肺脾肝肾之虚，实者以湿热、瘀血之邪常见。

本病治疗，众多医家以温阳补肾填精为治疗大法。但徐福松认为，本症病因病机虚实两端，并且虚证偏多，实证略少，而虚实夹杂之证并不鲜见，故该以补虚泻实为法，而且以补虚为主，泻实为辅。对实邪为主的患者，在祛除实邪的同时，也应少佐一些补肾之品，对临床症状不明显，所谓无症可辨者，大多宜从虚证立论，另外，徐福松指出"阴成形，阳化气"，对于所有弱精子患者，治疗时切勿过分伤及肾气阳气，要处处顾护之。

对于肾阳不足患者，宜温阳益肾填精，常予桂附地黄丸合五子衍宗丸方治疗；肾阴亏虚者，常予补益肺肾之阴，使金水相生，疗效更佳，徐福松自制验方聚精2号方临床疗效显著，常用药物有生熟地、枸杞子、沙苑子、南北沙参、天麦冬等；气血两虚者宜补益气血，选用八珍汤和四君子汤化裁；湿热下注者宜清利湿热，尽量避免大苦大寒之品，临床上常用萆薢分清饮或公英葫芦茶方，取其淡渗利湿，不伤正气，不求速效，缓缓图之；瘀血阻滞者，予活血化瘀通精，附睾疾患者常用红白皂龙汤，精索静脉曲张者常用血府逐瘀汤，还常在方药中配入枸橘、荔枝核等理气之品以加强疗效。

4. 自创常用验方

（1）萆菟汤

主治：阳痿、早泄、遗精、精液黏稠不化、脓精症、畸形精子症、慢性前列腺炎、血精、男性免疫性不育、精索静脉曲张、前列腺增生症。

处方：粉萆薢、菟丝子、枸杞子、沙苑子、续断、车前子、泽泻、牡蛎、山药、丹参、黄柏、石菖蒲。

（2）二地鳖甲煎

主治：阴虚火旺型阳痿。

处方：熟地、生地、菟丝子、茯苓、枸杞子、五味子、金樱子、鳖甲（先煎）、牡蛎（先煎）、丹皮、丹参、天花粉、川断、桑寄生。

（3）起痿 1 号方

主治：阳痿肝郁不舒证。

处方：蜈蚣、广木香、露蜂房、枸杞子、续断、怀山药、巴戟天、怀牛膝、公丁香、五味子、炙远志、酸枣仁。

（4）起痿 3 号方

主治：阳痿肾虚肝郁证。

处方：怀山药、山茱萸、茯苓、枸杞子、沙苑子、楮实子、金樱子、女贞子、怀牛膝、淫羊藿、巴戟天、小茴香、荔枝核、韭子、僵蚕。

（5）起痿壮阳汤

主治：阳痿脾肾阳虚证。

处方：太子参、黄芪、干地黄、枸杞子、仙茅、淫羊藿、沙苑子、韭子、锁阳、当归、僵蚕、九香虫。

（6）前列腺系列方

1）前列腺 1 号方

主治：湿热型慢性前列腺炎。

处方：金银花藤、紫花地丁、露蜂房、枸杞子、续断、怀山药、巴戟天、怀牛膝、公丁香、五味子、炙远志、酸枣仁。

2）前列腺 2 号方

主治：淤血型慢性前列腺炎。

处方：丹参、红花、炙乳香、炙没药、泽兰、赤芍、川楝子、香附、王不留行、小茴香。

3）前列腺 3 号方

主治：肝郁型慢性前列腺炎。

处方：延胡索、川楝子、青皮、陈皮、枳实、香附、龙胆、当归、小茴香。

（7）酸甘化阴汤

主治：肾虚型慢性前列腺炎。

处方：五味子、白芍、乌梅、天花粉、黄精、制首乌、海藻、昆布。

5. 医案萃选

（1）前列腺肥大案

万某，81 岁，1987 年 8 月 20 日初诊。

患者血尿 1 个月，尿浑浊，排尿不畅，有灼热感。查前列腺肥大，口不干，舌红、苔薄白，脉弦数。证为下焦湿热，血络受损。治宜滋阴降火，清利湿热。

处方：生地黄 12 克、牡丹皮 10 克、丹参 10 克、茯苓 10 克、赤芍 10 克、白芍 10 克、泽泻 10 克、碧玉散（包）15 克、栀子 10 克、车前子（包）10 克、黄檗 6 克、荔枝草 15 克、黛灯心草 6 克。

上药 2 剂后，血尿即止。

原方加天花粉 10 克，7 剂，予以巩固。

（2）精癃案

曹某，65 岁。2009 年 11 月 10 日初诊。

患者前列腺增生症病史 6 年，10 天前饮酒过度而致小便不利，继则点滴难出，在某医院诊为良性前列腺增生伴急性尿潴留，经留置导尿管及非那雄胺口服治疗，效果不佳前来就诊。刻下：小腹胀满，小便不通，大便干结。舌紫暗、苔黄，脉弦涩。诊为精癃，证属浊瘀阻塞。治宜活血软坚，行气化湿。

处方：当归 10 克、丹皮 10 克、赤芍 10 克、桃仁 10 克、枳壳 10 克、制大黄 10 克、怀牛膝 10 克、乌药 6 克、炮穿山甲片（代）6 克、王不留行 10 克、虎杖 10 克、车前子（包）15 克，7 剂，水煎服。

11 月 17 日二诊：患者排尿已能成线，略有排尿不适感，小腹胀满大减；大便通畅，舌紫红、苔薄腻，脉细弦。复查 B 超未见肾盂、输尿管积液。

　　处方：当归 10 克、牡丹皮 10 克、赤芍 10 克、桃仁 10 克、枳壳 10 克、生地黄 12 克、怀牛膝 10 克、乌药 6 克、炮穿山甲片（代）6 克、天花粉 10 克、茯苓 10 克、车前子（包）15 克，7 剂，水煎服。

　　11 月 24 日三诊：患者药后症状进一步缓解，诉排尿较治疗前通畅明显，无排尿不适，无明显小腹胀满，大便通畅，日行 1 次。舌紫红、苔薄，脉细弦。

　　处方：当归 10 克、牡丹皮 10 克、赤芍 10 克、桃仁 10 克、蒲黄（包）10 克、生地黄 12 克、怀牛膝 10 克、乌药 6 克、炮穿山甲片（代）6 克、天花粉 10 克、茯苓 10 克、车前子（包）15 克，7 剂，水煎服。

近年来，在国家中医药管理局以及省、市各级领导的关心下，龙砂医派五运六气及经方研究与应用，重现经典，方兴未艾，影响深远。龙砂医派影响力逐步提升，相关学术观点已成为学界热点，在全国掀起了学习龙砂医学诊疗方法的热潮，促进龙砂医派发展被写入《江苏省中医药发展条例》《中共江苏省委　江苏省人民政府关于促进中医药传承创新发展的实施意见》。《中共无锡市委　无锡市人民政府关于促进中医药传承创新发展的若干措施》《无锡市"十四五"中医药发展规划》都列有龙砂医派专门章节。《无锡市推动龙砂医学流派传承创新发展的实施方案》正在推进。龙砂医派在传承中焕发出勃勃生机，围绕文献整理、特色提炼、科研创新、学术推广、人才培养、科普宣传等方面做了一系列基础性工作，取得了一系列可喜的成绩。

一、实体与项目，齐头并进

目前龙砂医派的研究传承推广，以国家中医药管理局龙砂医学流派传承工作室项目、龙砂医学诊疗方法非遗项目、无锡市龙砂医学流派研究院，两个项目一个实体展开。

2012 年，龙砂医学流派传承工作室被国家中医药管理局作为"中医学术流派传承工作室（基地）建设项目"的试点单位率先启动，随后又被国家中

国医大师朱良春题词　　　国医大师颜德馨题词　　　国医大师夏桂成题词

医药管理局确立为全国首批 64 家中医学术流派传承工作室建设单位之一，2016 年以优异成绩通过验收，2019 年再次入选"第二批全国中医学术流派传承工作室建设项目"。国家中医药管理局龙砂医学流派传承工作室已经在全国设立近 40 个推广工作站，在全国范围培养了千余名龙砂医学流派传承人及后备传承人。

　　无锡市龙砂医学流派研究院是经中共无锡市委机构编制委员会办公室批复的专职从事龙砂医学流派研究传承推广的学术机构，目前与无锡市中医医院实行一个机构两块牌子模式管理。研究院下设五运六气研究所、经方研究所、养生治未病研究所、龙砂医学特色诊疗中心、龙砂书院。依托宜兴市中医医院设立了"无锡市龙砂医学流派研究院宜兴分院"，以及依托江苏省南北对口支援项目在宿迁市中医院、灌云县中医院先后成立了"无锡市龙砂医学流派研究院宿迁推广工作站""无锡市龙砂医学流派研究院灌云推广工作站"。根据《无锡市卫生健康委　海东市人民政府　青海省卫生健康委　卫生对口支援工作协议书》，依托海东市第二人民医院成立"无锡市龙砂医学流派研究院海东分院"。江阴市成立了江阴市龙砂医学传承研究院。

二、研究与推广，相得益彰

　　经过研究，辨章学术，考镜源流，完成了龙砂医派产生历史、地域、文化因素的关联性研究。在分析龙砂医学流派相关著作、医案、文献资料以及

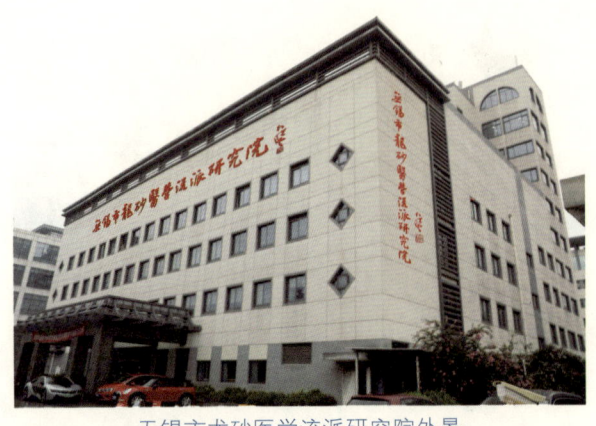

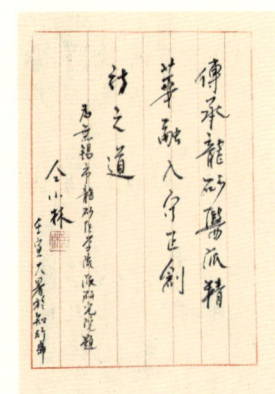

无锡市龙砂医学流派研究院外景　　中国科学院院士　仝小林题词

调研材料基础上，基本梳理出龙砂医学流派学术发展脉络。阐述了龙砂医学流派产生与地域社会文化意识形态的关系，着重对龙砂医家有关五运六气、经方、膏滋方进行研究和临床运用，借以阐述五运六气与中医基本理论相关概念问题。重点研究龙砂医派"三大主要学术特色"的传承方式和传承效果。挖掘了龙砂医家运用运气方、经方、膏方的临床经验；提炼了龙砂医派五运六气、龙砂医派经方、龙砂医派膏方及治未病的学术思想特色与诊疗技艺方法；探索了具有龙砂医派特色的人才培养模式和传承方式。

1. 系统梳理文献体系

开展"摸家底"工作，如流派源流、谱系梳理，流派学术思想、特色技艺总结提炼，主要医家医著整理等。制定了《龙砂医学丛书》出版规划，第一辑 14 本已按期出版，中国科学院院士、国医大师陈可冀，国医大师夏桂成，国医大师余瀛鳌等担任学术顾问，原中国书法家协会主席、著名书法家沈鹏先生题写书名，该书出版获得好评，部分分册已经重印 3 次，目前《龙砂医学丛书》（第二辑）即将出版。

2. 积极申报非遗项目

流派传承是非物质文化遗产保护工作的一个重要环节。龙砂医学诊疗方法具有鲜明的非物质文化遗产特性，"龙砂医学诊疗方法"已先后被批准为无锡市、江苏省非物质文化遗产代表性项目，目前有市级代表性传承人 3 人、省级代表性传承人 1 人。以晚清龙砂医家柳宝诒膏滋药制作工艺为基础的"致和堂膏滋药制作工艺"为国家级非遗项目。

3. 深化专科方药研究

基于文献梳理，开展了龙砂医派专科专病以及特色方药等研究，目前已完成龙砂女科、龙砂骨伤等专科梳理，开展了龙砂本草方药体系研究，下一步将针对龙砂医派经典名方展开二次开发。依托龙砂女科、龙砂骨伤、龙砂心病学等专科、专病研究带动本地区中医专科学科建设，提升理论内涵，提高技术水平，进行创新发展，如龙砂刘氏骨伤诊疗方法，对骨关节病治疗方面有独到优势，获批江苏省中医临床医学创新中心。

4. 充分发挥特色诊疗

依托无锡市中医医院名医堂，成立了龙砂医学特色诊疗中心，耦合专科专病与特色诊疗技艺，开展临床研究与诊疗服务，提升临床技能与服务水平。龙砂医学流派国家中医药管理局代表性传承人，省、市级非遗代表性传承人以及后备传承人定期进行门诊诊疗与带教，区域外患者就诊比例明显提升，龙砂医学的辐射半径增宽。

5. 注重科研创新驱动

围绕龙砂医派相关特色积极申报各级科研课题，以项目为抓手推进研究工作深入，先后参与国家"十一五""十二五"科技重大专项子项目，承担省市级科研项目 6 项，重点关注中医疫病、心血管等重大慢病研究，开展"龙砂医学流派学术思想整理与传承研究""基于龙砂医学特色的冠心病发病及其中医证候分布与五运六气规律的研究""基于龙砂医学运气理论对无锡地区常见传染病发病规律的研究""基于五运六气理论的新突发传染病预测预警与中医诊治体系构建研究"等课题，获省、市中医药科技发展计划项目立项。围绕"基于龙砂医学流派特色的重大慢病防治创新研究"项目发表相关研究论文 40 余篇。

6. 重视培养流派人才

依托国家中医药管理局龙砂医学流派传承工作室项目，开展师承教育，组建流派传承队伍，探索传承模式，流派传承工作室制定了专门管理制度，宽进严出，动态管理。流派传承是对现行学校教育的重要补充，一些特色治法方药等更是教科书未能收入的，对中医学的全面继承和发展发挥了十分重要的作用。

自 2017 年开始，与中国中医科学院联合开展龙砂医学（五运六气方向）的博士后招生，目前出站 1 人，在站 2 人；与北京中医药大学共同主办中华中医药学会五运六气高级师资班 3 期；开设南京中医药大学床边教学课程"龙砂医学概论"；承办无锡市卫生健康委组织开展的 3 期龙砂医派青年骨干人才培训项目。

7. 传承传播学术推广

近年来由于重视龙砂医学流派的活态传承与学术推广，龙砂医派的影响力逐步扩大，具体表现在以下方面：

（1）流派传承弟子众多

近年来，在顾植山、黄煌两位现代代表性传承人的带领下，龙砂医学蓬勃发展，目前有龙砂医派传承弟子千余人，分布在全国 30 余个省级行政区域，以及美国、德国、法国、澳大利亚、加拿大、马来西亚、新加坡、瑞士等国。

（2）国际影响力逐步扩大

"龙砂医学国际论坛"成功举办 9 届，围绕龙砂医派经方、五运六气、膏滋方特色，开展港澳台及海外交流，龙砂医派国际关注度日益提升。黄煌率先在加拿大的约翰·珍妮中医学院成立了南京中医药大学国际经方学院加拿大分院，随后又在美国加州五系中医药大学成立了美国加州分院。2019 年 11 月，第十六届世界中医药大会暨"一带一路"中医药学术交流活动在匈牙利开幕，无锡市龙砂医学流派研究院与世界中医药学会联合会五运六气专委会在大会设立分会场，五运六气理论在欧洲再次掀起一波中医热潮。

（3）合作共建成效显著

目前已与北京中医药大学、广东省中医院、山东省中医院等 10 余家高校、省市级医疗机构签订了学派推广合作协议，通过项目形式带动当地中医学术氛围，提升临床疗效，获得广泛赞誉。合作共建使流派传承花香四海，"一花独放不是春"，合作共建可以遍地开花，催生流派传承的繁荣春天。

（4）继教培训惠及大众

近 10 年来在全国各地举办龙砂经方特色诊疗培训班、龙砂医学特色诊疗技艺培训班、龙砂医学特色诊疗技艺暨五运六气高级研修班等龙砂医学特色技艺相关国家级继续教育培训班、大型学术活动 40 余场次，受训人员达 10 万余人次。

（5）学术沙龙初见成效

为进一步推广龙砂医学，本着"返本开新，驰骋百家"的学术精神，组织了"龙砂之声"学术沙龙，通过现场讲座、专题辩论、微信群、视频课等形式，线上线下结合，充分运用自媒体平台，扩大龙砂医学流派的学术影响力，传播龙砂医派的精髓，深受广大中医临床工作者好评。

8. 搭建平台学术引领

2013 年，中华中医药学会五运六气专家协作组秘书处挂靠无锡市龙砂医学流派研究所，2017 年，世界中医药联合会五运六气专业委员会在无锡正式成立，无锡市龙砂医学流派研究所作为秘书处挂靠单位。2017 年，牵头承办"中华中医药学会五运六气高峰论坛（北京）"，以"五运六气的科学内涵与临床价值"为主题，采用主题发言和自由讨论相结合的方式，围绕五运六气的科学内涵与临床应用展开，会议成果《五运六气——打开〈黄帝内经〉的钥匙》由北京科学技术出版社出版。

2019 年，江苏省中医药学会五运六气研究专业委员会成立，无锡市龙砂医学流派研究所作为秘书处挂靠单位。2021 年，换届后的中华中医药学会五运六气专家协作组秘书处、世界中医药联合会五运六气专业委员会秘书处仍挂靠在研究院。龙砂医学流派的研究与推广，提升了无锡地区乃至江苏中医在国内外的学术地位与影响力。

9. 充分发挥防疫特色

充分发挥龙砂医派防疫治疫特色优势，受市卫生健康委、市中医药管理局指派，完成《无锡市新型冠状病毒肺炎疫病中医药预防方案》1～7 版、《无锡市新型冠状病毒肺炎中医治未病指引》、《省外来锡新冠疫情医学观察对象中医药预防干预专家共识》、《无锡市新冠肺炎定点医疗机构中医药诊疗方案（试行）》、《无锡市新冠疫情医学观察对象中医药预防干预专家共识（第二版）》等防治方案的起草、论证，参与定点医院会诊千余次，并发挥学术平台优势，通过世界中医药学会联合会五运六气专委会向欧洲同道提供指导，获得世界中医药学会联合会颁发"抗疫先进集体"。相关成效被《中国中医药报》、新华社《内参选编》报道。

10. 注重科普养生惠民

近年来，深度挖掘龙砂医派养生治未病优势特色，通过报纸杂志、电视电台以及自媒体，将龙砂医派养生保健治未病思想进行传播，惠及百姓，先后在《人民日报·海外版》《光明日报》《中国青年报》《中国中医药报》等报刊发表文章50余篇，广受好评。

三、实干与规划，未来可期

中医学术流派在中医药基本理论框架下，构建了一源多流、百家争鸣、百花齐放的学术生态。对于丰富中医药学术内涵、拓展诊疗手段、提升临床疗效、促进中医药人才培养等方面，具有重要价值。国医大师裘沛然先生指出："中医学术流派是医学理论产生的土壤和发展的动力，也是医学理论传播及人才培养的摇篮。"

中国医学科学院曹雪涛院士《2011 诺奖启示：关注学派级科学家的引领作用》一文指出："目前我们比以往较少地谈及学派对于科学发展的推动作用，其实，纵观世界科技史，许多重大科学发现和科学理论体系的提出与完善是与科学学派有关的……科学学派在一定程度上主导了某个领域发展的方向，特别是在开拓学科发展新领域、提出领域发展新方向、构建新观点新学说、最终推动基础科学理论和重大科学前沿问题的研究上取得突破性进展方面发挥了积极的作用。"

中医学术流派往往由处于领先地位的、享有崇高威望的、在某一领域具有独到创见的中医药学家及其医家群体组成，历史上学派级中医药学家，在许多重大医学问题发现和科学理论体系的提出与完善，开拓中医学科发展新领域、新方向，构建新观点、新学说，推动理论与临床水平提高等方面发挥了积极的作用。

在学术流派研究中，应根据不同需要，从不同的切入点研究，方能有的放矢，更能体现研究价值，推动中医学术理论的研究与创新，更好地指导临床实践。

"凡是过去，皆为序章"，未来我们首先要坚守学术内核第一理念。学派的核心是学术，这一原则是要坚守的。其次，中医学术流派不是"门派"，不可各立门庭，更不是"占山头"。在中医学术流派研究中，费孝通先生总结出的处理不同文化关系的"箴言"值得借鉴，要有宽广的学术胸怀，秉持"各美其美，美人之美，美美与共"的原则。最后，中医学术流派研究要突破地域的固化，尤其是突破行政区域，要从文化区域着手。在时空经纬下，所有流派的产生都离不开中医药这艘千年巨轮，既要注重自身纵深研究，也要关注横向比较研究，做到同中求异找特色，异中求同寻规律。

深度挖掘龙砂医派学术特色、文化内涵，把握活态传承特征，充分激发龙砂医学流派在无锡中医药的品牌构建、学科引领、特色医疗、慢病管理、疫病防治、公卫服务、健康养生、人才培养、协同创新、科研孵化、文化传承、国际交流等方面的优势与活力，拓展提升服务地方经济社会建设、产业驱动、城市文化品位提升、增强文化软实力和城市竞争力方面的协同作用。通过聚力、集智、赋能、创新，以"人一之我十之，人十之我百之"的干劲，将龙砂医派建成富有国际影响、国内一流、省内领先、活态传承的地域性、综合性中医学术流派，为无锡在全省发挥"争当表率、争做示范、走在前列"的排头兵作用，发挥中医药行业优势提供有力支撑。

组建龙砂医派"一体两翼、点面结合、区域协同"发展体系：无锡市区由无锡市中医医院（无锡市龙砂医学流派研究院）牵头引领，各区级中医医院参与；江阴市和宜兴市分别由江阴市中医院（江阴市龙砂医学流派传承研究院）、宜兴市中医医院（无锡市龙砂医学流派研究院宜兴分院）牵头引领；向全市基层辐射。搭建龙砂医学流派"三大发展平台"：学术研究平台、人才培养平台、文化传播平台。健全龙砂医学流派"四条发展机制"：特色发展、协同发展、创新发展、开放发展。加强龙砂医学流派"五个重点建设"：加强内涵建设，提升传承研究水平；加强服务建设，提升中医医疗服务水平；加强科创建设，深度融入太湖湾科创带建设，促进产学研转化；加强融合建设，全面融入中医药"一带一路"、长三角一体化、大运河文化带等战略发展；加强影响力建设，发挥行业领头雁作用，拓宽区域辐射效应。

"新竹高于旧竹枝，全凭老干为扶持。下年再有新生者，十丈龙孙绕凤池。"历代龙砂医家，秉承胸怀天下的社会责任感，敢于创新的科学精神，大医精诚的仁爱精神，承古启今，融汇新知，固本开新，薪火相传。

　　春潮澎湃处，乘风破浪时。当代龙砂人，将借鉴前人智慧为我所用，奋楫笃行，传承精华，守正创新，充分发挥龙砂医派在临床应用、科学研究、学术推广、人才培养、文化建设和对外交流等方面的作用，擦亮无锡乃至江苏中医药这块"金字招牌"，让龙砂之光，泽被八荒。

附 录

1. 龙砂姜氏谱系简图

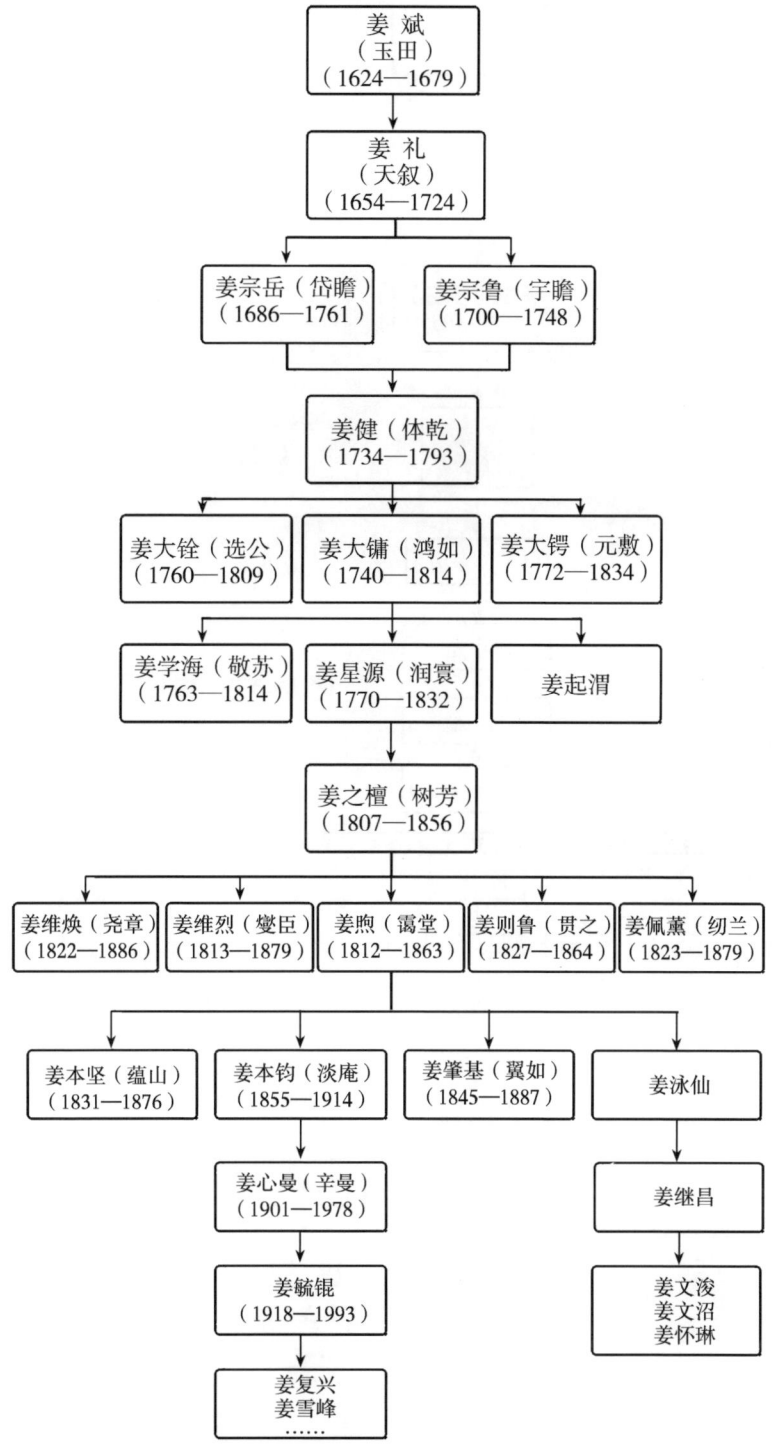

2. 无锡盛巷曹氏儿科谱系简图

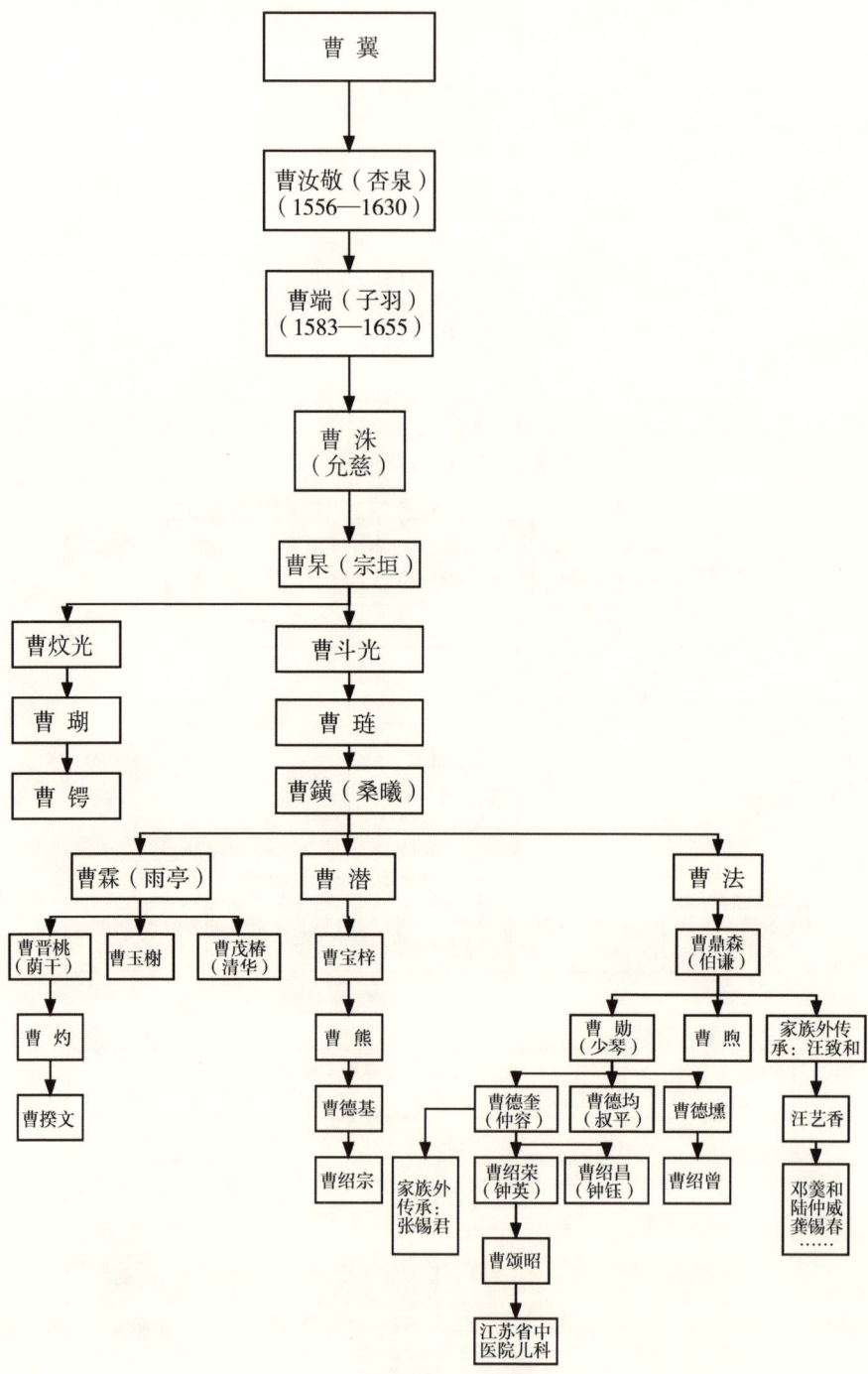

3. 黄氏喉科谱系简图

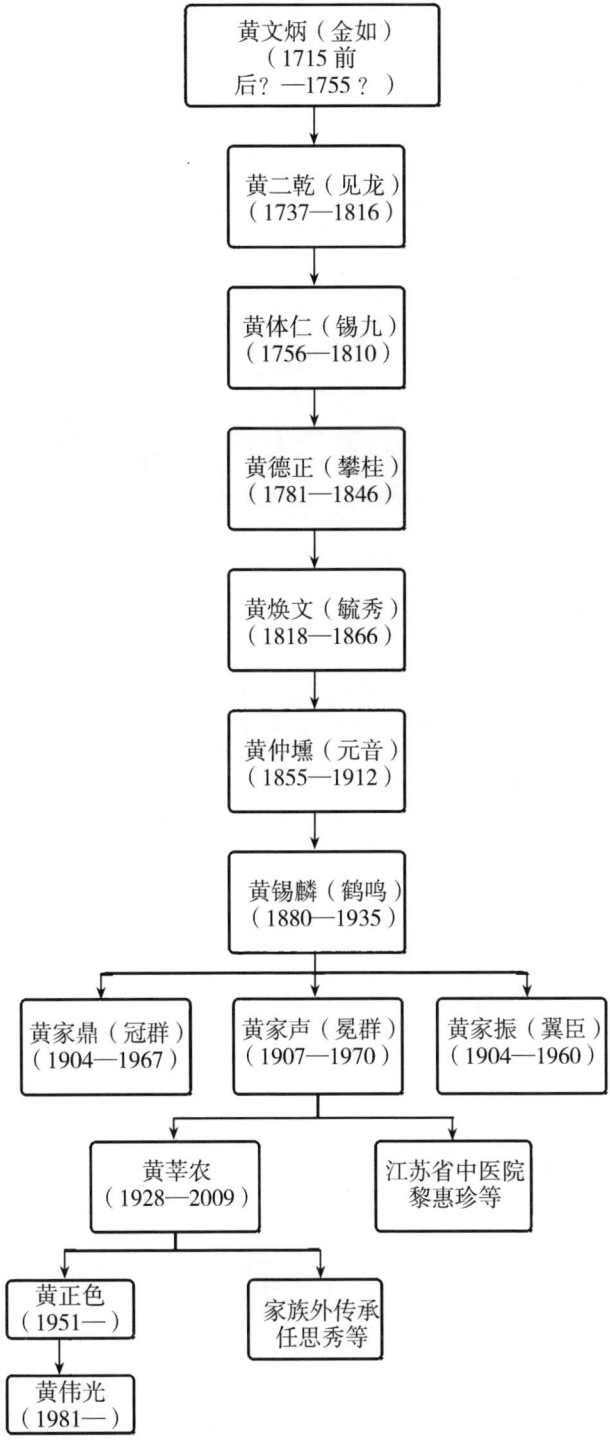

4. 邓氏世医谱系简图

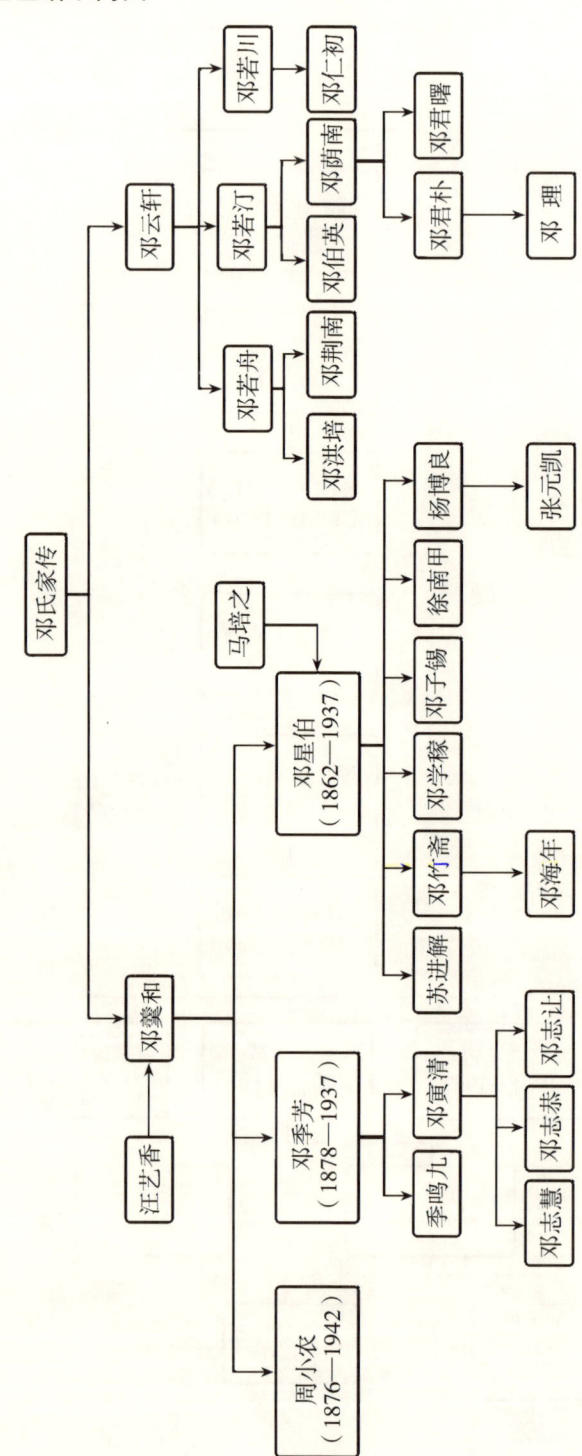

参考文献

（以下为本书的主要参考文献，按照文献的首字母拼音排序。）

B

［1］ 季鸣九. 辨证论治在临床上的运用［J］. 无锡市中医医院医药资料汇编（第四辑），
1982（1）：18－21.

［2］ 汪朋梅. 病机十九条有关条文之疑议［J］. 江苏中医杂志，1980，4：58－59，63.

C

［3］ 马强，王荃，曾永蕾. 承淡安对近现代灸法理论及临床的贡献［J］. 中医杂志，
2022，63（06）：511－515.

［4］ 杨长森，张建斌. 承淡安先生灸法特色与临床运用之经验［J］. 江苏中医药，
2016，48（01）：5－8.

［5］ 张树剑. 承淡安针灸学术思想特点简析［J］. 中国针灸，2011，31（11）：1027－
1030.

［6］ 承淡安. 承淡安针灸选集承淡安针灸学术讲稿（承淡安针灸经典）［M］. 上海：上
海科学技术出版社，2016.

［7］ 谢韬，冒金锋，朱德淳，沈天益，张建斌. 承淡安针灸诊治传染性疾病的学术思想
与临证经验［C］//. 2022年中国针灸学会年会论文集. 2022：761－765.

［8］ 赵志斌，李伟红. 承淡安针灸治疗传染性疾病用穴规律复杂网络分析［J］. 中国医

药科学，2021，11（21）：92－96.

［9］ 马继红，芦芸，吴旭，彭拥军. 承淡安针灸治疗五官疾病诊疗特色初探［J］. 中国针灸，2020，40（04）：415－418.

［10］ 窦梦麟. 疮疡经验全书［M］. 北京：中国中医药出版社，2021.

［11］ 李永健，邸若虹.《疮疡经验全书》考略［J］. 中医文献杂志，2012，30（01）：18－20.

［12］ 彭健，陶国水，陆曙，陈冰俊，孔令豪. 从《本草经解要》浅析龙砂医家姚球药物气化理论学术思想［J］. 中华中医药杂志，2021，36（06）：3219－3221.

［13］ 陶国水，顾植山，陆曙. 从《痢疾明辨》探析龙砂医家吴士瑛五运六气临证经验［J］. 中华中医药杂志，2021，36（5）：2878－2880.

［14］ 张阳，陶国水，陆曙，等. 从气机升降理论管窥龙砂医家方仁渊的学术思想［J］. 中华中医药杂志，2020，35（6）：2873－2875.

［15］ 刘松林，洪亨惠主编；李家庚总主编. 曹颖甫经典医案赏析［M］. 北京：中国医药科技出版社，2015.

［16］ 马强，王茎，曾永蕾. 承淡安对近现代灸法理论及临床的贡献［J］. 中医杂志，2022，63（06）：511－515.

［17］ 龚伟，花海兵主编；袁士良，夏建忠副主编. 春申医萃（第3辑）［M］. 上海：第二军医大学出版社，2011.

D

［18］ 洪净，吴厚新. 对中医学术流派传承发展中一些关键性问题的思考［J］. 中华中医药杂志，2013，28（06）：1641－1643.

［19］ 郜峦，王振国，张丰聪. 地域性中医学术流派评价要素的构建［J］. 中医杂志，2020，61（08）：686－689.

［20］ 邓学稼，张元凯. 邓星伯临证医集［M］. 上海：上海科学技术文献出版社，2002.

［21］ 堵胤昌. 达生录［M］. 北京：中医古籍出版社，2019.

［22］ 靳长旭，丁敏，冯骅，杜梁栋，林天云，冯维琪. 杜晓山"杜氏金针手法"治疗失眠症临床经验撷要［J］. 上海针灸杂志，2021，40（07）：862－865.

［23］ 丁敏，陆睿沁，李健，冯骅，靳长旭，杜梁栋，曹莉. 杜晓山"杜氏金针"学术思想与临床经验［J］. 上海针灸杂志，2013，32（07）：533－535.

[24] 丁敏，陆睿沁，杜梁栋，曹莉，林天云. 杜氏金针　金针度人——记针灸名家杜晓山教授［J］. 中国针灸，2012，32（09）：845－847.

F

[25] 张来.《妇科百辨》的整理研究［D］. 杭州：浙江中医药大学，2015.

[26] 姜天叙. 风劳臌膈四大证治［M］. 南京：江苏人民出版社，1957.

[27] 季鸣九. 服膏滋药之意义［N］. 人报（无锡），1935（3）.

G

[28] 顾植山. 膏滋方理论考源［J］. 中医药文化，2009，4（06）：16－18.

[29] 陶国水. 顾植山龙砂膏滋方脉案选析［N］. 中国中医药报，2016－01－08（04版）

[30] 王培荣，李政.《高氏医案》文献考察与学术思想探讨［J］. 成都中医药大学学报，2015，38（01）：124－125.

[31] 过铸. 过氏医案［J］. 医学世界，1914，5（2－4）：24－53.

[32] 高思敬. 高憩云外科全书［M］. 张朝晖，徐强，点校，北京：人民卫生出版社，2018.

[33] 杨鹤侪. 高思敬医学生活史及学术思想简介［J］. 天津中医，1985（03）：2－4.

[34] 韩世荣，闫小宁. 古今中医名家皮肤病医案荟萃［M］. 西安：陕西科学技术出版社，2017.

[35] 周薇，老膺荣，蒋俊民. 顾植山学术思想和临床经验探析［J］. 中国当代医药，2021，28（16）：146－150+155.

[36] 陶国水. 顾植山谈六经病"欲解时"及临床应用［J］. 时珍国医国药，2017，28（07）：1707－1709.

[37] 谈勇. 国医大师夏桂成妇科临证心悟［M］. 北京：人民卫生出版社，2022.

H

[38] 黄煌. 黄煌经方使用手册（第四版）［M］. 北京：中国中医药出版社，2020.

[39] 黄煌. 黄煌经方医话·临床篇［M］. 北京：中国中医药出版社，2020.

J

[40] 陈仁寿. 江苏主要中医流派分类与特点［J］. 中医药文化，2009，4（04）：19－

22.

[41] 顾植山，吴厚新. 江南杏林一奇葩——龙砂医学概说 [J]. 中医药文化，2012，7
(04)：22-26.

[42] 叶秉仁，郑湘荣，黄煌. 江阴华士姜氏九世名医谱 [J]. 江苏中医杂志，1984
(05)：39-40.

[43] 耿鉴庭，耿刘同. 江阴出土的明代疝气罩 [J]. 山东中医学院学报，1979（03）：
79.

[44] 江庆柏. 江苏艺文志（增订本）[M]. 南京：凤凰出版社，2019：1021-1022.

[45] 顾培洁，花海兵. 江苏江阴中医外科名家及学术思想介绍 [J]. 江苏中医药，
2011，43（01）：73-74.

[46] 徐荣庆. 姜礼学术思想浅析 [J]. 黑龙江中医药，1993（06）：6-9+56-57.

[47] 简柳军. 江阴名医姜礼学术思想述要 [J]. 中医药学报，1985（06）：11-13.

[48] 陆曙，陶国水，顾植山. 基于《黄帝内经》五运六气理论的临证处方策略 [J].
中华中医药杂志，2020，35（02）：565-568.

[49] 缪幸龙. 江阴东兴缪氏家集 [M]. 上海：上海古籍出版社，2014：173-175.

[50] 南京师范大学古文献整理研究所. 江苏艺文志·无锡卷 [M]. 南京：江苏人民出
版社，1995：603.

[51] 彭健，陶国水，陈冰俊，孔令豪，陆曙. 基于《杂病源流犀烛》分析龙砂医家沈
金鳌运用五运六气学术经验 [J]. 北京中医药，2022，41（03）：293-295.

[52] 陈冰俊，顾植山，陶国水，陆曙. 基于黄堂医案研究探析苏南中医药特色 [J].
江苏中医药，2020，52（07）：80-82.

[53] 陶国水，顾植山，陆曙，等. 基于《医学求是》研究探讨吴达五运六气学术思想
[J]. 中国中医基础医学杂志，2017，23（07）：918-920.

[54] 徐强，卢旭亚，张朝晖."津门华佗"高思敬与中医外科心得派学术思想相关性探
讨 [J]. 中医药导报，2021，27（01）：211-213+217.

[55] 杨世权. 经方派医家曹颖甫学术思想探讨 [J]. 成都中医学院学报，1984（03）：
29-32.

[56] 顾国龙，胡磊，徐春霞，王君. 经方名医曹颖甫生平与学术思想解读 [J]. 中医
药临床杂志，2012，24（01）：2-4.

[57] 曹颖甫. 金匮发微 [M]. 北京：中国医药科技出版社，2014.

[58] 曹颖甫. 经方实验录 [M]. 北京：中国医药科技出版社，2019.

[59] 何永明，徐敏，黄煌. 经方家曹颖甫生平医事 [J]. 中医药文化，2017，12 (05)：36-39.

[60] 陈仁寿. 经方大家曹颖甫运用经方探微 [J]. 中国合理用药探索，2020，17 (07)：1-4.

[61] 田柳. 江阴历史文化丛书——江阴杏林春秋 [M]. 上海：上海古籍出版社，2011.

[62] 江苏科技年鉴编辑部. 江苏科技年鉴 [M]. 北京：科学技术文献出版社，1991.

[63] 黄煌. 经方方证 [M]. 北京：中国中医药出版社，2022.

L

[64] 陈仁寿. 《龙砂八家医案》评析 [J]. 上海中医药大学学报，2010，24 (02)：19-21.

[65] 陶国水，顾植山，黄煌，陆曙. 龙砂医学流派源流与主要学术特色 [J]. 中华中医药杂志，2021，36 (01)：158-161.

[66] 陶国水，陆曙. 龙砂姜氏世医与《龙砂姜氏医案》介绍 [J]. 中华医史杂志，2019，49 (03)：192-193.

[67] 顾植山，陶国水，陆曙，陆睿沁. 龙砂医学流派概要 [J]. 江苏中医药，2016，48 (10)：68-71.

[68] 陶国水. "龙砂膏滋"说源 [N]. 中国中医药报，2015-11-06 (04 版)

[69] 陆曙，陶国水. 龙砂医派系列介绍连载（1）——古老而充满活力的龙砂医派 [N]. 江南晚报，2021-01-21 (A09 版)

[70] 陆曙，陶国水. 龙砂医派系列介绍连载（2）——享誉杏林的龙砂医派三大学术特色 [N]. 江南晚报，2021-11-26 (A07 版)

[71] 陆曙，陶国水. 龙砂医派系列介绍连载（3）——龙砂医派医学世家薪火传承代有人 [N]. 江南晚报，2021-12-30 (A07 版)

[72] 陆曙，陶国水. 龙砂医派系列介绍连载（4）——龙砂医派专科专病医术精彩纷呈（上）[N]. 江南晚报，2022-01-29 (A07 版)

[73] 陆曙，陶国水. 龙砂医派系列介绍连载（5）——龙砂医派专科专病医术精彩纷呈（中）[N]. 江南晚报，2022-02-18 (A07 版)

[74] 陆曙，陶国水. 龙砂医派系列介绍连载（6）——龙砂医派专科专病医术精彩纷呈（下）[N]. 江南晚报，2022-03-30 (A07 版)

[75]　陆曙，陶国水. 龙砂医派系列介绍连载（7）——龙砂本草方药研究承古纳新多汇通［N］. 江南晚报，2022－07－31（A07 版）

[76]　陆曙，陶国水. 龙砂医派系列介绍连载（8）——儒风独茂仁术普济的龙砂医家群体（上）［N］. 江南晚报，2022－08－16（A06 版）

[77]　陆曙，陶国水. 龙砂医派系列介绍连载（9）——儒风独茂仁术普济的龙砂医家群体（下）［N］. 江南晚报，2022－08－30（A09 版）

[78]　陆曙，陶国水. 龙砂医派系列介绍连载（10）——历代龙砂医家对中医药教育的贡献（下）［N］. 江南晚报，2022－09－29（A07 版）

[79]　陆曙，陶国水. 龙砂医派系列介绍连载（11）——历代龙砂医家对中医药教育的贡献（上）［N］. 江南晚报，2022－10－13（A07 版）

[80]　陆曙，陶国水. 龙砂医派系列介绍连载（12）——龙砂医派形成的时代地域文化经济要素（上）［N］. 江南晚报，2022－11－07（A07 版）

[81]　陆曙，陶国水. 龙砂医派系列介绍连载（13）——龙砂医派形成的时代地域文化经济要素（下）［N］. 江南晚报，2022－11－24（A07 版）

[82]　黄煌. 龙砂医派的经方家们［N］. 中国中医药报，2022－02－18（08 版）

[83]　叶天士. 临证指南医案［M］. 北京：华夏出版社，1995.

[84]　彭健，陶国水，陆曙，陈冰俊，孔令豪. 龙砂医家许叔微五运六气学术经验管窥［J］. 中华中医药杂志，2021，36（09）：5237－5239.

[85]　陆睿沁，陈冰俊，顾植山，等. 龙砂医家缪问注解《三因司天方》探析［J］. 中医药文化，2016，11（6）：3.

[86]　黄堂，黄寿南，抄录. 龙砂医学丛书. 医案篇：黄氏纪效新书［M］. 陈冰俊，吕建洪，校注. 北京：中国医药科技出版社有限公司，2019：4.

[87]　陶国水，顾植山，陆曙，等. 龙砂医家黄堂五运六气学术经验初探［J］. 中国中医基础医学杂志，2019（3）：3.

[88]　陶国水，顾植山，陆曙，等. 龙砂医家王旭高五运六气学术经验探赜［J］. 中华中医药杂志，2018，33（1）：260－262.

[89]　茅晓. 论王旭高方剂著作的学术成就［J］. 中医杂志，1993（04）：200－202.

[90]　焦媛，李志更. 柳宝诒六经辨治伏气温病与内伤杂病学术思想探赜［J］. 江苏中医药，2022，54（10）：9－12.

[91]　刘畅，张如青. 柳宝诒其人、其学与其书［J］. 中医药文化，2010，5（06）：48－50.

[92] 张耀宗. 柳宝诒生卒年代与事迹新证 [J]. 南京中医学院学报, 1989 (02): 54+
49.

[93] 陶国水, 顾植山, 陆曙, 等. 龙砂医家方仁渊五运六气理论运用管窥 [J]. 中华
中医药杂志, 2018, 33 (7): 3000 - 3002.

[94] 彭健, 陶国水, 陆曙. 龙砂医家邢鹂江鲜药应用特色探骊 [J]. 江苏中医药,
2020, 52 (03): 74 - 76.

[95] 周憬. 临产须知 [M]. 金华: 礼耕堂蒋氏, 1940.

[96] 沈桂祥. 老梅春深馥郁香, 留得清气在人间——海内著名经方家孙砚孚先生小传
[J]. 中医文献杂志, 2017 (1): 49 - 50.

[97] 夏奕钧. 论苦辛法 [J]. 江苏医药, 1977, 3: 9 - 12.

M

[98] 陶国水. 铭记大师教诲, 弘扬龙砂医学——追忆国医大师颜德馨为龙砂医学 4 次
题词 [N]. 中国中医药报, 2017 - 05 - 15 (008 版)

[99] 刘希洋. 明清江南医生与地方慈善事业探论 [J]. 中医药文化, 2016, 11 (02):
10 - 19.

[100] 北京图书馆. 民国时期总书目 (1911—1949) 自然科学·医药卫生 [M]. 北京:
书目文献出版社, 1995.

[101] 闫立彬, 张家玮. 民国医家周小农年谱考略 [J]. 西部中医药, 2016, 29 (12):
39 - 41.

[102] 巫君玉. 名老中医带教录 [M]. 北京: 人民卫生出版社, 2017.

N

[103] 谈允贤, 汪剑, 罗思航. 女医杂言 [M]. 北京: 中国医药科技出版社, 2019.

[104] 王艺霖, 李慧丽. 女医谈允贤及其临证经验探析 [J]. 中国中医药现代远程教
育, 2018, 16 (23): 66 - 67.

[105] 甄雪燕. 女中卢扁——谈允贤 [J]. 中国卫生人才, 2021 (08): 72 - 73.

[106] 罗思航. 《女医杂言》学术源流与临证特色 [J]. 长春中医药大学学报, 2020,
36 (03): 415 - 417.

[107] 邓玉海, 赵毅. 女推拿学家马君淑 [J]. 按摩与导引, 2000, 16 (6): 69 - 70.

[108] 许彦来, 谢文英. 男科病名医验案解析 [M]. 北京: 中国科学技术出版社,

2018.

[109] 徐福松，黄馥华. 男科纲目 [M]. 南京：南京大学出版社，1993.

Q

[110] 南东求，柴良辉. 清代喉科名家尤存隐传略 [J]. 中国民族民间医药，2012
(8)：144.

[111] 谢知慧. 清代名医沈金鳌治疗妇科疾病临床用药特色探析 [J]. 新中医，2016，
48 (01)：202-204.

[112] 黄桃园. 清代医家高秉钧《疡科心得集》学术思想研究 [D]. 广州：广州中医
药大学，2009.

[113] 曹林森. 清代名医高上池论湿 [J]. 中医药研究杂志，1986 (01)：28.

[114] 杨新三，杨鹤侪. 清末、民初天津外科名医高思敬简介 [J]. 天津中医学院学
报，1982 (00)：44+11.

[115] 王宏印. 清末医家余景和及其诊疗特色研究 [D]. 沈阳：辽宁中医药大学，
2013.

S

[116] 张旭.《伤寒百证歌》与《伤寒发微论》的文献研究 [D]. 北京：北京中医药大
学，2018.

[117] 陈俭波，王尔. 苏南朱氏伤科流派特色简析 [J]. 内蒙古中医药，2017，36
(01)：128-129.

[118] 陈无择，著. 清·缪问，释. 三因司天方 [M]. 陶国水，周扬，校注. 北京：
中国医药科技出版社，2019.

[119] 陈冰俊，顾植山，陶国水，等. 司天"五运方"组方原则初探 [J]. 中华中医药
杂志，2020，35 (2)：3.

[120] 陈冰俊，陶国水，陆曙，彭健，孔令豪. 司天"六气方"组方原则初探 [J]. 中
华中医药杂志，2021，36 (08)：4831-4834.

[121] 李敏，何庆勇. 沈金鳌六经辨证思想与用药经验探讨 [J]. 中华中医药杂志，
2021，36 (08)：4603-4606.

[122] 汤晓龙. 沈金鳌儿科学术思想浅析 [J]. 中医儿科杂志，2014，10 (05)：15-
17.

[123] 李泽明, 郑冉. 沈金鳌《伤寒论纲目》学术思想浅析 [J]. 江西中医药, 2022, 53 (04): 10-11.

[124] 王九龙. 试论《医学求是》的血证治疗思想 [J]. 中医文献杂志, 2004 (02): 19-20.

[125] 曹颖甫. 伤寒发微 [M]. 北京: 中国医药科技出版社, 2014.

[126] 冯伯贤. 上海名医医案选粹 [M]. 北京: 人民卫生出版社, 2008.

[127] 时振声. 时逸人老中医治疗小儿疾病的经验 [J]. 辽宁中医杂志, 1982, 5: 6-9.

[128] 时振声. 时逸人老中医治疗妇科病证的经验 [J]. 辽宁中医杂志, 1982, 9: 19-21.

[129] 孙灵芝, 农汉才, 王致谱. 时逸人《黄帝内经》研究 [J]. 中国中医基础医学杂志, 2019, 25 (4): 449-452.

[130] 时振声. 时逸人急证治验四则 [J]. 广西中医药, 1983, 3: 4-6.

[131] 时振声. 时逸人治疗急性热病经验三则 [J]. 吉林中医药, 1983, 1: 8, 33-34.

[132] 季鸣九. 伤寒结胸证之研究 [J]. 光华医药杂志, 1936, 4 (1): 47-48.

[133] 高治平. 孙砚孚用药经验谈 [J]. 江苏中医杂志, 1983 (4): 11-12.

[134] 夏奕钧. 《伤寒论》热痹证治探讨 [J]. 南京中医学院学报, 1987 (03): 17-19.

T

[135] 王晓绚, 何新芳. 谈允贤《女医杂言》辨治特色探微 [J]. 江苏中医药, 2021, 53 (03): 69-71.

[136] 马君淑. 推拿捷径 [M]. 上海: 马氏诊疗所, 1930.

[137] 章巨膺, 于尔辛. 探讨《伤寒论》运用和发展《内经》的理论 [J]. 江苏中医, 1963, 10: 2-4.

[138] 章巨膺. 统一伤寒温病学说的认识 [J]. 上海中医药杂志, 1959, 3: 4-9.

[139] 汪朋梅. 谈我在临证用附子 [J]. 江苏中医杂志, 1986, 10: 18-19.

W

[140] 王泰林. 王旭高临证医案 [M]. 北京: 中国医药科技出版社, 2019.

[141] 李浩然. 吴东旸论伏暑 [J]. 浙江中医学院学报, 1983 (02): 18-19.

［142］ 戴桂满. 吴达《医学求是》学术思想探讨［J］. 黑龙江中医药，1990（04）：54－55.

［143］ 汪艺香. 汪艺香先生医案［M］. 上海：上海科学技术出版社，2004.

［144］ 文史组，陈道谨. 晚清无锡名医邓星伯［J］. 南京中医学院学报，1983（04）：34.

［145］ 吴雅恺. 无锡已故名医邓星伯轶事［J］. 江苏中医，1961（Z1）：56－57.

［146］ 党波平. 无锡胡最良先生针灸学术经验简介［J］. 上海中医药杂志，1963，5（2）：6－9.

［147］ 章琴韵，章琴芬，章琴清，等. 无锡章氏外科经验简介［J］. 上海中医药杂志，1964，9（5）：11－15.

［148］ 《无锡市卫生志》编纂委员会. 无锡市卫生志（1881—1985）［M］. 无锡：无锡市汇生印刷厂，1993.

［149］ 吴良士. 无锡市已故名老中医传略［M］. 无锡：无锡市政协文史资料研究委员会，1980.

［150］ 夏奕钧. 外感咳嗽证治浅见［J］. 江苏中医杂志，1982，1：13－15.

［151］ 周奚钟. 汪朋梅学术经验举要［J］. 江苏中医，1994，6：5－6.

［152］ 周奚钟. 汪朋梅治疗消化系统疾病应用大黄的经验［J］. 南京中医学院学报，1994，3：24－25.

［153］ 贾桂琴. 巫君玉简介及其学术思想［J］. 北京中医，1994（4）：8－10.

［154］ 巫君玉，巫熙南，巫浣宜. 瓣杏医谈［M］. 北京：北京科学技术出版社，2016.

［155］ 巫浣宜，巫熙南，裴昆，等. 巫君玉从少阳论治热病经验与病案3则［J］. 北京中医药，2020，39（10）：1115－1116.

［156］ 黄煌. 我的大学：黄煌的经方人生［M］. 北京：中国中医药出版社，2016.

X

［157］ 彭健，陶国水，陆曙，陈冰俊，孔令豪. 许叔微六经辨证思路及处方策略探讨［J］. 江苏中医药，2021，53（09）：21－23.

［158］ 邓梅燕. 许叔微《伤寒九十论》经方医案及其相关研究［D］. 广州：广州中医药大学，2016.

［159］ 许仕海. 新安医家汪艺香学术思想研究［J］. 安徽中医药大学学报，2016，35（2）：10－11.

[160] 邢翼兰. 邢鹏江治疗血证的经验简介 [J]. 南京中医学院学报，1993 (04)：24 - 25.

[161] 邢鹏江. 邢鹏江临床实验录 [M]. 合肥：安徽科学技术出版社，2018.

[162] 周逢儒. 先君周小农医学经验略述 [J]. 江苏中医，1963 (10)：28 - 31.

[163] 徐福松. 许履和先生治学精神和学术经验 [C] /中医药学术发展大会论文集. 2005：512 - 514.

[164] 南京中医药大学. 杏林芳菲南京中医药大学教授名录 [M]. 北京：中国中医药出版社，2014.

[165] 徐福松. 徐福松实用中医男科学 [M]. 北京：中国中医药出版社，2009.

[166] 黄健，孙志兴，王庆，章茂森，周玉春，陈赟，刘承勇，黄卫周. 徐福松中医男科学术思想述要 [J]. 上海中医药杂志，2019，53 (06)：2 - 5+1.

[167] 章茂森. 徐福松学术思想探讨 [J]. 中医学报，2014，08：1149 - 1152.

[168] 夏桂成. 夏桂成实用中医妇科学 [M]. 北京：中国中医药出版社，2018.

[169] 夏桂成. 夏桂成中医妇科诊疗手册 [M]. 北京：中国中医药出版社，2017.

Y

[170] 宋秒，李如辉. 叶大椿《痘学真传》诊治痘病特色浅析 [J]. 广西中医药大学学报，2017，20 (01)：55 - 57.

[171] 明·庄履严. 医理发微 [M]. 常熟：虞麓山房. 2022.

[172] 郑金生. 冤哉，姚球！——姚球医学著作初考 [C] //. 中医药发展与人类健康——庆祝中国中医研究院成立 50 周年论文集（上册），2005：159 - 161.

[173] 干祖望. 尤氏喉科 [J]. 浙江中医药大学学报，1981 (3)：32 - 34.

[174] 杨鸿.《尤氏喉科》探骊 [J]. 中医文献杂志，2011 (4)：24 - 26.

[175] 晏英，严道南.《尤氏喉科》学术渊源初探 [J]. 辽宁中医药大学学报，2012，14 (4)：124 - 127.

[176] 高上池. 医学问对 [M]. 北京：学苑出版社，2021.

[177] 袁雅洁，李中.《医学问对》释义 [M]. 太原：山西科学技术出版社，2014.

[178] 吴达. 医学求是 [M]. 南京：江苏科学技术出版社，1984.

[179] 方仁渊. 倚云轩医案医话医论 [M]. 北京：中国医药科技出版社，2019.

[180] 孟庆云.《倚云轩医案医话医论》提要 [J]. 中医药文化，2013 (4)：54 - 55.

[181] 戴祖铭，余信. 余景和年表 [J]. 中华医史杂志，1977，27 (1)：52 - 56.

［182］张泽生. 余听鸿用药特色探要［J］. 中医杂志, 1995, 36（10）: 3.

［183］顾泳源, 黄煌. 余听鸿学术思想初探［J］. 中医杂志, 1982, 2: 12－14.

［184］姚勇, 杨军. 医界宿耆教育先驱——记早期中国医学院院长薛文元先生［J］. 上海中医药杂志, 1986, 10: 36－37+33.

［185］吴敬颖, 黄瑛. 医文俱佳的近代方书——郭柏良《三一七复兴医方》稿本钩沉［J］. 中医药文化, 2016, 11（04）: 24－27.

［186］邹云翔. 叶案气病治法评介［J］. 南京中医学院学报, 1982（01）: 2－4.

［187］叶秉仁. 叶秉仁医论医案［M］. 北京: 中国医药科技出版社, 2018.

［188］黄煌. 叶秉仁运用经方的经验与特色［J］. 上海中医药杂志, 2019, 53（05）: 42－44.

［189］张锡君, 余朋千. 应用乌蛇蝉衣汤治疗皮肤病的经验［J］. 辽宁中医杂志, 1982（7）: 13－14.

［190］卢祥之. 医坛百影——名中医医论阐释［M］. 北京: 中国科学技术出版社, 2019: 240－242.

［191］沈奉江. 医验随笔［M］. 杭州: 三三医社, 1924.

［192］尹洪东. 运气大医顾植山［M］. 北京: 中国医药科技出版社, 2021.

［193］夏桂成. 月经病中医诊治［M］. 北京: 人民卫生出版社, 2015.

Z

［194］孙慧明, 李成华, 王振国. 中医学术流派的社会功能［J］. 中国中医基础医学杂志, 2019, 25（09）: 1230－1231.

［195］张逸雯, 何振中, 柳长华, 罗琼. 中医药非物质文化遗产项目《致和堂"膏滋药制作技艺"》的制剂特色［J］. 北京中医药, 2015, 34（09）: 723－725.

［196］黄煌. 朱莘农诊治夹阴伤寒的经验［J］. 江苏中医杂志, 1986（09）: 2－3.

［197］陈荣, 熊墨年, 何晓晖. 中国中医药学术语集成·中医文献（上、下册）［M］. 北京: 中医古籍出版社, 2007.

［198］薛清录. 中国中医古籍总目［M］. 上海: 上海辞书出版社, 2007.

［199］裘沛然. 中国医籍大辞典·上［M］. 上海: 上海科学技术出版社, 2002.

［200］甄志亚. 中国医学史［M］. 上海: 上海科学技术出版社, 1991.

［201］周小农. 周小农医案［M］. 上海: 上海科学技术出版社, 2001.

［202］吴小明. 中国历代名家学术研究丛书——王旭高［M］. 北京: 中国中医药出版

社，2017.

[203] 邱德文，李铁君，胡滨，等. 中医学重要著作选介 ［M］. 贵阳：贵州人民出版
社，1984.

[204] 《中国医籍大辞典》编纂委员会. 中国医籍大辞典 ［M］. 上海：上海科学技术出
版社，2002：1423.

[205] 刘忠德. 中医古籍临证必读丛书. 外科卷（下）［M］. 长沙：湖南科学技术出版
社，1994：1764—1814.

[206] 周计春. 《治疗汇要》学术思想述略 ［C］. /中华中医药学会第二十五次医古文
学术研讨会论文集，中华中医药学会第二十五次医古文学术研讨会，2016.

[207] 过忆，彭健，陶国水. 《张聿青医案》治肝用药规律研究 ［J］. 中医药临床杂志，
2021，33（12）：2355－2359.

[208] 黄进. 《张聿青医案》学术思想及临证治疗特色 ［J］. 陕西中医药大学学报，
2017，40（06）：115－117.

[209] 张晓良，郭栋. 《张聿青医案》肝气挟痰说及其用药特点初探 ［J］. 北京中医药，
2011，30（03）：193－194.

[210] 余景和. 诊余集 ［M］. 北京：中国书店，1987.

[211] 鲍燕，刘更生. 《诊余集》学术特点初探 ［J］. 陕西中医学院学报，2007（05）：
1－2.

[212] 任健. 中国历代名医名方全书 ［M］. 北京：学苑出版社，1996.

[213] 花海兵，陈正平，龚伟. 《朱少鸿医案》点校整理及学术思想探究 ［J］. 中国中
医基础医学杂志，2011，17（02）：141－142.

[214] 陈正平，龚伟，花海兵. 朱少鸿医案 ［M］. 上海：上海中医药大学出版社，
2009.

[215] 闫立彬，张家玮. 周小农民国期刊文章撷英 ［J］. 中医文献杂志，2016（3）：
57－60.

[216] 陈正平，龚伟，花海兵. 朱莘农医案 ［M］. 上海：第二军医大学出版社，2010.

[217] 王钢，邹燕勤，周恩超. 邹云翔实用中医肾病学 ［M］. 北京：中国中医药出版
社，2000：215.

[218] 邹燕勤，王钢. 中国百年百名中医临床家丛书——邹云翔 ［M］. 北京：中国中
医药出版社，2003.

[219] 夏有兵，周俊兵. 著名针灸学家承淡安无锡办学概貌 ［J］. 南京中医药大学学报

（社会科学版），2007（04）：207－210.

[220] 南东求. 针学巨擘承淡安 [J]. 黄冈职业技术学院学报，2013，15（02）：92－96.

[221] 朱世增. 章巨膺论伤寒 [M]. 上海：上海中医药大学出版社，2008.

[222] 任丽娟. 章氏外科女英才——访上海第二医科大学附属瑞金医院中医外科主任医师章琴韵 [J]. 上海中医药杂志，1989，04（14）：18－19.

[223] 余朋千. 张锡君治疗小儿厌食症的经验 [J]. 重庆医药，1984，13（5）：34－35.

[224] 余朋千. 张锡君治疗咳嗽的经验 [J]. 黑龙江中医药，1984（3）：6－8，16.

[225] 余朋千. 张锡君治疗小儿呕吐十法 [J]. 辽宁中医杂志，1987（7）：4－5.

[226] 孙砚孚. 诊余杂集 [M]. 无锡：无锡县张泾人民医院，1982.

[227] 李济仁. 中医名家肿瘤证治精析 [M]. 北京：中国科学技术出版社，2017.

[228] 黄煌. 张仲景50味药证 [M]. 北京：人民卫生出版社，2020.

[229] 黄煌. 中医十大类方 [M]. 南京：江苏科学技术出版社，2010.

[230] 李绍林. 中医流派、学派和医派辨 [N]. 中国中医药报（004版），2010－12－30.

图书在版编目（CIP）数据

中医流派传承丛书.龙砂医派 / 陆曙，陶国水主编. —
长沙：湖南科学技术出版社，2023.10
ISBN 978-7-5710-2363-8

Ⅰ．①中… Ⅱ．①陆… ②陶… Ⅲ．①中医流派－研究
Ⅳ．①R-092

中国国家版本馆 CIP 数据核字(2023)第 139529 号

中医流派传承丛书　龙砂医派

名誉总主编：颜正华　周仲英
总　主　编：陈仁寿　王　琦
分册主编：陆　曙　陶国水
出　版　人：潘晓山
策　　　划：陈　刚
责 任 编 辑：兰　晓　何　苗
装 帧 设 计：谢　颖　刘　谊
出 版 发 行：湖南科学技术出版社
社　　　址：长沙市芙蓉中路一段 416 号泊富国际金融中心
网　　　址：http://www.hnstp.com
湖南科学技术出版社天猫旗舰店网址：
　　　　　http://hnkjcbs.tmall.com
邮 购 联 系：0731-84375808
印　　　刷：长沙玛雅印务有限公司
　　　　　（印装质量问题请直接与本厂联系）
厂　　　址：湖南省长沙市雨花区环保中路 188 号国际企业中心 1 栋 C 座 204
邮　　　编：410007
版　　　次：2023 年 10 月第 1 版
印　　　次：2023 年 10 月第 1 次印刷
开　　　本：710mm×1000mm　1/16
印　　　张：43.5
字　　　数：643 千字
书　　　号：ISBN 978-7-5710-2363-8
定　　　价：170.00 元